D1726612

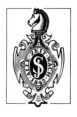

Klaus Poeck

Neurologie

Ein Lehrbuch für Studierende und Ärzte

Sechste, völlig neubearbeitete Auflage

Mit 95 Abbildungen und 26 Tabellen

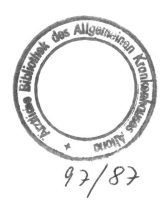

Springer-Verlag
Berlin   Heidelberg   New York 1982

Prof. Dr. med. KLAUS POECK
ordentlicher Professor für Neurologie
Vorstand der Abteilung Neurologie
Rheinisch-Westfälische Technische Hochschule Aachen

1. Auflage erschien unter dem Titel
„Einführung in die klinische Neurologie" 1966
2. Auflage 1972
2. Auflage (Nachdruck) 1973
3. Auflage 1974
3. Auflage (Nachdruck) 1975
4. Auflage 1977
4. Auflage (Nachdruck) 1978)

5. Auflage 1978
6. Auflage 1982
6. Auflage (Nachdruck) 1986
Spanische Lizenzausgabe:
erschienen bei Editorial
Cientifico-Medica,
Barcelona 1977

ISBN 3-540-11537-4 6. Auflage   Springer-Verlag Berlin·Heidelberg·New York
ISBN 0-387-11537-4 6th edition Springer-Verlag New York·Heidelberg·Berlin

ISBN 3-540-08972-1 5. Auflage Springer-Verlag Berlin·Heidelberg·New York
ISBN 0-387-08972-1 5th edition Springer-Verlag New York·Heidelberg·Berlin

CIP-Kurztitelaufnahme der Deutschen Bibliothek. Poeck, Klaus: Neurologie:
e. Lehrbuch für Studierende u. Ärzte
Klaus Poeck. – 6. völlig neubearb. Aufl.
Berlin; Heidelberg; New York: Springer, 1982.
    ISBN 3-540-11537-4 (Berlin, Heidelberg, New York)
    ISBN 0-387-11537-4 (New York, Heidelberg, Berlin)

Satz, Druck und Bindearbeiten: Universitätsdruckerei H. Stürtz AG, Würzburg
2124/3130-54321

Vorwort zur sechsten Auflage

Vier Jahre nach Erscheinen der 5. Auflage waren viele Änderungen notwendig, die nicht nur modernere Konzepte der Neurophysiologie, sondern auch die rasche Entwicklung der medizinischen Technik und neue therapeutische Erfahrungen widerspiegeln.

Unter den Untersuchungsmethoden ist inzwischen die elektrophysiologische Diagnostik durch die routinemäßige Messung der antidromen und orthodromen sensiblen Nervenleitgeschwindigkeit sowie die Registrierung der sensiblen und sensorischen Reaktionspotentiale und des Blinkreflexes bereichert worden. Die Ultraschall-Dopplersonographie hat ihren festen Platz in der zerebralen Gefäßdiagnostik. Die Bedeutung der zerebralen Computertomographie hat sich in vieler Hinsicht: Diagnose, Prognose und verbesserte pathophysiologische Kenntnisse, erweitert. Die Erfahrungen mit diesen Methoden wurden in der neuen Auflage verarbeitet. Dagegen sind veraltete Methoden, wie die konventionelle elektrische Untersuchung, die Echoenzephalographie, die Messung der globalen Hirndurchblutung und die Diskographie nicht mehr beschrieben. Auch die Pneumenzephalographie spielt heute nur noch eine ganz untergeordnete Rolle.

Kurz werden Methoden erwähnt, die erst in der Entwicklung sind, bzw. noch keine generelle Verbreitung erfahren haben, aber in der Zukunft wahrscheinlich eine große Rolle spielen werden: Emissionsszintigraphie und „Nuclear Magnetic Resonance"-Tomographie. Der leicht auszuführende und sehr wertvolle Ischämietest wird nach der Muskel- und Nervenbiopsie beschrieben.

Im allgemeinen Teil sind die Abschnitte über Motorik neu gegliedert. Die alte Unterscheidung zwischen ‚einem pyramidalen und extrapyramidalen motorischen System wurde aufgegeben, stattdessen ist das Zusammenwirken von Stammganglien, Kleinhirn und Motorkortex dargestellt. Die Abschnitte über Blickmotorik sind überarbeitet worden.

Ganz neu gefaßt wurden die Kapitel über Schlaganfall und Subarachnoidealblutung. Größere Änderungen ergaben sich bei den Epilepsien, bei der Parkinsonschen Krankheit und bei der vaskulären Demenz.

An vielen Stellen sind neue diagnostische und therapeutische Erfahrungen verarbeitet, die dem intensiven Austausch in der überschaubaren Arbeitsgruppe entstammen, die eine neurologische Klinik glücklicherweise noch sein kann. Viele, vielleicht alle Mitarbeiter der Klinik tragen deshalb ständig zu diesem Buch bei.

Besonders danke ich W. HACKE, B. RINGELSTEIN und H. ZEU-
MER für ausführliche kritische und konstruktive Anregungen. Die
Bücher und Arbeiten von R.F. SCHMIDT waren mir auf dem Ge-
biete der allgemeinen Neurologie von großem Nutzen.

Die etwas größere Ausführlichkeit wird das Buch, wie ich
hoffe, auch für Neurologen nützlich machen. Die Studenten sollten es jetzt nicht für zu speziell halten. Manche Abschnitte muß
man nicht im einzelnen lernen, sie aber durchzulesen, fördert
das Verständnis für Fakten und pathophysiologische Zusammenhänge.

Der Gegenstandskatalog kann leider auch jetzt noch keine
Richtschnur für eine generelle Darstellung der Neurologie sein.
Ich habe auch darauf verzichtet, Examensfragen aufzulisten. Wer
Fachkenntnisse und Verständnis erworben hat, wird die gängigen
Fragen beantworten können.

Dem Wunsch vieler Leser und Rezensenten folgend, wird dem
Buch erstmals ein – kurzes – Verzeichnis weiterführender Literatur angefügt. Die Auswahl ist sehr subjektiv und schließt die
Bücher ein, die von den verschiedenen Spezialisten unserer Klinik
(Neuroradiologie, Elektrophysiologie, Intensivmedizin, Neuropsychologie) ständig benutzt werden. Auf Originalarbeiten wurde
verzichtet, weil sie rasch veralten und ihre bleibenden Befunde
in Monographien und Speziallehrbüchern festgehalten werden.

Aachen, im August 1982   K. POECK

Vorwort zur ersten Auflage

Das Buch ist in erster Linie für Studenten geschrieben, bei denen es lebendiges Verständnis für die Neurologie wecken soll. Es gibt aber auch dem Arzt in Klinik und Praxis Anleitung zur Diagnose, Differentialdiagnose und Therapie der wichtigste neurologischen Krankheiten.

Voraussetzung für das Verständnis der Klinik ist eine ausreichende Kenntnis der allgemeinen Neurologie. Ihre Grundlagen sind deshalb ausführlich nach dem modernen Stand der Neuroanatomie, Neurophysiologie und Neuropsychologie dargestellt. Die spezielle Neurologie ist nicht schematisch nach anatomischen Gesichtspunkten, sondern nach Krankheitseinheiten gegliedert. Dabei liegt der Akzent auf solchen Krankheiten, die praktisch wichtig sind. Differentialdiagnostische Überlegungen sollen durch Tabellen erleichtert werden. Besonders breiter Raum wird der Pathophysiologie und auch der Therapie gegeben, deren reiche Möglichkeiten in der Neurologie noch viel zu wenig bekannt sind. Dabei wird deutlich, wie sehr die moderne Neurologie mit ihren Nachbardisziplinen: der inneren Medizin, Neurochirurgie, Augen- und Ohrenheilkunde, verflochten ist.

Für Kritik und Ratschläge danke ich den Herren Doz. Dr. BAUMGARTNER, Doz. Dr. BERGLEITER, Prof. Dr. HEITE, Dr. KOUFEN, Dr. KLEIN, Doz. Dr. SCHENCK und Dipl.-Psych. Dr. ORGASS. Die Mehrzahl der Zeichnungen hat Herr Univ.-Zeichner H. DETTELBACHER angefertigt.

Ich würde es begrüßen, aus dem Leserkreis kritische Anregungen zu erhalten.

Freiburg i.Br., im April 1966   KLAUS POECK

Inhaltsverzeichnis

I. Untersuchungsmethoden

Die neurologische Untersuchung

Am Anfang jeder neurologischen Untersuchung wird eine gründliche *Anamnese* erhoben. Sie gibt uns nicht nur sachliche Informationen, sondern verschafft uns auch einen Eindruck von der *geistig-seelischen Verfassung* des Patienten, die bei neurologischen Krankheiten immer berücksichtigt werden muß. Immer sollte man auch nach dem *äußeren Lebensgang,* der persönlichen und beruflichen Situation und der *Lebensweise* des Kranken fragen, auch nach *Medikamenten,* die er in der letzten Zeit eingenommen hat. Daraus ergeben sich oft wichtige Aufschlüsse für die Erklärung schwer zu deutender Befunde.

Die neurologische Untersuchung muß immer vollständig sein. Sie wird deshalb in einer bestimmten Reihenfolge vorgenommen:

1. Inspektion, Untersuchung des Kopfes
2. Hirnnerven
3. Reflexe
4. Periphere oder zentrale Lähmung?
5. Bewegungskoordination
6. Sensibilität
7. Vegetativum
8. Orientierende internistische Untersuchung, besonders Auskultation des Herzens und der großen Halsgefäße (A. carotis, A. subclavia) und Tasten der Arm- *und* Fußpulse
9. Neuropsychologische Untersuchung
10. Psychischer Befund.

1. Inspektion, Untersuchung des Kopfes

Bei der *Inspektion* des entkleideten Patienten macht man sich vor allem ein Bild von der Körperhaltung, die oft schon eine Lähmung verrät. Man achtet auf Hyperkinesen, aber auch auf Asymmetrien im Körperbau.

Untersuchung des Kopfes. Die aktive und passive *Beweglichkeit* des Kopfes wird durch Neigung nach vorn und rückwärts und Drehung nach beiden Seiten geprüft. *Einschränkung der Beweglichkeit* kann mannigfache Ursachen haben: Parese der Hals- und Nackenmuskeln, Rigor der Nackenmuskulatur beim Parkinson-Syndrom, Arthrose der HWS (Reibegeräusche, Schmerzen, Muskelverspannungen). Sie ist auch ein häufiges *psychogenes Symptom.* In diesem Falle führt der Patient die aktiven Bewegungen unvollständig oder gar nicht aus und setzt passiven Bewegungen aktiven muskulären Widerstand entgegen. Er darf nicht mit *Nackensteife* verwechselt werden. Dies ist eine schmerzreflektorische Muskelanspannung bei Meningismus oder Tumoren der hinteren Schädelgrube, durch die eine Schonhaltung zur Entlastung der gedehnten Nervenwurzeln und Meningen festgehalten wird.

Umschriebener Klopfschmerz der Schädelkalotte zeigt einen Knochenprozeß oder eine lokale Dehnung der schmerzempfindlichen Meningen durch einen raumfordernden Prozeß in einer Großhirnhemisphäre an. *Diffuser Klopfschmerz* gehört zum Bild der Meningitis. Er wird auch häufig von besonders empfindlichen, seelisch labilen, hypochondrischen Kranken geklagt.

Schmerzhaftigkeit der drei Austrittspunkte (NAP) des *Trigeminus* und der Occipitalnerven (einzeln prüfen!) liegt nur vor, wenn die Nervendruckpunkte isoliert empfindlich sind und nicht auch ihre weitere Umgebung. Druckschmerz der NAP findet man bei intrakranieller Drucksteigerung und Meningitis – in beiden Fällen durch Reizung der vom Trigeminus versorgten Meningen –, bei Trigeminusneuralgie und Nebenhöhlen- bzw. Kieferaffektionen.

Bei Verdacht auf ein arteriovenöses Aneurysma oder eine Carotis-Cavernosusfistel wird der Schädel mit dem Stethoskop auf ein *Gefäßgeräusch* auskultiert.

2. Hirnnerven

I. N. olfactorius

Untersuchung bei geschlossenen Augen, auf jeder Seite gesondert. Man hält ein Fläschchen mit einem *aromatischen Geruchsstoff* dicht unter die Nasenöffnung, während man den anderen Nasengang leicht zudrückt. Aromatische Stoffe reizen nur den Olfactorius, man verwendet z.B. Holzteer, Kaffee, Zimt, Anis, Seife. Der Patient soll die Geruchsprobe identifizieren, zur Erleichterung kann man ihm eine Auswahl möglichst unterschiedlicher Stoffe nennen, unter denen sich die geprüfte Substanz befindet. Wenn er keine Geruchswahrnehmung angibt, wiederholt man die Prüfung mit einem Stoff, der auch die *sensiblen Receptoren des N. trigeminus* in der Nasenschleimhaut reizt, z.B. Ammoniak und Eisessig, oder eine *Geschmackskomponente* hat, wie z.B. Chloroform (süßlicher Geschmack).

Einseitige *Anosmie* beruht meist auf Krankheiten oder abnormen Verhältnissen in der oberen Nasenmuschel. Auch bei doppelseitiger Anosmie muß zunächst eine rhinologische Ursache ausgeschlossen werden. Neurologisch zeigt Anosmie eine Schädigung der Fila olfactoria, des Bulbus oder Tractus olfactorius am Boden

der vorderen Schädelgrube an. Über Riechstörungen als Symptom von frontalen Hirntumoren s.S. 157, 173, über traumatische Anosmie s.S. 304.

Ausbleiben der Reaktion auch auf trigeminusreizende Stoffe ist eine häufig beobachtete psychogene Verhaltensweise. In diesen Fällen fragt man den Patienten, ob er den *Geschmack* von Speisen oder Getränken wahrnehmen und unterscheiden könne. Dies ist eine synaesthetische Leistung, die an einen intakten Geruchssinn gebunden ist. Die Geschmacksreceptoren können nur die vier Grundqualitäten sauer, bitter, salzig, süß vermitteln. Nach doppelseitigem Ausfall der Geruchswahrnehmung ist eine differenzierte Geschmackswahrnehmung nicht mehr möglich, und die Patienten geben an, daß alle Speisen gleich indifferent, „pappig" schmeckten. Ist der synaesthetische Geschmack erhalten, kann das Geruchsvermögen nicht völlig erloschen sein.

II. N. opticus

Sehkraft. Kursorische Prüfung durch Erkennen von größeren Gegenständen und Lesen feiner Druckschrift. Bei schwerem Visusverfall stellt

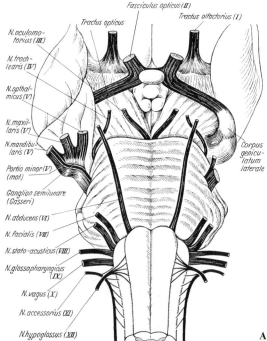

Fasciculus opticus (II)
Tractus opticus
Tractus olfactorius (I)
N. oculomotorius (III)
N. trochlearis (IV)
N. opthalmicus (V)
N. maxillaris (V)
N. mandibularis (V)
Portio minor (V) (mot.)
Ganglion semilunare (Gasseri)
N. abducens (VI)
N. facialis (VII)
N. stato-acusticus (VIII)
N. glossopharyngicus (IX)
N. vagus (X)
N. accessorius (XI)
N. hypoglossus (XII)
Corpus geniculatum laterale

Abb. 1. *Gehirnbasis mit Hirnnerven.* (Nach WOERDEMAN)

man fest, ob Fingerzählen noch möglich ist, Lichtschein wahrgenommen wird und dessen Richtung angegeben werden kann (Projektion).

Die Untersuchung dient besonders der Unterscheidung zwischen Stauungspapille und Neuritis N. optici, die ophthalmoskopisch ein sehr ähnliches Bild machen können. Bei Opticusneuritis verfällt der Visus früh, so daß der Patient z.B. kleine Anzeigen in der Zeitung nicht mehr lesen kann. Bei Stauungspapille bleibt der Visus lange erhalten.

Die *wichtigsten Ursachen* für Stauungspapille, Opticusneuritis und Opticusatrophie sind – ohne Anspruch auf Vollständigkeit – nachstehend tabellarisch zusammengestellt (Tabelle 1):

Gesichtsfeldprüfung. Gröbere Gesichtsfelddefekte lassen sich auch ohne Perimetrie feststellen. Bereits Anamnese und Verhalten geben wichtige Hinweise: Hemianopische Patienten berichten oft, daß sie in der letzten Zeit häufiger gegen einen Türpfosten liefen oder mit der einen Seite des Wagens Hindernisse streiften, die sie nicht bemerkt hatten. Bei der Visite sehen sie nicht, wenn man von der Seite des Gesichtsfeldausfalls an ihr Bett tritt und ihnen die Hand reicht.

Orientierende Untersuchung. a) Der Patient fixiert den vor ihm stehenden Arzt, der beide Hände seitlich so ausgestreckt hält, daß sie sich in einer Ebene zwischen ihm und dem Kranken

Tabelle 1. Ursachen von Stauungspapille, Opticusneuritis und Opticusatrophie

Stauungspapille:

Intrakranielle Tumoren (rund $^2/_3$)
Andere raumfordernde intracerebrale Prozesse, z.B. Hämatome, ischämische Insulte
Encephalitis
Meningitis
Sinusthrombose
Hydrocephalus
Schädelmißbildungen, bes. Turmschädel
Renaler Hochdruck
Polycythämie
Urämie
Eklampsie
selten: Polyneuritis, Rückenmarkstumor
orbitale Krankheitsprozesse (einseitig)

Opticusneuritis:

a) *einseitig*
   meist multiple Sklerose

b) *doppelseitig*
   Meningoencephalitis
   Nebenhöhlenentzündungen
   Diabetes
   Alkohol
   CO-Intoxikation

Opticusatrophie:

a) *einseitig*
   Gefäßverschluß oder -stenose
   Schädelbasisbruch
   Glaukom
   Zustand nach Opticusneuritis
   lokaler Druck (Tumoren,
      Aneurysma, Arteriosklerose der
      Carotis interna)
   Opticustumoren
   Krankheiten der Schädelknochen
   basale Arachnopathie

b) *doppelseitig*
   Arteriosklerose
   Diabetes
   hereditäre Ataxien,
   Leukodystrophie (meist Kinder)
   Lebersche juvenile Opticusatrophie
      (hereditär, männl. Geschlecht),
   Intoxikation (Methylalkohol,
      Blei, CO, Chinin, Chinoform
   Amblyopie bei
      B_{12}-Resorptionsstörung (früher irrtümlich:
      Tabak-Alkohol-Amblyopie)
   Glaukom
   Exzessive Myopie
   Zustand nach Opticusneuritis
   basale Arachnopathie

befinden. Dieser soll angeben, auf welcher Seite sich die Finger des Untersuchers bewegen. Der Bewegungsreiz wird abwechselnd rechts und links, bei Bedarf auch getrennt in den oberen und unteren Quadranten gegeben. Feinere Gesichtsfeldstörungen zeigen sich oft erst bei doppelt-simultaner Stimulation (s. auch S. 19). Das eigene Gesichtsfeld dient zur Kontrolle. Durch langsame Annäherung an die Mittellinie kann man auch das Ausmaß des Gesichtsfeldausfalls erfassen.

b) Beim Schreiben benutzen hemianopische Kranke häufig nur eine Hälfte des Bogens, und beim Lesen beobachten sie nur die Spalten im gesunden Gesichtsfeld. In schweren Fällen führen sie von einer Zeichnung nur die Hälfte aus, die dem gesunden Gesichtsfeld entspricht.

Eine differenzierte Gesichtsfeldprüfung verlangt eingehende Perimetrie. Mit neurologischen Methoden kann man durch die Halbfeldstimulation bei Registrierung der visuellen Reaktionspotentiale (s.S. 36) hemianopische Gesichtsfeldeinschränkungen genauso gut, vielleicht sogar früher als mit der Perimetrie erfassen.

Über Gesichtsfeldstörungen und ihre lokalisatorische Bedeutung s.S. 55.

Spiegelung des Augenhintergrundes. Man achte vor allem auf den Zustand der Opticuspapille (Stauungspapille, Opticusatrophie, temporale Abblassung u.ä.) und der Gefäße.

III. N. oculomotorius,
IV. N. trochlearis,
VI. N. abducens. – Halssympathicus

Die Nerven für die äußeren und inneren Augenmuskeln werden gemeinsam geprüft.

Lidspalten. Sie sind normalerweise seitengleich und mittelweit. *Erweiterung* einer Lidspalte findet sich bei Exophthalmus und bei Parese des M. orbicularis oculi (N. facialis). Einseitiger Exophthalmus läßt sich gut erkennen, indem man beiderseits einen Holzspatel bei geschlossenen Augen auf den Bulbus legt und die Position der beiden Spatel vergleicht. *Verengerung* der Lidspalte kommt durch Kontraktur des M. orbicularis oculi nach peripherer Facialisparese oder durch Ptose des Oberlides zustande. *Ptose* beruht entweder auf Lähmung des willkürlichen Lidhebers, des M. levator palpebrae superioris (N. oculomotorius) oder des sympathisch innervierten M. tarsalis (beim Horner-Syndrom).

Horner-Syndrom. Es besteht aus Ptose durch Parese des autonom innervierten M. tarsalis superior (Müllerscher Muskel) und Miosis durch Lähmung des M. dilatator pupillae. Enophthalmus wird nur durch die Verengerung der Lidspalte vorgetäuscht. Man unterscheidet ein zentrales und ein peripheres Horner-Syndrom. Das *zentrale* kommt durch Schädigung der sympathischen Bahnen auf ihrem Verlauf vom Hypothalamus durch Mittelhirn, Formatio reticularis pontis und Medulla oblongata bis zum Centrum cilio-spinale im Seitenhorn des Rückenmarks auf der Höhe C_8–Th_2 zustande. Es kann, zumal bei reversiblen Funktionsstörungen im Halsmark, wiederholt die Seite wechseln (alternierendes Horner-Syndrom). Das *periphere* beruht auf Läsion der präganglionären (Centrum cilio-spinale – Ggl. cervicale superius) oder der postganglionären sympathischen Fasern. Über Schweißstörungen bei Horner-Syndrom s.S. 106.

Die *Differenzierung* zwischen den beiden Formen ist durch Einträufeln von 2% iger Cocainlösung in den Bindehautsack leicht zu treffen: Die mydriatische Wirkung von Cocain ist an die Intaktheit der peripheren sympathischen Fasern gebunden. Erweitert sich die Pupille, muß die Läsion zentral sitzen. Beim peripheren Horner bleibt die Mydriasis auf Cocain aus. Im Gegensatz dazu besteht beim peripheren Horner einer Denervierungsüberempfindlichkeit auf Adrenalin: in 0,1% iger Lösung führt die Substanz zu kräftiger Pupillenerweiterung nach 20 min.

Erweiterung der Lidspalten, Mydriasis und Exophthalmus kommen als Ausdruck einer *Sympathicusreizung* beim M. Basedow vor.

Stellung der Bulbi. Die Augen stehen physiologischerweise parallel und in der Ruhe geradeaus gerichtet. Sind sie aus dieser normalen Ruhelage konjugiert, d.h. parallel stehend abgewichen, ohne daß der Patient die abnorme Stellung korrigieren kann, liegt eine *Déviation conjuguée* vor (s.S. 62). Die Bulbi können in beide horizontalen, in beide vertikalen Blickrichtungen und auch schräg gewendet sein. Meist wird die Deviation vom Patienten nicht bemerkt. Über Blicklähmungen s.S. 61–63.

Abweichungen aus der gemeinsam geregelten Stellung kommen als *Strabismus divergens oder convergens* vor.

a) Strabismus concomitans (Begleitschielen): Der binoculare Sehakt ist unterwertig. Oft besteht sekundäre Amblyopie auf dem schielenden

Auge. Doppelbilder werden unterdrückt. Der Schielwinkel bleibt bei allen Augenbewegungen gleich.

b) Strabismus paralyticus (Lähmungsschielen): Der binoculare Sehakt ist intakt, deshalb sieht der Patient Doppelbilder, die beim Blick in die Aktionsrichtung des gelähmten Muskels stärker auseinanderrücken. Gleichzeitig nimmt der Schielwinkel zu. Voraussetzung ist, daß der Patient mit dem gesunden Auge fixiert und daß die Lähmung noch nicht so lange besteht, daß das Doppelbild unterdrückt wird. – Augenmuskellähmungen sind auf S. 57ff. behandelt. Hier werden deshalb nur 3 allgemeine Hinweise gegeben: Objektiv beobachtet man bei der Untersuchung auf Lähmungsschielen die Augenbeweglichkeit in den Hauptblickrichtungen (nach oben, in Mittelstellung, nach unten, jeweils geradeaus, nach rechts und nach links). Außerdem bestimmt man den Schielwinkel, und schließlich gibt die kompensatorische Kopfhaltung wichtige Aufschlüsse (s.S. 59ff.). Patienten mit frischen Augenmuskellähmungen kneifen oft das gelähmte Auge zu, um die Doppelbilder zu vermeiden.

Latentes Schielen (Heterophorie: Eso- und Exophorie) liegt dann vor, wenn eines der beiden Augen, nachdem man es abgedeckt hatte, eine Einstellbewegung macht, sobald es freigegeben wird.

Pathologischer Nystagmus. Die Untersuchung wird nach Möglichkeit auch unter der Frenzelbrille im abgedunkelten Zimmer vorgenommen.

a) Beobachtung auf *Spontannystagmus* bei offenen Augen: α) während der Patient in die Ferne blickt, β) während er fixiert.

b) Beobachtung und leichte Palpation der Bulbi mit den Fingerspitzen bei geschlossenen Augen. Dabei ist die Fixation ausgeschaltet, was den erworbenen Nystagmus verstärkt.

c) Beobachtung auf *Blickrichtungsnystagmus* während spontaner Blickbewegungen oder Folgebewegungen in den Hauptrichtungen.

d) Beobachtung auf *Lagerungsnystagmus* nach raschem Hinlegen aus dem Sitzen, in Kopfhängelage auf der Untersuchungsbank, in Seitenlage sowie *Provokation* des Nystagmus durch Kopfschütteln.

e) Auch beim *Augenspiegeln* achtet man auf Nystagmus, der am Fundus besonders leicht zu erkennen ist.

f) Bei Verdacht auf einen intrakraniellen Prozeß wird mit einfachen Mitteln auch der *optoki-netische Nystagmus* untersucht: die erzwungenen ruckartigen Folgebewegungen der Bulbi beim Vorbeiziehen einer Reihe von Sehobjekten. Man kann die Prüfung mit einem Lineal oder Bandmaß vornehmen, das man langsam in den vier Blickrichtungen vor den Augen des Patienten bewegt. Besser verwendet man eine Drehtrommel mit schwarzen und weißen Streifen. Die Versuchsperson soll ihre Aufmerksamkeit auf die Streifen richten. Man sieht dann, daß die Bulbi mit der langsamen Phase des optokinetischen Nystagmus dem jeweils vorbeiziehenden Sehobjekt folgen und danach mit der raschen Phase zum nächsten Objekt zurückspringen.

Zu jeder Nystagmusprüfung gehört eine experimentelle Untersuchung, bei welcher die *calorische* (Warmspülung!) wichtiger ist als die Drehstuhluntersuchung, weil nur die Spülung die Labyrinthe *einzeln* testet.

Die *Elektronystagmographie* ist auf S. 41 besprochen. Die einzelnen Formen des Nystagmus und ihre anatomischen und physiologischen Grundlagen werden auf S. 65 besprochen.

Hier wird nur erwähnt, daß manche Patienten mit Nystagmus über *Sehstörungen* klagen. Sie können zwei Ursachen haben: Durch die nystaktischen Augenbewegungen wird die Fovea fortgesetzt vom Fixierpunkt verschoben, so daß der Eindruck des verschwommenen Sehens entsteht. Bei sehr grobem Nystagmus werden manchmal sogar Doppelbilder in bestimmten Blickrichtungen gesehen. Außerdem kommen Sehstörungen über einen Verlust der stabilisierenden Funktion zustande, die das Labyrinth normalerweise auf den physiologischen Nystagmus während der optischen Fixation hat. Deshalb klagen die Patienten über Doppelbilder bei Kopfbewegungen.

Pupillen. Sie sind normalerweise und bei mittlerer Beleuchtung seitengleich, mittelweit und rund. Eine doppelseitige leichte Erweiterung wird bei allen Formen des gesteigerten Sympathicotonus beobachtet. Im Alter sind die Pupillen durch Rigidität der Iris enger.

Einseitige Erweiterung (Mydriasis) kann folgende Ursachen haben:

a) Lähmung der parasympathischen Innervation des M. sphincter pupillae (N. oculomotorius). Dabei ist die Pupille nicht maximal erweitert,

b) Reizung der sympathischen Fasern für den M. dilatator pupillae, hierbei maximale Erweiterung, auch Lichtstarre (Ursache: meist Pharmaka),

c) krankhafte Veränderung im Ganglion ciliare, z.B. bei Pupillotonie (s.S. 65, 290).

Verengerung der Pupille (Miosis) findet sich ein- oder doppelseitig bei:

a) Sympathicuslähmung (Horner),

b) Robertson-Phänomen bei Tabes dorsalis (s.S. 65, 289),

c) Pilocarpin-Therapie des Glaukom,

d) Morphinismus und Einwirkung anderer Medikamente (s.S. 439),

e) Iritis.

Seitendifferenzen im Durchmesser der Pupillen werden als *Anisokorie* (Kóre = Pupille) bezeichnet.

Entrundung der Pupillen zeigt eine krankhafte Veränderung an der Iris oder eine Lues des ZNS an. Sie beruht dann auf einer unterschiedlichen Innervation der einzelnen Sektoren des M. sphincter pupillae durch die autonomen Fasern des III. Hirnnerven.

Pupillenreaktionen. Die Pupillen sollen sich auf *Lichteinfall* und während einer *Konvergenzbewegung* mit Naheinstellung prompt und ausgiebig verengern. Man prüft, im Zweifelsfall mit Hilfe einer Lupe,

a) die *direkte* Lichtreaktion jeder Pupille durch plötzliche Belichtung mit einer von seitwärts angenäherten Taschenlampe,

b) die *konsensuelle* Lichtreaktion bei Beleuchtung der gegenseitigen Pupille,

c) die Verengerung beider Pupillen bei *Konvergenzbewegung:* Der Patient soll den Zeigefinger des Untersuchers fixieren, der sich in der Mittellinie des Kopfes aus etwa 1 m Abstand rasch auf etwa 10 cm nähert. Dabei muß es auch zur Naheinstellung der Linse (Akkomodation) kommen.

Über den physiologischen Mechanismus und die pathologischen Störungen der Pupillenreaktionen s.S. 63 ff.

Afferente Pupillenstörungen, d.h. Beeinträchtigung der Pupillomotorik durch eine Funktionsstörung in der Retina, im N. opticus oder im Mittelhirn, prüft man mit dem *Test der Wechselbelichtung* (swinging flashlight test). Er setzt gleich weite und gut auf Licht reagierende Pupillen voraus. Ausführung: bei dämmeriger Beleuchtung wird mit dem Ophthalmoskop ein Lichtstrahl von unten gegen eine Fundusstelle im oberen Meridian geworfen, von welcher aus die gesamte Netzhaut als von einer sekundären Lichtquelle erleuchtet wird. Die Beleuchtung der gesamten Netzhaut löst eine Pupillenverengerung aus. Unmittelbar danach wird das andere Auge belichtet, dann wieder das erste, und so fort, alternierend. Die Pupillen sollen trotz des raschen Wechsels von der einen zur anderen Seite immer gleich weit sein, weil entweder ein direkter oder indirekter Lichtstimulus gegeben wird. Wenn auf einer Seite eine afferente Funktionsstörung besteht, wird die mittlere Pupillenweite dort größer.

Augenmuskellähmung. Schon ein Strabismus paralyticus und die Angabe von *Doppelbildern* (gerade, schräg, nebeneinander, übereinander stehend) können Aufschluß über die Art einer Augenmuskellähmung geben. Oft hält der Patient auch den Kopf in die Aktionsrichtung des gelähmten Muskels geneigt oder gewendet, um das Doppeltsehen auszugleichen.

Die abnorme Stellung eines Bulbus läßt sich leicht an dem *Hornhautspiegelbild* erkennen, das man mit einer kleinen Taschenlampe von vorn, aus der Mitte zwischen beiden Augen, beim Blick geradeaus erzeugt. Normalerweise befindet sich das Bild in der Mitte der Hornhaut. Bei Schielstellung ist es entgegen der Zugrichtung des gelähmten Muskels verlagert.

Die Prüfung auf freie Beweglichkeit der Bulbi wird durch spontane und Führungsbewegungen in alle Blickrichtungen vorgenommen. Liegt eine Augenmuskellähmung vor, bleibt der Bulbus bei Bewegungen in der Aktionsrichtung dieses Muskels zurück. Die *Prüfung* auf Doppelbilder wird erleichtert, wenn man vor eines der Augen ein *Rotglas* gibt und die Augen dem Licht einer kleinen Lampe in alle Blickrichtungen folgen läßt: Das mehr peripher gesehene Bild wird immer mit dem gelähmten Auge wahrgenommen. Da beide Bilder unterschiedlich gefärbt sind, ist die Bestimmung des erkrankten Auges einfach. Das Doppelbild erscheint immer in der Richtung, in die der gelähmte Muskel ziehen sollte. Der Abstand zwischen beiden Bildern nimmt in der Aktionsrichtung des gelähmten Muskels zu. Danach läßt sich auch die Art der Parese ohne Schwierigkeit feststellen. Schrägstehende Doppelbilder treten nach Parese jedes der vertikal wirkenden Muskeln auf.

Da jeweils zwei Muskeln das Auge heben oder senken, muß zwischen Obliquus- und Rectusparese unterschieden werden. Dies geschieht in zwei Stufen mit Hilfe einer horizontalen Führungsbewegung. Steht dabei das adduzierte Auge höher, liegt entweder eine Obliquus superior-Parese des adduzierten Auges oder eine

Rectus superior-Parese des abduzierten Auges vor. Ein Tieferstehen des adduzierten Auges spricht entweder für eine Obliquus inferior-Parese des adduzierten Auges oder für eine Rectus inferior-Parese des abduzierten Auges. Jetzt läßt man den Patienten den Kopf zur Seite des höherstehenden Auges neigen. Vergrößert sich dabei das Vertikalschielen, ist ein schräger Muskel paretisch. Vergrößert sich der Abstand der Doppelbilder und/oder die Fehlstellung der Augen bei Kopfneigung zur Seite des tieferstehenden Auges, so ist ein gerader Muskel paretisch.

V. N. trigeminus

Mit *motorischen Fasern,* die im 3. Ast verlaufen, innerviert der Trigeminus vor allem die Kaumuskeln: M. masseter und M. temporalis für den Kieferschluß, Mm. pterygoideus lateralis et medialis für Öffnung der Kiefer. Bei Atrophie des Temporalis und Masseter ist die Schläfengrube und die Region über dem aufsteigenden Ast der Mandibula eingesunken. Die Vertiefung der Schläfengrube bei alten Menschen beruht auf Inaktivitätsatrophie des M. temporalis nach Verlust der Zähne.

Untersuchung. Während der Patient kräftig die Zähne aufeinander beißt, palpiert man die Anspannung der *Masseteren* und der *Temporalmuskeln.* Einseitige Lähmung ist dabei deutlich zu fühlen. Der Kieferschluß wird erst bei doppelseitiger Parese überwindbar. Bei völliger Lähmung der Kaumuskulatur ist der Unterkiefer so weit abgesunken, daß der Mund offen steht. Einseitige Parese der *Mm. pterygoidei* zeigt sich darin, daß der Unterkiefer beim Öffnen des Mundes zur gelähmten Seite abweicht. Manchmal sieht man die Bewegung deutlicher, mit der er beim Mundschluß von lateral wieder zur Mittelstellung zurückkehrt. Diese Abweichung erklärt sich daraus, daß der M. pterygoideus lateralis nicht nur ein Senker, sondern auch ein *Adductor des Unterkiefers* ist. Die Adduktionswirkung beider Muskeln hebt sich normalerweise bei der Öffnungsbewegung auf, so daß der Unterkiefer gerade gesenkt wird. Fällt aber der nach innen gerichtete Gegenzug auf einer Seite fort, zieht der kontralaterale M. pterygoideus lateralis den Unterkiefer beim Öffnen zur gelähmten Seite hinüber.

Zur Prüfung der motorischen Funktionen gehört die Untersuchung des *Masseter-Eigenreflexes:* Während der Patient die Masseteren leicht erschlaffen läßt, legt man den Zeigefinger quer über die Protuberantia mentalis des Unterkiefers und führt einen federnden Schlag mit dem Reflexhammer auf den Finger. Der Reizerfolg besteht in einem kurzen Anheben des Unterkiefers. Die Untersuchung verlangt eine gewisse Übung. Der Masseterreflex hat sehr große klinische Bedeutung. Seine pathologische *Steigerung,* die bis zum *Masseterklonus* gehen kann, zeigt eine doppelseitige supranucleäre Läsion der corticopontinen Fasern zum motorischen Trigeminuskern an. Sie kommt bei arteriosklerotischer Pseudobulbärparalyse und bulbärer amyotrophischer Lateralsklerose vor. Bei Verdacht auf eine motorische Systemkrankheit kann die Steigerung des Masseterreflexes die Differentialdiagnose entscheiden. Bei doppelseitiger peripherer motorischer Trigeminuslähmung ist der Reflex erloschen.

Ist eine zentrale oder periphere Trigeminusschädigung ausgeschlossen, kann man den Masseterreflex auch zur „*biologischen Eichung*" der spinalen Eigenreflexe benutzen. Wenn diese bei einem Patienten durchgängig sehr schwach oder auffallend lebhaft sind, zeigt ein Vergleich mit dem Masseterreflex, ob es sich dabei um eine konstitutionelle Eigenart oder einen pathologisch verwertbaren Befund handelt.

Sensibel versorgt der Trigeminus die Haut des Gesichtes, die Augen und die Schleimhaut von Nase, Mund, Gaumen und Nebenhöhlen, die Zähne und die Dura mater des Gehirns.

Untersuchung. Die Sensibilität des Gesichtes wird in gleicher Weise wie unten beschrieben (S. 20) im Seitenvergleich geprüft. Wenn sich dabei eine Gefühlsstörung findet, untersucht man auch die Sensibilität der Nasen- und Mundschleimhaut.

Für die *Lokaldiagnose* sind zwei *Besonderheiten* zu berücksichtigen:

a) Gefühlsstörungen, die auf Läsion der peripheren Trigeminusäste oder des Ggl. Gasseri beruhen, sind anders begrenzt als solche nach Läsion der absteigenden Trigeminuswurzel (Tractus spinalis trigemini und zugehörige bulbäre Kernsäule, Substantia gelatinosa Rolandi). Die Anordnung der peripheren und zentralen Innervation des Gesichtes zeigen Abb. 2 und 3. Die klassische „zwiebelschalenförmige" Anordnung einer Gefühlsstörung findet man jedoch nur selten. Häufig vermutet man zu Unrecht eine Hirnstammläsion, während tatsächlich eine kortikale oder subkortikale Läsion die Gefühlsstörung im Gesicht hervorruft.

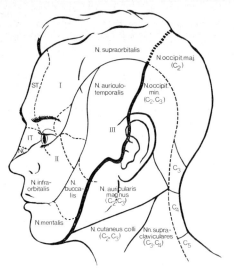

Abb. 2. *Die periphere sensible Versorgung des Kopfes* (nach WALTON). Die starke Linie (durchgezogen und auf dem Scheitel unterbrochen) markiert die Grenze zwischen dem Versorgungsgebiet des N. trigeminus und den benachbarten Hautnerven. I, II und III zeigen das Gebiet der drei Trigeminusäste an, deren einzelne Verzweigungen bezeichnet sind. *ST* N. supratrochlearis, *IT* N. infratrochlearis, *NC* N. nasociliaris

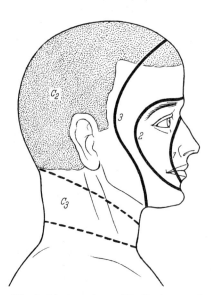

Abb. 3. *Die zentrale sensible Versorgung des Kopfes.* (Nach BING.) Zwiebelschalenförmige Anordnung der Innervationsbezirke: Segmentareal *1* entspricht dem oberen, *2* entspricht dem mittleren, *3* dem unteren Teil des Nucleus tractus spinalis *V* in der Medulla oblongata. Merkhilfe: oral (Mundregion) = oral (auf die Kernsäule des Trigeminus bezogen)

b) Die Impulse nach Berührungsreizen werden im sensiblen Kern in der Brücke, Impulse nach Schmerz- und Temperaturreizen dagegen im Nucleus tractus spinalis trigemini (Substantia gelatinosa Rolandi) in der Medulla oblongata und den oberen Cervicalsegmenten synaptisch umgeschaltet. Der Ort der Läsion läßt sich deshalb auch nach der Qualität der Gefühlsstörung bestimmen.

Bei Herden in der bulbären Kernsäule des Trigeminus haben manche Kranke spontan oder nach taktiler Reizung Kälteparaesthesien.

Durch Berührung der Cornea mit einem feinen Wattetupfer löst man den *Cornealreflex* aus, eine reflektorische Kontraktion des M. orbicularis oculi (N. VII). Der Nadelkopf ist für die Untersuchung des Reflexes nicht geeignet, da die plötzliche Wahrnehmung eines so großen Objektes einen Schutzreflex des Orbicularis oder eine willkürliche Abwehrbewegung auslöst. Der Reflexbogen wird im Hirnstamm geschlossen, die Erregung verläuft nicht über die Hirnrinde. Deshalb ist bei Hemiplegie durch Insult in der inneren Kapsel kein Ausfall des Cornealreflex zu erwarten. *Abschwächung* oder Ausfall des Reflexes beruht entweder auf einer Unterbrechung im afferenten Schenkel (Läsion im 1. Trigeminusast bzw. in der Substantia gelatinosa Rolandi) oder im efferenten Schenkel des Reflexbogens (Lähmung des M. orbicularis oculi, N. VII). Die Unterscheidung ist leicht zu treffen, wenn man den Patienten nach der Stärke der sensiblen Empfindung auf der Cornea fragt. Im tiefen Koma ist der Cornealreflex doppelseitig erloschen   (s.S. 82).   Elektrophysiologische Untersuchung s.S. 35.

Geschmacksprüfung. Die afferente Leitung der Geschmacksempfindung nimmt einen recht komplizierten Weg: Reize auf den *vorderen zwei Dritteln der Zunge* werden zunächst mit dem N. lingualis (V_3) zentripetal geleitet, laufen dann über die Chorda tympani zum N. facialis, mit diesem bis zum Ganglion geniculi im Felsenbein, von hier über den N. petrosus superficialis zur 3. Trigeminuswurzel und werden von der Brücke aus im Tractus solitarius zum Nucleus solitarius in der Medulla oblongata geleitet. Daneben soll es auch eine unmittelbare Weiterleitung mit den Facialisfasern zum Hirnstamm geben. Das 2. sensorische Neuron steigt zum ventromedialen Kernkomplex des Thalamus auf, das 3. Neuron projiziert zur Inselrinde. Die afferente Leitung von Geschmacksreizen auf dem *hinteren Drittel* der Zunge wird vom N. glossopharyngicus (IX) vermittelt.

Zur Untersuchung tupft man Lösungen, die den vier Qualitäten (sauer, salzig, bitter, süß) entsprechen, auf den vorderen und hinteren Abschnitt jeder Zungenhälfte. Die Zunge muß dabei herausgestreckt bleiben, damit die Proben nicht mit den Receptoren auf der anderen Seite oder im Rachen in Berührung kommen. Deshalb darf der Patient auch nicht sprachlich antworten, sondern zeigt auf ein Blatt Papier, auf dem die vier Benennungen vermerkt sind. Zwischen zwei Proben muß der Untersuchte sich jeweils kräftig den Mund spülen, um die Reste des Geschmacksstoffes zu entfernen.

Zentrale Geschmacksstörungen sind äußerst selten. Die Geschmacksempfindung wird hauptsächlich bei Schädigungen der *peripheren Nerven* beeinträchtigt, mit denen die Geschmacksfasern ziehen: N. lingualis (V_3), facialis, glossopharyngicus.

VII. N. facialis

Der Nerv versorgt alle mimischen Muskeln und das Platysma, in der Paukenhöhle den M. stapedius und von den oberen Zungenbeinmuskeln den M. stylohyoideus und den hinteren Bauch des M. digastricus. Peripherer Verlauf s. Abb. 93 S. 346.

Einer unmittelbaren Prüfung sind nur die mimischen Muskeln zugängig. Bei der *Inspektion* achtet man auf die Differenzen in der Weite der Lidspalten und der Nasolabialfalten, auf Asymmetrien in der Furchung der Stirn, Schiefstehen des Mundes und einseitige Einziehung des Lippenrot, die eine Platysmaschwäche anzeigt. Der Zungengrund steht auf der Seite der Facialisparese etwas tiefer.

Palpiert man vorsichtig die geschlossenen Oberlider mit der Fingerspitze, kann man beim Gesunden deutlich ein *Schwirren* der Lider fühlen, das ihnen von der tonischen Innervation des M. orbicularis oculi beim Augenschluß mitgeteilt wird. Bei peripherer Facialislähmung ist dieses Schwirren abgeschwächt bis aufgehoben.

Untersuchung. Man läßt den Patienten folgende Bewegungen ausführen: Stirnrunzeln, Augen fest schließen, auch gegen Widerstand durch zwei Finger, Naserümpfen, Mund breit ziehen, spitzen, vorstülpen und fest schließen, Backen, auch einzeln abwechselnd, aufblasen und pfeifen. Beim Herausstrecken der Zunge vergleicht man die Weite der Mundkulisse auf beiden Seiten. Wenn der M. orbicularis oculi gelähmt ist, kann das Auge nicht geschlossen werden. Dies bezeichnet man als *Lagophthalmus* (Lágos = Hase). Infolge des Lagophthalmus wird die konjugierte Hebung beider Bulbi sichtbar, die als Mitbewegung bei der Innervation zum Augenschluß auftritt. Dies ist das *Bellsche Phänomen.*

Die Hebung des Bulbus begleitet den Augenschluß auch beim Gesunden, nur ist sie bei ihm nicht sichtbar. Im leichten Schlaf kehren die Bulbi dann wieder zur Medianebene zurück. Die synergistische Hebung der Bulbi ist keine unverrückbare neuronale Schaltung: wenn das Oberlid krankhaft verkürzt ist, dreht sich der Bulbus beim Augenschluß unter das Unterlid. Die biologische Bedeutung dieser vertikalen Bewegungen liegt in einer Abwendung der Pupille von den Sehreizen der Außenwelt.

Eine komplette einseitige Facialisparese beeinträchtigt, neben der kosmetischen Entstellung, Sprechen und Schlucken erheblich. Bei doppelseitiger Facialisparese ist das Gesicht ausdruckslos.

Die Funktion des *M. stapedius,* der das ovale Fenster der Paukenhöhle durch die Steigbügelplatte verschließt, läßt sich anamnestisch und während der Untersuchung einfach überprüfen: Bei Stapediusparese besteht abnorme Empfindlichkeit des Gehörs besonders für tiefe Töne (*Hyperacusis*). Stapedius-Reflex s.S. 347.

Mit einiger Übung kann man den *Orbicularis oculi*-Reflex nützlich verwenden: Schlag auf die Glabella führt zu reflektorischer Kontraktion beider Ringmuskeln, die man am Unterlid am besten erkennt. Der Versuch wird bei *geschlossenen Augen* ausgeführt, weil es sonst zu einem optisch ausgelösten Lidschluß kommt. Enthemmung des Reflexes beim Parkinson-Syndrom s.S. 87.

Herkömmlich wird von der peripheren eine zentrale Fazialisparese unterschieden. Die periphere Lähmung betrifft alle Fasern, wenn auch nicht immer im gleichen Maße. Bei der sog. zentralen Fazialisparese kann die Stirn gerunzelt werden, wenn auch gewöhnlich nicht so kräftig wie auf der gesunden Seite. Dies beruht darauf, daß die zentralen Fasern für die Muskeln der Stirn nicht nur gekreuzt zum gegenseitigen, sondern auch ungekreuzt zum gleichseitigen Faciaiskern ziehen. Da es per definitionem keine zentralen Lähmungen einzelner peripherer Nerven oder Muskeln gibt, sprechen wir besser von einer fazialen Parese, d.h. einer zentralen Lähmung der mimischen Muskulatur. Sie tritt gewöhnlich als brachiofaciale Parese, gemeinsam mit einer zentralen Bewegungsstörung von Arm und Hand auf.

Zum N. facialis gehört auch ein sensibler Anteil, der im *N. intermedius* verläuft und dessen

Ganglion geniculi im Knie des Canalis Falloppii liegt (Abb. 93, S. 346). Diese sensiblen Fasern versorgen ein variables Hautareal medial und lateral an der Ohrmuschel, manchmal auch dahinter, sowie einen Streifen in der Länge des Meatus acusticus internus und einen Teil der Fossa tympani. Die sensiblen Intermediusfasern leiten hauptsächlich Schmerzreize. Sie enden wahrscheinlich im Trigeminuskern.

Weiter gehören zum N. intermedius sensorische afferente Fasern für die *Geschmackswahrnehmung* auf den vorderen zwei Dritteln der Zunge, deren Verlauf auf S. 347 genauer beschrieben ist.

Präganglionäre viscerale Fasern mit sekretorischer Funktion verlaufen *efferent* im N. intermedius zur Glandula submandibularis und submaxillaris (über das Ggl. submandibulare) und zur Glandula lacrimalis (über das Ggl. sphenopalatinum). Die neurologisch interessierenden Abschnitte dieser Nervenanteile sind in Abb. 93, S. 346 dargestellt.

Klinik der peripheren Facialisparesen s. S. 346ff.

VIII. N. statoacusticus

Die beiden Anteile des Nerven sind der *N. cochlearis,* der die sensorischen Impulse aus dem Cortischen Organ der Schnecke leitet, und der *N. vestibularis* für die Afferenzen aus den Sinneszellen der Bogengänge, des Utriculus und Sacculus.

Anamnestisch fragt man den Patienten nach Hörminderung, Ohrgeräuschen und systematischem Schwindel mit Übelkeit.

Untersuchung. Sie beschränkt sich meist auf die binaurale und monaurale Prüfung des Hörvermögens für Umgangs- und Flüstersprache aus wechselnder Entfernung. Mit der üblichen Untersuchung, ob der Patient feines Uhrenticken wahrnimmt, stellt man nur das Hörvermögen für höhere Frequenzen fest, das bei Schallempfindungsschwerhörigkeit (= Innenohr- = Nervenschwerhörigkeit) herabgesetzt ist.

Auch zwei der einfachen Versuche mit der a_1-Stimmgabel kann der Nervenarzt ausführen:

Rinne-Versuch. Vergleich der Knochenleitung (Stimmgabel auf dem Warzenfortsatz) mit der Luftleitung (Stimmgabel vor dem äußeren Ohr). Normalerweise ist die Luftleitung etwa 30 sec länger als die Knochenleitung (Rinne positiv). Negativer Rinne, d.h. Verkürzung der Luftleitung, zeigt Schalleitungs = Mittelohrschwerhörigkeit an.

Weber-Versuch. Die auf den Scheitel gesetzte Stimmgabel wird vom Gesunden auf beiden Ohren gleich gut gehört. Wenn ein Patient Hörminderung auf einem Ohr angibt, kann der Weber „lateralisiert" sein. Lateralisierung zur schlechter hörenden Seite bedeutet Schalleitungsschwerhörigkeit, zur gesunden Seite: Schallempfindungsschwerhörigkeit.

Durch *Spiegeluntersuchung* stellt man für die neurologische Diagnostik vor allem Trommelfelldefekte, Otitis media (cave Meningitis, Hirnabsceß!), die Bläschen des Zoster oticus oder nach Schädeltraumen mit Felsenbeinfraktur gelegentlich Blut und/oder Liquor im äußeren Gehörgang fest.

Weitere Untersuchungen gehören in das Gebiet des Ohrenarztes, wenn auch der Neurologe mit den Prinzipien und den wichtigsten Befunden der Audiometrie vertraut sein sollte.

Die Prüfungen des *Vestibularis* sind teils bei der Untersuchung der Bewegungskoordination (s.S. 17), teils bei den klinischen Formen und pathophysiologischen Grundlagen des Nystagmus (s.S. 65) besprochen.

IX. N. glossopharyngicus

Er ist ein sensibel-sensorischer Nerv. Sensibel versorgt er den obersten Teil des Pharynx und das Mittelohr, sensorisch leitet er die Geschmacksempfindungen vom hinteren Zungendrittel und vom Gaumen. Die motorische Innervation für den M. stylopharyngeus kann klinisch vernachlässigt werden.

Untersuchung. Mit einem Tupfer prüft man die Berührungsempfindung am Gaumen und Rachen, mit dem Spatel löst man die reflektorische Hebung des Gaumensegels und den Würgreflex aus. Hypaesthesie oder Anaesthesie und Fehlen dieser Fremdreflexe müssen mit Vorsicht verwertet werden, da sie auch auf psychogener Hemmung beruhen können. Der Gaumensegelreflex fehlt – bei erhaltener Berührungsempfindung – auch, wenn der motorische Vagus gelähmt ist.

Die Geschmacksprüfung für das hintere Drittel der Zunge ist auf S. 8/9 besprochen.

X. N. vagus

Er versorgt *motorisch* das Gaumensegel sowie die Atem- und die oberen Speisewege, *sensibel* den äußeren Gehörgang. Larynx, Trachea, den unteren Schlund, Speiseröhre und Magen sowie *autonom* das Herz und bestimmte Gefäße.

Bei *Gaumensegellähmung* berichtet der Patient über Regurgitation von Flüssigkeiten aus der Nase, seine Stimme ist nasal und das Husten erschwert. Bei einseitiger Lähmung des *N. (oder Ramus) recurrens* besteht Heiserkeit, bei doppelseitiger Aphonie.

Untersuchung. Das Gaumensegel hängt einseitig oder doppelseitig und hebt sich bei Phonation oder Auslösung des Rachenreflexes nicht oder nur mangelhaft. Dabei wird das Zäpfchen zur gesunden Seite hinübergezogen. Auch die hintere Rachenwand wird bei spontaner und reflektorischer Innervation zur gesunden Seite verzogen, was man am besten an der Raphe sieht („signe de rideau", Kulissenphänomen).

Epiglottisparese führt zum „Verschlucken in die falsche Kehle", *Glottisparese* zur Heiserkeit oder Dyspnoe. Die nähere Untersuchung muß der Ohrenarzt vornehmen. Eine partielle Schlucklähmung stellt man am besten bei der Röntgendurchleuchtung mit Breischluck fest.

XI. N. accessorius

Er innerviert die Mm. sternocleidomastoideus und trapezius. Die oberen Anteile des Trapezius werden aus den Cervicalsegmenten C_3–C_4 mitversorgt (s. auch S. 350).

Inspektion. Bei mageren Personen ist eine Atrophie des M. sternocleidomastoideus gut zu erkennen, Trapeziuslähmung zeigt sich durch tiefere Ausbuchtung der Hals-Nackenlinie und Absinken der Schulter nach vorn. Der gleichseitige Arm erscheint dadurch länger.

Untersuchung. Der Patient wird aufgefordert, den Kopf gegen Widerstand zur Seite zu wenden. Man beobachtet und palpiert dabei das Hervortreten des angespannten Sternokleido auf der Gegenseite der Bewegungsrichtung. Die Kraft beider Sternokleidomuskeln prüft man durch Senken des Kopfes gegen Widerstand am Kinn. Dann palpiert man den oberen Trapeziusrand und fordert den Patienten auf, die Schulter gegen Widerstand emporzuziehen. Klinik der Accessorius-Parese s.S. 350.

XII. N. hypoglossus

Der Nerv innerviert die Zungenmuskeln. *Inspektion:* Periphere Lähmung führt, einseitig oder doppelseitig, zur Atrophie der Zunge, die dann dünner, schlaff und walnußschalenartig gerunzelt ist. Bei chronischer Lähmung, besonders durch Schädigung des Hypoglossus-

kernes, zeigt sie *fibrilläre Zuckungen* (sie sieht aus „wie ein Sack mit Regenwürmern").

Untersuchung. Der Patient soll die Zunge gerade herausstrecken und dann rasch hin- und herbewegen. Er soll Ober- und Unterlippe einzeln belecken und mit der Zunge schnalzende oder schmatzende Bewegungen ausführen.

Die *doppelseitig* peripher gelähmte Zunge kann nicht mehr bewegt werden.

Bei *einseitiger* Lähmung liegt sie zur gesunden Seite verlagert im Munde und weicht im Herausstrecken zur kranken Seite ab. Dies beruht darauf, daß der Zungenstrecker (M. genioglossus) der gesunden Seite die Zunge zur kranken Seite hinüberschiebt. Das Sprechen ist mühsam, besonders für Labiale (b, p) und Dentale (d, t, n, s). Die Patienten beißen sich auf die Zunge. Sie verlieren Speichel aus dem Mund. Beim Liegen auf dem Rücken sammelt sich der Speichel im vorderen Teil des Mundes und läuft beim Bücken heraus. Speisen geraten unter die Zunge und müssen mit dem Finger herausgeholt werden. Es tritt eine starke seelische Beeinträchtigung ein.

Die von den caudalen Hirnnerven (X, XI, XII) versorgten Muskeln haben, wie alle Muskeln der Mittellinie, eine *bilaterale corticale Innervation.* Zentrale Lähmungen können deshalb bis zu einem gewissen Grade kompensiert werden. Einseitige Zungenlähmung begleitet zwar oft die brachiofaciale Hemiplegie (s.S. 77), und es gibt auch vorübergehende postparoxysmale Zungenlähmung nach einem fokalen epileptischen Anfall der Gesichts- und Mundmuskeln. *Isoliertes Abweichen* der Zunge ohne Atrophie darf jedoch nur mit großer Zurückhaltung als pathologisches Symptom verwertet werden, da Asymmetrien hier, wie auch bei der Innervation der mimischen Muskulatur, als physiologische Variante häufig sind.

Doppelseitige zentrale Zungenlähmungen kommen stets gemeinsam mit supranucleärer Parese der übrigen caudalen motorischen Hirnnerven vor. Das Syndrom ist bei der arteriosklerotischen Pseudobulbarparalyse auf S. 147 beschrieben.

3. Reflexe

Wir unterscheiden Eigen- und Fremdreflexe.

Eigenreflexe. Der auslösende Reiz ist eine brüske Dehnung des Muskels mit Aktivierung der Muskelspindeln, Reizerfolg ist eine Kontraktion desselben Muskels. Reizort und Erfolgsorgan sind also gleich. Der Reflexbogen ist *monosynaptisch*. Klinische Bezeichnungen wie Radiusperiostreflex oder Achillessehnenreflex sind physiologisch unkorrekt, sie sind aber fest eingeführt und haben den Vorzug kurzer Formeln (z.B. RPR, ASR).

Eigenreflexe sind nach dem Alles-oder Nichts-Gesetz auslösbar. Bei wiederholter Prüfung ermüden sie nicht, die kurze Refraktärphase spielt keine praktische Rolle. Die Lebhaftigkeit der sichtbaren Reflexzuckung läßt sich durch *Mitinnervation* des untersuchten Muskels oder durch den *Jendrassikschen Handgriff* bahnen. Dabei soll der Patient auf Kommando die verschränkten Hände auseinanderziehen, oder, einfacher, einer dritten Person die Hand drücken. *Ohne daß man diese Bahnungsversuche unternommen hat, darf man einen Reflex nicht für erloschen erklären.*

Physiologischerweise stehen die Eigenreflexe unter dem Einfluß hemmender Bahnen, die aus der Formatio reticularis mit den Pyramidenbahnen zum Vorderhorn laufen. Eine Funktionsstörung in diesen absteigenden Bahnen führt klinisch zur *Steigerung* der Eigenreflexe. Näheres s.S. 76.

Fremdreflexe. Der auslösende Reiz ist meist die Stimulation taktiler Receptoren in der Haut, Erfolgsorgan ist die darunterliegende Muskulatur. Der Reflexbogen ist *polysynaptisch*, er bezieht im Rückenmark mehrere benachbarte Segmente ein. Die Lebhaftigkeit der Fremdreflexe steht in Beziehung zur Stärke des Reizes, bei wiederholter Auslösung ermüden sie durch Habituation.

Die Fremdreflexe stehen unter dem *fördernden* Einfluß der oben erwähnten descendierenden motorischen Bahnen. Ihre *Abschwächung, rasche Ermüdbarkeit* oder ihr *Ausfall* ist ein sehr feiner Indicator für eine Funktionsstörung der genannten zentralen motorischen Bahnen.

Untersuchungstechnik

Voraussetzung für eine korrekte Untersuchung der Eigenreflexe ist, daß der Arm oder das Bein in eine *Mittelstellung* gebracht wird, die dem Muskel eine reflektorische Verkürzung gestattet: Der Tricepssehnenreflex kann z.B. nicht am gestreckten, der Bicepssehnenreflex nicht am maximal gebeugten, aber auch nicht am völlig

gestreckten Arm ausgelöst werden. Der Patient muß entspannen. Ängstliche Anspannung der Muskulatur verhindert die Reflexzuckung und täuscht Arreflexie vor. Der Reflexhammer soll nicht bei festgehaltenem Stiel, gleichsam als Verlängerung des Armes, auf die Sehne oder den Knochen geführt oder gar gedrückt werden, sondern aus lockerem Handgelenk *mit seiner eigenen Schwere* auf den Reizort fallen. Der Schlag darf nicht auf den Muskel selbst treffen, sonst löst man keinen Reflex aus, sondern eine mechanisch bedingte Muskelkontraktion.

An den Armen prüfen wir:

1. *Bicepssehnenreflex* (BSR). Zweckmäßig schlägt der Untersucher nicht direkt auf die Bicepssehne, sondern auf seinen daraufliegenden Zeigefinger. Dies begünstigt die Auslösbarkeit des Reflexes und gestattet, den Reizerfolg auch zu tasten.

2. *Radiusperiostreflex* (RPR). Der Schlag wird auf das distale Drittel des Radius gegeben. Wenn man Unterarm und Hand in eine Mittelstellung zwischen Pro- und Supination bringt, kann man außer der Kontraktion des M. biceps auch die des M. brachioradialis beobachten. Dies ist für die Lokaldiagnose bei Radialislähmung nützlich.

3. *Tricepssehnenreflex* (TSR). Der Schlag soll dicht über dem Olecranon auf die Sehne, nicht höher auf den Muskelbauch treffen. Einige vorausgehende passive Beuge- und Streckbewegungen lockern den Muskel.

4. *Pronatorreflex* (PrR). Bei gebeugtem Ellenbogen hält der Patient den Unterarm locker in Mittelstellung zwischen Pro- und Supination. Der Hammer führt waagerecht von innen nach außen einen leichten Schlag gegen den Processus styloides radii. Die Reflexantwort ist eine kurze Pronationsbewegung. Der Reflex läuft über den N. medianus und ist bei distaler Schädigung des Nerven erloschen. Da der Patient in der beschriebenen Mittelstellung kaum verspannen kann, eignet sich der Pronatorreflex besonders gut zum Seitenvergleich der Reflexstärke.

5. Bei sehr lebhafter Reflextätigkeit tritt nach Auslösung des RPR und des PrR eine kurze Beugebewegung der Finger *(Fingerbeugereflex)* und manchmal auch der Hand ein. Dies ist nur dann pathologisch, wenn die Eigenreflexe an den anderen Extremitäten und der Masseterreflex deutlich schwächer sind.

6. *Trömner-Reflex.* Der Untersucher führt mit seinen Fingern 2–5 von volar eine rasche,

schnellende Bewegung gegen die Kuppen der leicht gebeugten Finger 2–5 des Patienten aus.

Knipsreflex. Bei gleicher Handstellung des Patienten legt der Untersucher seine Fingerkuppen 2 und 3 von volar gegen die Fingerkuppen 3 und 4 des Patienten und gleitet in einer kurzen, schnellenden Bewegung mit der Daumenkuppe von proximal nach distal über einen der beiden Fingernägel. Der Reizerfolg ist in beiden Fällen eine kurze Beugebewegung aller Finger *einschließlich des Daumens.*

Entgegen einer weitverbreiteten Meinung sind Knips- und Trömner-Reflex *keine pathologischen Reflexe.* Sie sind Eigenreflexe der Fingerbeuger und zeigen nicht mehr an als eine lebhafte Reflexerregbarkeit, die durchaus normal sein kann. Pathologisch verwertbar sind sie nur bei Seitendifferenzen. Dies gilt aber für alle Eigenreflexe und rechtfertigt nicht die Bezeichnung „pathologischer Reflex" oder „spastisches Zeichen".

7. Ein *Fremdreflex an der Hand* ist der *Mayersche Grundgelenkreflex.* Druck auf die Grundphalanx des 5. und 4. Fingers bis zur maximalen Beugung löst eine *tonische* Adduktion des Daumens aus. Der Reflex ist recht inkonstant, deshalb darf nur einseitiges Fehlen als Zeichen einer Pyramidenbahnschädigung verwertet werden. Bei Läsion des *Frontallappens* soll er gelegentlich enthemmt sein.

8. Das *Wartenbergsche Zeichen* ist kein Reflex, sondern eine pathologische Mitbewegung: Wenn man mit den Fingern 2–5 an den gleichnamigen Fingern des Patienten ein leichtes „Fingerhakeln" ausführt, beugt *und adduziert* sich bei Läsion der zentralen absteigenden motorischen Bahnen auch der Daumen. Das Zeichen ist inkonstant und nicht zuverlässig. Es ist oft auch beim Gesunden doppelseitig positiv.

Die *Bauchhautreflexe* (BHR) werden auf beiden Seiten in drei Etagen geprüft, die etwa den Segmenten Th_9, Th_{10} und Th_{11} entsprechen. Sie werden ausgelöst, indem man mit der Nadelspitze oder dem Nadelrad *rasch und energisch* von der lateralen Bauchwand bis zur Mittellinie fährt. Der Reizerfolg ist eine Kontraktion der Bauchmuskeln, die in dem betreffenden Segment am stärksten ist, oft aber die ganze Bauchwand ergreift und den Nabel zur Seite verzieht. Bei schlaffen oder fettreichen Bauchdecken und in der Nähe großer Bauchnarben sind die BHR nur schwach oder gar nicht auszulösen, ohne daß dies pathologische Bedeutung haben muß. Dann ist die Prüfung der *Cremasterreflexe* beim

Mann von großer Bedeutung: Bestreichen der Haut proximal an der Innenseite des Oberschenkels führt zur Kontraktion des M. cremaster, der aus dem M. transversus abdominis abgezweigt ist. Segmental verläuft der Reflex über L_1–L_2, die Efferenz geht über den N. genitalis aus dem N. genito-femoralis, der mit dem Samenstrang durch den Leistenkanal zieht.

Fehlen der BHR bei normalen, straffen Bauchdecken zeigt eine *Funktionsstörung der absteigenden motorischen Bahnen* an. Rasche Erschöpfbarkeit ist auf eine solche Funktionsstörung verdächtig, beweist sie aber nur dann, wenn sie sich einseitig findet oder wenn gleichseitig die Eigenreflexe im Vergleich zur Gegenseite gesteigert sind. Fehlende oder sehr rasch erschöpfliche BHR sind ein häufiges Symptom bei Multipler Sklerose, jedoch darf man die Diagnose nicht allein auf diese Befunde gründen. Die Bauchhautreflexe haben auch große Bedeutung für die *Höhendiagnose von Rückenmarksläsionen* (s.S. 104).

Der *Analreflex* (Segment S_5) wird am seitwärts liegenden Patienten untersucht, der die Beine in Hüfte und Knie gebeugt hat. Man bestreicht rechts und links die perianale Region mit dem Holzstiel eines Wattetupfers. Der Reflexerfolg ist eine Kontraktion des Schließmuskels. Nur einseitiges Fehlen des Reflexes ist verwertbar, da er inkonstant ist.

Die wichtigsten **Eigenreflexe an den Beinen** sind:

1. *Patellarsehnenreflex* (PSR). Der Reflex wird im *Liegen* bei leicht gebeugtem Knie oder im *Sitzen* bei frei hängendem Unterschenkel durch einen Schlag auf die Patellarsehne ausgelöst. Bei lebhaften Reflexen kann man den Schlag auch auf den Zeigefinger geben, den man auf den *oberen Patellarrand* legt. Der Reizerfolg ist eine Kontraktion des M. quadriceps femoris mit oder ohne Bewegungseffekt. Beim liegenden Patienten ist es zweckmäßig, das Bein in der Kniekehle durch den freien Arm des Untersuchers zu unterstützen. Ist der Reflex sehr schwach oder scheint er zu fehlen, wiederholt man die Prüfung bei *Mitinnervation* durch Plantarflexion des Fußes.

2. Der *Achillessehnenreflex* (ASR) wird am liegenden Patienten geprüft. Man sollte dabei nicht das gestreckte Bein am Fuße in die Höhe heben, weil man sonst leicht den Fuß festhält und die Reflexzuckung unterbindet. Besser legt man das untersuchte Bein schräg über den anderen Unterschenkel des Patienten. Man kann den

Reflex auch beim *entspannt* knienden Patienten auslösen, dann darf der Fuß aber nicht aufliegen. Fehlt der ASR, ist oft die Achillessehne weicher, und der Schlag auf die Sehne ruft einen tieferen Klang hervor als auf der gesunden Seite.

3. Ähnlich wie an der Hand (Knips und Trömner) prüfen wir auch die *eigenreflektorische Erregbarkeit der kleinen Fußmuskulatur.* *Rossolimo-Reflex:* Schlag von plantar mit den Fingerspitzen gegen die Zehenballen löst eine Plantarflexion der Zehen aus. *Mendel-Bechterew:* Schlag mit dem Reflexhammer dorsal auf das Fußgewölbe führt zu einer kurzen Dehnung der kleinen Fußmuskulatur und hat den gleichen Effekt. Auch diese Reflexe sind normale, *monosynaptische Eigenreflexe.* Ihre Verwertbarkeit entspricht dem, was oben über Knips- und Trömner-Reflex gesagt wurde.

Die Eigenreflexe sind bei verschiedenen Patienten unterschiedlich stark auslösbar. Die absolute Lebhaftigkeit der Reflexe und selbst eine symmetrische Verbreiterung der „reflexogenen Zone" läßt keinen diagnostischen Schluß zu. Daher ist es nur dann sinnvoll, von *„gesteigerten Reflexen"* zu sprechen, wenn dadurch einzelne Reflexe am selben Patienten von anderen, normal auslösbaren, unterschieden werden. Um dies zu beurteilen, vergleicht man die Reflexe der beiden Körperseiten miteinander, die Reflexe der Beine mit denen der Arme und alle spinalen Eigenreflexe mit dem Masseterreflex. *Eine Funktionsstörung absteigender motorischer Bahnen zeigen nur solche Reflexe an, die im Vergleich zu anderen, schwächer auslösbaren, gesteigert sind.*

Dies gilt auch für *Kloni.* Ein Klonus ist eine Folge von Eigenreflexen, die sich im monosynaptischen Reflexbogen selbst unterhalten. *Patellarklonus:* Die Patella wird von oben mit den ersten beiden Fingern gefaßt und brüsk nach distal geschoben. Solange der Klonus andauert, übt man den Druck weiter aus. *Fußklonus:* Der Fuß wird, am besten bei leicht gebeugtem Knie, von plantar her ruckartig in analoger Weise nach dorsal bewegt. Erschöpflicher Klonus ist nur pathologisch verwertbar, wenn er seitendifferent ist. *Unerschöpflicher Klonus* ist in aller Regel pathologisch.

Pathologische Reflexe. In jedem Falle pathologisch und ein sicheres Zeichen für eine Funktionsstörung in zentralen absteigenden motorischen Bahnen sind allein die Reflexe der Ba-binski-Gruppe. *Alle pathologischen Reflexe sind Fremdreflexe.*

1. *Babinski-Reflex.* Beim *Gesunden* löst Bestreichen des *äußeren Randes* der Fußsohle eine tonische Plantarflexion der Zehen aus. Diese ist ein Rudiment des Fußgreifreflexes, der bei Neugeborenen stets lebhaft und kräftig ist, aber später bis auf diese Zehenbewegung gehemmt wird. Wir bezeichnen die Reaktion als den normalen *Fußsohlenreflex.* Bei Funktionsstörung der absteigenden motorischen Bahnen oder beim Neugeborenen und Säugling bis zum Ende des ersten Lebensjahres, d.h. vor der Markreifung dieser Bahnen, führt derselbe Reiz zu einer *tonischen Dorsalbewegung der großen Zehe (positiver Babinski).* Diese ist oft von einer spreizenden Plantarflexion der übrigen Zehen begleitet („Fächerphänomen"), die aber isoliert keine pathologische Bedeutung hat: entscheidend ist die Dorsalbewegung (Hyperextension) der ersten Zehe.

Bei leichter zentraler motorischer Funktionsstörung findet man, gleichsam als Übergang zwischen dem normalen Fußsohlenreflex und dem Babinski, eine *„stumme Sohle":* Bestreichen des äußeren Fußrandes bleibt ohne jegliche Reizantwort. Die stumme Sohle ist nur dann pathologisch verwertbar, wenn auf der Gegenseite ein physiologischer Fußsohlenreflex auslösbar ist.

2. Es gibt eine Reihe von *Varianten* in der Auslösung der tonischen Dorsalflexion der ersten Zehe. Man muß sie kennen und routinemäßig anwenden, da es viele Fälle gibt, bei denen die pathologische Hyperextension der Großzehe nicht auf die klassische Weise nach Babinski, sondern nur durch eine dieser Varianten zu erhalten ist. Der Grund dafür ist noch unbekannt.

a) Sehr nützlich, besonders bei empfindlichen Patienten, ist die Auslösung nach *Chaddock,* durch Bestreichen des äußeren Fuß*rückens.*

b) *Oppenheim-Reflex:* festes Streichen über die Tibiakante von proximal nach distal.

c) *Gordon-Reflex:* festes Kneten der Wadenmuskulatur.

d) Das *Strümpellsche Zeichen* ist kein Reflex, sondern eine pathologische Mitbewegung. Der Untersucher übt einen mäßig kräftigen Druck auf das Knie aus, während der Patient versucht, das Bein im Knie zu beugen. Dabei kommt es zu einer gleichen Hyperextension der Großzehe wie bei den Reflexen der Babinskigruppe. Diese Mitbewegung zeigt, daß die Dorsalbewegung der großen Zehe, obwohl sie dem Namen nach eine Extension ist, zur Beugesynergie gehört. Als

Tabelle 2. Segmenthöhe der wichtigsten Eigen- und Fremdreflexe

Reflex	Lokalisation	Reflex	Lokalisation
Bicepssehnenreflex	C_5–C_6	Unterer BHR	Th_{11}–Th_{12}
Radiusperiostreflex	C_5–C_6	Cremasterreflex	L_1–L_2
Tricepssehnenreflex	C_6–C_7	Patellarsehnenreflex	L_2–L_4
Pronatorreflex	C_6–C_7	Achillessehnenreflex	L_5–S_2
Oberer BHR	Th_8–Th_9	Fußsohlenreflex	S_1–S_2
Mittlerer BHR	Th_{10}–Th_{11}	Analreflex	S_5

Beugung müssen wir jede Bewegung bezeichnen, die eine Extremität verkürzt.

Bei der *Auslösung* dieser pathologischen Reflexe muß die Reizung mehrmals wiederholt („summiert") werden. Wenn man nur einmal flüchtig über die Fußsohle gestrichen hat, kann man nicht behaupten, der Babinski sei negativ. Die Reaktion der großen Zehe muß tonisch sein und so lange andauern, wie der Reiz ausgeübt wird. Ein flüchtiges Auf und Ab der Zehen bei empfindlichen Patienten ist nicht verwertbar.

Die Segmenthöhe der besprochenen Eigen- und Fremdreflexe ergibt sich aus Tabelle 2.

4. Untersuchung auf periphere oder zentrale Lähmung

Inspektion. Man achtet zunächst auf

a) abnorme *Haltung und Lage* der Gliedmaßen. Die wichtigsten Ursachen sind: periphere oder zentrale Lähmung, Knochenfrakturen, psychogene Symptombildung.

b) *Vernachlässigung* einer Seite bei willkürlichen und Ausdrucksbewegungen.

c) Extrapyramidale *Hyperkinesen* (s.S. 86 ff.).

d) *Bewegungsunruhe* der Muskulatur. Die wichtigsten Formen der Bewegungsunruhe sind: *Fibrillieren* = kurze, phasische Kontraktionen in Einzelfasern. Mit bloßem Auge kann man an der Körpermuskulatur nur Fasciculieren beobachten, fibrilläre Zuckungen sind allein an der Zunge sichtbar. *Fasciculieren* = kurze, phasische Kontraktionen in wechselnden Muskelfaserbündeln. Fasciculieren und Fibrillieren können bei jeder Krankheit auftreten, die zur Degeneration des peripheren motorischen Neurons führt. Beide Phänomene werden durch Spinal- und Nervenanaesthesie nicht ausgelöscht, wohl aber durch Curarisierung. Dies spricht dafür, daß sie an der neuromuskulären Überleitung entstehen

und daß die motorische Einheit (s.S. 70) erst antidrom erregt wird. Die Ursache liegt in der Denervierungsüberempfindlichkeit auf die fortgesetzt freiwerdenden Acetylcholinquanten. Das Fasciculieren ist nur dann pathologisch verwertbar, wenn sich weitere krankhafte neurologische Befunde (Atrophie, Parese, Reflexabschwächung oder Reflexausfall) oder Denervationspotentiale im EMG finden. Es gibt auch ein *gutartiges Fasciculieren* ohne diese Begleiterscheinungen. Patienten, die nur wegen einer Bewegungsunruhe der Muskulatur zum Arzt gehen, sind meist Hypochonder, häufig Ärzte oder Medizinstudenten. Organisch Nervenkranke und vor allem Laien nehmen die muskuläre Unruhe gewöhnlich nicht ernst. *Myokymie* = Muskelwogen: kurze, tetanische Kontraktionen in wechselnden Gruppen von Muskelfasern. Myokymien haben in der Regel keine pathologische Bedeutung. (Ausnahme: hemifaciale Myokymie, s.S. 279 und 349).

Spezielle Untersuchung

Für die Untersuchung auf das Vorliegen einer peripheren oder zentralen Lähmung werden nacheinander Trophik und Tonus der Extremitätenmuskulatur, Entwicklung der groben Kraft und Feinbeweglichkeit geprüft.

Muskeltrophik. Umschriebene Atrophien sind oft schon bei der Inspektion sichtbar. In leichter Form kann man sie durch Palpieren des ruhenden Muskels feststellen. Muskelatrophien sind typisch für periphere Nervenschädigung. Sie kommen aber auch bei Muskeldystrophie, Kachexie, Inaktivität und in geringem Ausmaß bei der Erschlaffung des Gewebes im Alter vor. Zur Abgrenzung dienen vor allem das Auftreten von fasciculären Zuckungen und die elektromyographische Untersuchung.

Muskeltonus. Er wird als muskulärer Widerstand gegen passive Beuge und Streckbewegungen der Extremitäten geprüft. Der Patient muß dabei soweit wie möglich entspannen. Bei dieser Gelegenheit überzeugt man sich auch von der *freien Beweglichkeit der Gelenke* und achtet auf artikuläre Bewegungshemmungen und Schmerzäußerungen. Man prüft den Muskeltonus auch durch Schütteln der leicht hochgehaltenen Extremitäten im Seitenvergleich und – für die Arme – durch Schütteln der Schultern am stehenden Patienten.

Grobe Kraft. Sie wird systematisch für die wichtigsten Bewegungen der Extremitäten (z.B. Heben und Senken, Beugen und Strecken, Händedruck, Fingerhakeln) und des Rumpfes untersucht. Zur Quantifizierung dabei gefundener Paresen unterscheidet man folgende Kraftgrade (Tabelle 3).

Tabelle 3

Kraftgrade:

0 = Keinerlei Muskelaktivität

1 = Sichtbare Muskelkontraktion ohne
    Bewegungseffekt

2 = Bewegungseffekt unter Ausschaltung der
    Eigenschwere

3 = Bewegungen auch gegen die Eigenschwere
    möglich

4 = Bewegungen gegen mäßigen Widerstand möglich

5 = Normale Muskelkraft

Bei Verdacht auf eine *zentrale Parese* führt man auch die Halteversuche aus:

1. *Armhalteversuch.* Der Patient hält bei geschlossenen Augen beide Arme gestreckt in Supinationsstellung vor sich hin. Bei zentraler Parese wird der betroffene Arm langsam proniert, oft auch gleichzeitig im Ellenbogengelenk gebeugt („verkürzt") und sinkt etwas ab.

2. *Beinhalteversuch.* In Rückenlage hält der Patient die im Hüft- und Kniegelenk rechtwinklig gebeugten Beine hoch (Mingazzini-Stellung). Einfacher ist die Untersuchung in Bauchlage. Dabei werden die Unterschenkel durch Beugung im Knie im stumpfen Winkel, also nicht bis zur Senkrechten emporgehoben (Barré-Stellung). Leichtere Grade einseitiger Lähmung sind durch Schwanken und vorzeitiges Absinken zu erkennen.

Bei Verdacht auf *periphere Parese* werden alle Funktionen der Muskeln, die von dem (oder den) betroffenen Nerven versorgt werden, isoliert geprüft. Spezielle Anweisungen sind im Kapitel XVII gegeben.

Zentrale oder periphere Lähmungen zeigen sich nicht nur durch Minderung der groben Kraft, sondern auch durch Atrophien, Tonusdifferenzen und Reflexstörungen (Näheres s. Kapitel II). Bleibt die geforderte Innervation aus, ohne daß sich diese begleitenden Symptome finden, ist die Ursache fast immer eine *psychogene Minderinnervation*. Diese ist an folgenden Kriterien zu erkennen:

a) Der Patient macht keinen Versuch, die verlangte Bewegung auszuführen oder

b) er führt, oft recht demonstrativ, eine Fehlinnervation mit kräftiger Anspannung anderer Muskelgruppen aus oder

c) er innerviert gleichzeitig Agonisten und Antagonisten, wobei die betroffenen Gelenke funktionell versteifen. In Zweifelsfällen gewinnt man durch praktische *Gegenproben* ein Bild von der Leistungsfähigkeit der Muskeln, die bei der Untersuchung als gelähmt demonstriert werden. Man muß jedoch berücksichtigen, daß eine leichte organische Lähmung psychogen ausgeweitet sein kann. Die Feststellung einer seelisch bedingten Funktionsstörung beweist nie, daß kein organisches Symptom vorliegt.

Feinbeweglichkeit. Die rasche Aufeinanderfolge von Bewegungen heißt *Diadochokinese* (diádochos = rasch aufeinanderfolgend, s. auch Diadochen).

Der Patient soll die Finger beider Hände rasch wie zum Klavierspielen oder Schreibmaschinenschreiben bewegen, einen Finger nach dem anderen auf den Daumen setzen und bei leicht emporgehaltener Hand alternierende Drehbewegungen ausführen, so als ob er eine elektrische Birne einschrauben wollte.

Im Sitzen läßt man den Patienten rasch mit beiden Beinen pendeln und achtet darauf, ob die Bewegungen flüssig und taktmäßig geführt werden. An den Füßen prüft man das Zehenspiel und läßt, nach Möglichkeit bei frei getragenem Bein, den Fuß kreiseln. Die Einschränkung der Feinbeweglichkeit wird als *Dysdiadochokinese* bezeichnet. Diese kann verschiedene Ursachen haben:

a) zentrale Parese (s.S. 73),

b) periphere Parese (s.S. 70),

c) Funktionsstörung der Stammganglien
   (s.S. 84),
d) cerebellare Asynergie (s.S. 94),
e) Störung der Tiefensensibilität (s.S. 98).

Bei zentraler Parese treten statt der versuchten differenzierten Bewegung *Masseninnervationen* in weiter proximalen Muskelgruppen oder im ganzen Arm oder Bein auf.

5. Untersuchung der Bewegungskoordination

Koordination ist die Zusammenfassung von einzelnen Innervationen zu geordneten, angepaßten oder zielgerichteten Bewegungen. Sie kann durch verschiedenartige Funktionsstörungen (Lähmungen, Funktionsstörungen in den Stammganglien oder im Cerebellum, Ausfall der Tiefensensibilität) beeinträchtigt sein. Die Ursache ergibt sich aus der Gesamtheit der Befunde (s. die einzelnen Abschnitte von Kapitel II).

Für die klinische Orientierung werden folgende Prüfungen ausgeführt:

1. Zeigeversuche. Beim *Finger-Nase-Versuch* führt der Patient die Spitze des Zeigefingers erst bei offenen, dann bei geschlossenen Augen in weit ausholender Bewegung, ohne den Ellenbogen aufzustützen, zur Nasenspitze. Beim *Finger-Finger-Versuch* sollen in entsprechender Weise die Zeigefingerspitzen beider Hände zur Berührung gebracht werden. Beim *Knie-Hacken-Versuch* setzt der Patient im Liegen die Ferse des einen Fußes in weitem Bogen auf das Knie des anderen und führt sie dann auf dem Schienbein flüssig nach distal. Sehr nützlich ist eine wiederholte Ausführung der Zielbewegungen.

Man *achtet* auf das angepaßte Ausmaß, die Zielsicherheit und Flüssigkeit der Bewegungen und auf Intentionstremor.

2. Diadochokinese. Sie ist bereits oben bei der Feinmotorik besprochen.

3. Im Sitzen mit geschlossenen Augen, die Arme geradeaus gestreckt, kann der Gesunde ruhig und unbeweglich verharren. Tritt dabei ein Schwanken des ganzen Körpers nach den Seiten oder nach vorn und hinten auf, oft von Abweichen der Arme begleitet, liegt **Rumpfataxie** vor. In schweren Fällen kann der Kranke schon mit offenen Augen nicht gerade sitzen.

4. In der gleichen Stellung prüfen wir das **Rebound-**(Rückstoß-)**Phänomen.** Bei geschlossenen Augen drückt der Patient den gestreckten Arm kräftig nach oben, während der Untersucher diesem Impuls Widerstand leistet. Läßt der Gegendruck plötzlich nach, führt der Arm zunächst eine Bewegung nach oben aus, die der Gesunde aber schon nach wenigen Zentimetern durch reflektorische Innervation der Antagonisten abfängt. Dadurch kommt es zu einem kurzen *Rückstoß* nach unten, bevor der Arm wieder in die Ausgangsstellung zurückkehrt. *Pathologisch* ist das Fehlen dieser Korrekturbewegung. Bei cerebellarer *Asynergie* ist die plötzliche reflektorische Verschiebung der Innervation von den Agonisten (Heber) auf die Antagonisten (Senker) unmöglich, so daß der befreite Arm ausfahrend nach oben schlägt (fehlender Rebound).

5. Baranyscher Zeigeversuch. Er wird mit jeder Hand einzeln ausgeführt. Der Patient hält bei offenen Augen den Arm gerade nach oben und senkt ihn dann langsam so weit nach vorn, daß sein vorgestreckter Zeigefinger unmittelbar gegenüber dem des Untersuchers steht. Anschließend führt er dieselbe Bewegung wiederholt bei geschlossenen Augen aus. Bei einseitiger vestibulärer oder cerebellärer Funktionsstörung weicht der Arm zur kranken Seite ab.

6. Imitationsversuch. Der Patient soll bei geschlossenen Augen wechselnde Stellungen, die man dem einen Arm gibt, mit dem anderen imitieren. Diese Leistung kann auch bei schwerer Sensibilitätsstörung mit Beeinträchtigung der Lageempfindung nicht korrekt ausgeführt werden.

7. Grobe Standataxie mit unsystematischem oder systematischem Schwanken zeigt sich manchmal schon beim Stehen in normaler Fußstellung. Bei leichterer Ataxie tritt die Unsicherheit erst ein, wenn der Patient die Romberg-Stellung einnimmt, bei der sich die Füße parallel berühren. Der **Romberg-Versuch** ist ein Vergleich der Standfestigkeit bei offenen und geschlossenen Augen. Er dient vor allem zur Unterscheidung der spinalen oder besser: sensiblen von der cerebellaren Ataxie. Definition und Charakteristika s.S. 94.

Gerade dieser Versuch bietet sich zum Ausdruck *psychogener Verhaltensweisen* an. Manche Personen geraten beim Augenschluß ins Schwanken oder Taumeln, während sie mit den Armen hilfesuchend umhertasten. Dann wird der Romberg-Versuch wiederholt, während man die Aufmerksamkeit auf ein anderes Sinnesgebiet *ablenkt*. Dazu kann man z.B. bei geschlossenen Augen kräftig auf die Bulbi drücken und den Patienten fragen, ob er schwarz-weiße oder farbige Gesichtswahrnehmungen hat. Noch besser bewährt es sich, in Romberg-Stellung eine Prüfung zu wiederholen, die dem Patienten bekannt ist, das Erkennen auf die Haut des Thorax geschriebener Zahlen. Bei psychogener Koordinationsstörung ist der Stand unter diesen Bedingungen meist wesentlich sicherer.

8. Unterbergerscher Tretversuch. Mit geschlossenen Augen soll der Patient $^1/_2$–1 min lang auf der Stelle treten. Bei einseitiger vestibulärer oder cerebellarer Störung tritt eine „rosettenartige" *Drehung* zur kranken Seite auf. Das Ergebnis ist aber nur dann verwertbar, wenn es sich wenigstens dreimal reproduzieren läßt. Man darf den Patienten während des Versuches nicht ansprechen oder gar berühren, damit er eine Abweichung nicht nach der Richtung des akustischen oder taktilen Reizes korrigiert.

9. Die **Untersuchung des Gehens** gibt nicht nur Aufschluß über Koordinationsstörungen, sondern ebenso auch über zentrale und periphere Lähmungen, Funktionsstörungen der Stammganglien, Sensibilitätsstörungen an den Beinen und psychogene Verhaltensweisen. Einzelheiten ergeben sich aus den Abschnitten über die entsprechenden Syndrome im Kapitel II. Die Gangstrecke soll wenigstens 10–15 Schritte lang sein, sonst hat die Untersuchung wenig Wert. Der Patient geht barfuß, zuerst mit offenen, dann mit geschlossenen Augen. Man achtet vor allem auf die Flüssigkeit der Bewegungen, die Mitbewegungen der Arme, normal schmale oder pathologisch breite Führung der Beine, Seitenabweichung, Schwanken oder Taumeln. *Psychogenes Schwanken* wird von den Patienten meist im letzten Augenblick selbst aufgefangen, oder sie lassen sich auf eine Sitzgelegenheit gleiten, die sie in der Nähe wissen. Wenn eine cerebellare Störung vorliegt, weicht der Patient beim Vorwärtsgehen zur kranken Seite, beim Rückwärtsgehen zur gesunden Seite ab. Läßt man ihn mit geschlossenen Augen wiederholt je 6 Schritte vorwärts und rückwärts gehen, führt er langsam eine *Drehung im Raum* aus, während seine Gangspur einem *Seekompaß* ähnlich ist.

Man soll das Gehen auch unter erschwerten Bedingungen prüfen, z.B. als Seiltänzergang oder Einbeinhüpfen. Dadurch gewinnt man Aufschlüsse über das Vorliegen von leichteren Paresen und Gleichgewichtsstörungen.

10. Bei jeder Funktionsstörung von Cerebellum oder Stammganglien soll der Patient eine **Schriftprobe** geben und, am besten ohne Auflegen der Hand, mehrere parallele Linien waagerecht und senkrecht, konzentrische Kreise und eine Spirale *zeichnen*. Bei cerebellaren Störungen werden diese Zeichnungen unregelmäßig und verzerrt.

6. Sensibilität

Anamnestisch fragt man nach *Schmerzen* und deren Lokalisation. Man läßt sich Art, zeitlichen Ablauf und die Gelegenheiten schildern, unter denen die Schmerzen auftreten. Für die Diagnose von Hirn- und Rückenmarkstumoren ist die Frage wichtig, ob sich Kopfschmerzen beim Bücken und Husten oder Glieder- und Rückenschmerzen bei Erhöhung des spinalen Druckes durch Husten, Pressen oder Niesen verstärken. Auch *Mißempfindungen* (Paraesthesien) müssen oft erst erfragt werden. Wieder vermerkt man Art, Lokalisation und Zeit des Auftretens.

Bei der *Routineuntersuchung* werden folgende Qualitäten geprüft:

1. Berührungsempfindung. Der Reiz besteht in einer leichten Berührung der Haut mit der Fingerspitze oder mit einem Wattetupfer. Der Patient soll angeben, ob er eine Berührungswahrnehmung hat.

2. Lokalisationsvermögen. Der Patient soll den Ort der Reizung bezeichnen.

3. Unterscheidung von spitz und stumpf und Schmerzempfindung. Wir berühren in bunter Reihenfolge, keinesfalls regelmäßig abwechselnd, die Haut mit der Spitze oder mit dem Kopf einer Nadel. Der Nadelkopf soll nicht so groß sein wie bei einer Hutnadel, weil sonst die Unterscheidung nach der Reizgröße getroffen wird. Der Patient soll angeben, ob er einen spitzen oder stumpfen Reiz empfindet und ob der spitze schmerzhaft ist. Für den Seitenvergleich und für die Abgrenzung umschriebener Störungen ist das *Nadelrad* besser geeignet als die mit der Hand geführte Nadel, weil die Reize damit gleichmäßiger gegeben werden.

4. Stellen wir bei dieser Prüfung Ausfälle oder unsichere Ergebnisse fest, prüfen wir auch die

Temperaturempfindung mit 2 Reagenzgläsern, von denen das eine heißes, das andere Eiswasser enthält. Die Reihenfolge muß wieder wahllos variiert werden. Es ist nützlich, dabei nicht nur zu fragen, ob die Temperaturen überhaupt wahrgenommen werden, sondern auch, ob die Empfindung an verschiedenen Körperstellen gleich intensiv ist.

5. Erkennen geführter Bewegungen. Die Prüfung wird zunächst distal an den Interphalangealgelenken der Zehen und Finger vorgenommen. Nur wenn sich dabei eine Störung zeigt, werden auch größere, proximale Gelenke geprüft. Der untersuchte Finger oder die Zehe wird *seitlich* mit Daumen und Zeigefinger geführt, weil der Patient sonst aus dem Druck von dorsal oder volar die Richtung der Bewegung erschließen kann. Die Exkursionen, wahllose Folgen von Beuge- und Streckbewegungen, werden erst grob bis in die Endstellung, dann immer feiner gegeben. Der Patient soll jeweils ihre Richtung nennen.

6. Erkennen auf die Haut geschriebener Zahlen. Mit der Spitze des Zeigefingers oder dem stumpfen Ende der Nadel schreiben wir, am besten so, daß sie von cranial zu „lesen" sind, Zahlen auf die Haut des Rumpfes, der proximalen und der distalen Gliedmaßenabschnitte, die der Patient erkennen soll. Kann er das nicht, soll er wenigstens angeben, ob es sich um eine runde (3, 6, 8, 9) oder eckige (1, 4, 7) Zahl gehandelt hat. Man beginnt mit groß geschriebenen, leicht zu erkennenden Zahlen: 4, 8, 1. Die Unterscheidung zwischen 6 und 0, 1 und 7, 2 und 3 und das Erkennen der 5 und 9 bereiten größere Schwierigkeiten.

7. Sehr wertvoll ist die Untersuchung der **Vibrationsempfindung** mit einer Stimmgabel. Diese hat eine Meßvorrichtung, an der wir die Schwingungsamplitude ablesen können. Man setzt die Stimmgabel auf markante Knochenpunkte (Schultergelenk, Ellenbogen, distaler Abschnitt des Radius, Darmbeinkamm, Kniescheibe, Schienbein und Großzehe). Der Patient gibt an, bis zu welchem Augenblick er das Schwirren verspürt, d.h. objektiv: bis zu welcher Amplitude er die rasch aufeinander folgenden Schwingungsreize noch auflösen kann. Hier bestehen sehr starke *individuelle Schwankungen,* die nicht zuletzt von der Intelligenz und Aufmerksamkeit abhängen.

Umschriebenes Fehlen der Vibrationsempfindung ist immer pathologisch und zeigt eine Funktionsstörung im peripheren Nerven oder in den Hintersträngen des Rückenmarks an. Verminderung der Vibrationsempfindung, d.h.: Auflösungsvermögen nur für Schwingungsreize größerer Amplitude, ist nur dann zu verwerten, wenn die Angaben konstant sind und die Vibration an anderen Körperstellen besser empfunden wird. Das Vibrationsempfinden wird durch Läsionen oberhalb des Thalamus nicht beeinflußt.

8. Zweipunktediskrimination. Die Untersuchung prüft das räumliche Auflösungsvermögen für gleichzeitig gegebene, dicht benachbart applizierte Berührungsreize. Sie ist dann wertvoll, wenn Verdacht auf eine zentrale Sensibilitätsstörung besteht und die bisher genannten Prüfungen normale oder keine eindeutigen Ergebnisse liefern.

Die Untersuchung wird mit einer Schublehre oder einem Zirkel ausgeführt. Man gibt in gemischter Reihenfolge (nicht etwa regelmäßig abwechselnd!) einen Stimulus oder zwei. Die Doppelreizung soll in Längsrichtung erfolgen. Der Patient darf das Instrument nicht sehen.

Die Diskriminationsfähigkeit wird auf der gesunden und der kranken Seite verglichen. Durchschnittliche Schwellenwerte sind: Fingerspitzen 3–5 mm, Fingerrücken 4–6 mm, Handfläche 8–15 mm, Handrücken 20–30 mm, Fußrücken und Schienbein 30–40 mm, Rücken 40–50 mm. Pathologisch verwertbar sind nur Schwellen, die deutlich darüber liegen bzw. sich von der gesunden Seite deutlich abheben.

6. Diskrimination von Sukzessivreizen. Indikation siehe 8. Man berührt mit der Spitze oder dem Kopf der Nadel etwa 50mal hintereinander mit einer Frequenz von etwa 4/sec möglichst die gleiche Hautstelle (Fingerspitzen, Hand- oder Fingerrücken, seltener proximale Gliedabschnitte). Obwohl man dabei sicher nicht immer den(die)selben Reizpunkt(e) stimuliert, liefert die Untersuchung gute Ergebnisse: bei zentralen Sensibilitätsstörungen ist das zeitliche Auflösungsvermögen für Sukzessivreize so beeinträchtigt, daß die Stimuli vom 10. oder 20. Reiz ab zur Wahrnehmung eines Dauerreizes verschmolzen werden.

10. Diskrimination doppelt simultaner Berührungsreize. Indikation und Aussagekraft wie 8. und 9. Ähnlich wie bei der Gesichtsfeldprüfung, kann man auch Berührungs- oder besser

Schmerzreize simultan auf korrespondierende Körperabschnitte geben. Man stimuliert in unregelmäßigem Wechsel auf der einen, auf der anderen Seite oder auf beiden. Bei zentralen Sensibilitätsstörungen werden auf der betroffenen Seite Einzelreize oft noch erkannt, während der Stimulus bei Doppelreizung nicht wahrgenommen oder wesentlich schwächer empfunden wird.

11. Tasterkennen. Bei schweren Sensibilitätsstörungen an der Hand ist oft auch die Fähigkeit beeinträchtigt, einen Gegenstand *taktil zu erkennen*. Infolge der Sensibilitätsstörung ist auch die Motorik des Tastens ungeschickt. In leichteren Fällen kann der Patient die feinere Struktur etwa verschiedener Gewebsarten nicht unterscheiden („Materialerkennen"). Sehr selten ist bei parietalen Läsionen das Tasterkennen schwerer gestört als man nach den Leistungen bei den übrigen Sensibilitätsprüfungen erwarten würde.

Untersuchungsgang

Wenn die Anamnese keine Hinweise auf eine Sensibilitätsstörung gegeben hat, verschafft man sich zunächst durch Bestreichen größerer Hautbezirke an den Extremitäten und am Rumpf im Seitenvergleich einen ersten *Überblick*. Bei Verdacht auf eine Sensibilitätsstörung werden kleinere Hautareale punktförmig geprüft. Die *Begrenzung* der Sensibilitätsstörung wird von beiden Richtungen, aus dem gestörten Bezirk und vom gesunden her, festgelegt und auf ein Schema eingetragen. Zweckmäßig enthalten diese Schemata nicht die segmentalen oder peripheren Begrenzungen der Hautareale. Solche Vordrucke üben allzu leicht einen suggestiven Effekt auf den Untersucher aus. Die Verteilung der peripheren und segmentalen Innervationsbereiche zeigen Abb. 4 und 5. Als sehr subjektive Methode haben diese Sensibilitätsprüfungen viele *Fehlerquellen*, die man erst bei einiger Erfahrung richtig beurteilen kann.

a) Einfache Menschen verstehen die Aufgaben oft erst nach einigen Versuchen und geben bei alternativer Fragestellung leicht *regelmäßig abwechselnde Antworten*, ohne auf die Qualität des Reizes zu achten.

b) Durch reines *Raten* kann man bei alternativen Prüfungen auf 50% Treffer kommen.

c) Die Untersuchung der Sensibilität ist besonders leicht durch *psychogene Tendenzen* von der Simulation bis zur unbewußten Ausweitung störbar. Typische Verhaltensweisen sind:

Psychogene (hysterische) *Analgesie* selbst bei stärksten Schmerzreizen. Sie ist nicht von Beeinträchtigung der Temperaturempfindung und trophischen Störungen begleitet, die man bei organisch bedingter Analgesie erwarten muß. Die übrigen Qualitäten der Sensibilität sind oft normal.

Unempfindlichkeit für *alle* Qualitäten. Sie hat oft eine *Verteilung*, die der subjektiven Gliederordnung oder gar der Begrenzung von Kleidungsstücken (Ärmel, Hose) entspricht und ist gegebenenfalls in der Mittellinie scharf begrenzt. Die psychogene *Anaesthesie* ist ebenfalls leicht am Fehlen vasomotorischer und trophischer Störungen zu erkennen. Sie findet sich häufig bei Kranken, die eine leichte Lähmung mit oder ohne Sensibilitätsstörung haben oder hatten. Der naiv erlebende Mensch macht keinen Unterschied zwischen Bewegen und Empfinden. Bei Lähmung klagt er oft, die Hand sei taub, und er habe kein Gefühl, bei Sensibilitätsstörung erlebt er eine Verminderung der Kraft.

Geführte Bewegungen und auf die Haut geschriebene Zahlen werden *wahllos geraten*. Man schreibt dann jeweils die Zahl oder führt die Bewegung aus, die der Patient angegeben hat. Die Antworten werden dabei rasch korrekter. Gibt der Patient aber stets die Gegenrichtung einer geführten Bewegung an, oder nennt er regelmäßig die nächsthöhere oder nächstniedere Zahl – eine häufige Verhaltensweise –, so vermerkt man im Befund, daß die Empfindung gut erhalten war.

Bei Verdacht auf psychogene Symptombildung sind *Gegenproben* durch Hantieren oder Gehen und die Zeigeversuche (s. oben) nützlich. Dabei ist leicht zu erkennen, ob tatsächlich eine spinale Ataxie oder eine Behinderung der Motorik besteht, die bei schwerer Sensibilitätsstörung nie ausbleibt.

Über sensible Syndrome s.S. 96ff.

Zur Sensibilitätsprüfung gehört auch die Untersuchung der Valleixschen peripheren *Nervendruckpunkte* sowie die Prüfung auf *Nervendehnungsschmerz*. Beim *Versuch nach Lasègue* wird das gestreckte Bein passiv bis zur Senkrechten gehoben. Liegt eine Wurzelreizung (L_5/S_1) oder eine Meningitis vor, wird die Bewegung unter Schmerzäußerung reflektorisch gehemmt. *Umgekehrter Lasègue:* In Bauchlage wird das Bein des Patienten passiv im Knie gebeugt. Bei

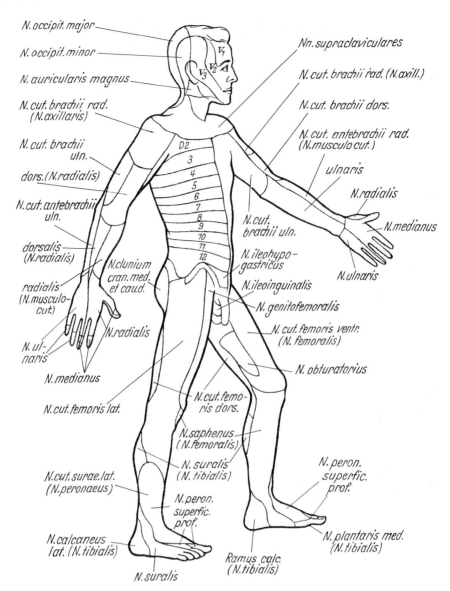

Abb. 4. *Schema der peripheren sensiblen Innervation.* (Nach FOERSTER)

Wurzelreizung L_3 und L_4 äußert der Patient Schmerzen und hebt die Hüfte auf der betroffenen Seite hoch, um der Dehnung der Wurzel zu entgehen. *Kernigscher Versuch:* Das in der Hüfte und im Knie gebeugte Bein wird im Knie gestreckt. Die Reaktion ist analog dem Lasègue. *Versuch nach Brudzinski:* Neigt man den Kopf des Patienten kräftig nach vorn, beugt er die Beine, um die Dehnung der lumbosacralen Wurzeln zu entlasten. Bei chronischer Entzündung der Rückenmarkshäute oder bei raumfordernden extramedullären Prozessen, namentlich im cervicalen Abschnitt, ist das *Nackenbeugezeichen nach Lhermitte* positiv: Bei starker Neigung des Kopfes nach vorn verspürt der Patient kribbelnde Mißempfindungen in beiden Händen oder den Rücken hinunter. Das Zeichen ist auch bei multipler Sklerose häufig positiv (s.S. 279).

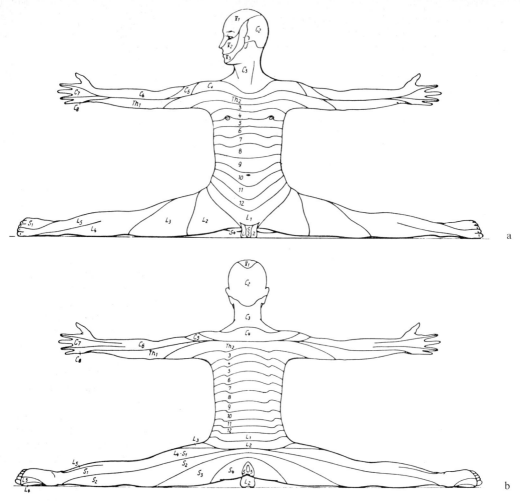

Abb. 5a, b. *Schema der segmentalen sensiblen Innervation.* Die Extremitäten sind zum besseren Verständnis in der Richtung des embryonalen Wachstums angeordnet. (Aus SCHLIACK)

7. Vegetative Funktionen

Die Prüfung der vegetativen Funktionen beschränkt sich bei der Routineuntersuchung darauf, daß man den Patienten möglichst präzise nach Störungen der Stuhl- und Urinentleerung (Retention, Inkontinenz, verstärkter Entleerungsdrang) fragt und auf Zeichen besonderer vegetativer Labilität wie Akrocyanose, Schweißneigung, Dermographismus, Nachröten beim Bücken, achtet. Gegebenenfalls prüft man die Blutdruckregulation im Schellong-Versuch. Hinweis auf *urodynamische Untersuchung* s.S. 282.

Schweißversuche

Bei vielen Krankheiten des Rückenmarks und des peripheren Nervensystems ist es für die Lokaldiagnose wichtig, Störungen der Schweißsekretion in umschriebenen Körperregionen nachzuweisen. Das einfache Beobachten und Betasten der Haut ist nicht zuverlässig genug. Man bedient sich deshalb spezieller Verfahren, die auch eine Dokumentation der Befunde gestatten.

a) Minorscher Schweißversuch. Mit diesem Versuch wird meist das thermoregulatorische Schwitzen am ganzen Körper untersucht. Man erfaßt alle Störungen der Schweißsekretion, auch die proximal vom Grenzstrang entstandenen, also die nach spinaler und cerebraler Läsion.

Methode. Der Patient trinkt 1 l heißen Lindenblütentee und nimmt 1 g, d.h. 2 Tabletten eines Acetylsalicylsäurepräparates ein. Danach wird die zu untersuchende Körperregion mit einer Lösung von folgender Zusammensetzung bepinselt: Jodi puri 1.5, Olei rhicini 10.0, Spirit. 96% 90.0. Nach Trocknen des Anstriches wird die Körperpartie mit Kartoffelstärkepuder bestreut. Man legt den Patienten dann unter einen Lichtkasten, der so groß sein muß, daß sein Rand die Testsubstanz nicht von den Armen abstreift. Der Lichtkasten wird an den beiden Enden abgedeckt. Nach 20 min wird er wieder abgenommen. Die Ausbreitung der Schweißsekretion ist deutlich am positiven Ausfall der Jod-Stärke-Reaktion, d.h. durch eine dunkle Verfärbung der Stärkekörner zu erkennen. Anhidrotische Bezirke bleiben weiß, weil die Jod-Stärke-Reaktion nur in Gegenwart von Wasser eintritt.

Vom thermoregulatorischen muß das pharmakologisch ausgelöste Schwitzen getrennt werden. Bei dieser Prüfung werden ausschließlich die Störungen erfaßt, die durch Grenzstrangläsion oder weiter distal liegende periphere Nervenläsionen entstanden sind.

Leistungsfähigkeit. Der Versuch eignet sich besonders gut zum Nachweis anhidrotischer Bezirke am Rumpf bei Rückenmarksläsionen, die die zentrale Sympathicusbahn mit betreffen, sowie zum Erkennen von Schweißsekretionsstörungen bei partiellen Lähmungen des Plexus brachialis. Hände und Füße, aber auch Gesicht, werden besser mit dem nachstehend beschriebenen Ninhydrintest untersucht.

b) Ninhydrintest nach MOBERG. Störungen der spontanen Schweißsekretion im Versorgungsgebiet der peripheren Nerven (N. medianus, ulnaris, tibialis, fibularis) oder im Versorgungsgebiet des cervicalen Grenzstranges an der Stirn werden einfach und zuverlässig mit dem Ninhydrintest nachgewiesen. Das Ergebnis läßt sich unmittelbar dokumentieren.

Methode. Der Untersucher zieht Gummihandschuhe an, um nicht durch seine Schweißsekretion die Versuchsanordnung zu verunreinigen. Der Patient drückt beide Handflächen, Fußsohlen, Fußrücken (in Buchlage) oder die Stirn auf je einen normalen Bogen Schreibma-

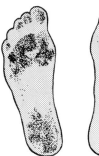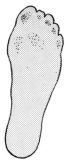

Abb. 6. Hyp- bis Anhidrose der rechten Fußsohle durch lymphogranulomatöse Infiltration des rechten lumbalen Grenzstranges. (Nach SCHLIACK und SCHIFFTER)

schinenpapier. Der Untersucher zeichnet die Umrisse der Finger oder Zehen mit einem Bleistift nach. Der Papierbogen wird dann mit einer Lösung von 1% Ninhydrin in Aceton getränkt, die unmittelbar vor der Untersuchung mit einigen Tropfen Eisessig versetzt worden ist. Das kann noch einige Stunden nach dem Abnehmen der Abdrücke geschehen. Im Anschluß an die Befeuchtung wird der Bogen 2–3 min lang bei 110° C im Heißluftsterilisator erwärmt. Da das Ninhydrin bestimmte Aminosäuren im menschlichen Schweiß violett anfärbt, kann man anhidrotische Bezirke von solchen mit normaler Schweißsekretion gut unterscheiden (s. Abb. 6). Wenn das Schwitzen spontan zu gering ist, kann man es durch Pilocarpin (s.o.) provozieren.

Leistungsfähigkeit. Da die sympathischen Fasern zu den Schweißdrüsen der Hände und Füße vom Plexus brachialis und lumbosacralis an mit den peripheren Nerven verlaufen, zeigt Einschränkung oder Ausfall der Schweißsekretion in einem umschriebenen Areal eine periphere Nervenschädigung an. Mit dem Ninhydrintest können Läsionen einzelner peripherer Nerven gut erfaßt und Plexusläsionen von Wurzelläsionen differenziert werden (Begründung s.S. 356). Bei simulierten Lähmungen ist die Schweißsekretion intakt. An den Beinen kann man durch diese Untersuchung eine periphere, aber auch eine Plexus- bzw. prävertebrale Grenzstrangläsion von einer spinalen bzw. radiculären Schädigung abgrenzen. Das kann für die Lokalisation von Metastasen oder Lymphomen (Frage: Wirbel oder Retroperitonealraum) oder auch zur Diagnose einer iatrogenen Spritzenläsion des N. ischiadicus in Abgrenzung von einer Wurzelläsion L_5/Ls_1 wichtig sein.

Schließlich lassen sich cervicale Grenzstrangläsionen, z.B. infolge eines Pancoast-Tumors (s.S. 187), durch Anhidrose der Stirn erfassen (s. auch Abgrenzung des peripheren vom zentralen Horner-Syndrom, S. 4).

Über klinische Prüfung der *vegetativen Innervation des Herzens* bei autonomer Polyneuropathie s.S. 372 und S. 373/374.

8. Untersuchung der inneren Organe

Die Häufigkeit neurologischer Begleitkrankheiten bei internistischen Leiden macht es unerläßlich, auch die *inneren Organe* wenigstens orientierend zu untersuchen. Bei allen Patienten im mittleren und höheren Lebensalter haben wir es uns zur Regel gemacht, den Patienten zu fragen, ob er durch Gefäßgeräusche belästigt wird, und nicht nur das Herz, sondern auch die großen Halsgefäße (A. carotis, A. subclavia) zu auskultieren. Blutdruck und Puls werden vergleichend auf beiden Seiten gemessen. Häufig ergibt sich dabei selbst in oligosymptomatischen oder asymptomatischen Fällen der Verdacht auf eine extrakranielle Gefäßstenose, die man durch Doppler-Sonographie und Vier-Gefäß-Angiographie nachweisen und chirurgischer Therapie zuführen kann (s. Kapitel III).

Palpieren der Fußpulse gehört zu den Routinemaßnahmen. Bei Verdacht auf arterielle Verschlußkrankheit wird die Lagerungsprobe nach RATSCHOW vorgenommen, die rasch und einfach Anhaltspunkte für schlecht kompensierte Verschlüsse oder hochgradige Stenosen der Beinarterien gibt: In diesem Falle blaßt die Fußsohle auf der betroffenen Seite nach Hochlagerung der Beine ab. Nach Senken der Beine treten Rötung und Venenfüllung erst mit Verzögerung bis zu 1 min ein, und es kommt zu einer Nachrötung, die mehrere Minuten andauern kann.

9. Neuropsychologische Untersuchung

Bei jedem Verdacht auf eine Hirnschädigung soll wenigstens eine orientierende neuropsychologische Untersuchung vorgenommen werden. Hierzu gehört eine kurze Aphasieprüfung, die Untersuchung von Lesen und Schreiben, die Prüfung der Praxie, der optisch-räumlichen Vorstellung, der konstruktiven Fähigkeiten und des optischen Erkennens.

Die *Untersuchungsmethoden* sind im Kapitel II, 8 im einzelnen beschrieben, sie werden deshalb hier nicht noch einmal aufgeführt.

10. Psychischer Befund

Der psychische Befund wird oft sehr vernachlässigt. Viele Untersucher geben nur eine farblose Reihe von Kriterien an, nach denen alle Patienten gleich erscheinen: Sie konstatieren, daß der Patient bewußtseinsklar, voll orientiert ist, keine formalen oder inhaltlichen Denkstörungen aufweist (die bei neurologischen Krankheiten ohnehin kaum zu erwarten sind) und daß keine „Werkzeugstörungen" vorgelegen haben. Statt dessen sollte man zuerst versuchen, das *Verhalten* des Patienten (spontan, im Gespräch und während der Untersuchung) so anschaulich zu beschreiben, daß jeder, der die Krankengeschichte liest, sich einen eigenen Eindruck bilden kann. Danach geht man auf die wichtigsten *geistig-seelischen Kategorien* ein, auf die man in der Exploration und während der neurologischen Untersuchung geachtet hat: Bewußtsein, Orientiertheit, spontaner Antrieb, Anregbarkeit, Stimmung, affektive Resonanz, den mimischen, gestischen und sprachlichen Ausdruck sowie schließlich Aufmerksamkeit, Konzentration, begriffliche Schärfe des Denkens und Merkfähigkeit. Wer den Begriff des „Durchgangssyndroms" verwendet, sollte dieses durch ein beschreibendes Eigenschaftswort, etwa: aspontan oder delirant charakterisieren. Bei vielen Krankheitszuständen wird dieser Begriff aber vorschnell und oberflächlich angewendet, und eine Beschreibung im oben skizzierten Sinne wäre vorzuziehen.

Bei jeder Untersuchung soll man sich die Biographie des Patienten und seine Lebenssituation schildern lassen, deren Kenntnis für den sozialen Aspekt seiner Krankheit unentbehrlich ist.

Die *orientierende Leistungsprüfung,* die in den Lehrbüchern und Kompendien der Psychiatrie angegeben wird, kann eine wertvolle Hilfe sein, um die Exploration auf bestimmte Gebiete zu richten. Man darf aber nicht übersehen, daß diese Leistungsprüfung kein verläßliches Testverfahren ist: die Ergebnisse hängen zu stark von der gutwilligen Mitarbeit des Patienten und den subjektiven Maßstäben des Untersuchers ab. Zuverlässige Befunde über die intellektuelle Leistungsfähigkeit kann man nur in einer experimentell-psychologischen Untersuchung mit *standardisierten Testverfahren,* wie z.B. dem Hamburg-Wechsler-Intelligenztest gewinnen. In diesem, wie in vielen anderen Intelligenztests, werden eine Reihe von Partialleistungen untersucht:

1. Das reine Erfahrungs- und Bildungswissen.

2. Das Verständnis für soziale Situationen.

3. Das abstrahierende Denken, geprüft an der Bildung von Oberbegriffen.

4. Das logische Denken und Schlußfolgern, geprüft über das Herstellen der richtigen Reihenfolge von Bildern, die bestimmte Szenen anschaulich darstellen.

5. Das Analysieren und Umstrukturieren visueller Muster (Mosaiktest, Figuren nach Art eines Puzzle zusammenlegen).

6. Die verbale Ausdrucksfähigkeit und die Gewandtheit im Umgang mit sprachlichen Begriffen, geprüft über den Wortschatz.

7. Die Rechenfertigkeit.

8. Die unmittelbare Merkspanne und

9. Das psychomotorische Tempo, geprüft in einem Untertest, in dem unter Zeitbegrenzung festgelegte Symbole für Zahlen eingesetzt werden müssen.

Die Leistungen der Versuchspersonen in den verschiedenen Untertests werden zwar einzeln berechnet, dann aber zu einem Gesamtergebnis zusammengefaßt, das man den Intelligenzquotienten nennt. Seine Punktzahl ist ein globales Maß für die intellektuelle Allgemeinbefähigung eines Menschen.

Bei diesem Berechnungsmodus können schlechte Leistungen in bestimmten Untertests, mit anderen Worten: Begabungstiefs, durch gute Leistungen in anderen Untertests, also Begabungshochs, kompensiert werden. Extreme Gipfel und Täler im Testprofil sind aber äußerst selten, und im allgemeinen korrelieren die Leistungen unter den oben referierten recht verschiedenen Beanspruchungen erstaunlich gut miteinander. Trotz gewisser Unterschiede in den Begabungskonstellationen leisten bestimmte Menschen in den verschiedensten Situationen ziemlich gleichmäßig mehr und andere ziemlich gleichmäßig weniger. Deshalb hat der empirisch gewonnene Begriff des Intelligenzquotienten doch seine Berechtigung. Was man Intelligenz nennt, ist das Produkt aus Leistungsverhalten in verschiedensten Situationen, Intelligenz setzt sich also aus Partialfertigkeiten zusammen und ist insofern eine Abstraktion. Diese Partialfertigkeiten korrelieren aber sehr hoch miteinander. Intelligenz ist allgemein die Fähigkeit, aufgrund von Erfahrungen neue Probleme zu lösen, und zwar dadurch, daß das Erfahrungswissen der jeweiligen Situation entsprechend umstrukturiert wird.

Bei der Berechnung des Intelligenzquotienten in der Durchschnittsbevölkerung liegen 50% aller Untersuchten zwischen 90 und 110 sog. I.Q.-Punkten, je 25% darunter und darüber. Diese werden als unterdurchschnittlich bzw. überdurchschnittlich bezeichnet. Unterdurchschnittlich heißt nicht abnorm. – Hilfsschüler haben einen I.Q. von etwa 80, Volksschüler um 100, Oberschüler liegen oberhalb von 110. Bei einem I.Q. unter 70 spricht man von Debilität. Die Fragen, ob jemand hirngeschädigt oder infolge einer Hirnschädigung intellektuell beeinträchtigt ist, lassen sich nur ganz grob beantworten, zumal der prämorbide I.Q. aufgrund von Schulbildung und Berufsposition geschätzt wird. Es ist nicht richtig, daß eine Hirnschädigung verbale Leistungen fast unberührt läßt, praktische Leistungen dagegen stärker beeinträchtigt. Die alte Behauptung: Verbal-I.Q. wesentlich höher als Handlungs-I.Q. = Hirnschädigung, trifft nicht zu. Auch der sog. Abbauquotient, in dem altersempfindliche gegen altersunempfindliche Untertests (quer durch VIQ und HIQ) einander gegenübergestellt werden, ist ohne großen Wert, da es große Überlappungen zwischen den Leistungen hirngeschädigter und nicht hirngeschädigter Patienten gibt und da Altersabbau nicht mit Hirnschädigung gleichgesetzt werden kann. *Persönlichkeitsfragebogen,* wie MMPI (= Minnesota Multiphasic Personality Inventory) oder FPI (= Freiburger Persönlichkeitsinventar) geben wertvolle Aufschlüsse über die affektive Seite der Persönlichkeit und ihre Charakterstruktur.

11. Untersuchung von Bewußtlosen

Die neurologische Untersuchung von bewußtlosen Patienten hat große praktische Bedeutung: Nach ihren Befunden wird die Indikation zur Lumbalpunktion, Computertomographie bzw. Angiographie gestellt oder eine konservative Behandlung begonnen, die oft nicht bis zum Eintreffen der ersten Labordaten warten kann.

Bei der **Inspektion** gibt die Lage des Körpers erste Aufschlüsse: Abweichungen des Kopfes und der Augen, asymmetrische Beugung und Streckung der Arme und Beine zeigen meist eine

Hemisphärenschädigung an. Die charakteristische *Decerebrationshaltung* ist leicht zu erkennen: Die Arme sind adduziert und gebeugt oder proniert und überstreckt, die Beine symmetrisch überstreckt. *Opisthotonus* (ópisthen = rückwärts): Rückwärtsneigung des Kopfes und Überstreckung von Rumpf und Extremitäten sowie spontane oder durch sensible Reize ausgelöste *Streckkrämpfe* kommen bei akuter Mittelhirnschädigung vor. Als *Ursache* kommen in Frage: Einbruch einer Hemisphärenblutung in das Ventrikelsystem, Einklemmung des Hirnstamms im Tentoriumschlitz bei raumfordernden intrakraniellen Prozessen oder direkte Schädigung des Mittelhirns (z.B. Trauma, Encephalitis, Intoxikation). Einzelheiten sind auf S. 80ff. und 312 beschrieben.

Bei der Inspektion beurteilt man auch die Regelmäßigkeit, Tiefe und Frequenz der *Atmung* und achtet auf *Cyanose*. Dann prüft man auf *Nackensteifigkeit*, einschließlich der Zeichen von LASÈGUE und KERNIG, während der BRUDZINSKI eine größere Bedeutung in der Pädiatrie hat. Die wichtigsten *Ursachen* für Nackensteifigkeit sind Subarachnoidealblutung, Meningitis, Tumor der hinteren Schädelgrube. Bei raumfordernden intrakraniellen Prozessen ist oft die *Nackensteifigkeit* wesentlich stärker ausgeprägt als das Lasèguesche Phänomen. Wenn die Bewußtseinsstörung nicht allzu tief ist, lassen sich umschriebener Klopfschmerz der Kalotte und Druckschmerz der Nervenaustrittspunkte an der mimischen Reaktion und an Abwehrbewegungen erkennen.

Als nächstes stellt man die **Tiefe der Bewußtseinsstörung** fest. Wir unterscheiden grob drei Schweregrade: *Somnolenz* = abnorme Schlafneigung, der Patient kann jedoch durch Anrufen oder Beklopfen jederzeit erweckt und zu bestimmten Reaktionen veranlaßt werden. *Sopor* = der Patient ist in einem schlafähnlichen Zustand, aus dem er nur durch starke Stimuli, z.B. Schmerzreize erweckt werden kann, jedoch meist nicht zu voller Reaktivität. *Koma* = unerweckbare Bewußtlosigkeit. Selbst starke Schmerzreize, z.B. Nadelstiche in das Nasenseptum, rufen höchstens ungerichtete Abwehrbewegungen hervor oder sie bleiben ohne Reaktion.

Im *Koma* können, je nach der Schwere des Zustandes, die Fremdreflexe, z.B. der Cornealreflex oder der Rachenreflex erloschen sein. Im tiefen Koma fehlen auch die Eigenreflexe, und der Muskeltonus wird schlaff. Bei Patienten mit Hirnstammschädigung kann man aus diesen Symptomen auf eine Funktionsstörung des unteren Hirnstamms schließen (s.S. 82).

Von größter diagnostischer Bedeutung ist die Untersuchung von **Augensymptomen** bei bewußtlosen Patienten. Wichtige Hinweise auf die Lokalisation einer Schädigung kann die *Pupillenweite* geben. Läsionen im Subthalamus machen eine mäßige Miosis von etwa 2–3 mm Pupillendurchmesser. Subtotale Mittelhirnschädigungen führen zu einer sehr starken Mydriasis (etwa 7–10 mm Durchmesser), schwere Mittelhirnschädigungen sind an einer mäßigen Mydriasis (4–6 mm) und schlechten Lichtreaktion zu erkennen. Läsionen in der Brückenhaube führen durch Unterbrechung der absteigenden sympathischen Fasern zu einer bilateralen maximalen Miosis (1 mm). Dabei ist die Lichtreaktion erhalten, wie man unter Umständen durch Beobachtung mit einem Vergrößerungsglas erkennen kann (s. auch S. 440). *Anisokorie* erweckt den Verdacht auf einen raumfordernden Hemisphärenprozeß im weitesten Sinne. Sie kommt jedoch auch bei Läsionen des N. oculomotorius vor. Enge, seitengleiche und noch etwas auf Licht reagierende Pupillen sind prognostisch günstiger als weite, lichtstarre.

Wertvoll ist neben der Prüfung auf Lichtreaktion der Pupillen auch der *ciliospinale Reflex*, der logischerweise besser spino-ciliarer Reflex hieße. Kräftiges Kneifen der Haut in Höhe des oberen Trapeziusrandes führt zu einer Erweiterung beider Pupillen. Voraussetzung ist eine erhaltene somatosensible Afferenz zum oberen Hirnstamm und eine intakte absteigende Sympathicusbahn über das Centrum cilio-spinale zur Pupille. Ausfall des Ciliospinalreflexes kommt bei Hirnstammläsionen vor (s.S. 81ff.).

Weiter achtet man an den Augen auf die Stellung der *Bulbi*. Divergenz und spontane Pendelbewegungen zeigen eine funktionelle oder anatomische Hirnstammschädigung in der Brücken-Mittelhirnregion an. Konjugierte Abweichung der Bulbi zur Seite läßt auf einen Herd im Stirnhirn (Abweichung zur Seite des Herdes) oder in der Brücke (Abweichung zur Gegenseite) schließen (Erklärung s.S. 61). Spontane Vertikalbewegungen sind ein ungünstiges Zeichen, „Ocular bobbing" s.S. 68. Sehr nützlich ist die Untersuchung auf *reflektorische konjugierte Gegenbewegungen* der Bulbi während passiver Seitwärts- und Vorwärtsbewegungen des Kopfes (*oculocephaler Reflex*, s.S. 81). Hirnstammschädigungen (und Intoxikationen, s.S. 438) vermindern die Reflexbewegungen oder heben sie auf. Ausfall der vertikalen Reflexbewegung bei Neigung des Kopfes nach vorne (reflektorisches Heben beider Bulbi) zeigt eine Mittelhirnschädigung an, hat aber nur geringe praktische Bedeutung.

Ein normales EEG schließt ein Koma nicht aus: sog. Alphakoma vor allem bei Läsionen der Brücken- und Mittelhirnhaube. Das EEG ist dann aber „areaktiv" (s.S. 38, 41).

Zeichen akuter **Halbseitenlähmung,** die man auch ohne Mitarbeit des Patients feststellen kann, sind:

1. Auf der betroffenen Seite sinkt das passiv gehobene *Oberlid* langsamer ab, die Lidspalte bleibt durch Orbicularislähmung oft etwas geöffnet.

2. Der Mundwinkel hängt herab, die Wange ist schlaffer, bei der Ausatmung werden Speichelbläschen durch den leicht geöffneten Mundwinkel geblasen.

3. Die gelähmten Gliedmaßen liegen durch Tonusverlust breiter, wie ausgeflossen auf der Unterlage („*breites Bein"*), sie sind schwerer und fallen rascher und schlaffer auf die Unterlage zurück, nachdem man sie angehoben hat.

4. Spontane und schmerzreflektorisch ausgelöste *Bewegungen* sind auf der gelähmten Seite schwächer.

Die Auslösung der *Reflexe* wird vorgenommen, wie sie oben beschrieben ist. Die *Sensibilitätsprüfung* muß sich darauf beschränken, die Reaktion auf Schmerzreize zu beobachten. Eine Koordinationsprüfung ist nicht möglich.

Bei jedem Patienten mit unklarer Bewußtlosigkeit müssen neben den üblichen internistischen eine Reihe von neurologischen *Zusatzuntersuchungen* routinemäßig vorgenommen werden: Ultraschall-Dopplersonographie (Frage: Gefäßverschluß oder -Stenose als Quelle einer Embolie), EEG (Schwere der Allgemeinveränderung?, Zeichen einer Intoxikation?, Herdbefund?), Röntgenaufnahmen des Schädels in *2 Ebenen* (Frakturlinien?, Hirndruckzeichen?), Computertomographie. Die cerebrale Angiographie in Neuroleptanalgesie ist ein so wenig belastender Eingriff, daß man in zweifelhaften Fällen, wenn keine Computertomographie möglich ist, die Indikation großzügig stellt (Tumor?, Hämatom?, Gefäßverschluß?).

Technische Hilfsmethoden

Die Darstellung der technischen Untersuchungsmethoden wird sich jeweils auf kurze Beschreibungen von Prinzip, technischer Durchführung und Leistungsfähigkeit der Methode, Indikationen und gegebenenfalls Kontraindikationen beschränken. Die Befunde, die bei den einzelnen Krankheiten zu erheben sind, werden in den entsprechenden Kapiteln besprochen.

1. Liquoruntersuchung

Die Untersuchung des Liquor cerebrospinalis ist für die Diagnose einer großen Zahl von Krankheiten unerläßlich.

Der Liquor wird routinemäßig durch *Lumbalpunktion* aus dem Subarachnoidealraum entnommen. Die Technik sollte auch dem klinisch tätigen Arzt der Nachbardisziplinen geläufig sein. Während der *Ventrikulographie* (s.S. 46) entnimmt man Liquor durch ein Bohrloch in der Schädelkalotte aus den Seitenventrikeln.

Die **Lumbalpunktion** (Abb. 7) wird im Sitzen oder Liegen vorgenommen. Lokalanaesthesie ist entbehrlich, zumal sie den Eingriff verlängert. Die Punktionsnadel wird zwischen dem 3. und

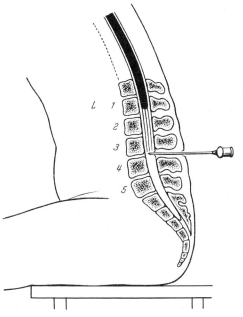

Abb. 7. *Lumbalpunktion*

4. oder 4. und 5. Lendenwirbelkörper, d.h. unterhalb des Conus medullaris des Sacralmarks eingeführt. Dies ist nur möglich, wenn der Patient den *unteren* Rücken maximal krümmt, so daß die Dornfortsätze leicht entfaltet werden. Die Punktionsstelle liegt etwa im Schnitt der Wirbelsäule mit einer gedachten Linie zwischen dem oberen Rand beider Beckenschaufeln.

Wenn man streng aseptische Kautelen berücksichtigt und Einmalnadeln verwendet, ist der Eingriff *ohne Risiko*. Bei *Deformitäten der Wirbelsäule* kann die Lumbalpunktion unmöglich sein.

Nach der Punktion soll der Patient 24 Std flach und ruhig liegen, was dem Auftreten postpunktioneller Beschwerden entgegenwirkt. Über Liquorunterdruck-Syndrom s.S. 29.

Die **Suboccipitalpunktion** ist technisch einfacher, da der Weg der Punktionsnadel nicht durch knöcherne Hindernisse beengt ist. Sie ist aber nicht ohne Risiko, da auch der Geübte versehentlich Arachnoidealgefäße verletzen und so eine Blutung in die Cisterna cerebello-medullaris auslösen kann. Deshalb wird sie heute allgemein nicht mehr bei Routineuntersuchungen verwendet.

Die Liquorentnahme ist bei *intrakranieller Drucksteigerung* dadurch gefährlich, daß die plötzliche Druckentlastung eine Einklemmung des Hirnstamms im Tentoriumschlitz oder Hinterhauptsloch auslösen kann (s.S. 159). Jeder Punktion muß deshalb eine Spiegelung des Augenhintergrundes vorangehen.

Druckmessung. Die Messung des absoluten Liquordrucks gibt keine verläßlichen Ergebnisse: Jede ängstliche Erregung des Patienten, in der er die Bauchmuskeln anspannt oder unregelmäßig und forciert inspiratorisch atmet, beeinflußt den Druck des Liquors über eine Steigerung des intrakraniellen Druckes sofort sehr erheblich. Der früher häufig ausgeführte *Queckenstedt-Versuch* zur Feststellung einer Behinderung der Liquorpassage hat heute nur noch historisches Interesse, da seine Ergebnisse unsicher sind und die Myelographie mit positiven Kontrastmitteln heute bei korrekter Ausführung risikofrei ist.

Untersuchung des Liquors. Der normale Liquor ist wasserklar. *Verfärbungen* beruhen auf Beimischung pathologischer Bestandteile: Der Liquor kann blutig sein (Abgrenzung der Subarachno-

idealblutung von artefizieller Blutbeimengung s.S. 200). Bei Zellvermehrung über rund 800 wird er trübe, etwa ab 3 000 segmentkernige Zellen eitrig. Gelbfärbung (Xanthochromie) beruht auf Beimischung von Blutfarbstoff nach Zerfall von Erythrocyten im Liquor oder auf starker Eiweißvermehrung. Bei schwerem Ikterus mit Bilirubinwerten über 15 mg-% tritt Bilirubin in solcher Menge in den Liquor über, daß er ebenfalls ikterisch verfärbt ist. Ist der Eiweißgehalt des Liquors sehr hoch, gerinnt der Liquor in der Nadel oder im Reagensglas.

Sofort nach der Punktion orientiert man sich durch zwei einfache Proben über den Eiweißgehalt. *Pandy-Reaktion:* Man läßt 3–4 Tropfen Liquor in ein Uhrglasschälchen mit 2–3 ml Pandy-Reagens (1%ige Carbolsäure)tropfen. Bei Eiweißvermehrung, besonders der Globuline, tritt eine weißliche Trübung ein. *Nonne-Apelt-Reaktion:* 0,5 ml Liquor wird im Reagensglas zu gleichen Teilen einer gesättigten Ammoniumsulfatlösung zugesetzt. Ein Trübungsring an der Grenzzone zeigt Vermehrung des Gesamteiweiß oder Verschiebung der Eiweißrelation zur Seite der Globuline an.

Die *Zellzahl* beträgt 1–4 Zellen (Lymphocyten). Vermehrung über diesen Wert oder Auftreten von polynucleären, eosinophilen und Plasmazellen ist pathologisch.

Quantitative Eiweißbestimmung. Der normale Eiweißgehalt des Liquors beträgt 0,15–0,45 g/l.

Die *Kolloidreaktionen* werden zwar noch angewandt, haben aber wegen ihrer großen Unsicherheitsfaktoren nur orientierende Bedeutung, etwa wie die BSG. Sie werden hier nicht mehr beschrieben.

Zur Differenzierung und quantitativen Bestimmung der wichtigsten Eiweißfraktionen werden die Immunglobuline, v.a. IgG und IgM im Liquor *und Serum* bestimmt. Praktische Bedeutung hat besonders die IgG-Bestimmung. Dessen Konzentration im Liquor wird von 3 Faktoren beeinflußt: IgG-Konzentration im Serum (Anstieg im Serum führt zu einem Anstieg auch im Liquor), Permeabilität der Blut-Liquor-Schranke und lokale Immunglobulinproduktion im Zentralnervensystem.

Eine IgG-Vermehrung im Liquor als Folge einer eigenständigen Produktion im ZNS wird mit dem Eiweißquotienten nach Delpeche und Lichtblau erfaßt. Dabei setzt man den Liquor-Serum-Quotienten für IgG zum Liquor-Serum-Quotienten für Albumin in Beziehung und berücksichtigt damit die Funktion der Blut-Liquor-Schranke. Die Formel lautet:

$$\frac{IgG_{Liquor} : Albumin_{Liquor}}{IgG_{Serum} : Albumin_{Serum}}$$

Als Grenzwert gilt ein Delpeche-Lichtblau-Quotient von 0,5. Werte darüber zeigen lokale IgG-Bildung im Zentralnervensystem an.

Die Untersuchung des *Zuckergehaltes* im Liquor ist wertlos, wenn man nicht den Serumwert kennt. Die Bestimmung ist bei bakterieller und Virusmeningitis und -encephalitis von Bedeutung. Andere Indikationen s.S. 259. Da der Zucker rasch reduziert wird, muß er wenige Stunden nach der Punktion bestimmt werden. Normalwert: Zucker 2,7–4,1 mmol/l, also etwa die Hälfte des Serumwertes. Bei Zuckerreduktion ist der Laktatwert erhöht.

Routinemäßig werden auch verschiedene Seroreaktionen auf *Lues* im Liquor ausgeführt, die im Kapitel XI, 4 näher beschrieben werden.

Unter *besonderer Indikation* nimmt man noch einige andere Untersuchungen des Liquors vor: Nachweis von Bakterien durch Färbung, Kultur und Tierversuch, Untersuchung auf Pilze, Komplementbindungsreaktionen und Neutralisationstests, qualitative Untersuchung des Liquorzellbildes, besonders auf Plasma- und eosinophile Zellen, Nachweis von Tumorzellen im Zellfangverfahren.

Nach allen Untersuchungen, die mit Liquorentnahme verbunden sind (also auch nach Myelographie), kann sich mit Latenz von 1–2 Tagen ein Beschwerdekomplex von Kopfschmerzen, Übelkeit, Ohrensausen und Ohnmachtsneigung einstellen, die beim Aufstehen zunehmen und sich beim Liegen bessern. Man nimmt ein *Liquorunterdrucksyndrom* an. Zwar werden normalerweise in 24 Stunden 500 ml Liquor produziert, es soll aber durch einen vegetativen Reflexmechanismus zum vorübergehenden Versagen oder zur Einschränkung der Liquorproduktion in den Plexus chorioidei kommen. Für diese Hypothese spricht die Abhängigkeit der Beschwerden von der aufrechten Position, ferner die Tatsache, daß bei einer Nachpunktion Liquor nur schwer zu gewinnen ist. Er ist dann oft xanthochrom und eiweißreich und enthält eine leichte Pleocytose. Xanthochromie und Pleocytose werden durch eine „schröpfkopfartige" Wirkung des Unterdrucks erklärt, bei welcher Venen einreißen und Blut in den Liquor übertritt. Die Eiweißvermehrung wird auf schlechte Resorption bei verlangsamter Zirkulation zurückgeführt.

Es gibt auch ein spontanes Liquorunterdrucksyndrom, dessen Ursache nicht bekannt ist.

Zur Therapie gibt man Infusionen von Elektrolytlösungen bei verlängerter Bettruhe. Andere Autoren empfehlen eine Kombination von Alkohol und Koffein, weil dem Alkohol die Wirkung zugeschrieben wird, die Liquorproduktion zu fördern.

Ich habe diese Therapie, die bei uns im Klinikjargon als „Irish coffee" bezeichnet wird, noch nicht erprobt.

2. Elektromyographie und Elektroneurographie

a) Elektromyographie (EMG)

Eine motorische Einheit besteht aus einem Alpha-Motoneuron des Vorderhorns, seinem Neuriten und allen von seinen terminalen Aufzweigungen versorgten Muskelfasern. Die Zahl der innervierten Muskelfasern und damit Größe und Territorium der motorischen Einheiten variiert entsprechend der notwendigen Präzision der Muskelaktion (Einzelheiten s.S. 70). Je kleiner die motorische Einheit, umso präzisere Bewegungen kann sie vermitteln.

Das Konzept der motorischen Einheit beinhaltet auch die elektrische Impulsübertragung durch eine biochemische Überträgerstelle (motorische Endplatte). Alle elektrischen Untersuchungen des motorischen Schenkels im peripheren Nervensystem sind Untersuchungen der Funktion der motorischen Einheit. Die physiologischen und pathophysiologischen Befunde lassen sich durch Normalfunktion, Störungen und Reparationsvorgänge in Teilen der motorischen Einheit erklären.

Bei der klinischen Elektromyographie untersucht man den Muskel mit konzentrischen Nadelelektroden (Elektroden, deren differenter Pol, ein dünner Platindraht, bis auf die Spitze isoliert und von einer Stahlhülle umgeben ist, die als indifferente Elektrode dient). Es werden hierbei nicht Potentialdifferenzen zwischen dem Inneren der Muskelfaser und ihrer Umgebung (Ruhepotential minus 80 µV) bestimmt, wie dies mit Mikroelektroden möglich ist, sondern Potentialschwankungen abgeleitet, die durch die Aktivierung einer oder mehrerer motorischer Einheiten erzeugt werden.

Bei Multielektroden sind viele differente Pole an der Außenseite einer Nadel angebracht, die als indifferenter Pol dient. Mit ihnen läßt sich die Größe eines Territoriums und die Erregungsleitung innerhalb der motorischen Einheit abschätzen. Die Methode der Einzelfasermyographie hat sich jedoch nur in wenigen Laboratorien durchgesetzt.

Oberflächenelektroden werden nur in der Elektroneurographie eingesetzt, da sie keine exakte Aussage über die Einzelpotentiale ermöglichen.

Die Potentialschwankungen, die man über die konzentrische Nadelelektrode ableitet, werden verstärkt und über einen Kathodenstrahloszillographen sichtbar gemacht, gleichzeitig ist eine akustische Kontrolle über einen eingebauten Lautsprecher möglich. Eine Registrierungsmöglichkeit (Film oder Schreiber) ist für die Dokumentation der Befunde unerläßlich. Eine Speicherfunktion des Oscillographen ist ebenfalls notwendig, da Form und Dauer von Potentialen nur am stehenden Bild mit ausreichender Sicherheit beurteilt werden können.

Ein elektronischer Mittelwertrechner eröffnet in der Elektroneurographie zur Bestimmung der sensiblen Nervenleitgeschwindigkeit die Möglichkeit der Untersuchung sensibler und sensorischer Reaktionspotentiale (evozierter Potentiale).

Man unterscheidet bei der Elektromyographie die orientierende Untersuchung und die exakte Nadelmyographie mit Analyse der Potentiale motorischer Einheiten (PmE). Bei der orientierenden Untersuchung (Screening) werden eine Reihe von Muskeln, deren Auswahl sich nach der Fragestellung richtet, mehrfach sondiert und nach folgenden Kriterien beurteilt:
– Ruheaktivität (elektrische Stille oder pathologische Spontanaktivität)
– maximale Willküraktivität (dicht oder gelichtet, bis zu Einzeloscillationen)
– eindrucksmäßige Beschreibung der PmE bei geringer Willküraktivität.

Aus methodischen Gründen muß die Untersuchung bei mindestens 10 Nadellagen pro Muskel (2 bis 3 Einstiche und Verschieben der Nadel nach Einstich) durchgeführt werden. Bei bestimmten Fragestellungen wird die exakte Nadelmyographie mit Analyse der PmE durchgeführt. Hierbei werden pro Muskel mindestens 20 sicher reproduzierte und durch exakten Beginn und exaktes Ende definierte Potentiale gespeichert und nach den Kriterien der Phasenzahl und der Potentialdauer analysiert.

Die Daten werden mit Normalwerten verglichen. Die im folgenden gemachten Aussagen über Potentialformen bei bestimmten Krankheiten beziehen sich auf Daten, die über die exakte Nadelmyographie gewonnen wurden. Bei sehr stark ausgeprägtem Krankheitsbefund lassen sie sich jedoch auch bei der orientierenden Untersuchung erfassen. Dennoch sollte man es sich zur Regel machen, beim Screening mindestens bei drei Nadellagen mehrere sichere polyphasische PmE dokumentiert zu haben, bevor man von „vermehrter Polyphasie" spricht und diesen Befund als „Hinweis auf neurogene Veränderungen" festlegt. Andernfalls besteht die Gefahr, daß die Fragestellung die Beurteilung eines durchlaufenden Potentials beeinflußt.

Die wesentlichen pathologischen Veränderungen im EMG sind:

Abb. 8 a–c. *Morphologische und elektromyographische Charakteristika des Normalmuskels, bei Myopathie und bei neurogener Muskelatrophie.* **a** Zwei motorische Einheiten. **b** Schematische Darstellung des histologischen Befundes. **c** Elektromyogramm: 1. Ruheaktivität; 2. Maximales Aktivitätsmuster; 3. Potentiale motorische Einheiten. *I. Normalfall:* Beide motorische Einheiten sind intakt. Histologisch: normale polygonale Muskelfaserquerschnitte von gleichem Kaliber. EMG: keine spontane Entladungen, dichtes, interferentes Aktivitätsmuster bei maximaler Willkürinnervation (M. opponens pollicis). Bi- bis triphasische Potentiale motorischer Einheiten von normaler Dauer. *II. Myopathie:* In beiden Einheiten sind einzelne Muskelfasern ausgefallen. Histologisch: Numerische Atrophie mit Kalibervariation, Abrundung des Querschnitts, zentrale Kerne und Spaltbildungen. EMG: im allgemeinen keine Spontanaktivität (Ausnahme Myositis). Frühes Interferenzmuster bei mäßiger Kraftentfaltung aufgrund vorzeitiger Rekrutierung neuer Einheiten. Interferenzmuster niedriger Amplitude. Potentiale motorischer Einheiten: niedrige, oft polyphasische und im Vergleich zur Norm verkürzte Potentiale motorischer Einheiten (M. opponens pollicis). *III. Neurogene Muskelatrophie:* Eine motorische Einheit ist ganz ausgefallen. Histologisch: feldförmig gruppierte volumetrische Atrophie mit Vermehrung randständiger Kerne. EMG: pathologische Spontanaktivität in Form von positiven scharfen Wellen und biphasischen Fibrillationspotentialen. Gelichtetes maximales Aktivitätsmuster mit vereinzelten, herausragenden amplitudenhohen Anteilen. Die Potentiale motorischer Einheiten können durch Reinnervierungsvorgänge verlängert und polyphasisch werden. (M. extensor indicis proprius, inkomplette mittlere Radialislähmung)

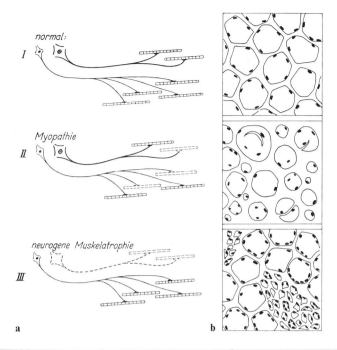

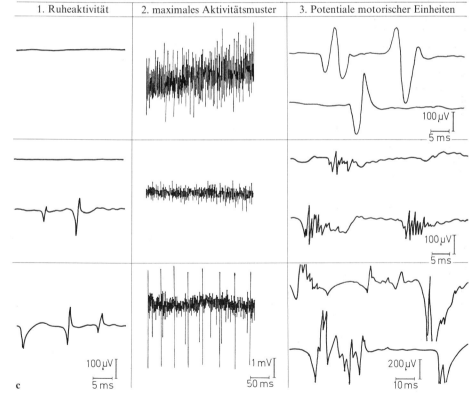

– Pathologische Spontanaktivität. Beim Einstich in einen gesunden Muskel kommt es zu einer ganz kurzen Serie von Verletzungspotentialen. Im denervierten Muskel kann diese Einstichaktivität deutlich verlängert sein. Bei Denervierungsübererregbarkeit der Muskelfasern können beim Einstich, aber auch nach Willküraktivität typische Entladungsgruppen auftreten, die als myotone = repetitive Depolarisation der Fasermembranen (s.S. 412) und pseudomyotone Entladungen (s.S. 392) bezeichnet werden. Die häufigsten und am sichersten zu beurteilenden Arten von pathologischer Spontanaktivität sind die „Denervierungspotentiale", das sind Fibrillationen und positive scharfe Wellen (Abb. 8). Sie sind jedoch nicht spezifisch für denervierende neurogene Prozesse, sondern können auch bei primären Muskelkrankheiten mit rascher Progredienz (Myositis, akuter Schub einer Muskeldystrophie) gefunden werden.

– Fasciculationen sind hochamplitudige, irregulär entladene PmE, die sich häufig bei Vorderhornzellkrankheiten finden (s.S. 273 und 385), die jedoch auch bei anderen peripheren Nervenkrankheiten vorkommen. Ihr mechanischer Effekt ist, im Gegensatz zu den Fibrillationen bei der Inspektion erkennbar.

– Endplattenrauschen ist, wie die normale Einstichaktivität, eine nicht pathologische Spontanaktivität, die vermutlich Folge der Verstärkung von Miniaturendplattenpotentialen ist und die bei Änderung der Nadellage verschwindet.

Form, Dauer und Amplitude der Potentiale motorischer Einheiten: Normale PmE haben zwischen 1 und 4 Phasen und eine typische mittlere Potentialdauer. In jedem gesunden Muskel können jedoch einige Potentiale gefunden werden, die eine vom Mittelwert weit streuende Potentialdauer haben und eine vermehrte Phasenzahl aufweisen („Polyphasie" = mehr als 4 Phasen).

Die Aussage über Potentialdauer und Phasenzahl ist also eine statistische Aussage und exakt nur mit Hilfe einer genauen Potentialanalyse möglich, mit der auch die Normalwerte gewonnen wurden. Für die Praxis bedeutet dies, daß einige wenige polyphasische Potentiale beim Screening noch nicht die Beurteilung „vermehrte Polyphasie" rechtfertigen, sondern ohne krankhafte Bedeutung in einem normalen Muskel gefunden werden können. In Abbildung 8 sind exemplarisch die Potentiale motorischer

Einheiten aus einem normalen Muskel, einem durch Myositis veränderten Muskel und einem Muskel mit neurogener Läsion dargestellt, die in eine Analyse motorischer Einheiten eingegangen sind. Gleichzeitig sind auch, wenn vorhanden, Spontanaktivität und das Aktivitätsmuster dargestellt. Mittlere Potentialdauer und prozentualer Anteil polyphasischer Potentiale sind wiedergegeben.

Die Amplitude der PmE ist stark abhängig von der Nadellage und wird nur selten in die Beurteilung aufgenommen. Potentiale bei neurogenen Läsionen sind in der Regel von höherer Amplitude als bei muskeleigenen Krankheiten. Bei manchen Vorderhornzellkrankheiten kommt es zu sehr hochamplitudigen PmE (Riesenpotentiale), ein Begriff, der allerdings zu schnell eine ätiologische Zuordnung nahelegt (s.S. 391).

Das Aktivitätsmuster bei maximaler Willküraktivität: Im gesunden Muskel rekrutieren bei maximaler Willküraktivität die einzelnen PmE abwechselnd, so daß eine Grundlinie auf dem Oscillographen nicht mehr zu erkennen ist. Beim Ausfall einzelner motorischer Einheiten (bei peripheren Nervenkrankheiten) kommt es dann zu einzelnen Lücken im Aktivitätsmuster, die als Lichtung des Musters bezeichnet werden. Diese Lichtung kann bis zur Aktivierung von nur noch ganz wenigen erhalten gebliebenen hochamplitudigen PmE zurückgehen (Einzeloscillationen). Bei kompletter Nervenläsion ist keine Willküraktivität mehr möglich.

Bei muskeleigenen Krankheiten findet man dagegen eine kompensatorische, sehr frühe Aktivierung aller motorischen Einheiten bei recht geringer Kraft (vorzeitige Rekrutierung). Das Muster kann daher lange dicht bleiben, die Amplitude des Musters ist jedoch verhältnismäßig niedrig.

Beispiele für die Änderungen der Aktivitätsmuster finden sich ebenfalls in Abbildung 8.

Für die in der Klinik wichtige Differenzierung von neurogenen und myogenen Veränderungen kann man folgende Kriterien nennen:

Bei einer neurogenen Funktionsstörung gehen ganze motorische Einheiten zugrunde. Hieraus resultiert eine Lichtung des Aktivitätsmusters. Von gesunden motorischen Einheiten wachsen terminale Neuronenaufzweigungen in das Territorium der erkrankten motorischen Einheit ein (sprouting, adoption). Hieraus resultiert eine Verbreiterung des Potentials und eine Desynchronisierung, die als Polyphasie imponiert. Die

PmE werden also verlängert und polyphasisch, die Amplitude kann zunehmen. Die denervierten Muskelfasern reagieren empfindlich auf Acetylcholin (Denervierungsüberempfindlichkeit s.S. 15). Ihre Reaktion besteht in spontanen kurzen Entladungen (Fibrillationen, positive scharfe Wellen).

Die Trias der neurogenen Läsion im EMG ist:
— Lichtung des Aktivitätsmusters
— Pathologische Spontanaktivität
— Verlängerung der PmE und vermehrte Polyphasie

Bei einer Erkrankung der Muskulatur gehen dagegen Muskelfasern diffus, ohne Bindung an motorische Einheiten zugrunde. Die Zahl der motorischen Einheiten bleibt konstant, ihre Territorien und die versorgten Muskelfasern werden aber kleiner. Infolgedessen bleiben die maximalen Aktivitätsmuster dicht, sie werden sogar früher dicht als es der Kraftentwicklung entspricht (vorzeitige Rekrutierung). Die Höhe der Amplituden ist niedrig. Die PmE werden kürzer (kleine Territorien) und können desynchronisieren und daher polyphasisch werden. Fibrillationspotentiale können auftreten. Ihre Anwesenheit spricht nicht gegen eine Myopathie. Myopathische Veränderungen im EMG sind also gekennzeichnet durch
- Dichtes, niedriges, frührekrutiertes Aktivitätsmuster.
- Kurze, polyphasische Potentiale.

Trotz dieser anschaulichen Regeln kann im Einzelfall die Differenzierung zwischen neurogen und myopathisch sehr schwierig sein. Dann sind Befunde aus der Einzelfasermyographie hilfreich.

Die Indikation zur Nadelmyographie wird bei folgenden Fragen gestellt:
- Differenzierung von neurogener und myogener Muskelatrophie.
- Differenzierung zwischen neurogener Parese, Inaktivitätsatrophie, mechanischer Behinderung (Gelenk, Sehnenriß), psychogener Lähmung, schmerzreflektorischer Ruhigstellung.
- Suche nach Generalisierung von neurogenen Veränderungen, d.h. Beteiligung von klinisch unauffälligen Muskelgruppen
- Beurteilung von Grad und Entwicklung nach neurogener Läsion (z.B. Reinnervation).

b) Elektroneurographie (ENG)

Elektroneurographie ist die Messung der maximalen motorischen und sensiblen Nervenleitgeschwindigkeit (NLG). Die Nervenleitgeschwindigkeiten sind für verschiedene sensible und motorische Nerven, sogar für einzelne Nervenabschnitte des gleichen Nerven sehr unterschiedlich, so daß eine Beurteilung der NLG nur mit Hilfe von Normalwerten möglich ist. Die Benutzung von Normalwerttabellen setzt eine konsequente Vereinheitlichung der Untersuchungsbedingungen voraus. Hinzu kommt die große Empfindlichkeit der NLG gegenüber Temperaturunterschieden (2 m sec/Grad C). Die bei der Erläuterung der Elektromyographie gemachten Hinweise auf die Fehlerquellen, die mit einer unpräzisen und methodisch unkorrekten Untersuchung verbunden sind, gelten für die Bestimmung der NLG in noch stärkerem Maße.

Prinzip. Nach einem überschwelligen Reiz wird in Nervenfasern ein fortgeleitetes Aktionspotential ausgelöst. Dieses Potential wird vom Reizort aus nach beiden Seiten: orthodrom, in Richtung der physiologischen Leitung des betreffenden Nerven und antidrom, entgegengesetzt weitergeleitet. Bei markhaltigen Nervenfasern erfolgt die Erregungsleitung saltatorisch, bei marklosen Nervenfasern und vermutlich unter bestimmten pathologischen Bedingungen kontinuierlich. Je dichter die Markscheidenumhüllung ist und je größer der Internodienabstand (Abstand zwischen zwei Ranvierschen Schnürringen), desto schneller ist die NLG. Bei den üblichen Messungen der Nervenleitgeschwindigkeit bestimmt man die NLG der schnellsten Fasern des stimulierten Nerven. Nach der Leitung eines Aktionspotentials ist die Nervenfaser für eine bestimmte Zeit unerregbar (absolute Refraktärzeit) oder schwerer erregbar (relative Refraktärzeit). Auch die Bestimmung der Refraktärperiode ist eine Methode der Elektroneurographie.

Krankhafte Veränderungen der Markscheiden beeinflussen die NLG, und zwar stets in Richtung einer Verlangsamung. Wenn die Markscheiden der am schnellsten leitenden Fasern betroffen sind, kann die NLG-Verzögerung extrem sein.

Primär axonale Schädigungen dagegen haben oft keine oder nur eine geringe Änderung der NLG zur Folge. Es ist sogar denkbar, daß eine erhaltene motorische Faser bei einer fast kompletten Läsion eine normale NLG messen läßt. Dann ist jedoch die Amplitude des abgeleiteten Potentials sehr niedrig.

Methode. Motorische NLG. Ein Nerv wird an mehreren Stellen supramaximal stimuliert, und

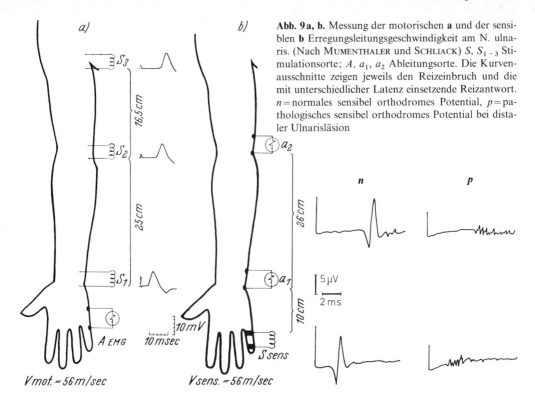

Abb. 9a, b. Messung der motorischen **a** und der sensiblen **b** Erregungsleitungsgeschwindigkeit am N. ulnaris. (Nach MUMENTHALER und SCHLIACK) S, S_{1-3} Stimulationsorte; A, a_1, a_2 Ableitungsorte. Die Kurvenausschnitte zeigen jeweils den Reizeinbruch und die mit unterschiedlicher Latenz einsetzende Reizantwort. n = normales sensibel orthodromes Potential, p = pathologisches sensibel orthodromes Potential bei distaler Ulnarisläsion

die motorische Antwort wird in einem distalen Muskel mit Oberflächenelektroden (selten mit Nadelelektroden) abgeleitet. Die Differenzen der Latenzzeiten vom Reiz bis zur musculären Antwort (Aktionspotential) werden in Relation zur Entfernung der Reizstellen gesetzt. Hierbei kann der Zeitbedarf für die elektromechanische Koppelung außer acht gelassen werden, da er in alle Reizbedingungen eingeht.

In manchen Fällen kommt auch der distalen Latenz (dL) diagnostische Bedeutung zu. Auch hierfür gibt es Normalwerte.

Form und Amplitude des Muskelantwortpotentials werden ebenfalls beurteilt, da bei axonalen Läsionen die maximalen Leitgeschwindigkeiten normal bleiben können. Eine Verbreiterung des Muskelaktionspotentials kann auf eine erhöhte Dispersion der NLGs im Faserspektrum hinweisen (Abb. 9).

Sensibel antidrome NLG. Bei dieser Methode wird die antidrome Erregungsausbreitung in sensiblen Nerven ausgenutzt. Man reizt einen gemischten Nerven unterhalb der motorischen Reizschwelle, jedoch oberhalb der Fühlschwelle und leitet distal an Fingern oder Zehen mit Ringelektroden das sensible Potential ab. Wichtig ist die Kontrolle der motorischen Antwort, um eine eindeutige Trennung eines motorischen, noch nicht mechanisch wirksamen Potentials, von der sensiblen Antwort zu erhalten. Da keine elektromechanische Koppelung zwischengeschaltet ist, kann man aus einem Meßwert (dL) und der Distanz bereits die distale sensible antidrome NLG berechnen. Die sensibel-antidrome Technik stellt eine gute Screeningmethode dar, die ohne großen Aufwand vorgenommen werden kann.

Sensibel orthodrome NLG. Diese Untersuchungstechnik ist aufwendiger, führt jedoch zu Ergebnissen von besserer Aussagekraft. Sie setzt die Möglichkeit zur elektronischen Signalmittelung voraus. Gereizt wird in diesem Fall distal, die Ableitung erfolgt in der Regel mit unipolaren Nadelelektroden transcutan, in der Nähe des Nerven. Die Berechnung der NLG erfolgt wieder nach der Formel Weg/Zeit. Das gewonnene Nervenantwortpotential kann zusätzlich noch nach Amplitude und Phasenzahl (Hinweise auf eine Dispersion der Nervenleitgeschwindigkeit in der Population) ausgewertet werden. Der Ein-

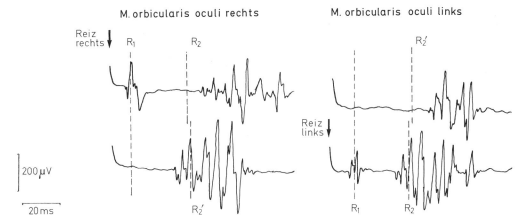

M. orbicularis oculi rechts — M. orbicularis oculi links

Abb. 10. *Beispiel eines pathologischen Blinkreflexes bei einer Patientin mit Wallenberg-Syndrom rechts.* Man erkennt die Verzögerung der über den rechten Tractus spinalis nervi trigemini rechts geleiteten Komponenten (R_2, R_2') bei normaler früher Antwort (R_1) bei Reizung auf der rechten Seite und regelrechtem Blinkreflex bei Reizung linksseitig. Die senkrechten Linien geben die oberen Normgrenzen für die einzelnen Reflexkomponenten an. Im rechten unteren Bildabschnitt ist eine schematische Darstellung des Reflexbogens wiedergegeben. In dieses Schema ist die angenommene Läsionsstelle eingezeichnet. *V:* Nucleus sensorius principalis nervi trigemini. *VII:* Nucleus nervi facialis. *t.s.N.V:* Tractus spinalis nervi trigemini. *f.r.:* Formatio reticularis des Hirnstamms. R_1: Frühe ipsilaterale Reflexantwort. R_2: Späte ipsilaterale Reflexantwort. R_2': Späte contralaterale Reflexantwort

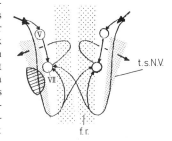

satz der orthodromen Technik ist besonders bei Polyneuropathien von Interesse.

Die Bestimmung von Nervenleitgeschwindigkeit mit Hilfe von Reflexpotentialen (H-Reflex, F-Welle) und somatosensorisch evozierten Potentialen spielt in der praktischen Diagnostik noch keine größere Rolle.

Klinische Bedeutung. Mit Hilfe der Neurographie lassen sich die verschiedenen Störungen der Nervenleitung (motorisch und/oder sensibel) objektivieren und lokalisieren. So führen Läsionen der Markscheiden (lokal oder generalisiert) zur Verminderung der NLG, während axonale Läsionen, solange sie inkomplett sind, nur geringe NLG-Veränderungen hervorrufen, jedoch die Muskel- und Nervenantwortpotentiale verändern.
Einzelheiten siehe Kapitel XVII.

c) Weitere Methoden der Elektromyographie und Elektroneurographie

Stimulationselektromyographie

Bei Störungen der Übertragungsfunktion der motorischen Endplatte wird eine Modifikation der motorischen NLG-Bestimmung, die Frequenzbelastung der motorischen Endplatte ausgeführt. Hierbei wird der motorische Nerv frequent (2 bis 50 Hz) überschwellig gereizt und die Amplitudenänderung des Muskelaktionspotentials registriert. Bei einer Myasthenie (s.S. 405) oder einem paraneoplastischen myasthenen Syndrom (s.S. 422) findet man typische Veränderungen in den Amplituden der Muskelaktionspotentiale.

Orbicularis oculi-Reflex (Blinkreflex)

Unter Ausnutzung der Möglichkeiten, die schon eine einfache EMG-Einheit bietet, läßt sich der elektrisch ausgelöste „Augenschlußreflex" registrieren und messen.

Prinzip. Ableitung im Zweikanalbetrieb mit Oberflächenelektroden von beiden Mm. orbiculares oculi, elektrische Reizung am Foramen supraorbitale. Als Antwort kann man eine ipsilaterale, phasische frühe Reflexkomponente (R_1) ableiten, die monosynaptisch ist und eine bilaterale, tonische, späte, polysynaptische Komponente (R_2, R_2') (Abb. 10).

Anwendung. Der Blinkreflex hat seinen Platz in der Diagnostik von Läsionen des N. facialis

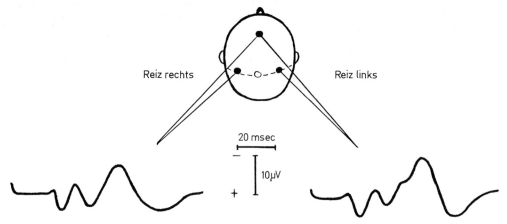

Abb. 11. Somatosensibel evozierte Potentiale (SSEP) im Seitenvergleich, Reizung am Medianusstamm

(s.S. 346), bei Hirnstamminsulten, im Koma und bei der elektrophysiologischen Diagnostik der multiplen Sklerose (s.S. 278).

H-Reflex und F-Welle. Der H-Reflex ist ein elektrisch ausgelöster Eigenreflex, der beim Erwachsenen konstant nur von der Wadenmuskulatur auszulösen ist.

Die F-Welle stellt eine bei fast allen Muskeln nachzuweisende niedrige, nicht bei jeder Reizung auftretende Nachentladung dar, die vermutlich Folge eines durch antidrome Erregungsleitung provozierten Ping-Pong-Effektes der motorischen Vorderhornzelle ist. Sie ermöglicht die Bestimmung von Nervenleitgeschwindigkeiten über längere Distanzen und die Differenzierung von Leitungsblockaden in proximalen Nervenabschnitten (z.B. Nervenwurzelläsion, s.S. 196, Adie-Syndrom, s.S. 290).

3. Sensible und sensorische Reaktionspotentiale (evozierte Potentiale)

Aus dem Spektrum der Reaktionspotentiale haben einige Verfahren einen festen Platz in der neurophysiologischen Diagnostik gewonnen. Aus Gründen der größeren Flexibilität der Elektromyographiemeßplätze werden evozierte Potentiale, obwohl es sich dabei um eine Verarbeitung von reizabhängigen EEG-Signalen handelt, im allgemeinen in den elektromyographischen Laboratorien ausgeführt.

Prinzip. Die reizabhängigen Veränderungen der EEG-Kurve (oder des elektromagnetischen

Spektrums der frühen akustischen Hirnstammpotentiale) werden durch elektronische Mittelung aus dem zufällig verteilten EEG-Grundsignal herausgehoben. Durch die evozierten Potentiale lassen sich die zentralen sensiblen Bahnen in ihrer Gesamtheit durchmessen. Einen Hinweis auf den Ort der Läsion gewinnt man nur durch die Anwendung ergänzender Verfahren.

a) Somatosensorisch evozierte Potentiale (SSEP)

In der klinischen Diagnostik werden die SSEPs durch Rechteckstromstöße auf Nervenstämmen oder in Hautsegmenten ausgelöst und durch Mittelung von 64 bis 128 Durchgängen bei Ableitung über dem kontralateralen sensiblen Projektionsgebiet registriert. Die ersten positiven und negativen Grundlinienschwankungen werden gemessen (Abb. 11). Aussagen sind über den Vergleich mit Normalwerten der Latenzen und im Seitenvergleich möglich. SSEPs lassen sich auch vom Rückenmark (evoziertes Nackenpotential, short latency evoked potential) und vom N. trigeminus erhalten.

b) Visuell evozierte Potentiale (VEP)

Als Reiz werden Lichtblitze und Schachbrettmuster mit Kontrastumkehr verwendet. Es besteht die Möglichkeit der Reizung definierter Gesichtsfeldanteile. Der entscheidende diagnostische Parameter ist bislang die Latenz der sehr deutlichen zweiten positiven Auslenkung (P_2). Bei Gesunden läßt sich dieser „peak" oft schon

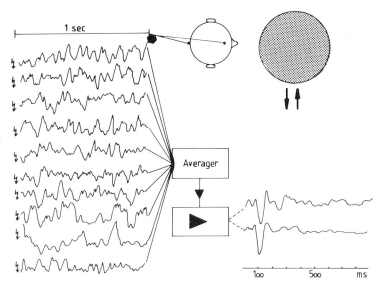

Abb. 12. Registrierung der visuellen Reaktionspotentiale nach Stimulation mit Schachbrettmuster. Durch elektronische Mittelung einer Anzahl einzelner EEG-Abschnitte *(linke Bildhälfte)* wird die reizabhängige Spannungsänderung im EEG herausgehoben *(rechte Bildhälfte)*. (Aus Vogel)

nach wenigen Durchgängen identifizieren, in der Regel reichen 64 Durchgänge aus (s. Abb. 12).

Ihre überragende Bedeutung haben die VEPs in der Diagnostik der multiplen Sklerose (s.S. 278). Sie finden jedoch zunehmendes Interesse in der Diagnostik vaskulärer und degenerativer Läsionen der Sehnerven und der Sehbahnen.

c) Frühe akustische Hirnstammpotentiale (brainstem evoked acoustic response BEAR)

Als Synonyme werden die Bezeichnungen BERA, BER, BAEP verwendet. Für neurologische Untersuchungen wird durch Klicklaute (alternierender Sog und Druck) ein Ohr überschwellig gereizt, das andere wird durch Rauschen vertäubt. Über Elektroden (Vertex, Mastoid) werden Änderungen des elektromagnetischen Feldes bei Frequenzen von z.B. 100 bis 3 000 Hz registriert. Es müssen bei Normalhörenden zwischen 1 024 und 2 000 Reizerfolge gemittelt werden. Man erhält ein relativ charakteristisches Kurvenbild mit 6 in den ersten 7 bis 8 msec nach Reizbeginn nachweisbaren Wellen, die vermutlich Hirnstammstationen der zentralen Hörbahn entsprechen (Abb. 13). Neben den Latenzen der einzelnen Spitzen ist auch der Abstand zwischen Element I und V als Hirnstammlaufzeit von diagnostischem Interesse.

Einsatz findet das BEAR in der Diagnostik der multiplen Sklerose, bei der Diagnostik des Acusticusneurinoms, bei Hirnstamminsulten und, mit modifizierter Methodik, bei der objek-

tiven Audiometrie (BERA = brainstem evoked response audiometry).

Mittelschnelle und kortikale akustisch evozierte Potentiale (Methode wie beim VEP) haben keine klinische Bedeutung.

Olfaktorisch evozierte Potentiale dürften nur in Ausnahmefällen (Begutachtung) von Interesse sein. Die Methode ist zudem nicht generell verbreitet.

4. Elektroencephalographie (EEG)

Prinzip. Elektroencephalographie ist die Ableitung und Registrierung der Potentialschwankungen, die bei der bioelektrischen Tätigkeit des Gehirns entstehen. Es handelt sich um Makropotentiale, die die Aktivität großer Neuronenverbände darstellen. Der Ursprung dieser Potentiale ist noch nicht genau geklärt. Die Potentialschwankungen werden mit 16 oder mehr Elektroden von der Kopfschwarte abgeleitet und über ein Verstärkersystem einem Registriergerät zugeleitet. Durch geeignete Wahl standardisierter Ableitungspunkte läßt sich die bioelektrische Tätigkeit *umschriebener Hirnregionen* erfassen. Die EEG-Untersuchung ist unschädlich, schmerzlos und beliebig oft wiederholbar. Sie kann auch an bewußtlosen Patienten vorgenommen werden. Der Zeitaufwand für eine Routineableitung ist gering, etwa 20 bis 30 min. Ein „positives" EEG kann wertvolle und diagnostisch entscheidende Hinweise geben, ein „nega-

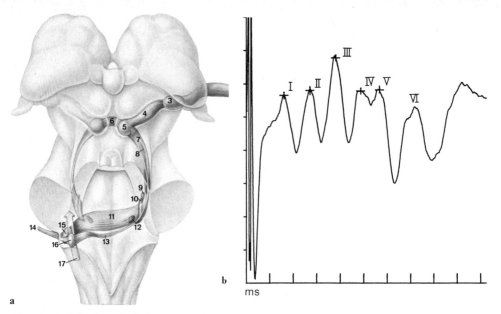

Abb. 13a, b. Halbschematische Darstellung der zentralen Hörbahnen aus Nieuwenhuys, Voogd und van Huizen
(**a**) und der frühen akustischen Hirnstammpotentiale (BEAR) (**b**) mit topographischer Zuordnung der Potential-
komponente. **a** *1* Gyri temporales transversi, *2* Radiatio acustica, *3* Corpus geniculatum mediale, *4* Brachium
colliculi inferioris, *5* Colliculus inferior, *6* Commissura colliculi inferioris, *7* Lemniscus lateralis, *8* Nucleus lem-
nisci lateralis, *9* Oliva superior, nucleus lateralis, *10* Oliva superior, nucleus medialis, *11* Corpus trapezoideum,
12 Nucleus corporis trapezoidei, *13* Strial acusticae dorsales, *14* Nervus cochlearis (VIII), *15* Nucleus cochlearis
ventralis, *16* Nucleus cochlearis dorsalis, *17* Pedunculus cerebellaris inferior. **b** *I* N. acusticus, *II* Nucleus cochlearis, *III* Oliven, *IV* Lemniscus lateralis, *V* Colliculus inferior, *VI* Corpus geniculatum mediale

tives", d.h. normales EEG, schließt jedoch
kaum eine Krankheit aus.

Wellenformen. Die Wellen, die in den einzelnen
„Kanälen" des EEG-Gerätes registriert werden,
können sich nach Frequenz, Amplitude, Form,
Verteilung und Häufigkeit unterscheiden. Die
wichtigsten Wellenformen sind folgende:
α-Wellen, Frequenz von 8–13 pro sec. Sie sind
der physiologische Grundrhythmus des ruhenden Gehirns und haben gewöhnlich ihr Maximum über der Occipitalregion.
β-Wellen, 14–30 pro sec. Sie sind im normalen
Ruhe-EEG wesentlich kleiner als die α-Wellen
und kommen hauptsächlich frontal-zentral vor.
Unter der Einwirkung von Sinnesreizen, bei geistiger Anspannung, aber auch bei bestimmten
Intoxikationen treten sie vermehrt auf.
ϑ- oder Zwischenwellen (4–7 pro sec).
δ-Wellen (0,5–3 pro sec).
Außerdem kann das EEG verschiedene Formen von großen, steilen Abläufen enthalten, die
als epileptische Potentiale bezeichnet werden.
Sie haben in der Diagnostik der Epilepsie jeder

Genese eine hervorragende Bedeutung. Abb. 14
gibt eine Zusammenstellung der wichtigsten
Wellenformen des EEG.

Normales EEG. Das EEG des *gesunden Erwachsenen* wird in der Ruhe bei geschlossenen Augen
vom α-Grundrhythmus beherrscht, der occipital
am stärksten ausgeprägt ist. Beim Augenöffnen,
nach Sinnesreizen oder bei geistiger Tätigkeit *desynchronisiert* sich das EEG, vermutlich unter
der Wirkung des retikulären Aktivierungssystems im Hirnstamm: die gleichmäßigen α-Wellen verschwinden und werden durch unregelmäßige β-Wellen ersetzt. Diesen Vorgang nennt
man α-Blockierung oder arousal-Reaktion. Er
gehört zur Charakteristik des normalen EEG
(Abb. 15). Beim Einschlafen verlangsamt sich
das EEG. Man unterscheidet verschiedene
Schlafstadien von unterschiedlicher Tiefe, die
während der Nacht 3–5mal cyclisch durchlaufen
werden: Sie werden, beginnend mit der Wachheit (s. Abb. 16), als Stadien A–E beschrieben:
zunehmender Schlaftiefe entspricht eine Verlangsamung bis zu sehr langsamen, synchronen

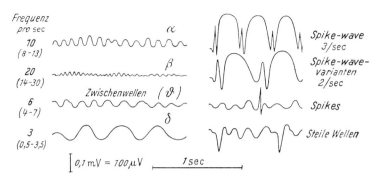

Abb. 14. *Die Hauptformen des EEG.* (Nach JUNG.) *Links:* Die verschiedenen Wellenarten, die bei Gesunden im Wach- und Schlafzustand vorkommen können. Im Wachzustand sind normalerweise nur α- und β-Wellen erkennbar. Deutliche langsame δ-Wellen finden sich nur bei Kindern und im Schlaf. Wenn sie beim Erwachsenen im Wach-EEG vorkommen, sind sie meist Zeichen einer Hirnkrankheit. Zwischenwellen von 4–7/sec werden gelegentlich auch beim gesunden Erwachsenen in der Ermüdung beobachtet. *Rechts:* Die Krampfpotentiale, die vor allem bei Epilepsie vorkommen. Krampfwellen von 3/sec (spike and wave) mit Abfolge von raschen und langsamen Abläufen mit großer Amplitude bis zu 200–500 µV sind charakteristisch für Pyknolepsie. Krampfwellenvarianten von 2/sec finden sich vor allem bei Residualepilepsie. Einzelne Krampfspitzen kommen über epileptischen Foci vor allem bei symptomatischer Epilepsie vor. Steile Wellen finden sich bei genuiner und bei symptomatischer Epilepsie, besonders temporal. Sie sind charakteristisch für psychomotorische Anfälle

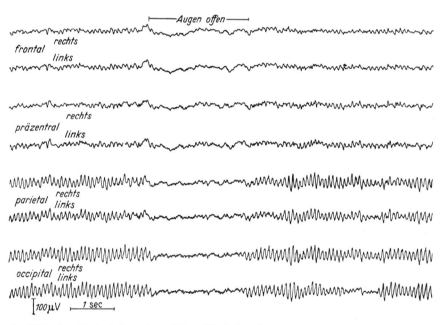

Abb. 15. *Normales EEG mit α-Blockade beim Augenöffnen.* (Nach JUNG)

δ-Wellen. Tiefschlaf (Stadium E) wird in der zweiten Schlafhälfte meist nicht mehr erreicht. Jeder EEG-Cyclus endet mit einem Stadium, in dem das Kurvenbild von flachen, raschen und unregelmäßigen Wellen beherrscht wird. Währenddessen ist die Weckschwelle sehr erhöht, der

Schlaf ist also – in augenscheinlichem Gegensatz zum EEG-Muster und auch zum Blutdruck (erhöht) und zur Hirndurchblutung (vermehrt) – besonders tief. Man spricht deshalb vom *paradoxen Schlaf.* Der Muskeltonus ist währendessen stark herabgesetzt, im Gesicht und an den

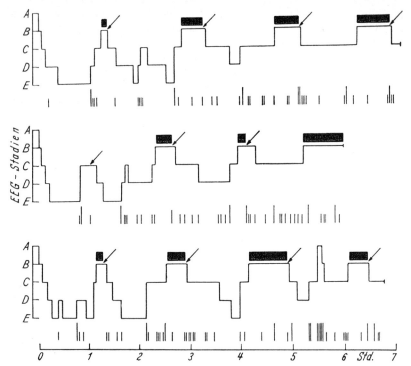

Abb. 16. *Traumstadien des Schlafes mit Augenbewegungen und flachem EEG* (Nach DEMENT und KLEITMANN, 1957; aus JUNG, 1963.) Cyclische Perioden der Schlafstadien während dreier Nächte derselben Versuchsperson. Die EEG-Stadien sind durch die kontinuierliche Linie angezeigt. *A* entspricht dem Wach-EEG. In den Traumstadien entsteht für einige Minuten bis zu 1 Std das *B*-Stadium zusammen mit raschen Augenbewegungen (dicke schwarze Blöcke). Die untersten vertikalen Striche bezeichnen Körperbewegungen (lang: Körperlageänderung; kurz: kleinere Bewegungen). Die Pfeile bezeichnen das Ende einer cyclischen EEG-Periode und den Beginn der nächsten

Gliedmaßen treten myoklonische Zuckungen auf. In diesem Stadium führen die Augen rasche, horizontale und vertikale Bewegungen mit einer Frequenz von 5–10/sec aus, deretwegen man den paradoxen auch als *REM*-Schlaf (rapid-eye-movements) bezeichnet. Im REM-Schlaf, jedoch nicht nur in diesem Stadium, treten die strukturierten Träume auf. Die Dauer der REM-Phasen nimmt im Verlauf des Nachtschlafes von etwa 20 min auf etwa 35 min zu. Der REM-Schlaf macht beim Erwachsenen im mittleren Lebensalter etwa 20% des Nachtschlafes aus. Neugeborene und Säuglinge haben mehr REM-Schlaf als Erwachsene. Der *Hirnstoffwechsel* ist im Schlaf, anders als im Koma, kaum vermindert.

Im *Kindes- und Jugendalter* ist das EEG langsamer und unregelmäßiger als beim Erwachsenen. Der α-Rhythmus setzt erst allmählich nach dem 3. Lebensjahr ein. Das EEG reift erst jenseits der Pubertät zu dem Kurvenbild, das später während des ganzen Lebens für das Individuum charakteristisch ist. Erst in diesem Alter schränkt sich auch die vorher sehr große Variationsbreite des Normalen ein, die die Beurteilung des kindlichen EEG sehr schwierig macht.

Die wichtigsten *pathologischen Veränderungen* des EEG sind: Herdbefunde, Allgemeinveränderung (AV), Krampfpotentiale. Herdbefunde und AV können sich im selben EEG kombinieren, was große diagnostische Bedeutung hat. Krampfpotentiale treten generalisiert oder herdförmig auf.

Herdbefunde sind in verschiedener Abstufung von umschriebener Verminderung des α-Rhythmus bis zu fokalen δ-Wellen möglich. Je langsamer die Frequenz, desto schwerer der Herdbefund. Als *AV* bezeichnet man unterschiedliche Grade der diffusen *Verlangsamung* und *Unregelmäßigkeit* des Kurvenbildes. Sie tritt vor allem bei Epilepsie, diffusen organischen Hirnkrankheiten, nach Hirntraumen und bei Intoxikationen auf. Das *Wachbewußtsein* ist locker an den α-Rhythmus gebunden. Bei mittlerer und schwerer AV ist es häufig, wenn auch nicht immer, getrübt. Wenn bei Bewußtlosigkeit ein α-EEG registriert wird, liegt eine ponto-mesencephale Läsion vor. Schließlich zeigt die AV Akuität und Progredienz eines neurologischen oder psychiatrischen Syndroms an.

Vermehrtes Auftreten von *höherfrequenten Wellen* wird vor allem unter der Wirkung bestimmter Medikamente und im epileptischen Anfall beobachtet.

Diagnostische Bedeutung. Die größte Bedeutung hat das EEG in der Diagnostik der *Epilepsie.* Das Auftreten von Krampfpotentialen spricht bei einem Patienten, der Anfälle hat, für deren epileptische Genese. Verschiedene Formen kleiner Anfälle sind nur nach ihrem charakteristischen EEG-Muster richtig zu klassifizieren.

Ein normales EEG beweist nicht, daß keine Epilepsie vorliegt, da bei etwa 30% der Anfallskranken der Kurvenverlauf unauffällig ist. In diesen Fällen wiederholt man die Ableitung mehrmals, auch unter Provokationsmaßnahmen, die geeignet sind, das Auftreten von Krampfpotentialen zu begünstigen.

Zur *Provokation* von Krampfpotentialen und/ oder Herdbefunden verwendet man die Hyperventilation (Abrauchen von CO_2 führt zur Alkalose und zur Verminderung der Hirndurchblutung, s. S. 129), die Stimulation mit intermittierenden Lichtreizen von zunehmender Frequenz und den Schlaf, am besten nach vorangegangenem Schlafentzug.

Findet man im EEG Krampfpotentiale, darf man daraufhin allein die Diagnose einer Epilepsie nicht stellen (s.S. 211). Bestimmte EEG-Muster, die man bei Epilepsiekranken häufig findet (z.B. 3/sec Krampfwellen, Krampfpotentiale nach Photostimulation) sind ein eigenes genetisches Merkmal. Sie finden sich in einem hohen Prozentsatz bei klinisch gesunden Geschwistern von Anfallspatienten oder bei Reihenuntersuchungen in Schulen und Kindergärten. Das EEG ist also immer nur ein *Hilfsmittel* bei der Diagnose der Epilepsie. Entscheidend ist das Auftreten von epileptischen Anfällen.

In der Diagnostik von Hirntumoren und Hirnabszessen ist das EEG durch die Computertomographie stark in den Hintergrund gedrängt worden.

Nach Kopftrauma kann das EEG die Entwicklung einer traumatischen Epilepsie anzeigen.

Schließlich hat das EEG in der Diagnose *diffuser Hirnschädigung,* wie Encephalitis, Stoffwechselkrankheiten, Intoxikationen und besonders in der Differentialdiagnose komatöser Zustände große Bedeutung.

Viele *Medikamente,* besonders Psychopharmaka, verändern das Kurvenbild. Dies muß bei der Deutung des EEG berücksichtigt werden, da heute nicht wenige Menschen regelmäßig Medikamente einnehmen, die auf das ZNS einwirken.

5. Elektronystagmographie (ENG)

Das ENG ist eine elektrische Registrierung des spontanen und experimentell ausgelösten Nystagmus. Diese objektive Methode gestattet eine genauere Analyse des Nystagmus als die unmittelbare Beobachtung. Sie kann aber die klinische Nystagmusuntersuchung mit Hilfe der Leuchtbrille und der optokinetischen Drehtrommel nicht ersetzen. So stellen sich rotierende Nystagmusformen, die für Herde in der Medulla oblongata sehr typisch sind, oder gar Lagerungsnystagmus, nicht dar. Die Nystagmographie erweitert die einfache Beobachtung aber um die quantitative Messung der Augenbewegungen und die Untersuchung der Bulbusbewegungen bei geschlossenen Augen. Dabei werden erworbene Formen des Nystagmus besonders deutlich, auch treten Phänomene auf, die bei offenen Augen nicht nachweisbar sind. Der konnatale Nystagmus kann durch das ENG mit Sicherheit diagnostiziert werden. Anwendung in der Diagnose der Myasthenie s.S. 408.

Prinzip. Die Augen sind ein elektrischer Dipol, bei dem die Cornea positiv, die Retina negativ ist. Augenbewegungen bewirken eine Veränderung im elektrischen Feld des Bulbus, dessen positive und negative Ausschläge durch je zwei Elektroden abgeleitet werden: bitemporal für beide Augen gemeinsam bei horizontalen, frontal gegen ein Ohr bei vertikalen Bulbusbewegungen.

Untersuchungsgang. Man untersucht nacheinander auf Spontannystagmus mit geschlossenen Augen, Nystagmus bei willkürlichen Blickbewegungen, Führungsbewegungen, optokinetischen Nystagmus (Projektion rotierender, schwarzweißer Streifen auf einen halbkreisförmigen Schirm) sowie labyrinthären Nystagmus nach Drehreizen und Calorisation.

6. Röntgen-Übersichtsaufnahmen

Die **Übersichtsaufnahmen des Schädels** werden bei jedem Patienten angefertigt, bei dem Verdacht auf eine Beteiligung des Schädelskelets oder eine Erkrankung der luftführenden Hohlräume besteht. Es werden stets mindestens zwei Bilder, im sagittalen und seitlichen Strahlengang, aufgenommen (Abb. 17a und b), dazu kommen, je nach Fragestellung, Spezialaufnahmen.

Die Beurteilung der **Sella turcica** ist vor allem für die Diagnostik von *Hypophysenadenomen* wichtig. Veränderungen in Form, Kalkgehalt und Knochenstruktur der Sella sind bereits auf der exakt seitlichen Übersichtsaufnahme des Schädels zu erkennen. Aufnahmen im ap-Strahlengang sollen aber nicht unterlassen werden, da sie einen pathologischen, nicht horizontalen Sellaboden darstellen können. Seitliche Sellazielaufnahmen sind nur sinnvoll, wenn sie ohne Schädelverdrehung oder -verkantung ausgeführt werden und so eine sichere Diagnose eines doppelt konturierten Sellabodens erlauben. Um das Ausmaß und vor allem die genaue Lokalisation von Knochenzerstörungen innerhalb der Sella besser beurteilen zu können, fertigt man oft *Schichtaufnahmen an*.

Beim Verdacht auf ein Gliom des Nervus opticus oder einen Orbitatumor wird der *Canalis*

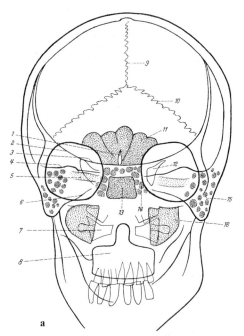 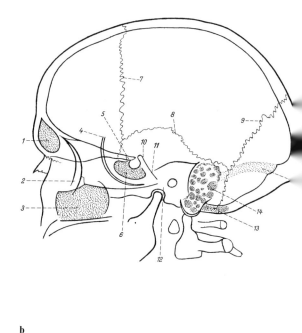

a   b

Abb. 17. a *Röntgenaufnahme des Schädels, sagittaler Strahlengang* (schematisch). Luftführende Räume gepunktet. *1* Crista Galli, *2* großer Keilbeinflügel, *3* kleiner Keilbeinflügel, *4* Oberkante des Felsenbeins, *5* Acusticuskanal des Felsenbeins, *6* Unterkante des Felsenbeins, *7* Atlas, *8* Epistropheus mit Dens, *9* Sagittalnaht, *10* Lambdanaht, *11* Stirnhöhle, *12* Fissura orbitalis cerebralis, *13* Keilbeinhöhle, *14* Siebbeinzellen, *15* Mastoidzellen, *16* Kieferhöhle.

b *Röntgenaufnahme des Schädels, seitlicher Strahlengang (schematisch)*. Luftführende Räume gepunktet. *1* Stirnhöhle, *2* Orbita, *3* Kieferhöhle, *4* großer Keilbeinflügel, *5* kleiner Keilbeinflügel mit vorderem Clinoidfortsatz, *6* Keilbeinhöhle, *7* Coronarnaht, *8* Temporalnaht, *9* Lambdanaht, *10* Dorsum sellae, *11* Clivus, *12* Felsenbein mit Porus acusticus externus, *13* Foramen occipitale magnum, *14* Mastoidzellen, *15* Sinus transversus

nervi optici, durch den der Sehnerv in die Orbita eintritt, mit einer Spezialaufnahme nach RHESE aufgenommen. Form und Größe des Foramen können im Seitenvergleich beurteilt werden.

Auf den *Spezialaufnahmen des Felsenbeins nach* STENVERS sind Innenohr, Struktur des Felsenbeins und vor allem der Eintritt des VIII. Hirnnerven in die Pyramide, der Porus und Meatus acusticus internus deutlich zu erkennen. Die Aufnahmen dienen vor allem zur Diagnose von Kleinhirnbrückenwinkeltumoren, entzündlichen Prozessen sowie von Felsenbeinbrüchen.

Die Aufnahmen des Mastoid und der Squama temporalis nach SCHÜLLER werden in der Neurologie hauptsächlich zur Diagnose von Frakturen des Schläfenbeins verwendet, aber auch zur Darstellung entzündlicher Knochenveränderungen, von denen oft Hirnabscesse und Sinusthrombosen ausgehen. Manche knöchernen Strukturen des Schädels können besser mit der Computertomographie dargestellt werden, so die Schädelbasis. Auch intrakranielle Verkalkungen sind computertomographisch leichter zu beurteilen. Schädelfrakturen bleiben eine Domäne der konventionellen Röntgendiagnostik.

Röntgenaufnahmen der **Wirbelsäule** gehören zu den Routinemethoden in der Diagnostik von Mißbildungen von degenerativen und entzündlichen Wirbelprozessen, spinalen Tumoren und Traumafolgen. Die drei Abschnitte der Wirbelsäule werden im sagittalen und seitlichen Strahlengang aufgenommen, die Zwischenwirbellöcher der HWS werden durch zusätzliche Schrägaufnahmen dargestellt.

7. Craniale Computertomographie (CCT)

Prinzip. Röntgenstrahlen werden beim Durchdringen von Geweben abgeschwächt. Der Grad der Abschwächung hängt von der Dichte des Gewebes ab. Im Gegensatz zur konventionellen Röntgentechnik werden die geschwächten Röntgenstrahlen aber nicht zur Filmschwärzung benutzt, sondern mit Hilfe spezieller Detektoren gemessen. Durch verfeinerte Meßtechnik und Datenverarbeitung der Meßwerte kann ein Röntgenbild aufgebaut werden, das eine wesentlich feinere Differenzierung der Gewebsdichte ermöglicht als das konventionelle Röntgenbild. Der Computer kann die Meßwerte entweder digital ausgeben oder er kann die Meßwerte in einer Bildmatrix ordnen, in der die verschiedenen Schwächungswerte in Graustufen bildlich dargestellt werden. Im Schichtverfahren werden Schädel und Schädelinhalt in verschiedenen Ebenen von der Schädelbasis bis zur Kalotte untersucht und die Strukturen abgebildet. Die Abbildungen werden fotografisch dokumentiert. Man kann die Untersuchung in zwei Arbeitsgängen ausführen: als sogenannter Nativ-Scan und nach intravenöser Gabe eines Kontrastmittels. Dieses reichert sich besonders stark in abnormen Gefäßen (Gefäßmißbildungen, Tumorgefäße), in hyperämischen Bereichen (Randzone von Infarkten) oder aber auch jenseits einer gestörten Blut-Hirn-Schranke an und erhöht dort die Strahlenschwächung.

Zur verbesserten Darstellung der extracerebralen liquorführenden Räume kann eine Zisternographie mit nicht dissoziierenden wasserlöslichen Kontrastmitteln ausgeführt werden. Kleine Kleinhirnbrückenwinkeltumoren sind auch gelegentlich mit einigen ml Luft in Seitenlage gut darstellbar.

Mit der Computertomographie ist es möglich, anatomisch genau intracranielle Strukturen, wie graue und weiße Substanz des Hirngewebes, Liquorräume, Plexus und ihre pathologischen Veränderungen durch Hirntumoren, Hirnödem, Contusionsherde sowie Blutungen darzustellen. Die Untersuchung ist schmerzlos und risikofrei. Die Strahlenbelastung der Standarduntersuchung ist wesentlich geringer als bei allen vergleichbaren invasiven neuroradiologischen Untersuchungsmethoden. Die Augenlinse ist im Kopfbereich das strahlenempfindlichste Organ (Katarakt). Bei zahlreichen Dünnschichttomogrammen der Orbita kann sie von Strahlendosen getroffen werden, die größer sind als bei einer Carotisangiographie.

Indikation und Leistungsfähigkeit. Mit dieser Methode werden vor allem Hirntumoren, Hirninfarkte, Hirnblutungen, traumatische Substanzschädigungen des Gehirns, sowie Innen- und Außenatrophien dargestellt. Auch Geschwülste der Orbita sind zu erfassen. Einzelheiten sind jeweils bei den Krankheiten aufgeführt. Beispiele für normale Befunde geben Abb. 18 sowie 19.

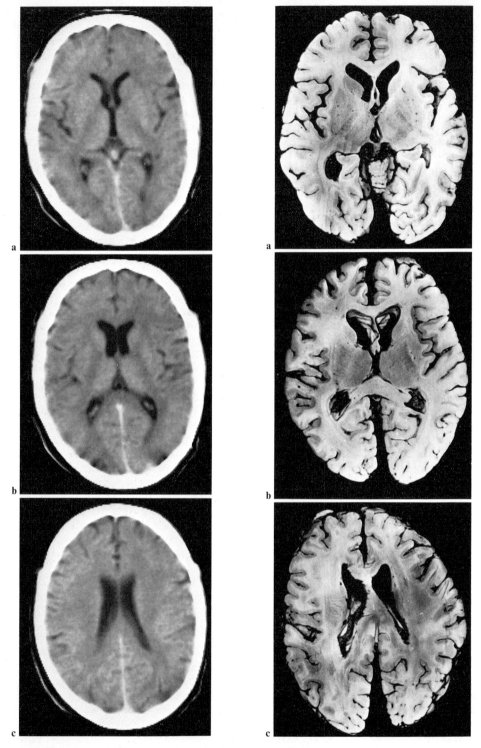

Abb. 18a–c. Normales Computertomogramm im mittleren Lebensalter auf dem Niveau der Stammganglien

Abb. 19a–c. Anatomische Schnitte entsprechend Abb. 18

8. Spinale Computertomographie

Eine Nativdiagnostik ist nur im lumbalen und unmittelbar suboccipitalen Bereich sinnvoll. So sind *laterale* lumbale Bandscheibenvorfälle nicht selten darstellbar. Eine exakte klinisch-neurologische Vordiagnostik ist aber zur Höhenlokalisation notwendig. Zur endgültigen Diagnose und vor allem für die Indikation zur Operation muß auch heute eine lumbale Myelographie verlangt werden.

Thorakale und cervicale Computertomographie sind am besten in Verbindung mit der Myelographie indiziert. Die Computertomographie bewährt sich besonders bei Mißbildungen und raumfordernden Läsionen, vor allem dann, wenn diese sich intra- und extraspinal ausdehnen oder das Achsenskelet beteiligen.

Die Diagnose des primär oder durch spondylarthrotische Gelenkveränderungen sekundär engen Spinalkanals ist mit keiner Methode besser möglich, da nur die spinale Computertomographie die axiale Projektionsebene eröffnet.

9. Emissionscomputertomographie

Eine außerordentlich fruchtbare Weiterentwicklung hat die Röntgencomputertomographie durch die Emissionscomputertomographie erfahren. Diese Methode kann die regionale Aufnahme bzw. Verteilung von Radiopharmazeutika bzw. Nukliden quantitativ darstellen. Wie bei der CCT wird aus Meßdaten aus vielen Projektionen ein axiales oder ein coronares Schichtbild aufgebaut. Grundsätzlich werden Einzelphotonenemissionstomographie und *Positronenemissionstomographie* (PET-Scan) unterschieden. Klinische Bedeutung hat vorläufig vor allem der *PET-Scan*.

Beim Zerfall eines Nuklids tritt ein Positron aus, das nach kurzer Wegstrecke auf ein Elektron trifft. Bei der Vernichtung der Teilchen wird ihre Masse in zwei Photonen umgewandelt, die in entgegengesetzter Richtung abstrahlen. Die sich in entgegengesetzter Richtung ausbreitenden Gammastrahlen werden durch rotierende Detektoren registriert. Das räumliche Auflösungsvermögen beträgt 6 bis 12 mm bei Schichtdicken zwischen 10 und 22 mm (s. Abb. 20).

Untersucht wurde bisher hauptsächlich die *Sauerstoffaufnahme* nach Inhalation von $^{15}O_2$. Die Methode erlaubt es, die Durchblutung, die Sauerstoffaufnahme und den Sauerstoff-Stoffwechsel des Gehirngewebes zu berechnen und ischämische Hirnareale nach Schlaganfall zu erkennen. Deutlich stellen sich auch Areale von Luxusperfusion dar. Ferner hat sich gezeigt, daß bei allen dementen Patienten Durchblutung und Sauerstoff-Stoffwechsel vermindert sind. Überraschenderweise ergab sich aber kein Unterschied zwischen degenerativen und vaskulären Demenzen. Vasculär demente Patienten haben also, solange sie keinen Schlaganfall und damit einen Durchblutungsmangel in einem *umschriebenen* Hirnareal erleiden, *keine generelle* Verminderung von Durchblutung und Sauerstoffversorgung und -Stoffwechsel, was entschieden gegen die hämodynamische Bedeutung und gegen die Theorie von einer kritischen Grenze der Sauerstoffversorgung des gesamten Gehirns distal von arteriellen Stenosen spricht.

Mit radioaktiv markierter 2-Desoxy-Glucose wird der *Glucoseverbrauch* des Nervengewebes gemessen. Es hat sich gezeigt, daß der Glucoseverbrauch regional stark verändert sein kann. Nach Schlaganfällen fand sich selbst in großem zeitlichen Abstand in sehr ausgedehnten Hirnarealen ein verminderter Glucoseverbrauch (*hypometabole Areale*). Erste klinische Ergebnisse liegen bei Aphasien nach Schlaganfällen vor.

Grundsätzlich ist die Methode zum Studium des Hirnstoffwechsels in vieler Hinsicht geeignet (Verteilung von Neurotransmittern, Lipiden, Aminosäuren, regionale Anreicherung von Pharmaka). Für die Krankheitslehre der Neurologie wird der PET-Scan sicher viele neue Erkenntnisse bringen. Ob er die cerebrale Lokalisationslehre so bereichert, wie in einigen Publikationen angedeutet wird, muß, gerade wegen der Empfindlichkeit der Methode, noch dahingestellt bleiben.

10. Kontrastuntersuchungen des Gehirns

a) Pneumencephalographie

Das Pneumencephalogramm (PEG) ist die Kontrastdarstellung der inneren und äußeren Liquorräume des Gehirns, d.h. des Ventrikelsystems und der Subarachnoidealräume samt den Zisternen. Durch Gaseinblasung wird ein Teil des Liquors ersetzt, die gasgefüllten Hohlräume stellen sich auf dem Röntgenbild als *Schatten* dar.

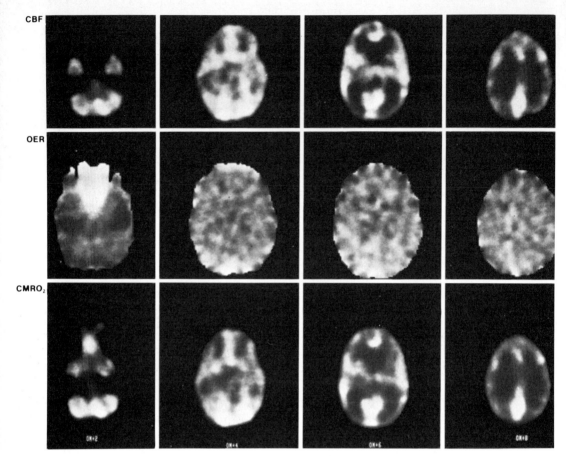

Abb. 20. $C^{15}O_2/^{15}O_2$-Emissionstomographie: Ermittlung von 3 Durchblutungsgrößen mit Hilfe von $^{15}O_2$ bei einem Gesunden (aus FRACKOWIAK).
CBF = regionale Hirndurchblutung
OER = Sauerstoffaufnahme des Gehirns
CMRO$_2$ = Sauerstoffnutzung im Gehirn

Das PEG ist fast ganz durch die kraniale Computertomographie verdrängt worden. Eine gewisse Bedeutung hat die Methode noch zum Nachweis kleiner Stammhirntumoren und in seltenen Fällen bei Läsionen in der Nähe der Schädelbasis.

b) Ventrikulographie

Technik. Die Ventrikulographie wird in der Regel positiv vorgenommen, d.h. es wird ein wasserlösliches, jodhaltiges Kontrastmittel durch ein Bohrloch in der Schädelkalotte über die Seitenventrikel in das Ventrikelsystem eingeführt. Indikationen: Tumoren des 3. und 4. Ventrikels und andere Mittellinientumoren.

c) Cerebrale Angiographie

Angiographie ist die Röntgendarstellung des cerebralen Gefäßsystems nach Injektion eines jodhaltigen Kontrastmittels in wäßriger Lösung. Mit einem automatischen Blattfilmwechsler wird, beginnend mit der Injektion, jeweils eine Serie von Röntgenbildern aufgenommen, die nacheinander den Durchfluß des Kontrastmittels in den arteriellen, capillaren und venösen Phasen zeigen. Man fertigt gleichzeitig zwei Serien an, die eine im sagittalen, die andere im seitlichen Strahlengang.

Carotisangiographie. Durch die Kontrastmittel-Injektion werden die *A. carotis interna* und ihre

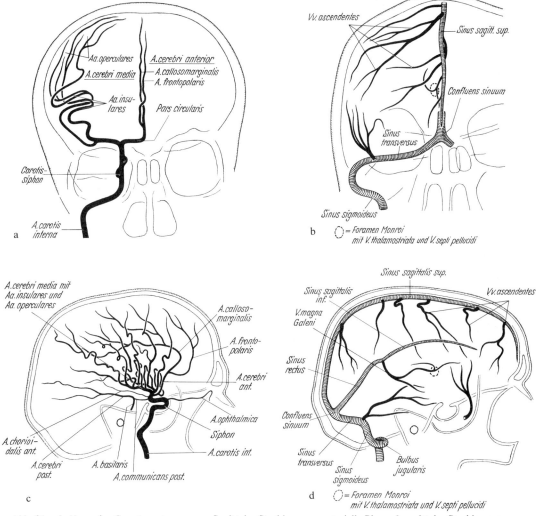

Abb. 21 a–d. *Normales Carotisangiogramm.* **a** Sagittaler Strahlengang, arterielle Phase, **b** sagittaler Strahlengang, venöse Phase, **c** seitlicher Strahlengang, arterielle Phase, **d** seitlicher Strahlengang, venöse Phase

großen Äste: A. cerebri anterior und media sowie deren Aufzweigungen dargestellt. In etwa 10 bis 15% geht auch die A. cerebri posterior aus der A. carotis interna ab. Oft füllt sie sich von der A. carotis interna aus über die A. communicans posterior. Im *Phlebogramm* zeigen sich die oberflächlichen und die tiefen Hirnvenen und Sinus. Die Gefäßdarstellung erfaßt also die Hirnanteile, die *über dem Tentorium cerebelli* liegen: Großhirnhemisphären, Stammganglien und oberer Hirnstamm (Abb. 21).

Vertebralisangiographie. Im Arteriogramm stellen sich beide Aa. vertebrales, die drei Paare

der Cerebellararterien, die unpaare A. basilaris und in der Regel ihre Endaufzweigungen, die beiden Aa. cerebri posteriores, dar. Im Phlebogramm sind der rückwärtige Abschnitt des Sinus sagittalis superior sowie Sinus rectus und transversus zu sehen.

Durch die Vertebralisangiographie werden vor allem der Raum der *hinteren Schädelgrube:* Kleinhirn, Medulla oblongata und Brücke, zum kleineren Teil auch das Mittelhirn und der basale Occipitallappen erfaßt (Abb. 22).

Technik. In Neuroleptanalgesie werden die Angiographien am schonendsten transfemoral mit

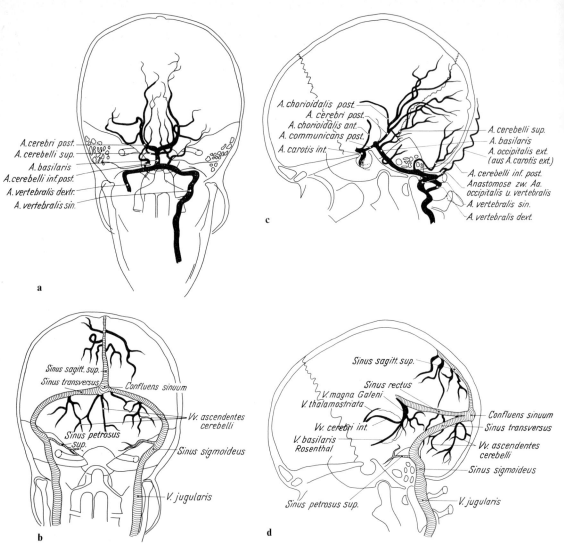

Abb. 22. *Normales Vertebralisangiogramm.* **a** Sagittaler Strahlengang, arterielle Phase, **b** sagittaler Strahlengang, venöse Phase, **c** seitlicher Strahlengang, arterielle Phase, **d** seitlicher Strahlengang, venöse Phase

Hilfe der Seldinger-Technik über einen nach cranial vorgeschobenen Katheter vorgenommen. Die Aa. vertebrales können auch retrograd im Überdruckverfahren von der A. brachialis aus dargestellt werden. Unter bestimmter Indikation kann auch nach Direktpunktion die rechte A. carotis durch Brachialisangiographie dargestellt werden.

Leistungsfähigkeit und Indikation. Gefäßkrankheiten und -mißbildungen sowie Darstellung von Tumorgefäßen sind heute die Hauptindikation.

1. *Stenosierende Gefäßprozesse* und Gefäßverschlüsse zeigen sich als Lumeneinengung, Abbrüche oder fehlende Darstellung von Arterien.
2. Aus der Verlagerung von Gefäßen und aus gefäßfreien Räumen kann auf die Lokalisation von *Hirntumoren* oder Hirnblutungen geschlossen werden.
3. Durch charakteristische Anfärbung, pathologische Gefäße und arteriovenöse Kurzschlüsse mit beschleunigter Kreislaufzeit werden bei einigen Hirntumoren auch artdiagnostische Hinweise gewonnen, z.B. bei Meningeomen, Metastasen und Glioblastomen.

4. *Gefäßmißbildungen* (sackförmige Aneurysmen, arteriovenöse Aneurysmen) sind meist sehr deutlich zu sehen, ihre exakte Darstellung in mehreren Ebenen ist die Voraussetzung für eine Operation (Gefäßversorgung!).

5. Die Verdachtsdiagnose einer *Sinusthrombose* kann nur durch Angiographie gesichert werden.

6. Beim *Hirnödem* ist die Durchblutung verlangsamt.

Komplikationen. Kontrastmittelüberempfindlichkeit sowie passagere, sehr selten bleibende, neurologische Herdsymptome durch Mikroemboli. Die Häufigkeit ist von der Erfahrung des Untersuchers abhängig.

11. Kontrastuntersuchungen des Spinalkanals

Die segmentale Höhe und die Längsausdehnung eines raumfordernden spinalen Prozesses können nur durch *Myelographie* exakt festgestellt werden. Der neurologische Befund allein gestattet aus Gründen, die in Kapitel II und V besprochen werden, keine so zuverlässige Lokalisation, daß man danach den Ort für einen operativen Eingriff bestimmen könnte. Zur Kontrastuntersuchung des Spinalkanals stehen grundsätzlich zwei Verfahren zur Verfügung: Negative oder Gasmyelographie und positive Myelographie mit jodhaltigen Substanzen in wäßriger oder öliger Lösung. Die Gasmyelographie wird aber nicht mehr routinemäßig angewendet. Bei der Myelographie wird selbstverständlich auch der Liquor untersucht.

a) Positive Myelographie mit öligen Kontrastmitteln

Sie wird nur noch selten ausgeführt. Lumbal oder suboccipital werden ca. 5 ml des Kontrastmittels appliziert und wird seine Passage durch den Spinalkanal verfolgt. Die Tropfenbildung verhindert eine detaillierte Darstellung der Feinstrukturen. Von der im Spinalkanal belassenen Menge wird pro Jahr ca. 1 ml durch Phagocytose resorbiert.

Leistungsfähigkeit. Nachweis von raumfordernden Prozessen, von Bandscheibenvorfällen, von Arachnopathie und von spinalen Angiomen.

b) Positive Myelographie mit wasserlöslichen Kontrastmitteln

Die modernen, nicht dissoziierenden Kontrastmittel gestatten eine Darstellung des gesamten Spinalkanals. Lumbal appliziert man ca. 10 ml einer Lösung, die 170 bis 200 mg Jod/ml enthält. Zur Darstellung des thorakalen Spinalkanals sind meist größere Joddosen erforderlich. Bei lumbaler Applikation des Kontrastmittels ist der Kontrast zur Darstellung im cervicalen Abschnitt oft unbefriedigend. Die Injektion des Kontrastmittels wird deshalb cervical-lateral in Höhe C1/C2 unter Durchleuchtungskontrolle vorgenommen. Sie erlaubt geringere Dosen (durchschnittlich 7 ml einer Lösung von 200 mg Jod/ml) und gibt eine gleichbleibend gute Bildqualität.

Die Passage der Substanz im Spinalkanal wird auf dem Bildwandler verfolgt. Erkennt man Passagebehinderungen, so fertigt man gezielte Röntgenaufnahmen im sagittalen und seitlichen Strahlengang, bei Bedarf auch Schichtaufnahmen an.

c) Discographie

Bei chronischer cervicaler Myelopathie (s. S. 195ff.) sowie bei akuten traumatischen und degenerativ bedingten cervicalen Bandscheibenvorfällen wurde früher eine direkte Injektion von Kontrastmittel in die Zwischenwirbelscheibe(n) unter Kontrolle durch den Bildwandler vorgenommen. Das Prinzip war das folgende: In eine gesunde Bandscheibe kann man nur unter hohem Druck eine geringe Menge Kontrastmittel injizieren. Ist der Anulus fibrosus eingerissen und die Bandscheibe prolabiert, gibt der Patient im Augenblick der Injektion einen radikulären Schmerz an, und das Kontrastmittel dringt entlang dem Prolaps nach dorsal oder dorso-lateral vor.

Das Verfahren hatte den Vorzug, eine genaue Höhenlokalisation und auch die Abgrenzung zwischen Bandscheibenvorfall und extramedullärem Rückenmarkstumor zu leisten. Die Discographie muß aber heute nur noch gelegentlich bei unklarem Befund in der cervicalen Myelographie angewendet werden. Da sie nicht mehr zu den Routineverfahren gehört, wird sie hier nicht im Detail beschrieben.

12. Ultraschalldopplersonographie

Mit dieser Methode wird in der Neurologie die
Blutströmung in den großen hirnversorgenden
Halsarterien registriert. Das Verfahren beruht
auf dem sogenannten *Dopplereffekt,* das ist die
Frequenzänderung, die dann eintritt, wenn sich
eine Schallquelle und ein Empfänger relativ zueinander bewegen. Die in den Gefäßen strömenden Erythrocyten wirken als Reflektoren.

Man kann mit dieser Methode die Strömungsrichtung der Erythrocyten, ferner vom
Pulsschlag abhängige Änderungen ihrer Strömungsgeschwindigkeit und schließlich Verwirbelungen des Blutstromes durch Strömungshin-
dernisse (Stenosen) erfassen. Die Geschwindig-
keitsänderungen werden auf einem XY-Schrei-
ber oder einem Oscilloskop als Kurven registriert, die den Pulskurven ähnlich sind. Die
Richtung des Ausschlags zeigt die Strömungsrichtung an. Die Frequenzänderungen der Ul-
traschallwellen durch den Dopplereffekt werden

gleichzeitig als akustisches Signal wiedergegeben. Dies erlaubt dem erfahrenen Untersucher,
mehr noch als die ausgeschriebene Pulskurve,
treffsichere Aussagen über den Zustand des be-
schallten Gefäßes.

Klinisch wird die Methode zum Erkennen pathologischer Strömungsrichtungen in Arterien
(z.B. periorbitale Ophthalmicaendäste oder A.
vertebralis) sowie zu Funktionsuntersuchungen
der am Hals direkt beschallbaren hirnversorgenden Arterien verwendet. So können beispielsweise geringere oder stärkere Stenosen der Carotiden am Hals an der Strömungsbeschleuni-
gung im Stenosebereich und an den poststeno-
tischen Verwirbelungen dopplersonographisch
erfaßt werden (Abb. 23). Bei hochgradigen Strö-
mungshindernissen im nicht direkt zugänglichen
Abschnitt der A. carotis interna an der Schädelbasis werden dopplersonographisch in der beschallbaren proximalen Carotisstrombahn Strö-
mungsprofile registriert, die durch den stark erhöhten peripheren Widerstand charakteristisch

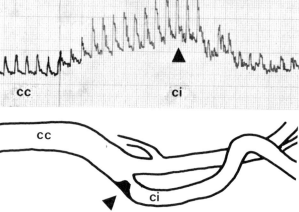

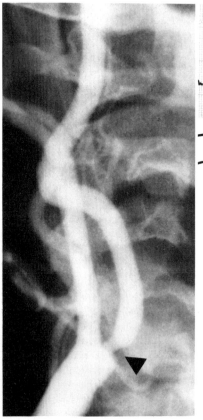

Abb. 23. Ultraschall-Dopplersonographie.
Linker Bildabschnitt: Carotisangiogramm mit Stenose der A.
carotis interna.
Rechte Bildhälfte: Unten schematische Darstellung der anatomischen Verhältnisse, oben Dopplersonogramm entlang dem
unten gezeichneten Gefäßverlauf.
cc = A. carotis communis
ci = A. carotis interna
▲ = Maximum der Stenose
Anstieg der Strömungsgeschwindigkeit mit Maximum an der
Stenose, am Anstieg der Grundlinie und steileren Pulsprofil zu
erkennen. Abfall der Strömungsgeschwindigkeit unmittelbar
hinter der Stenose mit kleineren Pulsprofilen.

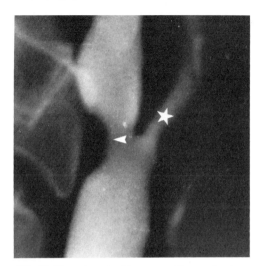

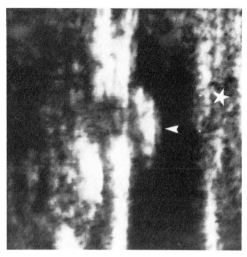

Abb. 24. Stenosierendes Plaque am Abgang der A. carotis interna in der angiographischen Darstellung (*Pfeil*). Auch der Stamm der A. carotis externa ist schwach kontrastiert (*Stern*).

Abb. 25. Die gleichen Strukturen kommen im B-Bild rechts zur Darstellung. Unter dem arteriosklerotischen Plaque (*Pfeil*) ist ein Schallschatten als Aussparung der reflektierenden Strukturen sichtbar.

verändert sind. Liegt ein Verschluß der A. carotis interna vor, so läßt sich oberhalb der Carotisbifurkation kein typisches Internasignal registrieren, und die diastolische Flußgeschwindigkeit ist in der A. carotis communis im Vergleich zur Gegenseite vermindert. Darüber hinaus kommt es bei den weitaus meisten Fällen zu einer Strömungsumkehr in der A. ophthalmica. Das Blut strömt dann nicht, wie normal, vom Carotissiphon zum Auge, sondern über Kollateralen von der A. carotis externa über die A. facialis und/oder A. temporalis superficialis zur A. supratrochlearis und in die A. ophthalmica und von dort nach intracraniell. Die Schallsonde wird für diese Untersuchung am inneren Augenwinkel aufgesetzt und der Blutstrom in der A. supratrochlearis im Seitenvergleich registriert. Die Kompression der blutzuführenden Carotis externa-Äste im Gesicht läßt das Signal verschwinden oder führt zur Wiederherstellung eines orthograden Flusses.

Die A. vertebralis ist einer Registrierung im vorderen seitlichen Halsdreieck und in Höhe ihrer Atlasschlinge zugänglich. Die A. subclavia wird in der Supraklavikulargrube in proximaler und distaler Richtung beschallt. Beim Subklaviaanzapfsyndrom (s.S. 146) läßt sich eine Strömungsumkehr in der betroffenen A. vertebralis nachweisen. Bei Kompression der gleichseitigen A. brachialis vermindert sich die Amplitude der Pulskurve und, als entscheidendes Kriterium,

nimmt die Flußgeschwindigkeit in der armwärts drainierenden Vertebralarterie mit der Wiedereröffnung der A. brachialis schlagartig zu.

Die Ultraschall-Dopplersonographie ist die derzeit effektivste nicht invasive Methode zur Erfassung von Stenosen und Verschlüssen an den hirnversorgenden Halsarterien. In Verbindung mit der zweidimensionalen sonographischen Echtzeitdarstellung der Carotisbifurkation (sog. B-Scan oder B-Mode Image) können auch nichtstenosierende Plaques an dieser arteriosklerotischen Prädilektionsstelle dargestellt werden, welche der Ultraschall-Dopplersonographie entgehen (Abb. 24, 25). Solche Plaques kommen als Quelle von Embolien in die Hirngefäße in Betracht (s.S. 130).

13. Szintigraphische Diagnostik

a) Hirnszintigraphie

Prinzip. Intravenös gegebene radioaktive Verbindungen werden in pathologisch verändertem Hirngewebe angereichert. Man verwendet γ-Strahler mit möglichst kurzer Halbwertzeit, in erster Linie Technetium-99-m-Pertechnetat und Indium-113 m-EDTA. Die Ursache der Anreicherung ist nicht für alle Isotope gleich. Die größte Rolle spielt eine Schrankenstörung der Blutgefäße. γ-Strahlen durchdringen den Körper und werden nicht, wie β-Strahlen, im Körper absorbiert. Die Radioaktivitätsmenge bringt also keine Strahlenbelastung des Körpers mit sich.

Methode. Die Radionuclide werden intravenös injiziert. Die Registrierung der Strahlung erfolgt mit Hilfe einer Gammakamera über einen Detektorkristall. Die Intensität der Strahlung wird durch unterschiedlich dichte Anordnung von Lichtpunkten auf einem Oscilloskop wiedergegeben und fotografisch dokumentiert.

Klinische Bedeutung. Auch die Hirnszintigraphie ist von der cerebralen Computertomographie stark verdrängt worden, da diese besser geeignet ist, Läsionen der hinteren Schädelgrube nachzuweisen, da sie kleinere Hemisphärenläsionen mit großer topographischer Genauigkeit darstellt und auch solche Läsionen sichtbar macht, die nicht durch verstärkte Vaskularisation oder Störung der Blut-Hirn-Schranke im Szintigramm erscheinen, z.B. alte, abgeheilte Hirninfarkte.

b) Szintigraphische Untersuchung der Liquorräume

Prinzip. Eine radioaktive Substanz (Technetium, Indium), die in den Liquorraum eingebracht wird, verteilt sich durch Diffusion gleichmäßig im spinalen Subarachnoidealraum, in den basalen Cisternen und über den Hirnhemisphären. Sie gelangt unter normalen Verhältnissen nicht in die Hirnventrikel, sondern zu den parasagittal, vorwiegend parietal gelegenen pacchionischen Granulationen. Behinderungen oder pathologische Veränderungen der Liquorzirkulation stellen sich im Szintigramm als Aussparung oder abnorme Lokalisation der Anreicherung dar.

Methode. Das Isotop wird durch Suboccipitalpunktion in den Subarachnoidealraum eingebracht, nachdem man im gleichen Arbeitsgang Liquor zur Untersuchung entnommen hat. Die Verteilung der Substanz wird nach 3–6 Std, nach 24 und 72 Std mit einem Scanner registriert (s. Hirnszintigraphie).

Der Hydrocephalus communicans (s.S. 261) ist durch Isotopenzisternographie gut zu diagnostizieren: die Aktivität breitet sich nicht von den basalen Cisternen nach rostral und über die Hemisphären aus, und es kommt entgegen dem normalen Liquorstrom zu einer Diffusion in die Hirnventrikel.

Bei Rhinoliquorrhoe verläßt die radioaktive Substanz mit dem Liquor die Schädelkapsel. Im Szintigramm erkennt man eine Aktivitätsstraße vom Boden der vorderen Schädelgrube in die obere Nasenregion sowie Aktivität im Nasentampon (s.S. 304).

c) Knochendiagnostik mit radioaktiven Isotopen

Prinzip. Mit Technetium-99-m markierte Polyphosphat-Verbindungen werden im Körper genauso wie normales Calcium oder Phosphor umgesetzt und in den Knochen abgelagert. Das Isotop reichert sich in den Zonen der Osteoblastenaktivität an, wo Auf- und Umbau von Knochengewebe ablaufen.

Methode. 40–50 µCi der Substanz werden in physiologischer Kochsalzlösung i.v. injiziert. Die Anreicherung im Knochen wird nach 1 Std mit einem Szintillationszähler über einer größeren Zahl von Ableitungspunkten des gesamten Knochenskelets registriert. Die Beurteilung erfolgt nach Kurven, in denen die Aktivität aus benachbarten Punkten miteinander verglichen wird.

Leistungsfähigkeit. Mit dieser Methode können pathologische Knochenumbauprozesse im Durchschnitt 2–3 Monate früher als auf Röntgenaufnahmen erkannt werden. Da das gesamte Skeletsystem untersucht wird, gewinnt man rasch einen Überblick über die Ausdehnung eines Knochenbefalls. Die Art des Prozesses kann aus dem Knochenszintigramm allein nicht erschlossen werden: Anreicherung erfolgt in osteoplastischen und osteoclastischen Metastasen (hier in den Umbauzonen im Randgebiet), in entzündlichen, degenerativen und traumatischen Knochenherden.

Zur genauen Festlegung von osteolytischen Herden ist allerdings die Ganzkörpercomputertomographie in Knochentechnik besser geeignet.

14. Messung der regionalen Hirndurchblutung

(rCBF = regional Cerebral Blood Flow)

Prinzip. ^{133}Xe, ein inertes Gas ohne Stoffwechselaktivität, wird in die A. carotis int. eingeführt oder inhaliert und durch die Lunge wieder abgeraucht. Beim Durchströmen der Capillaren des Gehirns verläßt das Gas vollständig die Blut-

Abb. 26. Schematische Darstellung der Messung der regionalen Hirndurchblutung mittels intraarterieller Injektion von ^{133}Xe in die Carotis int. (Aus PÁLVÖLGYI)

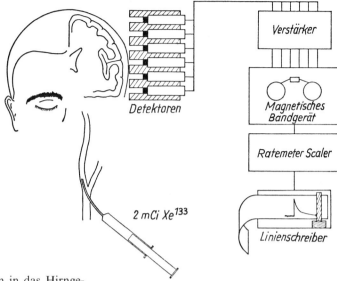

bahn und tritt durch Diffusion in das Hirngewebe über. In den nachfolgenden 10–15 min wird es aus dem Gewebe durch das nachfließende Blut wieder hinausgewaschen. Die Clearance-Kurve zeigt Aufsättigung im Hirngewebe und Elimination, die eine feste Beziehung zur Durchblutung haben.

Methode. Injektion von 2–5 mCi ^{133}Xe in NaCl-Lösung oder Inhalation von radioaktiv markiertem Xenon. Messung der Auswaschung aus dem Hirngewebe mit einer größeren Anzahl von kleineren Szintillationszählern, die an verschiedenen Stellen über einer Schädelhälfte angebracht sind, so daß es möglich ist, die örtliche Durchblutung mehrerer Hirnregionen einer Hemisphäre gleichzeitig zu bestimmen. Registrierung in Ruhe und unter verschiedenen Belastungsbedingungen (Hyperventilation, Einatmung von CO_2, medikamentöse Blutdruckanhebung, Theophyllin-Injektion) (s. Abb. 26, 27).

Leistungsfähigkeit. Die Methode gestattet die Erfassung *regionaler* Änderungen der Hirndurchblutung. Sie zeigt unter physiologischen Bedingungen beim Bewegen, Sprechen, Lesen, beim Lösen von Problemen eine umschriebene Zunahme der Durchblutung an, weil bei gesteigerter metabolischer Aktivität umschriebener Hirnregionen durch vermehrte CO_2-Abgabe mit konsekutiver pH-Senkung eine Vasodilatation hervorgerufen wird. Die rCBF-Methode hat die Kenntnisse über die Pathophysiologie des cerebralen Gefäßinsults erheblich bereichert und eine Korrektur früherer Vorstellungen ermöglicht. Die Stoffwechselaktivität im Hirngewebe

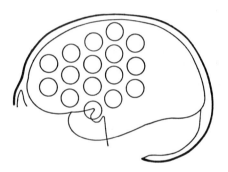

Abb. 27. Durch 16 Detektoren „gesehene" Regionen des Gehirns. Die Lage der Detektoren kann vor der Untersuchung nach Belieben gewählt werden. (Aus PÁLVÖLGYI)

kann allerdings nur sehr indirekt erschlossen werden. Da das Gas in *einer* Zirkulation durch die Lunge abgeatmet wird, spielt arterielle Rezirkulation keine nennenswerte Rolle.

15. NMR-Tomographie

Nuclear magnetic resonance. Polare Substanzen, wie Wasser, können im Magnetfeld ausgerichtet werden und durch überlagerte elektromagnetische Felder zum Schwingen gebracht werden. Bei ihrer Rückkehr in ihre Ausgangslage erzeugen sie selbst ein elektromagnetisches Feld, das aufgefangen und zu einem von der Wasserverteilung des Gehirns bestimmten Bild verarbeitet

werden kann. Diese Technik befindet sich in
rascher Entwicklung. Ihre klinische Anwendung
ist aber erst in Umrissen erkennbar.

16. Muskel- und Nervenbiopsie

Die Muskelbiopsie ist eine nützliche Ergänzung
der elektromyographischen und elektroneurographischen Untersuchung. Die Gewebsprobe
wird nach Möglichkeit aus einem Muskel entnommen, in dem man im EMG deutliche Veränderungen der elektrischen Aktivität gefunden
hatte, der aber makroskopisch noch nicht zu
stark verändert ist. Der entnommene Gewebszy-
linder wird sofort in flüssigem Stickstoff
„schockgefroren". Es ist notwendig, das Präparat nicht nur lichtoptisch, sondern auch elektronenoptisch und vor allem enzymhistochemisch
zu untersuchen. In den roten, sich langsam kon-
trahierenden Fasern und in den weißen, schnellen Fasern sind spiegelbildlich unterschiedliche
Enzyme vorhanden, die man in Enzymfärbun-
gen darstellen kann. Daraus ergibt sich ein Mo-
saikmuster aus roten und weißen Fasern. Enzymhistochemisch läßt sich oft eine eindeutige
Differenzierung zwischen neurogener und myogener Atrophie treffen. Bereits vor einer klinisch
sichtbaren Atrophie kann man die neurogene
Atrophie durch Aufhebung des Mosaikmusters
nachweisen.

Klinische Bedeutung:

a) Differentialdiagnose zwischen neurogener
Muskelatrophie und primärer Myopathie. Bei
chronischer Denervierung findet man allerdings
auch „myopathische" Gewebsveränderungen.
Der Wert der Muskelbiopsie für die Differentialdiagnose ist dadurch eingeschränkt.

b) Die beginnende amyotrophische Lateralsklerose (s.S. 390) macht einen ganz typischen
enzymhistochemischen Befund.

c) Differentialdiagnose zwischen Muskeldystrophie und Polymyositis.

d) Hilfe bei der Diagnose einer Panarteriitis
nodosa. Mit einer Quote von nur 30% positiven
Befunden ist die Muskelbiopsie hier allerdings
der Nierenbiopsie weit unterlegen. Dafür ist sie
eine risikofreie Untersuchung.

e) Diagnose von Stoffwechselkrankheiten,
z.B. Amyloidose, Glykogenspeicherkrankhei-
ten.

f) Diagnose von infektiösen bzw. entzündlichen Muskelkrankheiten wie Toxoplasmose,
Trichinose, Cysticerkose, Sarkoidose.

Die Nervenbiopsie wird vom N. suralis lateralis,
einem rein sensiblen Nerven mit sehr kleinem
Versorgungsgebiet, hinter dem Malleolus lateralis entnommen. Bei generalisierten Krankheiten
des peripheren Nervensystems ist der Nerv für
den Zustand der übrigen Nerven repräsentativ.
Die Methode hat nur eine sehr begrenzte Bedeutung. Bei metachromatischer Leukodystrophie
(s.S. 335) kann man histochemisch metachro-
matisches Material in den Markscheiden nachweisen. Bei familiärer Paramyloidose (s.S. 368)
bestehen interstitielle Amyloidablagerungen. Bei
neuraler Muskelatrophie findet man markschei-
denfreie, sehr dünne Achsencylinder. Ähnliche
Befunde werden aber auch bei Polyneuropathie
mit Befall vorwiegend der Markscheiden erhoben (s.S. 368). Für die praktische Diagnostik der
Polyneuritiden ist die Nervenbiopsie entbehrlich. Dagegen kann sie angebracht sein, wenn
die Diagnose der amyotrophischen Lateralsklerose (s.S. 390) nicht absolut feststeht. Ist beim
klinischen Verdacht auf eine amyotrophische
Lateralsklerose der N. suralis betroffen, so muß
man die Diagnose revidieren, weil der Suralis
ein sensibler Nerv ist.

17. Ischämietest

Der Ischämietest dient zur Aufklärung von belastungsabhängigen Muskelschmerzen. Er prüft
die anaerobe Glykogenolyse und Glykolyse
über die Bestimmung des Blutlaktatspiegels bei
Muskelbelastung.

Ausführung: Der nüchterne Patient soll etwa
eine halbe Stunde lang ruhen. Dann wird venö-
ses Blut zur Bestimmung des Laktatspiegels entnommen. Anschließend stellt man mit einer
Blutdruckmanschette eine Ischämie am Unterarm her. Der Patient soll jetzt für die Dauer
von einer Minute einmal pro Sekunde die Faust
kräftig schließen. Danach wird die Ischämie wieder gelöst. Die Veränderung des Blutlaktatspiegels wird kontralateral nach 1 Minute, nach 5,
nach 10 und nach 20 Minuten kontrolliert.

Beim Gesunden steigt der Laktatwert bei
Muskelarbeit unter Ischämiebedingungen auf
das Drei- bis Vierfache an. Bleibt dieser Laktat-
anstieg aus, so besteht der Verdacht auf eine
Myopathie, die durch elektrophysiologische
Untersuchungen und Muskelbiopsie weiter aufgeklärt werden muß.

II. Die wichtigsten neurologischen Syndrome

Aus anatomischen Gründen muß in der Neurologie die Lokaldiagnose vor der Krankheitsdiagnose stehen. Kerngebiete und Faserverbindungen des ZNS, periphere motorische Endigungen oder sensible Receptoren und zentral-nervöse Strukturen sind zu Funktionssystemen zusammengeschlossen, von denen viele nach dem Prinzip des Regelkreises arbeiten. Unterbrechung eines solchen Funktionskreises an verschiedenen Orten ist von jeweils sehr ähnlichen Symptomen gefolgt. Andererseits führen viele Krankheitsprozesse zur Läsion mehrerer Systeme. Die Lokaldiagnose kann sich deshalb nicht auf ein einzelnes Symptom stützen, sondern muß aus der Kombination von Symptomen und ihrer topographischen Verteilung erschlossen werden. Bei diesem Vorgehen wird der Ort eines Herdes im ZNS gleichsam als Schnittpunkt mehrerer Kreise definiert.

Typische Symptomenkomplexe nennen wir *Syndrome*. Im folgenden Kapitel werden die wichtigsten neurologischen Syndrome besprochen. Ihre Kenntnis ist für die praktische klinische Diagnostik unerläßlich, sie gibt auch einen Einblick in die funktionelle Organisation des Nervensystems.

1. Ophthalmoneurologische Syndrome

a) Visuelles System

Die **Sehleitung** hat folgenden Verlauf: Die dritten Neurone der Retina eines jeden Auges schließen sich zum *N. opticus* zusammen. Im *Chiasma opticum* findet eine Halbkreuzung der Sehnerven statt, in der die Fasern aus den nasalen Retinahälften zur Gegenseite geleitet werden. Die Fasern der korrespondierenden Netzhauthälften verlaufen dann beiderseits im *Tractus opticus* zum primären Sehzentrum im Corpus geniculatum laterale. Auf diesem Wege zweigen pupillomotorische Fasern zur Mittelhirnhaube ab, deren Bahn im nächsten Abschnitt besprochen wird.

Nach synaptischer Umschaltung verläuft die *Sehstrahlung* vom lateralen Kniehöcker in zwei Blättern zur Sehrinde in der Area 17 des Occipitallappens. Die Anfangsstrecke der Sehstrahlung zieht unmittelbar hinter dem rückwärtigen Abschnitt der inneren Kapsel vorbei. An dieser Stelle liegt der sog. „Carrefour sensitif" (s.S. 78).

Die *Area 17* liegt vorwiegend an der Innenfläche des Occipitalpoles, oberhalb und unterhalb der querverlaufenden Fissura Calcarina. Sie dehnt sich beiderseits auch gering zur Konvexität aus. Innerhalb der Sehrinde ist die *Macula* am Occipitalpol repräsentiert. Diese Stelle erhält eine doppelte Blutversorgung aus der A. cerebri posterior und Endästen der A. cerebri media. Die „Calcarina-Oberlippe" entspricht dem gegenseitigen unteren Gesichtsfeldquadranten, die Unterlippe dem oberen. Diese Verteilung kommt durch eine Rotation der Sehstrahlung zustande.

Um die Area striata liegen *optische Assoziationsfelder* und das optomotorische Feld (Area 18, 19), das die Fixationsbewegungen der Bulbi steuert (s.S. 60).

Das zweite (mesencephale) visuelle System hat noch keine größere klinische Bedeutung erlangt und muß deshalb hier nicht besprochen werden.

Schädigungen der Sehleitung haben **Visus- oder Gesichtsfeldausfälle** zur Folge, deren Typ lokaldiagnostische Bedeutung hat (Abb. 28):

1. Sehstörungen, die nur *ein Auge* betreffen und nicht auf einen intraoculären Krankheitszustand zurückzuführen sind, zeigen eine Läsion im gleichseitigen N. opticus an.

2. Bitemporale (=heteronyme) Gesichtsfeldausfälle beruhen auf einer Schädigung der zentralen Anteile des Chiasma, wie sie z.B. durch einen Hypophysentumor, aber auch durch gerichteten Hirndruck am Boden des 3. Ventrikels zustande kommt. Die *bitemporale Hemianopsie* ist meist nicht ganz regelmäßig und symmetrisch, weil die Kreuzung der Fasern im Chiasma sehr variabel ist und die Läsion durch

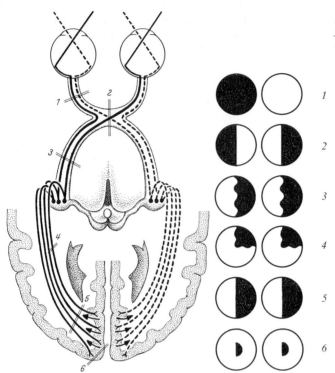

Abb. 28. *Sehbahn mit Gesichtsfeldde-*
fekten bei verschiedenen lokalisierten
Läsionen (1–6)

lokale Zirkulationsstörungen kompliziert sein
kann. Eine *binasale* Hemianopsie, die eine doppelseitige Schädigung der lateralen Anteile des
Chiasma anzeigen würde, kommt ganz selten
vor, und zwar bei suprasellären Tumoren, die
beiderseits den N. opticus gegen die Carotiden
drängen, bei arteriosklerotischer Elongation
beider Carotiden und bei Arachnopathia optico-
chiasmatica.

3. *Homonyme* Gesichtsfeldausfälle sind für
Läsionen oberhalb des Chiasma charakteristisch. Sie können sektorenförmig, als Quadrantenanopsie oder als Hemianopsie auftreten. Die
häufigsten Ursachen sind Gefäßinsulte oder
Druckschädigung durch Hirntumoren.

Die klinische *Differenzierung* zwischen
Schädigungen des Tractus opticus, der Sehstrahlung oder der Sehrinde kann sich auf folgende
Überlegungen stützen: Im Tractus und im Anfangsteil der Sehstrahlung verlaufen die Fasern
dicht gebündelt. Schon eine recht umschriebene
Läsion führt daher leicht zur kompletten Hemianopsie. Der rindennahe Anteil der Sehstrahlung und die Repräsentation in der Area 17 sind
dagegen weit aufgefächert. Deshalb führen Läsionen in diesen Gebieten häufiger zu umschrie-

benen Gesichtsfelddefekten: zu Quadrantenanopsien oder, wenn nur der Occipitalpol betroffen ist, zu homonymen hemianopischen
skotomen.

Ein weiterer Anhaltspunkt ergibt sich daraus,
daß im Tractus opticus die korrespondierenden
Fasern von beiden Augen noch nicht streng
geordnet nebeneinander liegen. Die Gesichtsfelder sind deshalb oft inkongruent: der Defekt
ist auf einem Auge größer als auf dem anderen.
Erst von der rückwärtigen Sehstrahlung an findet sich vollkommene Kongruenz im Faserver-
lauf und entsprechend auch in den Grenzen der
Gesichtsfeldausfälle.

Ein neurophysiologisch interessantes Phänomen sind Halluzinationen im hemianopischen
Gesichtsfeld. Sie treten als Objekte, menschen-
oder tierähnliche Figuren auf. Es sind komplexere Wahrnehmungen als die Blitze und Zick-
zacklinien, die man bei Stimulation der intakten
primären Sehrindenarea 17 erhält. Sie werden
der großen Gruppe von Phänomenen zugezählt,
die man auf „sensory deprivation", also Eigentätigkeit von Sinnesfeldern bei plötzlichem Ausfall von Afferenzen zurechnet. In diesem Fall
nimmt man an, daß die Zellen des visuellen As-

soziationscortex spontan entladen, nachdem sie von dem normalerweise vorhandenen Afferenzenzufluß aus der Calcarina abgetrennt sind.

Durch differenzierte Untersuchungsmethoden lassen sich gewisse residuale Fehlleistungen in hemianopischen Gesichtsfeldern nachweisen. Daraus ergibt sich auch ein therapeutischer Ansatz, der allerdings bisher nur an wenigen Zentren verwirklicht wird.

Die wichtigsten *Ursachen* homonymer Gesichtsfelddefekte sind ischämische Durchblutungsstörungen und Tumoren. Die *Blutversorgung der Sehstrahlung* erfolgt im proximalen Abschnitt durch die A. chorioidalis anterior (aus der A. carotis interna), im mittleren durch penetrierende Äste der A. cerebri media und im distalen (occipitalen) Abschnitt durch die A. cerebri posterior.

b) Augenmotorik

An den Augen setzen sechs **äußere Augenmuskeln** an, die zu drei Antagonistenpaaren zusammengefaßt sind: zwei Seitwärtswender (Mm. rectus medialis und lateralis), zwei Heber (Mm. rectus superior und obliquus inferior) und zwei Senker (Mm. rectus inferior und obliquus superior) (Abb. 29).

Rectus superior und *inferior* haben gleichzeitig eine leicht adduzierende, d.h. einwärtswendende Wirkung, die sich aus dem Winkel zwischen der Achse der Orbita und der Augenachse erklärt. In Auswärtsstellung sind sie reine Heber und Senker.

Die Wirkung der *Obliqui* wird dadurch verständlich, daß beide Muskeln ihren funktionellen oder anatomischen Ursprung am vorderen Rande der Orbita haben und an der hinteren Fläche der Bulbi ansetzen. Anders als die Rectus, treten sie von vorn an die Hinterfläche des Bulbus heran. Der Obliquus superior hebt also den hinteren Sektor des Bulbus und senkt dadurch den vorderen um eine transversale Achse, während der Obliquus inferior von der Unterfläche des Bulbus in analoger Weise das Auge hebt. Da beide Muskeln außerdem, von innen kommend, auf der äußeren Hälfte des Bulbus ansetzen, müssen sie bei Kontraktion den hinteren Pol des Auges nach innen ziehen, also die Cornea abduzieren. In Adduktionsstellung sind beide reine Heber und Senker. Schließlich rollen die Obliqui durch ihren schrägen Verlauf den Bulbus nach nasal (Obliquus superior) und temporal (Obliquus inferior). Die Wirkung der Augenmuskeln wird durch das folgende Schema deutlich (Abb. 30). Die äußeren Augenmuskeln werden vom III., IV. und VI. Hirnnerven innerviert.

Der **N. oculomotorius (III)** versorgt mit *somatischen Fasern* die Mm. levator palpebrae superioris, rectus superior, rectus inferior, rectus internus und obliquus inferior. Mit *parasympathischen Fasern* innerviert er den M. ciliaris, dessen Kontraktion bei Akkomodation die Linse erschlaffen läßt, und den M. sphincter pupillae. Diese Nervenfasern entstammen einem *Kerngebiet,* das in der Mittelhirnhaube, in Höhe der vorderen Vierhügel, ventral vom Aquädukt gelegen ist (Abb. 31 und 33). Im paarigen großzelligen Lateralkern finden sich die Kerne für die vom III. Hirnnerven versorgten äußeren Augenmuskeln beider Seiten. Ihre topische Anordnung ist noch kontrovers.

Vom paarigen kleinzelligen Lateralkern (Westphal-Edinger-Kern) ziehen die autonomen Fasern zum M. sphincter pupillae und zum M. ciliaris. Konvergenzbewegungen werden durch

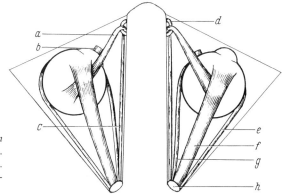

Abb. 29. *Schematische Darstellung der äußeren Augenmuskeln. a* Sehne des M. obliqu. sup., *b* M. obliqu. inf., *c* M. obliqu. sup., *d* Trochlea, *e* M. rect. lat., *f* M. rect. sup., *g* M. rect. med., *h* Canalis opticus. (Nach RUCKER)

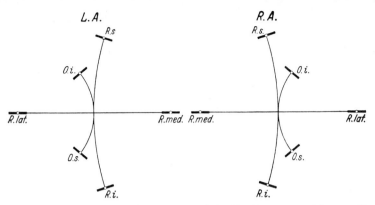

Abb. 30. *Die Wirkung der äußeren Augenmuskeln.* (Aus ENGELKING, Schema v. HERING) Erläuterung s. Text

mittelliniennahe Kerngruppen zwischen den Okulomotoriuskernen in Gang gesetzt.

Wir unterscheiden drei Lähmungstypen:

1. *Komplette* (äußere und innere) *Oculomotoriuslähmung:* Es besteht Ptose, der Bulbus ist nach außen unten abgewichen, da nur noch die Funktion des Abducens (Auswärtswendung) und Obliquus superior (Senkung und Abduktion) erhalten sind. Die Pupille ist mydriatisch und lichtstarr, die Akkommodation der Linse ist aufgehoben. Der Patient sieht schräg stehende Doppelbilder, deren Abstand sich beim Versuch, nach oben und innen zu blicken, verstärkt. Die komplette Oculomotoriuslähmung hat fast immer eine periphere Ursache: basales Aneurysma, Trauma, basale Meningitis oder Neoplasma der Schädelbasis.

In der Regeneration von inkompletten peripheren Oculomotoriusparesen kommt es manchmal, ähnlich wie nach peripherer Facialisparese (s.S. 347), zu pathologischen Mitbewegungen, z.B. Lidhebung beim Blick nach unten oder bei Adduktion des betroffenen Auges, Adduktion bei Hebung oder Senkung des Bulbus, Pupillenverengung bei Hebung oder Adduktion des Bulbus. Man führt die Phänomene auf aberrierendes Einwachsen von Nervenfasern zurück. Kommt die Lähmung durch Läsion im Kerngebiet zustande, sind immer auch andere Mittelhirnsymptome vorhanden.

2. *Äußere Oculomotoriuslähmung* (Ophthalmoplegia externa). Dabei ist die autonome Innervation der Pupille und des Ciliarmuskels erhalten. Die Lähmung ist selten. Sie beruht meist auf einer Läsion im Kerngebiet des Nerven, da bei peripherer Schädigung die empfindlichen autonomen Fasern fast immer früher als die soma-

tischen ausfallen. Häufig sind nur einzelne äußere Augenmuskeln betroffen, z.B. der M. Levator palpebrae sup.

3. *Ophthalmoplegia interna.* Nur die autonomen Fasern sind gelähmt, die Beweglichkeit des Bulbus ist erhalten. Die Pupille ist weit und lichtstarr, reagiert aber prompt auf Miotica. Wenn auch die Akkommodation gelähmt ist, kann der Patient in der Nähe nicht scharf sehen. Über die Abgrenzung gegen Pupillotonie, absolute und amaurotische Pupillenstarre s.S. 64, 65. Die Ophthalmoplegia interna kommt fast immer durch Schädigung im *peripheren Verlauf* des Nerven zustande. Die häufigste Ursache ist eine Druckschädigung des Nerven durch den Gyrus hippocampi, wie sie bei Hirndruck mit Einklemmung des Temporallappens im Tentoriumschlitz vorkommt (s.S. 159). Einseitige Mydriasis ist ein wichtiges Frühsymptom der Compressio cerebri durch epidurales oder subdurales Hämatom. Andere Ursachen sind basale Aneurysmen der A. communicans posterior, basale Meningitis, Schädelbasisfraktur.

Große praktische Bedeutung hat die *diabetische Oculomotoriuslähmung.* Typisch ist das plötzliche, einseitige Auftreten unter Schmerzen und die Verschonung der inneren Augenmuskeln. Die Prognose ist gut. Rückbildung erfolgt meist innerhalb von 3 Monaten. Pathologische Mitbewegungen stellen sich in der Regenerationsphase nicht ein. Die Ursache ist sehr wahrscheinlich eine Mikroangiopathie der Vasa nervorum. Die äußerst seltenen Autopsiebefunde zeigen periphere, herdförmige Entmarkung des Nerven. Die Lähmung tritt meist im höheren Alter auf, sie setzt keinen besonders schweren Diabetes voraus. Sie kann rezidivieren, auch auf

Abb. 31. *Lage der Augenmuskelkerne im Hirnstamm.* (Nach EDINGER)

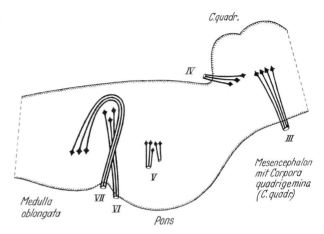

dem anderen Auge. Die wichtigste *Differential-diagnose* ist gegen das sackförmige arterielle Aneurysma zu stellen, was bei paralytischem Verlauf ohne Subarachnoidealblutung sehr schwierig ist (s.S. 198), ferner gegen das *Tolosa-Hunt-Syndrom* (s.S. 199). Die Myasthenie (s.S. 408) läßt sich durch den Prostigmintest ausschließen. Unfähigkeit, beide Augen zu öffnen ist entweder psychogen oder beruht auf einer bilateralen äußeren Oculomotoriuslähmung, meist infolge einer Mittelhirnmetastase.

N. trochlearis (IV). Sein Kern liegt ebenfalls in der Mittelhirnhaube, etwas caudal vom Oculomotoriuskern, unter den hinteren Vierhügeln (Abb. 31). Er kreuzt als einziger Hirnnerv auf der Rückseite des Aquädukts noch *vor seinem Austritt* aus dem Hirnstamm, den er *dorsal* verläßt. Dann zieht er um den Hirnschenkel nach ventral zur Schädelbasis, wo er, wie die Nn. oculomotorius und abducens, in der Wand des Sinus cavernosus zur Fissura orbitalis cerebralis läuft. Er versorgt den M. obliquus superior.

Bei Lähmung des N. trochlearis kommt es nur zu einer *geringen Fehlstellung* des Auges: Durch Fortfall der Senkerfunktion des Muskels steht der betroffene Bulbus eine Spur höher als der gesunde. Auffälliger ist, daß der Patient den Kopf zur gesunden Seite neigt und dreht, um die schrägstehenden Doppelbilder auszugleichen. Es bestehen schrägstehende, ungekreuzte Doppelbilder, die beim Blick nach unten zunehmen (z.B. beim Hinabgehen einer Treppe). Beim Adduzieren des Auges nimmt der vertikale Abstand der Doppelbilder zu, beim Abduzieren die Schrägstellung, während der Vertikalabstand

abnimmt. Charakteristisch ist auch das *Zeichen von Bielschowski:* wenn der Patient den Kopf zur Seite des gelähmten Muskels neigt und mit dem gesunden Auge fixiert, so weicht das kranke Auge nach oben innen ab, weil der paretische M. obliquus superior ein Senker und Auswärtswender ist. Isolierte Trochlearislähmung ist selten. Trauma, besonders des Orbitadaches, ist die häufigste Ursache. Weiter kommten Diabetes und basale Tumoren in Frage.

N. abducens (VI). Der Kern liegt noch weiter caudal in der Brücke, dicht unter dem Boden des IV. Ventrikels. Hier bildet der Anfangsteil des N. facialis, noch in der Brücke, eine nach unten offene Schleife um den Abducenskern, das sog. *Facialisknie* (Abb. 31). Der N. abducens innerviert den M. rectus lateralis. Die Lähmung ist leicht zu erkennen: Das Auge ist nach innen abgewichen (*Strabismus convergens paralyticus*), der Patient klagt über horizontal nebeneinanderstehende, gerade Doppelbilder. Um diese auszuschalten, dreht er den Kopf oft in Richtung des gelähmten Muskels und wendet den Blick in die Gegenrichtung. Beim Versuch, zur gelähmten Seite zu blicken, bleibt der betroffene Bulbus deutlich erkennbar zurück, in schweren Fällen kann er nicht einmal zur Mittellinie geführt werden. Dabei rücken die Doppelbilder weiter auseinander.

Die Abducenslähmung ist die häufigste Augenmuskelparese. In seinem peripheren Verlauf wird der Nerv leicht bei allgemeinem Hirndruck (s.S. 160), bei Schädelbasisbruch und entzündlichen und neoplastischen Prozessen an der Schädelbasis geschädigt. Nach Kopftraumen kann auch ein umschreibenes, basales *epidurales* Hämatom zur Abducenslähmung führen (s.S. 310). Weitere Ursachen sind: Basilaris-aneurysma, infraklinoideales Carotisaneurysma, Subarachnoidealblutung, multiple Sklerose, Wernicke-Encephalopathie, Guillain-Barré-Syndrom oder beginnendes Miller-Fisher-Syndrom, Akustikusneurinom. Läsion des Abducenskernes ist aus anatomischen Gründen meist von peripherer Facialislähmung begleitet. Sie führt zudem aus anatomischen Gründen zu einer horizontalen Blickparese zur gleichen Seite, weil der Abducenskern nur zu 50% aus Motoneuronen für den VI. Hirnnerven, zu 50% aus Zwischenneuronen besteht, in denen Bahnen aus der paramedianen Formatia reticularis umschalten, die (s.u.) horizontale Blickbewegungen generiert. Eine nucleäre kann von einer peripheren Abducenslähmung elektromyographisch leicht durch folgendes Phänomen differenziert werden: Es gibt eine synergistische Verschaltung zwischen dem ipsilateralen Abducenskern und beiden Facialiskernen. Diese führt dazu, daß bei der Abduktion eines jeden Auges bilateral eine elektromyographisch nachweisbare Mitinnervation des M. retro-auricularis auftritt. Diese Mitinnervation ist bei nukleären Abducensläsionen vermindert oder aufgehoben, während sie bei distal bedingter Abducenslähmung erhalten bleibt.

Monosymptomatische Augenmuskellähmungen werden ätiologisch oft nicht aufgeklärt. Bei jüngeren Patienten muß man an Multiple Sklerose denken, bei älterern Diabetes, Basilarisinsuffizienz und primäre oder metastatische Hirnstammtumoren berücksichtigen. In jedem Lebensalter muß eine Myasthenie durch den Prostigmin- oder Tensilontest (s.S. 408) ausgeschlossen werden.

c) Blickmotorik

Die Bewegungen der Augen sind nur in einer gleichmäßigen, *konjugierten Blickmotorik* physiologisch sinnvoll, welche die Konstanz des binocularen Sehens garantiert. Entsprechend erhalten die Augenmuskelkerne, anders als die übrigen Hirnnervenkerne und die motorischen Vorderhornzellen des Rückenmarks, keine direkten corticofugalen Fasern. Die Kerne beider Seiten sind durch das *hintere Längsbündel* (englisch: medial longitudinal fasciculus, MLF) miteinander verbunden und zu einer funktionellen Einheit zusammengeschlossen, die nach Blickrich-

tungen organisiert ist. Es gibt zwei Typen von Augenbewegungen: rasche *Blickzielbewegungen* (Saccaden, Einstellbewegungen, Blicksprünge) und langsame *Folgebewegungen*. Beide Formen der Blickbewegung finden sich in der raschen und langsamen Phase des Nystagmus (s.u.).

Die *Einstellbewegungen* stellen die Fovea intentional auf die Sehobjekte ein. Sie erfolgen diskontinuierlich, mit einer Latenz von 200 msec und als ballistischer Vorgang mit einer so hohen Winkelgeschwindigkeit, daß sie nicht fortlaufend geregelt werden können. Vielmehr werden sie bei Abweichen vom Ziel mit einer Latenz von 80 bis 250 msec durch Korrekturrucke nachgerichtet. Für diese präzisen Bewegungen sind sehr kleine motorische Einheiten mit hoher Entladungsfrequenz notwendig (s.S. 70). Das Ausmaß der Sakkaden wird, nach dem Ausmaß der Verlagerung des Bildes auf der Retina, als „Feed-forward-Effekt" in einem Regelkreis zwischen Augenmuskelreceptoren, Kleinhirnrinde und cerebellofugalen Projektionen zu den Augenmuskelkernen vorausberechnet. Die Bedeutung dieser Regelung ergibt sich daraus, daß die Augenmuskelkerne die einzigen motorischen Kerne sind, die direkte cerebellofugale Projektionen empfangen. Grobe Störungen in diesem Regelkreis kommen bei neocerebellären Läsionen als *Blickdysmetrie* vor, die der cerebellären Dysmetrie der Extremitäten entspricht (s.S. 93).

Vor Ausführung einer Einstellbewegung läßt sich, wie vor anderen intendierten Bewegungen, über der Hirnrinde ein Bereitschaftspotential nachweisen (s.S. 74).

Folgebewegungen werden durch bewegte Sehobjekte ausgelöst. Sie laufen kontinuierlich ab, durch optokinetische Mechanismen geregelt, mit einer Latenz von 125 msec, aber mit sehr viel geringerer Winkelgeschwindigkeit als die Saccaden.

Die raschen Augenbewegungen werden von einem neuronalen Apparat im *Hirnstamm* generiert, der in der paramedianen Formatio reticularis (PPRF) und in bestimmten Kernen der Mittelhirnhaube, in der Nähe der hinteren Commissur lokalisiert ist: *horizontale* Blickbewegungen, die beim Menschen die größte funktionelle Bedeutung haben, werden von der PPRF in der Brückenhaube generiert. Die PPRF liegt ventral vom Abducenskern und ventral und lateral vom MLF in der Brückenhaube. Von der PPRF werden Impulse für horizontale Blickbewegungen zu Interneuronen und Motoneuronen im Gebiet des Abducenskerns auf der gleichen Seite vermittelt. Die Interneurone innerhalb des Abducenskerns projizieren zu dem Teil des Oculomotoriuskerns, der für den kontralateralen M. rectus medialis zuständig ist, und zwar über das MLF. Ein Kommando für schnelle seitliche Augenbewegungen führt also zu einer horizontalen Saccade mit Aktivierung eines M. rectus lateralis und eines M. rectus medialis.

Vertikale Blickbewegungen werden vom oralen (mesencephalen) Anteil der PPRF und von Kernen der Mittelhirnhaube generiert (MRF = mesencephale retikuläre Formation). Die Impulse für Rotationsbewegungen der Bulbi, die rein reflektorisch entstehen, stammen aus dem Rautenhirn. Elektrophysiologisch kann man die Teile der Formatio reticularis des Hirnstamms, die für Wachheit und diejenigen, die für Augenbewegungen zuständig sind, gut unterscheiden.

Dieses subcorticale Koordinationssystem erhält Impulse aus vier Einzugsbereichen:

Quantitativ am wichtigsten sind die Projektionen vom *Vestibulariskerngebiet*. Sie enden in der kontralateralen PPRF. Vestibuläre Gegendrehungen der Augen dienen der Blickstabilisierung bei Bewegungen des Kopfes, so daß die Wahrnehmung der Außenwelt und die subjektiven Raumkoordinaten stabil bleiben. Der adäquate Reiz sind Kopfbewegungen, die vestibulären Gegendrehungen erfolgen kontinuierlich, sie haben eine geringe Latenz und geringe Winkelgeschwindigkeit. Ausfall bei Hirnstammläsionen s.S. 80, bei Intoxikation s.S. 437.

Daneben üben Halsafferenzen eine blickstabilisierende Funktion aus. Diese Afferenzen verlaufen ebenfalls über die Vestibulariskerne und die Formatio reticularis bzw. das mediale Längsbündel zu den Augenmuskelkernen.

Aus der lateralen Konvexität des *Frontalhirns* (Gegend der Area 8) zieht eine polysynaptische Bahn durch die Corona radiata und das Knie der inneren Kapsel zum Hirnstamm, wo sie in Höhe der Augenmuskelkerne kreuzt. Die physiologische Funktion dieser Bahn ist nicht genau bekannt. Im Gegensatz zu den Neuronen des motorischen Kortex, etwa vor Handbewegungen, entladen die Neurone in der Area 8 nicht *vor,* sondern während der Sakkaden. Es wird vermutet, daß die Area 8 Einfluß auf die visuelle Aufmerksamkeit hat und Informationen über die Augenstellung vermittelt, die für Zielbewegungen der Hand notwendig sind.

Aus den paravisuellen Feldern 18 und 19 des *Occipitallappens* verlaufen optomotorische Bahnen im inneren Blatt der Sehstrahlung corticofu-

gal, d.h. entgegengerichtet zum Verlauf der visuellen Afferenzen, teils durch das Pulvinar thalami zur Prätectalregion, teils durch den hinteren Schenkel der inneren Kapsel zum Hirnstamm. Läsion dieser Bahnen führt zum Ausfall der visuellen Folgebewegungen und damit des optokinetischen Nystagmus.

Der größere Anteil aller corticoreticulären optomotorischen Bahnen kreuzt auf dem Niveau der Hirnnervenkerne, daneben gibt es aber auch ungekreuzte Faserzüge. Auf der Aktivität dieser *ipsilateralen Projektionen* beruht die gute Rückbildung von Blickparesen nach corticalen und subcorticalen, im Gegensatz zu pontinen Läsionen (s.u.).

Die Kenntnis dieser Verhältnisse ist Voraussetzung für das Verständnis der Blickparesen, der internucleären Ophthalmoplegie und der verschiedenen Formen des physiologischen und pathologischen Nystagmus. Während Augenmuskellähmungen auf Funktionsstörungen in den entsprechenden peripheren Nerven oder ihren Kernen im Hirnstamm beruhen, sind Blickparesen und die internucleäre Ophthalmoplegie *supranucleäre Bewegungsstörungen* der Bulbi.

Internukleäre Ophthalmoplegie (i.O.). Sie kommt durch ein- oder doppelseitige Läsion des hinteren Längsbündels (MLF) zustande. Bei der i.O. kann das befallene Auge beim Seitwärtsblick nicht adduziert werden, so daß es zu Doppelbildern kommt. Bei der rechten i.O. bleibt also das rechte Auge beim Blick nach links zurück und umgekehrt. Gleichzeitig tritt für die Dauer der Seitwärtsbewegung ein dissoziierter Nystagmus auf, der auf dem abduzierten Auge lebhafter schlägt als auf dem in der Adduktion behinderten (s.S. 67). Die Konvergenzbewegung beider Bulbi ist erhalten. Daraus, und aus dem Fehlen einer Divergenzstellung beim Geradeausblick, folgt, daß der periphere Nerv zum M. rectus medialis intakt ist, daß also keine partielle innere Oculomotoriuslähmung vorliegt.

Die i.O. ist nicht selten. Sie kommt auch doppelseitig vor, und sie kann auch von Störungen der vertikalen Augenmotorik und anderen komplexen oculomotorischen Störungen begleitet sein, die eine Schädigung der umgebenden parapontinen Formatio reticularis (PPRF) anzeigen. Die i.O. ist am häufigsten bei der Multiplen Sklerose, bei Basilarisinsuffizienz und bei Wernicke-Encephalopathie (s. diese Krankheiten).

Horizontale Blickparesen (Abb. 32) zeigen eine Schädigung in dem System der willkürlichen

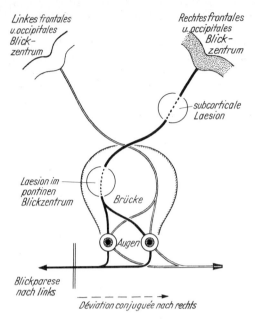

Linkes frontales u.occipitales Blick-zentrum

Rechtes frontales u.occipitales Blick-zentrum

subcorticale Laesion

Laesion im pontinen Blickzentrum

Brücke

Augen

Blickparese nach links

Déviation conjuguée nach rechts

Abb. 32. *Blickparese und Déviation conjuguée.* Dargestellt sind zwei Läsionen, eine subcorticale und eine pontine, die eine Blickparese nach links und konjugierte Abweichung der Bulbi nach rechts hervorrufen. (Nach BING)

und optisch ausgelösten seitwärtsgerichteten Blickbewegungen an. Die Schädigung kann die Stirnhirnkonvexität, die frontopontine Bahn, meist in der inneren Kapsel, die optomotorische Bahn aus dem Occipitallappen oder aber die blickregulierenden Strukturen in der PPRF selbst betreffen. Die corticale und subcorticale Läsion unterscheiden sich von der pontinen in ihrer Symptomatik sehr charakteristisch: Bei *corticaler* und *subcorticaler Läsion* kommt es nicht nur zur Lähmung der phasischen Blickbewegung, sondern das intakte Augenfeld gewinnt in der tonischen Dauerinnervation der Bulbi das Übergewicht. Der Patient hat deshalb nicht nur eine *Blicklähmung zur Gegenseite,* sondern die Bulbi und meist auch der Kopf sind zur Seite des Herdes „hinübergeschoben" (*Déviation conjuguée*): der Kranke „blickt seinen Herd an". Durch vestibuläre Reize, z.B. Kaltspülung auf der betroffenen Seite, lassen sich die Bulbi übrigens in Richtung der Blicklähmung „hinüberschieben", da die PPRF intakt ist.

Die corticale oder subcorticale Blickparese und -déviation ist meist von Halbseitensymptomen und halbseitiger Vernachlässigung beglei-

tet, die die Lokaldiagnose erleichtern, während Augenmuskellähmungen und Pupillenstörungen in der Regel nicht bestehen. Sie dauert bei guter Prognose des Grundleidens meist nur wenige Tage an.

Bei einer *irritativen Läsion* im frontalen Augenfeld, wie sie z.B. bei epileptischen Adversivanfällen (s.S. 217) vorkommt, ist es das *betroffene* Blickfeld, das die Überhand gewinnt. Die Bulbi wenden sich deshalb vom Herd ab (*„der Kranke schaut vom Herd weg"*).

Die pontinen Halbzentren der PPRF wenden die Augen physiologischerweise zur gleichen Seite. *Bei pontiner Läsion besteht also eine Blicklähmung zur Seite des Herdes.* Wenn eine Déviation conjuguée vorliegt, ist sie vom Herd weggerichtet. Weitere Charakteristika der pontinen Blickparese sind: weit geringere Tendenz zur Rückbildung, weil der Generator für die seitlichen Blickbewegungen gestört oder zerstört ist, häufig begleitende Augenmuskel- und auch Pupillenstörungen, da die Kerngebiete bei den engen anatomischen Verhältnissen oft mitgeschädigt werden, sowie pyramidale und cerebellare Symptome durch Ausdehnung der Funktionsstörung zum Brückenfuß. *Lähmung der horizontalen Blickbewegungen nach beiden Richtungen beruht immer auf einem Brückenherd.* Über „ocular bobbing", das die horizontale Blickparese begleiten kann, s.S. 68.

Eineinhalb-Syndrom. Das „Eineinhalb-Syndrom" besteht aus einer konjugierten horizontalen Blickparese in einer Richtung infolge Läsion der PPRF und einer Lähmung der Adduktion eines Auges beim Blick in die andere horizontale Richtung, infolge einer zusätzlichen internucleären Ophthalmoplegie (MLF). Ein Auge kann also weder zur einen noch zur anderen Seite aus der Mittellinie geführt werden, das andere kann nur abduziert werden. Wie bei der reinen internukleären Ophthalmoplegie treten während dieser Abduktionsbewegung nystaktische Zuckungen auf. Das Syndrom beruht auf einer einseitigen Läsion in der dorsalen unteren Brückenhaube.

Die **vertikale Blickparese** betrifft hauptsächlich die Hebung, seltener allein (Steele-Richardson-Syndrom, s.S. 297) oder zusätzlich die Senkung der Bulbi. Das Symptom zeigt eine bilaterale Läsion in der *Mittelhirnhaube* an. Hier gibt es für beide vertikalen Blickrichtungen zwei getrennte Regulationszentren, von denen das für die Aufwärtsbewegung weiter caudal liegt. Die Parese betrifft in der Regel die spontanen und Führungsbewegungen. Oft ist dagegen die aus den Canalrezeptoren ausgelöste Hebung der Bulbi erhalten, wenn der Patient ein feststehendes Objekt fixiert und der Untersucher dabei seinen Kopf passiv nach vorn neigt. Dies wird als *Puppenkopfphänomen* bezeichnet. Auch die Hebung der Bulbi bei Augenschluß ist nicht paretisch. Leichtere Grade von Blickparese stellt man oft erst dann fest, wenn man den Patienten etwa 1 min in die geforderte Richtung blicken läßt ("Halteversuche", s.S. 16). Die Bulbi weichen dann langsam in die Mittelstellung zurück.

Aus anatomischen Gründen ist die vertikale Blickparese, besonders in Richtung nach unten, nicht selten mit Konvergenzlähmung kombiniert. Dann – und nur dann – sprechen wir vom *Parinaud-Syndrom*. Wegen der Nähe des Oculomotoriuskerngebietes findet man dabei oft auch einseitige Mydriasis und abgeschwächte oder aufgehobene Lichtreaktion der Pupille und Nystagmus retractorius (s.S. 67). Die Bezeichnung *Vierhügelsyndrom* für die gerade besprochenen Bewegungsstörungen der Augen ist falsch. Die Vierhügel haben nichts mit Blickbewegungen zu tun. Beim Primaten spielen sie eine wichtige Rolle bei extrastriären, also nicht über die Sehrinde vermittelten visuellen Leistungen.

Wenn eine Mittelhirnläsion den Perliaschen Kern des Oculomotorius schädigt, tritt eine **Konvergenzparese** auf. Diese ist ein geläufiges Frühsymptom beim Parkinsonismus. Im Frühstadium zeigt sie sich als Konvergenzschwäche: bei Annäherung eines Objektes weicht das nicht dominante Auge nach kurzem Konvergenzimpuls ab und fixiert nicht mehr. Dabei tritt eine Erweiterung *beider* Pupillen ein. Es gibt auch einen *Konvergenzspasmus*, der psychogen beim Konvergieren oder als Mitbewegung bei vertikaler Blickparese auftritt, wenn die Patienten versuchen, nach oben zu schauen.

Klonische Konvergenzspasmen findet man als Teilphänomen des oberen **Aquäduktsyndroms**. Zu den weiteren Symptomen gehören neben anderen: Nystagmus retractorius (s.S. 67), vertikale Blickparese mit Aufhebung des vertikalen optokinetischen Nystagmus nach oben, weite, oft anisokore, schlecht auf Licht reagierende Pupillen, Lidretraktion und Lidzittern. Die praktische Bedeutung des Syndroms liegt in seiner Ortsspezifität. Meist handelt es sich um Hirntumoren.

d) Pupillomotorik und Akkommodation

Die anatomischen und physiologischen Grundlagen der Pupillenreaktionen und ihrer Störungen sind noch nicht genau bekannt: Die experimentellen Daten sind kontrovers, pathologisch-anatomische Befunde sind spärlich und nicht eindeutig. Für die praktisch-klinische Orientierung ist die folgende Modellvorstellung brauchbar, auch wenn sie in manchen Punkten hypothetisch ist (Abb. 33).

Der Reflexbogen für die **Lichtreaktion der Pupillen** nimmt folgenden Verlauf: Im N. opticus verlaufen außer den Fasern, die visuelle Informationen vermitteln, spezielle *pupillomotorische Fasern*. Diese erfahren im Chiasma ebenfalls eine Halbkreuzung, ziehen mit dem Tractus opticus weiter, zweigen aber vor dem Corpus geniculatum laterale zur *prätectalen Region des Mittelhirns* ab. Nach synaptischer Umschaltung ziehen sie ungekreuzt und gekreuzt zu den beiden parasympathischen *Westphal-Edinger-Kernen* des Oculomotorius. Über die nichtgekreuzten Fasern kommt die *direkte,* über die gekreuzten die *konsensuelle Reaktion* der nichtbelichteten Pupille zustande. Vom Westphal-Edinger-Kern verläuft ein weiteres Neuron beiderseits zum parasympathischen *Ganglion ciliare*, das hinter dem Augapfel zwischen M. rectus lateralis und Sehnerv im Fettgewebe der Orbita liegt. Die postganglionären Fasern innervieren als *kurze Ciliarnerven* den M. sphincter pupillae der Iris, der aus 70–80 Segmenten besteht, die einzeln durch Endaufzweigungen des Nerven versorgt werden.

Die **Konvergenzreaktion** der Pupillen dagegen kommt nicht reflektorisch zustande, sondern ist Teil einer Synergie, die den optischen Apparat auf scharfes Nahesehen einstellt. Die Verengerung der Pupille wird unter physiologischen Verhältnissen durch den *Impuls zur Konvergenz* ausgelöst. Dieser zentripetale Impuls aktiviert ein *„Konvergenzzentrum"* im Mittelhirn, zu dem der kleinzellige Medialkern (PERLIA) des Oculomotorius gehört. Von diesem aus wird folgende *Synergie* gesteuert: Innervation der beiden geraden inneren Augenmuskeln konvergiert die Bulbi, Innervation beider Mm. sphincter pupillae verkleinert die Blende des optischen Apparates, wodurch das Bild schärfer wird, Innervation der Mm. ciliares läßt die Linsen erschlaffen, was ihre optische Brechkraft erhöht. Die Fasern für die parasympathische Innervation der Mm. ci-

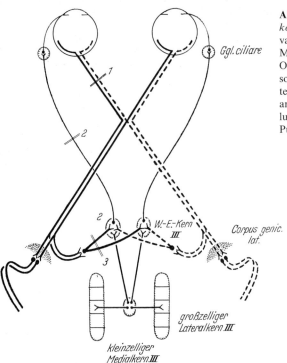

Abb. 33. *Bahnen für Pupillenreaktionen und Akkommodation.* Die sympathische Pupilleninnervation und die Bahnen, auf denen der kleinzellige Medialkern III Impulse vom Frontalhirn und Occipitalhirn erhält, sind nicht dargestellt. Die somatotopische Gliederung im großzelligen Lateralkern III ist nur angedeutet. Läsion in *1*: amaurotische Pupillenstarre, Läsion in *2*: absolute Pupillenstarre, Läsion in *3*: reflektorische Pupillenstarre

liares entstammen vermutlich ebenfalls dem Westphal-Edingerschen Kern und schalten, wie die pupillomotorischen Fasern, im Ganglion ciliare synaptisch um.

Auf der Grundlage dieser Modellvorstellung lassen sich die wichtigsten Störungen der Pupillenreaktionen leicht verstehen (s. Abb. 33).

1. Amaurotische Pupillenstarre (amauróein = verdunkeln). Die pupillomotorischen Fasern im Sehnerv sind unterbrochen: Belichtung des amaurotischen Auges kann weder direkte (gleichseitige), noch konsensuelle (gegenseitige) Lichtreaktion auslösen. Dagegen ist die konsensuelle Verengung der Pupille auf dem amaurotischen Auge durch Belichtung des gesunden auslösbar, da der zentrale Anteil, die Faserkreuzung und der efferente Schenkel des Reflexbogens intakt sind. Die Konvergenzreaktion ist erhalten. Die amaurotische Pupille ist bei gleichmäßiger Beleuchtung nicht weiter als die gesunde, weil die konsensuelle Lichtreaktion eine Mittelstellung der Pupille herbeiführt.

2. Absolute Pupillenstarre. Die Pupille reagiert weder direkt noch indirekt auf Lichteinfall oder bei Konvergenz. Mögliche Ursachen sind: trau-

matische Schädigung des Auges, partielle periphere Oculomotoriuslähmung, Mittelhirnläsion, die den afferenten Schenkel des Reflexbogens unterbricht (z.B. bei progressiver Paralyse und Mittelhirntumor).

3. Reflektorische Pupillenstarre. Direkte und konsensuelle Lichtreaktion sind, meist auf beiden Augen, erloschen. Im Übergangsstadium sind sie zunächst unergiebig und träge. Die Konvergenzreaktion ist intakt, oft sogar besonders ausgiebig. Häufig sind die Pupillen anisokor und entrundet. Das Phänomen ist charakteristisch für Lues des Zentralnervensystems – andere Ursachen sind theoretisch möglich, werden aber praktisch nur höchst selten beobachtet. Als Ursache nimmt man eine Unterbrechung des pupillomotorischen Reflexbogens zwischen der prätectalen Region und dem Westphal-Edingerschen Kern an. Eine solche Läsion würde verständlich machen, daß die Konvergenzreaktion, die auf anderen Bahnen verläuft, nicht gestört ist. Die *Entrundung der Pupillen,* die oft mit Atrophie der Iris verbunden ist, wird auf eine unterschiedlich schwere Störung in der Innervation der einzelnen Segmente des M. sphincter pupillae zurückgeführt.

Tabelle 4. Differenzierung der drei wichtigsten Pupillenstörungen

Robertson-Pupille	Tonische Pupille	Paralytische Pupille
Miotisch, gewöhnlich doppelseitig	gewöhnlich mäßige Mydriasis, zunächst einseitig	mydriatisch, oft einseitig
Keine direkte oder konsensuelle Reaktion auf Lichteinfall, prompte Verengerung bei Konvergenz	sehr verzögerte Reaktion auf Licht, die auch fehlen kann, verzögerte Reaktion bei Konvergenz	keine Reaktion auf Lichteinfall oder Konvergenz
Keine Erweiterung im Dunkeln	verzögerte Erweiterung im Dunkeln	keine Erweiterung im Dunkeln
Unvollständige Erweiterung auf Atropin, Cocain und Adrenalin, Carbachol 0,5% ohne Wirkung	prompte Erweiterung auf Mydriatica, prompte Verengerung auf Miotica. Verengerung schon auf 0,5% Carbachol, infolge Denervierungs-Überempfindlichkeit	prompte Verengerung auf Miotica, Reaktion auf Carbachol variabel

Besteht bei reflektorischer Pupillenstarre eine Miosis, sprechen wir vom *Robertson-Phänomen* (Argyll war der Vorname von Dr. Robertson). Es ist für *Tabes dorsalis* pathognomonisch. Die Ursache der Miosis ist nicht bekannt. Manche Autoren führen sie auf Läsion sympathischer Fasern zurück. Die Robertson-Pupille erweitert sich nur unvollständig und verzögert auf Mydriatica und verengt sich auch auf Miotica nur langsam. Sie reagiert nicht auf 0,5%ige Lösung von Carbachol, da keine Denervierungsüberempfindlichkeit des M. sphincter pupillae vorliegt (im Gegensatz zur Pupillotonie).

4. Pathologischer Ausfall des *Tests der Wechselbelichtung* (s.S. 6) zeigt eine afferente Pupillenstörung, d.h. eine Funktionsstörung in der Retina, im N. opticus oder im Mittelhirn an. Der Test ist auch nach abgeheilter Opticusneuritis positiv.

5. Pupillotonie. Die Klinik der Pupillotonie und des Adie-Syndroms sind auf S. 290 besprochen. Die Pupillotonie beginnt fast immer einseitig, später wird auch das zweite Auge ergriffen. *Die befallene Pupille ist etwas weiter als normal,* aber, im Unterschied zur Ophthalmoplegia interna, nicht stark mydriatisch. Sie reagiert so träge („tonisch"), daß man erst nach längerem Aufenthalt in der Dunkelkammer eine Erweiterung und nach langer Dauerbelichtung eine Verengerung feststellen kann. Die Naheinstellungsreaktion ist ebenfalls tonisch verzögert, aber dann ausgiebig. Allerdings ist die Untersuchung unangenehm, da schon das Beibehalten der Konvergenz über mehrere Sekunden Kopfschmerzen auslöst. Auch die Akkommodation ist oft erschwert *(Akkommodotonie).* Die Unterscheidung von der absoluten Pupillenstarre ist durch eine *pharmakologische Prüfung* leicht möglich: Bei Pupillotonie führt Einträufeln der cholinergischen Substanz Carbachol (0,5%) in den Bindehautsack zur maximalen Verengerung, Atropin zur Erweiterung der Pupille. Beim Gesunden bleibt Carbachol in dieser Konzentration ohne Wirkung. Das früher verwendete Mecholyl ist leider nicht mehr erhältlich. Mydriatica, wie Cocainhydrochlorid (2–4%), Atropin (1–3%) und Adrenalin (1:1000) dilatieren die Pupille prompt. Schaltet man im Augenspiegel plus 10 vor und beleuchtet die Iris aus etwa 10 cm, sieht man wurmförmige Kontraktionen der Iris, die bei Parasympathicusläsion nicht zu beobachten sind.

Zur raschen Orientierung ist das Verhalten der Robertson-Pupille, der tonischen und der paralytischen Pupille in Tabelle 4 (Frowein und Harrer) zusammengestellt.

e) Nystagmus

Als Nystagmus bezeichnet man unwillkürliche, rhythmische Hin- und Herbewegungen der Bulbi. Der Nystagmus wird durch drei Kriterien charakterisiert:

1. langsame und rasche Phase,
2. horizontale, vertikale oder rotierende Schlagrichtung, die nach der *raschen Phase* bezeichnet wird, und
3. Schlagfeld in bezug auf die Mittellinie des Auges.

Weiter berücksichtigt man die Stärke der Ausschläge: fein-, mittel- oder grobschlägig.

Daß man die Richtung des Nystagmus nach der raschen Phase bezeichnet, ist paradox, weil die langsame Phase die erzwungene Auslenkung aus der Normallage, die rasche Phase dagegen die Rückkehr in die Ausgangsstellung ist.

Die oben gegebene Charakterisierung bezieht sich nur auf *Rucknystagmus*. Es gibt daneben auch einen Pendelnystagmus, bei dem man keine rasche oder langsame Phase unterscheiden kann, z.B. Bergarbeiternystagmus, selten auch als cerebellarer Nystagmus bei multipler Sklerose. Diese Form wird hier nicht besprochen.

Der *physiologische Nystagmus* ist ein optischer Orientierungsvorgang. Er macht es möglich, daß bei Veränderungen der Körperlage oder Bewegungen von Umweltobjekten die Fixation erhalten bleibt. Er wird vor allem durch optische und labyrinthäre Reize ausgelöst. Seine physiologische Koordination wird durch das optisch-vestibuläre System geleistet, das im Abschnitt über die Steuerung der Blickmotorik bereits in großen Zügen besprochen wurde.

Beim nicht physiologischen Nystagmus kann man zwei große Hauptgruppen unterscheiden, den erworbenen und den angeborenen. Die Unterscheidung hat praktische Bedeutung, weil die zweite Form zwar nicht normal ist, aber nicht auf einem zerebralen *Krankheitsprozeß* beruht, den man mit diagnostischen Hilfsmethoden aufklären muß. Der angeborene Nystagmus wird auf eine Störung des Fixationsmechanismus zurückgeführt. Er kann die verschiedensten Schlagformen und -richtungen haben. Sein wichtigstes Kriterium ist, daß er sich *bei Fixation verstärkt* oder dabei erst manifest wird, während alle anderen Nystagmen, mit Ausnahme des oculären Nystagmus, durch Fixation gehemmt werden. Nicht selten hat er den Charakter des *latenten Fixationsnystagmus*. Dieser tritt nur beim einäugigen Sehen auf und schlägt jeweils zur Seite des fixierenden Auges: Beim Abdecken des linken Auges und Fixieren mit dem rechten schlägt er nach rechts und umgekehrt.

Bei erworbenen Funktionsstörungen im optisch-vestibulären System kann ein *pathologischer Nystagmus* auftreten, der oft, wenn auch nicht immer, von Schwindel begleitet ist. Die Schädigungen sind entweder im vestibulären Anteil (Labyrinth, N. vestibularis, Kerngebiet), in den zentralen blickregulierenden Strukturen (Formatio reticularis, Mittelhirnkerne) oder im Auge lokalisiert. Der oculäre Nystagmus wird hier nicht erörtert. Schwindel entsteht dann, wenn eine mangelnde Übereinstimmung (mismatch) zwischen vestibulären, visuellen und somatosensorischen Afferenzen vorliegt.

Die wichtigsten Formen des **pathologischen Nystagmus** sind:

1. Vestibulärer, richtungsbestimmter Nystagmus. Er schlägt in jeder Stellung der Bulbi nach derselben Seite. Die Schlagrichtung ist meist gemischt: vorwiegend horizontal, mit rotierender oder vertikaler Komponente. Man unterscheidet drei Schweregrade: nur beim Blick in Richtung der raschen Phase, auch beim Blick geradeaus, selbst beim Blick in Richtung der langsamen Phase. Er ist meist mit Schwindel und Übelkeit, oft auch mit Ohrensausen oder Hörminderung verbunden.

Dieser Nystagmus beruht auf einer *akuten, einseitigen Funktionsstörung im Labyrinth, im N. oder Nucleus vestibularis*. Durch zentrale Kompensationsvorgänge wird er meist innerhalb einiger Wochen ausgeglichen. Diese Kompensationsmechanismen erzeugen eine Nystagmusbereitschaft nach einer Seite, die von Ohrenärzten als „*zentrale Tonusdifferenz*" bezeichnet wird, weil in diesem Stadium die calorische Erregbarkeit der Labyrinthe normal ist. Ohne daß hier die physiologische Grundlage dieses Phänomens erörtert werden kann, muß dringend davor gewarnt werden, aus einer „zentralen Tonusdifferenz" auf eine *Schädigung* des zentralen Nervensystems zu schließen. In unzähligen Fällen von Kopftraumen ist irrtümlich eine Contusio cerebri diagnostiziert, berentet und dem Patienten das Krankheitsgefühl eines Hirngeschädigten vermittelt worden, weil die Gutachter nicht genug unterrichtet waren, um diesen Fehlschluß zu vermeiden.

2. Rotierender Spontannystagmus. Die Drehrichtung wird am oberen Meridian des Auges in der raschen Nystagmusphase beurteilt. Dieser Spontannystagmus ist charakteristisch für Läsion der Medulla oblongata z.B. bei Syringobulbie oder Wallenberg-Syndrom.

3. Blickrichtungsnystagmus. Er tritt erst bei Abweichungen des Auges von der Mittellinie auf. Seine rasche Phase schlägt stets in der jeweiligen *Blickrichtung*. Er ist, wenn überhaupt, nur von leichtem, unsystematischem Schwindel begleitet. Diese Form ist nicht in jedem Falle pathologisch: Bei etwa 60% aller Menschen tritt sie als seitengleicher, erschöpflicher Endstellnystagmus auf, wenn die Bulbi länger als 30 sec in extremer Seitwärtsstellung gehalten werden. Ist er unerschöpflich, seitendifferent oder schlägt er bereits im Beginn der Bulbusbewegung, zeigt er eine läsionelle oder toxische Funktionsstörung in der *Formatio reticularis des Hirnstamms* an. Die häufigsten Ursachen sind Multiple Sklerose, Medikamenten-Intoxikationen, Druck eines Tumors, v.a. der hinteren Schädelgrube.

4. Dissoziierter Nystagmus schlägt beim Blick zur Seite jeweils auf dem abduzierten Auge stärker als auf dem adduzierten. Er findet sich z.B. bei Multipler Sklerose, aber auch bei Barbituratvergiftung und beruht auf einer Funktionsstörung im hinteren (englisch: medialen: MLF = medial longitudinal fasciculus) Längsbündel des Hirnstammes (s.a. internucleäre Ophthalmoplegie, S. 61).

5. Blickparetischer Nystagmus. Wenn bei einer inkompletten Blickparese der Patient die Bulbi in Richtung der Lähmung zu führen sucht, weichen sie immer wieder langsam zur Mittellinie zurück und werden durch den Bewegungsimpuls in raschen Phasen erneut von der Mittellinie weggeführt. Dieser Nystagmus ist meist grobschlägig und langsam. Er führt nicht zu Schwindel. Ein Analogon dazu ist der *muskelparetische Nystagmus* beim Blick in Aktionsrichtung eines partiell gelähmten Augenmuskels. Dies ist die einzige Gelegenheit, bei der ein *Rucknystagmus monoculär* auftritt. Die Ursachen reichen von der oculären Myasthenie (s.S. 406, 418) bis zur Läsion eines Augenmuskelkernes.

6. Sehr selten ist der **Nystagmus retractorius:** ruckartige Rückwärtsbewegungen beider Bulbi in der Orbita. Er zeigt eine *Mittelhirnschädigung* an (s. auch S. 63, Aquäduktsyndrom).

7. Downbeat-Nystagmus mit Schlagrichtung nach unten hat eine starke lokalisatorische Bedeutung: Ein Drittel der Patienten hat eine Arnold-Chiari-Mißbildung (s.S. 434). Die meisten Kranken haben eine Läsion in der Nähe des Übergangs der Medulla oblongata zum Halsmark. Der Downbeat-Nystagmus tritt bei jüngeren Leuten auf, die dann über Oscillopsie klagen. Er nimmt bei lateralen Augenbewegungen zu.

8. Lagerungsnystagmus und Lagerungsschwindel sind auf S. 238 beschrieben.

9. Beim **Schaukelnystagmus** (see-saw-Nystagmus) schlägt im Wechsel das eine Auge aufwärts, das andere abwärts. Dabei tritt auch eine rotierende Bulbusbewegung auf: im Uhrzeigersinn beim Heben des rechten und gegen den Uhrzeiger beim Heben des linken Auges. Meist liegt keine Blickparese vor. Kalorisch, bei der Drehprüfung und optokinetisch ist der Befund normal. Ursache ist eine Läsion im oralen Hirnstamm oder im Diencephalon.

10. Willkürnystagmus kann nur von wenigen Personen hervorgerufen werden. Er wird gewöhnlich nur einige Sekunden lang durchgehalten, ist mit einer leichten Konvergenz der Augen verbunden (Übergang zum psychogenen Konvergenzspasmus). Formal ist er ein rascher Pendelnystagmus von kleiner Amplitude und Frequenz zwischen 15 und 25 Hz.

Für die Lokalisation der Schädigung muß das Verhältnis von Schwindel und Nystagmus berücksichtigt werden. Stärkerer Schwindel spricht für eine periphere Funktionsstörung, besonders wenn er als gerichteter, systematischer Schwindel auftritt, wie er durch pathologische Erregungen in den Bogengangsreceptoren hervorgerufen wird. Ungerichteter, diffuser Schwindel entspricht einer Funktionsstörung im zentralen vestibulären Apparat, in dem die Meldungen aus den Richtungsreceptoren bereits verschaltet sind. Intensiver Nystagmus ohne Schwindel ist charakteristisch für zentrale Läsionen. Weitere Schwindelanalyse auf S. 240.

Eine *Synopsis* der wichtigsten Nystagmusformen und ihres Verhaltens unter verschiedenen Untersuchungsbedingungen gibt die nachstehende Abbildung (modifiziert nach KORN-HUBER). Darin sind der vestibuläre Spontannystagmus, der stets zentrale Blickrichtungsnystagmus, zwei Formen des angeborenen Nystagmus (Fixationsnystagmus vom Typ des Pendelnystagmus und latenter Fixationsnystagmus) sowie schließlich der wichtige Lagerungsnystagmus einander gegenübergestellt (s. Abb. 34).

Vom Nystagmus müssen verschiedene oculäre Hyperkinesen unterschieden werden, von denen hier nur zwei erwähnt werden:

1. Die Blickdysmetrie. Bei Blickbewegungen werden die Augen nicht glatt und zielsicher auf das Sehziel geführt, sondern überschießend daran vorbei, so daß eine Korrektur durch einige rasche Hin- und Herbewegungen notwendig ist, bevor die korrekte Fixation erreicht wird. Die Dysmetrie kommt aber auch als Hypometrie vor und erfordert dann zur Fixierung des Sehzieles Korrekturrucke in der ursprünglichen Sakkadenrichtung. Sie ist nicht selten bei Multipler Sklerose oder anderen Funktionsstörungen des cerebellaren Systems.

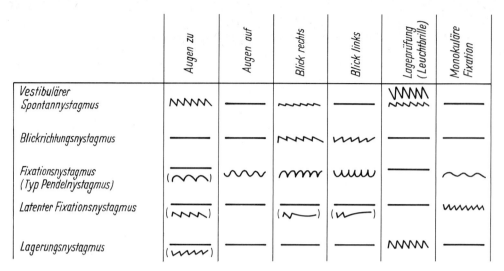

	Augen zu	Augen auf	Blick rechts	Blick links	Lageprüfung (Leuchtbrille)	Monokuläre Fixation
Vestibulärer Spontannystagmus	ᶺᶺᶺᶺ	—	ᶺᶺ	—	ᐱᐱᐱᐱ	—
Blickrichtungsnystagmus	—	—	ᶺᶺᶺ	ᶺᶺ	—	—
Fixationsnystagmus (Typ Pendelnystagmus)	(ᶺᶺ)	ᶺᶺᶺ	ᶺᶺᶺᶺ	ᶷᶷᶷᶷ	—	ᶺᶺ
Latenter Fixationsnystagmus	(ᶺᶺᶺ)	—	(ᶺ—)	(ᶷ—)		ᶺᶺᶺᶺ
Lagerungsnystagmus	(ᶷᶷᶷ)	—	—	—	ᶺᶺᶺᶺ	—

Abb. 34. Verhalten von Spontannystagmus im engeren Sinne, Blickrichtungsnystagmus und kongenitalem Fixationsnystagmus unter verschiedenen Bedingungen, schematisch. (Nach Kornhuber)

2. Blickmyoklonien (Opsoclonus) sind spontan, meist in Salven auftretende, wechselnd rasche (etwa 3–13/sec) konjugierte Hin- und Herbewegungen der Bulbi in alle Blickrichtungen. Sie treten bei Läsionen im Hirnstamm und im Kleinhirn auf (Encephalitis, Multiple Sklerose, paraneoplastisch, s. Kap. XX).

Pathologisch sind schließlich auch Abschwächung oder Fehlen des *optokinetischen Nystagmus*. Das Phänomen kann zur Lokaldiagnose von Prozessen im rückwärtigen Anteil der Großhirnhemisphären herangezogen werden: In 25% dieser Fälle ist der optokinetische Nystagmus zur Gegenseite des Herdes (auf die Schlagrichtung bezogen) vermindert oder aufgehoben. Dies beruht auf einer Schädigung der optomotorischen Fasern, die aus der Area 18 des Occipitallappens im inneren Blatt der Sehstrahlung zum Hirnstamm ziehen. Der optokinetische Nystagmus kann auch zur Diagnose von Hirnstammprozessen verwendet werden, Einzelheiten würden aber hier zu weit führen.

3. Adversivanfälle, die nur auf die Augen beschränkt sind, dürfen nicht mit Nystagmus verwechselt werden (s.S. 217).

4. Vom Nystagmus zu unterscheiden ist auch das „*ocular bobbing*" (to bob = auf- und abbewegen), das gewöhnlich zusammen mit horizontaler Blickparese auftritt. Dabei bewegen sich die Augen rasch und ruckartig abwärts, bleiben in dieser exzentrischen Position bis zu 10 sec und

gleiten dann langsam zur Mittelstellung zurück. Bei einseitiger Oculomotoriusparese kann das Bobbing auf dem anderen Auge isoliert auftreten. Das Symptom kommt bei Blutung, Infarkt oder Tumor der *Brücke* oder bei Kompression der Brücke durch raumfordernde Prozesse, besonders Kleinhirnblutungen vor. Entsprechend zeigt es eine sehr schlechte Prognose an.

2. Schädelbasissyndrome

Diese Symptomkombinationen haben keinen physiologischen, sondern nur einen lokalisatorischen Zusammenhang. Sie zeigen also nicht die Läsion eines Funktionssystems, sondern, und zwar mit großer Zuverlässigkeit, den Ort einer Schädigung (Entzündung, primärer oder metastatischer Tumor) an der Basis des Schädels oder des Gehirns an.

Zur Illustration wird auf Abb. 1 und 35 verwiesen.

a) Syndrom der Olfaktoriusrinne

Neurologisch: Erst einseitige, dann doppelseitige Anosmie mit primärer Opticusatrophie und Erblindung. Psychopathologisch: Stirnhirnsyndrom, das zunächst durch euphorische Verstimmung und Enthemmung des Antriebs, später

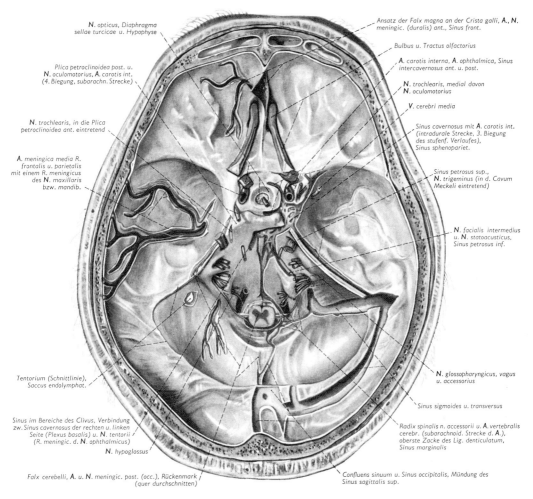

N. opticus, Diaphragma sellae turcicae u. Hypophyse

Plica petroclinoidea post. u. N. oculomotorius, A. carotis int. (4. Biegung, subarachn. Strecke)

N. trochlearis, in die Plica petroclinoidea ant. eintretend

A. meningica media R. frontalis u. parietalis mit einem R. meningicus des N. maxillaris bzw. mandib.

Tentorium (Schnittlinie), Saccus endolymphat.

Sinus im Bereiche des Clivus, Verbindung zw. Sinus cavernosus der rechten u. linken Seite (Plexus basalis) u. N. tentorii (R. meningic. d. N. ophthalmicus)

N. hypoglossus

Falx cerebelli, A. u. N. meningic. post. (occ.), Rückenmark (quer durchschnitten)

Ansatz der Falx magna an der Crista galli, A., N. meningic. (duralis) ant., Sinus front.

Bulbus u. Tractus olfactorius

A. carotis interna, A. ophthalmica, Sinus intercavernosus ant. u. post.

N. trochlearis, medial davon N. oculomotorius

V. cerebri media

Sinus cavernosus mit A. carotis int. (intradurale Strecke, 3. Biegung des stufenf. Verlaufes), Sinus sphenopariet.

Sinus petrosus sup., N. trigeminus (in d. Cavum Meckeli eintretend)

N. facialis intermedius u. N. statoacusticus, Sinus petrosus inf.

N. glossopharyngicus, vagus u. accessorius

Sinus sigmoides u. transversus

Radix spinalis n. accessorii u. A. vertebralis cerebr. (subarachnoid. Strecke d. A.), oberste Zacke des Lig. denticulatum, Sinus marginalis

Confluens sinuum u. Sinus occipitalis, Mündung des Sinus sagittalis sup.

Abb. 35. *Schädelbasis mit Hirnnerven.* (Aus PERNKOPF)

durch Mangel an psychomotorischer Initiative und emotionalem Ausdruck gekennzeichnet ist.

Ursache: Fronto-basales Meningeom der Olfactoriusrinne (s.S. 173).

b) Keilbeinflügelsyndrom

Einseitiger Kopfschmerz temporal oder in der Augenhöhle. Nicht pulsierender Exophthalmus. Lähmung der Hirnnerven, die durch die Fissuara orbitalis cerebralis ziehen (Oculomotorius, Trochlearis, Abducens, I. Trigeminusast).

Ursachen: Laterale oder mediale Keilbeinflügelmeningeome. Einzelheiten und Pathogenese s.S. 173.

c) (Foster) Kennedy-Syndrom

Ipsilaterale Opticusatrophie, kontralaterale Stauungspapille.

Ursache: Mediales Keilbeinmeningeom. Einzelheiten und Pathogenese s.S. 173.

d) Syndrom der Orbitaspitze

Primäre Opticusatrophie, komplette oder partielle Lähmung aller drei Augenbewegungsnerven (Oculomotorius, Trochlearis und Abducens) sowie Gefühlsstörung im I. Trigeminusast. Der II. Trigeminusast verläßt die Schädelbasis durch das Foramen rotundum zur Fossa pterygopalatina, der III. Ast tritt durch das Foramen ovale zur Fossa infratemporalis aus. Sie bleiben deshalb bei Prozessen der Orbitaspitze frei.

Ursache: Entzündungen und Tumoren, die die Fissura orbitalis cerebralis und das Foramen opticum ergreifen (s.a.S. 166).

e) Syndrom des Sinus cavernosus

Alle drei Augenbewegungsnerven (III, IV, VI) und der N. supraorbitalis (V_1) laufen durch die Wand des Sinus cavernosus. Sind diese Nerven in wechselnder Kombination gemeinsam lädiert, ohne daß der N. opticus betroffen ist, muß der Prozeß parasellär, im Sinus cavernosus liegen.

Ursachen: Meningeome und infraclinoideale Aneurysmen (s.S. 199). Das Krankheitsbild der Cavernosusthrombose ist auf S. 149 beschrieben.

f) Das Chiasma-Hypophysen-Syndrom

ist auf S. 175 ff. besprochen.

g) Syndrom der Felsenbeinspitze (Gradenigo-Syndrom)

Einseitige Lähmung der Nn. trigeminus (V), abducens (VI) und facialis (VII).

Ursache: Fast stets eine vom Innenohr durchgebrochene oder fortgeleitete Eiterung.

h) Kleinhirnbrückenwinkel-Syndrom

Reizsymptome, später Ausfälle des N. acusticus und vestibularis (VIII), Reizsymptome (Dauerschmerzen), später Ausfälle im N. trigeminus (alle drei Äste). Meist einseitige periphere Facialislähmung, selten allein oder dabei Spasmus facialis. Lähmung des N. abducens (VI). Vestibulärer, später Blickrichtungsnystagmus. Einseitige Kleinhirnataxie.
Ursachen und Entwicklung s.S. 170.

i) Syndrom des Foramen jugulare

Schmerzen im Versorgungsbereich des N. glossopharyngicus (IX) besonders vom Typ der Glossopharyngicusneuralgie (s.S. 248). Lähmungen des gesamten motorischen N. vagus (X), also auch des Gaumensegels und der Schlundmuskulatur, nicht nur Recurrensparese. Lähmung des N. hypoglossus (XII). Gefühlsstörungen im Versorgungsgebiet des N. glossopharyngicus.

Ursachen: Glomustumoren und Schädelbasismetastasen.

k) Syndrom der Kondylen und des cervico-occipitalen Übergangs

Ausfälle der Nn. glossopharyngicus (IX), vagus (X), accessorius (XI) und hypoglossus (XII), oft bilateral, in Kombination mit Strangsymptomen des Rückenmarks: zentrale Parese und Mißempfindungen in den Armen und Händen.

Ursache: Metastasen und Fehlbildungen des occipito-cervicalen Übergangs (s.S. 431 ff.).

l) Halbbasissyndrom (Garcin-Syndrom)

Einseitige Lähmung des motorischen und sensiblen N. trigeminus (V), des N. facialis (VII), statoacusticus (VIII), glossopharyngicus (IX), vagus (X), accessorius (XI) und hypoglossus (XII).

Ursache: Destruierende Knochenprozesse der Schädelbasis, z.B. Epipharynxtumoren.

3. Lähmungen

a) Periphere Lähmung

Die periphere oder schlaffe Lähmung beruht auf einer Läsion im *peripheren motorischen Neuron,* der „gemeinsamen motorischen Endstrecke" SHERRINGTONS. Das periphere motorische Neuron hat seine Nervenzelle im Vorderhorn des Rückenmarks (α-Zelle). Der Neurit verläuft über Vorderwurzel, Spinalnerv, Plexus und peripheren Nerv zum zugehörigen Muskel, den er über die motorische Endplatte innerviert.

Funktionell wird das periphere motorische Neuron mit den angeschlossenen Muskelfasern als *motorische Einheit* bezeichnet. Die Größe dieser Einheiten variiert erheblich: An den Augenmuskeln gehören dazu nur wenige (2–10) Muskelfasern, die mit hoher Frequenz (ca. 350/sec) entladen, am M. gastrocnemius sind es etwa 1 800 Fasern mit sehr langsamer (ca. 5–30/sec) Entladungsfrequenz. Diese Anordnung entspricht der größeren oder vergleichsweise geringeren Präzision in der Aktionsweise der Muskeln. Kleine, hochfrequent entladende motorische Einheiten sind besonders empfindlich gegen Störungen der neuromuskulären

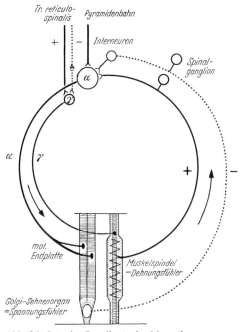

Abb. 36. *Spinaler Regelkreis der Motorik*

traktion wirkt der Dehnung entgegen, die die Spindeln aktiviert hatte. Umgekehrt entlastet eine starke Kontraktion des Muskels die Muskelspindeln, was ihre Afferenzen zum agonistischen Muskel vermindert, der daraufhin erschlafft. Man bezeichnet deshalb die Spindeln als Fühler für Längenänderung. Sie bahnen motorische Impulse, durch welche die *Länge des Muskels auf einen bestimmten Wert eingestellt wird.* Diese Funktionen haben große Bedeutung für den *Haltetonus* in der *Stützmotorik.* Nur kurz wird erwähnt, daß die Ia-Fasern auch disynaptisch hemmende Verbindungen zu den antagonistischen Motoneuronen haben (reziproke Hemmung). Dadurch wird die Kontraktion der agonistischen Muskeln unterstützt.

Die Golgi-Sehnenorgane sind Spannungsfühler. Bei Kontraktion des Muskels wird das Sehnenorgan gedehnt. Seine Ib-Afferenzen wirken über Interneurone nach Art einer negativen Rückkopplung hemmend und damit *erregungsbegrenzend* auf die Vorderhornzellen des gleichen Muskels und seiner Synergisten (autogen, also: autogene Hemmung von GRANIT). Sie wirken außerdem aktivierend auf antagonistische Motoneurone. Ib-Afferenzen wirken ferner auch auf Motoneurone, deren Muskeln an anderen Gelenken angreifen. *Die Sehnenorgane verhindern eine übermäßig starke Kontraktion,* die zu einer Verletzung des Muskels führen könnte. Entsprechend dieser Notfallsfunktion haben sie eine hohe Erregungsschwelle.

Die *Empfindlichkeit der Muskelspindeln* auf Dehnung und damit die von ihnen ausgehenden afferenten Impulse werden durch ein *efferentes System* gesteuert. Außer den α-Zellen gibt es im Vorderhorn auch kleinere, sog. γ-Zellen. Von diesen ziehen dünne γ-Fasern mit den peripheren Nerven zum Muskel und innervieren die *intrafusalen Fasern* der Muskelspindeln. Je nach der Aktivität der γ-Zellen werden die Spindeln durch vermehrte oder verminderte Innervation der intrafusalen Fasern auf stärkere oder geringere Dehnungsempfindlichkeit eingestellt. Die Muskelspindeln können also durch Dehnung des Muskels *und* durch intrafusale Kontraktion aktiviert werden. Die Tätigkeit der γ-Zellen wird im fördernden und hemmenden Sinne über *reticulo-spinale Bahnen* beeinflußt (s.S. 75).

Nach neueren Untersuchungen ist das γ-System in zwei Komponenten gegliedert. Histologisch hat man zwei Arten von motorischen Endigungen an den intrafusalen Muskelfasern gefunden. Physiologisch entsprechen diesen zwei

Überleitung. Deshalb werden die Augenmuskeln beim Curareblock und bei der Myasthenie früher als andere Muskeln gelähmt.

Die Innervation für die phasische und tonische* Kontraktion der Muskeln ist in einem **Regelkreis** zusammengeschlossen, der in Abb. 36 schematisch dargestellt ist. Von den α-Zellen des Vorderhorns laufen zentrifugale Impulse über die rasch leitenden α-Fasern des peripheren Nerven zur motorischen Endplatte und lösen dort eine Muskelkontraktion aus. Im Muskel und am Sehnenansatz finden sich zwei Arten von *Receptoren,* deren Afferenzen die phasische und tonische Aktivität der Vorderhornzellen beeinflussen: die Muskelspindeln und die Golgi-Sehnenorgane. Sie sind auch in den Augenmuskeln vorhanden.

Die *Muskelspindeln* enthalten ringspiralige Receptoren, die bei Dehnung des Muskels aktiviert werden. Ihre Afferenzen erreichen über Ia-Fasern im monosynaptischen Reflexbogen die agonistische Vorderhornzelle, die daraufhin Impulse zu diesem Muskel sendet. Die Muskelkon-

---

* Als phasisch oder tonisch bezeichnet man zwei Formen der Aktivität des Nervensystems, die am besten durch zwei Beispiele erläutert werden: Phasisch ist eine Bewegung oder, im extremen Fall, der Eigenreflex der Muskulatur, tonisch ist die Dauerinnervation der aufrechten Körperhaltung.

funktionell unterschiedlichen Typen der γ-Innervation, die dynamische und die statische. Es ist die Aktivierung der dynamischen γ-Innervation, welche die Antwort der Muskelspindeln auf eine phasische Dehnung der Muskeln vermehrt. Diese Reaktion wird vermindert, wenn die statischen γ-Motoneurone gereizt werden. In beiden Fällen nimmt die Afferenz aus den Muskelspindeln zu. Die dynamische Muskelsensibilität ist eine Funktion der Geschwindigkeit des Muskelzuges, die statische hängt von der Amplitude ab. Beide Typen der Sensibilität können unabhängig voneinander vom Zentralnervensystem moduliert werden, die dynamische γ-Innervation von der sensomotorischen Hirnrinde, die statische von extrapyramidalen Strukturen. Die rekurrente *Renshaw-Hemmung,* die durch Kollateralen der Motoneurone über Interneurone hemmend auf die homologen Motoneurone einwirkt, wird hier nicht besprochen. Sie ist bei der Beschreibung des Tetanus (s.S. 275) erwähnt.

Unterbrechung des peripheren motorischen Neurons an irgendeiner Stelle zwischen der Vorderhornzelle und den Endaufzweigungen der Neuriten führt zur **schlaffen Lähmung,** die durch folgende Kriterien charakterisiert ist:

Der Muskeltonus ist herabgesetzt (*Hypotonie*), weil der efferente Schenkel des tonusregulierenden Reflexbogens unterbrochen ist.

Die Muskelfasern werden *atrophisch,* weil sie durch die Unterbrechung der ,,gemeinsamen motorischen Endstrecke" funktionell nicht mehr beansprucht werden.

Die grobe Kraft ist vermindert (*Parese*) oder aufgehoben (*Paralyse*). Die Verteilung der Lähmungen entspricht dem Befall der peripheren Nerven: die periphere Innervation ist, im Gegensatz zur zentralen, nach einzelnen Muskeln angeordnet.

Die *Beeinträchtigung der Feinmotorik* geht dem Grad der Parese parallel.

Die *Eigenreflexe sind abgeschwächt* bis erloschen. Die Arreflexie entwickelt sich meist frühzeitig, weil die Reflexe über dickere, rasch leitende Fasern laufen, die besonders vulnerabel sind. Gelegentlich bleibt die Arreflexie das einzige Symptom einer peripheren Lähmung. Arreflexie kommt auch zustande bei hochgradiger Verlangsamung und Dispersion der Aktionspotentiale in den afferenten Fasern aus den Muskelspindeln. Die monosynaptischen Eigenreflexe sind auf temporale Summation der afferenten Erregungen an den Vorderhornzellen angewiesen.

Fremdreflexe fallen bei peripherer Lähmung dann aus, wenn die Muskeln gelähmt sind, in denen die Reflexzuckung erfolgen sollte.

Pathologische Reflexe treten nicht auf.

Elektromyographisch und elektroneurographisch stellen sich die Zeichen einer Funktionsstörung im peripheren Nerven und später auch Denervierung der Muskulatur ein.

Die **Lokalisation** der Schädigung innerhalb des peripheren Nervensystems läßt sich aus der Verteilung der Paresen und dem Nachweis oder dem Fehlen von begleitenden sensiblen Symptomen erschließen:

1. Ist die Lähmung rein motorisch und entspricht ihre Verteilung der segmentalen Innervation der Muskeln, ist eine Schädigung in den *Vorderhornzellen* oder den *Vorderwurzeln* anzunehmen. Im Vorderhorn findet sich eine *somatotopische Gliederung:* dorsolateral sind die distalen Muskeln der Extremitäten, ventromedial die proximalen repräsentiert. Die Nervenfasern zu den Flexoren verlassen den inneren Anteil, die Nervenfasern zu den Extensoren den äußeren Anteil des Vorderhorns.

2. *Plexusschädigungen* führen zu gemischten, motorisch-sensiblen Lähmungen an einer Extremität. Ihre Verteilung entspricht der Anordnung der Faszikel in den Plexus.

3. Sind die motorischen und sensiblen Ausfälle auf das Versorgungsgebiet *eines Nerven* beschränkt, liegt eine umschriebene periphere Nervenläsion vor. Einzelheiten s. Kapitel XVII.

4. *Lähmungen mehrerer Nerven* kommen in drei Formen vor:

a) *Polyneuritischer Typ:* Paresen und Sensibilitätsstörungen gehen über das Versorgungsgebiet eines einzelnen Nerven hinaus. Die Verteilung der Symptome zeigt, daß mehrere, meist benachbarte Nerven der Extremitäten befallen sind. Die Funktionsstörungen müssen nicht alle Muskeln oder Hautareale betreffen, die von den erkrankten Nerven versorgt werden. Meist sind die Ausfälle annähernd symmetrisch, distal oder proximal betont.

b) *Polyneuro-radikulitischer Typ:* Die periphere Lähmung der Motorik und Sensibilität ergreift nicht nur die Nerven der Extremitäten, sondern auch die Wurzelnerven am Rumpf, so daß die Symptomatik einer Querschnittslähmung ähnlich wird. Klinik s.S. 100.

c) *Mononeuritis multiplex:* Erkrankung mehrerer einzelner Nerven, die nicht benachbart sein müssen.

b) Zentrale Lähmung

Unter dem Oberbegriff **„Pyramidenbahn"** oder Tractus cortico-spinalis werden die Projektionsfasern zusammengefaßt, die in cranio-caudaler Richtung durch die Pyramiden der Oblongata verlaufen. Zur Pyramidenbahn müssen aber auch die cortico-pontinen und cortico-bulbären Bahnen gerechnet werden, die auf die Kerne der motorischen Hirnnerven projizieren.

Phylogenetisch findet sich eine Pyramidenbahn erst bei den Mammaliern, und die Funktionsstörung nach Pyramidenbahnläsion ist umso schwerer, je höher das Tier in der entwicklungsgeschichtlichen Rangordnung steht. *Ontogenetisch* ist die Pyramidenbahn bei der Geburt noch nicht markreif, die Reifung ist erst mit dem 2. Lebensjahr abgeschlossen. Ein Vergleich der undifferenzierten Massenbewegungen des Säuglings mit den Leistungen der Feinmotorik beim gesunden Erwachsenen gibt eine erste Vorstellung von der Bedeutung der corticospinalen Innervation.

Die Pyramidenbahn stammt zu etwa 30% aus der Area 4 (Gyrus praecentralis). Etwa 30% entstammen aus der rostral davon gelegenen „prämotorischen" Area 6, 40% aus den Feldern 3, 1 und 2 des Parietallappens. Die Axone enden im Rückenmark teils an Interneuronen, teils projizieren sie monosynaptisch auf die Alphamotoneurone. Die Axone des Tractus corticospinalis senden aber auch Collateralen zum Thalamus, zum Nucleus ruber, zu den Brückenkernen (von dort Projektion zum Kleinhirn), zur unteren Olive, ebenfalls Projektionen zum Kleinhirn, zu den Hinterstrangkernen und zur Formatio reticularis.

Die oben genannten kortikalen Areale entsenden nicht nur den Tractus cortico-spinalis, sondern projizieren auch auf motorische Zentren des Hirnstamms, deren Efferenzen wiederum die Reflexbögen des Rückenmarks beeinflussen: Nucleus ruber, Nucleus vestibularis lateralis und Formatio reticularis.

Der Tractus cortico-spinalis kreuzt in der Pyramidenkreuzung zu 80 bis 90% und verläuft dann als Tractus cortico-spinalis lateralis im dorsolateralen Sektor des Rückenmarks. Der ungekreuzte Anteil verläuft als Tractus corticospinalis ventralis bis zum Cervical- und Thorakalmark, ein Teil der Axone kreuzt auf segmentaler Ebene. Insgesamt ist der Anteil ungekreuzter cortico-spinaler Projektionen sehr gering. Innerhalb dieses Gebietes nimmt der Gyrus

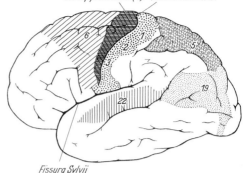

Abb. 37. *Ausdehnung der motorischen Rinde im weiteren Sinne* (nach Reizversuchen am Menschen). (Von TERZUDLO u. ADEY)

praecentralis dadurch eine Sonderstellung ein, daß die Reizschwelle für die Auslösung von Bewegungen durch elektrische Stimuli hier besonders niedrig ist und umschriebene Läsionen der Rinde oder ihre Projektionsfasern mit großer Regelmäßigkeit zu umschriebenen Bewegungsstörungen führen (s. Abb. 37).

Die **Repräsentation** im Motorcortex und speziell im Gyrus praecentralis ist nicht nach den absoluten Größenverhältnissen der einzelnen Körperregionen, sondern nach ihrer *funktionellen Bedeutung* angeordnet: die Felder für die differenzierten Gesichts- und Handbewegungen haben eine weit größere Ausdehnung als etwa das Feld für die Fußbewegungen. Der Rumpf ist nur ganz gering vertreten. Die *physiologische* Funktion der motorischen Rinde besteht in der Schaltung von Innervationen für *differenzierte Bewegungen,* besonders in der mimischen Muskulatur und in den distalen Gliedabschnitten. Das Organisationsprinzip ist nicht die Innervation einzelner Muskeln, sondern die Bewegung von Gelenken. Während die corticospinalen Bahnen auf motorische Vorderhornzellen projizieren, die die distalen Muskeln der Extremitäten, und hier besonders die Beuger, innervieren, projizieren rubro-, vestibulo- und reticulospinale Bahnen zu Vorderhornzellen, die für die Rumpf- und Gürtelmuskeln, also für die proximale Stützmotorik zuständig sind (s. Abb. 38 von LAWRENCE und KUYPERS). Nach umschriebenen Läsionen in der motorischen Rinde kommt es, anders als nach Schädigungen des peripheren motorischen Neurons, nicht zur Lähmung einzelner Muskeln, sondern zu einer Beeinträchtigung feiner Bewegungen.

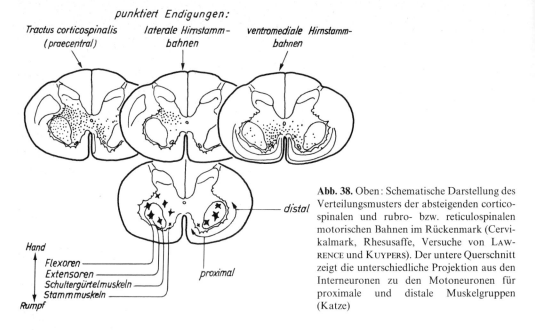

Abb. 38. Oben: Schematische Darstellung des Verteilungsmusters der absteigenden corticospinalen und rubro- bzw. reticulospinalen motorischen Bahnen im Rückenmark (Cervikalmark, Rhesusaffe, Versuche von LAWRENCE und KUYPERS). Der untere Querschnitt zeigt die unterschiedliche Projektion aus den Interneuronen zu den Motoneuronen für proximale und distale Muskelgruppen (Katze)

Die *Repräsentation der Bewegungen* in der motorischen Rinde, wie sie schematisch durch den bekannten Homunculus (Abb. 40) dargestellt wird, ist nicht so starr wie die Zuordnung der Innervation im peripheren Nervensystem. Entfernt man beim Makaken das Handfeld, das man durch elektrische Reizung identifiziert hatte, kommt es nur für kurze Zeit zu einer Bewegungsstörung. Die Tiere sind bald wieder in der Lage, die gelähmte Hand mit der früheren Geschicklichkeit zu gebrauchen, und ein Kontrollversuch zeigt dann, daß jetzt Handbewegungen durch elektrische Reizung in der Nachbarschaft des abgetragenen Handfeldes auszulösen sind. Auch beim Menschen kann wiederholte elektrische Reizung derselben Rindenstelle zu verschiedenartigen Bewegungen führen. Der Bewegungserfolg ist von der Position der Gliedmaßen abhängig.

Die Rolle des motorischen Cortex in der Organisation von Bewegungen ist in Abb. 39 (von R.F. SCHMIDT) zu erkennen. In dieser Darstellung wird die enge Verknüpfung von Sensorik und Motorik ebenso deutlich wie der Einfluß des Kleinhirns und der Stammganglien (Basalganglien), die den Motorcortex über den Thalamus ansteuern. Im Thalamus wird zudem die somatosensorische Information in die Organisation der Motorik eingebracht.

Mit modernen elektrophysiologischen Methoden ist es gelungen, auch einen *psychophy-* *sischen Aspekt* der Motorik zu erfassen. *Vor* Einsetzen einer Willkürbewegung läßt sich ein langsam ansteigendes, oberflächennegatives Hirnpotential ableiten. Es tritt bilateral auf, ist frontal stärker als occipital ausgeprägt und hat sein Maximum vor einseitigen Bewegungen über der kontralateralen Präzentralregion. Man sieht in diesem Potential ein Korrelat *willkürlicher Aktionsbereitschaft* („Bereitschaftspotential"), d.h. von cerebralen Prozessen, die einer intendierten Bewegung vorangehen. Im Thalamus ist bei Parkinson-Kranken – nur anläßlich von stereotaktischen Operationen sind derartige Experimente möglich – mit eingeführten Elektroden während der Vorbereitung zu Bewegungen eine neuronale Hemmung registriert worden. Der Parkinson-Tremor sistiert nicht erst *während* einer Intentionsbewegung, sondern schon vorher, bei der Aufforderung, die Bewegung auszuführen.

Es gibt auch eine Voreinstellung der *Muskelspannung,* die einer Willkürkontraktion vorangeht, und bei *bedingten Reflexen* kann man frühzeitige Reaktionen des γ-Systems auf den bedingenden Reiz nachweisen. Schließlich findet man im Elektromyogramm in Muskeln, mit denen eine bestimmte Bewegung ausgeführt werden soll, bei Ableitung mit Nadelelektroden eine sog. *Voraktivität.* Ihr Ausmaß steht unter experimentellen Bedingungen in Beziehung zu der *erwarteten Belastung* des Muskels.

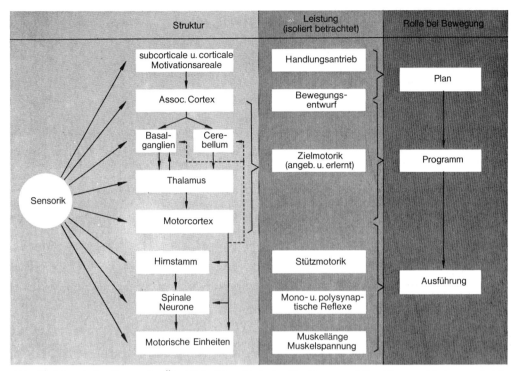

Abb. 39. Motorisches System im Überblick. Die wichtigsten Strukturen und ihre Hauptverbindungen sind in der linken Säule angeordnet. Der Einfachheit halber wurden alle sensorischen Zuflüsse ganz links zusammengefaßt. Die mittlere Säule betont die bei isolierter Betrachtungsweise herausragenden Leistungen der einzelnen Abschnitte des motorischen Systems, die rechte gibt die Rolle bei der Initiierung und Durchführung einer Bewegung wieder. Auf die parallele Position der Stammganglien und des Kleinhirns und die Einordnung des Motorcortex am Übergang zwischen Programm und Ausführung wird hingewiesen. (Aus SCHMID und THEWS)

Alle diese neuronalen Prozesse spiegeln psychologische Vorgänge („Einstellung", „set", „attitude") wider, die einer Bewegung vorangehen und ihren Zweck vorwegnehmen.

Ausfallssymptome. Eine Schädigung nur des Tractus cortico-spinalis durch Läsion nur im Gyrus praecentralis, im Brückenfuß oder in der Pyramide der Medulla oblongata führt im Tierexperiment und beim Menschen zu einer *schlaffen Parese* mit Beeinträchtigung oder Verlust der Feinmotorik und *pathologischen Reflexen* der Babinski-Gruppe. Beim Versuch, differenzierte Bewegungen auszuführen, kommt es zu *Massenbewegungen,* die auch proximale Gliedabschnitte ergreifen.

Diese undifferenzierten Massenbewegungen zeigen die Aktivität motorischer Hirnstammsysteme an. Beim Säugling ist die gesamte Motorik auf dieser Stufe organisiert. Mit der Markreifung des cortico-spinalen Systems wird die Aktivität dieser Strukturen in die differenzierte cortico-spinale Motorik eingegliedert. Beim Ausfall der „höheren Motorik" wird die Funktion der subcorticalen motorischen Kerngebiete wieder manifest. Dabei können z.B. nach Entfernung einer Großhirnhemisphäre zur Behandlung bestimmter Fälle von frühkindlicher Hirnschädigung, erstaunlich differenzierte motorische Leistungen möglich werden. Die Frage, welchen Anteil die ungekreuzten cortico-spinalen Bahnen an der funktionellen Restitution nach schwerer ipsilateraler Läsion haben, ist noch kontrovers.

Aus den oben beschriebenen anatomischen Unterschieden zwischen den corticospinalen und den *rubro-, vestibulo- und reticulospinalen Projektionen* erklären sich zwei unterschiedliche Lähmungstypen bei zentraler Parese: während Hemisphärenläsionen zu distal betonten Paresen mit Beeinträchtigung der Fein- und Zielmotorik führen, sind Hirnstammläsionen mit Funktionsstörung v.a. der parapyramidalen Bahnen von *proximalen Paresen* mit Beeinträchtigung der *Haltungsfunktion* und nur geringer Störung der distalen Feinmotorik gefolgt.

Klinisch ist die zentrale Lähmung meist auch durch eine spastische *Tonuserhöhung, Reflexsteigerung* und *Kloni* gekennzeichnet. Das Auftreten von Kloni ist nicht an eine Tonussteigerung gebunden. Diese spastischen Phänomene haben folgende Eigenschaften: In der Ruhe besteht keine Muskelhypertonie; man kann beim Spastiker die gelähmten Muskeln so lagern, daß in ihnen elektrophysiologisch kein Aktionspotential auftritt. Dies ist ein wichtiges Unterscheidungsmerkmal gegenüber dem Rigor (s.S. 86). Die Spastik kann bei vorsichtiger, gleichmäßiger, passiver Bewegung minimal bleiben. Sie entsteht unter der funktionellen Beanspruchung der Muskeln, nimmt bei brüsken aktiven und passiven Exkursionen zu und läßt dann plötzlich wieder nach (*Taschenmesserphänomen,* das auf Aktivierung der Golgi-Rezeptoren beruht). Sie ist in der Regel beim Stehen und Gehen stärker als im Liegen ausgeprägt. Die Spastik betrifft bevorzugt die Muskeln, die der Schwerkraft entgegenwirken und damit eine besonders hohe tonische Dauerinnervation haben: An den Armen ist sie in den Beugern mehr als in den Streckern, an den Beinen in den Streckern mehr als in den Beugern ausgeprägt. Diese Auffassung, die auf SHERRINGTON zurückgeht, wird dadurch gestützt, daß bei Vierfüßlern nach Läsion der descendierenden motorischen Bahnen in allen Extremitäten Streckstarre auftritt.

Die Spastik beruht auf der *zusätzlichen Läsion von Bahnen,* die von präcentralen Rindenfeldern, vom Gyrus cinguli, teilweise auch von den Stammganglien, von der Formatio reticularis und von den vestibulären Kernen ausgehen und als fördernde und hemmende Bahnen zum Rückkenmark hinabziehen.

Die *Pathophysiologie der Spastik* ist noch nicht im einzelnen bekannt. Man findet elektrophysiologisch eine Enthemmung der α-Vorderhornzellen. Diese kommt vor allem, wenn auch nicht ausschließlich, über eine gesteigerte Empfindlichkeit der Muskelspindeln und vermehrte Aktivität des „γ-loop" (s.S. 71) zustande. Die Wirkung des *Jendrassikschen Handgriffs* ist jedoch nicht über die γ-Schleife zu erklären, vielmehr kommt dabei eine direkte Aktivierung der spinalen α-Zellen zustande.

Zusammenfassend ist die zentrale Lähmung in der klinischen Praxis durch folgende Symptome

charakterisiert und von der peripheren abgegrenzt.

Spastische Tonuserhöhung in der beschriebenen Verteilung;

Keine neurogenen Muskelatrophien, da das periphere Neuron intakt bleibt.

Minderung der groben Kraft. Die Schwäche kann auch fehlen: Nicht wenige Patienten können auf einem spastischen Bein gehen und in einem spastischen Arm eine schwere Last tragen. Die Tonuserhöhung erhält den betroffenen Gliedmaßen ihre Stütz- und Haltefunktion.

Beeinträchtigung oder *Verlust der Feinmotorik* und *Masseninnervationen* bis in proximale Gliedmaßenabschnitte beim Versuch, differenzierte Bewegungen auszuführen. *Diese zentrale Bewegungsstörung ist das Kardinalsymptom der corticospinalen Lähmung.* Affektiv getragene und automatische Bewegungen sind meist besser erhalten als willkürliche. In schweren Fällen treten in den gelähmten Muskelgruppen *Mitbewegungen* auf. Die wichtigsten Formen sind die Beugesynergien des Armes beim Husten oder Gähnen und die sog. spiegelbildlichen Mitbewegungen, mit denen sich die gelähmten Extremitäten an Bewegungen der gesunden beteiligen. Die spiegelbildlichen Mitbewegungen sollen auf der Aktivität ungekreuzter motorischer Projektionsbahnen beruhen. Masseninnervationen, Mitbewegungen und doppelseitige Bewegungen kennzeichnen die Motorik des jungen Säuglings, dessen Pyramidenbahnen noch nicht markreif sind. Ihr Auftreten bei Krankheitsprozessen im Erwachsenenalter ist ein Rückschritt auf eine ontogenetisch frühere Entwicklungsstufe.

Die *Rückbildung* einer zentralen Lähmung kann darauf beruhen, daß die corticospinalen Bahnen ihre Aktivität wieder aufnehmen. Eine andere Möglichkeit ist eine neue Verschaltung auf spinaler Ebene, derart daß die aus dem Hirnstamm absteigenden motorischen Bahnen Anschluß an die Interneurone gewinnen, welche für die distalen Gliedabschnitte zuständig sind.

Die *Eigenreflexe* sind, u.U. bis zum Klonus, *gesteigert,* die *Fremdreflexe* abgeschwächt, und es sind *pathologische Reflexe* auszulösen.

Die elektrische Erregbarkeit bleibt qualitativ unverändert, da das periphere Neuron intakt ist.

Lokaldiagnose

Der Ort der Läsion im zentralen Nervensystem, die einer zentralen Bewegungsstörung zugrunde liegt, ergibt sich aus der Verteilung der Lähmun-

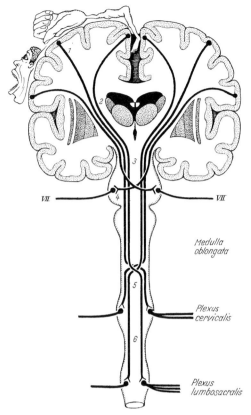

Abb. 40. *Lokalisatorische Bedeutung unterschiedlicher Typen der zentralen Lähmung. 1* corticale Monoparese, *2* kapsuläre Hemiparese, *3* Decerebration, *4* Tetraparese und gekreuzte Hirnnervensyndrome bei Hirnstammläsion (nur Facialiskern und -nerv eingezeichnet), *5* Tetraparese bei hoher Halsmarkläsion, *6* Paraparese bei Brustmarkläsion

gen an den Extremitäten. Zur gröberen topographischen Orientierung lassen sich sechs Lähmungstypen unterscheiden, die verschiedenen Ebenen zwischen der Großhirnrinde und dem Rückenmark entsprechen (Abb. 40). Die supplementärmotorische Region wird hier nicht besprochen, weil sie klinisch hauptsächlich in der Epileptologie Bedeutung hat (s.S. 217).

1. Corticale Monoparese

Entsprechend der weit auseinandergezogenen Anordnung der somatotopischen Repräsentation im Gyrus praecentralis führen corticale Läsionen zu Monoparesen, d.h. zentralen Bewegungsstörungen im distalen Abschnitt nur *eines* Körpergliedes. Je nach der Lokalisation des Herdes mehr zur Mantelkante oder mehr zum

Operculum betrifft die Lähmung das Bein, den Arm bzw. die Hand oder die Gesichts- und Sprechmuskulatur. Sehr charakteristisch sind folgende Symptomkombinationen:

a) Bewegungsstörung und Hypaesthesie in den ersten drei Fingern einer Hand und um den Mundwinkel (Differentialdiagnose: periphere Medianusläsion – Carpaltunnelsyndrom).

b) Bewegungs- und Sensibilitätsstörung in den beiden letzten Fingern einer Hand.

Ist der Herd nur auf die Area 4 beschränkt, werden die Paresen schlaff sein. Sind auch die davorliegenden präzentralen Felder betroffen, oder erstreckt sich der Herd mehr in die Tiefe, ist die Lähmung sogleich spastisch, oder es entwickelt sich nach kurzer Zeit eine Spastizität. Oft ist auch die an entsprechender Stelle im Gyrus *postcentralis* repräsentierte *Sensibilität* gestört.

2. Capsuläre Hemiparese

Auf ihrem Weg zum Rückenmark bündeln sich die Pyramidenbahnen in der Corona radiata und verlaufen eng benachbart in der *inneren Kapsel,* die vom Thalamus und Nucleus caudatus auf der einen und vom Putamen und Pallidum auf der anderen Seite begrenzt wird. An dieser Stelle können alle *Pyramidenfasern einer Körperhälfte* durch einen umschriebenen Herd geschädigt werden. Die innere Kapsel enthält aber nicht nur die Pyramidenbahn, sondern auch cortico-striäre, cortico-thalamische, cortico-rubrale, cortico-oliväre und cortico-reticuläre Bahnen. Vasculäre Läsionen in der inneren Kapsel sind sehr häufig, da die A. lenticulostriata (die „Arterie des Schlaganfalls") fast im rechten Winkel aus dem zuführenden Mediaast abgeht und daher ein bevorzugter Sitz von atheromatösen Veränderungen (s. Abb. 59, S. 143) ist. Diese begünstigen, wie im Kapitel III besprochen wird, ischämische Durchblutungsstörungen.

Läsion der absteigenden motorischen Bahnen in der inneren Kapsel führt zum Syndrom der *spastischen Hemiplegie* (Halbseitenlähmung). Dabei haben die Gliedmaßen eine charakteristische Haltung, die sich aus der Pathophysiologie der Spastik leicht ableiten läßt. Der Arm ist adduziert und im Ellenbogen gebeugt. Hand und Unterarm sind proniert, die Finger gebeugt und fest eingeschlagen. Im Bein herrscht Streckspastik vor. Durch Erhöhung des Extensorentonus entsteht eine Spitzfußstellung, so daß das Bein gleichsam zu lang wird. Darauf beruht die

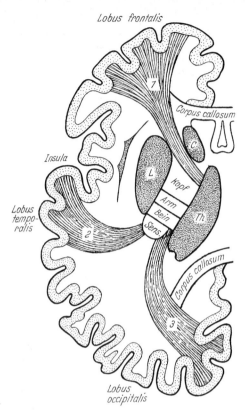

Abb. 41. *Innere Kapsel (mit somatotopischer Anordnung der Projektionsfasern) und Corona radiata (nach* BING). *C* Nucleus caudatus, *L* Linsenkern (Putamen + Pallidum), *Th* Thalamus. *1* frontopontine Bahn, *2* zentrale akustische Bahn, *3* Sehstrahlung

Gangstörung nach Art der *Circumduktion:* Der Kranke kann das „zu lang gewordene" Bein nicht mehr gerade, sondern nur noch in einem nach auswärts gerichteten Bogen nach vorn führen. Im Unterschied dazu wird der Spitzfuß bei peripherer Peronaeuslähmung (s.S. 360) durch verstärktes Anheben des Fußes ausgeglichen. In leichteren Fällen sind lediglich die Mitbewegungen im paretischen Arm vermindert, und das Bein wird nachgezogen.

Die Projektionsbahnen in der inneren Kapsel haben noch eine gewisse *somatotopische Anordnung,* entsprechend den Rindengebieten, aus denen sie stammen. Diese ist in Abb. 41 stark schematisiert dargestellt. Es ist zu beachten, daß eine Läsion im Kapselknie eine brachio-faciale Hemiparese hervorrufen kann, die man in der Klinik häufig auf supracapsuläre Funktionsstörungen bezieht. Im hinteren Abschnitt der Kap-

sel verlaufen die sensiblen Projektionsbahnen aus der medialen Schleife zentripetal zum Thalamus. Den sensiblen Bahnen ist der Anfang der Gratioletschen Sehstrahlung und die zentrale Hörbahn unmittelbar benachbart. In der älteren neurologischen Literatur wird diese Stelle als „*Carrefour sensitif*" bezeichnet. Bei größeren Läsionen, die diesen „sensiblen Kreuzweg" mit einbeziehen, ist die motorische Hemiplegie von halbseitiger Gefühlsstörung (Hemihypaesthesie) und Hemianopsie begleitet. Eine zentrale Hörstörung läßt sich meist nicht nachweisen.

3. Decerebration s.S. 80

4. Tetraparese und gekreuzte Syndrome bei Hirnstammläsionen

Im Fuße des Hirnstamms, im Pedunculus cerebri und im Brückenfuß liegen die Pyramidenbahnen aus *beiden Großhirnhemisphären* eng benachbart. Auch hier ist noch eine *somatotopische Gliederung* nachzuweisen. Die corticospinalen Fasern für die unteren Extremitäten liegen in der Brücke lateralventral. Dieser Bezirk ist durch die Verteilung der Brückengefäße aus der A. basilaris besonders zu bilateralen ischämischen Durchblutungsstörungen disponiert. Dabei kommt es zu einer zentralen Tetraparese, die gewöhnlich *in den Beinen stärker als in den Armen* ausgeprägt ist. Die engen topographischen Beziehungen zu anderen Kerngebieten und Bahnen im Hirnstamm bringen es mit sich, daß diese Lähmungen meist nicht isoliert auftreten, sondern von Symptomen der *Hirnstammhaube* begleitet sind: Pupillenstörungen, vertikale (Mittelhirn) oder horizontale (Brücke) Blickparesen, Augenmuskellähmungen, zentraler Nystagmus mit optokinetischer Störung, Wachheitsstörung und, bei Läsion der pontocerebellaren Bahnen, Ataxie. Es kommen aber bei Läsionen des Brückenfußes auch reine motorische Hemi- oder Paraparesen vor.

Betrifft die Läsion den Hirnstamm nur halbseitig, kommt es zu *gekreuzten Symptomenkomplexen,* von denen die klinisch wichtigen in Tabelle 5 zusammengestellt sind. Dabei treten jeweils auf der Seite des Herdes Hirnnervenausfälle, oft auch Hemiataxie (s.S. 93), auf der Gegenseite eine spastische Hemiparese auf. Häufiger als diese „reinen" Syndrome sind Kombinationen mit Lähmungen anderer Hirnnerven, halbseitigen sensiblen Störungen und Hemiataxie. Das führende Symptom für die Lokaldiagnose sind die Hirnnervenlähmungen.

Tabelle 5. Die wichtigsten gekreuzten Hirnstammsyndrome

Name	Symptome		Lokalisation
	gleichseitig	gegenseitig	
Webersche Lähmung (Hemiplegia alternans oculomotoria)	III. Hirnnerv	Hemiparese	Mittelhirn
Millard-Gubler-Lähmung (Hemiplegia alternans facialis)	VII	Hemiparese	Brücke
Wallenberg-Syndrom	V (zentral), meist zur Herdseite rotierender Spontannystagmus mit Fallneigung Horner, X, XI, XII, Hemiataxie	dissoziierte Empfindungsstörung	dorsolateraler Sektor der Medulla oblongata

5. Tetraparese bei hoher Halsmarkläsion

Herde im oberen Halsmark, über dem Segment C_5, führen ebenfalls zu einer zentralen Lähmung aller vier Extremitäten. Sie unterscheidet sich von der Tetraparese bei Hirnstammschädigung durch folgende begleitenden Symptome: Bei Halsmarkläsionen findet sich in aller Regel eine querschnittsförmige Sensibilitätsstörung (s.S. 101), Hirnnervenlähmungen liegen nicht vor, auch ist die Bewußtseinslage des Patienten bei unkomplizierten Fällen nicht verändert. Vergleicht man den Masseterreflex mit den spinalen Eigenreflexen, ist immer eine deutliche Differenz festzustellen: Bei *akuter* Halsmarkschädigung sind die spinalen Eigenreflexe durch den spinalen Schock erloschen, bei subakuter oder chronischer sind sie pathologisch gesteigert. Oft läßt sich aus den Reflexen und der Verteilung der Paresen schon klinisch die Höhendiagnose stellen. Einzelheiten s.S. 102 ff.

6. Paraparese bei Brustmarkläsionen

Ist das Rückenmark unterhalb der cervicalen Segmente geschädigt, aus denen der Plexus brachialis entspringt, kommt es zu einer spastischen Paraparese beider Beine, die meist von einer *querschnittsförmigen* Sensibilitätsstörung und oft auch von Blasen- und Mastdarmstörungen begleitet ist (über Querschnittslähmungen s.S. 100).

In seltenen Fällen kann das Syndrom durch einen Krankheitsprozeß imitiert werden, der an der medialen Kante des Hirnmantels, beiderseits unmittelbar am Sulcus interhemisphaericus lokalisiert ist. Hier liegen die Repräsentationsfelder beider Beine und Füße einander gegenüber. Druck eines extracerebralen Tumors, z.B. eines parasagittalen Meningeoms, auf diese Region führt zum sog. *Mantelkantensyndrom.* Auch dabei bekommen die Kranken eine zentrale Paraparese beider Beine, die auch einmal von einer fast querschnittsförmig angeordneten Sensibilitätsstörung und von Blasenstörungen begleitet ist.

Die Differenzierung von einer spinalen Querschnittslähmung wird nach folgenden Kriterien getroffen: Beim Mantelkantensyndrom sind wegen der asymmetrischen Lokalisation des Prozesses beide Beine meist nicht gleichmäßig paretisch, die Sensibilitätsstörung ist nicht streng segmental begrenzt, häufig treten Jackson-Anfälle auf (s.S. 215). Das praktisch wichtigste Unterscheidungsmerkmal ist das Auftreten von sog. *spinalen Automatismen.* Bei vollständiger und auch bei partieller Querschnittslähmung des Rückenmarks bilden sich abnorme Querverbindungen zwischen sensiblen oder autonomen und motorischen Bahnen *beider Seiten* aus. Exteroceptive Stimuli, z.B. Berührungen, Lagewechsel der Gliedmaßen, aber auch enteroceptive Reize (Blasenfüllung) unterhalb der Läsion lösen über diese Kurzschlüsse doppelseitige Beugesynergien oder gekreuzte Beuge- und Strecksynergien, manchmal auch automatische Laufbewegungen der Beine aus. Diese spinalen Automatismen werden leicht mit Willkürbewegungen verwechselt. Tatsächlich entstehen sie rein reflektorisch. Deshalb ist ihre Bezeichnung als Automatismen nicht korrekt. Sie sind als Rückschritt auf phylogenetisch und ontogenetisch frühe Bewegungsformen aufzufassen, die im Rückenmark organisiert sind, beim

Menschen im Laufe der Cerebralisation aber unterdrückt worden waren.

Spinale Automatismen kommen bei Läsion oberhalb des Rückenmarks nicht vor.

4. Decerebrations-Syndrome

Unter Decerebration versteht man eine funktionelle Abkoppelung des Hirnstamms vom gesamten Hirnmantel. Dabei können entweder ausgedehnte bilaterale Schädigungen im Marklager der Großhirnhemisphären oder Läsionen im Hirnstamm selbst vorliegen. Die *häufigsten Ursachen* sind schweres Hirntrauma (s.S. 312), Encephalitis (s.S. 262), Intoxikation (s.S. 437), Sauerstoffmangelschädigung, z.B. bei vorübergehendem Herzstillstand oder Narkosezwischenfall, Thrombose der A. basilaris (s.S. 146), Einklemmung des Hirnstamms bei raumfordernden Prozessen (s.S. 159) und Leukodystrophie (s.S. 336). Diese Krankheiten werden heute auf jeder Intensivstation behandelt, daher hat die Kenntnis der Decerebration große praktische Bedeutung.

Aus der Anatomie des Hirnstamms ist leicht abzuleiten, daß sich diese Syndrome aus motorischen, oculomotorischen, vegetativen Symptomen und Verminderung der Wachheit zusammensetzen. Die *motorischen Symptome* treten in zwei Formen auf. Die eine kann als doppelseitige Hemiplegie, jedoch ohne zentrale faciale Parese, aufgefaßt werden: beide Arme sind in der oben (S. 76) beschriebenen Beugehaltung fixiert, die Beine haben bilaterale Streckstellung. Bei der zweiten Form liegt eine Streckhaltung aller vier Extremitäten vor. Die Arme sind dabei proniert, die Finger eingeschlagen. Bei diesen Haltungen besteht, solange noch kein Bulbärhirnsyndrom vorliegt, eine Erhöhung des Muskeltonus. Die Auslösung der Eigenreflexe hängt vom Grad der Tonuserhöhung ab: manchmal sind die Extremitäten so fixiert, daß es nicht gelingt, eine klinisch erkennbare Reflexzuckung auszulösen. Fast immer ist ein Babinskireflex zu erhalten, oft sind die Großzehen nach Art eines Spontan-Babinski dauernd nach dorsal überstreckt. Spontan oder nach sensiblen oder sensorischen Reizen kann sich die Enthirnungsstarre als tonischer Anfall für Sekunden bis Minuten verstärken (Beuge- oder Streckkrämpfe).

In diesem Stadium besteht meist ein *Trismus.* Er beruht auf maximaler reflektorischer Dauerkontraktion in beiden Masseteren, die im Sinne der oben referierten Auffassung SHERRINGTONS „anti-gravity"-Muskeln sind.

Regelmäßig haben die Patienten Störungen der *Pupillen- oder Augenmotorik:* fakultativ beobachtet man Miosis oder einseitige bzw. doppelseitige Mydriasis mit eingeschränkter oder aufgehobener Lichtreaktion, Divergenz- oder Konvergenzstellung der Bulbi, konjugierte oder unkoordinierte horizontale, seltener vertikale oder gar diagonale Pendelbewegungen der Augen. Über „ocular bobbing" s.S. 68.

Eine Störung des *Wachbewußtseins* fehlt selten. Sie beruht auf Beeinträchtigung des aktivierenden retikulären Aktivierungssystems im Hirnstamm. Je nach der Lokalisation und dem Verlaufsstadium besteht tiefes Koma mit geschlossenen Augen, schwerer Sopor mit schwacher Reaktivität auf äußere Reize oder eine Bewußtseinslage, bei der die Augen der Patienten geöffnet sind, der Blick geht ins Leere. Gegenstände werden nicht fixiert, auf sensorische Reize wird der Blick nicht zugewendet (apallisches Syndrom, von a-pallisch = ohne Hirnmantel). In der anglo-amerikanischen Literatur wird die Bezeichnung vegetative state verwendet. Der Terminus akinetischer Mutismus meint einen ähnlichen Zustand.

Das *EEG* zeigt, je nach Ausdehnung und Ort der Läsion und auch abhängig vom Verlaufsstadium, synchronisierte Gruppen rhythmischer langsamer Wellen bei Läsionen im oralen Hirnstamm oder eine desynchronisierte Aktivität bei pontinen Läsionen. Ein α-ähnliches EEG ist in diesem Zustand vom EEG des Gesunden durch diffuse Verteilung der dominierenden Amplituden (im Gegensatz zum „occipitalen α-Rhythmus" des Gesunden, s.S. 38) sowie durch fehlende Reaktivität auf sensorische Stimuli zu differenzieren. Bei Verschlechterung des Zustandes tritt das „burst (and) suppression"-Muster auf, Wechsel von hochgespannten komplexen Abläufen und Depression des Kurvenverlaufes.

Mit den visuellen, den akustischen und den somatosensorischen Reaktionspotentialen sowie dem Blinkreflex lassen sich die Orte der Funktionsstörungen im Hirnstamm und oft auch der funktionelle Zustand des Großhirns erfassen.

Die autonomen Funktionen haben eine charakteristische Rhythmik, die von einem hypothetischen zentralen Zeitgeber gesteuert wird. Sie ist bei kontinuierlicher Registrierung des arteriellen und venösen Blutdrucks (blutige Messung), von Pulsfrequenz und Atmung als synchrone und meist gleichsinnig verlaufende Zu-

und Abnahme von Amplitude bzw. Frequenz zu erkennen. Solange die vegetativen Regulationszentren im pontobulbären Hirnstamm intakt sind, beobachtet man rasche rhythmische Wellen von 5–6/min Dauer. Ergreift die Funktionsstörung auch den caudalen Hirnstamm, so werden Wellen von langsamer Frequenz (1–2/min) registriert (s. schematische Abb. 42 von LORENZ, 1973).

Nach den beschriebenen Kriterien: Wachheitsgrad, Reaktivität auf äußere Reize, Okulomotorik, Körperhaltung und nach den vegetativen Funktionen lassen sich verschiedene Syndrome abgrenzen, die es erlauben, mit einfacher klinischer Untersuchung das Niveau einer Funktionsstörung im Hirnstamm zu bestimmen. Die Kenntnis dieser Syndrome hat große praktische Bedeutung für die rechtzeitige Diagnose einer beginnenden Decerebration und für die Beurteilung der Prognose.

Der Beginn einer *Mittelhirnschädigung* ist an folgenden Symptomen zu erkennen: Der Patient ist benommen, er reagiert auf äußere Reize nur verzögert. Man beobachtet die unten (S. 124) beschriebenen spontanen und durch äußere Reize ausgelösten oralen Automatismen. Bei plötzlichen Drohbewegungen sind Blinzelreflexe auslösbar. Die Körperhaltung ist normal. Spontane Massen- und Wälzbewegungen werden häufig als allgemeine psychomotorische Unruhe verkannt. Auf Schmerzreize führt der Patient gerichtete Abwehrbewegungen aus. Der Muskeltonus ist normal, die Eigenreflexe sind lebhaft, keine pathologischen Reflexe. Die Pupillen sind seitengleich und mittelweit, die Lichtreaktion ist normal. Die Bulbi stehen orthograd und führen konjugierte, schwimmende Seitwärtsbewegungen aus. Der ciliospinale Reflex (s.S. 26) ist leicht positiv, der oculocephale Reflex (Gegenbewegungen der Bulbi bei passiven Kopfdrehungen, s.S. 26) ist nicht auslösbar, da der Patient noch fixiert. Kaltkalorisation der Labyrinthe löst einen Nystagmus zur Gegenseite aus. Die Atmung ist eupnoisch, die Pulsfrequenz leicht erhöht. Blutdruck und Temperatur sind, wenn nicht vom Grundleiden her verändert, normal. Die vegetativen Funktionen oszillieren in raschen Wellen von 5–6/min Dauer (s. Abb. 42, unten). Diese erste Phase des akuten traumatischen Mittelhirnsyndroms wird durch Abb. 43 erläutert.

Mit *fortschreitender Schwere* der Hirnstammschädigung wird der Patient somnolent, er reagiert nur noch schwach auf äußere Reize. Der Blinzelreflex ist noch zu erhalten. Die Arme führen noch spontane Massenbewegungen aus, während die Beine bereits in Streckstellung liegen. Auf Schmerzreize nimmt diese Streckstellung zu, während die Arme ungerichtete Abwehrbewegungen ausführen. Spontan und/oder nach sensiblen Reizen werden Myoklonien am Rumpf und den Extremitäten beobachtet. Der Muskeltonus ist jetzt leicht erhöht, besonders in den Beinen. Die Eigenreflexe sind lebhaft gesteigert, pathologische Reflexe werden auslösbar. Die Pupillen sind unter mittelweit, seitengleich und reagieren nur verzögert auf Licht. Der ciliospinale Reflex ist deutlich positiv. Die Cornealreflexe sind vorhanden. Die Stellung der Bulbi wechselt zwischen Divergenz und Konvergenz, die Bulbusbewegungen sind nicht mehr konjugiert. Der oculocephale Reflex ist jetzt nachweisbar, bei Kaltkalorisation ist der Nystagmus verstärkt. Atmung und Puls sind beschleunigt, die Temperatur erhöht, während der Blutdruck normal ist (Abb. 43).

Im *nächsten Schweregrad* ist der Patient bewußtlos und reagiert nicht mehr auf äußere Reize. Der Blinzelreflex fehlt. Die Körperhaltung zeigt jetzt das typische Bild der Enthirnungsstarre mit Beugung der Arme und Streckung der Beine, die sich auf Schmerzreize noch verstärken. Der Muskeltonus ist erhöht, die Reflexe sind sehr lebhaft, pathologische Reflexe sind deutlich auslösbar. Die Pupillen sind eng, die Lichtreaktion ist nur träge. Der ciliospinale Reflex ist nur gering ausgeprägt. Der Cornealreflex ist noch gut zu erhalten. Die Bulbi divergieren, sie führen keine spontane Zuwendung mehr aus. Der oculocephale Reflex ist sehr deutlich. Bei Kaltkalorisation kommt es zu einer tonischen Seitwärtsbewegung der Bulbi. Die Atmung hat sich beschleunigt, rhythmisiert und kann den Cheyne-Stokeschen Atemtyp haben. Der Puls ist frequent, Blutdruck erhöht, die Körpertemperatur angestiegen (Abb. 43).

Das Vollbild des *akuten Mittelhirnsyndroms* ist durch folgende Symptome gekennzeichnet: Bewußtlosigkeit ohne Reaktion auf äußere Reize, Streckstellung der Beine *und* der Arme, oft mit Opisthotonus. Der Muskeltonus ist sehr stark erhöht, die Eigenreflexe sind sehr lebhaft, beiderseits deutliche pathologische Reflexe. Die Pupillen sind mittelweit bis weit, die Lichtreaktion ist vermindert. Jetzt fehlt der ciliospinale Reflex. Der Cornealreflex ist noch auslösbar. Der Blinkreflex ist jedoch schon pathologisch. Ist er bereits vollständig erloschen, zeigt dies

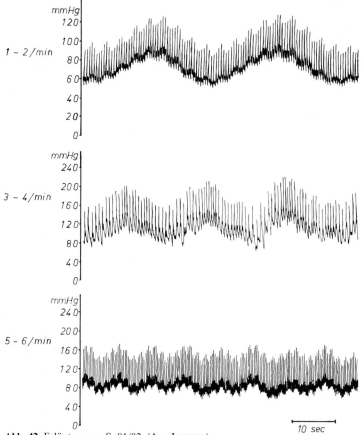

Abb. 42. Erläuterung s.S. 81/82. (Aus LORENZ)

eine schlechte Prognose an. Die Bulbi stehen divergent, keine spontanen Bulbusbewegungen mehr. Der oculocephale Reflex ist jetzt vermindert, bei Kaltkalorisation kommt es zu einer paradoxen Reaktion, die auf S. 314 erläutert ist. Vegetativ bestehen Maschinenatmung, Tachykardie, Blutdruckerhöhung und gesteigerte Schweißsekretion, d.h. die vegetativen Funktionen reagieren übermäßig.

Ergreift die Funktionsstörung tiefere Abschnitte des Hirnstamms, so läßt die Streckstellung der Arme wieder nach, der Muskeltonus nimmt ab, die Eigenreflexe werden schwächer, und der Cornealreflex ist nur schwach auslösbar. Kaltkalorisation löst jetzt keine Reaktion mehr aus, die Atmung ist oberflächlich, Tachykardie, Hyperthermie und Blutdruckerhöhung nehmen wieder ab. Wenn in diesem Stadium die Streckkrämpfe nachlassen, darf man daraus nicht auf eine Besserung schließen.

Das Vollbild des *akuten Bulbärhirnsyndroms*

ist durch charakteristische Symptome zu erkennen:

Tiefe Bewußtlosigkeit ohne Spontan- oder reaktive Motorik. Schlaffer Muskeltonus, keine Decerebrationshaltung mehr. Die Eigenreflexe sind erloschen, pathologische Reflexe sind gewöhnlich nicht mehr zu erhalten. Die Pupillen sind maximal weit und reaktionslos, der ciliospinale Reflex, der Cornealreflex, der oculocephale Reflex und Nystagmus auf Kaltkalorisation sind nicht mehr auslösbar. Die Bulbi stehen in Divergenz und bewegen sich nicht mehr spontan. Es tritt Atemstillstand ein, die Pulsfrequenz verlangsamt sich, der Blutdruck sinkt ab, bei leicht erhöhter oder normaler Körpertemperatur (s. Abb. 43). Die vegetativen Funktionen schwanken in langsamer Frequenz (1–2/min; siehe Abb. 42 oben).

Die beschriebenen Syndrome zeigen nur die Lokalisation der Funktionsstörung an, sie kommen bei jeder Ätiologie vor, die zur Hirnstamm-

Phasen der Hirnstamm-schädigung	Mittelhirnsyndrom				Bulbärhirnsyndrom	
	1	2	3	4	5	6
Vigilanz	leichte Somnolenz	tiefe Somnolenz	Coma	Coma	Coma	Coma
Reaktivität auf sensorische Reize	verzögert	vermindert	fehlend	fehlend	fehlend	fehlend
Spontane Motorik						
Motorische Reaktion auf Schmerzreize						
Muskeltonus	normal	erhöht (an d. Beinen)	erhöht (generalisiert)	stark erhöht	normal - schlaff	schlaff
Pupillenweite	mittelweit	verengt	eng	mittelweit-erweitert	erweitert	maximal weit
Pupillenreaktion auf Licht	normal	verzögert	träge	vermindert	angedeutet -fehlend	fehlend
Bulbusbewegungen	pendelnd	dyskonjugiert	fehlend	fehlend	fehlend	fehlend
Oculo-cephaler Reflex	Ø	+	++	+!	Ø	Ø
Vestibulo-oculärer Reflex	+(normal) NY 13°C	NY++ 13°C	tonisch 13°C	dissoziiert 13°C	Ø 13°C	Ø 13°C
Atmung			oder		oder	
Temperatur	39 / 37	39 / 37	39 / 37	39 / 37	39 / 37	39 / 37
Pulsfrequenz	150 / 90	150 / 90	150 / 90	150 / 90	150 / 90	120 / 60
Blutdruck	normal	normal	leicht erhöht	deutlich erhöht	vermindert	stark vermindert

Abb. 43. Symptomatik der fortschreitenden Hirnstammschädigung. (Aus LÜCKING)

schädigung führt. Die Funktionsstörung des Hirnstamms ist grundsätzlich auf jedem Niveau reversibel, jedoch sind, mit Ausnahme von Intoxikation und Encephalitis, die Aussichten auf Rückbildung im Stadium des Bulbärhirnsyndroms äußerst gering. Es geht meist in das Syndrom des dissoziierten Hirntodes über (s.S. 314).

In der Rückbildung treten die beschriebenen Phasen gewöhnlich in umgekehrter Reihenfolge auf, bis die Großhirnfunktionen wieder in Tätigkeit sind und die Kranken wieder eine Beziehung zur Umwelt aufnehmen. Jetzt kann als Übergangsstadium eine traumatische Psychose manifest werden.

Nicht selten zeigen die Kranken ein *Fluktuieren* zwischen den einzelnen Restitutionsphasen, und bei interkurrenten Infekten kann die Entwicklung wieder rückläufig sein, so daß erneut die Symptomatik des schwereren Stadiums (tiefere Lokalisation im Hirnstamm) eintritt.

Bei irreparablen Läsionen kann das Mittelhirnsyndrom allerdings in eine chronische Decerebration übergehen, die stationär wochen- oder monatelang und in Ausnahmefällen selbst über Jahre bestehen bleiben kann, ohne daß irgendeine Aussicht auf Besserung besteht.

Locked-in-Syndrom

Von diesen Decerebrationssyndromen muß das *„locked-in"-Syndrom* unterschieden werden, das treffend als deefferentierter Zustand charakterisiert ist. Die Patienten sind wach, sie nehmen ihre Umgebung wahr, sie können sich aber lediglich durch vertikale Augenbewegungen äußern. Die gesamte übrige Motorik ist infolge einer ausgedehnten Läsion im Brückenfuß paralytisch. Es ist ein verhängnisvoller Fehler, das locked-in-Syndrom zu verkennen und die Patienten für apallisch zu halten: Sie können sehen und Sprache verstehen, obwohl sie darauf nur durch vertikale Augenbewegungen reagieren können. Über diese Augenbewegungen ist eine begrenzte Kommunikation mit ihnen möglich.

5. Stammganglien-Syndrome

Anatomische Grundlagen

Als *Stammganglien* oder, anglisiert, Basalganglien, bezeichnen wir folgende subcorticale Kerngebiete: Nucleus caudatus und Putamen, die durch Faserbahnen der Capsula interna getrennt sind, sich aber in Bau und Funktion ihrer Nervenzellen gleichen und deshalb als *Corpus*

striatum zusammengefaßt werden, Globus pallidus, der sich aus einem Pallidum externum und Pallidum internum zusammensetzt und der aus topographischen Gründen mit dem benachbarten Putamen als *Linsenkern* (Nucleus lentiformis) zusammengefaßt wird, obwohl sich beide Kerne phylogenetisch und in ihrer Funktion sehr unterscheiden, ferner den Nucleus subthalamicus (Corpus Luys) des Zwischenhirns und im Mittelhirn die Substantia nigra. Diese Kerne zeichnen sich durch einen erhöhten Eisengehalt aus.

Die funktionellen Beziehungen der Stammganglien untereinander sowie mit dem Thalamus und dem Motorcortex sind in Abb. 44 dargestellt. Daraus ergibt sich die regelkreisartige Anordnung der neuronalen Verschaltungen, ferner ist zu berücksichtigen, daß wichtige Afferenzen aus dem Kleinhirn ebenfalls über den Thalamus in dieses System eingegeben werden.

Man sieht, daß das Corpus striatum den größten Teil der Afferenzen zu den Stammganglien empfängt, während die Efferenzen hauptsächlich vom Pallidum internum ausgehen, hauptsächlich zum Thalamus, in geringerem Maße zum Mittelhirn. Es ist wichtig sich zu vergegenwärtigen, daß die Kleinhirnhemisphären mit ihrem Nucleus dentatus (s.u.) und die Stammganglien dem präzentralen Motorcortex vorgeschaltet sind (s.auch Abb. 40).

Läsionen in den Stammganglien führen zu verschiedenen Formen charakteristischer Bewegungsstörungen. Unsere Kenntnisse über die Pathophysiologie dieser Syndrome sind noch sehr lückenhaft. Am besten untersucht ist bisher das Parkinson-Syndrom.

a) Parkinson-Syndrom

Das Syndrom ist durch drei Kardinalsymptome ausgezeichnet: Akinese, Rigor und Tremor. Von diesen wird heute die Akinese als die wichtigste Störung angesehen. Der Tremor ist nicht obligat. Die Ausprägung der drei Symptome ist starken Schwankungen unterworfen, vor allem in Abhängigkeit von seelischen Befunden. Bei capsulärer Hemiplegie (s.S. 77) setzen Rigor und Tremor aus.

Als **Akinese** bezeichnet man eine motorische Gebundenheit, in der die Kranken große und oft unüberwindliche Schwierigkeiten haben, eine Bewegung in Gang zu bringen und zu Ende zu führen. Die Akinese beruht nicht auf einer Läh-

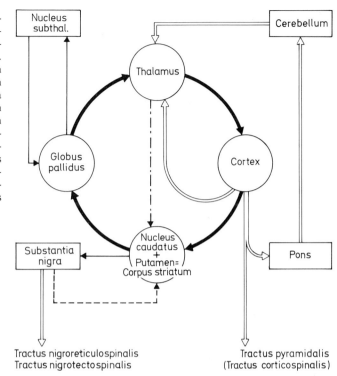

Abb. 44. Der Einfluß der Stammganglien und des Cerebellum auf die Regelung der Motorik (aus NIEUWENHUYS, VOOGD und VAN HUIJZEN). Corpus striatum und Cerebellum steuern der Motorcortex über den Thalamus afferent an. Die Substantia nigra liegt mit einer doppelläufigen Verbindung im Nebenschluß zum Corpus striatum, der Nucleus subthalamicus mit einer doppelläufigen Verbindung im Nebenschluß zum Globus pallidus. Von den absteigenden motorischen Bahnen sind nur die Pyramidenbahn und die Projektionen aus der Substantia nigra eingezeichnet

mung: die grobe Kraft ist, soweit prüfbar, gut erhalten. Sie ist auch nicht eine Folge der rigiden Erhöhung des Muskeltonus (s. unten): es gibt eine rigorfreie Starre. Die Akinese ist ein rein defizitäres Symptom.

Sie äußert sich zunächst und stets in stärkerem Maße als *Verarmung an mimischen und gestischen Ausdrucks- und Mitbewegungen,* die das Individuelle der menschlichen Motorik ausmachen. Das Mitschwingen der Arme beim Gehen erlischt. Die Bewegungen werden hölzern und automatenhaft, das Gesicht wird maskenartig (*Hypomimie, Amimie*), das Sprechen wird monoton, leise, mangelhaft artikuliert und zunehmend stimmlos. Stärker als bei irgendeiner anderen Nervenkrankheit sind beim Parkinson-Syndrom die Kranken einander ähnlich.

In der *intendierten Motorik* der Kranken zeigt sich zunächst eine immer stärkere Ökonomie: Jede Bewegung wird gerade nur so weit ausgeführt, wie sie zum Erreichen eines Zieles nötig ist. Später bleiben die Zielbewegungen gleichsam auf halbem Wege stehen: Es gelingt den Kranken z.B. nicht mehr, eine Tasse, die sie ergriffen haben, zum Munde zu führen. Die Erschwernis der Bewegungsvollzüge bei den Ver-

richtungen des täglichen Lebens führt dazu, daß die Patienten sich äußerlich sehr vernachlässigen. Zusammen mit der geringen Mimik und der allgemeinen Armut und Langsamkeit der Bewegungen entsteht dadurch leicht der falsche Eindruck einer Demenz.

Als Folge der Akinese nehmen die Patienten eine starre, vornübergebeugte, etwas hängende *Körperhaltung* ein. Auch während einer längeren Unterhaltung bleiben sie unbeweglich sitzen. Beim Gehen sind schon im Frühstadium Startschwierigkeiten und eine Erschwernis beim Umkehren auf der Stelle auffällig. Der *Gang* wird kleinschrittig und schlurfend, dabei sind Arme und Hände adduziert und im Ellenbogengelenk und den Fingergelenken gebeugt. In schweren Fällen sind die Kranken nicht in der Lage, eine Bewegung, in der sie sich befinden, durch Gegeninnervation abzubremsen. So laufen sie, wenn sie beim Gehen anhalten sollen, noch einige Schritte weiter oder werden durch leichte Stöße gegen den Körper aus dem Stehen in Bewegung versetzt (*Pro-, Retro-, Lateropulsion*).

Bei der *neurologischen Untersuchung* findet sich meist eine Konvergenzschwäche. Parkinson-Kranke folgen bei Führungsbewegungen der Augen dem Finger des Untersuchers allein mit den Bulbi, ohne gleichzeitig, wie die meisten anderen Personen, den Kopf mitzuwenden. Gibt man den Gliedmaßen passiv eine bestimmte Stellung, so verharren die Kranken oft *kataleptisch* in dieser Position, während die Extremitäten beim Gesunden wieder zur Ruhelage absinken.

Die Schrift ist nach Art der *Mikrographie* verändert: charakteristischerweise werden die ersten Buchstaben oft noch ausreichend groß geschrieben, der Bewegungsimpuls versandet dann aber, so daß ein längeres Wort, wie „Sonnenuntergang" oder „Zusammenhang", in einem kaum noch leserlichen Gekritzel endet.

In fortgeschrittenen Stadien sind die Kranken nicht mehr in der Lage, das Bett zu verlassen, in dem sie mit gebeugtem Rücken, adduzierten Armen und angezogenen Beinen unbeweglich liegen. Dabei wird der Kopf in einem gewissen Abstand von der Unterlage gehalten *(„psychisches Kopfkissen")*.

Das zweite wichtige Symptom ist der **Rigor.** Er ist eine Erhöhung des Muskeltonus, die sich durch bestimmte Charakteristika von der Spastik unterscheidet. Rigor ist ein *wächserner Widerstand,* der in jeder Stellung der Gliedmaßen und in jedem Augenblick des Bewegungsablaufes gleich ist. Zwar kann er bei einer Zunahme der motorischen Innervation im ganzen, etwa beim Aufstehen, zunehmen, er ist aber prinzipiell nicht von der Haltung oder der Bewegung der Extremitäten abhängig. Eine völlige Entspannung der vom Rigor betroffenen Muskeln ist nicht möglich. Die Tonuserhöhung ist also bereits in der Ruhe vorhanden. Dies läßt sich elektromyographisch dadurch nachweisen, daß auch beim Versuch der Entspannung immer noch Aktionspotentiale im Muskel oder im motorischen Nerven registriert werden. Die rigide Tonuserhöhung betrifft Beuger und Strecker, meist auch proximale und distale Muskeln, in gleicher Weise. Einen latenten Rigor kann man dadurch deutlicher machen, daß man beide Arme oder beide Beine gegensinnig beugt und streckt, besonders wenn man dabei Hand und Finger stark beugt. Schon in einem frühen Stadium läßt sich der Rigor der Nackenmuskulatur durch den *„Kopffalltest"* nachweisen: Hebt man beim liegenden Patienten den Kopf passiv an und läßt ihn dann plötzlich los, fällt er nicht, wie normalerweise, schlaff auf die Unterlage herab, sondern sinkt langsam und träge zurück.

Rigor der Extremitäten zeigt sich beim passiven Pendeln der Arme, wenn der Untersucher die Schultern des stehenden Patienten abwechselnd vor- und rückwärts bewegt oder beim aktiven raschen Pendeln der Unterschenkel in sitzender Position.

Bei passiven Bewegungen tritt das sog. *Zahnradphänomen* auf: Die Muskeln geben unter der passiven Bewegung nicht gleichmäßig, sondern ruckartig nach, weil die Antagonisten durch eine Störung der reziproken Innervation ihre rigide Spannung nur ungleichmäßig lockern.

Der Rigor führt nicht zur Steigerung der Eigenreflexe mit Klonus, im Gegenteil bleibt der Jendrassiksche Handgriff beim Parkinson-Kranken ohne Effekt (s. unten). Pathologische Reflexe der Babinski-Gruppe sind nicht auslösbar. Wie alle extrapyramidalen Überschußsymptome, läßt der Rigor im Schlaf und in der Narkose nach.

Tremor ist etwa in 80% der Fälle vorhanden. Er kann das erste Symptom des Parkinsonismus sein, oft aber wird er erst im späteren Krankheitsverlauf manifest. Er schlägt als gleichmäßiger *Ruhetremor* mit einer Frequenz von etwa 4–6 Schlägen pro Sekunde in antagonistisch wirkenden Muskeln (*Antagonistentremor*). Besondere Formen sind der *Ja-* oder *Nein-Tremor* des Kopfes und das sog. *Pillendrehen* oder *Münzenzählen* an den Händen. Der Tremor ist an den Extremitätenenden früher und im weiteren Krankheitsverlauf stärker ausgeprägt als an den proximalen Gliedmaßenabschnitten. Er kann in seltenen Fällen auch die Lippen, die Zunge oder die Augenlider befallen, nicht dagegen die Augen selbst, so daß eine Verwechslung mit Nystagmus nicht möglich ist. Wenn der Tremor an verschiedenen Körperteilen, beispielsweise an Armen und Beinen, auftritt, ist er *nicht synchron.* Unterdrückt man ihn an einer Stelle, verstärkt er sich an einer anderen. Bei einer *Intentionsbewegung,* z.B. beim Finger-Nase-Versuch, *läßt der Ruhetremor nach* und setzt erst beim Erreichen des Zieles wieder ein. Er verschwindet bei Entspannung und im Einschlafen, tritt aber im tieferen Nachtschlaf periodisch wieder auf. Zur Elektrodiagnostik des Tremors s.S. 296.

Der Ruhetremor (RT) ist durch folgende Kriterien vom Intentionstremor (IT) zu unterscheiden: RT läßt bei muskulärer Kontraktion nach, IT nimmt dabei zu. RT hat eine niedrigere Frequenz als IT. Die Ausschläge des RT alternieren in antagonistischen Muskelgruppen, im

Gegensatz zum IT, wo sie auch in nicht antagonistischen Muskelgruppen auftreten. Andere Tremorformen: der physiologische oder vegetative, hyperthyreote und der psychogene Tremor haben eine höhere Frequenz (8–12 Hz) und sind nicht so regelmäßig wie bei Parkinsonismus. Alle Tremorformen nehmen bei affektiver Erregung an Amplitude, nicht dagegen an Frequenz zu. Damit ist also kein verläßliches Unterscheidungsmerkmal gegen psychogenes Zittern gegeben.

Eine *Lähmung* tritt nicht ein, die Motorik ist lediglich durch die mangelnde Verfügbarkeit über die Kraft und durch den Tremor beeinträchtigt.

Ein wichtiges Symptom ist die *fehlende Habituierung* des Glabella- oder besser: Orbicularis oculi-Reflexes (s.a.S. 9). Schlag auf die Stirn zwischen die Augenbrauen löst bei leicht geschlossenen Augenlidern (sonst Abwehrbewegungen mit Blinzeln!) eine Kontraktion beider Mm. orbicularis oculi aus. Dieser Reflex gehört zu den Beuge- und Schutzreflexen. Er hat zwei fremdreflektorische Komponenten, eine oligosynaptische und eine polysynaptische. Normalerweise habituiert der zweite Anteil des Reflexes bei wiederholter Auslösung rasch. Dies äußert sich klinisch als Schwächerwerden und Ausbleiben der Reflexantwort. Bei Parkinson-Kranken bleibt die Habituierung aus, so daß der Reflex klinisch unerschöpflich gesteigert erscheint. Es handelt sich um einen der wenigen neurophysiologisch interessanten Fälle, in denen ein Stimulus, der sonst für Eigenreflexe verwendet wird, einen Fremdreflex auslöst.

Wenn das Parkinson-Syndrom halbseitig auftritt, spricht man vom *Hemi-Parkinson*. In seltenen Fällen betreffen Akinese und Rigor vor allem die Muskeln, die von den motorischen Hirnnerven innerviert werden, so daß das Bild einer *extrapyramidalen Pseudobulbärparalyse* mit schwerer Sprech- und Schluckstörung entsteht. Durch die fehlenden Massen- und Mitbewegungen und das Ausbleiben einer pathologischen Steigerung des Masseterreflexes ist diese leicht von der echten Pseudobulbärparalyse (s.S. 147) zu unterscheiden.

Charakteristische vegetative Begleitsymptome sind verstärkter Speichelfluß, starke Absonderung der Talgdrüsen („Salbengesicht"), seltener Schwitzen. Verstärkter Speichelfluß wird in manchen Fällen durch akinetische Behinderung des Schluckaktes vorgetäuscht.

Psychisch sind die Patienten aspontan und in ihren Denkabläufen erheblich verlangsamt (*Bradyphrenie*). Aufmerksamkeit und Interessen engen sich immer mehr ein. Die Stimmung der Kranken ist meist depressiv, affektiv werden sie zunehmend dysphorisch und reizbar, so daß aus der gewohnten zähflüssigen Langsamkeit plötzlich *dranghafte Verstimmungszustände* ausbrechen können. Diese sind besonders häufig während der Nacht, da es für die Kranken sehr qualvoll ist, auf die unwillkürlichen Bewegungen zu verzichten, mit denen der Gesunde während des Schlafes ständig seine Körperstellung verändert.

Die Klinik des Parkinson-Syndroms ist im Kapitel XII besprochen.

Pathophysiologie

Die Entstehung des *Rigor* stellt man sich so vor, daß durch Untergang der kleinen, melaninhaltigen Zellen im Nucleus niger ein *hemmender Einfluß auf das Striatum* fortfällt. Dieses sendet als Enthemmungssymptom in pathologisch verstärkter Weise Impulse über das Pallidum zum Thalamus, der sie auf die prämotorische Area 6a α der Hirnrinde projiziert. Von hier erreichen sie durch corticofugale Fasern, die die Pyramidenbahnen begleiten, die Vorderhornzellen des Rückenmarks.

Die Ursache der *Akinese* wird darin gesehen, daß Impulse von den prämotorischen Feldern der Hirnrinde nicht mehr über die Substantia nigra zum Vorderhorn des Rückenmarks gesandt werden können.

Der *Tremor* entsteht durch abnorme Synchronisation von Impulsen im Schaltzellenapparat des Rückenmarks. Er wird durch pyramidale Einflüsse gebahnt, die ebenfalls unter der fördernden Wirkung von Afferenzen aus dem Pallidum stehen, während hemmende Impulse vom Striatum nicht mehr über den Nucleus niger zum Rückenmark weitergeleitet werden.

Biochemisch lassen sich in den Stammganglien cholinerge und dopaminerge Mechanismen nachweisen, die beide für die Pathogenese des Parkinson-Syndroms von Bedeutung sind.

Das Corpus striatum enthält die höchste Konzentration von *Acetylcholin* im Zentralnervensystem. Cholinergisch wirkende Medikamente, z.B. Neostigmin verstärken die Symptome des Parkinsonismus. Dieser Effekt wird durch Anticholinergica vermindert oder aufgehoben.

Dopamin ist in hoher Konzentration vor allem im Corpus striatum und in der Zona compacta der Substantia nigra nachweisbar. Man nimmt an, daß Dopamin im Zentralnervensystem ein physiologischer *Hemmstoff* der Neuronenaktivität des Striatum ist. Vermutlich ist die oben erwähnte nigrostriäre Verbindung dopaminergisch.

Bei *Parkinson-Kranken* findet man eine abnorm niedrige Konzentration von Dopamin, wie auch von anderen biogenen Aminen, im Corpus striatum und besonders in der Substantia nigra. Bei Hemiparkinson ist der Dopamingehalt im Striatum auf der kontralateralen Seite, die die Symptome hervorruft, niedriger als auf der gesunden.

Bestimmte *Psychopharmaka,* vor allem Phenothiazine, Butyrophenone und Rauwolfiaalkaloide können beim Menschen und im Tierversuch ein Parkinson-Syndrom hervorrufen. Reserpin entleert die verschiedenen Monoamine aus den Stellen ihrer höchsten Konzentration im Nervensystem. Für andere Psychopharmaka nimmt man als Ursache des Parkinson-Syndroms eine kompetitive Hemmung an den Receptoren an.

Alle diese Daten und die später (s.S. 295ff.) zu besprechenden Ergebnisse der Therapie zeigen an, *daß dem Parkinson-Syndrom ein Dopaminmangel zugrunde liegt.* Dieser beruht entweder auf unzureichender Dopaminsynthese, wie beim Parkinson-Syndrom mit anatomischer Grundlage, auf Entleerung der Dopaminspeicher oder auf Receptorblockade, wie beim vorübergehenden, medikamentös ausgelösten Parkinsonismus.

In allen Fällen kommt es zu einem *Ungleichgewicht* zwischen cholinergen und dopaminergen Mechanismen. Dabei wird die Akinese direkt auf den Dopaminmangel zurückgeführt, Rigor und Tremor auf die Enthemmung cholinerger Neurone des Striatum infolge des Dopaminmangels.

b) Choreatisches Syndrom

Die choreatische Bewegungsstörung (Choreia =Tanz) besteht in raschen, flüchtigen, nicht synergistisch zusammengefaßten *Zuckungen einzelner Muskeln oder Muskelgruppen mit Bewegungseffekt.* Die Zuckungen laufen bereits in der Ruhe in ständiger Wiederholung ab. Sie verstärken sich bei intendierten Bewegungen und, wie alle extrapyramidalen Hyperkinesen, bei affektiver Bewegung. Unter besonders starker see-

lischer Erregung können sie sich zum *„choreatischen Bewegungssturm"* steigern, der die Kranken völlig überwältigt und jede geordnete Motorik unmöglich macht. Im Schlaf oder in der Narkose setzen die Hyperkinesen aus.

Im Initialstadium sind *distale Gliedabschnitte* stärker als proximale betroffen. Später ist die Bewegungsunruhe regellos verteilt und wechselt ihre Lokalisation ständig. Auch in den mimischen Muskeln treten grimassierende Zuckungen auf.

Die choreatischen Hyperkinesen wirken auf den Beobachter wie Bruchstücke von intendierten oder von gestischen und mimischen Ausdrucksbewegungen. Anfangs gelingt es den Patienten auch, die unwillkürlichen motorischen Impulse in Verlegenheits- oder Zielbewegungen einzufügen, so daß zunächst nur der Eindruck einer allgemeinen Nervosität oder psychomotorischen Unruhe entsteht. In fortgeschrittenen Fällen beeinträchtigen die ständig einschießenden Impulse die Motorik aber so sehr, daß die Patienten hilflos werden können. Besonders stark ist das Gehen erschwert.

Der *Muskeltonus* ist herabgesetzt. Dies begünstigt das schleudernde Ausfahren der Hyperkinesen.

Bei der **Untersuchung** kann man neben den beschriebenen Störungen eine Reihe von weiteren charakteristischen Symptomen finden: die Sprache ist monoton und schlecht artikuliert, der Gang wackelnd, mit gesteigerten Mitbewegungen. Die Ausdrucksbewegungen sind sehr lebhaft. Häufig sind die Patienten nicht in der Lage, die Zunge mehrere Sekunden herausgestreckt zu lassen, weil sie durch unwillkürliche Impulse immer wieder in den Mund zurückgezogen wird (Zeichen der *„Chamäleonzunge"*). Bei manchen Patienten tritt eine sog. *Plateaubildung* ein, d.h. eine choreatische Muskelkontraktion wird für einige Sekunden beibehalten. Löst man bei diesen Kranken den Patellarsehnenreflex aus, erschlafft der M. quadriceps nicht sofort nach der Reflexzuckung, so daß der Unterschenkel einige Sekunden in gestreckter Stellung verharrt und dann erst träge in die Ausgangsstellung zurücksinkt (Gordonsches Kniephänomen, das nicht mit dem Gordon-Reflex aus der Babinski-Gruppe verwechselt werden darf). Beim Schreiben und Zeichnen lassen sich leichtere Hyperkinesen meist deutlich erkennen. Die Eigenreflexe sind abgeschwächt, sonst ist der neurologische Befund normal.

Der wichtigste **pathologisch-anatomische Befund** ist ein Ausfall der kleinen Zellen im Corpus striatum. Man vermutet, daß die choreatische Bewegungsstörung durch den Ausfall hemmender striärer Einflüsse auf Pallidum und Niger zustande kommt. Der Dopamingehalt des Striatum ist normal. Nicht nur klinisch, sondern auch pathologisch-anatomisch und biochemisch ist das choreatische das Gegenbild zum Parkinson-Syndrom. Das gilt auch für die Therapie.

Klinik s.S. 297 ff.

c) Dystonisches Syndrom

Die dystonische Bewegungsstörung ist durch zwei Symptome charakterisiert:

1. langsam einsetzende, viele Sekunden andauernde und nur träge wieder erschlaffende *Tonussteigerungen* in einzelnen Muskeln oder – häufiger – Muskelgruppen und
2. zähflüssig ablaufende *Drehbewegungen des Kopfes und Rumpfes,* vor allem im Schulter- und Beckengürtel.

Ablauf und Lokalisation der Hyperkinesen sind häufig stereotyp. Sie folgen einander aber nicht ständig, wie bei Chorea oder Athetose. Durch Zuwendung der Aufmerksamkeit, affektive Erregung, Bewegungsintentionen, aber auch passive Bewegungen, werden sie verstärkt, im Schlaf und in der Narkose lassen sie nach.

Die beiden wichtigsten Formen sind der Torticollis spasticus und die Torsionsdystonie.

Beim **Torticollis spasticus** wird der Kopf in unregelmäßiger Folge, anfangs nur einige Male am Tage, später häufiger, langsam zu einer Seite gedreht. Gleichzeitig neigt er sich, gewöhnlich zur Gegenseite, während sich die gleichseitige Schulter anhebt. Der Kopf verharrt wenige Sekunden in der Seitwärts-Endstellung, dann kehrt er langsam in die gerade Ruhelage zurück, und die Schulter lockert sich wieder.

Die Wendebewegung ist durch Gegenspannung der antagonistischen Muskeln nicht unterdrückbar, auch von einem Außenstehenden kann der Kopf nicht völlig fixiert werden. Dagegen gelingt es vielen Patienten, mit bestimmten *Hilfsgriffen,* bei denen sie keine besondere Kraft einsetzen müssen, die dystonische Hyperkinese abzuschwächen oder zu unterbinden: sie legen hierzu die Hand oder auch nur die Fingerspitzen *leicht* ans Kinn oder in den Nacken. Sehr bemerkenswert ist, daß dieser Hilfsgriff auch wirksam wird, wenn die Hand auf der Seite ans Kinn gelegt wird, von der sich der Kopf fortwendet. Die Drehbewegung läßt meist auch dann nach, wenn die Kranken sich mit dem Rücken im Sitzen an eine Stuhllehne oder im Stehen an eine Wand anlehnen, dagegen pflegt sie sich zu verstärken, wenn die Patienten in einem freien Raum gehen oder stehen. Eine befriedigende Erklärung dieser Phänomene ist noch nicht möglich.

An der Bewegungsstörung sind vor allem der kontralaterale *M. sternocleidomastoideus* und der *M. trapecius* beteiligt, die vom N. accessorius versorgt werden. In diesen Muskeln entwickelt sich bald eine deutliche Hypertrophie. Beobachtung und elektromyographische Untersuchung zeigen aber, daß regelmäßig auch andere Muskeln auf beiden Seiten des Nackens und Schultergürtels sowie Platysma und mimische Muskeln in die dystonischen Bewegungswellen mit einbezogen werden.

Gelegentlich sind die Sternocleido- und die Nackenmuskeln auf beiden Seiten gleichmäßig betroffen, so daß eine *Vorwärts-* oder *Rückwärtsneigung* des Kopfes zustande kommt (*Ante-* oder *Retrocollis*). In fortgeschrittenen Fällen sind Kopf und Schultergürtel ständig in der beschriebenen Endstellung fixiert.

Bei der **Torsionsdystonie** sind die Drehbewegungen auf den ganzen Rumpf und die proximalen Extremitätenabschnitte ausgebreitet. Das Gesicht verzieht sich in langsamen Kontraktionswellen zu gequält anmutendem Grimassieren, an Händen und Füßen laufen oft athetotische Hyperkinesen (s. diese) ab.

Die einzelnen Abschnitte des Rumpfes können gegensinnig zueinander gedreht werden. In schweren Fällen wird der Oberkörper so weit zur Seite und nach hinten gebogen, daß die Schulter das Becken berührt. Jeder Versuch einer intendierten Bewegung löst neue dystonische Hyperkinesen aus. Auch bei passiven Bewegungen schießen immer wieder träge Anspannungen von Agonisten und Antagonisten ein.

Der *Muskeltonus* ist anfangs in der Ruhe herabgesetzt, später rigide gesteigert. Charakteristisch ist die Körperhaltung mit Skoliose und Hyperlordose der Wirbelsäule, in der die Kranken im Endstadium versteifen. *Muskelhypertrophien* bilden sich besonders an den langen Rückenstreckern und im Schultergürtel aus.

Die pathologisch-anatomischen Läsionen und die Pathophysiologie sind noch nicht aufgeklärt.

d) Athetose

Die athetotische Bewegungsstörung (áthetos = ohne feste Stellung) besteht in unwillkürlichen, langsamen, *trägen, „wurmförmigen" Hyperkinesen* vor allem in den *distalen Extremitätenabschnitten.* Hände und Finger, Füße und Zehen nehmen dabei in unaufhörlichem Ablauf ständig wechselnde, bizarre Stellungen ein, die willkürlich nicht nachzuahmen sind. So werden beispielsweise einzelne Finger im Grundgelenk überstreckt und in den Interphalangealgelenken gebeugt, während andere gleichzeitig gegensinnige oder davon ganz abweichende Bewegungen ausführen. Manchmal haben selbst benachbarte Phalangen eines Fingers unterschiedliche Bewegungsrichtungen. Bei näherer Untersuchung sieht man, daß *Agonisten und Antagonisten gleichzeitig angespannt werden.*

Die pathologischen Bewegungen laufen im Wachen fortgesetzt ab, sie gehen fließend ineinander über und sind nicht, wie bei der Chorea oder im Anfangsstadium des dystonischen Syndroms, durch Pausen voneinander abgesetzt. Sie werden lediglich dadurch unterbrochen, daß einzelne Gliedmaßenabschnitte für Sekunden in vertrackten Stellungen fixiert bleiben.

Kopf und *Rumpf* werden manchmal torsionsdystonisch gedreht. Im *Gesicht* kommt es zu trägen, ständig wechselnden, bizarren, grimassierenden mimischen Bewegungen, die teils an Ausdrucksbewegungen erinnern, teils ebenfalls nicht nachahmbar sind. Häufig treten *pathologisches Lachen und Weinen* (s.S. 125) als übersteigerte mimische Mitbewegungen auf. Das *Sprechen* ist nur ganz mangelhaft artikuliert, da die athetotischen Impulse eine Koordination der Sprech- und Atemmuskeln verhindern.

Sinnesreize, affektive Erregung und Bewegungsintention verstärken die Hyperkinesen, lokale Schmerzreize auf die betroffenen Gliedabschnitte können sie vermindern, im Schlaf setzen sie aus.

Der *Muskeltonus* ist herabgesetzt oder wechselnd erhöht (*poikilotonisch*, poíkilos = wechselnd). Die Gelenke sind überstreckbar. Die Eigenreflexe sind sehr lebhaft, auch die Bauchhautreflexe sind gesteigert, pathologische Reflexe der Babinski-Gruppe sind nicht auslösbar.

Im *Endstadium* werden die Kranken in einer embryonalen Körperhaltung, die durch Kontrakturen fixiert ist, bettlägerig.

Pathologisch-anatomisch finden sich Degenerationen im Corpus striatum und im Pallidum externum, gelegentlich auch im Pallidum allein. Dadurch kommt es zu einer Störung im Erregungszufluß über den Thalamus zur präfrontalen motorischen Rinde. Der genaue pathophysiologische Mechanismus ist noch nicht bekannt.

e) Ballistisches Syndrom (balleín = werfen)

Diese Bewegungsstörung tritt fast stets halbseitig als *Hemiballismus* auf. Die unwillkürlichen Bewegungen setzen plötzlich ein, laufen rasch, aber nicht so blitzartig ab wie bei der Chorea und sind *schleudernd,* weit ausfahrend. Sie erfolgen mit solcher Wucht, daß die Kranken sich dadurch nicht selten verletzen.

Die Hyperkinesen sind vorwiegend im *Schulter- und Beckengürtel* lokalisiert. Durch das plötzliche Einschießen motorischer Impulse in größere proximale Muskelgruppen werden die Gliedmaßen vom Rumpf fort, aber auch an den Kopf und Rumpf herangeschleudert. Die Gewalt dieser Hyperkinesen kann den Körper so mitreißen, daß der Kranke, zumal im Sitzen, zu Fall kommt. Die ballistischen Bewegungen laufen im Wachzustand in ständig wechselnder Form und Lokalisation ununterbrochen ab, die Pausen zwischen den einzelnen Impulsserien sind nur wenige Sekunden lang. Im Gesicht tritt häufig ein Grimassieren auf, oft auch pathologisches Lachen und Weinen.

Die Hyperkinesen werden durch Aufmerksamkeitszuwendung, seelische Erregung jeder Art, *plötzliche* Sinnesreize und den Versuch zu intendierten Bewegungen gebahnt. Sie können nicht willkürlich unterdrückt werden, vielmehr nehmen sie bei einem solchen Versuch an Heftigkeit zu. Hält man dem Kranken die gerade betroffene Extremität fest, verschiebt sich die Hyperkinese, ähnlich wie der Parkinson-Tremor, auf eine freie Gliedmaße. Im Schlaf setzt die Bewegungsunruhe aus.

Die Verstärkung durch intendierte Bewegungen hat zur Folge, daß die Motorik der Kranken auf das Schwerste beeinträchtigt ist: Wenn sie eine Zielbewegung ausführen wollen, müssen sie die ballistische Hyperkinese gleichsam überlisten, indem sie etwa in einem Augenblick zugreifen, in dem die Hand gerade in die Nähe des Zieles gerät. *Haltungsreflexe,* wie sie bei passiven Kopf- und Körperbewegungen als Reaktion auf die plötzliche Instabilität auftreten, sind beim Ballismus extrem gesteigert.

Der *Muskeltonus* ist meist herabgesetzt, gelegentlich wechselnd erhöht (*poikilotonisch*). Meist besteht eine Hemiparese mit Ersatz der Feinmotorik durch Massenbewegungen, oft auch Hemihypaesthesie. Die *Eigenreflexe* sind nicht verändert, die Bauchhautreflexe gesteigert, pathologische Reflexe der Babinski-Gruppe lassen sich in der Regel nicht auslösen.

Pathologisch-anatomisch finden sich Läsionen im Nucleus subthalamicus (Corpus Luys) oder in den Bahnverbindungen zwischen diesem Kern und dem Pallidum. Ballismus tritt nur auf, wenn diese Läsionen akut einsetzen. Die Manifestation der Hyperkinese hat zur Voraussetzung, daß das innere Pallidumglied, seine Verbindung zum Thalamus (Ansa lenticularis), die prämotorische Rinde und die Pyramidenbahn intakt sind (s. Abb. 44). Man nimmt deshalb an, daß der Ballismus auf einer Enthemmung prämotorischer Rindenfelder beruht, die durch akute Unterbrechung der Verbindungen zwischen Corpus Luys und Pallidum zustande kommt.

Anhang:
Myoklonisches Syndrom

Das myoklonische Syndrom gehört nicht zu den extrapyramidalen Bewegungsstörungen im engeren Sinne. Über die systematische Beschreibung und lokalisatorische Zuordnung seiner verschiedenen Erscheinungsformen herrscht noch keine Einigkeit, so daß hier nur ein kursorischer Überblick gegeben werden kann.

Als *Myoklonien* bezeichnet man kurze, blitzartige Kontraktionen von: Muskelfasern, ganzen Muskeln, Gruppen von Muskeln, selbst des ganzen Körpers. Entsprechend kommen sie mit oder ohne Bewegungseffekt vor. Es bestehen fließende Übergänge zum Fasciculieren auf der einen Seite, zum Tremor und auch zu epileptischen Anfällen auf der anderen Seite.

Bei der einzelnen myoklonischen Zuckung wird das Prinzip der reziproken Innervation durchbrochen. Myoklonien treten spontan auf, sie können aber auch durch Sinnesreize gebahnt oder gehemmt werden. Manche Myoklonien werden durch Willkürbewegungen und/oder Haltungsinnervationen gebahnt („Aktionsmyoklonus"). Diese Form tritt besonders nach diffuser anoxischer Hirnschädigung auf.

Myoklonien können intermittierend oder aber kontinuierlich über Stunden, Tage, selbst Wochen vorhanden sein. Einige Typen sind von

pathologischen Ausbrüchen im EEG begleitet, andere spiegeln sich nicht im EEG wider. Bei manchen Formen ist das somatosensorische corticale Reaktionspotential („evoked potential") abnorm vergrößert und im Ablauf anders als bei Gesunden. Für die Analyse ist neben der klinischen Beobachtung eine gleichzeitige Registrierung von EEG und EMG notwendig.

Myoklonien können auf jedem Niveau der *motorischen Systeme* ausgelöst werden: Hirnrinde, Marklager der Hemisphären, Stammganglien, Hirnstamm, Kleinhirn und Rückenmark. Eine besondere Rolle sollen Läsionen des sog. Guillain-Mollaretschen Dreiecks spielen, das durch Faserverbindungen zwischen Nucleus ruber, unterer Olive (ipsilateral) und dem kontralateralen Nucleus dentatus des Kleinhirns sowie zurück zum kontralateralen Nucleus ruber gebildet wird.

Klinik. Ein grober Überblick zeigt, daß Myoklonien bei folgenden großen Krankheitsgruppen vorkommen:

Epilepsien – Encephalitis – endogene Intoxikationen (z.B. Urämie, Hypoglykämie, Schwangerschaftstoxikosen) – exogene Intoxikationen (z.B. DDT, Imipramin, Cykloserin, Isoniacid, d.h. bei Pyridoxinmangel) – anoxische Hirnschädigung (hier besonders als Aktionsmyoklonus) – Lipoidosen (in diesem Buch nicht besprochen) – diffus oder multiloculär chronisch entzündliche Krankheiten des Gehirns, z.B. subakute sklerosierende Panencephalitis und Jacob-Creutzfeldtsche Krankheit. – Es gibt auch eine Erbkrankheit, die essentielle Myoklonie.

Physiologisch kommen Myoklonien als Einschlafzuckungen und während der REM-Phasen des Schlafes vor (s.S. 40).

Symptomatische Therapie: Clonazepam (Rivotril), L-Dopa, l-Tryptophan.

6. Cerebellare Funktionsstörungen

Die wichtigsten Funktionen des Kleinhirns sind:

1. Steuerung und Korrektur der stützmotorischen Anteile von Haltung und Bewegung

2. Kurskorrektur langsamer zielmotorischer Bewegungen und ihre Koordination mit der Stützmotorik

3. Reibungslose Durchführung der vom Großhirn „entworfenen" schnellen Zielmotorik.

Die folgende Darstellung der Funktionen des Kleinhirns stützt sich auf R.F. SCHMIDT.

Anatomische und physiologische Grundlagen

In der hinteren Schädelgrube liegt das Kleinhirn mit seiner unteren Konvexität der knöchernen Fossa cerebellaris auf. Nach oben ist es durch eine Duraduplikatur, das Tentorium cerebelli, von der Unterfläche des Occipitallappens geschieden. Ventral bedeckt es, über den IV. Ventrikel, den mittleren und unteren Hirnstamm fast völlig.

Makroskopisch besteht das Kleinhirn aus einem unpaaren Mittelteil, dem Wurm und zwei Hemisphären. In deren Marklager befinden sich je vier Kerne, von denen der Nucleus dentatus die größte klinische Bedeutung hat.

Der *Vermis* empfängt seine Afferenzen hauptsächlich von den Muskel- und Sehnenspindeln über den Tractus spino-cerebellaris dorsalis und ventralis. Seine Efferenzen projizieren teils direkt auf den Nucleus Deiters, teils in die Formatio reticularis von Brücke und Medulla oblongata über den Nucleus fastigii. Der Vermis beeinflußt damit die stützmotorischen Strukturen im Hirnstamm und ihre absteigenden Bahnen. Der Kleinhirnwurm kontrolliert in einem Rückkoppelungskreis Haltung, Muskeltonus, stützmotorische Bewegungen und das Körpergleichgewicht.

Die *Pars intermedia* des Kleinhirns erhält ihre Afferenzen aus der Somatosensorik und aus dem motorischen Cortex. Ihre Efferenzen projizieren über den Nucleus interpositus auf die motorischen Zentren im Hirnstamm, besonders den Nucleus ruber. Die Pars intermedia koordiniert die Stützmotorik mit der Zielmotorik und führt Bewegungskorrekturen aus, die teils über den Nucleus ruber, teils über den Thalamus zum motorischen Cortex geleitet werden.

Die *Kleinhirnhemisphären* dienen der Auslösung und Ausführung schneller zielmotorischer Bewegungen. Sie erhalten Afferenzen aus der gesamten Großhirnrinde über ponto-cerebellare Bahnen. Diese Bahnen enthalten 20mal mehr Fasern als der Tractus cortico-spinalis. Die Bewegungsentwürfe der Kleinhirnhemisphären werden über den Nucleus dentatus und den Thalamus zum Motorkortex geleitet. Der Nucleus dentatus projiziert aber auch auf den Nucleus ruber und damit auf die rubrospinalen Bahnen.

Die Kleinhirnhemisphären vermitteln schnelle zielmotorische Bewegungen, die nicht mehr geregelt werden können oder müssen.

Die vielfältigen Faserverbindungen des Kleinhirns mit den anderen Abschnitten des ZNS verlaufen über die drei **Kleinhirnstiele,** die den drei Hauptabschnitten des Hirnstamms entsprechen (Abb. 45):

a) Das *Corpus restiforme* (Strickkörper) stellt die Verbindung zwischen der Medulla oblongata und dem Cerebellum dar. Es enthält vorwiegend cerebellipetale Bahnen: die Tractus spino-cerebellaris dorsalis, vestibulo-cerebellaris, reticulo-cerebellaris (ipsilateral) und olivocerebellaris (gekreuzt).

b) Das *Bracchium pontis* führt in erster Linie die pontocerebellaren Bahnen aus den Brückenkernen. Sie sind die Fortsetzung der erwähnten Faserzüge, die aus allen Großhirnarealen, vor allem aus dem Stirnhirn, zur gleichseitigen Brücke ziehen. Nach synaptischer Umschaltung erreichen sie das gegenseitige Neocerebellum. In geringem Maße sind im Bracchium pontis auch cerebellifugale Bahnen enthalten.

c) Die Verbindung zum Mittelhirn und zur Thalamusregion wird durch das *Bracchium conjunctivum* geschaffen. Hier ziehen vorwiegend efferente Bahnen, die gekreuzt zum Nucleus ruber und Thalamus, ipsilateral zu den Hirnnervenkernen verlaufen. Afferent wird das Kleinhirn durch den Bindearm vom Tractus tecto-cerebellaris aus den primären Sehzentren und vom Tractus spino-cerebellaris ventralis (ungekreuzt) erreicht.

Der Verlauf dieser Bahnen läßt deutlich das Organisationsprinzip von *Rückmeldekreisen* erkennen, in denen die Regelung der Motorik vollzogen wird. Über die komplementäre Aktion der Stammganglien und des Cerebellums in der Regulation der Motorik siehe Abbildung 44.

Nur am Rande sei bemerkt, daß das Kleinhirn auch vegetative Funktionen beeinflußt, dies hat aber keine klinische Bedeutung.

Funktionsstörungen des Kleinhirns

Eine sehr charakteristische Symptomenkombination ist die nach dem großen französischen Neurologen CHARCOT benannte Trias: *Nystagmus, Intentionstremor, skandierende Sprache.* Sie kommt oft, aber keineswegs ausschließlich, bei Multipler Sklerose vor. Der Nystagmus wurde bereits weiter oben beschrieben.

Der Begriff des Intentionstremors ist in jüngerer Zeit stark kritisiert worden, weil er sprachlich zu vieldeutig ist. Es wird vorgeschlagen, den Ruhetremor des Parkinsonsyndroms von einem Aktionstremor zu unterscheiden, der entweder als Haltungs- oder als Bewegungstremor auftritt. Sehr rasch wird sich ein solcher Wechsel

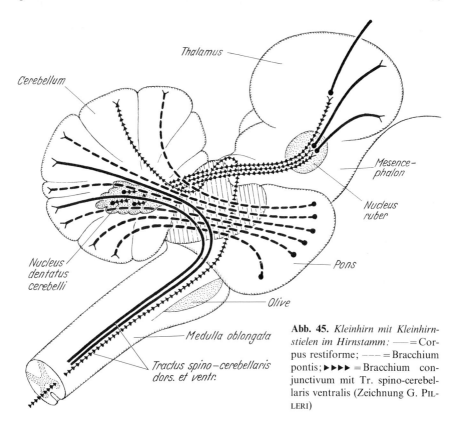

Thalamus

Cerebellum

Mesence-
phalon

Nucleus
ruber

Pons

Nucleus
dentatus
cerebelli

Olive

Medulla oblongata

Tractus spino-cerebellaris
dors. et ventr.

Abb. 45. *Kleinhirn mit Kleinhirn-
stielen im Hirnstamm:* ——— = Corpus restiforme; – – – = Bracchium
pontis; ▶▶▶▶ = Bracchium conjunctivum mit Tr. spino-cerebellaris ventralis (Zeichnung G. PIL-
LERI)

in der Terminologie allerdings nicht durchsetzen, deshalb wird hier vorläufig der Begriff des
Intentionstremors beibehalten. Er tritt mit einer
Frequenz von 2–3/sec bei jeder intendierten Bewegung als unregelmäßiges Zittern auf, das sich
kurz vor Erreichen des Zieles zu einem so groben Wackeln steigern kann, daß das Ziel verfehlt wird. Der *crescendo-Charakter* des Intentionstremors ist bei der Prüfung der Zeigeversuche besonders deutlich zu erkennen.

Als *Skandieren* bezeichnet man das Sprechen,
wenn es durch eine cerebellare Koordinationsstörung nicht flüssig und in natürlicher Weise
moduliert, sondern langsam, mühsam und oft
stockend abläuft, *während jede einzelne Silbe betont wird.* Eine andere Form cerebellarer
Sprechstörung äußert sich in „verwaschener"
Artikulation.

Die Charcotsche Trias ist Ausdruck der **cerebellaren Ataxie** (A-táxis = Unordnung). Dies ist
ein Oberbegriff für verschiedenartige Störungen
der Gleichgewichtsregulation und der Bewegungskoordination. Bei *Rumpfataxie* ist der
Kranke nicht imstande, gerade sitzen zu bleiben,

sondern hat eine Fallneigung nach rückwärts
oder zu einer Seite (lokalisatorische Bedeutung
zusammenfassend weiter unten). Im Stehen tritt
eine *Standataxie* mit entsprechender Falltendenz
auf, die oft so schwer ist, daß der Patient
die Romberg-Stellung mit parallel nebeneinan-
derstehenden Füßen nicht mehr einnehmen
kann. Beim Gehen weicht er zu einer Seite ab
oder gerät ins Taumeln, Seiltänzergang ist nicht
möglich, die Schrittführung ist breitbeinig
(*Gangataxie*).

Ataktisch nennen wir *Zielbewegungen,* wenn
sie ein falsches Ausmaß haben, also *dysmetrisch*
sind. Meist sind die Bewegungsimpulse überschießend, so daß die Gliedmaßenenden über
das Ziel hinausgeführt werden (*Hypermetrie*).
Der Bewegungsablauf ist dabei nicht flüssig,
sondern *asynergisch* und verwackelt, weil die dosierte Steuerung der Innervation gestört ist und
gleichzeitig Intentionstremor auftritt. Die Ataxie der Extremitäten betrifft stets mehr die Beine
als die Arme. Dies erklärt sich daraus, daß der
größere Teil der spinocerebellaren Bahnen aus
dem Lenden- und unteren Brustmark kommt,

weil beim Menschen die Beine weit mehr als die Arme an der Erhaltung des Gleichgewichts 'beteiligt sind.

Weitere typische Symptome der Kleinhirnataxie sind: Ansteigen des ausgestreckten Armes beim *Halteversuch*, fehlender *Rebound* (s.S. 17), leichte *Lateralisation* beim Baranyschen Zeigeversuch, Schwierigkeit beim Klopfen eines Rhythmus. Die Schrift ist ausfahrend, oft verwackelt (*Makrographie*).

Die cerebellare muß von der **spinalen Ataxie** bei Hinterstrangerkrankungen des Rückenmarks oder bei peripherer Nervenschädigung unterschieden werden. Man kann sich die Charakteristika der beiden Formen durch folgende Überlegung einfach ableiten: Die Regulierung der Motorik, die ganz überwiegend unbewußt erfolgt, ist davon abhängig, daß fortgesetzt z.B. beim Gehen in unebenem Gelände, Informationen über die relative Lage der Körperabschnitte zueinander und die Beziehung des Körpers zum Außenraum verarbeitet werden. Die sensiblen Informationen stammen vor allem aus der sog. Tiefensensibilität.

Bei einer krankhaften Störung dieser sensiblen Qualitäten fällt die proprioceptive sensible Kontrolle der Motorik aus. Deshalb erfolgen die Zielbewegungen unangepaßt, ausfahrend und überschießend, d.h. ataktisch. Da die spinale Ataxie auf einer Sensibilitätsstörung beruht*, ist es möglich, den Ausfall der Kontrolle durch die Tiefensensibilität durch eine andere sensorische Qualität, die optische Kontrolle, zu ersetzen. Der sensibel Ataktische wird also sicherer gehen, solange er seine Füße fortgesetzt im Auge behalten kann. Ist auch die optische Kontrolle ausgeschaltet, etwa durch Augenschluß oder Dunkelheit, wird die Ataxie manifest. Sie ist vor allem eine *lokomotorische Ataxie*, weil bei Bewegungen die sensible Steuerung der Motorik besonders beansprucht wird. Ursache der *cerebellaren Ataxie* dagegen ist eine zentrale Störung in der Koordination der Motorik und der Regulation des Gleichgewichtes. Sie ist oft bereits in der Ruhe vorhanden. Da die sensiblen Afferenzen intakt sind, wird sie durch Einsatz der optischen Kontrolle nicht wesentlich verbessert.

Die cerebellare Koordinationsstörung macht sich auch als Erschwerung der Feinbeweglichkeit bemerkbar (**Dysdiadochokinese**). Eine

---

* Es wäre deshalb sinnvoller, von „sensibler Ataxie" zu sprechen, zumal diese Unsicherheit auch bei Läsionen der medialen Schleife, des Thalamus oder des Gyrus postcentralis auftritt

Beeinträchtigung differenzierter Bewegungen ist aber auch das Charakteristikum der zentralen Bewegungsstörung und kommt auch durch extrapyramidale Hyper- und Akinese zustande. Die Unterscheidung zwischen diesen drei Formen ist leicht, wenn man auf die begleitenden Symptome achtet: die Mitbewegungen und Masseninnervation bei der zentralen Lähmung und die allgemeine Hyper- oder Akinese bei extrapyramidalen Syndromen.

Auf der Seite der Kleinhirnläsion ist der Muskeltonus abgeschwächt (**Kleinhirnhypotonie**). Die Tonusdifferenz läßt sich besonders gut im Stehen durch das *Schulterschütteln* prüfen: man faßt den Patienten mit beiden Händen an den Schultern und dreht seinen Rumpf rasch abwechselnd nach beiden Seiten. Wenn er die Arme locker herabhängen läßt, sind die passiven Exkursionen des Armes auf der Seite der Läsion weiter ausfahrend. Ähnlich werden die Bewegungen eines Beines hypermetrisch, wenn im Sitzen bei herabhängenden Beinen ein rasches *Pendeln* ausgeführt wird. Die Eigenreflexe sind nur geringfügig abgeschwächt, Paresen gehören nicht zum cerebellaren Syndrom, obwohl eine Schwierigkeit beim Einsatz der Motorik den Eindruck der Schwäche machen kann. Sind die beschriebenen Symptome einseitig vorhanden, zeigen sie eine gleichseitige Schädigung des Kleinhirns an.

Von kardinaler Bedeutung ist, daß *Kleinhirnsymptome nicht nur nach Schädigung des Kleinhirns selbst auftreten, sondern auch nach Läsion der afferenten und efferenten Bahnen*, z.B. im Hirnstamm, aber auch im Großhirn (gekreuzte „frontale Ataxie"). Bei der Untersuchung muß man deshalb stets auf Großhirn- oder Hirnstammsymptome achten.

Die sog. *Kleinhirnanfälle*, die JACKSON Ende des vorigen Jahrhunderts beschrieben hatte, sind nicht Symptome des Kleinhirns selbst, sondern Anfälle von Enthirnungsstarre, die dann entstehen, wenn ein Kleinhirntumor den unteren Hirnstamm komprimiert und die Liquorpassage und Blutzirkulation akut beeinträchtigt (s.S. 159).

7. Sensibilitätsstörungen

Sensible „Meldungen" dienen nicht nur der Wahrnehmung von Sinnesreizen, sondern auch der Regulierung der Motorik, sie beeinflussen die vegetative Innervation und können tiefgreifende Veränderungen des psychischen Befindens bewirken. Alle sensiblen Leistungen sind in weit stärkerem Maße als motorische von subjektiven Faktoren wie Einstellung, Aufmerksamkeit oder Stimmung abhängig. Entsprechend ist die Verknüpfung der Funktionskreise im sensiblen System noch komplexer als im motorischen.

Anatomische und psychophysiologische Grundlagen

Die afferenten sensiblen Fasern sind die peripheren Neuriten der pseudounipolaren Spinalganglienzellen. Ein Teil von ihnen ist an Receptoren in der Haut, in den Muskeln, den Sehnen und Gelenken angeschlossen, andere enden frei in der Haut und im Periost. Die Neuriten fügen sich zu den peripheren Nerven zusammen, die meist gemischte Nerven sind und erreichen über die Hinterwurzeln das Rückenmark. Hier gliedern sie sich nach vier verschiedenen Typen auf:

1. *Kurze Hinterwurzelfasern* (Reflexkollateralen) schließen sich im Reflexbogen für die Eigen- und Fremdreflexe monosynaptisch oder polysynaptisch an die motorischen Vorderhornzellen an.

2. *Lange Hinterwurzelfasern* steigen, ohne synaptische Umschaltung, im gleichseitigen Hinterstrang zu den sensiblen Hinterstrangkernen in der Medulla oblongata auf. Im Halsmark sind ein medial gelegener *Fasciculus gracilis* (Gollscher Strang) und ein lateraler *Fasciculus cuneatus* (BURDACH) geschieden, denen jeweils der Kern gleichen Namens entspricht. Das zweite Neuron zieht durch die Schleifenkreuzung in der Oblongata als mediale Schleife zu den sensiblen Kernen des Thalamus. Hier beginnt das dritte Neuron, das durch den hinteren Schenkel der inneren Kapsel zu den sensiblen Projektionsfeldern in der hinteren Zentralwindung verläuft (Abb. 46). Auf jeder Station läßt sich eine differenzierte somatotopische Gliederung nachweisen, die im Gyrus postcentralis etwa dem „Homunculus" der vorderen Zentralwindung entspricht.

3. *Kurze Hinterwurzelfasern* schalten im Hinterhorn synaptisch um. Das zweite Neuron kreuzt auf der Eintrittsebene in der vorderen Commissur und zieht im kontralateralen Vorderseitenstrang als *Tractus spino-thalamicus* nach rostral. In Höhe der Medulla oblongata schließt sich diese Bahn der medialen Schleife an. Die synaptische Umschaltung im Thalamus geschieht in anderen Kernen als denen der Hin-

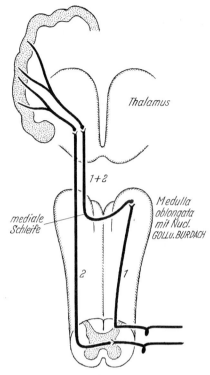

Abb. 46. *Verlauf der sensiblen Bahnen im Rückenmark.* (Nach BING) *1* Hinterstrangfasern, *2* Tractus spinothalamicus. Erläuterung s. Text

terstrangbahnen. Das dritte Neuron erreicht über die innere Kapsel ebenfalls die Hirnrinde.

4. *Mittlere Hinterwurzelfasern* schalten in der Clarkeschen Säule an der Basis des Hinterhorns um. Das zweite Neuron steigt, vorwiegend gleichseitig, als Tractus spino-cerebellaris dorsalis und ventralis durch den hinteren und vorderen Kleinhirnstiel zum Cerebellum auf.

Dieses sehr einfache Schema muß auch für den klinischen Gebrauch noch etwas ergänzt werden: Die langen sensiblen Bahnen, vor allem der Tractus spinothalamicus, geben *kollaterale Fasern zum Eigenapparat des Rückenmarks und zur Formatio reticularis* der Oblongata und der Brücke ab. Von hier laufen Verbindungen zu unspezifischen Kernen des Thalamus und zum Höhlengrau des Stammhirns. Über den Thalamus wird ein Teil der kollateralen Impulse zu den Stammganglien geleitet. Bei der Katze hat man auch aufsteigende Faserverbindungen von den medullären Hinterstrangkernen zur motorischen Rinde gefunden. Auf diesen Wegen können durch sensible Impulse das unspezifische Sy-

stem des Hirnstamms, vegetative Regulations-
stätten und motorische Steuerungsstellen so aktiviert werden, daß das Zentralnervensystem zur
Reaktion auf sensible Reize bereit ist.

In physiologischen Experimenten sind auch
zentrifugale fördernde und hemmende Einflüsse
von der Formatio reticularis des Mittelhirns auf
die Synapsen der afferenten sensiblen Leitungs-
systeme nachgewiesen worden. Diese sind wahrscheinlich Glieder eines Rückkopplungssystems,
in dem der Zufluß sensibler Signale selektiv gedrosselt oder gebahnt wird.

Bereits aus diesen wenigen Anmerkungen ergibt sich, daß die Funktion des afferenten sensiblen Systems nicht in dem simplen Denk-
schema: *Reiz–Erregungsleitung–Empfindung* zu
erfassen ist. Es ist nicht etwa so, daß jedem physikalischen Reiz eine notwendig zugeordnete
Empfindung entspräche (Theorie des „psycho-
physischen Isomorphismus"), sondern die Qualität einer Empfindung ist von Aufmerksamkeit,
Erwartung, affektiver Situation, Bedeutungsge-
halt des Stimulus und vor allem von *Erfahrun-*
gen abhängig. So zeigen, um nur ein Beispiel
zu nennen, Tiere, die in den ersten Lebensmona-
ten ohne Kontakt mit Schmerzreizen aufgezo-
gen werden, auch auf Nadelstiche, Verbrennungen oder harte Stöße keine Schmerzreaktionen.
Andererseits wird Schmerz bei depressiver Verstimmung stärker als sonst und selbst ohne „objektiv schmerzhaften" Stimulus erlebt.

Die receptiven Felder der „*sensiblen Einhei-*
ten" (= Receptoren + angeschlossene Nervenfasern) überlappen sich sehr ausgedehnt. Natür-
liche Stimuli reizen immer mehrere Receptoren
und erregen mehrere Fasern, die vermutlich
nicht nur fördernde, sondern auch hemmende
Wirkung haben. Die Stimuli setzen einen *Verar-*
beitungsprozeß in Gang, bei dem auf verschiedenen Stationen des afferenten Systems Erregung
gebahnt, gehemmt, modifiziert und mit anderen
Erregungen summiert werden, wobei sich das
Erregungsmuster fortgesetzt verändert. Die
Modellvorstellung muß also neu formuliert werden: *Reiz–Codierung (Verschlüsselung)–Infor-*
mationsverarbeitung auf jedem Niveau des afferenten Systems, vermutlich bereits in der Peripherie. Wo und wie die Nervenimpulse in Empfindungen und Wahrnehmungen umgewandelt
werden, wissen wir nicht.

Diese theoretischen Vorbehalte sollte man
nicht ganz außer acht lassen, wenn die folgende
Darstellung für den klinischen Gebrauch verein-
facht und schematisiert ist.

Klinische Symptome

Störungen der Sensibilität werden in drei Formen beobachtet: als Reizsymptome, Ausfall-
symptome und partielle Leistungsstörung („pathologischer Funktionswandel").

a) Reizsymptome

Reizsymptome treten als Schmerzen oder Mißempfindungen (*Paraesthesien*) auf.

Paraesthesien werden als Kribbeln („wie Brenn-
nesseln, wie Ameisenlaufen"), Brennen oder
taubes, eingeschlafenes Gefühl („wie nach einer
Spritze beim Zahnarzt") empfunden. Je nach ihrer Ätiologie sind sie umschrieben im Versorgungsgebiet einzelner Nerven oder handschuh-
und strumpfförmig, bevorzugt an den Gliedmaßenenden lokalisiert. Ähnlich wie Schmerzen,
beruhen Mißempfindungen auf Übererregbarkeit peripherer sensibler Receptoren und Nervenfasern oder zentripetaler Bahnen, unter anderem der Hinterstränge. Ein Reizzustand im
Tractus spino-thalamicus oder dem analogen
Tractus spinalis N.V. äußert sich gelegentlich
in Kälteparaesthesien. Während in der sensiblen
Rinde keine Schmerzen auszulösen sind, können
Paraesthesien durch epileptische Erregung in
den corticalen Projektionsfeldern entstehen:
sensible Jackson-Anfälle (s.S. 215).

Lassen sich die **Schmerzen** einzelnen peripheren Nerven, Nervenplexus oder Wurzeln zuordnen, sprechen wir von *Neuralgie*. Der neuralgische Schmerz ist nicht ständig vorhanden, sondern tritt wellenförmig oder attackenweise auf.
Er wird „hell", als reißend, ziehend, auch brennend empfunden und bleibt meist auf das betroffene sensible Versorgungsareal begrenzt.
Außer dem spontanen läßt sich auch Druck-
oder Dehnungsschmerz der entsprechenden
Nerven nachweisen, nicht selten auch eine umschriebene Hypaesthesie (s. unten).

Vom neuralgischen muß ein dumpfer, auch
bohrender, schlecht lokalisierter, mehr in der
Tiefe empfundener *Dauerschmerz* unterschieden
werden, den man auf afferente Erregungen von
vegetativen Fasern zurückführt und deshalb als
vegetativen Schmerz bezeichnet. Er findet sich
als Schmerzausstrahlung bei Krankheiten innerer Organe, aber auch bei Syringomyelie.

In umschriebenen peripheren oder segmentalen Versorgungsgebieten können Überempfindlichkeit für Berührungsreize (*Hyperaesthesie*),

für Temperaturreize (*Thermhyperaesthesie*) und für Schmerzen (*Hyperalgesie*) auftreten.

Als **Hyperpathie** (Páthos = Leiden) bezeichnet man das Phänomen, daß schon leichte sensible Reize einen äußerst unangenehmen, oft brennenden Schmerz auslösen. Dieser setzt mit einer Latenz von wenigen Sekunden ein, verstärkt sich nach Aussetzen des Reizes noch und breitet sich auf benachbarte Hautareale aus. Hyperpathie wird nach partiellen peripheren Nervenverletzungen, bei Hinterstrangläsion und bei Thalamusherden beobachtet. In dem betroffenen Gebiet besteht eine Herabsetzung der Berührungsempfindung.

Dysaesthesie ist eine qualitative Veränderung der Empfindung von sensiblen Reizen. Kälte wird z.B. als Schmerz, Berührung als Kribbeln empfunden.

Kausalgie (Kausis = Brennen, Algos = Schmerz) ist ein dumpf-brennender, schlecht abgrenzbarer, anfallsweise verlaufender Schmerz, der mit Hyperpathie und Dysaesthesie verbunden ist, d.h. sich nach leichten sensiblen, aber auch sensorischen Reizen, bei affektiver Erregung oder bei Bewegungen verstärkt. Sie tritt meist im Versorgungsgebiet der Nn. medianus und tibialis auf, die besonders viele vegetative Fasern enthalten. Entsprechend ist sie mit trophischen Veränderungen der Haut und Durchblutungsstörungen verbunden, die sich oft auf die ganze betroffene Extremität ausbreiten. Viele Patienten geben Erleichterung nach Befeuchten der Hand oder des Fußes an.

In der Regel liegt der Kausalgie eine unvollständige periphere Nervenschädigung zugrunde. Pathogenetisch soll sie darauf beruhen, daß sich abnorme Nebenschlüsse (ephaptische Verbindungen) zwischen efferenten vegetativen und afferenten sensiblen Fasern bilden (s. auch S. 247 und 347). Zur *Behandlung* werden Sympathicusblockaden oder Grenzstrangresektionen empfohlen, auch Psychopharmaka vom Typ des Butyrophenon (Haldol) versprechen Erfolg, manchmal auch Akupunktur.

Stumpfschmerz. Manche Amputierte haben neuralgische, andere kausalgieähnliche Schmerzen im Amputationsstumpf. Sie sind besonders bei Wetterwechsel oder Bewegungen vorhanden. Die Haut des Stumpfes ist schon gegen leichte Berührung überempfindlich.

Phantomschmerzen. Die meisten Amputierten haben längere Zeit nach der Amputation die lebhafte Empfindung, das fehlende Körperglied sei noch vorhanden. Sie können dieses *Phantomglied* oft frei und differenziert bewegen und erleben sogar Berührungsreize daran, wenn das Phantom mit einem Hinternis in Kontakt kommt oder wenn eine andere Person es „anfaßt". Häufig, aber keineswegs immer, blaßt das Phantom im Laufe der Jahre ab, während es sich gleichzeitig verkürzt, bis es ganz im Stumpf verschwindet („telescoping"). Phantome werden auch bei angeborenem Gliedmaßenmangel beobachtet. Sie können also nicht dadurch erklärt werden, daß dem ZNS nach Amputation weiter sensible Reize aus dem Stumpf zufließen. Phantome sind Ausdruck einer Übererregbarkeit der sensomotorischen Repräsentation der Körperglieder. In den Phantomen können hartnäckige und sehr quälende Schmerzen erlebt werden. Dabei ist das Phantomglied fast immer in einer verkrampften Stellung versteift. In seltenen Fällen werden auch bei angeborenem Gliedmaßenmangel Phantomschmerzen erlebt.

Mehrere der hier gegebenen Beispiele zeigen, daß auch ein umschriebener Schmerz nicht immer in der Peripherie ausgelöst und nach zentral geleitet wird, sondern auch zentral „entstehen" kann und dann aufgrund der somatotopischen Gliederung des zentralen Systems umschrieben in die Peripherie projiziert wird. Dies muß berücksichtigt werden, wenn man beim Versagen einer medikamentösen Behandlung von Schmerzen chirurgische Maßnahmen zur Unterbrechung der Schmerzleitung erwägt. Die Problematik solcher Maßnahmen ist im Abschnitt über die Trigeminusneuralgie (s.S. 248) näher besprochen.

b) Ausfallsymptome

Klinisch werden – mit den oben diskutierten Vorbehalten – qualitativ folgende sensible Ausfallserscheinungen unterschieden:

Anaesthesie = jede sensible Wahrnehmung ist erloschen,

taktile Hypaesthesie = Verminderung der Berührungsempfindung,

Thermhypaesthesie oder *-anaesthesie* = Verminderung oder Aufhebung der Temperaturempfindung,

Hypalgesie, Analgesie = Verminderung oder Aufhebung der Schmerzempfindung.

Es handelt sich hier um Störungen der Empfindung *exteroceptiver,* d.h. von außen auf die

Haut treffender Stimuli. Man faßt sie deshalb auch als Störungen der **Oberflächensensibilität** zusammen. Kann der Kranke die Richtung geführter Bewegungen nicht mehr angeben und ist er beim Stehen in Rombergstellung und bei Zielbewegungen ohne Augenkontrolle sensibel ataktisch, spricht man von einer Störung der *proprioceptiven* oder **Tiefensensibilität.**

Wenn die Lagewahrnehmung erloschen ist, führt der Patient häufig mit den Fingern und Zehen, solange er sie nicht unter optischer Kontrolle hat, langsame unwillkürliche Beuge- und Streckbewegungen aus. Diese haben nur eine oberflächliche Ähnlichkeit mit der Athetose: die Gliedmaßenenden nehmen dabei nicht die bizarren, unnachahmlichen Stellungen ein, die für die extrapyramidale Hyperkinese charakteristisch sind. Das Phänomen beruht darauf, daß der tonische Zufluß von zentrifugalen Erregungen zum motorischen Vorderhorn seiner proprioceptiven Kontrolle beraubt ist. Der Ausfall dieser Kontrolle erklärt auch die Dysdiadochokinese bei Störungen der „Tiefensensibilität".

Eine Beeinträchtigung im Erkennen auf die Haut geschriebener Zahlen, in der Zweipunktdiskrimination (räumliches Auflösungsvermögen), in der Diskrimination von Sukzessivreizen (zeitliches Auflösungsvermögen) und im Erkennen doppelt simultaner taktiler Stimuli läßt sich nicht in dieses simplifizierende Schema von Oberflächen- und Tiefen-Sensibilität einordnen, da mehrere sensible Qualitäten in diese Leistungen eingehen.

Weitere Einzelheiten sind im Abschnitt über die Lokalisation sensibler Störungen besprochen.

Lokalisatorische Bedeutung der Sensibilitätsstörungen

Periphere Nerven. Meist bestehen nebeneinander Reiz-, Ausfallssymptome und trophische Störungen, die auf das Versorgungsgebiet des betroffenen Nerven begrenzt sind. Der Patient hat Paraesthesien und neuralgische Schmerzen, der zugehörige Nerv ist empfindlich auf Dehnung und Druck. Die Sensibilität ist für alle Qualitäten etwa gleichmäßig herabgesetzt oder aufgehoben (Ausnahmen sollen hier nicht erörtert werden). Die Eigenreflexe sind abgeschwächt bis erloschen, der Muskeltonus ist schlaff. Häufig besteht gleichzeitig eine periphere Lähmung, es gibt aber auch eine rein sensible Neuritis. An der Haut und an den Nägeln treten trophische

Störungen auf, Cyanose zeigt eine Lähmung der Gefäßinnervation an. Im Gebiet der Sensibilitätsstörung ist die Schweißsekretion herabgesetzt oder aufgehoben.

Über **Plexusschädigungen** s.S. 356.

Hinterwurzeln. Reizsymptome treten als segmentale, d.h. an den Gliedmaßen streifenförmige, am Rumpf gürtelförmige Schmerzen auf, die bei Dehnung der Wurzeln durch Bewegungen und Erhöhung des spinalen Druckes (Husten, Pressen, Niesen) zunehmen. In den betroffenen Segmenten können Hyperaesthesie und Hyperalgesie bestehen.

Ausfallssymptome zeigen sich als segmentale (=radikuläre) Hypaesthesie, in der Regel für alle Qualitäten. Oft besteht Hyperpathie. Die Störung der sog. Tiefensensibilität führt zu sensibler Ataxie, die Unterbrechung des monosynaptischen Reflexbogens zu Hypotonie und Arreflexie der Muskulatur.

Hinterstränge. Reizsymptome äußern sich als Paraesthesien. Bei Ausfall dieser phylogenetisch jüngsten unter den afferenten Bahnen ist die Berührungsempfindung herabgesetzt. Die Lokalisation von taktilen Stimuli ist nur ungenau möglich (Allaesthesie=falsche Lokalisation), Diskrimination von zwei gleichzeitig gegebenen oder von sukzessiven Reizen ist beeinträchtigt, die Vibrationsempfindung verkürzt bis aufgehoben. Auf die Haut geschriebene Zahlen und geführte Bewegungen können nicht mehr erkannt werden. Das Tasterkennen ist gestört. Bei Prüfung der Zeigeversuche, des Romberg, von Stand und Gang zeigt sich sensible Ataxie, die Feinmotorik ist in den betroffenen Extremitäten beeinträchtigt.

Interessanterweise besteht oft eine Hyperpathie, die man durch die Annahme erklärt hat, daß die Hinterstränge eine hemmende Wirkung auf den Tractus spino-thalamicus ausüben. Bei *reiner* Hinterstrangläsion, wenn also die hinteren Wurzeln nicht mitbetroffen sind, ist der Muskeltonus nicht herabgesetzt, und die Eigenreflexe sind nicht abgeschwächt.

Tractus spino-thalamicus. Kontralateral tritt eine sog. *dissoziierte* Sensibilitätsstörung auf, d.h. Schmerz- und Temperaturempfindung sind vermindert oder aufgehoben, die Berührungsempfindung ist dagegen kaum gestört. Gelegentlich ist eine der beiden Qualitäten stärker als die andere betroffen.

Die Kranken empfinden Schmerz- und Temperaturreize nur als Berührung. Sie können dabei aber, da die Hinterstränge intakt sind, die Flächenausdehnung des Reizes gut erkennen und deshalb das spitze und stumpfe Ende der Nadel manchmal nach der Größe des Stimulus unterscheiden.

Tractus spino-cerebellaris. Isolierte Schädigung kommt nicht vor, die Bahnen oder die Nervenwurzeln zur Clarkeschen Säule sind aber häufig bei Rückenmarksläsionen mitgeschädigt. Das einzige sichere Symptom ist Hypotonie der Muskulatur.

Hirnstamm. Rein sensible Hirnstammsymptome sind äußerst selten, da bei der engen Nachbarschaft von Hirnnervenkernen und Projektionsbahnen Hirnstammherde fast immer zu den kombinierten, häufig gekreuzten Syndromen führen, die oben (s.S. 79) beschrieben sind. Nach Schleuderverletzungen der Halswirbelsäule, bei beginnender Einklemmung des Hirnstamms und bei Basilarisinsuffizienz (s.S. 145) kommt es gelegentlich zu Paraesthesien und Gefühlsstörungen a) in beiden Händen und Armen allein oder b) beiderseits in den Händen und der perioralen Hautzone. Diese Symptomkombinationen zeigen mechanische oder ischämische Läsionen a) im Hinterhorn des Halsmarks oder b) in der dorsalen Medulla oblongata an, wo der unterste Abschnitt der bulbären Kernsäule des Trigeminus und der Nucleus und Fasciculus cuneatus unmittelbar einander benachbart liegen.

Thalamus. Der Thalamus enthält Kerne mit sehr unterschiedlicher Funktion: solche mit subcorticalen Verbindungen, corticale Verbindungskerne und Assoziationskerne. Die erste und dritte Gruppe gehören zum unspezifischen System, die zweite Gruppe empfängt spezifische Bahnen und projiziert sie in die entsprechenden Regionen der Großhirnrinde. Zum Thalamus gehören auch die beiden Kniehöcker: der laterale, das primäre Sehzentrum, und der mediale, das primäre Hörzentrum. Die corticalen Verbindungskerne empfangen Fasern aus der medialen Schleife, dem Tractus spino-thalamicus, den Stammganglien und aus dem Kleinhirn. Sie haben eine genaue somatotopische Gliederung. Dadurch ist eine gelegentliche halbseitige Gefühlsstörung um den Mund und in den ersten drei Fingern erklärt, die man sonst parietalen Läsionen zuschreibt.

Das klassische *Thalamussyndrom* entsteht durch Thrombose der A. thalamostriata oder thalamogeniculata und hat folgende Symptome, die alle auf der Gegenseite vorhanden sind.

1. Rasch vorübergehende Hemiparese mit Hypotonie der Muskulatur mit nur geringen oder fehlenden Reflexstörungn. Die zentrale faciale Parese betrifft nur die willkürlichen, nicht die emotionalen mimischen Bewegungen.

2. Herabsetzung der Empfindung, besonders für die sog. Tiefensensibilität. Auch die zeitliche und räumliche Diskrimination von taktilen Reizen ist beeinträchtigt (s.S. 19). Sofern die Berührungsempfindung betroffen ist, kann das Gesicht ausgespart bleiben, weil die Trigeminusafferenzen eine eigene thalamische Repräsentation haben.

3. Spontane und auf leichte Berührung einsetzende Schmerzen, die als brennend, stechend, schlecht lokalisierbar und in ihrer Intensität als äußerst unangenehm beschrieben werden (Hyperpathie).

4. Unwillkürliche Bewegungsunruhe, die an Choreo-Athetose erinnert und Ataxie bei Zielbewegungen. Beides beruht auf der erwähnten Störung der Lageempfindung.

5. „Thalamushand", die besonders beim Versuch deutlich wird, die Hand zu strecken und die Finger zu spreizen. Die Finger sind im Grundgelenk gebeugt und in den Interphalangealgelenken überstreckt. Sie zeigen eine Bewegungsunruhe. Wenn man die Hand auf eine feste Unterlage legt, gleicht sich die Fehlstellung aus, und die unter 4. genannten unwillkürlichen Bewegungen setzen aus, weil jetzt die sensible Korrektur nicht mehr beansprucht wird.

6. Fakultativ homonyme Hemianopsie.

Sensible Projektionsfelder der Hirnrinde. Halbseitige Verteilung oft nur auf ein Körperglied beschränkt. Reizung äußert sich als sensibler Jackson-Anfall. Dabei muß berücksichtigt werden, daß der „sensible Homunculus" nicht mit dem motorischen identisch ist, wie man bei einem Vergleich zwischen Abb. 40 und 47 erkennen kann: sensibel ist der Kopf, mit Ausnahme des Trigeminusbereiches, nahe der Mantelkante repräsentiert. Geführte Bewegungen werden schlecht erkannt, im Gegensatz zur (fast) intakten Vibrationsempfindung. Störungen in der zeitlichen und räumlichen Diskrimination, manchmal Allaesthesie. Durch die sensible Störung ist die Feinmotorik erheblich beeinträchtigt (Dysdiadochokinese). Schmerzen treten nicht auf.

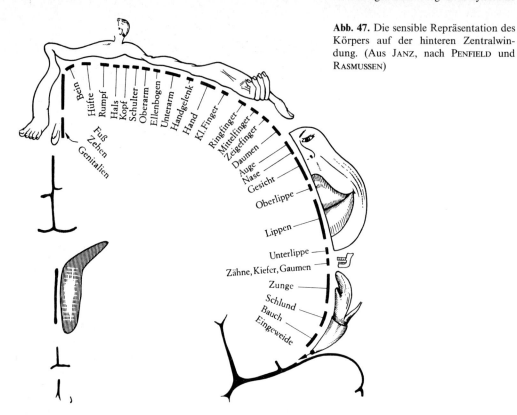

Abb. 47. Die sensible Repräsentation des Körpers auf der hinteren Zentralwindung. (Aus JANZ, nach PENFIELD und RASMUSSEN)

8. Rückenmarkssyndrome

Bei der Lokaldiagnose von Rückenmarksprozessen stellen sich zwei Fragen:

a) Wo ist das Rückenmark im *Querschnitt* geschädigt?

b) Auf welcher Höhe ist es in seiner *Längsausdehnung* betroffen?

Aus der korrekten Lokaldiagnose ergibt sich auch die wichtige Feststellung, ob die Symptome auf einen Herd oder auf mehrere zurückzuführen sind.

a) Querschnittslokalisation

Größe und Form des Rückenmarks im ganzen und in seinen Bestandteilen unterscheiden sich in den drei Hauptabschnitten: Halsmark, Brustmark und Lendenmark aus den bekannten anatomischen Gründen. Das Grundprinzip des Bauplans ist aber auf jeder Höhe gleich: die zentrale *„Schmetterlingsfigur"* der grauen Substanz, um die sich die äußere Zone der weißen Substanz legt. Im Rückenmarksgrau unterschei-

den wir die Zellkomplexe des motorischen *Vorderhorns* und des sensiblen *Hinterhorns,* im Brustmark ist durch vegetative Ganglienzellen auch ein *Seitenhorn* ausgebildet. Vorder- und Hinterhörner beider Seiten sind durch *Commissurenfasern* miteinander verbunden, die den Zentralkanal umgeben.

Die markhaltigen Fasern der weißen Substanz sind in zwei große Stranggebiete unterteilt: die *Hinterstränge* und die *Vorderseitenstränge.* Die wichtigsten Bahnen sind in den vorangegangenen Kapiteln bereits besprochen. Abb. 48 gibt noch einmal eine zusammenfassende Darstellung.

Aus diesen anatomischen Verhältnissen lassen sich vier verschiedene Formen einer Querschnittsschädigung des Rückenmarks ableiten.

α) Querschnittslähmung

Als Querschnittslähmung bezeichnen wir ein Syndrom, bei dem alle Strukturen des Rückenmarks etwa gleichmäßig durch einen Krankheitsherd geschädigt sind. Klinisch ist dabei eine

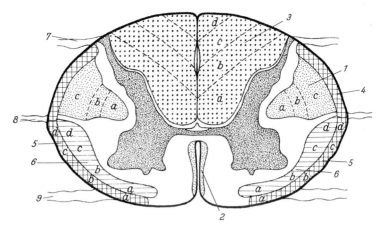

Abb. 48. *Rückenmarksquerschnitt in Höhe des Halsmarks.* Darstellung der somatotopischen Anordnung der Fasern in den Projektionsbahnen (nach SCHNEIDER, CHERRY u. PANTEK). *1* Pyramidenseitenstrang, *a* cervical, *b* thoracal, *c* lumbal; *2* Pyramidenvorderstrang, *3* Hinterstränge, *a* cervical, *b* thoracal, *c* lumbal, *d* sacral; *6* Tractus spino-thalamicus, *a* cervical, *b* thoracal, *c* lumbal, *d* sacral; *7* Hinterwurzel; *8* Ligamentum dentatum; *9* Vorderwurzel

doppelseitige zentrale Lähmung mit einer *Sensibilitätsstörung* für alle Qualitäten und *vegetativen Störungen* kombiniert. Diese bestehen in Harn- und Stuhlverhaltung (Retentio urinae et alvi), auch mit Entwicklung einer Überlaufblase (Ischuria paradoxa). Bei Herden im oberen Brustmark kann es durch Lähmung der zentralen sympathischen Fasern für den Splanchnicus zum paralytischen Ileus kommen. In den Hautbezirken unterhalb der Läsion ist das *spontane* Schwitzen aufgehoben (thermoregulatorische Anhidrosis), und die Piloarrektion setzt sich nicht über die Querschnittsgrenze hinaus fort.

Das Querschnittssyndrom hat gewöhnlich eine deutliche obere Grenze, die die segmentale Höhe der Läsion anzeigt (Näheres s.S. 79). Darüber findet man häufig als Reizsymptom eine hyperalgetische Zone, die ein oder zwei Segmente breit ist.

Setzt eine Querschnittslähmung *plötzlich* ein, etwa durch Zusammenbruch eines Wirbels oder akute Mangeldurchblutung des Rückenmarks, kommt es zum sog. *spinalen Schock.* Dabei ist die motorische Lähmung komplett, der Muskeltonus schlaff, die Eigenreflexe sind erloschen. Die Unterscheidung von einer akuten peripheren Lähmung durch Wurzelschädigung (Polyneuroradiculitis) kann sehr schwierig sein. Der pathophysiologische Mechanismus dieses spinalen Schocks ist noch nicht bekannt und wird auch durch das Schlagwort „Diaschisis" nicht erläutert. Das Syndrom gestattet keine Schlüsse auf die Schwere der Rückenmarksschädigung

oder die Prognose. Erst wenn die Lähmung *über Wochen* komplett und im Tonus schlaff bleibt, sind die Aussichten für eine Restitution ungünstig. In der Mehrzahl der Fälle wird die Parese nach dem Initialstadium allmählich spastisch.

Entwickelt sich das Querschnittssyndrom *langsam*, ist die spastische Lähmung von Anfang an die Regel. Bei längerem Bestehen einer Querschnittslähmung bilden sich die oben (S. 79) erwähnten *spinalen Automatismen* aus, die jedoch nicht im strengen Sinne des Wortes automatisch, d.h. von Afferenzen unabhängig sind, sondern durch sensible und vegetative Reize reflektorisch ausgelöst werden. An den Beinen wechseln Streck- und Beugesynergien, die bei längerem Bestehen der Querschnittslähmung immer komplexer werden. An den Armen überwiegen Beugesynergien. Die Automatismen sind um so lebhafter, je höher die Läsion sitzt. Die *„Paraplégie en flexion"*, die manchmal das Endstadium einer Querschnittslähmung bestimmt, wird als Fixierung von reflektorisch ausgelösten Beugesynergien aufgefaßt. Während der unwillkürlichen Beinbewegungen kann es auch dann zum Urinabgang kommen, wenn eine Retentio urinae für die intendierte Blasenentleerung besteht.

Bei *kompletter* Querschnittslähmung ist die zentrale Steuerung aller Funktionen des Rückenmarks unterhalb der Läsion *aufgehoben*, bei *inkompletter* ist sie teilweise erhalten. Unter den Syndromen einer *partiellen* Rückenmarksschädigung haben drei Formen eine große lokalisatorische Bedeutung.

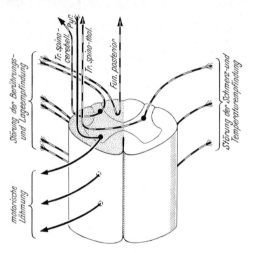

Abb. 49. *Schema zur Erläuterung des Brown-Séquard-Halbseitensyndroms des Rückenmarks.* (Nach BING)

β) Brown-Séquard-Syndrom

Das Syndrom zeigt eine halbseitige Rückenmarksschädigung an. Symptomatik und anatomische Grundlagen sind in Abb. 49 erläutert. Auf der *Seite der Läsion* kommt es durch Unterbrechung des Pyramidenseitenstrangs zu einer *zentralen Parese.* Die *Tiefensensibilität* ist gestört, weil die Hinterstrangfasern der gleichen Seite betroffen sind. Ausfall der Hinterstrangfasern führt außerdem, wie oben (S. 98) erwähnt, zur Enthemmung des Tractus spinothalamicus mit Steigerung der Schmerzempfindung auf der gelähmten Seite. Schließlich sind ipsilateral die *vasoconstrictorischen Fasern* paretisch, die ungekreuzt im Seitenhorn des Brustmarks über den Grenzstrang in die Peripherie ziehen.

Auf der *Gegenseite* ist die *Schmerz- und Temperaturempfindung* gestört, weil die spino-thalamischen Fasern *nach* ihrer Kreuzung in der vorderen Commissur lädiert sind. Bei genauer Untersuchung kann man im Bezirk der halbseitigen dissoziierten Sensibilitätsstörung auch eine leichte Herabsetzung der Berührungsempfindung feststellen, die darauf beruht, daß der Tractus spino-thalamicus an der Vermittlung von Berührungsreizen mitbeteiligt ist.

Höhe und Schwere der neurologischen Ausfälle auf beiden Seiten des Körpers sind oft nicht ganz kongruent: Die Grenze der motorischen Ausfälle ist gewöhnlich etwas höher als die der sensiblen. Beiderseits findet sich nach oben eine hyperalgetische Übergangszone. Blase und Darm sind nicht gelähmt. Meist ist das Brown-Séquard-Syndrom nicht so vollständig wie es hier beschrieben ist. Seitenunterschiede in der Verteilung von Lähmung und Störung der Schmerz- und Temperaturempfindung gestatten aber auch beim „verwaschenen Brown-Séquard" den Schluß auf eine halbseitige Rückenmarksschädigung, etwa durch einen cervicalen Bandscheibenvorfall. Als Grenzfall des Syndroms ist die *„spinale Hemiplegie"* aufzufassen, bei der eine rein motorische Halbseitenparese *ohne Beteiligung des Gesichtes* vorliegt.

γ) Zentrale Rückenmarksschädigung

Sehr charakteristisch ist auch die Symptomatik der zentralen Rückenmarksschädigung bei Syringomyelie, intramedullären Tumoren und Durchblutungsstörungen der vorderen Spinalarterie: auf der Höhe der Läsion sind beide Vorderhörner betroffen. Die obere Grenzzone dieser partiellen Querschnittslähmung ist deshalb nach den Zeichen einer segmental angeordneten *schlaffen Lähmung* zu bestimmen. Diese läßt sich klinisch oder nach 3 Wochen elektromyographisch nachweisen. Gleichzeitig werden die Fasern des Pyramidenseitenstrangs geschädigt. Die Folge ist eine *zentrale Lähmung* unterhalb der Läsion. Frühzeitig, oft vor Einsetzen der spastischen Symptome, bildet sich eine querschnittsförmige *dissoziierte Gefühlsstörung* aus. Sie beruht auf Unterbrechung der spinothalamischen Fasern in der vorderen Commissur und im Tractus spino-thalamicus. Die Hinterstränge sind meist nur gering betroffen, deshalb sind die Berührungs- und Tiefensensibilität besser oder völlig erhalten. Dagegen treten bald *trophische Störungen* ein, da das Seitenhorn regelmäßig geschädigt ist. Gefühlsstörungen und Lähmungen sind oft an den Armen und den oberen Rumpfpartien stärker als in den tieferen Segmenten ausgeprägt. Dies erklärt sich aus der exzentrischen Lokalisation der langen Bahnen, die weiter unten erläutert wird.

δ) Hinterstrangläsion des Rückenmarks

Das Syndrom einer Hinterstrangläsion des Rückenmarks ist bereits bei den Sensibilitätsstörungen besprochen.

b) Höhenlokalisation

Die Höhenlokalisation einer Rückenmarksschädigung ist leicht, wenn eine scharf begrenzte, vollständige Querschnittslähmung vorliegt. Sind die Funktionsstörungen aber geringer ausgeprägt, kann man die Lokaldiagnose erst nach genauer Analyse der motorischen und sensiblen Symptome stellen. Dabei hat die vergleichende Untersuchung der Reflexe eine besonders große Bedeutung. Strangsymptome können dagegen wegen der *exzentrischen Lokalisation der langen Bahnen* leicht zu Fehldiagnosen verleiten: In allen aufsteigenden und absteigenden Tractus legen sich die Fasern für die höheren Segmente jeweils in Lamellen von innen her denen für die tieferen Segmente an, so daß diese zur Rückenmarksperipherie abgedrängt werden. Dadurch entsteht eine somatotopische Gliederung, bei der jeweils die Fasern für die Arme innen, die für die Beine außen verlaufen (s. Abb. 48). Schädigungen, die das Rückenmark von extramedullär treffen, werden deshalb zunächst zu Funktionsstörungen in den Fasern für die tieferen Segmente führen. Beim Syndrom der zentralen Rückenmarksschädigung dagegen werden zuerst die Bahnen der höheren Segmente lädiert, während die der tieferen eventuell verschont bleiben.

Klinisch ist die Regel von *prognostischer Bedeutung,* daß bei hochsitzenden Brustmark- und mehr noch bei Halsmarkläsionen die Gefahr sekundärer Komplikationen, wie Cystopyelitis, Decubitus, Sepsis, Pneumonie besonders groß ist. Damit haben diese Patienten quad vitam eine schlechte Prognose. Allerdings wird die Prognose von individuellen Faktoren, wie Genesungswille, Bereitschaft zur Mitarbeit bei der aktiven Übungsbehandlung und Möglichkeit der Rehabilitation so stark beeinflußt, daß man, etwa bei gutachtlicher Fragestellung, keine generelle Festlegung treffen kann.

Grundsätzlich sollte man anstreben, querschnittsgelähmte Patienten, wenn sie kooperativ sind und keine fortschreitende Grundkrankheit (z.B. Wirbelmetastase) haben, in eine Spezialklinik zu verlegen. Freie „Querschnittsbetten" werden heute in der Bundesrepublik zentral registriert. Die Anlaufstelle kann bei berufsgenossenschaftlichen Krankenanstalten erfragt werden.

α) Halsmarkläsion

Für Halsmarkläsionen ist die hohe Querschnittslähmung mit Tetraparese der Arme und Beine charakteristisch. Liegt die Schädigung oberhalb von C_4, sind die Arme bis zu ihren proximalen Muskelgruppen zentral gelähmt. Die Spastik der Schultermuskulatur ist klinisch schwierig zu erfassen, weil die feine Beweglichkeit hier nicht geprüft werden kann. Man

stellt sie durch Auslösung des *Deltoidesreflexes* (Schlag auf die Spina scapulae) fest: Dabei kommt es infolge pathologischer Steigerung des Reflexes ein- oder doppelseitig zu einer lebhaften Reflexzuckung nicht nur im M. deltoideus, sondern auch in anderen Muskeln des Schultergürtels. Um eine leichte spastische Reflexsteigerung an den Armen festzustellen, ist ein Vergleich der hier auslösbaren Eigenreflexe mit dem Masseterreflex (s.S. 7) von großem Nutzen. Die Reflexbefunde sind für die Höhenlokalisation zuverlässiger als die Prüfung der übrigen Qualitäten der Motorik. Wie bei jeder zentralen Lähmung, überwiegt an den *Armen* der *Beugetonus,* so daß sie adduziert und im Ellenbogen gebeugt gehalten werden, die Finger sind zur Faust geschlossen. Öffnung der Hand und Streckung des Armes sind besonders paretisch.

Ist das Segment C_4 betroffen, besteht *Phrenicuslähmung* mit Hochstand und paradoxer Atembeweglichkeit des Zwerchfells. Doppelseitige Phrenicusparese führt zu schwerer Ateminsuffizienz mit auxiliärer Atmung. Sie ist, namentlich bei plötzlichem Einsetzen, lebensgefährlich. Halsmarkprozesse oberhalb von C_8 können zum zentralen Typ des Horner-Syndroms führen. Betrifft die Läsion Rückenmark oder Vorderwurzeln in Höhe der Segmente $C_8–Th_2$, ist ein peripheres Horner-Syndrom die Regel (Differenzierung s.S. 4).

Durch Schädigung des Vorderhorns (oder der Vorderwurzeln) kommt es zu *peripheren Lähmungen,* die bei Läsionen des mittleren Halsmarks im Schultergürtel und den proximalen Armmuskeln, bei Befall des unteren Halsmarks in den kleinen Handmuskeln lokalisiert sind. Man muß jeden Kranken mit hoher Querschnittslähmung auch in Seiten- oder Bauchlage untersuchen, um eine Atrophie des Supra- und Infraspinatus oder eine Scapula alata, auch ein umschriebenes Fasciculieren der Muskulatur nicht zu übersehen.

β) Brustmarkläsion

Charakteristisch ist die *zentrale Paraparese der Beine,* während die Arme nicht gelähmt sind. In leichteren Fällen sind nur die Eigenreflexe der Beine gegenüber denen an den Armen gesteigert.

Je nach dem Sitz des Prozesses im oberen, mittleren oder unteren Brustmark, werden auch die Thorax-, Rücken- und die Bauchmuskeln gelähmt. Dies ist daran zu erkennen, daß die thorakalen Atmungsexkursionen und der Husten-

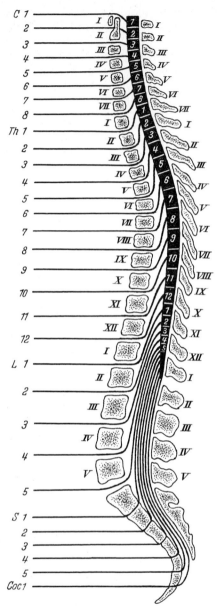

der Iliopsoas betroffen ist, kann der Patient sich nicht mehr aus dem Liegen aufrichten. Bei Läsion in den Segmenten Th_{10}, Th_{11} oder Th_{12} sind oft die *Bauchhautreflexe* in der oberen Etage noch auslösbar, während sie in der mittleren und unteren oder in der unteren allein fehlen (s. Tabelle 2, S. 15). Die Sensibilitätsstörung hat strumpfhosenförmige Anordnung.

γ) Lumbalmark-, Cauda- und Conusläsion

Schwere Schädigungen des Rückenmarks unterhalb von L_1 führen zu peripherer Lähmung der Beine. Zentrale Paraparese zeigt fast immer eine Brustmarkläsion an. Die Symptome einer Funktionsstörung im *Lumbalmark* sind klinisch vom hohen Caudasyndrom nicht zu trennen. Auch kann die Unterscheidung zwischen einer Schädigung der unteren Cauda equina und des Conus medullaris und die exakte Höhenlokalisation sehr schwierig sein, da die Caudafasern dicht gebündelt entlang dem Conus verlaufen und beide Strukturen häufig zusammen lädiert werden. Das vollständige *Caudasyndrom* ist durch folgende Symptomkombination charakterisiert: periphere Lähmung beider Beine, die etwas asymmetrisch sein kann, „reithosenartige" Gefühlsstörung für alle Qualitäten in den Lumbal- und Sacralsegmenten (s. Abb. 5 u. 50) mit Schmerzen in diesem Bereich, Unmöglichkeit der spontanen Blasen- und Mastdarmentleerung, sowie der Potentia coeundi. Die Höhendiagnose wird, wenn nötig, durch Myelographie gestellt.

Bei den sehr seltenen Läsionen des *Conus medullaris* kommt es zu einem sehr charakteristischen Syndrom. Da die sacralen Regulationsstellen für die Blasen- und Darmentleerung unterbrochen sind, bestehen Stuhl- und Urininkontinenz. Der Analreflex fehlt immer. Der Sphincter ani klafft und kontrahiert sich nicht reflektorisch bei der rectalen Untersuchung. Lähmungen und Reflexstörungen an den Beinen sind bei Lokalisation der Schädigung unterhalb von S_2 nicht zu erwarten. Die Sensibilität ist in den perianalen Segmenten S_{3-5} beeinträchtigt.

Abb. 50. *Topographische Beziehungen der Rückenmarkssegmente und -wurzeln zur Wirbelsäule.* Beachte: Die Wurzel C1 ist nur motorisch. Aus ihr entsteht der N. suboccipitalis für die Innervation der langen Halsmuskeln. Das oberste sensible Segment ist C2.

stoß schwach sind und die Bauchdecken seitlich ausladen. Sind die tieferen Segmente der Bauchmuskeln unterhalb von Th_9 paretisch, wird durch die intakten höheren Segmente der Nabel beim Beugen des Kopfes unter Anspannen der Bauchdecken nach oben gezogen. Wenn auch

c) Störungen der Blasenentleerung

Die Blasenstörungen, die in der Rückenmarksdiagnostik eine große Rolle spielen, werden abschließend zusammenfassend dargestellt (Abb. 51): Die Blasenmuskulatur besteht aus dem glatten *M. detrusor vesicae,* der die Tunica

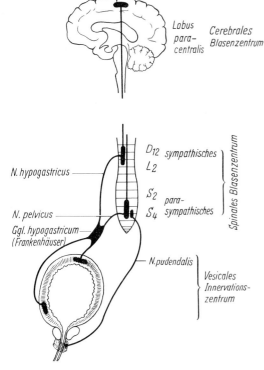

Abb. 51. *Die drei Innervationszentren der Harnblasenwand.* (Aus ALLERT u. BÜSCHER)

muscularis der Wand bildet, dem schlingenförmigen sog. *M. sphincter internus,* der in Wirklichkeit aus drei zirkulären Muskelschlingen besteht, die dem Detrusor entstammen, und schließlich aus dem quergestreiften *M. sphincter externus.*

Die *zentrale Innervation* hat ihre höchsten Instanzen in den Stammganglien (daher Blasenstörungen bei Parkinsonismus!) und im Lobulus paracentralis (Mantelkantensyndrom!). Von hier ziehen efferente Bahnen mit oder neben den langen motorischen Bahnen zum sympathischen Innervationszentrum in der grauen Substanz der Seitenhörner in Höhe von Th_{12}–L_2 und zum parasympathischen Innervationszentrum in Höhe von S_2–S_4. Diese *spinalen „Zentren"* sind Schaltstationen von Reflexbögen. Die *sympathischen Impulse* werden über den N. hypogastricus, die *parasympathischen* über den N. pelvicus und den Plexus pelvicus zur dritten und letzten Regulationsstelle, den in der Harnblasenwand gelegenen intramuralen Ganglien geleitet. Neben der vegetativen hat die Blase eine *somatische Innervation* über den N. pudendalis. Dieser führt

efferente Impulse für den M. sphincter externus und afferente Impulse aus der Harnröhrenschleimhaut. Die sensiblen Impulse stammen aus Überdehnungs- und Schmerzreizen der Blase. Die spinale Repräsentation des Nerven ist in Höhe der Segmente S_2–S_3.

Nach cystographischen und elektromyographischen Untersuchungen wird heute folgende **Miktionstheorie** vertreten: Mit Kontraktion des M. detrusor kontrahiert sich auch die Schlingenmuskulatur am Blasenausgang. Dabei erhält die Harnröhrenvorderwand eine andere Verlaufsrichtung als in der Ruhe. Weiter kontrahiert sich der M. retractorius uvulae, der ein Teil des M. detrusor ist. Dadurch wird die Hinterwand der Harnröhre von der Vorderwand zurückgezogen. Der Blasenausgang wird also *aktiv geöffnet,* der oberste Abschnitt der Harnröhre erweitert und in seiner Stellung zur Blase in eine für den Abfluß günstigere Position gebracht. Die *inaktive, ruhende Blase* wird durch den M. sphincter externus aktiv verschlossen gehalten. Während der Miktion ist dieser erschlafft. Zur Zeit der Miktion senkt sich die ganze Blase, d.h. der Beckenbodentonus ist zusammen mit dem herabgesetzten Tonus des Sphincter externus erniedrigt.

Bei *Ende der Miktion* kontrahiert sich der Sphincter externus aktiv zum Verschluß, während das Orificium vesicae internum durch Erschlaffen des Detrusor und damit auch Erschlaffung der örtlichen Muskelschlingen ventilartig zusammenklappt und die Harnröhre durch Veränderung ihrer Lage zur Harnblase sozusagen abgeklemmt wird. Das Ostium internum der Blase ist dann passiv verschlossen.

Die Kontraktion des Detrusor und die aktive Anspannung der Detrusorschlingen am Blasenausgang werden durch den parasympathischen N. pelvicus ausgelöst. Gleichzeitig erfolgt über den somatischen N. pudendus die Tonusverminderung des Beckenbodens und damit das Erschlaffen des Sphincter externus. Die Wirkung der Detrusorkontraktion wird durch Bauchmuskelkontraktionen unterstützt. Der Sympathicus soll bei der Ejaculation den inneren Blasenhals verschließen, sonst scheint er nur die Blasenwand zu tonisieren, denn nach seiner Durchschneidung bleibt der Miktionsablauf unbeeinträchtigt.

Nach *akuten* Querschnittsverletzungen oder anderen *akuten* Krankheiten des zentralen Nervensystems kommt es neben der Paralyse aller glatten und quergestreiften Muskeln auch zur Wandlähmung der Blase und damit zu einer per-

manenten Verlegung ihrer inneren Öffnung. Bei
dem oben dargestellten Miktionsmechanismus
ist es verständlich, daß gleichzeitig Lähmung
und Retention eintritt. Da der Reflexbogen für
die Reaktion der Harnblasenwand auf Dehnungsreize unterbrochen ist, tritt eine Überdehnung der Wandmuskulatur ein. Mit zunehmender Füllung wird dann der Blasenausgang überdehnt und passiv geöffnet, so daß die Blase
überläuft *(schlaffe, atone, sog. Überlaufblase)*.
Aus dieser atonen Blase des akuten Stadiums
können zwei Lähmungstypen entstehen: die hypertone und die hypotone Blase. Beide Läh-
mungsformen können wieder in eine normotone
Blase ausheilen. Der Heilungsverlauf kann aber
auch in jeder der beiden Phasen zum Stillstand
kommen oder aber in eine Blasenstarre einmün-
den, bei der ein irreversibler Defekt der Blasen-
wandfunktion vorliegt.

Sitzt die Läsion oberhalb von Th_{12}, entwickelt
sich aus der schlaffen, atonen Blase nach dem
Schockstadium mit der Zeit eine *hypertone
Blase*. Unterhalb der Stelle des Traumas wird
der spinale Reflexbogen wieder aktiv. Auf Dehnungsreize kommt es reflektorisch zur teilweisen
Blasenentleerung *(Reflexblase)*. Dauert dieser
Zustand länger an, entwickelt sich eine ständige
Tonuserhöhung der Blasenmuskulatur *(spastische Blase)*. Ihre Schwelle auf Dehnungsreize
ist erniedrigt, so daß die Spontanmiktionen
häufiger sind als normal *(Pollakisurie)*. Reflektorisch können durch sensible Reize aller Art
unwillkürliche Miktionen ausgelöst werden. Der
Patient hat weder Harndrang noch Gefühl für
den Harnabgang. Die Blase ist klein, der Rest-
Harn nur gering.

*Sitzt die Läsion in Höhe der spinalen „Zen-
tren"* selbst oder darunter (tiefe Cauda- oder
Conusläsion), kann die Autonomie der Blase erwachen. Die intramuralen Ganglienzellen übernehmen dann tonisierende und steuernde Funktionen. Durch Aktion der intramuralen Ganglien zieht sich die Blase bei einem bestimmten
Füllungszustand wieder teilweise zusammen
(autonome Blase). Die intramuralen Ganglien-
zellkomplexe rufen aber keinen physiologischen
Tonus hervor, der Wandtonus ist herabgesetzt.
Bei großer Blasenkapazität bleibt jeweils viel
Restharn zurück. Läsionen des Sacralmarkes
oder der tiefen Sacralwurzeln führen in 14 Tagen zu elektromyographisch nachweisbarer Denervierung im M. sphincter ani.

Therapie der neurogenen Blasenstörungen
s.S. 282.

9. Störungen der Schweiß-
sekretion und Piloarrektion

Die Schweißsekretion ist eine *cholinergische*
Funktion, obwohl sie über das *sympathische*
Nervensystem vermittelt wird. Aus dem Höhlen-
grau des Zwischenhirns, das Einflüsse von der
Hirnrinde, speziell vom limbischen System er-
hält, verläuft eine absteigende hypothalamo-re-
tikuläre Bahn zum Rückenmark. Sie kreuzt auf
sehr hohem Niveau, nach SCHLIACK und SCHIFF-
TER bereits in der Höhe des Subthalamus. Im
Rückenmark findet sich die spinale vegetative
Repräsentation in den Seitenhörnern der Seg-
mente C8 bis L2, wo die zentrale sympathische
Bahn synaptisch umschaltet.

In den Segmenten C8 bis Th2 liegt das
Centrum cilio-spinale, das über die Cervicalgan-
glien des Grenzstrangs nur die sympathisch innervierten Muskeln des Auges versorgt (M. dilatator pupillae, M. tarsalis). Über Horner-Syndrom s.S. 4. Für die Innervation der Schweißdrüsen und der Piloarrektoren des ganzen Körpers, einschließlich des Gesichtes, verlassen die
sympathischen Fasern das Rückenmark als
Rami communicantes albi mit den somatischen
Vorderwurzeln in Höhe der Segmente Th3 bis
L2 und werden im Grenzstrang auf das periphere sympathische Neuron umgeschaltet. Dieses schließt sich dann als Ramus communicans
griseus den peripheren Nerven an. Daraus folgt,
daß jede einzelne sympathische Wurzel 5–7 somatische Segmente versorgt. Der Grenzstrang
übt dabei eine *Verteilerfunktion* aus. Die Organisation der radikulären sympathischen Innervation im Unterschied zu der differenzierter
gegliederten segmentalen somatischen Innervation zeigt Abb. 52 von MUMENTHALER und
SCHLIACK. Es ist besonders darauf hinzuweisen,
daß die sympathische Innervation der Beine und
Füße aus den Rückenmarkssegmenten Th8 bis
L2 stammt. Unterhalb von L2 gibt es keine zentrale sympathische Efferenz aus dem Rückenmark. Die tiefer gelegenen Wurzeln haben keine
sympathischen Fasern. Die sudorimotorische
Innervation für das Gesicht verläuft über den
Halsgrenzstrang und das sympathische Geflecht
der A. carotis und gesellt sich dann den peripheren Trigeminusästen zu. In der Körperperipherie laufen die sympathischen Nerven mit den somatischen, deshalb stimmt die *periphere* sympathische mit der somatischen Innervation über-
ein.

Abb. 52a, b. *Repräsentation des Sympathicus.*
a Spinale Segmente mit Einzeichnung der spinalen vegetativen Repräsentation (nach SCHLIACK), **b** sensible Dermatome, darauf projiziert schematische Darstellung der metameren Gliederung der vegetativen Efferenzen am Beispiel der Schweißdrüseninnervation. (Aus MUMENTHALER und SCHLIACK). Schwarz: Versorgung aus $Th_{2/3}$ bis Th_4, senkrecht schraffiert: Versorgung aus Th_5 bis Th_7, schräg schraffiert: Versorgung aus Th_8 bis $L_{2/3}$

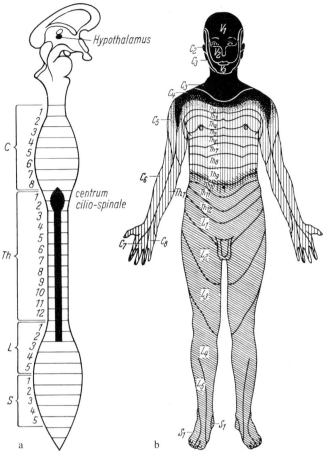

Die wichtigsten **Arten des Schwitzens** sind:

a) Thermoregulatorisches Schwitzen. Es wird durch Erhöhung der Körper- und damit der Bluttemperatur ausgelöst und vom Zwischenhirn über das sympathische Nervensystem gesteuert. Handflächen und Fußsohlen bleiben dabei meist trocken.

b) Emotional ausgelöstes Schwitzen. Es tritt besonders, wenn auch nicht ausschließlich, an Handflächen und Fußsohlen auf und wird ebenfalls vom zentralen Anteil des sympathischen Nervensystems ausgelöst.

c) Pharmakologisch ausgelöstes Schwitzen. Es wird durch s.c. Injektion von 0,01 g Pilocarpin = 1 ml einer 1%igen Pilocarpinlösung provoziert. Pilocarpin greift direkt an den Schweißdrüsen an.

Läsionen des zentralen sympathischen Systems führen zum Ausfall des thermoregulatorischen Schwitzens, während das pharmakolo-

gisch ausgelöste erhalten bleibt. Läsionen des peripheren sympathischen Systems lassen alle Formen der Schweißsekretion erlöschen.

Aus den oben skizzierten anatomischen Tatsachen ergeben sich folgende **lokaldiagnostischen Anhaltspunkte:**

a) Läsionen der *zentralen sympathischen* Bahnen vom Zwischenhirn bis zum Rückenmark haben, wenn sie einseitig sind, eine halbseitige, ipsilaterale Beeinträchtigung des thermoregulatorischen Schwitzens am ganzen Körper zur Folge. Dies ist zum Beispiel beim Wallenberg-Syndrom der Fall (s.S. 79). Beim zentralen Horner-Syndrom (s.S. 4) liegt ebenfalls in der Regel eine Schweißstörung der ganzen gleichseitigen Körperhälfte vor.

b) *Querschnittsläsionen* des Rückenmarks oberhalb von L2 führen zur thermoregulatorischen *Anhidrose* der abhängigen Körperpartien. Das pharmakologisch ausgelöste Schwitzen in der Körperperiphterie bleibt erhalten, oberhalb der Läsion kann eine kompensatorische *Hyperhidrose* beobachtet werden. Da die efferenten sympathischen Fasern für die Sudorimotorik des ganzen Körpers erst ab Th3 das Rückenmark verlassen, heben komplette Querschnittsläsionen in Th3 oder darüber das thermoregulatorische Schwitzen am ganzen Körper auf.

c) Schädigungen einzelner *Spinalwurzeln* bleiben wegen der großen Überlappung der vegetativen Innervation ohne Schweißsekretionsstörung. Ein Horner-Syndrom durch Läsion der präganglionären sympathischen Fasern bleibt ohne Schweißstörung, weil die sudorisekretorischen Fasern das Rückenmark erst ab Th3, also unterhalb des Abgangs der pupillomotorischen Fasern (C8 bis Th2) verlassen. Ohne Schweißstörung bleiben auch Syndrome von seiten der Wurzeln C4 bis Th1, weil diese Wurzeln keine sympathischen efferenten Fasern führen. Das gleiche gilt für Wurzelschädigungen unterhalb von L3. Anhidrose ohne Horner beruht auf Läsion unterhalb des Ggl. stellatum.

d) Lähmung der *Cauda equina* zeigt sich in motorischen und sensiblen Symptomen, die als Caudasyndrom auf S. 104 beschrieben sind, jedoch nicht in Anhidrose der Beine und Füße (Begründung siehe c).

e) Bei *Grenzstrangläsionen* findet man Schweißstörungen in den großen Körperregionen, die in Abb. 52 gekennzeichnet sind. Neurologische Ausfälle müssen dabei nicht vorliegen. Grenzstrangläsionen in Höhe des Ganglion cervicale superius führen zu Anhidrose von Gesicht und Hals (Nachweis mit Ninhydrintest s.S. 23) mit peripherem Horner-Syndrom. Läsionen des Ganglion cervicale inferius (Ganglion stellatum) führen zur Anhidrose bis zum Versorgungsgebiet des somatischen Segments Th2 mit peripherem Horner-Syndrom. Grenzstrangläsionen darunter führen nur zu Schweißsekretionsstörungen, nicht zum Horner-Syndrom. Grenzstrangläsionen zwischen Th2 und Th7 lassen die Schweißsekretion im Gesicht, am Hals, am Arm und in der Achselhöhle erlöschen.

f) Läsionen des *Plexus* brachialis oder lumbosacralis führen innerhalb von 3 Wochen neben motorischen und sensiblen Ausfällen zur kompletten, d.h. thermoregulatorischen und pharmakologischen Anhidrose in den betroffenen Versorgungsgebieten.

g) Dasselbe gilt für Schädigungen *peripherer*

Nerven. So kann man durch den Ninhydrintest im Zweifelsfall eine Ischiadicuslähmung von einer Wurzelschädigung durch lumbalen Bandscheibenvorfall unterscheiden. Man kann auch eine zusätzliche iatrogene periphere Ischiadicusschädigung nach unsachgemäßer Injektion nachweisen, weil, wie erwähnt, die Wurzeln unterhalb von L3 keine sympathischen Fasern führen.

Das zeitweilig viel diskutierte „*obere Quadrantensyndrom*", das hauptsächlich durch Schmerzen und Sensibilitätsstörungen, also subjektive Symptome gekennzeichnet sein soll, könnte diagnostiziert werden, wenn eine *Anhidrose* einer Kopfhälfte sowie im Versorgungsbereich der oberen somatischen Segmente bis Th5 vorliegt. Wenn es ein vegetatives Reizsyndrom ist, müßte man eine ipsilaterale Mydriasis erwarten. Ich habe ein solches Syndrom bisher noch nicht gesehen.

Ein interessantes Reizsymptom des Sympathicus ist das sog. Geschmacksschwitzen. Schon beim Gesunden tritt beim Essen besonders würziger oder heißer Speisen ein diffuses Schwitzen auf, besonders im Gesicht. Unter pathologischen Umständen löst jeder Geschmacksreiz, selbst Trinken von Wasser oder „Leerschlucken" innerhalb weniger Sekunden einen umschriebenen Schweißausbruch aus, der nach Aussetzen des Stimulus sofort wieder aufhört. Das Schwitzen kann durch Atropin unterdrückt werden.

Die Lokalisation ist im Bereich des N. auricolo-temporalis, und zwar dann, wenn der Nerv, beispielsweise nach einer Carotisoperation, partiell lädiert ist. Es kommt auch in einem größeren Areal vor, das den vegetativen Dermatomen in Abbildung 52b entspricht, wenn eine partielle Grenzstrangläsion beispielsweise nach lokalen Bestrahlungen vorliegt. Das Geschmacksschwitzen wird als Reizsymptom infolge einer partiellen Läsion sympathischer Fasern aufgefaßt, als pathologische Enthemmung eines sonst physiologischen Reflexes.

Nur kurz ist zu erwähnen, daß in Gebieten mit gestörter Sympathicusinnervation in gleicher Weise auch die *Piloarrektion* gestört oder aufgehoben ist, weil sie über dieselben Bahnen geleitet wird. Man prüft sie durch Bestreichen der Haut mit einer Nadelspitze oder durch kräftiges Kneifen des Trapeziusrandes. Die lokalisatorische Bedeutung ist die gleiche, wie bei den Schweißstörungen ausgeführt. Man kann die Beeinträchtigung der Piloarrektion z.B. bei einer beginnenden Querschnittslähmung nachweisen, bevor die Sensibilitätsstörung eine Höhenlokalisation erlaubt.

Anhang: Zu den organisch bedingten vegetativen Störungen in der Neurologie gehört auch die *primäre orthostatische Hypotension* (*Shy-Drager-Syndrom*). Das Erkrankungsalter ist 35–75 Jahre, Männer sind häufiger als Frauen betroffen. Beim Aufrichten schon in die 45 Grad-Position sinkt der Blutdruck bedrohlich ab, während weder Herzfrequenz noch Schlagvolumen zunehmen. In schleichendem Verlauf erlöschen ferner das thermoregulatorische Schwitzen und die Potenz, und es stellen sich Harn- und Stuhlinkontinenz ein. Schließlich entwickelt sich ein akinetisches Parkinson-Syndrom. Pathologisch-anatomisch findet man Nervenzellschwund in der Substantia nigra und in der intermedio-lateralen Säule des Rückenmarks (dem Kerngebiet des präsynaptischen sympathischen Neurons) und im Nucleus dorsalis des Vagus.

Zur Behandlung werden adrenergische Substanzen, wie Isoproterenol und Methoxamin, in Ergänzung auch L-Dopa mit Benserazid (s.S. 295) empfohlen, diätetisch kochsalzreiche Ernährung. Die Überlebensdauer beträgt durchschnittlich 7 bis 8 Jahre. Im Endstadium können auch pyramidale, cerebellare Symptome und Zeichen der Vorderhornschädigung hinzutreten.

10. Neuropsychologische Syndrome

Unter dieser Bezeichnung faßt man heute eine heterogene Gruppe von Störungen psychischer Leistungen zusammen, die komplexer organisiert sind als die bisher besprochenen motorischen und sensiblen Funktionsstörungen. Sie stellen gleichsam eine Zwischenschicht zwischen diesen und den Störungen des Bewußtseins, Erlebens und Denkens dar, die Gegenstand der Psychopathologie sind. Sie werden empirisch mit Läsionen in umschriebenen Hirnregionen in Beziehung gesetzt, jedoch ist ihre Struktur und Pathophysiologie noch nicht befriedigend aufgeklärt. Deshalb erscheint es angemessen, eine vorwiegend beschreibende Darstellung zu geben.

Die Benennung als *neuropsychologische* Syndrome ist vor allem deshalb gewählt, weil hier Leistungen gestört sind, die normalerweise in den Bereich der Psychologie gehören. Sie müssen deshalb auch beim neurologischen Patienten mit psychodiagnostischen Tests oder mit den Methoden der experimentellen Psychologie untersucht werden. An geeignete Untersuchungsmethoden sind folgende Anforderungen zu stellen:

Sie sollen die zu untersuchende Leistung auch tatsächlich prüfen,

sie müssen unter standardisierten Bedingungen angewendet und ausgewertet werden,

die Ergebnisse sollen verläßlich und, wo immer möglich, quantifizierbar sein.

Untersuchungsverfahren, die ad hoc auf die Situation des Patienten hin entworfen werden, sind heute obsolet und die mit ihnen gewonnenen Ergebnisse fragwürdig.

a) Aphasie

Aphasie ist eine Störung im kommunikativen Umgang mit der Sprache, die in verschiedenen Formen auftreten kann. Sie muß von den Funktionsstörungen der Sprechexekutive (Artikulationsmotorik) unterschieden werden, die man als *Dysarthrie* (*Árthros* = Gelenk) bezeichnet.

1. Die corticale, pseudobulbäre oder bulbäre Dysarthrie, die auf zentraler Bewegungsstörung oder peripherer Lähmung der Sprechmuskulatur beruht.

2. Die cerebellare Koordinationsstörung der Sprechbewegungen, die sich als skandierendes oder verwaschenes Sprechen äußert.

3. Die Artikulationsstörungen beim Parkinson-Syndrom (leises, monotones Sprechen und Versiegen des Sprachantriebs) und bei progressiver Paralyse (verwaschene Artikulation s.S. 288).

4. Abbauformen des Sprechens bei schweren hirnatrophischen Prozessen, wie Echolalie (Wiederholen von gehörten oder gesprochenen Worten oder Sätzen) und Logoklonie (repetierendes Sprechen einzelner Silben), die bereits zu den Denkstörungen überleiten.

5. Hier ist auch das *Stottern* zu nennen. Es kann seelische Ursachen haben, kann aber auch ein allgemeines sprechmotorisches Symptom bei frühkindlichen Hirnschädigungen und schließlich einleitendes oder Restsymptom einer Aphasie sein.

Diesen Störungen der Sprechexekutive entspricht auf der sensorischen Seite die *Taubstummheit*, deren Primärsymptom die akustische Erschwerung des Hörens ist, in deren Folge die Sprachentwicklung ausbleibt. Sie muß von der aphasischen Beeinträchtigung des Sprachverständnisses unterschieden werden. Der Einfachheit halber wird die Differenzierung zwischen Satz-, Wort- und Lautverständnis hier vernachlässigt.

Während die Dysarthrie am gestörten Aussprechen leicht zu erkennen ist, verlangt die Diagnose einer *Aphasie* eine eingehende **neuropsychologische Untersuchung.** Wir gehen dabei in folgender Weise vor.

1. Der wichtigste Teil der Untersuchung ist die genaue Beobachtung des **spontanen Sprachverhaltens.** Man läßt den Patienten möglichst frei und ohne störende Unterbrechung über Themen berichten, die ihm emotionell naheliegen und denen er intellektuell gewachsen ist: Entwicklung der Krankheit und gegenwärtige Beschwerden, berufliche Tätigkeit, Lebensgeschichte. Der Untersucher soll sich dabei so weit wie möglich zurückhalten und nur so viele Fragen stellen oder kurze Bemerkungen machen wie nötig sind, um den Patienten am Reden zu halten. Man achtet dabei auf Sprachanstrengung, Flüssigkeit des Sprechens, Sprachmelodie, Artikulation, Entstellung von Wörtern, falsche Wortwahl, Wortneubildungen, Umschreibungen anstelle eines gesuchten Wortes, auf die grammatikalische Struktur der Sätze, das Sprachverständnis und auf die Einstellung des Patienten zu seinen eventuellen sprachlichen Minderleistungen.

Aus dem spontanen Sprechen ergeben sich oft schon wichtige Aufschlüsse für die Beurteilung der einzelnen sprachlichen Minderleistungen, die später durch spezielle Tests gezielt untersucht werden. Diese Form der Exploration gibt auch einen ersten Überblick, ob der Patient einer *Aphasietherapie* zugeführt werden kann.

Für *wissenschaftliche Zwecke* wird das spontane Sprechen, wie auch die Sprachproduktion in der Testsituation (s.u.) auf Tonband aufgenommen. In der Aphasieforschung gibt die spontane Sprachproduktion das wichtigste Material für die *linguistische Analyse* der pathologisch veränderten Sprache, eine Arbeitsrichtung, die sich in lebhafter Entwicklung befindet. Hier untersucht man die Sprachproduktion der Aphasiker in phonologischer, syntaktischer und semantischer Hinsicht. Dabei geht man von einem zweifachen Verständnis des Begriffs „Sprache" aus: von Sprache als einem System von Wörtern und Strukturregeln, die den Mitgliedern einer Sprachgemeinschaft gemeinsam sind, und von Sprache als dem individuellen Sprech-

akt. Über die pathologischen Veränderungen des Sprechaktes versucht man, eventuelle Störungen im Sprachsystem des Patienten zu erschließen.

Für die *klinische Diagnose* und eine genaue Klassifizierung der Aphasie verwendet man verschiedene Aufgabentypen, die unterschiedliche Sprachleistungen prüfen:

2. Nachsprechen von Lauten, Wörtern und kurzen Sätzen.

3. Benennen und Beschreiben von gezeigten Abbildungen.

4. Verständnis für Namen von Objekten und für Sätze, geprüft mit Auswahlaufgaben.

5. Schriftsprache

Ein linguistisch aufgebauter, psychometrisch zuverlässiger Test ist der Aachener Aphasie Test (AAT) dessen Ergebnisse auch zur Grundlage der logopädischen Therapie von Aphasien dienen.

Nach dem sprachlichen Verhalten und den Leistungen in diesen Aufgaben treffen wir die Zuordnung zu einer der folgenden Formen von Aphasie:

Broca-Aphasie

Die Kranken sprechen spontan fast gar nicht. Nach Aufforderung bringen sie zögernd, mühsam nach Worten ringend, in abgehackter Betonung und undeutlicher Artikulation ganz kurze Sätze hervor. Die Struktur dieser Sätze ist auf einzelne, kommunikativ wichtige Substantive, Verben und Adjektive reduziert, während Artikel, Konjunktionen, Präpositionen und Pronomina und auch die Deklinations- und Konjugationsformen fortfallen (Agrammatismus oder *Telegrammstil*).

Die Wörter sind durch *phonematische Paraphasien* verändert, bei denen einzelne Laute oder Silben ausgelassen, umgestellt oder entstellt werden: z.B. *Meksel* statt *Messer, Zezember* statt *Dezember, Geschwindkeit, Beilstift, Tatschentuch.*

Beispiel aus einem Interview:

Untersucher: Wie hat das denn angefangen mit Ihrer Krankheit?

Patient: meine Frau und ich .... schwimmen ... und war Badeun .. eh .. eh .. eh ... Ba .. de .. un .... ah .... nein

Untersucher: doch stimmt .. Bade .. un .....
Patient: nein
Untersucher: Badeunfall
Patient: Unfall ja .. nicht ... und zwar ... meine
Frau und ich eh .. eh .. eh ... Badeanstalt....
und dann schwimmen ... einmalig ... nicht
... eh .. eh .. eh .. prima .. eh .. eh .. Wasser
.. nicht ... und dann eh .. eh.. eh .. dann
... eh ... Beterbrett .. und zwar runterge-
sprungen ... untata .. getaucht .. und dann
eh .. eh ... Wasser auch ... eh .. eh .. eh
.. und dann eh .. eh ... ich auf einmal weg
.. weg ... also .. belwustlos

Regelmäßig findet man auch Störungen im
Sprachverständnis. Diese beeinträchtigen die
Kommunikation aber nicht erheblich.

Gelegentlich deckt erst die Aphasieprüfung
Sprachverständnisstörungen auf, die in der Exploration nicht zu erkennen waren.

Das *Schreiben,* das man bei rechtsseitiger
Lähmung manchmal mit der linken Hand prüfen kann, ist in ähnlicher Weise wie das Sprechen durch Agrammatismus und Paragraphien
gestört. Eine aphasische *Agraphie* liegt jedoch
nur dann vor, wenn die Patienten auch aus
Buchstabentäfelchen Wörter nur fehlerhaft zusammenlegen. Lautlesen ist in dem Maße beeinträchtigt wie das Sprechen, das *Lesesinnverständnis* dagegen verhältnismäßig gut erhalten.
Es sind also alle *expressiven sprachlichen* Leistungen betroffen, aber auch die *rezeptiven*
Sprachfähigkeiten sind nicht intakt.

Die Broca-Aphasie ist meist mit einer artiku-
latorischen Sprechstörung verbunden. Sie kann
aber durch Dysarthrie allein nicht erklärt werden, zumal sie nur nach Läsionen der sprachdominanten Hemisphäre (s.S. 115) auftritt.

Läsionen in der Opercularregion der nicht dominanten Hemisphäre führen zu einer rasch vorübergehenden dysarthrischen Sprechstörung
ohne Aphasie.

Viele Patienten mit Broca-Aphasie und
rechtsseitiger Halbseitenlähmung haben daneben eine sympathische *Dyspraxie* der linken
Hand (s.u.).

Wernicke-Aphasie

Die *Spontansprache* der Patienten ist gut artikuliert und von normaler Prosodie (Sprachmelodie
und Rhythmus). Phrasenlänge und Sprechge-
schwindigkeit entsprechen der Normalsprache.
Die Rede ist durch reichliche *Paraphasien* entstellt, die die Patienten meist nicht zu verbessern

suchen. Bei manchen Kranken überwiegen phonematische, bei anderen semantische Paraphasien, die nicht nur aus dem Bedeutungsfeld des
Zielwortes stammen, sondern auch grob davon
abweichen können („wild paraphasic misnam-
ing"). Die paraphasischen Entstellungen können zu Neologismen führen, d.h. zu Wörtern,
die wegen ihrer phonematischen oder semantischen Struktur nicht zum Wortschatz der jeweiligen Sprache gehören. Wenn die Rede durch
Paraphasien und Neologismen so entstellt ist,
daß sie über weite Strecken für den Gesprächspartner nicht mehr verständlich ist, nennt man
das Jargon-Aphasie.

Der Satzbau ist aufgrund von fehlerhafter
Kombination und Stellung von Wörtern, von
Satzabbrüchen, Verschränkungen von Sätzen
und aufgrund falscher Endungsformen gestört.
Diese Veränderungen des Satzbaus werden
unter dem Begriff *Paragrammatismus* zusammengefaßt. Ein Beispiel für Wernicke-Aphasie
mit vorwiegend *semantischen Paraphasien* ist:

Untersucher: Sie waren doch Polizist, haben Sie
mal einen festgenommen?
Patient: Na ja ... das ist so ... wenn Sie einen
treffen draußen abends ... das ist ja ... und
der Mann wird jetzt versucht ... als wenn er
irgendwas festgestellen hat ungefähr ... ehe
sich macht ich ... ich kann aber noch nicht
amtlich ... jetzt muß er sein Beweis nachweisen ... den hat er nicht ... also ist er fest ...
und wird erst sichergestellt festgemacht ... der
wird erst festgestellt werden und dann wird
festgestellt was sich dort vorgetragen hat ...
nicht ... erst dann ... ist ein Beweis mit seinen
Papier daß er nachweisen kann ... ich kann
ihm aber nicht nachweisen ... wird aber bloß
festgestellt vorläufig ... aber er kann laufen.

In dem folgenden Beispiel überwiegen *phonematische Paraphasien:*

Untersucher: Können Sie mich eigentlich gut
verstehen?
Patient: ich brauch unbedingt die Helfen des
Seren ... ah ... das mir die Möglichkeit gibt
der Intolationen zu verarbeiten und anzu-
weitnen ... die ich ohne ... z.B. mit geschlogn-
nen Augnen gar nich mehr benutzen könnte.
Da wird also das gleich ... das gleich ... äh
... exkult ... verschiedn.

Das *Sprachverständnis* ist erheblich beeinträchtigt: Die Patienten erfassen die Rede ihres Gesprächspartners nur ganz ungefähr und
können beim Benennen von Objekten, das ihnen
grob mißlingt, aus einer angebotenen Auswahl

von Bezeichnungen nicht die zutreffende erkennen.

Formal bleibt dabei der diaglogische Austausch von Rede und Gegenrede erhalten, nur scheint es, als ob die beiden Partner verschiedene Sprachen gebrauchten, die sie wechselseitig nicht verstehen.

Nachsprechen, Lesen, spontanes und Diktatschreiben sind durch Paraphasien, Paralexien und Paragraphien entstellt, mündliches und schriftliches Rechnen sind schwer gestört. Mechanisches Kopieren ohne Verstehen des Geschriebenen und Aufsagen automatisierter Reihen gelingen oft gut, jedenfalls besser als die übrigen Sprachleistungen.

Vom klinischen Syndrom der Broca-Aphasie unterscheidet sich die Wernicke-Aphasie vor allem durch die reichliche, unkontrollierte Sprachproduktion, den Paragrammatismus und die schwere Störung im Sprachverständnis. Im Extremfall ist das Sprechen durch *Jargon* völlig unverständlich. Wiederum können phonematische Entstellungen oder semantische Paraphasien überwiegen. Man gewinnt den Eindruck einer *Privatsprache,* die für den Patienten noch eine Bedeutung hat, aber keine Information mehr vermittelt. Zwei Beispiele erläutern diese beiden Formen der Jargon-Aphasie:

Phonematischer Jargon

Untersucher: Was haben Sie denn an diesem Wochenende gemacht, Herr P.?
Patient: jeden Tag ... Kegenabende ... fringe .. der Menschen reden .. nicht ... dann fringe .. in ... in Tage in Menschen ... und immer Papa immer wergen
Untersucher: Gehen Sie manchmal auch schwimmen?
Patient: ja ich ... als einschmal war ich geh ich ... aber die kommersch wegen ... kommt es langsam ... kommer ... da bin ich ... no als Menschen kommer jetzt menscher mensch ... und ich werde dann wieder komm...
Semantischer Jargon, bei der Aufgabe, eine Kneifzange zu benennen: „Kann man halt zurechtlegen irgendwie, wie man will, irgendwie drehen, Sie meinen doch, wenn da ein Steck dran ist, das Besteck, halt, halt die Uhr kann man da vielleicht abmachen, könnte man auch, weiß nich, was da noch dabei dran, muß abschalten, nich, kann es aber auch so machen und irgendwie als was anderes dazu, vielleicht irgendwie was anbringen muß, irgendwie vielleicht was Innenverbindung und dann wieder dick machen, oder so was."

Patienten mit Wernicke-Aphasie werden häufig als verwirrt ins Krankenhaus eingewiesen, weil die schwer verständliche Rede als Ausdruck einer Denkstörung aufgefaßt wird. Die Differentialdiagnose zur Intoxikation kann schwierig sein.

Globale Aphasie

Im akuten Stadium machen globale Aphasiker kaum einen Versuch, *spontan* sprachlich oder mimisch und gestisch mit der Umgebung kommunikativen Kontakt aufzunehmen. Auf Ansprache wenden sie sich zu, verstehen aber nur einfachste Aufforderungen und Fragen, die man zudem so stellen muß, daß die Reaktion trotz Apraxie und Hemiparese noch zu beurteilen ist. Ihre sprachlichen Reaktionen sind, wenn die Patienten überhaupt sprechen, kaum verständlich. Sie bestehen aus schlecht artikulierten und mit großer Sprachanstrengung und mangelhafter Prosodie hervorgebrachten, stereotyp wiederholten Wortfragmenten. In diesem Stadium ist eine umfassende Aphasieprüfung nicht möglich. Man muß die weitere Untersuchung auf *Nachsprechen* oder Mitsprechen beschränken, was häufig die einzige Möglichkeit ist, den Patienten zu sprachlichen Äußerungen zu bringen.

Hinsichtlich der Schwere der *Sprachverständnisstörung* verhalten sich Patienten mit globaler Aphasie im Gespräch und bei der systematischen Prüfung wie Wernicke-Aphasiker. Neben der Hemiparese besteht stets eine buccofaciale und auch eine Gliedmaßenapraxie.

Eine Untergruppe von Kranken mit globaler Aphasie ist dadurch gekennzeichnet, daß sie ohne Sprechanstrengung, mit gewisser Prosodie und Artikulation immer wieder dieselben sprachlichen Äußerungen produzieren, die entweder aus aneinandergereihten sinnlosen Lautfolgen bestehen („tatatatata") oder aus floskelhaften Wendungen, wie „Liebesleibesleben Amen", „eh bien, voilà" (bei einem deutschsprachigen Patienten der Aachener Region) oder „ja, Lilli, nein Lilli". Sie werden als Sprachautomatismen oder „recurring utterances" bezeichnet. Mit Hilfe der Prosodie versuchen diese Patienten häufig, Zustimmung, Ablehnung und elementare Gefühlsäußerungen zu vermitteln.

Die Form der Kommunikation, wie sie sich mit einem schwer gestörten globalen Aphasiker entwickeln kann, illustriert folgendes Beispiel:

Untersucher: Seit wann sind Sie denn schon bei uns hier?

Patient: ... wa ... pa

Untersucher: Sind Sie heute erst gekommen?

Patient: ja ... ja ... ja

Untersucher: Wohnen Sie in Aachen?

Patient: wa...wa

Untersucher: Wo wohnen Sie denn da in Aachen?

Patient: ... ich ... wa ... pompe

Untersucher: mhm

Patient: ja..ja

Untersucher: Jetzt erzählen Sie mir mal, was Sie für Beschwerden haben.

Patient: ja ... wa .. pompe

Untersucher: Sprechen Sie mal schön deutlich ... schön laut und deutlich.

Patient: schön ... schön ... schön

Untersucher: Haben Sie eine Familie?

Patient: Familie ... ja

Untersucher: Wieviele Kinder haben Sie?

Patient: zwei ... zwei ... zw

Untersucher: Und wie alt sind Ihre Kinder?

Patient: zwei Mädchen und ein ... ein Männchen.

Amnestische Aphasie

Bei leichteren Formen können die Patienten eine Unterhaltung flüssig, sinnvoll und in grammatikalisch korrekten Sätzen führen. Man bemerkt aber bald, daß sie sich auffällig *unpräzise ausdrücken* und die *genaue* Bezeichnung für Objekte und Tatbestände durch Umschreibungen und allgemeine, schablonenhafte Redensarten ersetzen. Auf die Frage nach seinem Beruf erwiderte ein Schäfer z.B.: *„ich bin so durch die Gegend gelaufen"*, auf die Frage nach dem Wohnort sagte eine Patientin: *„wo die Großstadt ist, da wohne ich noch immer"*, eine andere: *„da wo ich eben immer arbeiten tu"*. Auf die Frage nach den Beschwerden hört man oft die vage Antwort: *„ach, es geht eben doch nicht so ganz"*.

In schweren Fällen haben die Kranken eine *zögernde Sprechweise:* sie ergreifen kaum spontan das Wort, antworten auf Fragen nur in kurzen Sätzen und führen das Gespräch nicht aktiv weiter. Häufig werden die Sätze auf halbem Wege abgebrochen, und die Patienten nehmen auch gestische Darstellungen zu Hilfe. Paraphasien kommen in geringer Häufigkeit vor.

Insgesamt wirkt die Rede des Patienten in ihrer sprachlichen Form verhältnismäßig intakt, sie fällt jedoch durch ihren geringen Informationsgehalt auf, wie das nachfolgende Beispiel aus der Spontansprache einer 34jährigen Heilpädagogin zeigt:

Untersucher: Frau J., können Sie mir mal sagen, wo Sie geboren sind, wie Sie aufgewachsen sind, was der Vater von Beruf gemacht hat.

Patientin: Mein Vater ist . eh .. vermißt .. 1942 .. und meine Mutter ist . wir sind im Dorf aufgewachsen . in W .. sind . wir .. aufgewachsen ... ja sonst .. was soll man machen .. groß . gr . drei Kinder . sind wir ... und an und für sich . ganz gut aufgewachsen .. sehr gut .. trotz meinem Vater .. daß der .. mein Großmutter war .. wir sind alle zusammengelebt.

Untersucher: Hatten Sie noch Geschwister?

Patientin: Ja .. hatt ich . zwei . hatt ich doch gesagt.

Untersucher: Und was für'ne Schule haben Sie dann besucht?

Patientin: Ich bin nur die .. Volksschule be .. eh .. wie soll man sagen .. normale Volksschule . und dann bin ich . eh ... (hustet) ... auf gute Leistung wie man das drüben sagt bei d' . eh ... bei der DDR drüben .. ja bin ich noch auf ... (stöhnt) ... Institut für Lehrerbildung . so jetzt weiß ich das ... Lehrerbildung und nun hab ich . nachher Kinder .. eh Kindergarten gemacht . das heißt . Kindergarten nicht . bis jetzt in . diesem Jahr . hab ich jetzt . Volksschule ... Kindergarten hätt ich beinah gesagt (flüstern) nee nicht ... (laut) nein Kindergarten . nicht .. Kinderheim . Kinderheim hab ich gemacht . Ja . Kinderheim hab ich gemacht.

Untersucher: Was haben Sie denn da gemacht in dem Kinderheim?

Patientin: Nur . Kinder . garten ... eh . Kinder . Kindergarten . wie soll ich sagen .. Kindergarten geleitet . also wie man sagt . Kindergarten nicht . also Kinder .. Kindergruppen geleitet.

Bei näherer Prüfung findet man eine Störung des Benennens, die sich auf Hauptwörter, Eigenschaftswörter und Tätigkeitswörter erstreckt *(Wortfindungsstörung)*. Die gesuchten Wörter werden entweder gar nicht gefunden, durch ein Füllwort ersetzt *(„das Dings da")* oder durch charakteristische Umschreibungen ersetzt. Dabei nennt der Patient entweder nur die allgemeine Kategorie: *Buch* statt Notizbuch, *Tier* statt Hund, oder er beschreibt den Gebrauch oder die besondere Eigenschaft des Gegenstan-

Tabelle 6. Klassifikation und Leitsymptome der aphasischen Syndrome

	amnestische Aphasie	Wernicke-Aphasie	Broca-Aphasie	globale Aphasie
Sprachproduktion	meist flüssig	flüssig	erheblich verlangsamt	Spärlich bis ∅, auch Sprachautomatismen
Artikulation	meist nicht gestört	meist nicht gestört	oft dysarthrisch	meist dysarthrisch
Prosodie (Sprachmelodie -rhythmus)	meist gut erhalten	meist gut erhalten	oft nivelliert, auch skandierend	oft nivelliert, bei Automatismen meist gut erhalten
Satzbau	kaum gestört	Paragrammatismus (Verdoppelungen und Verschränkungen von Sätzen und Satzteilen)	Agrammatismus (nur einfache Satzstrukturen, Fehlen von Funktionswörtern)	nur Einzelwörter, Floskeln, Sprachautomatismen
Wortwahl	Ersatzstrategien bei Wortfindungsstörungen, einige semantische Paraphasien	viele semantische Paraphasien, oft grob vom Zielwort abweichend, semantische Neologismen, in der stärksten Form: semantischer Jargon	relativ eng begrenztes Vokabular, kaum semantische Paraphasien	äußerst begrenztes Vokabular, grob abweichende semantische Paraphasien
Lautstruktur	einige phonematische Paraphasien	viele phonematische Paraphasien bis zu Neologismen, auch phonematischer Jargon	viele phonematische Paraphasien	sehr viele phonematische Paraphasien und Neologismen
Verstehen	Leicht gestört	stark gestört	leicht gestört	stark gestört

des: Gürtel = *zum die Hose zu halten.* Bleistift = *zum Schreiben,* Taschenlampe: *da macht man Licht mit,* Kalender: *schöne Bilder, bis 30.* Das heißt: der Patient ist im Wortfeld (s.o.), tastet sich aber mühevoll und oft erfolglos an das gesuchte Wort heran.

Wie bei der Broca-Aphasie, kann aber in der spontanen Beschreibung ein Wort, das in der Prüfungssituation nicht reproduziert wurde, plötzlich zur Verfügung stehen: Ein Patient, der seine Brille nicht zu benennen wußte, kann einige Minuten später, bei der Prüfung des Lesens, erklären, jetzt müsse er erst seine Brille aufsetzen.

Bietet man den Patienten bei der Prüfung eine Auswahl von Benennungen an, sind sie in der Lage, prompt die zutreffende herauszufinden, allerdings mit einer gewissen subjektiven Unsicherheit: „*Kugelschreiber, oder ...?*"

Im Hinblick auf das Sprachverständnis sind Patienten mit amnestischer Aphasie im Gespräch unauffällig, und auch bei kontrollierten Tests unterscheiden sie sich kaum von hirnorganisch Geschädigten ohne Aphasie. Die Schriftsprache ist ähnlich beeinträchtigt wie das Sprechen, das Lesesinnverständnis meist erhalten.

Das wesentliche Charakteristikum dieser Aphasieform ist die Schwierigkeit beim Benennen, vor der die Kranken in allgemeine Floskeln oder Umschreibungen ausweichen. Patienten mit genereller Merkstörung haben oft auch in der Spontansprache Wortfindungsstörungen. Ihre Leistungen im Benennungstest sind aber gut.

Diese Beschreibung der verschiedenen Formen von Aphasie wird durch die obenstehende Tabelle 6 erläutert.

Im Prinzip ist bei Aphasie der Umgang mit der Sprache stets auf allen Ebenen (phonologisch, syntaktisch, semantisch) und in allen Modi (Sprechen, Hören, Lesen, Schreiben) beeinträchtigt.

Alle diese klinisch unterschiedlichen Formen der Aphasie haben eine Reihe von Eigenschaften gemeinsam: immer ist die *Aussagesprache* (JACKSON), z.B. die Fähigkeit, einen Bericht zu geben, ein Objekt oder einen Tatbestand zu benennen, stärker betroffen als die *emotionale Sprache* und die präformierten automatisierten Sprachäußerungen und gesellschaftlichen Floskeln. Die Ausprägung der aphasischen Sprachstörungen ist sehr von der *affektiven Ver-*

Tabelle 7. Kommunikationsskala nach GOODGLASS und KAPLAN zur Feststellung des Schweregrades bei Aphasie

---

0 = Keine verständliche Sprachäußerung und kein Sprachverständnis.

1 = Kommunikation nur durch fragmentarische Äußerungen; der Hörer muß den Sinn des Gesagten erschließen, erfragen und erraten. Der Umfang an Information, die ausgetauscht werden kann, ist begrenzt, und der Gesprächspartner trägt die Hauptlast der Kommunikation.

2 = Eine Unterhaltung über vertraute Themen ist mit Hilfe des Gesprächspartners möglich. Häufig gelingt es nicht, den jeweiligen Gedanken zu übermitteln, jedoch tragen Patient und Gesprächspartner etwa gleich viel zur Kommunikation bei.

3 = Der Patient kann sich über fast alle Alltagsprobleme ohne oder mit nur geringer Unterstützung unterhalten, jedoch erschweren Beeinträchtigung des Sprechens oder des Verstehens ein Gespräch über bestimmte Themen oder machen es unmöglich.

4 = Die Flüssigkeit der Sprachproduktion ist deutlich vermindert, oder das Verständnis ist deutlich eingeschränkt. Jedoch liegt keine nennenswerte inhaltliche oder formale Beeinträchtigung des Sprechens vor.

5 = Kaum wahrnehmbare Schwierigkeiten beim Sprechen. Der Patient kann subjektive Schwierigkeiten haben, die der Gesprächspartner nicht bemerkt.

---

fassung, von der Antriebs- und Bewußtseinslage abhängig, daher kann beim selben Patienten die Schwere der sprachlichen Minderleistungen in wechselnden Situationen ganz unterschiedlich sein.

Über die Differenzierung nach Aphasietypen hinweg ist eine Einteilung nach Schweregraden für Verlaufsuntersuchungen, für die Planung der Sprachtherapie und für die Beurteilung der Rehabilitation nützlich (Tabelle 7).

Aphasie bei Kindern

Aus dem großen Gebiet der kindlichen Sprachstörungen können hier nur die Störungen besprochen werden, die einsetzen, nachdem die Kinder das Sprechen bereits erlernt hatten.

Aphasien bei Kindern unterscheiden sich im Erscheinungsbild, im Verlauf und in den pathogenetischen Bedingungen erheblich von denen bei Erwachsenen. Die typische Sprachstörung im Kindesalter ist eine *globale Aphasie* mit Sprachlosigkeit und beeinträchtigtem Sprachverständnis. Dieser pauschale Ausfall der sprachlichen Fähigkeiten ist sicher nicht nur durch den organischen Krankheitsprozeß, sondern auch durch die emotionale Reaktion auf die Kommunikationsstörung bedingt, die jede Aphasie mit sich bringt.

Die *oben beschriebenen differenzierten Aphasieformen werden im Kindesalter noch nicht beobachtet.* Im Vorschulalter kommen nur die Broca- und die Wernicke-Aphasie vor. Die zweite Form bleibt aber stets ohne die logorrhoische Enthemmung des Sprechens, und auch das produktive Symptom der semantischen Paraphasien ist seltener als beim Erwachsenen. Die Kinder sind in ihrem Verhalten ängstlich-verstimmt und neigen bei Beanspruchung ihrer sprachlichen Fähigkeiten zum reaktiven Mutismus. Das Bild der amnestischen Aphasie tritt erst jenseits der Pubertät auf.

Anders als bei Erwachsenen treten Aphasien bei Kindern nach Läsionen der linken *oder* der rechten Großhirnhemisphäre auf. Sie sind meist gut rückbildungsfähig. Beides führt man darauf zurück, daß im Kindesalter die Dominanz einer Hemisphäre für die sprachlichen Fähigkeiten noch nicht voll ausgebildet ist, so daß jede Hirnhälfte Sprachfunktionen übernehmen kann.

Aphasie bei Polyglotten

Bei mehrsprachigen Patienten wird in der Regel die früher erlernte Sprache geringer als eine später erlernte von der Aphasie beeinträchtigt, und zwar auch dann, wenn sie schon lange nicht mehr die Umgangssprache war. Bei Auswanderern kann man beobachten, daß die kaum noch benutzte Muttersprache relativ gut erhalten bleibt, während die längst gewohnte Landessprache durch die Aphasie erheblich gestört ist. Von dieser Regel gibt es aber Ausnahmen. So kann beispielsweise eine Sprache besser verfügbar bleiben, die für den Patienten eine größere lebensgeschichtliche Bedeutung hat.

Lokalisation

Lateralisierung. Beim erwachsenen Rechtshänder sind Läsionen in der *linken* Fronto-Temporo-Parietalregion regelmäßig von aphasischen Störungen gefolgt. Die Sprachfähigkeit ist bei ihm also an die Intaktheit der Hemisphäre gebunden, die die Bewegungen der *bevorzugten* Hand steuert. Diese wird als *sprachdominant* bezeichnet.

Die linksseitige Sprachdominanz ist zwar angeboren, sie wird aber erst in den ersten Lebensjahren manifest. Zunächst sind beide Hemisphären zur Übernahme der Fähigkeiten, die dem Gebrauch der Sprache zugrunde liegen, gleichermaßen befähigt. Deshalb kann ein Kind nach linksseitiger schwerer Hirnschädigung in den ersten Lebensjahren eine normale Sprachentwicklung nehmen. Diese Möglichkeit zur *Verlagerung der Sprachdominanz* vermindert sich aber rasch in den frühen Kindheitsjahren und ist sicher mit Erreichen der Pubertät nicht mehr gegeben.

Bei 5–6% der Menschen entwickelt sich, wahrscheinlich genetisch bedingt, eine *Bevorzugung der linken Hand*. Linkshändigkeit ist aber nicht das Spiegelbild von Rechtshändigkeit. Viele Linkshänder führen eine Reihe von Kraft- und Geschicklichkeitsleistungen doch mit der rechten Hand aus, so daß wir sie als Beidhänder (Ambidexter) bezeichnen müssen. Zudem ist die Seitenbevorzugung nicht auf die Hand beschränkt: jeder Mensch bevorzugt auch ein Bein, ein Auge und ein Ohr. Diese Seitenbevorzugung ist nicht konsistent, oft sind Hand, Fuß und Auge der einen und das Ohr der anderen Seite bevorzugt. Besonders Linkshänder haben meist keine durchgängig ausgebildete Lateralisierung.

Dieser unvollständig ausgeprägten Seitenbevorzugung in der Händigkeit entspricht eine *unvollständige Ausbildung der Sprachdominanz*. Bei mehr als der Hälte der Linkshänder ist nicht etwa die kontralaterale rechte, sondern *ebenfalls die linke Hemisphäre* für die sprachlichen Leistungen führend. Bei den übrigen hat sich keine eindeutige Dominanz entwickelt, und die Sprachfähigkeiten, aber auch andere Leistungen, die sonst von der dominanten Hemisphäre bestimmt werden, sind *bilateral repräsentiert*.

Dies hat klinisch zur Folge, daß sich beim Linkshänder eine Aphasie nach einseitiger Hirnschädigung gewöhnlich rascher und besser zurückbildet als beim Rechtshänder, da bei ihm die gesunde Hemisphäre die gestörten Funktionen übernehmen kann.

Nur bei einem sehr kleinen Prozentsatz der Menschen sind die Sprachfunktionen *nur* rechtsseitig lokalisiert. Die Sprachdominanz läßt sich mit dem Na-Amytal-Test feststellen. Injiziert man 125 mg der Substanz in die A. carotis der sprachdominanten Hemisphäre, so tritt ein vorübergehender Verlust des expressiven Sprachvermögens ein.

Die Sprachregion *(„Sprachzentrum")*. Innerhalb der sprachdominanten Hemisphäre läßt sich eine Region abgrenzen, deren Läsion mit Regelmäßigkeit zu Sprachstörungen führt und die man deshalb als *Sprachregion* bezeichnet. Sie erstreckt sich von der Gegend des frontalen Operculum über die obere Konvexität des Schläfenlappens bis zur temporoparietalen Übergangszone. Nach pathologisch-anatomischen Untersuchungen, CCT- und szintigraphischen Daten (s.S. 51) und Befunden bei der Messung der regionalen Hirndurchblutung (rCBF, s.S. 52) sind folgende klinisch-lokalisatorische Zuordnungen möglich:

1. Broca-Aphasie tritt bei prärolandischen Läsionen, d.h. bei Herden im frontalen Anteil der Sprachregion auf (Versorgungsgebiet der A. praezentralis).

2. Wernicke-Aphasie wird bei retrorolandischen Läsionen im Versorgungsgebiet der A. temporalis posterior beobachtet.

3. Amnestische Aphasie kommt durch temporo-parietale Läsionen zustande. Sie ist bei Hirntumoren und Schläfenlappenabszessen sowie bei cerebralen Abbauprozessen besonders häufig.

4. Globale Aphasie zeigt eine Funktionsstörung im gesamten Versorgungsgebiet der A. cerebri media an.

b) Motorische Apraxie

Apraxie ist eine Störung in der sequentiellen Anordnung von Einzelbewegungen zu Bewegungsfolgen oder von Bewegungen zu Handlungsfolgen, während die elementare Beweglichkeit erhalten ist. Wie bei allen umschriebenen neuropsychologischen Syndromen gilt, daß diese Störung nur dann diagnostiziert wird, wenn nicht eine andere spezifische oder allgemeine Funktionsstörung, wie schwere Beeinträchtigung der Tiefensensibilität, Bewußtseinstrübung oder schwere Demenz vorliegt, die das Symptom allein erklärt. Die Patienten sind imstande, die Bewegungen, die sie selbst nicht vollführen können, beim Untersucher sofort als richtig oder falsch zu erkennen.

α) Ideomotorische Apraxie

In der *Apraxieprüfung* wird die Ausführung der Aufgaben grundsätzlich nicht nur nach verbaler Aufforderung, sondern auch imitatorisch verlangt. Wenn man nur verbal prüft, läuft man

Gefahr, Fehler aufgrund einer Sprachverständnisstörung irrtümlich für apraktisch zu halten. Man prüft beide Hände getrennt, bei rechtsseitiger Lähmung die linke Hand allein. Bimanuelle Bewegungen, wie klatschen, die in der Literatur gelegentlich vorgeschlagen werden, bringen keine zusätzliche diagnostische Information. Die Untersuchung erstreckt sich auf folgende Bewegungskategorien:

Ausdrucksbewegungen, z.B. drohen, winken, militärisch grüßen, lange Nase machen, schwören.

Gebrauch von vorgestellten Objekten, z.B. hämmern, sägen, rauchen, Schnaps kippen, Zähne putzen, kämmen.

Bedeutungslose Bewegungen, z.B. Handrücken an die Stirn legen, Handfläche auf die Schulter legen, mit Daumen und Zeigefinger einen Kreis formen, ausgestreckte Hand diagonal durch die Luft führen. Diese Bewegungen werden nur imitatorisch ausgeführt, weil das Verstehen der Anweisung für die meist aphasischen Patienten zu schwierig ist. Für die klinische Diagnostik ist die Prüfung mit *realen Objekten* entbehrlich.

Patienten mit Gliedmaßenapraxie (= ideomotorische Apraxie) machen bei diesen Bewegungen folgende Arten von Fehlern:

Fragmentarische Ausführung, d.h. wesentliche Elemente der Bewegung werden ausgelassen, bzw. die Bewegung wird vorzeitig abgebrochen.

Amorphe Bewegungen, d.h. die Anlage der Bewegung ist im groben erhalten, die Ausführung ist aber nicht voll ausdifferenziert. Zum Beispiel wird ein Patient, der militärisch grüßen soll, die Hand zum Kopf führen, aber sie dann vage tastend an die Schläfe legen.

Perseveration. Sehr häufig entstehen Fehler dadurch, daß Elemente vorangegangener Bewegungen in den motorischen Ablauf eingehen. Dadurch kann z.B. eine richtige Bewegung mit falscher Haltung ausgeführt werden: ein Patient, der eben eine drohende Bewegung ausgeführt hat, legt beim militärischen Gruß die zur Faust geschlossene Hand an die Schläfe. Oder es wird eine falsche Bewegung bei richtiger Stellung ausgeführt: ein Patient, der gerade „den Vogel gezeigt hat", führt beim „lange Nase machen" die gespreizte Hand wiederholt rhythmisch zur Nasenspitze.

Wenn die perseveratorische Tendenz so stark ist, daß der Patient auf wechselnde Stimuli stets mit der gleichen, in sich korrekten Bewegung antwortet, kann man die Diagnose einer Apraxie nicht stellen.

Gliedmaßenapraxie wird üblicherweise nur für Arme und Hände geprüft. Man findet sie aber auch bei entsprechenden Bewegungen an den Beinen bzw. Füßen *(Beinapraxie),* z.B. kikken, ein Kreuz in die Luft zeichnen.

Um einen Patienten als apraktisch zu charakterisieren, genügt es nicht, daß er die Bewegungsfolgen lediglich ungeschickt oder unvollständig ausführt. Entscheidend ist vielmehr das Auftreten von *Parapraxien,* d.h. das Auftreten von fehlerhaften Elementen in einer Bewegungsfolge. Fehlerhafte Elemente können entweder Bewegungen sein, die nicht zu der geforderten Bewegungssequenz gehören oder solche, die durch falsche sequentielle Anordnung an sich passender Elemente zustande kommen. Schließlich kann der Patient eine andere in sich richtige, aber nicht geforderte Bewegungsfolge ausführen.

Lokalisation. Ideomotorische Apraxie kommt bei Läsionen folgender Strukturen der sprachdominanten Hemisphäre zustande (Abb. 53 und 54):

Wernicke-Region, subcorticale Bezirke unter dem Operculum parietale, Fasciculus arcuatus, motorischer Assoziationscortex, subcorticale Verbindungen von dort zum motorischen Cortex und Commissurenfasern, die den linken mit dem rechten motorischen Assoziationscortex verbinden.

Nach Liepmann hängt die richtige sequen-

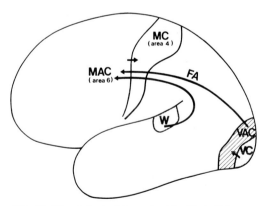

Abb. 53. Hirnrindenbezirke und subkortikale Bahnen, die für das Verständnis der ideomotorischen Apraxie von Bedeutung sind. Seitliche Ansicht. *MC* primärer motorischer Cortex, *MAC* motorischer Assoziationscortex, *W* Wernicke-Zentrum, *FA* Fasciculus arcuatus, *VC* primärer visueller Cortex, *VAC* visueller Assoziationscortex. Schematische Darstellung nach GESCHWIND. Nähere Erläuterungen siehe Text

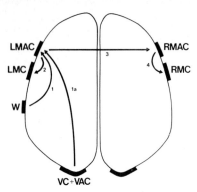

Abb. 54. Anatomisches Funktionsschema zur ideomotorischen Apraxie, modifiziert nach GESCHWIND. *LMC* linker primärer motorischer Cortex, *LMAC* linker motorischer Assoziationscortex, *RMC* rechter primärer motorischer Cortex, *RMAC* rechter motorischer Assoziationscortex, *W* Wernicke-Zentrum, *VC* primärer visueller Cortex, *VAC* visueller Assoziationscortex. *1* verbal-motorische Assoziationsfasern im Fasciculus arcuatus, *1a* visuell-motorische Assoziationsfasern im Fasciculus arcuatus, *2* Assoziationsfasern von *LMAC* nach *LMC, 3* Commissurenfasern zwischen *LMAC* und *RMAC, 4* Assoziationsfasern zwischen *RMAC* und *RMC*

Sprachregion und aus dem visuellen Assoziationscortex stammen, erklärt, daß gelegentlich die beiden Modalitäten: Ausführung nach verbaler Anweisung und imitatorisch, differentiell betroffen sind. Sie erklärt auch die hohe Korrelation mit phonematischen Paraphasien, denn eines der sprachlichen Symptome, die bei Läsionen des Fasciculus arcuatus auftreten, sind phonematische Paraphasien.

Wenn eine linksseitige Hemisphärenläsion sich auch oberhalb der inneren Kapsel erstreckt, liegt neben der rechtsseitigen zentralen Hemiparese oder Hemiplegie eine *sympathische Dyspraxie* der linken Hand vor, weil die Commissurenfasern (Abb. 54, 3) zum rechten motorischen Assoziationscortex im Anfang ihres Verlaufes unterbrochen sind. Dies ist die häufigste Form der Apraxie.

Läsionen der Commissurenfasern allein, namentlich im vorderen Drittel des Balkens, hat lediglich eine *linksseitige ideomotorische Apraxie zur Folge.* Die rechtsseitigen Gliedmaßen bleiben in ihrer elementaren Beweglichkeit und Praxie unbeeinträchtigt, weil ihre motorischen Projektions- und Assoziationssysteme intakt sind.

Gesichtsapraxie (buccofaciale Apraxie) tritt dann ein, wenn eine Läsion den motorischen Assoziationscortex der Gesichtsmuskulatur oder die dorthin führenden Assoziationsfasern betrifft. Auch hier stützt sich die Diagnose auf das Auftreten von Parapraxien. Diese Form der Apraxie wird bei 80% aller Patienten mit Aphasie beobachtet, und zwar besonders dann, wenn die Sprachproduktion durch häufige phonematische Paraphasien ausgezeichnet ist.

β) Ideatorische Apraxie

Die *ideatorische Apraxie* besteht darin, daß der Patient gewohnte Handlungsfolgen, wie Kaffeekochen oder eine Büchse öffnen und entleeren nicht mehr ausführen kann, obwohl ihm die hierfür notwendigen einzelnen Bewegungsabläufe möglich sind. Das seltene Syndrom tritt ebenfalls nach Läsion der sprachdominanten Hemisphäre auf, und zwar in der temporo-parietalen Region. Es ist eine eigenständige Leistungsstörung, keine besonders schwere Ausprägung der ideomotorischen Apraxie.

c) Konstruktive Apraxie und räumliche Orientierungsstörung

Die konstruktive Apraxie besteht in einer Störung gestaltender Handlungen, die unter visuel-

tielle Anordnung motorischer Elemente zu einer Bewegung von der Intaktheit des linken motorischen Assoziationscortex ab. Die linke Hemisphäre ist also dominant nicht nur für die Sprache, sondern auch für das Handeln. Bei rechtsseitiger Sprachdominanz führt rechtsseitige Hirnschädigung zur Apraxie. Der linke motorische Assoziationscortex empfängt über den Fasciculus arcuatus (Abb. 54, s. 1 u. 1a) Zuflüsse aus der Sprachregion und dem linken visuellen Assoziationscortex. Vom linken motorischen Assoziationscortex werden Informationen für die auszuführende Bewegung einmal zum linken primären motorischen Cortex (Abb. 54, s. 2) und außerdem über die Commissurenbahnen des vorderen Balkens (Abb. 54, s. 3) zum motorischen Assoziationscortex der rechten Hemisphäre und von dort zum rechten primären motorischen Cortex (Abb. 54, s. 4) geleitet. Diese schematische Vorstellung erlaubt es, die Manifestationen der ideomotorischen Apraxie zu einer anatomischen Läsion in Beziehung zu setzen und so zu erklären:

Bilaterale Apraxie ist die Folge einer Läsion im linken motorischen Assoziationscortex (Abb. 54, LMAC) oder im Fasciculus arcuatus (Abb. 54, s. 1 u. 1a). Die Tatsache, daß der Fasciculus arcuatus zwei Komponenten hat, die aus der

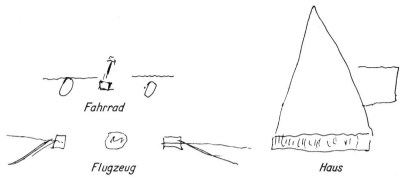

Abb. 55. *Zeichnungen eines Patienten mit konstruktiver Apraxie*

ler Kontrolle ausgeführt werden, ohne daß eine Parese oder eine Apraxie der Einzelbewegungen vorliegt. Als konstruktiv-apraktisch wird ein Patient dann bezeichnet, wenn er bei Aufgaben versagt, die das Zusammenfügen von einzelnen Elementen zu einem räumlichen Gebilde verlangen.

Bei der täglichen Arbeit fällt beispielsweise ein Techniker dadurch auf, daß er schon bei einfachen Planzeichnungen oder beim Zusammensetzen von Maschinenteilen versagt. In schweren Fällen kommt es auch zu Störungen beim Schreiben. Diese sind nicht sprachabhängig, sondern durch die Unfähigkeit bedingt, die einzelnen graphischen Elemente räumlich zu kombinieren. Bei Verdacht auf derartige Störungen fordert man den Patienten bei der klinischen Untersuchung zunächst auf, zeichnerisch freigeläufige Gegenstände wie Haus, Mensch oder Fahrrad darzustellen. Wegen der schon prämorbid sehr unterschiedlichen Zeichenfertigkeit ist der Wert dieser Prüfung begrenzt, und es kommt deshalb auch bei der Beurteilung nicht auf die Eleganz der Ausführung an, sondern vielmehr auf die korrekte räumliche Zuordnung der einzelnen Teile zueinander. Besser eignen sich das zeichnerische Kopieren einfacher geometrischer Figuren und Aufgaben, die nach Vorlage das Zusammenfügen von Stäbchen oder Bauklötzen zu bestimmten Mustern wie Stern, Raute oder Pyramide verlangen. Derartige Leistungen können auch von gänzlich ungeübten Patienten erwartet werden. Eine objektivere Leistungsbewertung ist möglich, wenn standardisierte Testverfahren angewandt werden, die eine klar definierte Auswerttechnik vorschreiben und einen Normvergleich der Ergebnisse erlauben. Solche Tests sind der Visual Retention-Test von Ben-

ton und der dreidimensionale Praxie-Test von Benton.

Abb. 55 zeigt einige Beispiele von einem 58jährigen Bankangestellten mit Alzheimerscher Krankheit. Man sieht, daß die Bauelemente der Gegenstände in der Zeichnung vorhanden sind, aber ihre Zusammenfügung grob mißlungen ist.

Auf der rezeptiven Seite entspricht der räumlich-konstruktiven Apraxie ein Syndrom, das als Störung der optisch-räumlichen Orientierung bezeichnet wird. Die Patienten finden sich im Raum nicht mehr zurecht, auch wenn ihnen die Umgebung vertraut ist: Sie verlaufen sich in ihrem Dorf oder Stadtviertel, weil sie nicht wissen, welche Richtung sie einschlagen und welchen Weg sie verfolgen sollen. Sie finden ihr Haus, ihr Zimmer und im Krankenhaus ihr Bett nicht wieder. Häufig haben sie Schwierigkeiten beim Ankleiden, offenbar weil sie die räumliche Struktur der Kleidungsstücke nicht erfassen und diese nicht zu ihrem Körper in Beziehung setzen können. (Dies wird, in einer nicht korrekten Ausweitung des Begriffes Apraxie, als „Ankleideapraxie" bezeichnet).

Die Kranken können keine Entfernungen schätzen und sich nicht an einer einfachen Planskizze orientieren. Oft sind sie nicht in der Lage, die Uhrzeit abzulesen.

Die Störung betrifft nicht nur die *visuelle Orientierung in einer konkreten Situation*, sondern auch die *optisch-räumliche Vorstellung*: Die Patienten können räumliche Zusammenhänge, etwa den Verlauf einer ihnen bekannten Straße, nicht beschreiben, und sie sind auch nicht zu den oben besprochenen konstruktiven Leistungen fähig, die eine Gestaltung nach einem vorgestellten optischen Plan verlangen. Oft haben sie auch Schwierigkeiten, sich am eigenen Körper zu orientieren, besonders wenn die Unterscheidung zwischen rechten und linken Körperteilen verlangt wird.

Lesen und Schreiben sind dadurch erschwert, daß die Patienten die Zeile verlieren und die Ordnung von Buchstaben und Worten nicht verfolgen oder nicht einhalten können.

Das *physiognomische Erkennen* einzelner Objekte ist erhalten: Die Kranken beschreiben beispielsweise die Einzelheiten der Binet-Bilder oder anderer Bildergeschichten (Vater und Sohn) zutreffend, sie erkennen aber die Szene im ganzen nicht und können die richtig gesehenen Details auch nicht geistig zu einem Handlungsablauf zusammenfügen.

Bei den Kranken ist die Fähigkeit gestört, die *räumliche Ordnung von Objekten wahrzunehmen* und selbst praktisch oder in der Vorstellung *räumliche Beziehungen herzustellen*. Sie versagen deshalb bei psychologischen Tests, die solche Leistungen beanspruchen.

Die Gesichtsfelder sind nur wenig oder gar nicht eingeschränkt. Dagegen bestehen regelmäßig Störungen in der Regulation der Blickbewegungen. Diese Störungen treten zwar zusammen mit der Orientierungsstörung auf, können sie aber nicht ursächlich erklären.

Lokalisation. Die beiden Syndrome treten nach Läsionen der *rückwärtigen Parietalregion* auf, in der man die Integration von optischen und sensomotorischen Prozessen vermuten darf. Die Herde sind häufiger in der rechten als in der linken Hemisphäre lokalisiert.

d) Anosognosie

Als A-noso-gnosie = Nichterkennen eines krankhaften Zustandes bezeichnet man das neuropsychologische Phänomen, daß ein Kranker die *Minderung oder Aufhebung einer Funktion oder Leistung nicht beachtet oder nicht wahrhaben will*. Die Anosognosie kann sich auf Blindheit, homonyme Hemianopsie, Taubheit, Halbseitenlähmung, auf eine durchgemachte Operation oder die Tatsache der Krankheit überhaupt erstrecken. Die Patienten verhalten sich so, als sei die krankhafte Störung nicht vorhanden. Versucht man, sie damit zu konfrontieren, so geben sie ausweichende oder rationalisierende Antworten: sie können den (objektiv gelähmten) Arm bewegen (dabei bewegen sie den anderen, gesunden), sie könnten schon aufstehen, aber der Doktor hat es nicht erlaubt, oder: sie

haben die Pantoffel nicht zur Hand, sie sind gerade nach einem Spaziergang etwas abgespannt, sie sehen schon gut, aber es ist im Zimmer so dunkel, sie haben die Brille nicht zur Hand, man sieht im Alter eben nicht mehr so gut.

Manchmal verschieben sie auch den Defekt auf einen anderen Körperbereich oder auf andere Personen: Gelähmte Kranke klagen über Verdauungsbeschwerden, am Kopf Operierte über Rückenschmerzen, andere erkundigen sich nach der Gesundheit des Arztes.

In schweren Fällen *leugnen* die Patienten die vorliegende oder überhaupt *jegliche krankhafte Störung* und schreiben selbst ihre gelähmten Körperglieder einer anderen, imaginären Person zu, die krank neben ihnen liege. Auffällig ist, daß die konfabulatorische Tendenz sich nur auf die tatsächlich vorliegende Funktionsstörung oder auf die Krankheit, nicht aber auf andere Tatsachen erstreckt. Man kann die Anosognosie deshalb als einen *psychodynamischen Abwehrvorgang* ansehen, der sich der bekannten psychischen Mechanismen der Verleugnung, Verschiebung und Projektion bedient.

Dieser spielt sich lediglich im Denken und Sprechen der Patienten ab, nicht im spontanen Verhalten. Ein Kranker mit Anosognosie für Blindheit wird nicht spontan, sondern erst auf Befragen zu lesen versuchen, und ein Patient mit Anosognosie für Halbseitenlähmung wird sich nicht anschicken, das Bett zu verlassen.

Die Anosognosie ist kein Lokalsymptom, sondern es ist die *Kombination eines beliebig lokalisierten Hirnherdes mit einer diffusen Hirnschädigung,* die in bestimmten, keineswegs allen Fällen zur Anosognosie führt. Die cerebrale Allgemeinschädigung ist neurologisch aus einer Allgemeinveränderung im EEG, oft auch aus Greifreflexen, psychopathologisch aus Störungen von Wachbewußtsein, Orientiertheit und Aufmerksamkeit zu erschließen.

e) Leitungsstörungen (disconnexion syndromes)

Unter diesem Namen werden eine Reihe von neuropsychologischen Syndromen beschrieben, die nicht auf Funktionsstörungen in corticalen Projektions- oder Assoziationsfeldern („Zentren") selbst beruhen, sondern auf Unterbrechung der Verbindungen zwischen solchen Zentren. Derartige Verbindungen sind entweder *Assoziationsfasern,* d.h. sie verbinden zwei Rindenfelder *einer* Hemisphäre miteinander, oder *Com-*

missurenfasern, d.h. sie verbinden zwei Zentren in unterschiedlichen Hemisphären. Nach der Flechsigschen Regel sind nur Assoziationsfelder, nicht dagegen primäre Rindenfelder durch Commissurenfasern miteinander verbunden. Die neocorticalen Commissurenfasern, die hier interessieren, verlaufen über den Balken. Den vorderen und mittleren Anteil des Balkens bilden vor allem die Verbindungen zwischen beiden sensomotorischen Rindenfeldern sowie zwischen der rechten Temporo-Parietalregion und dem Sprachzentrum. Im hinteren Balkenanteil verlaufen vor allem Fasern, die die visuellen Assoziationsfelder miteinander verbinden. Leitungsstörungen durch Unterbrechung des Commissurensystems kommen nicht nur bei Läsion des Balkens selbst zustande, sondern auch bei subcorticaler Schädigung der benachbarten Marksubstanz.

Das sehr spezielle Gebiet der Leitungsstörungen wird hier nicht im Detail erörtert, sondern es werden einige charakteristische Beispiele gegeben, um das Prinzip zu erläutern. Ausgangspunkt sind zwei Beobachtungen aus Tierexperimenten und am Menschen.

Unterbricht man beim Versuchstier alle neocorticalen Commissurensysteme und zusätzlich die Sehnervenkreuzung im Chiasma opticum, so sind die beiden Hemisphären anatomisch voneinander isoliert („Split-Brain"-Präparation). Die absteigenden und aufsteigenden Verbindungen zum Hirnstamm und über die Projektionsbahnen zum und vom Rückenmark bleiben dagegen erhalten. Da die Projektionsbahnen fast ausschließlich gekreuzt verlaufen, bleiben die afferenten sensiblen und sensorischen Meldungen praktisch auf die kontralaterale Hirnhemisphäre beschränkt. Das gleiche gilt für die efferenten Impulse aus den motorischen Rindengebieten, die nur den gegenseitigen Extremitäten zufließen. Wenn man mit einem solchen Versuchstier bedingte Reflexe, z.B. auf der Grundlage optischer Reize, trainiert und dabei ein Auge abdeckt, so ist das Erlernen der bedingten Reflexe an die Hemisphäre gebunden, die dem anderen, freien Auge entspricht. Die Hemisphäre, die infolge Abdeckung des Auges beim Lernvorgang keine Informationen erhalten hat (das Chiasma opticum war durchschnitten!), hat an dem Lernvorgang nicht teilgenommen und kann auch später nicht mehr davon profitieren. Mit derartigen Versuchen ist nachgewiesen, daß Informationen, die Lernvorgängen zugrunde liegen, über das Commissurensystem des Neocortex

von einer Hemisphäre zur anderen geleitet werden.

Ähnliche Befunde sind bei Patienten erhoben worden, die wegen therapieresistenter Epilepsie einer *„Split-Brain"-Operation* unterzogen worden waren. Bei diesem Eingriff wurden der Balken und andere Commissurenverbindungen durchtrennt, um die Ausbreitung der epileptischen Erregung von einer Hirnhälfte zur anderen zu unterbinden. Die experimentell-psychologische Untersuchung dieser Patienten hat verständlicherweise nicht vollständig kongruente Ergebnisse gebracht, weil die prämorbide Organisation des Gehirns und die Lokalisation und Ausdehnung des Eingriffs am Menschen, zumal am Hirnkranken, nicht so genau bekannt sind wie im Tierversuch. Übereinstimmend fand man aber folgendes:

Die sprachliche Identifizierung von Objekten war nur dann möglich, wenn der sensible oder sensorische Reiz der linken, sprachdominanten Hemisphäre zugeflossen war. Gingen die Meldungen dagegen in die rechte Hemisphäre, war der Patient nicht imstande, ein Reizobjekt zu benennen oder seinen Namen auszuwählen. Manche Patienten konnten noch nicht einmal sprachlich angeben, ob sie etwas wahrgenommen hatten. Im Gegensatz zu diesem Versagen waren innerhalb der rechten Hemisphäre sehr komplexe Leistungen möglich, sofern der efferente Aspekt des Sprachvermögens dabei nicht beansprucht wurde.

Auf der Grundlage dieser experimentellen Befunde lassen sich einige Syndrome als Leitungsstörungen erklären, die bei Gehirnkrankheiten des Menschen beobachtet werden. Das klassische Beispiel ist die *Apraxie,* die oben bereits eingehend besprochen wurde.

Es bestehen gute Gründe für die Annahme, daß auch die früher viel diskutierten *Agnosien* Leitungsstörungen sind. Agnosien sollten Störungen des Erkennens auf einem bestimmten Sinnesgebiet sein, die nicht durch Beeinträchtigung der elementaren Wahrnehmung, Demenz oder Aphasie erklärbar wären. Tatsächlich erfüllen die früher als Agnosie beschriebenen Fälle diese Kriterien nicht. In den meisten Fällen lagen Störungen im Benennen und nicht im Erkennen vor. Bei der klassischen visuellen Objektagnosie z.B. ist gewöhnlich die nicht-verbale optische Identifizierung erhalten und nur die verbale gestört. Die Patienten haben außerhalb der Prüfungssituation kaum oder gar keine Schwierigkeiten im Umgang mit den Objekten.

Sie können z.B. ein Glas Wasser nicht sprachlich identifizieren, sind aber in der Lage, wenn sie durstig sind, aus einem Glas Wasser zu trinken.

Eine sehr interessante Symptomkombination ist das Syndrom: reine Alexie mit Farbbenennungsstörung und Hemianopsie nach rechts. Die Patienten haben nur eine leichte oder gar keine Aphasie. Sie können spontan schreiben, aber das selbst Geschriebene nicht lesen, sie können auch nicht abschreiben. Während sie Farben nicht benennen können, sind sie in der Lage, Farbmuster richtig zu sortieren. Das Syndrom kommt bei Infarkten im Versorgungsgebiet der linken A. cerebri post. zustande. Dabei ist die linke Sehregion lädiert, gleichzeitig gewöhnlich auch das Splenium des Balkens. Die linksseitige Occipitallappenschädigung hat eine homonyme Hemianopsie nach rechts zur Folge. Die Patienten sind also für ihr Sehen auf die linke Gesichtsfeldhälfte, d.h. auf die rechte Sehrinde angewiesen. Wenn optische Eindrücke mit sprachlichen Begriffen zusammengebracht werden sollen, müssen Signale aus der rechten Sehregion über die paravisuellen Assoziationsfelder und über das Splenium des Balkens zur Sprachregion geleitet werden. Das ist aber nicht mehr möglich, da das Splenium selbst oder seine Verbindungen mit den angrenzenden Teilen der Hemisphäre unterbrochen sind.

f) Die funktionelle Asymmetrie der Hirnhemisphären

In den vorangehenden Abschnitten sind die neuropsychologischen Syndrome vor allem als *Verhaltensstörungen* beschrieben, wie sie der unmittelbaren Beobachtung zugängig sind. Eine solche behavioristische Einstellung hat sich mit guten Gründen in der Neuropsychologie durchgesetzt. Ein kritischer Vergleich dieser Verhaltensstörungen im Tierexperiment und in der Humanpathologie mit den Ergebnissen von umschriebener Stimulation oder Läsion bestimmter Hirnareale gestattet vorsichtige lokalisatorische Zuordnungen von Funktion und Struktur. Diese waren bei den einzelnen Syndromen schon erwähnt worden. Sie sind in diesem Abschnitt zur Übersicht zusammengefaßt.

Anatomisch bestehen zwischen den beiden Großhirnhemisphären bei Primaten und Menschen keine meßbaren Unterschiede – mit einer Ausnahme: Bei erwachsenen Rechtshändern ist das linke Planum temporale, entsprechend der linksseitigen Lokalisation der Sprach-

region, meist größer ausgebildet als das rechte. Diese anatomische Asymmetrie ist – allerdings nicht bei allen Gehirnen – schon in der zweiten Hälfte der Embryonalzeit nachzuweisen, und sie nimmt, statistisch gesehen, bis zum Erwachsenenalter stetig zu. Die große Bedeutung der sprachlichen Kommunikationsweise und die ganz überwiegend linksseitige Lokalisation der Sprachregion beim Menschen hatten dazu geführt, daß man die linke Hirnhälfte pauschal als die dominante bezeichnete. Unter dem Eindruck vieler Daten, die eine größere Bedeutung bestimmter Regionen der rechten Hemisphäre für nicht sprachliche Leistungen gezeigt haben, ist dieses Konzept aber wieder verlassen worden. Es ist besser zutreffend, von einer *Spezialisation jeder der beiden Hirnhemisphären* zu sprechen.

Ganz global gesprochen, vermittelt die *linke Hemisphäre* nicht nur den Umgang mit der Sprache im engeren Sinne, sondern auch sprachabhängige Leistungen, d.h. solche, für deren Bewältigung eine Notwendigkeit oder Bereitschaft zur inneren Verbalisierung besteht. Diese reichen vom Lesen und Schreiben als sekundären symbolischen Tätigkeiten (gesprochene Wörter sind Symbole für Gegenstände und Objektbeziehungen, Elemente der Schriftsprache sind Symbole für gesprochene Sprache) über die Organisation von Bewegungen zu Handlungsfolgen bis zu so allgemeinen Leistungen, wie: Bildung von Konzepten, Erfassung komplexer Zusammenhänge, Entwicklung von Verhaltensweisen („Strategien") beim Lösen von Problemen oder Erinnerung an visuell dargebotenes verbales Material.

Die *rechte Hemisphäre* dagegen ist perzeptiv führend bei der visuellen oder akustischen Analyse von nicht verbalem oder schlecht verbalisierbarem Material, insbesondere im Hinblick auf dessen zeitliche und räumliche Struktur. Sie spielt eine größere Rolle als die linke bei der räumlichen Orientierung und bei konstruktiven Leistungen.

Wenn in den vorangegangenen Abschnitten auch eine *Spezialisierung einzelner Rindenfelder innerhalb einer Hemisphäre* beschrieben ist, so müssen einige Einschränkungen gemacht werden. Diese Felder sind verhältnismäßig ausgedehnt. Sie sind gegen benachbarte Hirnareale funktionell gut abgegrenzt. Innerhalb eines Areals, das beispielsweise mit den Bewegungen des Armes oder mit dem Sprechen zu tun hat, ist nach umschriebenen Läsionen eine sehr weitgehende Neuorganisation bis zur Wiederherstellung der gestörten Funkton möglich. Die Spezialisation von größeren Hirnrindenfeldern wird also durch die Möglichkeit des *funktionellen Ausgleichs innerhalb eines solchen Feldes* („Äquipotentialität") ergänzt.

Die *Bereitschaft* zur Übernahme bestimmter Funktionen ist für die verschiedenen Hirnareale sicher *genetisch* angelegt. Die tatsächliche Übernahme der Funktion ist jedoch an postnatale spezifische Erfahrung und Übung gebunden, von der man weiß, daß sie zu meßbaren biochemischen (z.B. Cholinesteraseaktivität) und morphologischen (synaptische Verschaltung) Veränderungen im Hirngewebe führt. Unter abnormen Bedingungen (z.B. einseitige Anophthalmie, angeborenes Fehlen von Gliedmaßen) bestehen erhebliche Abweichungen von der normalen biochemischen und morphologischen Struktur des Nervensystems.

Auch nach Ausreifung der neuronalen Strukturen und Festlegung einer funktionellen Spezifität bleibt eine gewisse *Plastizität* des Nervensystems erhalten. Nach Transplantation können periphere Nerven andere als die gewohnten Muskeln innervieren (s.S. 348). Nach Hemisphärektomie (s.S. 426) ist eine so differenzierte Leistung wie die Wahrnehmung doppelt (rechts und links) simultan gegebener sensibler Stimuli möglich (s.S. 19). Connatal Blinde schließlich lernen es, wie Bach-y-Rita zeigen konnte, die wichtigsten visuellen Charakteristika ihrer Umgebung wahrzunehmen, wenn die visuellen Informationen aus 2 Fernsehkameras statt aus den Augen in Vibrationsreize auf die Haut des Rumpfes umgewandelt werden.

Diese wenigen Bemerkungen können nur Anregungen geben, sich mit der Organisation des Zentralnervensystems, seiner Spezialisierung, aber auch seiner Anpassungsfähigkeit näher zu beschäftigen.

11. Instinktbewegungen als neurologische Symptome

Instinktbewegungen sind *angeborene Verhaltensweisen,* die im Tierreich für Arten, Gattungen oder höhere systematische Einheiten genauso charakteristisch sind wie morphologische Merkmale. Auch beim Menschen gehört eine große Zahl von Instinktbewegungen zur angeborenen motorischen Ausstattung. Sie lassen sich beim Neugeborenen und Säugling regelmäßig in reiner Form nachweisen. Mit der Reifung

des Zentralnervensystems werden sie in komplexere reflektorische und Willkürbewegungen eingegliedert. Beim Abbau der Leistungen des Gehirns durch Krankheitsprozesse der verschiedensten Art können diese Bewegungen oder Radikale davon als *motorische* Schablonen wieder freigesetzt werden.

Je nach dem Schweregrad des Abbaus, d.h. nach der Senkung des cerebralen Organisationsniveaus, treten sie reflektorisch oder automatisch auf. Die *reflektorischen Formen* haben folgende Charakteristika, durch die sie sich von den biologisch sinnvollen Instinktbewegungen im Tierreich unterscheiden: Sie sind unspezifisch auslösbar, laufen formstarr in stets gleicher Weise ab und sind nicht ermüdbar. In schweren Fällen kann der Kranke sie willentlich nicht unterdrücken.

Die *automatischen Formen bedürfen* prinzipiell keiner afferenten Anregung, wenn ihre Abläufe auch durch verschiedenartige Stimuli in Gang gesetzt werden können.

Die Kenntnis dieser Instinktbewegungen und ihrer ethologischen Einordnung hat nicht nur theoretisches Interesse. Die motorischen Schablonen sind als neurologische Symptome für die Feststellung einer organischen Hirnschädigung überhaupt und in bestimmten Fällen für die Lokaldiagnose einer Hirnläsion auch von praktischer Bedeutung.

a) Handgreifen

Hand- und Fußgreifreflexe der verschiedensten Art sind beim Neugeborenen und Säugling regelmäßig nachzuweisen. Zusammen mit den Mundgreifreflexen dienen sie der *Nahrungsaufnahme* und dem *Festhalten an der Mutter.* Sie sind unspezifisch auslösbar. Behaarte Gegenstände werden, wie sich kürzlich gezeigt hat, nicht bevorzugt.

Bei Hirnkranken sind häufig ähnliche Greifreflexe zu erhalten: Streckt man die gebeugten Finger des Patienten ruckartig mit den Fingerspitzen der eigenen Hand, möglichst unter gleichzeitiger Ablenkung im Gespräch, kommt es zu einer reflektorischen Beugebewegung nach Art des *Hakelns.* In analoger Weise kann die ruckartige passive Streckung des gebeugten Armes ein *Gegenhalten* oder sogar aktive Beugung im Ellenbogen auslösen. In schweren Fällen ziehen sich die Kranken durch eine kombinierte Bewegung von Hakeln und Beugung des Armes an der festgehaltenen Hand des Untersuchers aus dem Liegen zum Sitzen empor. Dies geschieht reflektorisch und nicht als intendierte Handlung.

Berührungsreize der Handfläche können eine *Schließbewegung* der Hand auslösen. Diese ist oft von einem proprioceptiven *Festhalten* gefolgt, das dem Bulldog-Reflex (s.u.) analog ist und häufig ebenfalls solche Stärke hat, daß man den Kranken an dem Reizobjekt aus seiner Stellung ziehen kann.

Schließlich gibt es auch ein *Nachgreifen* mit der Hand nach optisch wahrgenommenen Objekten. Es setzt regelmäßig dann ein, wenn der Gegenstand der Hand bis zu einer bestimmten Distanz genähert wird. Weicht man mit dem Reizobjekt aus, so kann sich der Patient, wenn er nicht bettlägerig ist, erheben und, wie von einem Magneten angezogen, dem Objekt durch das ganze Zimmer folgen.

Diese Handgreifreflexe sind ein Zeichen *allgemeiner Hirnschädigung* (Hirndruck oder diffuser Abbauprozeß). Im Gegensatz zu experimentellen Befunden an Primaten findet sich beim Menschen keine positive Korrelation speziell zwischen Frontalhirnprozessen und Auslösbarkeit dieser Reflexe. Sie sind vielmehr bei beliebig lokalisierter Hirnschädigung auszulösen, sofern diese einen bestimmten Schweregrad erreicht hat. Beim *allgemeinen Hirndruck* (s.S. 159) sind Handgreifreflexe ein Frühsymptom. Nach spastischer Hemiplegie erlischt die optisch und taktil auslösbare Greifreaktion, die proprioceptive bleibt erhalten.

b) Orales Greifen
(Bewegungen der Nahrungsaufnahme)

Automatische Bewegungen. Bei schlafenden Säuglingen kann man eine automatische Öffnungs- und Schließungsbewegung des Mundes beobachten, die als *,,Saugen im Leerlauf"* aufzufassen ist. Ähnliche Automatismen mit einer Frequenz von 2–3/sec treten in Serien spontan und reflektorisch im Zustand der *Decerebration* auf. Der stärkste auslösende Reiz ist, je nach dem Typ der Decerebrationshaltung, die Streckung der gebeugten oder die Beugung der gestreckten Arme. Die Serien lassen sich auch durch sensible Stimuli in der perioralen Hautpartie und auf dem Thorax auslösen.

Oft kann man am Einsetzen dieser Automatismen die beginnende Decerebration erkennen, bevor noch die Extremitäten die typische Haltung (s.S. 80) zeigen und die Bewußtseinslage

sich nennenswert verändert. Dies ist ein wichtiges Symptom zur Frühdiagnose einer drohenden Einklemmung des Hirnstamms bei raumfordernden Prozessen aller Art.

Reflektorisches orales Greifen. Bei Neugeborenen und Säuglingen löst Berührung der Mundgegend einen oralen Greifreflex aus. Etwa im 4. Monat tritt eine Art Beißbewegung auf, die sich beim Herausziehen des Objektes verstärkt. Erst mit der Reifung des zusammenhängenden Sehens erfolgt das Mundgreifen auch auf optische Reize.

In gleicher Weise lassen sich Mundgreifreflexe bei Patienten mit cerebralen Krankheitsprozessen auslösen. *Optisch:* Annäherung oder Entfernung eines beliebigen Gegenstandes im Blickfeld des Kranken wird mit einem Öffnen des Mundes (*,,Ansperren"*), bei schweren Krankheitsfällen mit einer schnappenden Greifbewegung des Mundes beantwortet. *Taktil:* Berührung der Lippen, der perioralen Region, aber auch der seitlichen Gesichtshaut löst, je nach der Schwere der Läsion, ein leichtes Öffnen des Mundes, orales Greifen oder gar Ansaugen des Gegenstandes aus. *Proprioceptiv:* Der mit dem Mund erfaßte Gegenstand wird beißend zwischen Ober- und Unterkiefer festgehalten. In dem Maße, in dem der Untersucher einen Druck auf den Unterkiefer ausübt oder versucht, das Objekt aus dem Munde herauszuziehen, verstärkt sich der Kieferschluß (*,,Bulldogreflex"*). In schweren Fällen kann man den Kranken an dem Reizgegenstand, auf dem er sich festgebissen hat, von der Unterlage emporziehen.

Diese Reaktionen sind prinzipiell vom Aufforderungscharakter des Objektes unabhängig. Sie erfolgen mit der Zwangsläufigkeit eines Reflexes auch dann, wenn das Reizobjekt ein gefährlicher Gegenstand ist, etwa eine Messerklinge oder ein brennendes Streichholz. Dies gilt auch für die oben besprochenen Handgreifreflexe.

Das orale Greifen ist so gut wie immer dann auslösbar, wenn auch Handgreifreflexe zu erhalten sind. Es zeigt eine schwerere Allgemeinschädigung des Gehirns an. Der sog. *Palmomentalreflex* darf nicht mit oralen Greifreflexen verwechselt werden. Der Stimulus besteht in einem Streichen des Daumenballens von proximal nach distal, am besten mit einer Nadelspitze. Der Reflexerfolg ist eine Kontraktion des ipsilateralen M. triangularis. Erscheinungsbildlich sowie ontogenetisch handelt es sich nicht um einen Greifreflex, sondern um einen Teil des generalisierten Beuge- und Schutzreflexes. Lokalisatorische Bedeutung hat der Palmomentalreflex nicht, er zeigt lediglich eine organische Hirnschädigung von fortgeschrittenem Schweregrad an.

c) Klüver-Bucy-Syndrom beim Menschen

Primatenjunge und menschliche Säuglinge durchlaufen ein Entwicklungsstadium, in dem sie beliebige Gegenstände in ihrem Blickfeld ergreifen und in den Mund stecken. KLÜVER und BUCY haben gezeigt, daß bei Makaken doppelseitige Abtragung des medialen Temporallappens zu einem Syndrom führt, das durch folgende Symptome gekennzeichnet ist.

1. Unfähigkeit, die Bedeutung von belebten und unbelebten Objekten aufgrund optischer Kriterien allein zu erkennen.

2. „Orale Tendenz": Die Tiere stecken alle möglichen Gegenstände, die ihnen erreichbar sind, in den Mund. Unmittelbar nach der Operation fressen die Affen, die natürlicherweise Pflanzenfresser sind, alle Arten von Fleisch und Fisch.

3. Starke Ablenkbarkeit durch jeden neuen optischen Reiz.

4. Verminderung der affektiven Reaktionen, so daß die sonst sehr schwierigen Tiere sich völlig zahm verhalten.

5. Einige Wochen nach dem Eingriff kommt es zu einer deutlichen Steigerung der sexuellen Aktivität.

Eine ähnliche Symptomkombination wird auch beim Menschen nach *doppelseitiger* Zerstörung medialer Temporallappengebiete beobachtet. Diese kann durch ischämische Insulte, hirnatrophische Prozesse (z.B. Picksche Krankheit) und nach überstandener Herpex simplex-Encephalitis eintreten. In früheren Jahren hatte man diese Region auch zur Behandlung sonst unbeeinflußbarer Epilepsien operativ entfernt.

1. Das führende Symptom ist eine exzessive *orale Tendenz*, die sich darin äußert, daß die Kranken wahllos beliebige, auch uneßbare oder gefährliche Gegenstände mit der Hand ergreifen und in den Mund stecken. Diese Bewegungsfolgen können unermüdbar und so dranghaft ablaufen, daß die Kranken fixiert werden müssen.

2. Neben diesen reflektorischen Eßbewegungen bestehen eine erhebliche *affektive Indifferenz* und *Antriebsminderung*.

3. Manche Patienten sind in ihrem *sexuellen Verhalten* stark enthemmt (wahllose Partnersuche, Masturbationen).

4. Ein sehr wichtiges Symptom ist die Unfähigkeit, *neue Gedächtnisinhalte* so aufzunehmen und zu verarbeiten (Überführung vom Kurzzeit- ins Langzeitgedächtnis), daß sie bei Bedarf abgerufen werden können. Sie ist mit rascher Ablenkbarkeit durch jeden neuen Außenreiz kombiniert.

Speziell die orale Tendenz ist ein sicheres Zeichen doppelseitiger Temporallappenschädigung.

d) Pathologisches Lachen und Weinen

Bei cerebralen Krankheitsprozessen tritt gelegentlich ein unaufhaltsames Lachen und Weinen auf, das der Situation nicht angemessen ist und das die Patienten nicht unterdrücken oder unterbrechen können. In der neuropsychiatrischen Literatur spricht man oft von „Zwangs-Lachen", „Zwangs-Weinen" oder gar von „Zwangs-Affekten". Diese Bezeichnungen geben ein falsches Bild von der inneren Verfassung der Patienten. Von Zwangsphänomenen sprechen wir heute bei solchen Handlungen, die neurosepsychologisch determiniert sind und bei denen der Versuch, die Handlung zu unterdrücken, Angst hervorruft. Davon kann beim *pathologischen Lachen und Weinen* keine Rede sein. Es handelt sich vielmehr um neurologisch bedingte *Enthemmungsphänomene von angeborenen Ausdrucksbewegungen,* die man den motorischen Schablonen, z.B. dem pathologischen Hand- und Mundgreifen, an die Seite stellen muß.

Das pathologische Lachen und Weinen läßt keine dynamische Beziehung zu einem adäquaten Anlaß erkennen. Es läuft vielmehr spontan oder nach Einwirkung *variabler, unspezifischer Stimuli* (Ansprechen, Essen reichen, die Decke des Bettes aufschlagen) in der Art eines Automatismus oder einer Stereotypie formstarr und wiederholbar ab.

Pathologisches Lachen und Weinen enthalten alle Bewegungskomponenten der natürlichen Ausdrucksbewegungen: Mimik, Atmung, Vokalisation und vasomotorisch-sekretorische Innervation. Die Bewegung setzt jeweils ohne Übergang stoßartig, stufenweise und krampfhaft ein, sie ist nach Ausmaß und Dauer überschießend und kann im Ablauf weder gesteuert noch aufgehalten werden. Es ist selbst beobachtet worden, daß die mimische Bewegung *in einem Ablauf* vom Lachen zum Weinen oder in umgekehrter Richtung umschlug.

Die Automatismen des Affektausdrucks werden *nicht von einer gleichgerichteten affektiven Bewegung getragen.* Im Gegenteil suchen die Kranken sich meist gegen den als fremd und beherrschend erlebten enthemmten Bewegungsablauf zu wehren. Nur manchmal entsteht im Laufe der Bewegung eine gewisse affektive Beteiligung.

Die mimischen Enthemmungsphänomene werden bei Krankheitsprozessen der verschiedensten Art und Lokalisation beobachtet:

1. Bei *zentralen Bewegungsstörungen,* die die mimische Muskulatur mit einbeziehen, z.B. Bulbärparalyse, Pseudobulbärparalyse, Chorea, Athetose. Meist finden sich Läsionen in der inneren Kapsel und den Stammganglien, seltener im Thalamus.

2. Pathologisches Lachen kommt selten als *Prodromalerscheinung vor apoplektischen Insulten* vor („fou rire prodromique").

3. Schließlich werden pathologisches Lachen und Weinen als *epileptisches Anfallssymptom* beobachtet.

e) Enthemmung des sexuellen und aggressiven Verhaltens

Tumoren, Blutungen und encephalitische Herde in basalen Anteilen des Temporallappens, im Mittelhirn und Hypothalamus, d.h. in Strukturen, die man heute als *limbisches System* zusammenfaßt (limbus = Rand, Saum), können zu pathologischen Veränderungen des sexuellen und aggressiven Verhaltens führen, die denen sehr ähnlich sind, die man nach entsprechenden Läsionen im Tierexperiment hervorrufen kann. Es kommt zu *dranghaften sexuellen Handlungen* oder, bei psychomotorischer Epilepsie (s.S. 218), zu anfallsweisen sexuellen Empfindungen. Etwas häufiger sind hemmungslose *Wutausbrüche,* die spontan oder auf geringfügige unspezifische und keineswegs bedrohliche Stimuli einsetzen. Unter Brüllen und Zähnefletschen zerreißen und zerbeißen die Kranken beliebige Gegenstände, die ihnen gerade erreichbar sind, und fallen auch andere Menschen an (s. Rabies, S. 271).

III. Akute Zirkulationsstörungen im ZNS

1. Cerebraler Gefäßinsult

Wir sprechen von einem cerebralen Gefäßinsult, wenn akut oder subakut Symptome auftreten, die auf einer *umschriebenen* Durchblutungsstörung des Gehirns beruhen.

Epidemiologie. In Deutschland, wie auch in den USA und anderen Industriestaaten, stehen cerebrale Gefäßinsulte nach Herzkrankheiten und bösartigen Tumoren an dritter Stelle der Todesursachen. Jeder zehnte Deutsche über 50 Jahren stirbt am Gefäßinsult. Die Letalität nimmt mit zunehmendem Alter rasch zu: Im 7. Lebensjahrzehnt ist der Gefäßinsult die zweithäufigste Todesursache. Die Zahl der jährlichen Neuerkrankungen wird auf das Doppelte der Sterblichkeitsziffer geschätzt. Da in der Bundesrepublik 1971 rd. 100 000 Menschen an Schlaganfall starben, kann man mit rd. 200 000 Neuerkrankungen pro Jahr rechnen. Männer und Frauen sind etwa gleich häufig betroffen. Risikofaktoren sind: arterielle Hypertonie, Diabetes, Nikotinabusus, Einnahme medikamentöser Ovulationshemmer, besonders, wenn die Frauen stark rauchen, sowie seltener die Hyperurikämie. Große sozialmedizinische Bedeutung hat die Tatsache, daß etwa die Hälfte der Patienten, die einen Gefäßinsult überleben, arbeitsunfähig bleiben.

Formen der Insulte. Cerebrale Gefäßinsulte beruhen auf einer *Mangeldurchblutung* oder einer *Massenblutung* (Rhexisblutung). Die akute cerebrale Mangeldurchblutung kann drei Ursachen haben:

1. Embolischer Gefäßverschluß, ganz überwiegend arterio-arterielle Embolie, ausgehend von einem proximal sitzenden rauhen arteriosklerotischen Plaque,

2. Autochthone Thrombose, begünstigt durch die Verminderung der Durchströmung distal von einer extremen arteriellen Stenose oder durch Stase im Grenzgebiet zwischen zwei Gefäßterritorien.

3. Funktionelle Ischämie bei offenem Gefäßlumen, unter denselben Bedingungen wie 2, bei mangelhafter collateraler Blutversorgung.

Die *relative Häufigkeit* der einzelnen Formen wird in der Literatur unterschiedlich angegeben. Man kann etwa mit folgender Verteilung rechnen:

85% akute Mangeldurchblutung
15% Massenblutung.

Gefäßinsulte treten meist im mittleren und höheren Lebensalter auf, und diese Fälle werden in den folgenden Abschnitten besprochen. Nur kursorisch wird erwähnt, daß es auch bei *Kindern und Jugendlichen,* deren Gefäße sonst gesund sind, Hirngefäß- und Carotisverschlüsse gibt. Bei Kindern nimmt man angeborene Gefäßwanddefekte als Ursache an, bei Jugendlichen Intimaverquellungen, besonders nach exzessiver Flüssigkeitsaufnahme (Bier), verbunden mit Nicotinabusus oder LSD.

Die Symptomatik kann imitiert werden durch akute *Hypoglykämie.* Diese fokalen Funktionsstörungen, z.B. akute Halbseitenlähmung, gehen gewöhnlich nach parenteraler Zufuhr von Glucose rasch zurück.

Ursachen. Das Gefäßleiden, das dem Insult zugrunde liegt, ist in der Mehrzahl der Fälle eine *cerebrale Arteriosklerose.* Sie tritt an den *großen zuführenden Arterien* auf (A. carotis interna, A. vertebralis und basilaris), ferner an den größeren intrakraniellen Gefäßen: A. cerebri media mit ihren proximalen Ästen, A. cerebri anterior und posterior. Die Konvexitätsarterien sind nur selten und stets geringer betroffen.

An zweiter Stelle steht die hypertonische *Arteriolosklerose.* Ihre Prädilektionsstellen sind die Rindengefäße und die langen Radiärarterien von Stammganglien, Hirnstamm und Marklager.

Sehr viel seltener (insgesamt 3%) sind entzündliche Gefäßkrankheiten die Ursache, die mehr die mittleren Altersklassen betreffen (Panarteriitis nodosa, visceraler Erythematodes, Lues cerebrospinalis) sowie die sog. fibromuskuläre Dysplasie der Arterienwände. Weitere Ursachen sind Coagulationsstörungen bei Blutkrankheiten und Hyperviskositätssyndrome, wie Polycythämie und andere.

a) Intermittierende cerebrale Ischämie und Hirninfarkt

Physiologie der Hirndurchblutung

Das Gehirn wird pro Minute von etwa 800 ml Blut durchströmt, das sind rund 1 100 l/24 Std. In der gleichen Zeit werden rund 75 l O_2 und 115 g Zucker verbraucht.

Der respiratorische Quotient beträgt 1,0, d.h., das gesunde Hirn verbraucht fast ausschließlich Glucose. Neben dem oxydativen Glucoseabbau findet aber auch eine geringe Glykolyse statt, wie das Freiwerden von Milchsäure und Brenztraubensäure im Hirnstoffwechsel zeigt.

Bis zum 50. Lebensjahr liegt die Durchblutungsgröße im normalen Schwankungsbereich. Jenseits des 50. Lebensjahres nimmt sie mit fortschreitendem Alter ab, gleichzeitig gehen der Sauerstoffverbrauch um 20%, der Glucoseverbrauch um 40% zurück. Diese Werte zeigen einen Untergang von Ganglienzellen an, ohne daß über das Verhältnis von Ursache und Wirkung damit etwas gesagt wäre.

Unterbrechung der Substratzufuhr hat ein rasches Erlöschen der Gehirnfunktionen zur Folge, da das Gehirnparenchym fast keine Sauerstoff- oder Glucosevorräte besitzt. Nach 6–8 sec findet man in der grauen Substanz des Gehirns keinen molekularen Sauerstoff mehr; nach 3–4 min ist die freie Glucose verbraucht. Schon wenige Sekunden nach Unterbrechung des Blutstromes treten EEG-Veränderungen auf. Nach 10–12 sec tritt Bewußtlosigkeit ein, nach 4 bis 5 min kommt es zu den ersten Nekrosen an Ganglienzellen. Herzstillstand von 9 min Dauer kann nicht überlebt werden. Auch bei Hypoglykämie unter 40 mg-% (rd. 2,3 nmol/l) im arteriellen Blut treten Bewußtseinsstörungen auf. Hypoglykämie ist nicht nur die Ursache von globalen Funktionsstörungen des Gehirns, sondern, wie oben erwähnt, auch von umschriebenen Herdsymptomen, wie Halbseitenlähmung und Aphasie. Schließlich ist auch die Umbaugeschwindigkeit der Eiweiße im Gehirn besonders hoch, 25mal höher als am Herzmuskel, 80mal höher als am ruhenden Skeletmuskel.

Diese extreme Abhängigkeit von ununterbrochener Substratzufuhr (und Abtransport von Metaboliten) verlangt, daß die Hirndurchblutung in sehr engen Grenzen konstant gehalten wird.

Während das Gehirngewicht nur 2% des Körpergewichtes ausmacht, liegt die *Durchblutungsgröße* des Gehirns beim Gesunden zwischen 15 und 20% des normalen Herzminutenvolumens in der Ruhe. Die Durchblutung wird bemerkenswert *konstant* gehalten: Im Gegensatz zu den übrigen Organen besteht kein wesentlicher Unterschied zwischen Schlaf und Aktivität, und selbst im epileptischen Anfall steigt sie nur auf das Doppelte an. 80% der Hirndurchblutung versorgen die graue Substanz.

Das cerebrale Gefäßsystem besitzt die Fähigkeit, die Hirndurchblutung in weiten Bereichen konstant zu halten. Steigerung des *Blutdrucks* bei Belastung oder aus anderen Gründen, Abfall bei orthostatischer Dysregulation, starke Zunahme des *Herzminutenvolumens* bei körperlicher Anstrengung oder kurzfristige Abnahme, z.B. bei Extrasystolen, verändern beim Gefäßgesunden die Durchblutungsgröße des Gehirns nicht. Grundlage dieser *Autoregulation* ist der sog. *Bayliss-Effekt:* Anstieg des Gefäßinnendrucks führt zu einer Verengerung der kleinen Hirngefäße, Abnahme zur Erweiterung. Die Autoregulation versagt beim Gefäßgesunden erst jenseits eines Mitteldruckbereiches zwischen 70 und 180 mm Hg. Nach jahrelangem Hypertonus verschiebt sich dieser Bereich durch Hypertrophie der Muscularis media nach oben. Absinken des Blutdrucks unter den unteren Grenzwert kann nicht mehr durch cerebrale Gefäßerweiterung kompensiert werden, und es tritt Mangeldurchblutung ein. Der Bayliss-Effekt wird sehr wahrscheinlich durch metabolische Faktoren vermittelt, die auch darüber hinaus die Hirndurchblutung beeinflussen können (s.u.).

Der Radius eines Gefäßes geht mit der 4. Potenz in die Sauerstofftransportkapazität ein. Wenn es poststenotisch zur Ausschöpfung der vasomotorischen Reserven durch den Bayliss-Effekt kommt, spielt die Fluidität des Blutes die entscheidende Rolle. Ein Maß für die Fluidität ist der Hämatokrit: je höher der Hämatokrit, desto geringer die Fluidität des Blutes. Wenn man also den Hämatokrit senkt, verbessert man die Fließeigenschaften des Blutes.

Nervale Regulation spielt bei den intracerebralen Gefäßen unter physiologischen Bedingungen keine Rolle, sie werden auch durch die meisten *Pharmaka,* die auf die Weite peripherer Arterien starke Wirkungen haben, *weder beim Gesunden noch beim Kranken beeinflußt.*

Dagegen üben *metabolische Faktoren* starken Einfluß auf die Hirndurchblutung aus, in erster Linie pCO_2 und pO_2. Erhöhung des pCO_2 erweitert die Hirngefäße (mit Ausnahme von Ischämiebezirken) und führt somit zur Verstärkung der Hirndurchblutung. Abnahme des pCO_2 hat den gegenteiligen Effekt. Die gefäßerweiternde Wirkung wird über das Einströmen des CO_2 in die glatten Muskelzellen (oder in die extracelluläre Flüssigkeit?) und die Erniedrigung des intracellulären (oder extracellulären?) pH durch Zunahme der Wasserstoffionen-Konzentration bewirkt. Umgekehrt führt Erhöhung des intracellulären pH zur Vasoconstriction.

Der pO_2 wirkt sich entgegengesetzt aus wie der pCO_2: Atmung von reinem Sauerstoff vermindert die Hirndurchblutung, sauerstoffarme Atemgemische erhöhen sie. Auch diese Effekte werden über die Wasserstoffionen-Konzentration vermittelt: bei Sauerstoffmangel wird durch anaerobe Glykolyse Lactat freigesetzt, von dem dann Wasserstoffionen abdissoziieren, die zur Gefäßerweiterung führen (s.o.).

Daneben spielt die *Viscosität und Fluidität des Blutes* eine große Rolle, besonders für die Mikrozirkulation: Blutverdünnung oder Anämie steigern die Hirndurchblutung (s.u. Therapieeffekt der niedermolekularen Dextrane und der Hämodilution), Polycythämie, Lipämie vermindern sie. Lokal kommt es nach ischämischer Gewebs- und Gefäßschädigung zur Agglutination von Thrombocyten und durch Einstrom von Wasser in das perivasculäre Hirngewebe zur Hämokonzentration mit Verbacken von Erythrocyten. Hierdurch tritt in umschriebenen kleinen Gefäßbezirken eine Stase ein.

Ein letzter Faktor ist der *intrakranielle Druck*: da das Volumen des cerebrospinalen Raumes nicht zunehmen kann, muß Hirnödem zur Abnahme der Blutmenge in den Gefäßen führen.

Pathogenese

Die *Pathogenese* der ischämischen cerebralen Durchblutungsstörungen wird von folgenden Faktoren bestimmt:

1. Abnahme der Elastizität der intrakraniellen Arterien und damit Einschränkung der Autoregulation.

2. Lokale arteriosklerotische Stenosen an den extrakraniellen zuführenden oder an den intrakraniellen Arterien. Davon ausgehend:

2a. Embolisierung größerer oder kleinerer cerebraler Arterien durch Fragmente dieser arteriosklerotischen Plaques, oder aber, viel seltener,

2b. funktionelle Ischämie oder ischämischer Infarkt in einem umschriebenen Gefäßterritorium distal von einer Stenose bei Abfall des Systemblutdrucks oder Nachlassen der Förderleistung des Herzens.

3. Intracerebrale, seltener extracerebrale Anzapfmechanismen, oft in Zusammenhang mit 2b.

4. Rheologische Parameter, wie Hämatokrit, Erythrocytenaggregation, Erythrocytendeformabilität, Plasmafluidität und Vollblutfluidität.

Starre Gefäße haben eine **eingeschränkte Vasomotorik.** Bei fortgeschrittener Arteriosklerose oder Arteriolosklerose liegt die kritische Schwelle, unterhalb derer der Bayliss-Effekt versagt, nicht bei einem Mitteldruck von 70 mm Hg, sondern erheblich darüber, etwa bei 120 mm Hg. Das bedeutet, daß bei diesen Patienten schon eine verhältnismäßig geringe Senkung des arteriellen Blutdrucks oder Verminderung des cardialen Blutangebotes dann nicht mehr ohne neurologische Ausfälle toleriert werden kann, wenn proximal eine kritische Stenose besteht. Zum Begriff der kritischen Stenose siehe Ende nächsten Absatz.

Die **Gefäßveränderungen** bestimmen die Topik der umschriebenen Durchblutungsstörungen, d.h. die Ischämie tritt im Versorgungsgebiet des betroffenen Gefäßes ein. Wie bei den peripheren Arterien, haben die arteriosklerotischen Plaques *Prädilektionsstellen,* die durch *strömungsmechanische Verhältnisse* bestimmt werden: Sie entwickeln sich bevorzugt an Verzweigungen von Gefäßen, an starken Biegungen in ihrem Verlauf und an physiologischen Einschnürungen, an denen die Blutströmung *turbulent* wird. In wenigstens 30% der Fälle von Gefäßinsult liegen die Stenosen *extracerebral,* zumeist an der Carotisgabel, wo sie gut operabel sind (s. unten). Die Plaques haben meist eine rauhe oder gar ulzerierte Oberfläche. Von hier aus gehen arterioarterielle Embolien aus. Im Carotisstromgebiet führen diese besonders zu Verschlüssen der A. cerebri media, der vorderen, mittleren oder hinteren Mediaastgruppe oder einzelner distaler Mediaäste. Plaques an der A. vertebralis embolisieren in die A. basilaris oder in die A. cerebri posterior (Symptomatik s.S. 145). Hämodynamisch sind Gefäßstenosen nur dann wirksam, wenn sie das Lumen unter eine kritische Grenze von 85% einengen. Auf die A. carotis interna bezogen, wäre dies ein Lumen von 2 mm² oder geringer.

Die Gefäßwandveränderungen müssen sich also nicht in dem Abschnitt des Gefäßverlaufes finden, der dem Infarkt oder der Funktionsstörung entspricht. Meist sind sie erheblich weiter *proximal* lokalisiert. Die Minderdurchblutung tritt dann vor allem im Versorgungsgebiet der langen, nicht anastomosierenden Markarterien auf. Die großen Hirnoberflächenarterien haben zahlreiche Anastomosen, so daß sich bei proximalen Stenosen oder Verschlüssen Collateralen ausbilden können. Wenn aber der Perfusionsdruck in beiden durch Anastomosen verbundenen Gefäßen stark erniedrigt ist, so tritt eine Blutstase im Grenzgebiet zwischen den beiden Gefäßarealen auf, und es kommt, wenn sie andauert, zum *Grenzstrominfarkt.* Diese Situation entsteht bei Carotisstenosen nur dann, wenn zusätzlich der Circulus arteriosus in seiner Verteilerfunktion beeinträchtigt ist oder wenn multiple Stenosen basaler Hirnarterien vorliegen. Allgemein gilt die Regel: Je weiter proximal eine Gefäßverengerung, um so besser kann die Ernährungsstörung durch Kollateralversorgung kompensiert werden. Die Arteriosklerose betrifft nicht alle Gehirnarterien gleichmäßig, sie kann die extrakraniellen Gefäße, die großen Hirnoberflächenarterien oder die Arteriolen bevorzugen.

Die *Emboli,* die sich aus den erwähnten Plaques, auch rezidivierend, ablösen, sind aus Fibrin und Blutplättchen, aus kleinen Cholesterinpartikeln oder aus größeren Fragmenten von atheromatösen Plaques zusammengesetzt. Kleine Emboli lösen sich nach dem Insult rasch wieder auf, so daß sie angiographisch und pathologisch-anatomisch nicht mehr gefunden werden. Gelegentlich gelangen die Emboli auch in die A. centralis retinae, wo ihre Wanderung in die Netzhautperipherie mit der Fluoreszenzmethode beobachtet werden kann. Klinisches Korrelat dieser Ereignisse ist die rezidivierende flüchtige Erblindung, die sog. *Amaurosis fugax.* Interessanterweise findet man bei Patienten mit Amaurosis fugax mit der rCBF-Methode (s.S. 52) auch fokale ischämische Bezirke in anderen, klinisch stummen Hirnregionen. Das bedeutet, daß die Emboli in weite Gefäßterritorien streuen.

Druckabfall distal von kritischen Stenosen. Distal von Stenosen im Ausmaß von 85% und mehr ist der Blutdruck lokal vermindert. Dabei

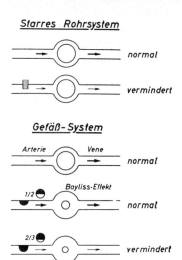

Abb. 56. Kompensation einer proximalen Stenose an den zum Hirn blutführenden Arterien durch den Bayliss-Effekt und Dekompensation bei stärkerer Behinderung des Zustroms. In einem starren Rohrsystem führt eine Stenose im zuführenden Rohr zu einer Verminderung des Durchflusses. Im Hirngefäßsystem kann eine mittelgradige Stenose durch Erniedrigung des peripheren Gefäßwiderstandes ausgeglichen werden, eine stärkere Stenose führt aber zur Verminderung der Durchblutung. (Aus GOTTSTEIN)

sinkt die *Sauerstoffversorgung* des abhängigen Gehirngewebes bis auf eine *kritische Grenze,* wobei zunächst noch keine klinischen Symptome manifest werden. *Sinkt jetzt der Blutdruck* akut unter der Wirkung irgendeiner Kreislaufbelastung ab oder läßt die Förderleistung des Herzens nach, kann sich die Arterie nicht mehr kompensatorisch erweitern. Die ohnehin gegenüber der Norm verminderte Durchblutung einer Gefäßprovinz sinkt unter die kritische Größe, und es kommt zur *akuten Mangeldurchblutung* (Ischämie). Die Folge ist eine ungenügende Sauerstoffversorgung des Gewebes, die noch dadurch verstärkt wird, daß Metaboliten nicht ausreichend abtransportiert werden (verminderter Spüleffekt) (Abb. 56).

Die *Gelegenheiten,* bei denen dieser Mechanismus zu einem ischämischen Insult führen kann, sind vielfältig: Versammlung des Blutes im Bauchraum nach starken Mahlzeiten, Abfall des Blutdrucks und Verlangsamung der Herzfrequenz während des Nachtschlafes, Herzinfarkt und Abfall des Minutenvolumens bei Herzinsuffizienz. *Andere Ursachen* sind: plötzliche Blutverluste, aber auch Wasserverluste bei schwerem

Durchfall, O_2-Mangel in der Höhe, bei Emphysem oder Pneumonie, Anämie (allerdings erst mit Werten unter 12–10 g-% Hb, d.h. etwa unter 7,0 mmol/l). *Gleichzeitige Anämie und Oligämie,* wie sie bei Blutverlusten eintritt, wirkt sich besonders ungünstig aus, da hierbei die Spülfunktion des Blutes ebenfalls herabgesetzt wird.

Aus diesen Zusammenhängen ergibt sich, daß der Hirnkreislauf einen gewissen Erfordernis-Blutdruck braucht, dessen Höhe individuell ist und vom Zustand der Gefäße abhängt. Plötzliches oder auch langsames, aber zu starkes Senken des Blutdrucks kann, besonders beim Hypertoniker, bei dem die untere Schwelle der Autoregulation erhöht ist (s.S. 128) einen ischämischen Insult auslösen. Damit sind auch die Grenzen für eine Senkung des Blutdrucks aus internistischer Indikation (Herz, Niere) gegeben.

Intra- und extracerebrale Anzapfmechanismen. Infolge von Stenosen und – seltener – Gefäßverschlüssen kommt es zu Veränderungen in der normalen Strömungsrichtung und damit in der physiologischen O_2- und Substratversorgung, die unter dem Namen Anzapfmechanismus (engl. Steal) bekannt sind. Der sog. Subclavian Steal (s.S. 146) hat die größte Publizität erlangt, obwohl er zahlenmäßig eine ganz geringe Rolle spielt. Viel häufiger kommt es vor, daß infolge einer bilateralen Carotisstenose über den Circulus arteriosus der Basilariskreislauf zugunsten der Hemisphären angezapft wird, so daß Symptome der Basilarisinsuffizienz entstehen. Seltener ist der Fall, daß eine Basilarisstenose durch Anzapfen des Carotiskreislaufs, Hemisphärensymptome auslöst.

Nicht immer führt eine Umverteilung der Blutversorgung zum „Steal" in dem Sinne, daß im Versorgungsgebiet der angezapften Arterie Ausfallssymptome auftreten. Über die A. communicans anterior kann bei komplettem einseitigem Carotisverschluß die andere Carotis beide Hemisphären ausreichend mit Blut versorgen. Bei Mediaastverschlüssen läßt sich angiographisch darstellen, daß der distal vom Verschluß gelegene Gewebsabschnitt über Kollateralgefäße retrograd versorgt wird. Über den sog. Robin-Hood-Effekt s. rechte Spalte.

Pathophysiologie

Sinkt die Hirndurchblutung in einem umschriebenen Gefäßterritorium unter 50% des normalen Wertes, treten *neurologische Symptome* auf.

Dies bedeutet aber noch nicht, daß ein Infarkt vorliegt. Bei beginnender Mangeldurchblutung wird zunächst nur der *Funktionsstoffwechsel* beeinträchtigt, während der *Strukturstoffwechsel* intakt bleiben kann. Es treten also nicht notwendig morphologische Veränderungen ein. Zu diesen kommt es erst, wenn die Durchblutung weiter, *auf 15% des Normalen,* vermindert ist. Die *pathologisch-anatomischen* Veränderungen bestehen in anämischen Infarkten, die durch sekundäre Blutung hämorrhagisch werden können.

Nach umschriebener Ischämie des Gehirns mit Verminderung der Energieversorgung stellt sich in dem Ischämiebezirk eine Lactazidose ein, die gefäßerweiternd wirkt. Die Durchblutung im ischämischen Bezirk ist also zunächst gesteigert und nicht vermindert. Die Substratausnutzung, d.h. die Sauerstoff- und Glukoseentnahme aus dem Blut ist jedoch vermindert, weil das ischämisch geschädigte Gewebe pathologisch verändert ist. Aus diesem Grunde spricht man von einer *Luxusperfusion:* gesteigerte Durchblutung bei verminderter Substratausnutzung. Es hat deshalb keinen Sinn, nach einem ischämischen Insult gefäßerweiternde Mittel zu geben: selbst wenn sie wirkten, könnten sie die erweiterten Gefäße im ischämischen Bezirk nicht noch mehr erweitern.

In einer zweiten Phase kommt es zum Stadium der *Vasoparalyse.* Dabei besteht ein Verlust der Autoregulation. Die Durchblutung des ischämischen Bezirkes folgt passiv dem Perfusionsdruck. Senkung des Perfusionsdrucks kann die neurologischen Symptome verstärken. Würden sich, z.B. durch CO_2-Anreicherung, die Gefäße im gesunden Gehirn erweitern, würden sie dem Ischämiegebiet Blut entziehen; es entstünde ein intracerebrales Anzapfsyndrom, bei dem das gesunde Gewebe dem kranken das Blut „stiehlt". Aber auch die entgegengesetzte Maßnahme ist nicht nützlich: Wenn man den Patienten hyperventilieren läßt, so daß der Partialdruck des CO_2 absinkt, kommt es zu einer Vasokonstriktion im gesunden Gehirn. Dadurch wird Blut in den ischämischen Bezirk gedrückt. Dies ist der sog. *Robin-Hood-Effekt:* den Reichen wird genommen, und den Armen wird gegeben. Dieser Robin-Hood-Effekt hat aber auch Nachteile, weil die Randgebiete des Ischämiebezirks durch die vermehrte Durchblutung eine Druckschädigung erleiden können, zumal die Ausnutzung des Blutes nicht verbessert wird. Ein letztes pathologisches Phänomen im betroffenen Areal ist das „no reflow-Phänomen": Durch die Beeinträchtigung des lokalen Stoffwechsels schwelln die Zellen an, welche die Kapillaren umgeben. Der Gefäßwiderstand nimmt zu, und die Durchblutung nimmt weiter ab.

Der *weite Bereich* zwischen einer Störung des Funktions- und des Strukturstoffwechsels hat für die *Therapie* große Bedeutung: *Solange noch keine morphologischen Veränderungen vorliegen, ist eine Restitution möglich.* Es gibt vorläufig keine klinische oder bioelektrische Methode, die in den ersten Stunden nach einem Schlaganfall erkennen läßt, welcher Grad der cerebralen Stoffwechselstörung vorliegt. Selbst wenn das EEG nur eine isoelektrische Linie zeigt, ist noch Erholung möglich.

Für die *Rückbildung* der ischämischen Funktionsstörungen spielt die Eröffnung von *Kollateralkreisläufen* eine große Rolle. Die Gefäße der Hirnoberfläche und der Hirnrinde sind keine Endarterien, sondern durch Gefäßnetze miteinander verbunden. Die wichtigsten kollateralen Versorgungswege sind:

a) von der Gegenseite über die A. communicans anterior,

b) vom vertebro-basilären Stromgebiet über die A. communicans posterior,

c) von anderen cerebralen Arterien über Heubnersche leptomeningeale Anastomosen,

d) von der Externa über die Aa. facialis oder temporalis superficialis und periorbitale Ophthalmicaäste (hier umgekehrte Strömungsrichtung!) zum Carotissiphon (Nachweis mit Doppler-Sonographie s.S. 50),

e) von der Externa über Muskeläste der A. occipitalis externa zur A. vertebralis.

Das Einspringen dieser Kollateralen hängt von vielen Faktoren ab: Sie treten leichter bei langsamer Entwicklung eines Gefäßverschlusses in Aktion als beim plötzlichen Verschluß. Oft liegen Anomalien des Circulus arteriosus Willisii vor, so daß eine notwendige Kollaterale hypoplastisch oder nicht angelegt ist, sie kann schließlich auch ebenfalls durch Arteriosklerose stenotisch geworden sein.

Durch Kompensationsmechanismen engt sich das minderdurchblutete Gebiet des Gehirns von der Peripherie her ein. Die Erholungszeit hängt vom Grad und von der Dauer der Mangeldurchblutung ab.

Klinik

1. Die Symptome werden meist im mittleren oder höheren Lebensalter manifest. Die um-schriebene cerebrale Mangeldurchblutung tritt bei der Hälfte der Patienten, die später einen bleibenden Schlaganfall erleiden werden, zunächst als **intermittierende cerebrale Ischämie** (transitorische ischämische Attacke) auf. Neurologisch kommt es dabei ohne Bewußtseinsverlust zu akuten Herdsymptomen, die sich in Minuten oder Stunden wieder völlig zurückbilden. Das Ereignis kann sich häufig wiederholen. Die Symptomatik dieser wiederholten Ischämien ist bei arterio-arteriellen Embolien oder den seltenen hämodynamisch entstandenen Ischämien jeweils gleichartig. Dies ist ein *differentialdiagnostisches Kriterium* gegenüber Embolien aus dem Herzen, bei denen die rezidivierenden Insulte in wechselnden Gefäßgebieten auftreten.

In diesem Stadium findet man bei der Untersuchung in mehr als der Hälfte der Fälle Risikofaktoren, wie arterielle Hypertonie, oft auch coronare Durchblutungsstörungen, Herzrhythmusstörungen, Herzinsuffizienz, subklinischen oder manifesten Diabetes, Erhöhung der Lipide im Serum und Übergewicht. Ein besonders hohes Risiko besteht bei Frauen unter 40 Jahren, die stark rauchen und orale Kontraceptiva einnehmen.

Unsere *unbehandelten* Schlaganfallpatienten mit frischem Insult hatten durchweg einen erhöhten Hämatokrit, eine erhöhte Erythrocytenaggregabilität und eine verminderte Erythrocytendeformabilität. Im weiteren Verlauf kam es zu einer Verminderung der Plasmafluidität durch Zunahme der Fibrinogenkonzentration und damit zu einer weiteren Verschlechterung der rheologischen Bedingungen. Besonders hoch ist die Korrelation zwischen Atheromatose der Coronarien, der Carotiden und der Hirngefäße. Gelegentlich kann man über den großen Halsgefäßen, d.h. in Höhe der Carotisgabel und des proximalen Abschnitts der A. subclavia ein lautes schabendes oder metallisches *Strömungsgeräusch* nachweisen, das nicht vom Herzen fortgeleitet ist.

Durch Dopplersonographie kann man eine der folgenden Veränderungen feststellen: turbulente Strömung infolge von Rauhigkeiten an der Wand der extrakraniellen Gefäße, Stenosen verschiedener Grade, Zeichen der Widerstandserhöhung im intrakraniellen Kreislauf, aber auch einen kompletten Verschluß einer A. carotis im extrakraniellen Abschnitt.

Sofern ein Carotisverschluß nicht bis distal vom Abgang der A. ophthalmica nach kranial reicht, läßt sich die auf Seite 50 und 51 beschriebene Umkehr der Strömungsrichtung in der A. supratrochlearis nachweisen, durch welche über Externagefäße Blut in das ipsilaterale Versorgungsgebiet der A. cerebri media transportiert wird.

Da extrakranielle Carotisverschlüsse gewöhnlich symptomlos bleiben, muß man in solchen Fällen annehmen, daß noch ein Restfluß vorhanden war, der vom distalen Ende der verschließenden Thrombose einen Embolus in die Peripherie des Gehirns gespült hat (sog. Occlusio supra occlusionem). Dieser Ablauf ist durch Angiographie von der kontralateralen Seite mit Füllung des ipsilateralen Mediagebietes über die A. communicans anterior angiographisch nachgewiesen worden.

Ist der Befund bei der Dopplersonographie der extrakraniellen Gefäße normal, so wird eine Angiographie dann ausgeführt, wenn man den Verdacht auf eine subtotale intrakranielle Stenose hat, welche die Indikation zu einer Antikoagulantienbehandlung geben würde oder wenn man eine Gefäßmißbildung vermutet. Besteht der Verdacht auf eine extracranielle Stenose von nennenswertem Ausmaß, so ist die angiographische Darstellung der Hirngefäße angezeigt. Im *Angiogramm* erkennt man in vielen Fällen extracranielle und/oder intracranielle Arterienstenosen. *Man unterschätzt auf dem angiographischen Bild die Rauhigkeit der Stenosen, die sie als Quelle von Hirnembolien gefährlich macht.*

In diesem Stadium ist durch Kombination internistischer und gegebenenfalls chirurgischer Behandlung (s.S. 141) eine erfolgreiche Prävention des bleibenden Schlaganfalls möglich und dringend notwendig, denn 35% der Patienten mit intermittierender cerebraler Ischämie erleiden nach einem ersten flüchtigen Insult einen vollendeten Schlaganfall in den nächsten 4 Jahren, die meisten im ersten Jahr. Ein wichtiges Vorpostensymptom des vollendeten Schlaganfalls ist die *Amaurosis fugax* (s.S. 143). Die Amaurosis fugax ist eine zwingende Indikation zur dopplersonographischen Untersuchung.

2. Die rasch vorübergehenden Funktionsstörungen können Prodrome eines schweren ischämischen Insultes mit Hirninfarkt sein. Dieser tritt in zwei Formen auf. Der **fortschreitende Schlaganfall** entwickelt sich über mehrere Stunden bis Tage und hinterläßt gewöhnlich schwere neurologische Ausfälle, wenn er überhaupt überlebt wird. Ursache ist eine autochthone oder embolisch entstandene Thrombose eines intrakraniellen Gefäßes, die sich noch weiter

ausdehnt und bei welcher durch ein Ödem die Zirkulation in dem betroffenem Gebiet weiter gedrosselt wird. Der **vollendete Schlaganfall** kann das Endstadium des fortschreitenden Schlaganfalls sein, er tritt aber auch akut, selbst ohne charakteristische Vorboten auf. 30% der Patienten werden akut bewußtlos. Die gängige Auffassung, es sei möglich, zwischen Massenblutung und Erweichung nach dem Bewußtseinszustand, der Plötzlichkeit des Auftretens und der Gelegenheit des Insultes zuverlässig zu unterscheiden, trifft nicht zu. Intracraniell gelegene, hochgradige Carotisstenosen und -verschlüsse können mit Hilfe der Dopplersonographie nachgewiesen und in ihrer Lokalisation oberhalb oder unterhalb des Abgangs der A. ophthalmica bestimmt werden (s.S. 50).

Spezielle Symptomatik. Aus anatomischen Gründen (A. cerebri media) ist das häufigste neurologische Symptom mit 70% die spastische *Hemiplegie*. Reine motorische Hemiplegie ohne Tonuserhöhung (s.S. 75) kommt nur in 3% der Patienten mit Schlaganfall vor. Nur in 10% ist eine *Déviation conjuguée* der Bulbi zu beobachten. *Anfälle* sind bei Encephalomalacie seltener als bei Hirnblutungen und Embolien.

Eine EKG-Untersuchung sollte bei keinem Insult unterlassen werden. Stellt man dabei fest, daß eine akute cerebrale Durchblutungsstörung *gleichzeitig* mit einem Herzinfarkt aufgetreten ist, liegt ein hämodynamisch bedingter Insult vor. Embolien gehen von der infarzierten Herzwand erst am 4.–5. Tage aus.

Der *Liquor* ist meist normal. Gelegentlich enthält er eine geringe Zell- und Eiweißvermehrung (bis 30 Zellen und 0,7 g/l EW). Das EEG zeigt einen Herdbefund, oft auch eine Allgemeinveränderung.

Im *Cranialen Computertomogramm* stellt sich der Hirninfarkt als eine Zone verminderter Dichte dar, die einem gefäßabhängigen Hirnareal oder mehreren solchen Arealen entspricht. Die Kenntnis der Gefäßareale in Projektion auf die Schichten des Computertomogramms erlaubt die Differenzierung zwischen vasculären und anders verursachten Läsionen. Die frühesten Veränderungen stellt man nach 12–24 Stunden fest. Bei ausgedehnten Insulten, z.B. beim Mediaverschluß, können Zeichen der intracraniellen Raumforderung hinzutreten. Während sich anfangs die hypodense Zone als unscharf begrenzt und inhomogen darstellt, kommt es in den nächsten Tagen zu einer deutlichen Demar-

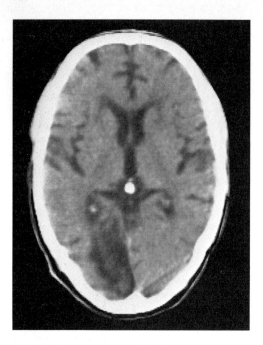

Abb. 57. Computertomographie eines hypodensen Infarktareals im Versorgungsgebiet der A. cerebri posterior links

kierung mit stark erniedrigter Dichte. Im Laufe der 2. bis 3. Woche kann das Insultareal nahezu hirnisodens werden, so daß Irrtümer über die Größe des Infarktareals möglich sind oder der Insult gar übersehen wird. In dieser Phase kann das Infarktareal aber durch intravenöse Verabreichung von Kontrastmittel sichtbar gemacht werden. Sonst ist Kontrastmittel bei Insulten nicht indiziert. Nach etwa 3 Monaten ist die Resorption des infarzierten Gewebes soweit abgeschlossen, daß der definitive liquordichte Defekt sichtbar wird.

CCT-Lokalisation: Gefäßverschlüsse der großen Hirnoberflächenarterien führen zu mehr oder weniger großen keilförmigen Infarkten, abhängig davon, wieweit peripher der Verschluß liegt und wie gut der Collateralkreislauf funktioniert. Beim proximalen Verschluß der A. cerebri media ergibt sich eine kreissegmentähnliche Läsion, an deren Spitze innere Kapsel und Stammganglien liegen. Besteht eine Teilocclusion im Abgangsgebiet der Aa. lenticulostriatae, so kommt es zur ausgedehnten Nekrose von Teilen der inneren Kapsel und des Putamen ohne Ne-

krose des Hirnmantels. Liegt der Verschluß distal dieser Gefäßabgänge, so hängt das Ausmaß der Läsion entscheidend von der Collateralfunktion ab. Im günstigsten Falle entsteht ein stumpfnaher Infarkt mit Inselrindennekrose (Abb. 57).

Grenzzoneninfarkte, verursacht durch proximal hämodynamisch wirksame Gefäßstenosen, finden sich frontal parasagittal zwischen dem Gebiet der A. cerebri anterior und media oder parietal als keilförmige Läsion im Grenzgebiet der drei Hauptarterien.

Durch hämodynamisch wirksame Läsionen verursachte Endstrominfarkte betreffen das Marklager. Selten sieht man eine Totalerweichung des Marklagers bei erhaltenem Hirnmantel. Kleinere, meist in Gruppen auftretende hypodense Läsionen sind sehr viel häufiger.

Lacunäre Infarkte treten als Folge des thrombotischen Verschlusses einzelner Radiär- oder Markarterien auf. Sie sind nie größer als 15 mm (im Putamen) und werden am häufigsten in Stammganglien und innerer Kapsel, seltener im Hirnstamm oder Marklager angetroffen. Im Marklager sind sie oft nur schwer von Endstrominfarkten zu unterscheiden, wenn ein Gefäßbefund (Dopplersonographie, Angiographie) nicht vorliegt.

Therapie zusammenfassend s.S. 138.

Verlauf. Beim progredienten oder vollendeten Schlaganfall stirbt ein Teil der Patienten bis zur 3. Woche. Bei den übrigen Kranken erstreckt sich die Rückbildung über Wochen und Monate. Für körperliche Symptome, die nach 6 Monaten noch bestehen, ist die Aussicht auf Besserung nur gering. Aphasien können sich allerdings auch im Laufe des ganzen ersten Jahres nach dem Insult noch weiter zurückbilden. Da das Grundleiden fortbesteht, sind Rezidive nicht selten.

Anhang: Cardial bedingte Hirnembolien

Ursachen. In 80–90% der Fälle geht die Thromboembolie vom *linken Herzen* aus. Die häufigste Ursache ist die *Mitralstenose,* bei der sich Thromben oft, aber nicht nur, beim Vorhofflimmern aus dem linken Herzohr lösen. Bei Mitralinsuffizienz ist die Gefahr nur halb so groß. An zweiter Stelle steht der *Myokardinfarkt.* An der geschädigten Herzwand bilden sich Thromben, von denen 4–5 Tage nach dem Infarkt Emboli abreißen können. Gefährdet sind herzkranke Patienten auch beim Übergang von der absoluten Arrhythmie zum Sinusrhythmus. Weitere cardiale Ursachen sind: ulceröse Endocarditis, Endocarditis lenta, selten rheumatische Endocarditis und angeborene Vitien. Bei Myocarditis treten Embolien selten auf. Auch in der Spätphase eines Herzinfarktes sind sie selten, wahrscheinlich weil dann Rhythmusstörungen seltener werden. *Gekreuzte Embolien* aus dem großen Kreislauf durch ein offenes Foramen ovale sind wegen der intracardialen Druckverhältnisse nicht häufig.

Lokalisation. Aus hämodynamischen Gründen werden die meisten Emboli in die *A. cerebri media* gespült. Die A. cerebri anterior ist nur in 2% der Fälle betroffen. Embolien in die A. basilaris oder A. cerebri posterior entstammen in aller Regel arteriosklerotischen Veränderungen in der A. vertebralis. Durch den Embolus wird ein arterielles Gefäß akut vollständig verschlossen. Akute Carotisverschlüsse entstehen besonders häufig embolisch. *Pathologisch-anatomisch* kommt es zu keilförmigen ischämischen Infarkten, deren Ränder, aber auch Innenbezirke durch sekundäre Blutaustritte hämorrhagisch werden können.

Betrifft die Embolie einen jüngeren Menschen, ist das cerebrale Gefäßsystem im ganzen meist intakt. Dies begünstigt die Ausbildung eines *Kollateralkreislaufes,* durch den das infarzierte Gebiet wieder verkleinert wird.

Symptomatik. Die *klinischen Symptome* setzen ohne Vorboten schlagartig, in 50% der Fälle mit einer initialen *Bewußtlosigkeit* ein. Bei anderen Kranken beherrscht ein *Schockzustand* das Bild: Blässe, Schweißausbruch, Blutdruckabfall, kleiner, rascher Puls, unregelmäßige Atmung. Auch *epileptische Anfälle* werden als erstes Symptom der Hirnembolie beobachtet. Neurologisch treten akut die *Herdsymptome* auf, die der verschlossenen Arterie entsprechen (s.S. 143). Der *Liquor* ist meist klar. Reicht der Infarkt an die liquorführenden Räume heran, kann der Liquor eine leichte Blutbeimengung enthalten. Im *EEG* findet sich ein umschriebener Herdbefund. Für die *Diagnose* ist der Nachweis eines Krankheitszustandes am Herzen entscheidend. Lebensalter und Gelegenheit des Insultes sind weit weniger verläßliche Kriterien.

Verlauf. Beim Verschluß einer der großen Hirnarterien können die Kranken im initialen Koma sterben. Sonst entsprechen die Heilungsaussichten denen bei anderen Insulten.

b) Hypertonische Massenblutung

Ätiologie, Pathogenese und pathologisch-anatomische Befunde

Bei länger bestehender arterieller Hypertonie kommt es besonders an den Arteriolen und Präcapillaren des Gehirns zu einer typischen Gefäßwandveränderung, die nicht in atheromatösen Plaques, sondern in einer *Hyalinose* besteht. Von einer Endothelverquellung ausgehend, ergreift sie alle Wandschichten der Arteriolen. Dadurch wird deren Elastizität vermindert, und es bilden sich umschriebene Erweiterungen und *(Mikro-)Aneurysmen* aus. An diesen Stellen kann es zunächst zu Blutungen in die Gefäßwand, danach zur Ruptur des Gefäßes und damit zur *Rhexisblutung* kommen. Neben der Gefäßwandschädigung spielt hierfür die mechanische Läsion des umgebenden Hirngewebes durch das starre Gefäßknie unter der Einwirkung der erhöhten Blutdruckwelle eine Rolle (sog. *Kriblüren*). Damit fehlt der normale Gegendruck des Gewebes an einer Stelle starker hämodynamischer Belastung.

Die *Ursache* der Hyalinose der Arterienwände ist in 70% der Fälle eine *essentielle Hypertonie.* Renaler Hochdruck spielt eine bemerkenswert geringe Rolle. Bei diesem kommt es eher zur Encephalomalacie. Auch andere Hochdruckformen (Phäochromocytom, Aortenisthmusstenose) und Gefäßkrankheiten kommen seltener in Betracht.

Die hypertonische Gefäßwandschädigung ist zu 80% an den Arterien des Großhirns und hier wieder an Stellen größter mechanischer Beanspruchung *lokalisiert*. Dies erklärt, warum vor allem die *strio-lenticulären Arterien* betroffen sind, die in fast rechtwinkliger Biegung aus der A. cerebri media abgehen (s. Abb. 59). Rindennahe Bezirke werden seltener betroffen. Andere Prädilektionsstellen sind die Arterien der Brücke und des Kleinhirns.

Die *Blutungen* können umschrieben und nur von Erbsgröße sein (Kugelblutungen). Klinisch bedeutsamer sind *massive Hämorrhagien* aus der A. lenticulostriata *(Arterie des Schlaganfalls)* in die Stammganglien und die innere und äußere

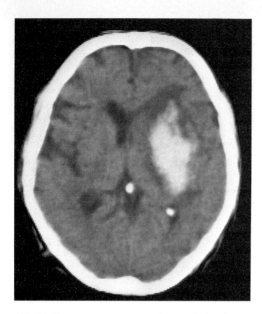

Abb. 58. Computertomogramm einer typischen hypertonen Stammganglienmassenblutung rechts

Kapsel. Die Blutung kann sich in das umgebende Gehirngewebe bis zu Faustgröße ausbreiten (Abb. 58). Um die Hämorrhagie entwickelt sich rasch ein perifokales *Hirnödem.* Im späteren Verlauf wird die Blutung resorbiert, und es bildet sich eine Cyste. In anderen Fällen bricht die Blutung in die Seitenventrikel ein, so daß eine blutige *Ventrikeltamponade* entsteht.

Neben dieser hypertonischen Massenblutung kommen als *andere Ursachen* Blutungen aus Aneurysmen und Angiomen (10%), Blutkrankheiten mit Gerinnungsstörungen (etwa 10%), Metastasen eines malignen Melanoms oder hypernephroiden Nierencarcinoms und mykotische Aneurysmen (Gefäßwandzerstörungen durch infizierte Mikroembolien in die Vasa vasorum, u.a. bei Endocarditis) in Betracht.

Klinik

Die Massenblutung ist eine *häufige Komplikation* der arteriellen Hypertonie. Frauen sind ebenso häufig betroffen wie Männer. Das Erkrankungsalter liegt zwischen 40 und 65 Jahren mit einem Plateau zwischen 50–60 Jahren. Der länger bestehende Hochdruck macht es verständlich, daß anamnestisch fast immer *Prodromalerscheinungen* einer gestörten Hirndurchblutung zu erfahren sind, unter anderem Kopf-

schmerzen und Schwindel beim Hochblicken. Der Schwindel wird so erklärt, daß Abklemmung der Carotiden oder Abknickung der Vertebrales die Blutzufuhr zum Gehirn vermindert.

Symptomatik. Der *Insult* setzt akut ein. Eine Bindung an besondere körperliche Anstrengung oder Tageszeit besteht nicht. *Alle* Formen der Insulte, auch die ischämischen, sind am Tage häufiger als in der Nacht. Die neurologischen Symptome zeigen sich schon nach wenigen Sekunden. Da sich die Blutung oft noch weiter ausbreitet und sich ein Ödem entwickelt, können sie in den ersten Stunden noch zunehmen. *Anfälle* im Initialstadium sind mit 25% seltener als bei Embolie.

In $^2/_3$ der Fälle besteht eine *Hemiplegie.* Diese ist anfangs noch schlaff, und auch die Eigenreflexe können in den ersten Stunden abgeschwächt sein. Die Bauchhautreflexe sind aber auf der gelähmten Seite abgeschwächt, und meist sind pathologische Reflexe schon frühzeitig positiv.

Die Hälfte der Kranken hat eine *Déviation conjuguée* der Bulbi, wobei in der Regel der Herd angeblickt wird, nur selten sind die Augen zur Seite der Lähmung gewendet. Als Hirndrucksymptom wird eine ipsilaterale innere, gelegentlich auch äußere Oculomotoriusparese aufgefaßt: der Nerv wird bei Herniation des mediobasalen Temporallappens gegen die Clivuskante gepreßt.

Fast immer tritt eine *Bewußtseinsstörung,* oft Bewußtlosigkeit ein. Die Patienten liegen dann meist mit gerötetem Gesicht und schnarchender Atmung da. Selbst dann kann aber die Lokaldiagnose nach der Deviation der Bulbi gestellt werden. Auch beim bewußtlosen Kranken ist die Hemiplegie daran zu erkennen, daß die Ausatmungsluft wegen der zentralen Facialisparese aus dem erschlafften Mundwinkel herausgeblasen wird und die gelähmten Gliedmaßen wegen der muskulären Hypotonie breiter, wie ausgeflossen daliegen (,,breites Bein") und nach passivem Anheben schlaffer auf die Unterlage zurückfallen. Das gelähmte Bein liegt nach außen rotiert. Auf Schmerzreize sind die Abwehrbewegungen einseitig vermindert.

Bei *Kleinhirnblutungen* entwickelt sich die Bewußtseinstrübung erst innerhalb von 24 Std. Die Hauptsymptome sind zunächst: cerebellare Ataxie, horizontale Blickparese ,,ocular bobbing", periphere Facialisparese, enge, aber reagierende Pupillen, d.h. frühzeitig sind Drucksymptome des Hirnstamms vorhanden. *Primäre Hirnstammblutungen* führen sofort zum Koma und zur Tetraplegie sowie zum Zeichen des „ocular bobbing" (s.S. 68).

Der *Liquor* enthält meist eine Blutbeimengung, das EEG zeigt einen Herdbefund bei stärkerer Allgemeinveränderung. Im *Carotisangiogramm* findet man die Zeichen der raumfordernden Läsion um einen gefäßfreien Bezirk. Die Befunde im EEG und Echoencephalogramm verschlechtern sich in den ersten Tagen weiter. Der sicherste diagnostische Nachweis einer Massenblutung gelingt mit der *Cranialen Computertomographie,* da sich extravasales Blut als homogene Zone erhöhter Dichte darstellt. Man kann den Ort, die räumliche Ausdehnung und die raumfordernde Wirkung der Blutung erkennen. Durch Verlaufsbeobachtung mit der Computertomographie weiß man, daß eine Ventrikelblutung keineswegs immer zum Tode führt. Auch Blutungen im Hirnstamm und Kleinhirn werden jetzt häufiger und mit günstigerem Verlauf als bisher angenommen beobachtet.

Für die **Diagnose** sind die Veränderungen am *Augenhintergrund* von großer Bedeutung. Meist findet sich ein *Fundus hypertonicus* mit engen Arterien von unregelmäßigem Kaliber, Gunnschen Phänomenen, Blutungen und Degenerationsherden. Die Papillen können bis zu *drei Dioptrien prominent* sein, was bei der Differentialdiagnose gegenüber einem apoplektischen Gliom zu beachten ist. Oft ist nach den Laborwerten ein pathologischer *Nierenbefund* zu erheben.

Differentialdiagnostisch ist bei Hirnblutungen, wie auch bei Subarachnoidealblutungen an Melanom- und andere Metastasen zu denken (14% aller Metastasen), im Gegensatz zu 0,8% Hirnblutungen bei Gliomen.

Der *Blutdruck* kann nach dem Insult abfallen und später bei Hirndruck reflektorisch wieder ansteigen, um die O$_2$-Versorgung des Gehirns zu verbessern *(Cushing-Reflex).* Daß vor der Blutung ein Hochdruck vorgelegen hatte, ist an der Linkshypertrophie oder -insuffizienz des Herzens zu erkennen. Blutdruckabfall wirkt sich ungünstig aus, weil er die cerebrale Zirkulation weiter verschlechtert und die lokalen und allgemeinen Symptome verstärkt.

Ein massiver *Ventrikeleinbruch* mit „Tamponade" der inneren Liquorräume ist zunächst an *Streckkrämpfen* zu erkennen. Die Bulbi divergieren oder führen horizontale *Pendelbewegungen* aus, die *Pupillen* sind zunächst eng, später weit und lichtstarr. Die Eigenreflexe können erloschen sein, dabei sind oft *doppelseitig pathologische Reflexe* auszulösen. Der Puls wird bradykard, die Temperatur steigt an. Im *Liquor* findet sich eine massive Blutbeimengung, oft reines Blut. Bemerkenswerterweise besteht meist keine Nackensteifigkeit. Viele Kranke kommen innerhalb von 24–36 Std zum Tode. Ähnlich ist die Symptomatik bei akuten Blutungen in die Brücke. Seit die Computertomographie Hirn-(und Ventrikel-)Blutungen zuverlässig erfaßt, weiß man, daß es kleinere Bluteinbrüche in die Seitenventrikel gibt, bei denen Symptomatik und Verlauf die eines unkomplizierten Hemisphäreninsultes sind. Selbst Kleinhirn- und Hirnstammblutungen können, wenn auch mit Ausfallssymptomen, überlebt werden.

Therapie zusammenfassend s.S. 138.

Verlauf. Massenblutungen haben eine *Letalität* von 80%. Wird der Insult überlebt, zieht sich die Besserung über Monate hin und bleibt immer unvollständig. Nur etwa 10% der Kranken werden wieder ganz oder teilweise arbeitsfähig.

Anhang: Hypertensive Krisen

Bei über 120 mm Hg diastolisch erhöhtem Blutdruck (maligne Hypertonie, akute Glomerulonephritis, Eklampsie) können krisenhafte Störungen der Gehirnfunktion auftreten, deren wichtigste Zeichen epileptische Anfälle und cerebrale Herdsymptome sind. Subakut treten heftigste Kopfschmerzen und Erbrechen auf, gefolgt von generalisierten Krämpfen und Bewußtseinsstörung. Typische Herdsymptome sind: corticale Blindheit, Hemianopsie, Hemiplegie, Aphasie. Der Augenhintergrund zeigt das Bild der sog. angiospastischen Retinopathie, gelegentlich auch Papillenödem. Im EEG besteht eine diffuse Verlangsamung der Aktivität. Wenn man punktiert, steht der Liquor unter hohem Druck, er ist aber klar und in seiner Zusammensetzung nicht grob verändert.

Pathophysiologisch liegt ein Durchbruch durch die Autoregulation vor: Zunächst erfolgt Vasokonstriktion als Antwort auf die Blutdruckerhöhung, dann kommt es zu druckpassiver Erweiterung v.a. der Arteriolen („break through-phenomenon") mit verstärkter Durchlässigkeit der Basalmembran der Gefäßwände und konsekutivem Hirnödem mit perivaskulä-

Tabelle 8. Anhaltspunkte für die Differentialdiagnose des „Schlaganfalles" (ohne Computertomographie)

	Hypertonische Massen-blutung	Ischämischer Insult	Große, vom Herzen aus-gehende Embolie
Vorgeschichte und internisti-scher Status	fast immer schwere arterielle Hypertonie, Risikofaktoren (s. Text) + +, keine gleichartigen Ereig-nisse vorangegangen	Risikofaktoren + häufig intermittierende cerebrale Ischämie im selben Gefäßgebiet, evtl. Amaurosis fugax	frühere Embolien, Herzvitium (meist Mitralstenose), Endo-karditis, Rhythmus-störungen, Herz-infarkt vor 3–5 Tagen
Alter	über 60 Jahre	meist über 50 Jahre	auch im jüngeren Erwach-senenalter
Beginn	akut	oft schubweise, auch protrahiert	akut
Bewußtseins-störung	häufig schwer, oft Koma	seltener, leichter, mit Latenz einsetzend	seltener, gelegentlich Verwirrtheit
Anfälle	selten epileptische Anfälle, auch Streck-krämpfe (s. Text)	selten	fokale und generali-sierte epileptische Anfälle nicht selten
Hirndruck	häufig, schwer, rasch zunehmend	selten, wenig	kaum
Auskultations-befund	uncharakteristisch	oft Strömungsgeräusche über den Halsarterien	Herzgeräusche
Fundus	hypertonisch, auch Stauungspapille	arteriosklerotisch, diabetisch, oft o.B.	uncharakteristisch
EEG-Befund[a]	HB: + AV: + +	HB: + AV: (+)	HB: + AV: (+)
Hirnszintigramm	Aktivitätsanreicherung sofort	Aktivitätsanreicherung vorübergehend zwischen dem 4. und 28. Tag	
Liquor	meist blutig → xantho-chrom	meist klar (evtl. mikroskopisch verändert)	
Verlauf	meist tödlich, oft Ventrikeleinbruch, sonst schwere Rest-symptome	oft rückbildungsfähig, geringe primäre Letalität	uncharakteristisch

[a] HB = Herdbefund, AV = Allgemeinveränderung

ren kleinen Blutungen. Das Hirnödem drosselt sekundär die Hirndurchblutung und verschlech-tert die Ernährung des Hirngewebes weiter.

Differentialdiagnose. Subarachnoidalblutung mit sekundärer Blutdrucksteigerung (s.S. 199) sowie Einklemmung des Hirnstamms bei Tumor der hinteren Schädelgrube (s.S. 159).

Therapie. Sofort Anlegen eines venösen Zu-gangs, dann entweder Reserpin in hohen Dosen + 20–50 mg Furosemid (Lasix) i.v. oder, besser, 300 mg Diazoxid (Hypertonalum) rasch i.v. + Lasix i.v. In jedem Fall soll zur Sedierung Diaze-pam (Valium) gegeben werden. Der Blutdruck wird im Abstand von 5 min gemessen, weil er bei dieser Therapie bis zum Kollaps abfallen kann.

Tabelle 8 gibt zusammenfassend grobe An-haltspunkte für die Differentialdiagnose der ver-schiedenen Formen des „Schlaganfalls".

c) Diagnostische Maßnahmen und Therapie der Gefäßinsulte

Die meisten akuten Schlaganfälle werden in der Praxis noch zu leicht genommen. Innerhalb von

12 Stunden müssen alle wichtigen Untersuchungen vorgenommen werden: Urin- und Blutuntersuchung, vor allem Bestimmung des Hämatokrit, EKG, möglichst mit Dauerüberwachung, CT-Untersuchung, die nach 2 bis 3 Tagen wiederholt werden muß: 98% aller Patienten mit Hirninfarkten haben pathologische CT-Befunde. Dopplersonographie. In Abhängigkeit davon: cerebrale Angiographie bei Verdacht auf subtotale Stenose. Die Angiographie soll bei Unsicherheiten in der Diagnose, bei Verschlechterung des klinischen Zustandes und dann angewendet werden, wenn die Möglichkeit eines gefäßchirurgischen Eingriffes besteht.

Die medikamentöse Therapie des frischen Insultes verlangt folgende Maßnahmen:

1. Digitalisierung bei älteren Patienten und bei solchen mit Verdacht auf Herzinsuffizienz.

2. Ein Hämatokrit über 40 gibt die Indikation für die *isovolämische Hämodilution*. Diese führt zu einer Steigerung des Herz-Minutenvolumens und damit zu einer Steigerung der mittleren Blutstromgeschwindigkeit, wodurch die Bildung von Erythrozytenaggregaten erschwert und die Auflösung bereits gebildeter Aggregate ermöglicht wird. Die pathophysiologischen Überlegungen sind:

Die Personen, die die bekannten Risikofaktoren für Arteriosklerose haben, vor allen Dingen Rauchen, Hyperlipidämie, Diabetes mellitus und essentielle Hypertonie haben zusätzlich rheologische Veränderungen im strömenden Blut, die dessen Fließfähigkeit beeinträchtigen. Die wichtigsten rheologischen Faktoren sind: Erhöhung des Hämatokrit, Erhöhung der Fibrinogenkonzentration und beschleunigte Blutsenkung als Folge erhöhter Aggregation der Erythrocyten.

Ausführung: An einem Arm wird eine Rheomacrodexinfusion angelegt, und man infundiert 250 ml rasch als Volumenvorschuß. Während die restlichen 250 ml infundiert werden (ebenfalls im Schuß), werden am anderen Arm 500 ml Blut in einen Blutbeutel entnommen. Es folgt die langsame Zentrifugierung der abgenommenen 500 ml Vollblut zur Gewinnung plättchenreichen Plasmas. Das autologe plättchenreiche Plasma wird anschließend reinfundiert.

Die Reinfusion des autologen und plättchenreichen Plasmas ist zur Vermeidung eines reaktiven Fibrinogen-Plättchenanstieges erforderlich.

Als Komplikationen sind die seltene Allergie gegen Dextrane zu erwähnen (Vorspritzen von Promit s. unten), ferner Ausscheidungsstörung für Dextrane bei Niereninsuffizienz und Nichtbeachtung der Grundsätze der Isovolämie.

Erstrebt werden soll ein Hämatokrit von 0,30.

3. Alternativ: Intravenöse Infusion niedermolekularer Dextrane z.B. von täglich 2×250 ml Rheomacrodex 10%ig, bei Hypertonie kochsalzfreies Rheomacrodex, das mit Glucose blutisoton gemacht ist (bei Diabetikern Insulin notwendig!) für etwa 10 Tage. Die niedermolekularen Dextrane führen zu einer Hämodilution und verbessern nicht nur die globale Hirndurchblutung, sondern auch die Durchblutung in akut ischämischen Bezirken. Sie vermindern das Fibrinogen und vermindern die Erythrocytenaggregation. Rheomacrodex erhöht das spezifische Gewicht des Urins, so daß man aus diesem Wert während der Behandlung keine Schlüsse aus dem Flüssigkeitshaushalt ziehen kann. Es führt auch zur Beschleunigung der BSG. Rheomacrodex ist bei der *hypertonischen Massenblutung* nicht indiziert, auch nicht bei manifester Herzinsuffizienz. Da, in allerdings extrem seltenen Fällen, niedermolekulare Dextrane anaphylaktische Reaktionen auslösen können, sollte der ersten Infusion eine intravenöse Injektion des Monomers Promit vorangehen, welches Antikörper bindet, ohne selbst anaphylaktische Reaktionen auszulösen.

Die Hämodilutionstherapie hat den großen Vorzug, daß sie nicht zu einer Vasodilatation führt, also kann es auch nicht zu Anzapfmechanismen kommen. Die Nachteile der Rheomacrodexinfusionen sind: Mehrere Stunden dauernde Immobilisierung des Patienten, so daß Krankengymnastik nicht frühzeitig genug einsetzen kann und Reboundeffekt durch Besetzung der Erythrocytenmembranen mit Dextranmolekülen, so daß die Erythrocytenfluidität abnimmt.

4. Zur Verminderung der Thrombocytenaggregation Acetylsalicylsäure, z.B. als Aspisol 2×1 g i.v. die, später oral als Asasantin, 2×1 Tablette sowie zur Erhöhung der Fluidität der Erythrocyten Pentoxyfillin (Trental 400 4×1 am Tag). Azetylsalizylsäure soll bei Frauen vor dem Klimakterium nicht wirksam sein.

5. Elektrolytkontrolle, gegebenenfalls Substitution.

6. Flüssigkeitszufuhr unter Kontrolle des Hämatokritwertes, Gesamtmenge nicht unter 2 000 ml pro die, gegebenenfalls parenterale Ernährung mit Aminomel LX und hochprozentiger Glucoselösung unter Kontrolle der entsprechenden Laborwerte.

7. Überwachung von Atmung (gegebenenfalls Intubation), Puls und Blutdruck.

8. Falls erforderlich, Blutdruckstabilisierung auf Werte zwischen 140 und 150 mm Hg systolisch. Nur langsame Senkung des Blutdrucks bei Hypertonikern, bei denen (s.S. 128) die untere Schwelle der Autoregulation erhöht ist. *Konsequente Blutdrucksenkung verbessert die Langzeitprognose bei Hypertoniepatienten.*

Die sog. *gefäßerweiternden Pharmaka* haben auf die intracerebralen Zirkulationsstörungen keinen günstigen Einfluß. Schon in der Körperperipherie erweitern sich arteriosklerotisch verengte Gefäße nach diesen Mitteln nicht, weil die Kollateralen durch den Reiz der Ischämie bereits maximal erweitert sind. Die intracerebralen Gefäße erweitern sich, wie oben erläutert, im gesunden Zustand nicht auf Theophyllin- oder Nicotinsäurepräparate. Nach dem Insult besteht in dem betroffenen Gebiet eine Vasoparalyse, so daß eine Gefäßerweiterung, selbst wenn sie möglich wäre, nicht indiziert ist. Erweiterung der gesunden Gefäße in der Körperperipherie senkt den Systemblutdruck und verschlechtert dadurch die Hirndurchblutung (s. Abb. 56). Es ist möglich, daß diese Mittel die Durchströmung in *extracerebralen Gefäßen* verbessern und dadurch zur kollateralen Versorgung von Infarktbezirken etwas beitragen, dies dürfte jedoch nur in den ersten 3 Tagen möglich sein, solange die Autoregulation im Infarktbezirk funktionsunfähig ist. Auch die Wirkung von Pharmaka, welche die Utilisation von Nährstoffen verbessern sollen, ist nicht erwiesen.

Sympathicusblockade hat keine Wirkung, da die Hirngefäße nicht der vegetativen Regulation unterliegen.

Anticoagulantien zur prophylaktischen Langzeitbehandlung nach intermittierendem Insult (transitorische ischämische Attacke) können meines Erachtens nicht generell empfohlen werden. Ihr Nutzen wird in einigen Publikationen berichtet, die aber erhebliche methodische Mängel haben (Fehlen randomisierter Kontrollgruppen, Fehlen statistischer Signifikanz). Zudem ist das Risiko einer intracerebralen oder spinalen Blutung groß: Man beobachtet epidurale, ein- und doppelseitige subdurale Hämatome, umschriebene Hämorrhagien ins Parenchym von Großhirn, Kleinhirn und Rückenmark, Purpura cerebri und Subarachnoidalblutungen. Diese Komplikationen treten auch bei jüngeren Menschen und nicht nur bei Thromboplastinzeitwerten unter 20% auf. Die Prognose der

Blutungskomplikationen ist schlecht. Ein weiteres Risiko ist der Reboundeffekt mit Thromboseneigung nach Absetzen der Anticoagulantienbehandlung. Zur Zeit wird eine Prophylaxe mit Acetylsalicylsäure und Dipyridamol forte (Asasantin) empfohlen, ferner Pentoxyfillin (3–4mal Trental 400), um die Verformbarkeit der Erythrocyten zu verbessern (Erhöhung der Fluidität).

Dagegen gibt es Situationen, in denen Heparin (Vollheparinisierung mit 4×5000 IE in jeweils 6 Std) und eine nachfolgende Cumarinbehandlung heute indiziert ist. An erster Stelle steht die subtotale Stenose der A. basilaris, die bei fortschreitenden oder sich nicht rückbildenden Hirnstammsymptomen vasculärer Genese durch Vertebralisangiographie nachgewiesen wird. Hier ist der zu erwartende Spontanverlauf so ungünstig, daß man das Risiko einer Blutungskomplikation in Kauf nehmen wird. Das gleiche gilt für subtotale Stenosen im intrakraniellen Abschnitt der A. carotis interna, besonders am Siphon. Hier kann man durch wiederholte cerebrale Computertomographie feststellen, ob bereits ein Substanzdefekt vorliegt (dann stark erhöhtes Risiko für Heparinbehandlung) oder ob eine Blutungskomplikation beginnt (dann sofort absetzen). Anticoagulantien werden auch gegeben, wenn cerebrale Embolien von Herzvitien ausgegangen sind. Systemisch gegebene fibrinolytische Therapie mit Streptokinase oder Urokinase hat ein großes Blutungsrisiko. Lokale Lyse von akut entstandenen Thromben durch selektive intraarterielle Katheterisierung wird an erfahrenen Zentren bei einer begrenzten Zahl von Patienten in Zukunft wahrscheinlich möglich sein.

Die Langzeitbehandlung nach cerebralem Gefäßinsult besteht in der Verordnung von Acetylsalicylsäure und Dipyridamol zur Verminderung der Thrombocytenaggregation sowie von Pentoxyfillin (Trental 400) zur Verbesserung der Erythrocytenfluidität. Es ist zu hoffen, daß in nächster Zeit Methoden zur Messung der verschiedenen Faktoren, die die Fluidität bestimmen, allgemein verfügbar sind, so daß die Dauer der Pentoxyfillinbehandlung danach angesetzt werden kann. Acetylsalicylsäure gibt man gewöhnlich 1 Jahr lang.

Chirurgische Maßnahmen sind bei frischem Insult nur in folgenden Fällen indiziert: Massenblutungen, mit Ausnahme von Stammganglien- und Hirnstammblutungen sollen entleert werden, wenn es der Allgemeinzustand des Patienten erlaubt und die Lokalisation angiographisch bzw. im CCT gesichert ist. Das Risiko ist zwar sehr hoch (bis zu 50% Letalität), sollte aber bei der sehr schlechten Spontanprognose eingegangen werden. Das gilt besonders für Kleinhirnblutungen, die neurochirurgische Notfälle sind. Die früher angegebene Regel, akute extracerebrale Carotisverschlüsse seien in den ersten 6 Stunden operabel, ist heute überholt. Findet man bei einem Schlaganfall einen Carotisverschluß, so ist damit die Pathogenese des Schlaganfalls keineswegs geklärt. Etwa 50% aller Carotisverschlüsse werden symptomlos toleriert. In etwa 25% der Fälle findet man bei meist schweren klinischen Ausfällen computertomographisch und angiographisch einen intrakraniellen Gefäßverschluß. Man muß dann die bereits vorn erwähnte Occlusio supra occlusionem annehmen. In einem Teil dieser Fälle konnten minimale Restlumina durch spezielle angiographische Technik nachgewiesen werden. Der hohe Anteil an *intra*kraniellen Verschlüssen erklärt die geringe Erfolgsquote auch bei frühzeitiger Desobliteration am *extra*kraniellen Carotisabschnitt. In etwa 25% der Fälle findet man bei meist geringeren klinischen Ausfällen hämodynamisch verursachte Endstrominfarkte des Marklagers im Computertomogramm. Hier kann eine Desobliteration nützlich sein. Bei gravierenden klinischen Initialsymptomen soll man deshalb auch innerhalb der 6-Stunden-Grenze auf Notfalloperationen verzichten.

Die Domäne der chirurgischen Behandlung ist die *Prävention* des vollendeten Schlaganfalls durch *rekonstruktive Eingriffe* an den extracerebralen Zubringerarterien. Etwa 30% aller Insulte beruhen auf extracerebralen Stenosen. Intracerebrale Stenosen sind im allgemeinen einer Operation nicht zugänglich. Nur an einigen Zentren werden in solchen Fällen Anastomosen zwischen der A. temporalis superficialis (aus der Carotis externa) und intracraniellen Mediaästen hergestellt. Jeder Gefäßoperation muß die Vier-Gefäß-Angiographie vorangehen, die Kontrastdarstellung der 4 großen Zubringerarterien in ihrem extra- und intrakraniellen Verlauf sowie ihres Abganges aus der Aorta bzw. A. subclavia. Operiert werden deutliche Stenosen, zumal wenn sie eine rauhe Oberfläche haben und so als Ausgangspunkt von Embolien in die Hirngefäße in Betracht kommen. Man operiert bevorzugt Carotisstenosen. Am Abgang der Vertebralis werden Stenosen nur selten operiert. Wichtige

Ausnahme: Subclaviaanzapfsyndrom mit klinischen Symptomen (s.S. 146). Bilaterale Operationen werden nur im Abstand von 3 bis 4 Wochen vorgenommen. Eine dringende Indikation zur operativen Behandlung ist die Amaurosis fugax (s.S. 143), die in 90% der Fälle von extrakraniellen Carotisstenosen mit rauher Oberfläche ausgeht. Fast 20% dieser Patienten werden durch ein Rezidiv blind. Fast alle bekommen im Laufe eines Jahres einen ischämischen Hemisphäreninsult. Die Carotisstenose wird durch Dopplersonographie und Angiographie nachgewiesen.

Kontraindikationen sind: schwere, allgemeine arteriosklerotische Verschlußkrankheit, schwere Coronarinsuffizienz, Alter über 70 Jahre, Häufung von Risikofaktoren, sowie schließlich eine gleichzeitig bestehende größere intrakranielle Stenose, weil deren Gegenwart das Risiko eines Hirninfarkts unter der Operation stark erhöht.

Für die *Indikation zu gefäßchirurgischen rekonstruktiven Eingriffen* teilt man die cerebrovasculäre Insuffizienz in Stadien ein, die wieder in Untergruppen unterteilt werden sollten und die in Tabelle 9 mit klinischen Befunden, Gefäßbefunden, CT-Befunden und Therapie beschrieben sind.

Operationsverfahren.

a) In erster Linie wird die *Desobliteration* ausgeführt, die Entfernung des arteriosklerotischen Plaques. Während des Eingriffs wird der Blutstrom über einen intraluminären Shunt aufrechterhalten. Die Ischämiezeit beträgt wenig mehr als eine Minute. Die Operationsstelle wird autoplastisch mit einem Venenflicken abgedeckt. Das Venenmaterial hält dem arteriellen Blutdruck stand. Umleitungsverfahren mit Hilfe von Kunststoffarterien werden weniger häufig verwendet. Die Letalität der Eingriffe liegt bei 1–3%. Bei Patienten, die nach reversibler Symptomatik operiert worden waren, fand sich 5 Jahre nach der Operation zu 95% noch ein offenes Gefäßlumen. Die Langzeitprognose ist insgesamt bei den operierten Patienten dieser Stadien besser als bei konservativ behandelten Vergleichsgruppen.

b) *Extra-intrakranielle Bypass-Operation.* Wenn nach einem ischämischen Insult die Angiographie eine erhebliche, sehr hoch am Hals lokalisierte oder intrakranielle Stenose der A. carotis interna zeigt, wird heute in verschiedenen Zentren operativ eine Anastomose zwischen der A. temporalis superficialis (aus der A. carotis externa) und einem Piaast der A. cerebri media

Tabelle 9. Stadieneinteilung der Schlaganfälle mit wichtigsten Befunden (Doppler, Angiographie, CT) und Therapie

Klinischer Verlauf		Funktion bei klinischer Prüfung	Gefäße (Doppler/Angiographie)	Hirngewebe im CT	Therapie	
					operativ	konservativ
Asymptotisch	a	o.B.	Stenose < 80%	o.B.	–	+ +
	b		Stenose < 80%	Läsion +	+	+ +
	c		Stenose > 80%	Läsion ±	+ +	+
Flüchtig intermittierend	a	reversibel	Stenose < 80%	Läsion ±	+	+ +
	b	beeinträchtigt	Stenose > 80%	Läsion ±	+ +	+
	c		intrakranielle Gefäßstenose oder nicht desobliterierbarer Verschluß	Läsion ±	intra-extra-kranieller Bypass	+
Partieller Schlaganfall	a	teils reversible, geringe irreversible Beeinträchtigung	Stenose < 80%	kleine corticale Defekte	+	+
				lacunäre Infarkte	–	+ +
	b		Stenose > 80%	kleine corticale Defekte, Endstrominfarkte	+ +	+
				lacunäre Infarkte	+	+ +
	c		Stenose intrakraniell	corticale Defekte Endstrominfarkte	intra-extra-kranieller Bypass	+ + Anti-coagulantien
Progredienter Schlaganfall	a	über 24 bis 48 Std progrediente Funktionsbeeinträchtigung	Stenose < 80%	lacunäre Infarkte	–	+ +
	b		Stenose > 80%	o.B. oder ältere kleine corticale Defekte oder Endstrominfarkte	+ +	+
	c		Stenose intrakraniell	o.B. oder ältere Läsion	–	+ + Anti-coagulantien
Kompletter Schlaganfall		schwere irreversible Funktionsbeeinträchtigung	Stenose oder Verschluß intra- oder extra-kraniell	große Substanzdefekte	–	+ + Rehabilitation

hergestellt. Der Eingriff verlangt eine Craniotomie und wird mit mikrochirurgischer Technik ausgeführt. In einer internationalen Verbundstudie wird zur Zeit der Wert der Methode an größeren Zahlen von Patienten überprüft.

Neben der medikamentösen und operativen darf die *pflegerische* und *krankengymnastische Behandlung* von halbseitengelähmten Patienten nicht vernachlässigt werden. Häufige Umlagerung zur Vermeidung von Decubitus und hypostatischer Pneumonie, Atemgymnastik, frühzeitiges passives Durchbewegen aller Gelenke und aktive Bewegungsübungen sind unerläßlich. Gelähmte Patienten werden bald aufgesetzt. Gehübungen, Schreibübungen und Aphasietherapie sollen so rasch wie möglich einsetzen. Bei spastischer Lähmung ist Krankengymnastik nach der Bobathmethode von großem Wert (s.S. 426).

2. Die wichtigsten cerebralen Gefäßsyndrome

Die neurologische Symptomatik der Insulte zeigt das Gefäßterritorium an, in dem die *Ernährungsstörung* eingetreten ist (Abb. 59 und Abb. 60, 61). Verläßliche Schlüsse auf den Ort der *Durchblutungsbehinderung* (Stenose, Thrombose) sind klinisch nicht möglich, zumal Lokalisation und Ausmaß der Ernährungsstörung in starkem Maße von der kollateralen Blutversorgung des geschädigten Gebietes abhängen. Allgemein gilt, daß die Symptomatik umso schwerer und schlechter zu kompensieren ist, je weiter distal (hirnwärts) eine Gefäßläsion vorliegt. Mehr proximale Stenosen können durch Kollateralversorgung (s.S. 132) besser kompensiert werden. Selbst vollständiger Verschluß der A. carotis interna am Hals kann symptomlos bleiben, wenn die kontralaterale A. carotis die Versorgung beider Hemisphären übernimmt.

a) Arteria carotis interna

Anamnestisch: flüchtige kontralaterale Halbseitensymptome oder neuropsychologische Störungen, auch flüchtige ipsilaterale Sehstörungen („Amaurosis fugax").

Verschiedenartige neurologische und neuropsychologische Symptome der kontralateralen Hemisphäre, z.B. Halbseitenlähmung, Sensibilitätsstörungen, Hemianopsie, Aphasie, Apraxie. Wegen der guten Kollateralversorgung rufen Carotisthrombosen häufig nur Symptome hervor, die dem Versorgungsgebiet der A. cerebri media zuzuordnen sind.

b) Arteria cerebri media

Kontralaterale sensomotorische Hemiparese oder *Hemiplegie,* die im Gesicht und am Arm stärker als am Bein ausgeprägt ist. Bei großen Erweichungen *Hemianopsie. Neuropsychologische* Symptome des Schläfen- und Scheitellappens. Sind nur einzelne Äste betroffen, kann die Symptomatik ausschließlich in Aphasie oder vorwiegend sensiblen Halbseitensymptomen bestehen. Bei supracapsulärer Läsion Apraxie der linken Hand (s. A. cerebri anterior).

c) Arteria cerebri anterior
(sehr selten, in 5% der Insulte)

Hemiparese, die das Bein stärker als den Arm betrifft, Apraxie der linken Hand infolge Läsion

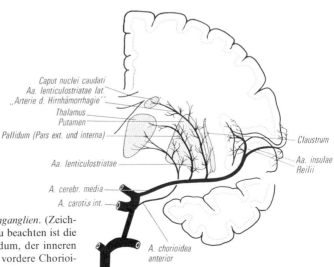

Abb. 59. *Gefäßversorgung der Stammganglien.* (Zeichnung nach ZÜLCH und KLEIHUES.) Zu beachten ist die Blutversorgung von Teilen des Pallidum, der inneren Kapsel und des Thalamus durch die vordere Chorioidalarterie

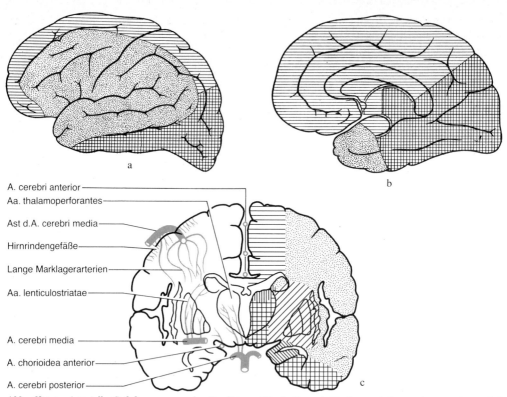

A. cerebri anterior ——
Aa. thalamoperforantes ——
Ast d.A. cerebri media ——
Hirnrindengefäße ——
Lange Marklagerarterien ——
Aa. lenticulostriatae ——
A. cerebri media ——
A. chorioidea anterior ——
A. cerebri posterior ——

Abb. 60 a–c. *Arterielle Gefäßversorgung des Großhirns.* (Nach Clara) ▦ A. cerebri anterior, ▨ A. cerebri media, ▥ A. cerebri posterior ▧ A. chorioidea anterior, ▨ Aa. lenticulostriatae, ▥ A. chorioidea posterior. **a** laterale Fläche, **b** mediale Fläche, **c** Frontalschnitt = coronare Ebene. *Rechts:* Vaskularisationsgebiete. *Links:* Verteilungsmuster spezieller Gruppen der intracerebralen Arterien. Zeichnung: Ursula Zeumer

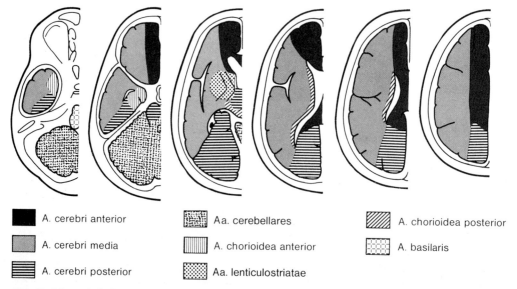

◼ A. cerebri anterior   ▦ Aa. cerebellares   ▧ A. chorioidea posterior

▦ A. cerebri media   ▥ A. chorioidea anterior   ▦ A. basilaris

▤ A. cerebri posterior   ▦ Aa. lenticulostriatae

Abb. 61. Schematische Darstellung der Gefäßareale in der axialen Schnittebene entsprechend der computertomographischen Darstellung (Aus Kazner et al.)

des Balkens oder der Commissurenfasern, corticale Blasenstörung.

d) Arteria cerebri posterior

Kontralaterale homonyme *Hemianopsie* oder obere Quadrantenanopsie, die sich wegen der schlechteren Kollateralversorgung, anders als bei Media-Insulten, meist nicht zurückbildet, bei linksseitiger Lokalisation gelegentlich mit Alexie (reine Alexie oder Alexie mit Agraphie) verbunden (s.S. 122). Da die Arterie auch einen Teil des Thalamus versorgt, kann ein kontralaterales *Thalamussyndrom* bestehen (s.S. 99). Thalamische Blutungen führen zur verticalen Blickparese, oft mit Blickdeviation nach unten bei kleinen, aber reaktiven Pupillen. Alle Patienten haben kontralaterale Sensibilitätsstörungen, viele sind bewußtseinsgestört, sie können auch bilateral das Babinskische Zeichen positiv haben. Die verticalen Blickparesen beruhen auf Befall der Kerne in der Nachbarschaft der hinteren Kommissur und der Periaquäduktregion (Nucleus interstitialis). Die miotischen, auf Licht reagierenden Pupillen (Sympathicusläsion) sind ein wichtiges Symptom. Posteriorinsulte machen etwa 10% aller Gefäßinsulte aus. Sie treten besonders bei älteren, schwer vasculär geschädigten Personen auf. Patienten mit akuten Hemianopsien müssen darauf aufmerksam gemacht werden, daß sie kein Kraftfahrzeug führen sollen.

Doppelseitige Posterior-Verschlüsse führen zu corticaler Blindheit, für die oft Anosognosie (S. 120) besteht. Die Lichtreaktion der Pupillen ist erhalten, da die Mittelhirnhaube intakt bleibt. Dagegen fehlt der optokinetische Nystagmus (S. 5) und die Blockade des α-Rhythmus bei Öffnen der Augen (S. 38).

e) Arteria basilaris

Intermittierende Basilarisinsuffizienz. Da das Krankheitsbild weniger gut bekannt ist, wird es etwas breiter beschrieben. Die Basilarisinsuffizienz macht etwa 15% aller cerebralen Gefäßinsulte aus.

Gleichgewichtsstörungen als Schwindel oder Ataxie. Sie sind lageabhängig und treten besonders beim Aufstehen, Kopfwenden, beim Rückwärtsneigen des Kopfes auf. Ganz ähnlich wie Menière-Anfälle sind sie oft von Ohrgeräuschen und Hörminderung begleitet. Vestibularisprüfung und Audiogramm zeigen jedoch nicht die für Menièresche Krankheit typischen Befunde (s.S. 237).

Sehstörungen als fluktuierende oder andauernde Gesichtsfelddefekte, vorübergehendes Trübsehen oder Amblyopie, positive oder negative Skotome. Selten optische Halluzinationen, bei denen entweder nur Formen und Farbflekken oder selbst, bei vermindertem Bewußtsein, ganze Szenen gesehen werden. Es kommt auch zu Doppelbildern und Blickparesen.

Vegetative Störungen: Blutdruckabfall, Unregelmäßigkeiten der Herzfrequenz und Atmung, Übelkeit, Brechreiz und Erbrechen.

Kopfschmerz, besonders am *Hinterkopf* mit Nackensteifigkeit. Der Patient kann den Kopf nicht zur Seite drehen und nicht nach vorne beugen. Die Symptome nehmen bei Lagewechsel zu.

Bewußtseinsstörungen: Infolge Mangeldurchblutung der Formatio reticularis des Hirnstamms kann es zu vorübergehender Verwirrtheit, zu fluktuierender Bewußtseinstrübung mit einem Gefühl der Entfremdung und selbst zum vorübergehenden akinetischen Mutismus kommen.

Motorische Störungen: Paraparese, besonders proximaler Muskelgruppen, Tetraplegie, allgemeine Akinese, Schluckstörungen, dysarthrische Sprechstörung. Bezeichnend ist eine besondere Kollapsform, die in der anglo-amerikanischen Literatur als ,,*drop attack*'' bezeichnet wird. Bei dieser sacken die Patienten plötzlich zusammen, bleiben aber oft (nicht immer) bei Bewußtsein. Die Pathogenese ist ähnlich wie bei der Narkolepsie (s.S. 243).

Cerebellare Symptome als Haltungstremor, der bereits bei der isometrischen Anspannung der Muskulatur auftritt, als dessen Steigerung zum Intentionstremor und/oder Gliedmaßen- und Gangataxie.

Nicht selten und sehr charakteristisch sind ein- oder doppelseitige *Gefühlsstörungen im Gesicht,* die häufig, entsprechend der zentralen Repräsentation der Gesichtssensibilität im Nucleus und Tractus spinalis trigemini, zwiebelschalenförmig angeordnet sind. Dabei kann der Cornealreflex vorübergehend ausfallen. Gleichzeitig bestehen oft Gefühlsstörungen in den Fingerspitzen beider Hände. Sie beruhen auf einer Durchblutungsstörung im Fasciculus cuneatus im oberen Halsmark.

Auf Basilarisinsuffizienz werden auch akut, häufig nach Kreislaufbelastung einsetzende, Stunden bis Tage dauernde *amnestische Episoden* (,,transient global amnesia'') zurückgeführt.

Die Patienten bekommen in der 2. Lebenshälfte plötzlich eine Störung der Merkfähigkeit und eine Tage bis Wochen zurückreichende retrograde Amnesie. Dabei sind sie wach, auffällig ratlos, perseverieren, können aber ihre Routinetätigkeiten wie Kochen oder Autofahren ausführen. Die amnestischen Episoden bilden sich zurück, können aber mehrmals rezidivieren. Sie hinterlassen eine Amnesie für die Dauer des krankhaften Zustandes. Da eine schwere Merkstörung eine *doppelseitige* Läsion des mediobasalen Schläfenlappens voraussetzt, nimmt man an, daß zu einer alten, klinisch stummen Läsion eine akute, reversible kontralaterale Funktionsstörung hinzutritt.

Akute, schwere Basilarisinsuffizienz. Typisch ist die *Trias:* Blickparesen bzw. andere Augensymptome oder Sehstörungen, Hirnnervenlähmungen und Paraparese der Beine oder Tetraplegie mit Betonung der Beine. Diese Verteilung der zentralen Bewegungsstörung erklärt sich dadurch, daß die corticospinalen Bahnen für die Beine innerhalb des Pyramidenbahnareals im Pedunculus latero-dorsal und im Brückenfuß latero-ventral gelegen sind. Die Fasern für die einzelnen Abschnitte des Körpers sind auf diesem Niveau noch weniger durcheinander gemischt als in den Pyramiden der Medulla oblongata und im Pyramidenseitenstrang des Rückenmarks. Die lateralen Areale des Hirnstamms werden bei Durchblutungsstörungen in den Aa. circumferentes der A. basilaris besonders leicht geschädigt. Viele Brückenfußherde führen zur Paraparese oder Tetraparese ohne nennenswerte Tonussteigerung.

Eine Wachheitsstörung fehlt bei Hirnstamminsulten selten.

Bei Thrombose der A. basilaris kommt es zur Decerebration.

Eine Sonderform der Basilarisinsuffizienz ist das *Subclavia-Anzapfsyndrom* (subclavian steal syndrome). Es kann bei stärkeren Stenosen bzw. Verschlüssen der *linken* A. subclavia proximal vom Abgang der A. vertebralis oder des *rechten* Truncus brachiocephalicus auftreten. Da die A. subclavia vom Herzen nicht mehr genügend oder gar nicht mehr mit Blut versorgt wird, kehrt sich der Blutstrom in der abhängigen A. vertebralis in einer Weise um, die in Abb. 62 erläutert ist. Diese *Strömungsumkehr* ist für die Blutversorgung des ipsilateralen Armes notwendig. Oft bleibt die „Anzapfung" des Hirnstammkreislaufs zugunsten des Armes unbemerkt. Bei

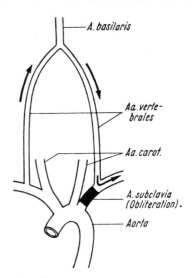

Abb. 62. *Strömungsumkehr in der A. vertebralis links bei Obliteration der linken A. subclavia.* Das Ausmaß des retrograden Blutstromes in der A. vertebralis wächst mit der Größe der Druckdifferenz zwischen den beiden Aa. subclaviae. Da diese Druckdifferenz bei Belastung der kollateral versorgten Extremität größer wird, kommt es zu einem vermehrten Anzapfen des Basilariskreislaufes. (Aus FREUND und SCHOOP)

näherer Untersuchung finden sich auch bei beschwerdefreien Patienten vielfach neurologische *Hirnstammsymptome*. Bei manchen Kranken löst die verstärkte Blutanforderung während der Muskelarbeit mit dem betroffenen Arm die Symptome der Basilarisinsuffizienz aus. Das Anzapfen des Basilariskreislaufs reicht dabei nicht immer für die O_2-Versorgung des Armes aus, so daß dieser dennoch rasch ermüdet und pulslos wird. In den meisten Fällen ist ein solcher Mechanismus aber nicht festzustellen. Der Patient kommt unter dem Bild der Basilarisinsuffizienz oder des Hirnstamminsultes zur Untersuchung, und die Diagnose wird durch Dopplersonographie und Angiographie gestellt.

Die *Diagnose* ist klinisch sehr wahrscheinlich, wenn man einseitige Pulsabschwächung und eine Blutdruckdifferenz über 25 mm Hg systolisch zu Ungunsten des betroffenen Armes findet und wenn sich diese Symptome nach Armheben oder Muskelarbeit verstärken. Nachweis durch Ultraschall-Doppler-Sonographie, s.S. 50. Im transfemoralen Katheterangiogramm läßt sich die Umkehr der Strömungsrichtung nachweisen. Die Behandlung ist chirurgisch (s.S. 141 ff.).

Früher hatte man, geleitet von Einzelbeobachtungen, die sog. **gekreuzten Hirnstammsyndrome** (s.S. 79) auf Thrombosen oder Embolien in den Endästen der A. vertebralis und basilaris zurückgeführt. Heute weiß man, daß die Thrombose oder Stenose meist weiter proximal sitzt, während es aus hämodynamischen Gründen im Endstromgebiet oder in der Grenzzone zwischen zwei Gefäßterritorien zur Mangeldurchblutung kommt, die zudem meist multilokulär und nicht auf einen Herd beschränkt ist. Wir sprechen deshalb zwar noch von *Wallenberg-Syndrom* oder vom *Weber-Syndrom,* müssen aber die Ursache der Durchblutungsstörung meist in der A. vertebralis oder basilaris suchen.

Häufiger als diese gekreuzten Syndrome sind Insulte im **Brückenfuß.** Sie führen zu charakteristischen Symptomkombinationen: reine motorische Hemiplegie, ataktische Hemiparese und einer Kombination von Dysarthrie und Ungeschicklichkeit der Hand, die Fisher als Dysarthria-clumsy-hand-syndrome beschrieben hat.

Ein Spezialfall der Basilarisinsuffizienz ist die sog. **arteriosklerotische Pseudobulbärparalyse.** Bei dieser kommt es zu *multiplen, kleinen Erweichungen* im mittleren und unteren Hirnstamm, durch welche die supranucleären Bahnen für die unteren motorischen Hirnnerven lädiert werden. Die Erweichungen sind doppelseitig. Voraussetzung ist eine fortgeschrittene Arteriosklerose. Fast immer findet sich eine erhebliche arterielle Hypertonie. Der *Verlauf* ist schubweise. Neurologisch kommt es zur dysarthrischen Sprechstörung, Heiserkeit, Zungenlähmung, Gaumensegelparese und zur *Steigerung des Masseterreflexes,* die fast pathognomonisch ist. Einzelbewegungen werden durch Massenbewegungen vom Typ der zentralen Bewegungsstörung ersetzt (s.S. 76). Im Aspekt der Kranken fallen die schlaffen Gesichtszüge auf, die Sprache ist heiser, mangelhaft artikuliert, häufig von schwachen Hustenstößen unterbrochen, die Patienten verschlucken sich häufig. Charakteristisch ist auch das Auftreten von *pathologischem Lachen und Weinen* (s.S. 125).

Bei vielen Patienten mit diesen Symptomen findet man patho-anatomisch und computertomographisch die morphologischen Kriterien der subcorticalen arteriosklerotischen Encephalopathie durch Ischämie im Versorgungsgebiet der langen, nicht anastomosierenden Markarterien.

Differentialdiagnostisch ist das bilaterale vordere **Operkularsyndrom** abzugrenzen: Patienten, die nacheinander ischämische Erweichungen in beiden vorderen Anteilen des Operculum erleiden, haben folgende Symptomatik: der Mund ist halb offen und bewegungslos. Die Patienten können weder schlucken noch kauen, sie haben eine beidseitige Facialisdiplegie, welche die Diagnostik in die falsche Richtung lenkt (Botulismus, Guillain-Barré-Polyneuritis, Myasthenie), der weiche Gaumen ist unbeweglich, der Rachenreflex kann nicht ausgelöst werden. Die Zunge ist gelähmt, schlaff, aber nicht atrophisch. Die Muskeln des Gesichtes sind hypoton, jedoch ist der Masseterreflex lebhaft auslösbar. Die Patienten können nicht essen und nicht schlucken, sie können nicht sprechen, sondern nur weiche, unartikulierte Laute ohne Intonation von sich geben. Trotz der schweren Willkürlähmung sind automatische Bewegungen möglich: die Patienten können im Schlaf die Augen schließen, können den Mund beim Gähnen öffnen und die Gesichtsmuskeln beim Lachen und Weinen innervieren, wie auch der Cornealreflex erhalten ist.

3. Sinusthrombose

Hier werden nur die Sinusthrombosen des Erwachsenenalters behandelt, die perinatalen werden im Kapitel XXI besprochen.

Sinusthrombosen werden in der Praxis und auch in der Klinik häufig verkannt, weil man sie aus mangelnder Erfahrung nicht mit in die differentialdiagnostischen Überlegungen einbezieht. Sie müssen aber rechtzeitig erkannt werden, denn nur im Frühstadium ist eine kausale Therapie möglich.

a) Blande Sinusthrombose

Sie entsteht in der großen Mehrzahl der Fälle nach dem 40. Lebensjahr. Die meisten Sinusthrombosen treten in der zweiten Hälfte der *Schwangerschaft,* bei Einnahme von Ovulationshemmern oder im Wochenbett auf. *Weitere Ursachen* sind: Entzündungen in den Nebenhöhlen und im Mittelohr, allgemeine Infektionskrankheiten, Kachexie, Schädeltraumen, Hirntumoren, Blutkrankheiten und obere Einflußstauung des Herzens. Die Thrombose kann die großen, mittelständigen Sinus (Sinus sagittalis superior oder inferior, Sinus rectus, Sinus cavernosus), halbseitige Blutleiter (Sinus transversus, Sinus

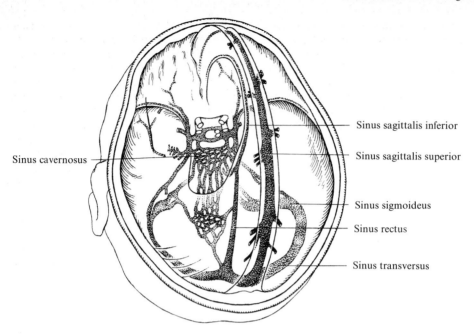

Sinus sagittalis inferior

Sinus sagittalis superior

Sinus cavernosus

Sinus sigmoideus

Sinus rectus

Sinus transversus

Abb. 63. *Sinus durae matris.* (Nach FERNER u. KAUTZKY)

sigmoideus) oder die inneren Hirnvenen verschließen.

Pathologisch-anatomische Veränderungen und klinische Symptome treten dann auf, wenn sie auf die vorgeschalteten Venen übergreifen. Die Abflußbehinderung führt in dem abhängigen Hirngebiet zunächst zum *Ödem*. Es kann sich über Anastomosen wieder zurückbilden, ohne daß eine Parenchymschädigung eintritt. In schweren Fällen kommt es zu *Stauungsblutungen* und zur *hämorrhagischen Erweichung*. Beim Befall der mittelständigen Sinus oder Übergreifen auf die andere Hemisphäre sind die venösen Durchblutungsstörungen oft doppelseitig. Über die Anatomie der Sinus unterrichtet Abb. 63.

Symptomatik und Verlauf

Die Thrombose setzt meist akut oder subakut mit lokalisierten *Kopfschmerzen,* Übelkeit und Erbrechen ein. Da die venöse Abflußbehinderung mehr die Rinde als das Mark betrifft, sind fokale oder generalisierte *Anfälle* häufig das erste Symptom. Innerhalb von Stunden bis Tagen entwickeln sich neurologische Herdsymptome. Unter diesen stehen *Lähmungen* an erster Stelle, die oft als corticale *Monoparese* beginnen und sich erst im weiteren Verlauf zur *Hemiparese*

ausweiten. In diesen Fällen sieht man im CCT meist kleine parasagittale Blutungsherde (Stauungsblutungen). Frühzeitig und häufig tritt eine Abducensparese auf. Meist kommt es zur hochgradigen *Stauungspapille,* auch Nackensteifigkeit ist nicht selten. Nach einigen Tagen kann eine Stauung in den Venen der Augen oder des Halses sichtbar werden. *Psychisch* sind Antrieb und Affektivität eingeschränkt, das Bewußtsein ist oft nur leicht getrübt.

Nur beim schweren Befall der inneren Hirnvenen kommt es rasch zur *Enthirnungsstarre*.

Das *EEG* ist, entsprechend dem allgemeinen Hirndruck, mittelgradig oder schwer allgemein verändert. Herdbefunde sind nicht immer scharf abgegrenzt und oft doppelseitig. Da die Erweichungsherde häufig in der Nähe der liquorführenden Räume liegen, ist der *Liquor* oft xanthochrom, mit leichter Eiweißvermehrung und Beimengung von Erythrocyten oder enthält schon makroskopisch Blut. Oft steigt die *Temperatur* leicht an, die *BSG* ist stark beschleunigt, und es tritt Leukocytose ein. Im cerebralen Angiogramm findet man die Hirndurchblutung allgemein erheblich verlangsamt. In der venösen Phase fällt die fehlende Darstellung eines Sinus auf. Der angiographische Nachweis gelingt allerdings nicht in allen Fällen.

Therapie. Man gibt dehydrierende und rehydrierende Infusionen, wie beim allgemeinen Hirndruck (s.S. 161). Colfarit ist nicht wirksam, weil die Plättchenagglutination in der Pathogenese venöser Thrombosen keine Rolle spielt. Im akuten Stadium ist eine Infusionstherapie mit Heparin, am besten unter CT-Kontrolle (Blutungen) am Platze, wenn es sich um eine ausgedehnte Thrombose handelt. Systemische Therapie mit Streptokinase ist wegen der großen Risiken kontraindiziert (s.S. 140).

Differentialdiagnose

1. Setzt die Symptomatik am Ende der Schwangerschaft mit Anfällen ein, wird man zunächst an *Eklampsie* denken. Dagegen sprechen neurologische Herdsymptome, normaler Blutdruck und Nierenbefund, xanthochromer Liquor.

2. Temperaturen, Senkungsbeschleunigung und Leukocytose erwecken leicht den Verdacht auf *Meningoencephalitis.* Die Unterscheidung kann klinisch sehr schwierig sein, wenn nicht Liquorbefund und Angiographie die Diagnose klären.

3. Das plötzliche Auftreten der Symptome verlangt die Abgrenzung von akuten *arteriellen Insulten.* Dagegen sprechen vor allem die schweren Allgemeinsymptome: hochgradige Stauungspapille und erhebliche Allgemeinveränderung im EEG und der progrediente Verlauf.

4. Beim *apoplektischen Gliom,* an das man bei diesen Allgemeinsymptomen denken muß, ist meist das Bewußtsein schwerer getrübt. Die Differentialdiagnose verlangt angiographische Klärung.

b) Septische Sinusthrombose

Septische Thrombosen entstehen durch Fortleitung von eitrigen Prozessen der Nebenhöhlen, Siebbeinzellen, des Gesichtes, bei Otitis und Mastoiditis. Die *Erreger* gelangen entweder über die zuleitenden kleinen Venen in die Sinus, oder die Eiterung bricht durch die Knochenwand in den benachbarten Sinus ein. Dabei entsteht auch eine umschriebene oder generalisierte *Meningitis* (s.S. 250). In den betroffenen Sinus kommt es zunächst zu einer wandständigen, später zu einer obliterierenden *Thrombose.*

Am häufigsten ist die septische Thrombose des *Sinus transversus,* der im occipitalen Ansatz des Tentorium cerebelli verläuft und sich von der Kante der Felsenbeinpyramide als Sinus sigmoideus zum Foramen jugulare und in die V.

jugularis fortsetzt. Diese Thrombosen gehen vom Mastoid und der Paukenhöhle aus.

An zweiter Stelle ist der *Sinus cavernosus* betroffen. Er nimmt die Venen der Augenhöhlen auf, die mit den Gesichtsvenen in Verbindung stehen. Nach hinten kommuniziert er mit dem Sinus petrosus superficialis und inferior, die auf dem oberen und unteren Rand des Felsenbeins verlaufen. Diese anatomischen Beziehungen (s. Abb. 63) erklären die häufige Beteiligung des Sinus cavernosus bei Eiterungen in den *Nasennebenhöhlen,* der *Orbita,* im *Gesicht* (Oberlippenfurunkel) und im Ohr.

Symptomatik. Die *allgemeinen Symptome* sind: Fieber, auch vom septischen Typ, mit Schüttelfrösten, akut entzündliche Blutbildveränderungen und starke Beschleunigung der BSG. *Lokal* kann über dem betroffenen Sinus eine schmerzhafte Schwellung und Rötung auftreten, gelegentlich ist die V. jugularis sehr druckschmerzhaft. Die *Lokalsymptome* werden vom Abflußgebiet des Sinus bestimmt: Bei Transversusthrombose treten Symptome des Schläfenlappens auf. Bei Cavernosusthrombose findet sich eine *entzündliche Schwellung* an der Stirn, über dem Nasenrücken, an den Augenlidern, Chemosis und conjunctivale Injektion. Sehr charakteristisch ist eine einseitige *Protrusio bulbi* mit Bewegungseinschränkung des Auges. Meist sind die Venen am Fundus gestaut. EEG-Befunde s. blande Sinusthrombosen. Der *Liquor* ist entzündlich verändert. Die Therapie ist antibiotisch. So rasch wie möglich soll die Indikation zum chirurgischen Eingreifen gestellt werden.

4. Cerebrale Fett- und Luftembolie

a) Fettembolie

Fettembolie tritt besonders bei Patienten auf, die Kombinationsverletzungen mit Frakturen an verschiedenen Körperstellen erlitten haben und sich im Schock befinden. Sie beruht *nicht* darauf, daß Fettpartikel aus zertrümmerten Fettzellen des Knochenmarks eingeschwemmt werden und auch nicht auf einer enzymatisch induzierten Entmischung der endogenen Plasmafette *(,,Lipase-Entgleisungstheorie").* Die Hauptursache der Fettembolie sieht man im traumatischen *Schock,* der über verschiedene Mechanismen (Ersatz des verlorenen Blutvolumens durch fettreiche Lymphe aus dem Ductus thoracicus?, Lipaseaktivierung durch Katecholamine?) zu einer Vermehrung der wasserunlöslichen Neutralfette im Blut führt. Das freie Fett entstammt also nicht dem Zellfett, sondern dem Blutfett. Am Ende des Prozesses, der in seinen Einzelheiten noch nicht bekannt ist, steht eine Verstopfung der Capillaren in Lunge, Gehirn, Niere und vielen anderen Organen durch grob disperse Fetttröpfchen. Dieser Vorgang wird durch die im Schock vorliegende Hypovolämie und die verlangsamte Mikrozirkulation stark begünstigt.

Pathologisch-anatomisch findet sich im Gehirn das Bild der *Purpura cerebri, d.h.* die Hemisphären sind von flohstichartigen Blutungen übersät. Die Blutungen sind von multiplen kleinen *Erweichungsherden* umgeben.

Symptomatik und Verlauf. Die klinischen Erscheinungen werden 4–6 Std oder auch erst 1–2 Tage nach dem Trauma manifest. Sie können sich in den ersten Tagen wiederholen, so daß die Symptomatik sich *schubweise* verstärkt. Entsprechend der Pathogenese kommt es zu psychischen, neurologischen und internistischen Symptomen.

Akute *psychische Störungen* beherrschen das Bild oft in seinem ganzen Verlauf. Meist besteht ein delirantes Syndrom mit Bewußtseinsstörung, Desorientiertheit und psychomotorischer Unruhe. Die Bewußtseinstrübung kann sich bis zum Coma vertiefen. *Neurologisch* findet man häufig bilaterale pathologische Reflexe, Herdsymptome der Großhirnhemisphären, in schweren Fällen treten Streckkrämpfe auf. Das *EEG* ist allgemeinverändert und kann multiple, unscharfe Herdbefunde enthalten. *Internistisch* äußert sich die pulmonale Fettembolie in Dyspnoe, Beklemmungsgefühl mit stechenden Brustschmerzen, in Husten, Hämoptoe und Cyanose, der renale Schock in Oligurie bis Anurie. Die Körpertemperatur ist meist erhöht, ebenso kompensatorisch die Pulsfrequenz.

Im Frühstadium kann die **Diagnose** schwierig sein. Wenn der Patient gleichzeitig ein Kopftrauma erlitten hat, ist die Differentialdiagnose zur *Contusionspsychose* oder zum traumatischen epi- oder frühen subduralen Hämatom zu stellen.

Wichtige Symptome aus *Zusatzuntersuchungen* sind: fleckige Verschattungen auf dem Thoraxröntgenbild, Zeichen der akuten Rechtsherzbelastung im EKG, am Augenhintergrund multiple kleine Blutungsherde und weißlich glänzende, um die Macula angeordnete Flecken infolge Fettembolie der Netzhautcapillaren. Im Blut, Urin und Liquor lassen sich Fetttröpfchen nachweisen. Nach einigen Tagen treten subconjunctivale Blutungen und Blutungen in der Haut und den Weichteilen der oberen Körperhälfte auf.

Therapie. An erster Stelle steht die Schockbekämpfung mit Volumenersatz und Verbesserung der Mikrozirkulation durch Infusion von niedermolekularen Dextranen (Rheomacrodex). In die Dauertropfinfusion gibt man den Esteroproteinasehemmer Trasylol (1 Mio KIE/die) und Cholinphospholipide (z.B. Lipostabil, 60 ml). Die Herzleistung wird durch Glykoside gestützt, kontrollierte Hypothermie senkt den cerebralen Stoffwechsel, der durch den schweren O_2-Mangel besonders gefährdet ist (Sauerstoffatmung!) Weitere Einzelheiten siehe Lehrbücher der Chirurgie. Die Letalität, die früher 50–80% betrug, kann durch die moderne Behandlung auf 30% gesenkt werden.

b) Luftembolie

Die cerebrale Luftembolie ist ein seltenes Ereignis. Sie wurde früher vor allem beim Anlegen eines Pneumothorax beobachtet. Heute kommt sie in erster Linie bei *Operationen* am offenen Herzen, im Thorax oder am Hals vor. Bei *Abtreibungsversuchen* dringt gelegentlich Luft auch in die Venen des Uterus ein. Häufig geschieht dies erst dann, wenn die Frau nach dem Eingriff aufsteht. Auch ohne offenes Foramen ovale gelangt Luft durch die Lunge in den Hirnkreislauf. Durch Verstopfung einer Vielzahl von kleinen Arterien kommt es zu multiplen *ischämischen Erweichungen.* Im Gegensatz zur Fettembolie bleibt die Luftembolie ein *einmaliges* Ereignis und wiederholt sich nicht in Schüben.

Symptomatik und Verlauf. Die Symptome können sich auf akuten Schwindel, Tachykardie oder einen Zustand von Verwirrtheit beschränken, der nach wenigen Minuten wieder abklingt. In schweren Fällen tritt eine *Bewußtseinstrübung* mit *Krämpfen* und bilateralen oder multiplen neurologischen *Herdsymptomen* auf. Im Gegensatz zur Fettembolie sind *Pupillenstörungen* und *Augenmuskellähmungen* häufig.

Der *Verlauf* ist nicht einheitlich. Foudroyante Luftembolien führen in Minuten unter Krämpfen zum Tode. Auch noch in den ersten Stunden können die vegetativen Regulationen versagen. Wird der erste Tag überlebt, ist die Prognose quoad vitam gut. Die Restitution ist nicht immer vollständig, nicht selten bleiben neurologische Herdsymptome und eine organische psychische Veränderung zurück. Die Heilungsaussichten stehen nicht in Beziehung zur Schwere der initialen Symptomatik.

Ein Sonderfall der Luftembolie ist die **Caisson-Krankheit.** Wenn Taucher plötzlich aus großer Tiefe an die Oberfläche geholt werden, setzt die akute Herabsetzung des Luftdrucks Stickstoff in kleinen Bläschen frei. Wie bei der Luftembolie, kommt es zur akuten Mangeldurchblutung im Versorgungsgebiet vieler Arterien. Sie äußert sich als akute Atemnot und Cyanose. Der Patient kann im Schock zu Tode kommen. Wird der Schock überlebt, treten psychomotorische Unruhe, Bewußtseinstrübung und multiple neurologische Herdsymptome auf. Besonders charakteristisch sind Rückenmarkssymptome in allen Abstufungen von der leichten Paraparese bis zur Querschnittslähmung, begleitet von Funktionsstörungen im N. cochlearis und vestibularis. Die Therapie besteht in rascher *Rekompression,* d.h. künstlicher Herstellung der Druckverhältnisse in der Tiefe und O_2-Inhalation, um die Druckgradienten der Blutgase zu verändern.

5. Akute und chronische Zirkulationsstörungen im Rückenmark

Im Gegensatz zu den Verhältnissen am Gehirn spielen arterielle – und übrigens auch venöse – Durchblutungsstörungen des Rückenmarks zahlenmäßig nur eine geringe Rolle. Dies beruht vor allem darauf, daß die intramedullären Rückenmarksgefäße auch von einer ausgedehnten Arteriosklerose des gesamten Gefäßsystems kaum betroffen werden. Die Rückenmarksdurchblutung beträgt etwa die Hälfte der cerebralen Durchblutung, das Verhältnis von cerebralen zu spinalen Infarkten beträgt 10:1.

Anatomie und Physiologie der Gefäßversorgung

Das Rückenmark wird durch ein Gefäßnetz mit Blut versorgt, dessen wichtigste Komponenten drei *längsverlaufende Arterien* sind: Aus den beiden Vertebralarterien bildet sich eine A. spinalis anterior, die im vorderen Sulcus des Rückenmarks nach caudal verläuft (s. Abb. 64). Dorsal entsprechen dieser zwei Aa. spin. post., die neben dem Eintritt der hinteren Wurzeln liegen. Sie entstammen in der Regel den Aa. cerebelli post. inf., die ihrerseits aus den Vertebrales kommen, seltener aus der Vertebralis selbst. Diese drei arteriellen Längsblutleiter sind durch eine große Zahl von zirkulär verlaufenden Arte-

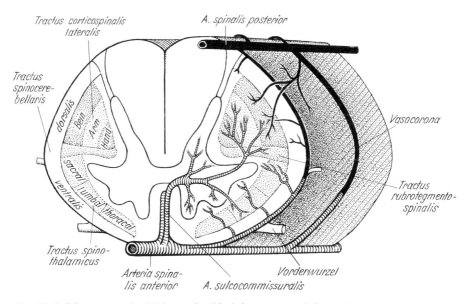

Abb. 64. *Gefäßversorgung des Rückenmarks.* (Nach SCHNEIDER und CROSBY)

rien, die sog. *Vasocorona,* miteinander verbunden. Seitlich längsverlaufende arterielle Tractus können hier vernachlässigt werden.

Die vordere und hintere Spinalarterie erhalten im Cervicalmark *Zuflüsse* aus der Vertebralis und dem Truncus costocervicalis der A. subclavia. Vom Brustmark ab entstammen die zuführenden Arterien, die das Rückenmark über die Wurzeln erreichen, aus den Aa. intercostales, lumbales und sacrales, d.h. aus der *Aorta* und *A. iliaca.*

In der Fetalzeit wird noch jedes Rückenmarkssegment von einer eigenen Arterie versorgt. Die Zahl der zuführenden Arterien vermindert sich später erheblich auf 2 oder 3 (minimale Zufuhr) bis etwa 8. Die arteriellen Zuflüsse zum Gefäßnetz des Rückenmarks sind *nicht* auf alle Segmente *gleichmäßig* verteilt. Vielmehr sind sie, entsprechend dem hohen Energieverbrauch, in der Halsmark- und Lendenmarkanschwellung (Abgang des Plexus brachialis und lumbo-sacralis), im unteren Cervicalmark, im unteren Thorakalmark (Th_{9-10}) und in L_{1-2} besonders dicht, in mittleren Hals- (C_4) und Brustmark (Th_4) dagegen sehr spärlich ausgebildet. In Höhe der mittleren Thorakalsegmente hat die A. spinalis anterior auch das geringste Lumen. Zwischen den einzelnen Zuflüssen hat das Blut in der vorderen Spinalarterie sehr wahrscheinlich teils eine cranio-caudale, teils eine caudo-craniale Stromrichtung.

Die *Blutversorgung des Rückenmarks* selbst geschieht durch radiäre Gefäße aus den Aa. spin. ant., post. und der Vasocorona. Die größte klinische Bedeutung haben die etwa 200 *Aa. sulco-commissurales,* die von der vorderen Spinalarterie aus in den ventralen Abschnitt des Rückenmarks eindringen. Im Hals- und Brustmark tritt nur jeweils eine Sulco-Commissuralarterie abwechselnd in das linke und das rechte Vorderhorn ein. Dies erklärt die Unterschiede im Niveau der Sensibilitätsstörung auf beiden Körperseiten bei Rückenmarksinfarkten. Vom Lumbalmark ab sind die zuführenden Arterien paarig.

Die A. spin. ant. versorgt über die Sulcocommissuralarterie in der grauen Substanz jeweils das Vorder- und Seitenhorn, die vordere und hintere Commissur und die Basis des Hinterhorns. In der weißen Substanz reichen ihre Verzweigungen nur in geringem Maße in Teile des Vorderseiten- und Pyramidenseitenstrangs (s. Abb. 64).

Von den hinteren Spinalarterien und der Vasocorona gehen eine große Zahl von kleinen, dünneren Arterien aus, die die weiße Substanz des Rückenmarks, besonders die Hinterstränge, und den großen Teil der Hinterhörner versorgen.

Alle diese radiären Gefäße sind funktionelle *Endarterien.* Die Vascularisation ist am schwächsten im zentralen Grau, das also im Querschnitt eine ähnliche Grenzzone ist wie das Segment Th_4 in der Längsausdehnung.

Der *venöse* Abfluß erfolgt über 2 große Längsanastomosen, von denen die dorsale stärker ausgebildet ist als die ventrale Längsvene. Das venöse Blut wird im Halsgebiet über Vv. vertebrales in die V. cava cranialis geleitet, aus den mittleren und unteren Rückenmarksabschnitten über Vv. intercostales und lumbales sowie den Plexus sacralis in die V. cava caudalis.

Die Anordnung der Blutversorgung bringt es mit sich, daß arterielle *Durchblutungsstörungen* des Rückenmarks vor allem im *Versorgungsgebiet der vorderen Spinalarterie* auftreten. Es kommt zur zentralen Rückenmarksschädigung mit ihrer typischen Symptomatik (s.S. 102). Durchblutungsstörungen, die von der Vasocorona, den hinteren Spinalarterien oder dem venösen System ausgehen, sind seltener.

Die *Physiologie der spinalen Zirkulation* ist experimentell noch wenig bearbeitet. Es bestehen gewisse Parallelen zum cerebralen Gefäßsystem: auch die spinalen Arterien unterliegen nicht einer nervösen Regulation, und Pharmaka wirken nur auf die vorgeschalteten Arterien. Der spinale Kreislauf ist passiv vom Systemblutdruck und von der Herzaktion abhängig. Die Fließeigenschaften des Blutes spielen eine große Rolle, Kohlensäure- und Sauerstoffspannung haben wahrscheinlich nur untergeordnete Bedeutung. Verstärkung der neuronalen Tätigkeit, zum Beispiel in den motorischen Vorderhornzellen für den Armplexus führt zu einer Zunahme der regionalen Durchblutung in diesem Rückenmarksabschnitt.

Spinovasculäre Insuffizienz

Akute und chronische Durchblutungsstörungen entstehen im Rückenmark unter ähnlichen Bedingungen wie im Gehirn: das *Auftreten* der vasculären Insuffizienz hängt von allgemeinen Faktoren ab, der *Ort* der gefäßabhängigen Schädigung wird von lokalen Faktoren bestimmt. Dabei spielt eine lokale Arteriosklerose der Rückenmarksarterien selbst, das heißt der intraduralen Arterien, nur eine untergeordnete Rolle.

Hierdurch unterscheiden sich die Rückenmarks-gefäße von den intracerebralen Arterien.

Unter den *allgemeinen Faktoren* sind zu nennen: Herzinsuffizienz bei Vitien oder Myokarddegeneration, speziell bei Kyphoskoliose, Aortenstenose, schwere Arteriosklerose der Aorta mit Einengung des Abgangs oder Thrombose der zum Rückenmark führenden Arterien, die hier eine ähnliche Bedeutung haben wie die großen Halsgefäße für den cerebralen Gefäßinsult. Weiter sind zu nennen: protrahierter Kollaps, Kompression der Aorta, entzündliche Gefäßkrankheiten und selten auch einmal die plötzliche Ansammlung von Blut im Bauchraum bei schweren Mahlzeiten oder hastigem Genuß größerer Mengen von kalten Getränken.

Lokale Faktoren sind vor allem: Dichte und Anordnung der zuführenden Arterien, Kompression der äußeren Rückenmarksgefäße durch extramedulläre Tumoren und Entzündungen oder bei Wirbelsäulentraumen (Frakturen, Luxationen, Kneifzangenmechanismus bei Schleudertrauma), Übergreifen von meningealen Entzündungen auf die Rückenmarksgefäße, sowie im Rückenmark selbst der hohe Sauerstoffverbrauch im zentralen Rückenmarksgrau, speziell in den Interneuronen. Selbst unter der Einwirkung dieser lokalen Faktoren kann sich die Ischämie aber auch einige Segmente vom Ort der Gefäßläsion entfernt auswirken.

Am Rückenmark werden folgende *Arten von Durchblutungsstörung* beobachtet: funktionelle akute oder intermittierende Ischämie, Myelomalacie (ischämische Erweichung), chronischer Parenchymschwund, Hämatomyelie (hämorrhagische Erweichung) und Liquefaktionsnekrose. Die Läsionen werden in verschiedener Anordnung im Querdurchmesser (zum Beispiel im Versorgungsgebiet der A. spinalis anterior) oder in der Längsausdehnung des Rückenmarkes gefunden (sog. Stiftnekrosen). Sie können sich durch Verflüssigung und Ausdehnung wie ein wachsender, raumfordernder Prozeß auswirken. Embolien in die Rückenmarksgefäße sind sehr selten.

Im *Querschnitt* des Rückenmarks kann das Versorgungsgebiet der A. spinalis anterior geschädigt werden, d.h. die ventralen zwei Drittel des Rückenmarkes. Eine andere häufige Lokalisation ist um den Zentralkanal, an der Wasserscheide zwischen den verschiedenen arteriellen, aber auch venösen Gefäßterritorien. Schließlich findet man ischämische Nekrosen im dorsalen Teil des Hinterhornes, in den Hintersträngen sowie dem dorsalen Teil des Pyramidenseitenstranges, entsprechend dem Versorgungsbereich der Aa. spinales posteriores.

a) Intermittierende spinale Ischämie
(Claudicatio intermittens spinalis)

Symptomatik und Verlauf

Die Krankheit kann mit Rückenschmerzen beginnen. Nach längerem Gehen bekommen die Patienten Spannungsgefühl, später Schwere in den Beinen, die sich bis zur akuten Paraplegie steigern kann. Sensibel treten Mißempfindungen in den Beinen und am Rumpf auf. Die Blase kann vorübergehend inkontinent werden. Alle diese Symptome bilden sich in der Ruhe, besonders im Liegen, wieder zurück.

Deshalb ist der *Untersuchungsbefund* im Intervall oft normal. Nach Belastung findet man eine zentrale Paraparese mit lebhaft gesteigerten Eigenreflexen, auch mit pathologischen Reflexen. In schweren Fällen besteht zusätzlich eine dissoziierte Gefühlsstörung für Schmerz und Temperaturempfindung. Die neurologische Symptomatik kann durch die Zeichen peripherer arterieller Durchblutungsstörungen kompliziert sein (abgeschwächte oder fehlende Fußpulse, Stenosegeräusche über den Aa. iliacae, pathologischer Ausfall des Belastungsversuches nach RATSCHOW).

Differentialdiagnose

1. Claudicatio intermittens der Beine

Auch hier treten die Symptome nach körperlicher Belastung auf und lassen in Ruhe nach. Charakteristisch sind heftige Wadenkrämpfe und nicht Spannungs- und Schweregefühl bis zur flüchtigen Lähmung. Man findet dabei auch keine spastischen Zeichen, sondern häufig schwache bis fehlende Eigenreflexe, und selbstverständlich keine sensiblen oder Blastenstörungen.

2. Claudicatio intermittens der Cauda equina (Syndrom des engen Spinalkanals)

Nach langem Stehen oder beim Gehen setzen Parästhesien (Einschlafen, Kribbeln, Brennen) und Krämpfe ein, die sich von den Füßen segmental nach proximal ausbreiten. Wenn der Patient sich nicht hinsetzt oder legt, folgt eine Schwäche, die sich ebenfalls von den Füßen über die Unterschenkel bis zu den Knien ausbreitet. Hinlegen mit Verminderung der Lendenlordose, läßt die Symptome verschwinden. Im Intervall ist der neurologische Befund normal oder man findet die motorischen und sensiblen Symptome eines leichten Caudasyndroms. Auftreten vor allem bei Männern in der zweiten Lebenshälfte. Man nimmt eine Ischämie der Caudawurzeln an, die sich bei erhöhtem Blutbedarf unter Belastung manifestiert und durch lumbale Bandscheibenprotrusionen, Spondylolisthesis oder abnorme Enge des lumbalen Spinalkanals begünstigt wird. Nachweis durch Myelographie, Therapie: operative Entlastung durch Laminektomie.

3. Multiple Sklerose

Die Flüchtigkeit der belastungsabhängigen Symptome und ihre Gleichförmigkeit sprechen entschieden gegen MS. Dissoziierte Gefühlsstörung ist bei MS selten, bei spinalen Gefäßsyndromen häufig.

b) Spinalis anterior-Syndrom

Die ischämische Durchblutungsstörung im Versorgungsgebiet der A. spinalis anterior wird gelegentlich von einer Claudicatio intermittens spinalis eingeleitet. Meist tritt sie aber akut bzw. subakut ohne Vorboten auf. Im Initialstadium verspüren die Patienten *radikuläre Schmerzen* oder Mißempfindungen auf dem segmentalen Niveau der betroffenen Arterie. Innerhalb von wenigen Stunden entwickelt sich eine *Lähmung* der Beine und des Rumpfes. Der Muskeltonus ist meist schlaff, dabei sind aber positive Pyramidenzeichen auszulösen. Nur bei Schädigung des Lendenmarkes kommt es aus anatomischen Gründen zu einer peripheren Lähmung.

Gleichzeitig bildet sich eine *dissoziierte Sensibilitätsstörung* aus, deren obere Begrenzung in der Regel auf den beiden Körperseiten um ein Segment differiert. Die übrigen sensiblen Qualitäten sind kaum oder gar nicht betroffen.

Immer besteht eine *Blasenlähmung,* oft auch Incontinentia alvi. Gelegentlich tritt Priapismus auf. In den gelähmten Körperpartien ist die Haut schlecht durchblutet, und es kommt leicht zu Decubitalgeschwüren.

Der *Liquor* ist normal oder enthält nur eine geringe Zell- und Eiweißvermehrung, sofern die Ursache nicht ein extramedullärer Rückenmarkstumor ist.

Da die Sulcocommissural-Arterien jeweils nur eine Rückenmarkshälfte (in ihrem vorderen Ab-

schnitt) versorgen, kann eine Ischämie in der vorderen Spinalarterie auch als *Brown-Séquardsches Halbseitensyndrom* (s.S. 102) auftreten.

Therapie

Ist ein Rückenmarks- oder Wirbeltumor nachzuweisen, muß sofort neurochirurgisch die Frage einer Operation entschieden werden. In den übrigen Fällen soll innerhalb der ersten Stunden eine energische konservative Therapie einsetzen. Man füllt den Kreislauf physikalisch durch eine Dauertropfinfusion auf, entschließt sich in vielen Fällen zur Digitalisierung des Herzens und infundiert Rheomacrodex (s.S. 139).

Jeder Patient mit einer Lähmung beider Beine wird auf eine Schaumgummimatratze oder ein Wasserkissen gelegt und erhält Wattepolster unter die Fersen. Die Kranken werden mehrmals am Tage, wenn möglich jede Stunde umgelagert. Zur *Thromboseprophylaxe* werden vom ersten Tag an mehrmals täglich die Beine passiv bewegt und massiert. Bei kompletter Querschnittslähmung geben wir Heparin-Dihydergot s.c.

Die **Prognose** muß in den ersten Tagen offen bleiben. Wenn sich nach 2 bis 3 Wochen noch keine Rückbildung zeigt, ist ein bleibender Defekt zu befürchten. Wird die Lähmung spastisch, kann man durch konsequente und über Monate ausgedehnte physikalische Behandlung oft noch bemerkenswerte Besserungen erreichen. Bleibt sie im zweiten Monat schlaff, ist die Prognose schlecht.

Bei allen Querschnittslähmungen ist es wichtig, daß man den Patienten stetig ermutigt und zur Mitarbeit anregt, da Komplikationen (Cystitis, Decubitus) gerade bei den Kranken eintreten, die die Hoffnung aufgeben und völlig passiv im Bett liegen.

c) Traumatische Myelomalacie

Nach Schleudertraumen, Frakturen oder Luxationen besonders der Halswirbelsäule kann akut das Syndrom der zentralen *Rückenmarksschädigung* (s.S. 102) auftreten. Die Rückenmarksläsion ist oft einige Segmente vom Ort des Wirbeltraumas entfernt. In leichten Fällen bildet sich die Symptomatik wieder zurück, in schweren entsteht ein Syndrom, das der Syringomyelie gleicht. Pathologisch-anatomische Grundlage ist eine längs ausgedehnte, zentral gelegene, stiftförmige Liquefaktionsnekrose, die nicht direkt traumatisch, sondern indirekt zirkulatorisch entstanden ist.

Die *Prognose* ist ungünstig, konservative *Therapie* kann nur symptomatisch sein (z.B. Lioresal bei Muskelspasmen), chirurgische Eröffnung der traumatischen Höhle ist nicht erfolgversprechend.

d) Hämatomyelie

Die Hämatomyelie ist weit seltener als früher angenommen wurde. Blutungen in die Rückenmarkssubstanz kommen aus Mikroaneurysmen der intraspinalen Gefäße, bei Gerinnungsstörung des Blutes und, seltener, bei Wirbelsäulentraumen zustande.

Die *Symptomatik* gleicht dem Spinalis anterior-Syndrom oder der Syringomyelie: das führende Symptom ist wieder die dissoziierte Sensibilitätsstörung infolge Schädigung des zentralen Rückenmarksgrau. Die Hämatomyelie kann aber auch zu vollständiger Querschnittslähmung führen.

Die Prognose ist ungünstig: Trotz intensiver physikalischer Behandlung bleiben meist schwere Lähmungen und Sensibilitätsstörungen zurück, und die Patienten sind dem ganzen Risiko der Querschnittslähmung ausgesetzt.

e) Progressive vasculäre Myelopathie

Die Krankheit tritt im höheren Lebensalter auf. Langsam progredient, entwickelt sich eine paraspastische Bewegungsstörung der Beine, die in schweren Fällen von einer querschnittsförmigen dissoziierten Gefühlsstörung begleitet ist. Wenn der Parenchymschwund bevorzugt das Hinterhorn betrifft, ist die Empfindungsstörung strumpfförmig angeordnet. Manchmal entsteht durch Läsion der Vorderhörner das Bild einer nucleären Atrophie (s.S. 385). *Pathologisch-anatomisch* findet man einen teilweisen Parenchymschwund ohne umschriebene Nekrose und ohne besondere Gliareaktion in den Regionen mit hohem Energiebedarf, vor allem im zentralen Rückenmarksgrau. Die Diagnose ist nur per exclusionem zu stellen und muß immer wieder überprüft werden.

Differentialdiagnostisch kommen in Frage:

1. *Funikuläre Spinalerkrankung* (s.S. 329). Hier ist eine B_{12}-Resorptionsstörung zu fordern, auch betrifft die Gefühlsstörung nicht Schmerz- und Temperaturempfindung, sondern Berührung, Vibrationsempfindung und Lagewahrnehmung.

2. *Spinales Meningeom* (s.S. 188). Meningeome müssen nicht zu einem scharf abgegrenzten Querschnittsyndrom führen. Der Liquor kann normal sein. Im Zweifel klärt eine Myelographie die Diagnose.

3. Beginnende *amyotrophische Lateralsklerose* (s.S. 390). Objektivierbare Sensibilitätsstörungen kommen bei ALS nicht vor, auch findet man schon in einem Stadium, in dem klinisch nur ein spastisches Syndrom besteht, im Elektromyogramm generalisierte Denervierungszeichen vom Typ der Vorderhornläsion.

4. Chronische „spinale" Verlaufsform der *multiplen Sklerose* (s.S. 280). Diese Diagnose kann nie mit Sicherheit gestellt werden, sondern muß immer wieder überprüft werden.

5. Intramedullärer *Rückenmarkstumor*. Die Symptomatik kann ganz ähnlich sein. Die Röntgenuntersuchung der Wirbelsäule ist meist unergiebig, Liquorveränderungen können fehlen. Im Zweifel muß die Myelographie die Differentialdiagnose klären.

6. *Chronische cervicale Myelopathie* durch Bandscheibenprotrusion. Die Abgrenzung gegenüber der vasculären Myelopathie kann manchmal nach den betroffenen Segmenten erfolgen: Im Brustmark z.B. gibt es keine Myelopathie durch Bandscheibenprotrusion, dagegen vasculäre Rückenmarksschädigung. Zur Diagnose muß eine Myelographie ausgeführt werden.

IV. Raumfordernde intracranielle Prozesse

1. Allgemeine Symptomatik

a) Frühsymptome

Kopfschmerzen, die sich beim Aufrichten, Bükken oder Pressen, d.h. also bei Schwankungen des intrakraniellen Druckes verstärken, werden von der Hälfte aller Tumorpatienten als erstes Symptom angegeben. Tumoren, die zum Hydrocephalus occlusus führen, machen am häufigsten Kopfschmerzen. Seitenbetonung der Schmerzen ist lokalisatorisch verwertbar.

Ursache der Kopfschmerzen ist eine Dehnung der Meningen, die sensibel vom *N. trigeminus* versorgt werden. Deshalb sind auch die *Austrittspunkte* dieses Nerven, oft einseitig, druckschmerzhaft.

Epileptische Anfälle sind das wichtigste Frühsymptom bei Tumoren der Großhirnhemisphären. *Jeder dritte Tumorkranke bekommt Anfälle, andererseits ist ein Hirntumor die häufigste Ursache für das erste Auftreten einer Epilepsie zwischen dem 25. und 60. Lebensjahr* (Spätepilepsie). Aber auch bei Kindern und Jugendlichen können Anfälle das erste Symptom eines Großhirntumors sein. Wie im Kapitel VII näher erläutert wird, macht die Tatsache einer erblichen Belastung mit Epilepsie die Suche nach einem Hirntumor nicht überflüssig.

In mehr als 20% der Fälle treten Anfälle 5 Jahre früher als irgendein anderes lokales oder allgemeines neurologisches Symptom des Tumors auf. Die Aussichten einer Operation wären in diesem Stadium denkbar günstig, zumal es vor allem die *gutartigen,* langsam wachsenden, d.h. die operablen Geschwülste sind, die Anfälle hervorrufen: unter den Gliomen die *Oligodendrogliome* und *Astrocytome* weit mehr als die multiformen Glioblastome, unter den extracerebralen, mesodermalen Tumoren die *Meningeome.*

Die häufigste *Lokalisation* der Tumoren, die zu Anfällen führen, ist mit 80% die Umgebung der Zentralregion, an zweiter Stelle finden wir mit 50% Geschwülste des Schläfenlappens. Es folgen Stirn- und Scheitellappen. Tumoren der Hirnbasis (5%) und infratentorielle Geschwülste (1%) treten dahinter als Ursache der Tumorepilepsie ganz zurück.

Ob die Tumorepilepsie sich in *generalisierten* oder *fokalen* Anfällen äußert, hängt von der Lokalisation ab: So wird ein Neoplasma der *Zentralregion* eher zu *fokalen,* insbesondere zu *Jackson-Anfällen,* und ein *Schläfenlappentumor* zu *psychomotorischen Anfällen* führen, während Stirnhirntumoren häufiger generalisierte Krampfanfälle auslösen, besonders in Form des Status epilepticus, der das erste neurologische Symptom sein kann. Nicht selten treten aber ausschließlich große Anfälle auf. Ein Wechsel des Anfallscharakters ist sehr auf einen Hirntumor verdächtig.

Häufig tritt eine **Veränderung im Wesen und Verhalten** der Kranken ein: Der spontane Antrieb läßt nach, die affektiven Regungen stumpfen ab, die Interessen engen sich ein, so daß die Patienten im Beruf, aber auch in den mitmenschlichen Beziehungen viele Verhaltensweisen unterlassen, die ihnen früher selbstverständlich waren. Die Persönlichkeit erscheint im ganzen vergröbert und entdifferenziert.

Die psychische Veränderung ist besonders bei den *Tumoren des Kindesalters* oft das einzige Frühsymptom. Kinder klagen nur selten über umschriebene Schmerzen, und solange die Schädelnähte noch nicht geschlossen sind, entwickeln sich Hirndrucksymptome erst relativ spät. Dagegen ist das plötzliche Einsetzen von *Verhaltensstörungen* – Teilnahmslosigkeit, Unlust am Spiel, Leistungsabfall in der Schule, Reizbarkeit und affektive Labilität – immer auf die Entwicklung eines Hirntumors verdächtig, und die neurologische Untersuchung darf neben der psychiatrisch-psychologischen nicht unterlassen werden.

Im weiteren Verlauf entwickeln sich **cerebrale Herdsymptome.** Diese sind im Kapitel II im einzelnen beschrieben, hier werden sie für die Lokaldiagnose noch einmal kurz zusammengefaßt.

Stirnhirn (Marklager und Konvexität). Die wichtigsten Symptome sind Veränderungen von *Antrieb* und *Affektivität*. Die Kranken werden *aspontan* bis zu einem solchen Grade, daß sie keine eigene Initiative mehr entwickeln und stundenlang regungslos dasitzen, nicht mehr das Bett verlassen und Speisen halbgekaut im Munde behalten. Auch die spontanen sprachlichen Äußerungen versiegen. Die Patienten sind auch nur noch ganz begrenzt zu zielgerichteten Handlungen anregbar. Ihre Antworten sind lakonisch, zu einem Gespräch sind sie nicht mehr imstande. Jede *Umstellung* ist erschwert: Wenn die Patienten sich einer Situation oder einem Objekt zugewandt haben, sind sie so daran fixiert, daß sie nur schwer wieder abgelenkt werden können.

Mit dem Verlust der eigenen Initiative tritt eine Auslieferung an die Umwelt ein, die sich in *Echosymptomen* äußert: Echolalie (Wiederholung des Gehörten), Echopraxie (Wiederholungen von Bewegungen des Gegenüber). Perseveration (Wiederholung von Handlungen und Worten) ist häufig.

Die *Stimmung* ist indifferent, die *affektiven Bewegungen* sind nivelliert. Das *Bewußtsein* kann ungestört sein.

Epileptische Anfälle. Generalisierte Krampfanfälle häufen sich leicht zum Status epilepticus. Bei Läsion der lateralen Stirnhirnkonvexität treten Adversivanfälle mit Wendung von Augen und Kopf zur Gegenseite auf, bei denen auch manchmal der kontralaterale Arm gehoben wird. Motorische Jackson-Anfälle zeigen eine Schädigung der Präzentralregion an.

Neurologische Symptome. Leichte kontralaterale Hemiparese, frontale Gangstörung (äußerst zögernde Schritte, bei denen die Füße „am Boden kleben" bleiben, Unsicherheit, die kaum oder gar nicht durch unwillkürliche gleichgewichtserhaltende Körperbewegungen ausgeglichen werden kann). Greifreflexe kommen bei jeder Lokalisation innerhalb der Hemisphären vor (s.S. 123). Bei Läsion der sprachdominanten Hemisphäre Broca-Aphasie.

Stirnhirn (orbitale Rinde). Flache Euphorie mit distanzlosem Witzeln, Verlust der Wertvorstellungen, Enthemmung des aggressiven und sexuellen Triebverhaltens. Dieses Syndrom ist jedoch sehr selten.

Neurologisch. Riechstörung eventuell Opticusatrophie.

Die beiden Stirnhirnsyndrome sind nicht so streng zu trennen, wie es nach dieser Darstellung den Anschein hat: Nicht selten findet man beim gleichen Patienten Antriebsverlust und flache Euphorie.

Balken. Tumoren, die vom Balken einseitig oder doppelseitig („Schmetterlingsgliom") ins Stirnhirn einwachsen, sind klinisch nicht von Geschwülsten des frontalen Marklagers zu unterscheiden. Die Symptomatik umschriebener Balkentumoren ist uncharakteristisch. Leitungsstörungen (s.S. 120) sind sehr selten.

Schläfenlappen. *Psychisch* sind die Patienten häufig reizbar, verstimmbar, ängstlich oder depressiv. Bei Tumoren des basalen Temporallappens kann das affektive und sexuelle Triebverhalten enthemmt werden.

Epilepsie vom Typ der psychomotorischen und generalisierten Anfälle bei fast 50%.

Neurologische Symptome. Homonyme *obere* Quadrantenanopsie oder Hemianopsie, Hemiparese. Bei Läsion der dominanten Hemisphäre: Wernicke- oder amnestische Aphasie.

Parietallappen. Psychisch keine Lokalsymptome.

Epilepsie. Sensible Jackson-Anfälle, deren Beginn den Schwerpunkt des Herdes anzeigt.

Neurologische Symptome. Sensomotorische oder vorwiegend sensible Hemiparese, Hemianopsie, *untere* Quadrantenanopsie oder hemianopische Aufmerksamkeitsschwäche, Abschwächung oder Aufhebung des optokinetischen Nystagmus zur Gegenseite. Lähmungen treten bei parietalen Tumoren sehr früh auf, daher ist die Anamnese oft nur kurz.

Neuropsychologische Störungen. Vernachlässigung („Neglect") der kontralateralen Körper- und/oder Raumhälfte, räumliche Orientierungsstörung, konstruktive Apraxie, bei Läsion der dominanten Hemisphäre zusätzlich: amnestische Aphasie, auch andere sprachabhängige Leistungsstörungen, Dyslexie, Apraxie für beide Hände.

Occipitallappen. *Epilepsie.* Anfälle mit optischer Aura.

Neurologische Symptome. Homonyme hemianoptische Gesichtsfelddefekte, oft Aufhebung des optokinetischen Nystagmus zur Gegenseite.

Neuropsychologische Störungen. Häufig Dyslexie und Störung der optisch-räumlichen Orientierung. Bei doppelseitiger Läsion schwere Störung des visuellen Erkennens, selbst corticale Blindheit mit Anosognosie.

Kleinhirn. Tumoren einer *Kleinhirnhemisphäre* machen eine ipsilaterale *Ataxie* der Extremitäten mit Muskelhypotonie, erst später Gang- und Standataxie und skandierende Sprache. Tumoren des *Kleinhirnwurms* führen frühzeitig zu Störungen des *Körpergleichgewichtes*. Größere Kleinhirntumoren werden aber Symptome aus beiden Funktionsbereichen hervorbringen. Charakteristisch ist die Neigung des Kopfes zur Herdseite („vestibular tilt"). Kleinhirntumoren machen frühzeitig Hirndruck mit Kopfschmerzen und Stauungspapille, fast immer Nystagmus. Fernsymptome durch Druck auf den Hirnstamm und/oder Liquorabflußbehinderung sind: doppelseitige pathologische Reflexe, Sensibilitätsstörungen im Trigeminusbereich, Blickparesen, optokinetische Störung.

Hirnstamm. *Psychisch.* Meist Verlangsamung und Nivellierung.
Neurologische Symptome. Frühzeitig Pupillenstörungen, Augenmuskellähmungen mit Doppelbildern, vertikale oder horizontale Blickparese, Blickrichtungsnystagmus. Meist optokinetische Störungen. Bei größerer Ausdehnung: Hirnnervenlähmungen + spastische Tetraparese + Ataxie.

Stammganglien. *Psychisch.* Antriebsmangel, affektive Nivellierung, Somnolenz.
Neurologisch. Akinetisches Parkinson-Syndrom, auch halbseitig, Gegenhalten, kontralaterale Hemiparese.

Diencephalon. Bei Gliomen, im Gegensatz zum Craniopharyngeom, meist keine endokrinen oder vegetativen Regulationsstörungen, auch kaum neurologische Symptome. Starke psychische Verlangsamung, Erlöschen der Interessen, gesteigertes Schlafbedürfnis, affektive Nivellierung.

Diese Herdsymptome können sich langsam entwickeln. Sie können aber auch plötzlich auftreten oder sich akut verschlechtern. Dies beruht meist auf einer Blutung in den Tumor („*apoplektisches Gliom"*). Die **Differentialdiagnose** gegen einen rein *vasculären Insult* ist schwierig und kann oft erst aus dem Verlauf gestellt werden. Sie richtet sich nach folgenden Zeichen:
Beim *Gefäßinsult* bessern sich die neurologischen Symptome, und die psychischen Allgemeinsymptome (Bewußtseinstrübung, Desorientiertheit) gehen zurück. Im EEG nimmt bei wiederholten Kontrollableitungen die Allgemeinveränderung ab, auch die Herdveränderung wird geringer.

Beim *Gliom* nehmen Herd- und Allgemeinsymptome klinisch und im EEG zu. Meist klärt das CCT die Diagnose.

b) Allgemeiner Hirndruck

Pathophysiologie

Beim Erwachsenen kann die starre Schädelkapsel der Volumenvermehrung durch die intrakranielle Geschwulst nicht nachgeben. Der Wachstumsdruck wirkt sich also innerhalb des ZNS aus und löst pathophysiologische Entgleisungen aus, die sich wechselseitig verstärken:

Anstieg des intrakraniellen Druckes vermindert die arteriovenöse Blutdruckdifferenz, die normalerweise rund 100 mm Hg beträgt. Nimmt der Schädelinnendruck und damit der venöse Druck über 30 mm Hg zu, so sinkt die Hirndurchblutung und damit die Sauerstoffversorgung ab. Der Cushing-Reflex (s.S. 160) kann die Durchblutung nur in engen Grenzen über einen Anstieg des arteriellen Blutdrucks verbessern.

Zusätzlich tritt eine Störung des Sauerstofftransportes in der Zelle ein, wenn der Tumor ein erst umschriebenes, dann generalisiertes Hirnödem auslöst. Es kommt zustande durch Druck, durch lokale Behinderung des Blutabflusses in Venen und Sinus, durch lokale Drosselung der Blutzufuhr infolge Dehnung und Verlagerung von arteriellen Gefäßen und fakultativ durch toxische Zerfallsprodukte aus dem neoplastischen Gewebe.

Das Hirnödem ergreift zunächst die gleichseitige Hemisphäre. Ihre Liquorcisternen, die normalerweise das Nervengewebe vor Druck gegen Dura- oder Knochenkanten schützen, werden mit Hirngewebe ausgefüllt.

Eine weitere Volumenzunahme hat dann gröbere **Massenverschiebungen** zur Folge. Diese spielen sich zunächst innerhalb der *gleichen Hemisphäre* ab. Bald ergreifen sie aber auch, unter der Falx cerebri hindurch und über die basalen Zisternen, die *gegenseitige Hemisphäre,* deren innere und äußere Liquorräume ebenfalls eingeengt werden.

Schließlich kommt es auch zu einer Massenverschiebung in *axialer Richtung,* durch welche mediale Temporallappenteile nach caudal in die

Cisterna ambiens gepreßt und zwischen Mittelhirn und Schlitz des Tentorium cerebelli einge-
klemmt werden (Uncusverquellung, temporaler
Druckconus). Auch die Medulla oblongata
kann zwischen den herabgedrückten Kleinhirntonsillen im Foramen occipitale magnum einge-
klemmt werden. Pathologisch-anatomisch findet sich hier später der typische Kleinhirndruck-
conus. Mit dieser *Einklemmung* ist durch die Gefahr einer Lähmung des retikulären Aktivierungssystems und der Regulationsstellen für Atmung und Kreislauf eine lebensbedrohliche
Komplikation eingetreten, die rasch zum Tode
führen kann. In ähnlicher Weise entsteht oft
bei Tumoren der hinteren Schädelgrube eine
Massenverschiebung nach rostral, durch die der
Kleinhirnwurm gegen das Mittelhirn gepreßt
wird. Bei allen Formen von Einklemmung wird
der Aquädukt verengt oder sogar verschlossen,
und es bildet sich ein Hydrocephalus occlusus
aus (s. Abb. 65, 66).

Die *Bezeichnung Hirndruck* ist bewußt unscharf, da wir klinisch zwischen Hirnschwellung
und Hirnödem nicht unterscheiden können und
beide Zustände sicher nebeneinander vorkommen. Pathologisch-anatomisch wird als Hirnödem eine *intracelluläre* Wasseransammlung,
besonders in der Rinde, als Hirnschwellung die
Anreicherung von Flüssigkeit in den *Intercellu-
larräumen* vor allem des Markes bezeichnet.

Ältere Patienten mit Hirnatrophie bekommen
verhältnismäßig spät Hirndruck, so daß der Tumor beim ersten Auftreten von Symptomen
schon recht groß sein kann.

Klinische Symptomatik

Patienten mit allgemeinem Hirndruck sind in
sehr eindrucksvoller Weise *psychisch verändert*.
Sie liegen aspontan im Bett und sind nur noch
begrenzt anregbar. Sie antworten nur zögernd,
langsam, oft unwillig und wenden sich mitten
in der Exploration zur Wand. Das Gesicht ist
ausdrucksleer (*„Tumorfacies"*), die Affektivität
ist nivelliert. Während der Untersuchung fassen
sie sich häufig an die Nase oder an die Genita-
lien; oft greifen sie, selbst während der Prüfung
der Reflexe, nach etwas Eßbarem auf ihrem
Nachttisch und stecken es in den Mund. Regelmäßig kann man *Greifreflexe* der Hand und des
Mundes (s.S. 123) auslösen, die zu den *frühesten*
Symptomen des Hirndrucks gehören.

Aufgegebene Handlungen führen die Patienten nur teilweise aus, dann bleiben ihre Bewegungen gleichsam „unterwegs stecken". So be-

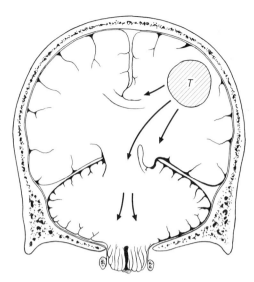

Abb. 65. *Massenverschiebungen bei Tumor der Großhirnhemisphäre.* (Nach KAUTZKY und ZÜLCH) Schief-
stand des Balkens mit Verschiebung des Gyrus cinguli
unter der Falx cerebri zur Gegenseite. Neben dem
Hirnstamm werden mediale Anteile des Temporallappens als Prolaps in die hintere Schädelgrube gepreßt
(Einklemmung des Hirnstamms im Tentoriumschlitz).
Der Hirnstamm wird nach kaudal verschoben, die
Kleinhirntonsillen werden in das Foramen occipitale
magnum gepreßt (sog. Tonsillendruckkonus)

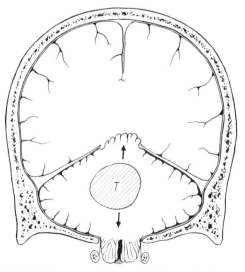

Abb. 66. *Massenverschiebungen bei Tumor der hinteren
Schädelgrube.* (Nach KAUTZKY und ZÜLCH) Ein Prolaps wird nach rostral in den Tentoriumschlitz, ein
anderer nach kaudal in das Foramen occipitale
magnum gepreßt

halten sie oft die ungekauten Speisen für Stunden im Mund. Häufig lassen sie unter sich, ohne dies zu bemerken.

Das *Bewußtseins- und Aufmerksamkeitsfeld* ist eingeengt: An Vorgängen in der Umgebung nehmen sie kaum Anteil, meist sind sie über Ort und Zeit desorientiert und antworten auf entsprechende Fragen wurstig und abweisend. In schwereren Stadien sind die Patienten schläfrig und nur mit Mühe erweckbar. Das Syndrom hat große Ähnlichkeit mit dem psychopathologischen Bild beim *Stirnhirntumor,* und es kommt vermutlich auch durch Mitschädigung des Stirnhirns zustande.

In $^2/_3$ der Fälle besteht eine *Stauungspapille.* Sie kann einseitig sein, ohne daß man daraus verläßliche lokalisatorische Schlüsse ziehen darf. Ihr Fehlen schließt eine intrakranielle Drucksteigerung keineswegs aus. Mit dem Grünfilter kann man die peripapillären Nervenfaserstreifung gut erkennen. Die akute Stauungspapille führt nicht zur andauernden Visusminderung, sondern nur zu „Obskurationen“, d.h. Sekunden dauernden Sehstörungen, die auf Schwankungen der arteriellen und venösen Durchblutung zurückgeführt werden. Visusminderung tritt erst auf, wenn die Stauungspapille durch ischämische Nervenfaserdegeneration in Atrophie übergeht. Bei Atrophie des Sehnervenkopfes kann sich wegen Schwund der Markfasern und des Gefäßsystems keine Stauungspapille mehr entwickeln. Es ist zu berücksichtigen, daß auch bei hypertonischer Arteriolosklerose eine Stauungspapille besteht, die bis zwei oder drei Dioptrien prominent und selbst asymmetrisch sein kann. Die Differentialdiagnose wird dadurch erschwert, daß Patienten mit Hochdruck und entsprechenden Fundusveränderungen einen Hirntumor mit Stauungspapille haben können. Hochgradige Stauungspapillen sind auch für *Sinusthrombosen* charakteristisch. Reichliche *Blutungen* in der Netzhaut zeigen eine rasche Zunahme der Papillenprominenz an und sprechen für Glioblastom, Metastasen oder Hydrocephalus occlusus.

Erbrechen, das anfangs nur morgens auftritt, verstärkt sich mit zunehmendem Hirndruck so, daß es bei jedem Aufrichten, aber auch schon bei Kopfbewegungen, ohne vorangehende Übelkeit ausgelöst wird. Ursache ist eine Druckwirkung auf die Vestibulariskerne in der Medulla oblongata (s.S. 2). Ein bedrohliches Zeichen der Hirnstammschädigung – auch anderer Genese – ist der Singultus.

Kopfschmerzen werden jetzt oft nicht mehr spontan, sondern wegen der erheblichen psychischen Veränderung erst auf Befragen geklagt. Die supraorbitalen und infraorbitalen *Austrittspunkte* des *Trigeminus* sind beiderseits stark druckschmerzhaft.

Durch Druck gegen die Felsenbeinkante wird der *N. abducens* oft ein- oder doppelseitig gelähmt. Diese Abducensparese kann auch fluktuierend bestehen, entsprechend einer wellenförmigen Zu- und Abnahme des Hirndrucks. Die Pupillen sind durch innere Oculomotoriuslähmung (Druck des Nerven gegen die Clivuskante (Clivuskantensyndrom) ein- oder doppelseitig erweitert (s. auch S. 58). Lokaler Hirndruck von frontal-lateral kann den Hirnstamm schräg verlagern und dadurch den gegenseitigen Hirnschenkel gegen den Rand des Tentorium cerebelli pressen. In diesen Fällen werden *pathologische Reflexe auf der Seite des Tumors* auslösbar, weil die motorischen Bahnen auf diesem Niveau noch nicht gekreuzt haben.

In fortgeschrittenen Fällen verändert sich der *Blutdruck.* Zunächst führen die Hypoxydose des Hirns und der Druck auf die Medulla zu einem *Erfordernishochdruck* (Cushing-Reflex, s.S. 158), später fällt der Blutdruck ab, was die Blutversorgung des Gehirns weiter verschlechtert.

Im *Endstadium* kommt es zu der oben beschriebenen lebensbedrohlichen *Einklemmung des Hirnstamms.* Die Patienten sind schwer bewußtseinsgetrübt oder komatös. Ihre Pupillen sind eng oder im ungünstigeren Fall weit und lichtstarr, die Bulbi divergieren oder führen langsame Pendelbewegungen aus. Die Extremitäten haben eine Decerebrationshaltung, doppelseitig sind pathologische Reflexe auslösbar. Die *Atmung* wird schnarchend, periodisch, unregelmäßig, der Blutdruck fällt weiter ab. Durch ein- oder doppelseitige Abklemmung der A. cerebri posterior kann sich ein ischämischer Infarkt des Occipitallappens einstellen (Hemianopsie, zentrale Blindheit).

Die drohende Einklemmung zeigt sich manchmal durch Mißempfindungen in beiden Armen an. Sie beruhen auf pathologischen Entladungen im Fasciculus und Nucleus cuneatus.

Zusatzuntersuchungen. Die Übersichtsaufnahme des Schädels zeigt nur bei chronischer Hirndrucksteigerung eine *Entkalkung* oder sogar völlige Destruktion der *Sattellehne* bei unveränderter Größe der Sella, die verkalkte *Glandula pinealis* kann seitwärts verlagert sein.

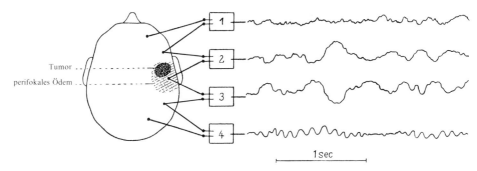

Abb. 67. *Lokalisation eines δ-Focus mit Phasenumkehr bei der Reihenableitung.* (Modifiziert nach JUNG). Die über dem Hirnödem eines temporalen Tumors entstehenden unregelmäßigen, langsamen Wellen gehen von der gemeinsamen Elektrode des zweiten und dritten Verstärkerkanals aus, so daß sie in diesen beiden Registrierungen umgekehrte Phasenrichtung zeigen

Das EEG ist bei Tumoren der Großhirnhemisphären in 95% pathologisch. Man findet, je nach dem Verlaufsstadium, einen Herdbefund und eine Allgemeinveränderung. Der typische Herdbefund ist der Deltafocus mit Phasenumkehr (s. Abb. 67). Bei Hirnstamm- und Kleinhirntumoren ist das EEG uncharakteristisch.

Hirngeschwülste sind im CCT mit einer diagnostischen Genauigkeit von 96–98% zu erfassen. Das wichtigste gemeinsame Zeichen aller Hirngeschwülste ist die computertomographisch nachweisbare Massenverschiebung. Das Tumorgewebe selbst kann gegenüber dem normalen Hirngewebe eine vermehrte, gleiche oder verminderte Dichte besitzen. Weitere diagnostische Kriterien sind das Ausmaß des begleitenden Ödems, Dichteänderung nach intravenöser Kontrastmittelgabe, sowie der Nachweis von verkalkten oder cystischen Tumoranteilen.

Das *Angiogramm* hat heute vor allem noch Bedeutung bei der Klärung der Lagebeziehung zwischen Tumor und arteriellen und venösem Gefäßsystem. Außerdem kann die Art der Gefäßversorgung oder der Nachweis pathologischer Gefäße einen artdiagnostischen Hinweis geben. Die Hirnschwellung ist an einer erheblichen Verlangsamung der Durchblutung zu erkennen, so daß sich die venöse Phase verspätet darstellt.

Sofern man sich zur *Liquoruntersuchung* entschließt, findet man bei malignen und bei basal gelegenen Tumoren eine Eiweißvermehrung.

Pneumencephalographie und Ventriculographie haben nur noch eine enge Indikation bei kleinen Tumoren des III. und IV. Ventrikels.

Therapie

Das Prinzip der Behandlung des allgemeinen oder umschriebenen Hirnödems ist Entwässerung *und* „Bewässerung": Durch intravenöse Zufuhr von osmotisch wirksamen Substanzen wird Wasser aus dem Gewebe in die Blutbahn gezogen und der Rückstrom ins Gewebe, bei gleichzeitiger Steigerung der Diurese, vermindert. Einer Wasserverarmung des Körpers mit Bluteindickung wirkt man durch Elektrolytlösungen entgegen. Furosemid (Lasix) wirkt nur dann, wenn es über 60 min in hoher Dosis, z.B. 250 mg, infundiert wird.

Man gibt alle 8–12 Std Infusionslösungen, die eine Wirkung auf Hirndurchblutung und Hirnstoffwechsel haben: Mannit (Osmofundin 20%, 500 ml), den sechswertigen Alkohol Sorbit (Tutofusin S 40) mit einem mittleren Molekulargewicht von 182 und kurzer Verweildauer im Kreislauf, sowie das bereits oben (S. 139) erwähnte *Rheomacrodex* (mittleres Molekulargewicht 36800, längere Verweildauer). Besonders günstig soll sich die Kombination von Mannit oder Sorbit mit Rheomacrodex auswirken, zumal wenn neben der Hirndrucksenkung eine anhaltende Auffüllung des Kreislaufs erwünscht ist. Die Hyperosmose des Blutes nach rascher i.v.-Infusion dieser hypertonen Lösungen führt durch Einstrom von Gewebswasser zur Plasmaexpansion mit Senkung des Hämatokrit, Abnahme der Blutviscosität und Steigerung des peripheren Gefäßwiderstandes. Es kommt zur Vermehrung des Herzzeitvolumens und damit zur Steigerung der Hirndurchblutung. Das Hirnödem wird auch direkt durch die Hyperosmose vermindert. Wenn der intrakranielle Druck gesenkt wird, nimmt die Hirn*durchblutung* zu, da das Volumen in der starren Schädelkapsel aus physikalischen Gründen gleich bleibt. Steigerung der Hirndurchblutung bedeutet nicht nur vermehrte Substratzufuhr, sondern auch Verbesserung des Spüleffektes. Die Verminderung des Hirnödems verkürzt die Diffusionsstrecken, so daß die O_2-Aufnahme des Gewebes zunimmt. Zusätzliche Gaben von *Dexamethason* verstärken den Effekt der genannten Substanzen (initial 80 mg, dann 6×8 mg i.m. in 24 Std). Bei Gefahr der *Einklemmung* 250 mg Lasix (spezial) i.v. in 60 min.

Bei ungeklärten Kopfschmerzen kann diese Therapie diagnostisch benutzt werden: Besserung nach osmotischer Behandlung stützt die Annahme eines raumfordernden Prozesses.

Neben der Entwässerung darf die ausreichende *Zufuhr von Flüssigkeit* nicht vergessen werden, die aus zwei Gründen wichtig ist: Zu starker Wasserverlust mit Exsiccose führt zum Verlust von Elektrolyten und vermindert die *Kreislaufgröße*. Damit vermindert sich auch die Hirndurchblutung, was wiederum die Hirnschwellung begünstigt. Als Maßstab für die Notwendigkeit der *Rehydrierung* dient uns in erster Linie der zentrale Venendruck, der nicht über 12 cm H_2O oder unter 3 cm H_2O liegen soll. Weniger genau ist das spezifische Gewicht des Urins; es soll nicht über 1022 steigen. Andererseits darf es nicht durch zu große Flüssigkeitszufuhr unter 1010 sinken. Insgesamt führt man rund 2 500 ml Flüssigkeit zu. Bei *Herzinsuffizienz* cave Lungenödem!

Die Auffüllung des Kreislaufs soll nicht mit sog. physiologischer Kochsalzlösung erfolgen. Diese ist zwar isotonisch, aber nicht physiologisch, weil sie einen Überschuß an Chlor enthält und deshalb eine Acidose erzeugen kann. Wir geben deshalb ausgewogene *Elektrolytlösungen*, z.B. Tutofusin B oder EL 5. Bei Kollapsgefahr infundiert man niedermolekulare Dextrane (Makrodex), durch die die Viscosität des Blutes herabgesetzt und das Flüssigkeitsvolumen für etwa 4 Std auf optimalem Niveau gehalten wird. Jede Infusionsbehandlung verlangt gleichzeitig regelmäßige Bestimmung der Elektrolyte. Gegen Singultus gibt man Aminophenazon-Suppositorien oder Psyquil-Injektionen.

Bei inoperablen Hirntumoren muß zur Behandlung des Hirndrucks eine Torkildsen-Drainage oder ein Liquorventil nach Spitz-Holter angelegt werden (s.S. 164, 428).

Gutartige Hirndrucksteigerung
(früher: Pseudotumor cerebri)

Sie tritt meist bei Frauen unter 30 Jahren auf. Die Patienten klagen über Kopfschmerzen, Brechreiz, Schwindel und verschwommenes Sehen. Man findet eine fast immer doppelseitige Stauungspapille sowie in $^1/_3$ der Fälle eine einseitige oder doppelseitige Abducensparese, keine weiteren neurologischen Symptome. Das Bewußtsein ist klar. Die Röntgenaufnahmen des Schädels zeigen fast nie die oben beschriebenen Sellaveränderungen. Das EEG kann leicht allgemeinverändert sein, das cerebrale Angiogramm ist normal. Die Hirndrucksteigerung ist nicht ganz so gutartig, wie der Name impliziert. Es können hypothalamisch-hypophysäre Mangelsymptome auftreten. Typisch ist eine Hypophyseninsuffizienz mit mangelhafter Reaktion auf Hypophysenstimulation. Alle Patienten sollen deshalb endokrinologisch untersucht werden. Manche Autoren führen das „Syndrom der leeren Sella" auf gutartige Hirndrucksteigerung zurück. Im CCT ist die Diagnose meist nur retrospektiv, nach Normalisierung des Hirnvolumens, zu stellen.

Ursachen: Endokrine Störungen (Steroidbehandlung, Nebenniereninsuffizienz, Menarche, Regelanomalien, hormonelle Antikonzeption und Schwangerschaft, Hypoparathyreoidismus), Adipositas, Anaemien, Überdosierung von Tetrazyklinen, Schwermetallvergiftung. Viele Fälle bleiben ungeklärt.

Therapie: Salz- und flüssigkeitsarme Diät, Furosemid (Lasix) unter Elektrolytkontrolle, keine Corticoide. Die *Prognose* ist gut. Wenn allerdings eine länger bestehende Stauungspapille in Atrophie überzugehen beginnt und der Visus verfällt, ist eine mikrochirurgische, parabulbäre Dekompression der Sehnervenscheide angezeigt.

2. Die Hirntumoren

Häufigkeit, Erkrankungsalter, Pathogenese

Über die absolute Häufigkeit von Hirngeschwülsten in der Durchschnittsbevölkerung liegen keine verläßlichen Zahlen vor. Die Letalität wird für Hirn- und Rückenmarkstumoren zusammengenommen auf einen Fall pro 20000 bis 25000 Einwohner geschätzt. Die relativ größte Untergruppe stellen die *Meningeome* (18%). Schon an zweiter Stelle stehen die bösartigen

Glioblastome (12%). Dann folgen *Hypophysen-adenome* und *Oligodendrogliome* mit je 8%, *Neurinome* und *Spongioblastome* mit etwa 7% und *Astrocytome* (6%). Die übrigen Tumorarten sind mit jeweils nur kleinen Zahlen vertreten. Die seit 1980 vorliegende WHO-Klassifikation der Hirntumoren wird hier aus Gründen der Vereinfachung nicht übernommen.

Das **Erkrankungsalter** unterscheidet sich für einzelne Gruppen von Hirntumoren in sehr charakteristischer Weise:

Im *Kindes- und Jugendalter* bis zum 20. Lebensjahr findet man besonders häufig Medulloblastome und Spongioblastome des Kleinhirns, Tumoren des Hirnstamms und Zwischenhirns (Craniopharyngeome, Gliome, Pinealome) und in den Großhirnhemisphären die Ependymome. Hemisphärengliome sind dagegen selten, Meningeome und Hypophysenadenome treten kaum auf, ebenso Neurinome. Supra- und infratentorielle Tumoren kommen im Kindesalter etwa gleich häufig vor.

Im *mittleren Lebensalter* überwiegen die Gliome der Großhirnhemisphären, die Meningeome, Hypophysenadenome, die Neurinome der Hirnnerven und unter den Kleinhirntumoren das Angioblastom (Lindau-Tumor).

Mit dem *Involutionsalter* treten die bösartigen Glioblastome und die Hirnmetastasen an die erste Stelle. In diesem Alter ist auch die absolute Zahl von Hirngeschwülsten besonders hoch: 20% aller Tumoren kommen im 6. Lebensjahrzehnt vor.

Die **Entstehung der Hirngeschwülste** wird heute auf das Zusammentreffen allgemeiner und lokaler Faktoren zurückgeführt. Wenn sie auch im einzelnen noch nicht bekannt sind, ergibt sich die Bedeutung *allgemeiner* Einflüsse aus der Bindung bestimmter Geschwulstarten an unterschiedliche Altersklassen. Diese ist so straff, daß sich einzelne Tumorarten und Altersgruppen ausschließen.

Der *lokale Faktor,* den man sich als abartige Anlage vorstellt, ist daran erkennbar, daß viele Geschwulsttypen mit großer Regelmäßigkeit an *bestimmten* Orten im Gehirn entstehen. Bevorzugt ist die dorsale Schließungsrinne des Medullarrohres, die entwicklungsgeschichtlich zu Fehlbildungen disponiert ist.

Für einige wenige Tumoren ist Erblichkeit nachgewiesen.

Exogene Faktoren haben für das Auftreten von Hirngeschwülsten keine nachweisbare Bedeutung. Dies gilt besonders für den immer wieder diskutierten Zusammenhang mit Kopfunfällen.

Allgemeine Therapie

Zur Behandlung von Hirntumoren stehen, abhängig von Art und Lokalisation der Geschwulst, folgende Verfahren zur Verfügung:

Radikale operative Entfernung. Voraussetzung ist, daß die Geschwulst gut abgrenzbar, nicht zu ausgedehnt ist und an einer Stelle sitzt, die der Operation zugängig ist. Mittellinientumoren können, wenn überhaupt, im allgemeinen nicht radikal operiert werden. Auch bei Sitz in der Zentralregion und im Temporallappen der dominanten Hemisphäre sind dem Eingriff bei intracerebralen Geschwülsten enge Grenzen gesetzt, weil der Preis einer Hemiplegie oder Aphasie zu hoch für den eventuell zeitlich nur begrenzten Operationserfolg ist.

Teilresektion mit Nachbestrahlung. Dadurch läßt sich die rezidivfreie Überlebenszeit verlängern. Die Bestrahlung ist in vielen Fällen ambulant möglich. Manche, nicht alle Kliniken kombinieren die Bestrahlung mit BCNU (Carmubris, 100 mg als intravenöse Infusion).

Primäre Bestrahlung: Einzelheiten sind in den speziellen Abschnitten beschrieben. In erster Linie kommen Glioblastome des linken Temporallappens und strahlensensible Tumoren der Mittellinie und der hinteren Schädelgrube in Betracht. Heute wird überwiegend Gammatron- oder Betatronbestrahlung angewendet (Hochvolttechnik). Die Einzeldosis beträgt 20 Gy, die gesamte Herddosis 50 Gy. Oberhalb dieser Grenze sind Strahlenschäden zu befürchten (s.S. 320). Nach unserer Erfahrung verbessert eine Strahlentherapie die Qualität der Überlebenszeit auch bei malignen Tumoren bis zu einem Punkt, an dem der Patient dann subakut im Hirndruck verstirbt.

Interstitielle Curietherapie, d.h. lokales Einbringen von kurzlebigen Isotopen in die Tumoren. Durch dieses Verfahren werden im Tumorgebiet umschriebene Nekrosen erzeugt. Bei Mittellinientumoren werden die Substanzen stereotaktisch eingebracht, wobei man auch Gewebsproben zur histologischen Untersuchung aus der Tiefe des Gehirns schonend entnehmen kann. Bei cystischen Tumoren kann man die sekretorische Aktivität des Cystenepithels aufheben oder stark vermindern. Verwendet wird v.a. Jod-125, das seine Strahlendosis über Wochen und Monate auf einen kleinen, umgebenden Gewebe-

bezirk abgibt. Dieser Behandlung sind auch
Tumoren zugängig, die auf perkutane Bestrahlung nicht ansprechen. Einzelheiten siehe Abschnitt über Hypophysenadenome.

*Teilresektion mit Einlage von radioaktivem
Material:* Sie ist besonders bei Tumoren in der
Nähe der Zentralregion oder des Sprachzen-
trums indiziert.

Cytostatische Behandlung ist bei Hirntumoren
ohne Wirkung. Dies beruht auf der extrem langen Zyklusdauer und der starken Streuung der
Mitosen. Die Mitosen können nicht, wie etwa
im Falle der Leukosen, synchronisiert werden,
auch ist die Blut-Hirnschranke für Cytostatika
nicht durchgängig.

Shunt-Operationen: Wenn Geschwülste die
Liquorabflußwege behindern und durch Hydrocephalus occlusus und Einklemmung das Leben
bedrohen, kann mit einer Shunt-Operation die
Blockade der liquorführenden Wege umgangen
werden. Bei der *Torkildsen-Drainage* wird der
Liquor vom Seitenventrikel unter Umgehung
des 3. Ventrikels, des Aquädukts und des 4.
Ventrikels in die Cisterna cerebello-medullaris
geleitet. Die Torkildsen-Drainage kann auch
doppelseitig angelegt werden. Sie ist nicht nur
bei Tumoren, sondern auch bei entzündlichen
Aquäduktstenosen angezeigt. Andere Shunt-
Operationen nach SPITZ-HOLTER oder PUDENZ-
HEYER (Ableitung vom Seitenventrikel über die
Vena jugularis in das gleichseitige Herzohr) sind
auf S. 428 beschrieben.

a) Neuroepitheliale Tumoren

Medulloblastome

Medulloblastome sind rasch wachsende, undif-
ferenzierte Geschwülste des *Kindes- und Jugendalters,* die hauptsächlich im Kleinhirn, seltener
in der Pinealisregion (sog. Pinealoblastome) auftreten. Das *Erkrankungsalter* hat sein Maximum
zwischen dem 7. und 12. Lebensjahr, Knaben
sind 2–3mal so häufig betroffen wie Mädchen.

Die Tumoren sitzen hauptsächlich im *Kleinhirnwurm.* Nach unten wachsend, füllen sie den
IV. Ventrikel zunehmend aus und drücken auf
die Medulla oblongata. Nach oben drängen sie
den Kleinhirnwurm zusammen und pressen seinen vorderen Anteil gegen das Tentorium
(Abb. 68).

Symptomatik und Verlauf. Die *Krankheitsdauer*
ist nur kurz. Die Kinder beginnen morgens zu
erbrechen, was zunächst als Gastroenteritis fehl-
gedeutet wird. Als Lokalsymptom des Kleinhirnwurms bekommen sie eine *Rumpfataxie* mit
Fallneigung nach hinten, die sie durch Abstüt-
zen mit den Händen und vorsichtiges, breitbeini-
ges Stehen und Gehen auszugleichen versuchen.
Oft halten sie den Kopf in einer leicht nach vorn
geneigten *Zwangshaltung* steif. Die Behinderung
der Liquorpassage führt beiderseits zur Stauungspapille, die gar nicht selten erst dann bemerkt wird, wenn sie in Atrophie übergeht und

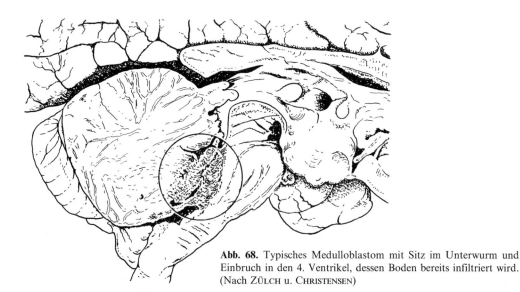

Abb. 68. Typisches Medulloblastom mit Sitz im Unterwurm und
Einbruch in den 4. Ventrikel, dessen Boden bereits infiltriert wird.
(Nach ZÜLCH u. CHRISTENSEN)

der Visus verfällt. Da der kindliche Schädel sich in diesem Alter noch erweitern kann, treten die Symptome des allgemeinen Hirndrucks erst relativ spät auf. Wenn hartnäckige Kopfschmerzen und häufig wiederholtes Erbrechen einsetzen, hat die Geschwulst meist schon eine große Ausdehnung erreicht. Neurologisch finden sich jetzt eine *Stauungspapille* bis zu 6 oder 7 Dioptrien mit sekundärer Atrophie, Nackensteifigkeit als *Einklemmungszeichen,* seitengleiche Ataxie der Beine und Hypotonie der Extremitätenmuskulatur. Beim Perkutieren des vergrößerten Schädels hört man oft das scheppernde „Geräusch des gesprungenen Topfes". Nystagmus ist nur gering ausgeprägt.

Die Röntgenaufnahme zeigt eine Vergrößerung des Schädels mit klaffenden Nähten. Im CCT stellen sich Medulloblastome im typischen Fall in der Nachbarschaft des IV., meist verlagerten Ventrikels dar. Sie zeigen eine homogen erhöhte Dichte, die in der Regel durch Kontrastmittelgabe weiter angehoben wird. Die Lokaldiagnose wird durch Vertebralisangiographie ergänzt.

Therapie und Prognose. Eine Radikaloperation ist bei der Lage des Tumors selten möglich. Teilresektion führt zur Entlastung des Hirndrucks, ist aber regelmäßig von einem Rezidiv gefolgt. Die Medulloblastome sind die am meisten strahlenempfindlichen Hirntumoren. Deshalb ist eine hochdosierte *Röntgennachbestrahlung* (40–50 Gy) angezeigt. Dadurch kann eine Heilung erreicht werden, besonders wenn das gesamte ZNS bestrahlt wird. Primäre Bestrahlung ohne histologische Verifizierung ist nicht angezeigt, weil man dabei ein Spongioblastom übersehen könnte.

Spongioblastome

Spongioblastome sind langsam wachsende, gut abgegrenzte Tumoren ganz vorwiegend des Kindes- und Jugendalters, die hauptsächlich in Strukturen der Mittellinie – im Kleinhirn, Hirnstamm und Thalamus und im Sehnerven – vorkommen. Obwohl sie pathologisch-anatomisch gutartig sind, können sie durch ihren Sitz an operativ unzugänglicher Stelle klinisch bösartig sein. Sie bestehen oft aus einem soliden und einem cystischen Anteil.

Das *Spongioblastom des* **Kleinhirns,** das manchmal auch als Kleinhirnastrocytom bezeichnet wird, hat seine größte Häufigkeit zwischen dem 7. und 17. Lebensjahr. Es geht in der Regel vom Kleinhirnwurm aus, wölbt sich aber oft mit großen Cysten in eine Kleinhirnhemisphäre vor. Im späteren Verlauf kann der Tumor nach rostral wachsen und zur Einklemmung des Mittelhirns im Tentoriumschlitz führen.

Symptomatik und Verlauf. Neurologische Symptome treten oft erst dann auf, wenn die Geschwulst schon eine beträchtliche Größe erreicht hat und vorübergehende Einklemmungserscheinungen macht. Die Patienten klagen über *Schmerzen im Nacken,* Hinterkopf und in der Stirn. Cerebrales *Erbrechen* ist häufig, da der Tumor auf die Medulla oblongata drückt. Die gleichseitigen Extremitäten sind durch *cerebellare Ataxie* behindert. Der Kopf wird häufig zur Seite des Tumors geneigt, wobei das Kinn etwas zur Gegenseite angehoben ist („vestibular tilt"). Beim Gehen und Stehen tritt Fallneigung und Abweichen zur Herdseite auf.

Neben den Zeichen des allgemeinen Hirndrucks mit Stauungspapille findet sich die beschriebene seitenbetonte oder ganz einseitige *Ataxie* mit der charakteristischen *Hypotonie* der Muskulatur, die in symptomarmen Fällen das einzige Lokalzeichen ist. *Nystagmus fehlt fast nie.* Er ist bei Blickwendung zur Seite des Tumors langsamer und gröber. Bei Druck auf die Pyramidenbahnen können pathologische Reflexe auslösbar werden.

Die *Diagnose* ist bei voll ausgeprägter Symptomatik klinisch zu stellen. In zweifelhaften Fällen kann der Tumor durch *Vertebralisangiographie* oder *Ventrikulographie* nachgewiesen werden. Computertomographisch zeigen Spongioblastome meist verminderte Dichte, zystische Anteile sowie Kontrastanreicherung in soliden Tumorrandgebiet. Die typischen Zeichen für einen Kleinhirntumor im Vertebralisangiogramm (s. S. 48 ff.) sind im seitlichen Strahlengang: die A. cerebelli post. inf. ist mit den Kleinhirntonsillen durch das Foramen occipitale magnum aus der hinteren Schädelgrube herausgetreten, die A. basilaris, die am Vorderrand der Brücke liegt, ist durch den Druck des Tumors an den Clivus herangepreßt, die A. cerebri post. ist durch transtentoriellen Druck von der hinteren in die mittlere Schädelgrube nach oben ausgebogen. Am Ort des Tumors findet sich gewöhnlich ein gefäßfreier Bezirk, um den manchmal Randgefäße zu erkennen sind. Im sagittalen Strahlengang erkennt man im typischen Fall einen asymmetrischen Verlauf der A. cerebelli sup. Lum-

balpunktion ist wegen der Gefahr einer Einklemmung kontraindiziert.

Therapie und Prognose. Die Tumoren sind meist
gut operabel. Nach dem Eingriff bessern sich
die Symptome rasch, und die Koordinationsstörungen werden kompensiert. Rezidive sind bei
radikaler Entfernung nicht zu befürchten. Treten sie auf, weil der solide Anteil nicht vollständig entfernt wurde, ist eine Zweitoperation möglich.

Spongioblastome sind die häufigsten Tumoren der **Stammganglien, des Thalamus und des
Hirnstamms.** Sie kommen, wie auch die unten
besprochenen Opticusgliome, gelegentlich bei
Neurofibromatose v. Recklinghausen vor.

Symptomatik und Verlauf. Die neurologischen
Befunde sind bei dieser Lokalisation oft nur
spärlich, da die Tumoren das Nervengewebe
lange Zeit intakt lassen. Da sie erst *sehr spät
zu Hirndruck* mit Stauungspapille und Kopfschmerzen führen, kann ihre Abgrenzung gegen
Multiple Sklerose oder Encephalitis äußerst
schwierig sein. Eine solche Verwechslung wird
auch dadurch nahegelegt, daß im Verlauf, offenbar durch wechselnde Nachbarschaftsreaktio-
nen, schubartige Verschlechterungen mit Remissionen abwechseln können. Kleine Tumoren des
Hirnstamms sind oft durch Pneumencephalographie oder Ventriculographie dadurch darzustellen, daß man eine Anhebung des Bodens des
IV. Ventrikels erkennt.

Therapie und Prognose. Operation der Tumoren
ist nicht möglich, Shunt-Operationen (s.S. 164,
428) können die Entwicklung verlangsamen.
Röntgenbestrahlung hat nur vorübergehend Erfolg, die Prognose ist auf lange Sicht jedoch infaust.

Das Spongioblastom des **N. opticus** (sog. Opti-
cusgliom) geht vom Sehnerven oder vom
Chiasma aus.

Symptomatik und Verlauf. Bei Sitz im *Sehnerven*
führt die Geschwulst zu Kopfschmerzen und
durch lokalen Druck mit Behinderung des Blutabflusses zum Exophthalmus. Gewöhnlich tritt
primär *Opticusatrophie* mit *Visusverfall* ein.
Stauungspapille ist selten, weil sich im atrophischen Opticus kein Ödem entwickelt. Der
Tumor kann über das Chiasma auf den anderen
Sehnerven übergreifen. Sitzt er primär in der

Sehnervenkreuzung, wächst er sofort in beide
Optici ein. Dann sind doppelseitige Sehstörungen mit hypothalamischen Symptomen kombiniert.

Auf der *Röntgenaufnahme* nach RHESE ist das
Foramen opticum erweitert. Geht die Geschwulst vom Chiasma aus, ist der vordere Clinoidfortsatz entkalkt oder zerstört.

Therapie und Prognose. Je nach Sitz und Ausdehnung ist eine orbitale oder intrakranielle
Operation möglich, bei der allerdings ein Auge
geopfert werden muß. Bilaterale Tumoren sind
inoperabel.

Glioblastome

Glioblastome sind die häufigsten Gliome. Sie
treten im Jugendalter und in den frühen Er-
wachsenenjahren nur äußerst selten auf, bevorzugt dagegen um das 50. Lebensjahr. Männer
sind fast doppelt so häufig betroffen wie Frauen.

Die Tumoren wachsen *infiltrierend,* meist subcortical, können aber auch die Rinde ergreifen.
Sie finden sich in allen Hirnlappen, aber auch
im Balken, von dessen Knie aus sie sich nach
Art eines *Schmetterlingsglioms* beiderseits in das
frontale Marklager ausbreiten. Vom Balken-
wulst aus wachsen sie in beide Hemisphären.
Andere Glioblastome wachsen entlang des For-
nix, im Thalamus, seltener im mittleren Hirnstamm. *Im Kleinhirn kommen sie nicht vor.* Hier
besteht ein auffälliger Gegensatz zum Medulloblastom, dem bösartigen Tumor des Kindesalters, der sich nicht in den Großhirnhemisphären
findet.

Das *rasche Wachstum* der Geschwülste führt
zur überstürzten Bildung von Gefäßen. Da diese
fehlerhaft gebaut sind, kommt es innerhalb des
Tumors leicht zu *Blutungen und Nekrosen.* Dabei bilden sich *arteriovenöse Anastomosen,* die
ein Charakteristikum der Glioblastome sind.
Durch diese Anastomosen wird das Glioblastom
so abnorm rasch durchblutet, daß in mehr als
der Hälfte der Fälle die abführenden Venen arterielles Blut enthalten. Die *mangelhafte Ernährung* des Tumors fördert den nekrotischen Zerfall des Gewebes weiter, so daß sich ein *Circulus
vitiosus* schließt.

Frühzeitig entwickelt sich nicht nur ein *peritu-
moröses Ödem,* sondern auch eine *Schwellung
der ganzen Hemisphäre.* Dazu tragen der Wachstumsdruck der Geschwulst, die arteriovenösen
Anastomosen und histotoxische Zerfallsprodukte bei (Abb. 69).

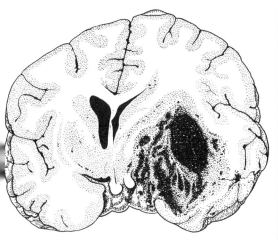

Abb. 69. Temporomediales Glioblastom, das die Konvexität nicht erreicht. Verschiebung der Fissura Sylvii und des Balkenmassivs nach oben. Erhebliche Massenverschiebungen über die Mittellinie zur Gegenseite. (Nach ZÜLCH u. CHRISTENSEN)

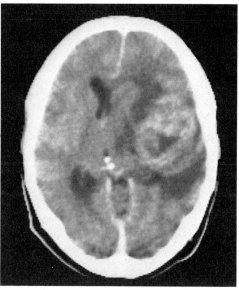

Abb. 70. Computertomographie eines rechtsseitig temporalen Glioblastoma multiforme mit zentraler Nekrose und perifokalem Ödem, das Kontrastmittel aufnimmt. Verlagerung des Ventrikelsystems und der Pinealisverkalkung von rechts nach links

Symptomatik und Verlauf. Der *Krankheitsverlauf* dauert oft nur Monate, selten länger als ein Jahr. Charakteristisch ist das frühe Einsetzen von Kopfschmerzen. Anfälle sind selten, Hemiparesen wegen der großen Ausdehnung von Tumor und Hirnödem häufig. Insultartige Verschlechterungen sind häufig, in manchen Fällen setzt die Krankheit klinisch wie eine Hirnblutung oder Erweichung ein.

Bis zur Krankenhausaufnahme sind die Patienten meist schon *bewußtseinsgetrübt* und bettlägerig. Fast immer sind ältere *Stauungspapillen* festzustellen. Im *EEG* findet sich neben einem Herdbefund eine mittelgradige bis schwere Allgemeinveränderung. Die *Röntgenaufnahme* des Schädels zeigt Drucksymptome (Sellaentkalkung, Pinealisverschiebung). Im *Computertomogramm* zeichnen sich Glioblastome durch eine gemischte, eher verminderte Dichte, unscharfe Tumorbegrenzung sowie großes begleitendes Marködem aus. Nach Kontrastmittelgabe kommt es in der Regel zu einer inhomogenen Anreicherung, vor allem in der Tumorrandzone, bei kleinen Tumoren als sogenannte Ringstruktur, bei größeren als Girlandenformation sichtbar. Nur in Ausnahmefällen kommt es zu einer homogenen Kontrastmittelanreicherung im Tumor (s. Abb. 70). Die *Serienangiographie* läßt in 60–70% eine Anfärbung mit pathologischen Gefäßen erkennen. Die aus dem Tumor ableitenden Venen stellen sich schon während der arteriellen oder capillaren Phase dar.

Therapie und Prognose. Radikaloperation des Tumors ist nicht möglich. Wenn bereits eine Aphasie besteht, soll man von chirurgischer Behandlung absehen und primär bestrahlen. Oft kann man das Leben der Kranken um viele Monate verlängern. Interessanterweise stellt man bei der Kontrollangiographie und -szintigraphie oft fest, daß der Tumor unverändert geblieben ist, während unter der Bestrahlung eine eindrucksvolle klinische Besserung eingetreten war. Das spricht dafür, daß die Bestrahlung sich hauptsächlich gegen das Ödem im Tumorrandgebiet richtet sowie über Drosselung der Liquorproduktion wirkt, zumindest bei Glioblastomen. Rezidive sind aber unvermeidlich, und auf längere Sicht ist die Prognose infaust.

Oligodendrogliome

Oligodendrogliome sind verhältnismäßig ausgereifte Geschwülste. Sie bevorzugen bei Sitz in den Hemisphären das *mittlere Lebensalter* (30 bis 45 Jahre). Die Tumoren wachsen langsam infiltrierend vom Mark aus in die Hirnrinde ein

und treiben sie auf. Die Gefäße sind hyalin ver-
quollen, deshalb kommt es leicht zu Blutungen
in die Geschwulst. Verkalkungen der Gefäße
und des Tumorgewebes sind häufig (40%).
Hirnschwellung tritt nur in sehr geringem Maße
ein.

Bevorzugte *Lokalisationen* sind das laterale
Stirn- und Parietalhirn, die basale, frontale und
temporale Rinde, die Parasagittalregion sowie
Balken und Septum pellucidum. Occipital kommen die Oligodendrogliome, wie alle Gliome,
nur sehr selten vor.

Symptomatik und Verlauf. Die *Krankheitsdauer*
erstreckt sich im Durchschnitt über 4–5 Jahre.
Häufig sind fokale oder generalisierte *Anfälle*
das erste Symptom, was sich aus dem diffusen
Einwachsen in die Hirnrinde erklärt. Später entwickeln sich langsam die *Herdsymptome,* die der
Lokalisation entsprechen. Im späteren Verlauf
kommt es wegen der hyalinen Gefäßveränderungen in der Geschwulst relativ oft zu *Insulten*
mit akuter Verschlechterung der Symptomatik
(apoplektisches Gliom).

Neurologisch stehen Herdsymptome im Vordergrund. Hirndruck tritt erst spät ein. Deshalb
ist die Sella im Röntgenbild oft normal. Die
Röntgenaufnahme des Schädels zeigt gelegentlich
eine Verkalkung, deren Art allerdings nicht für
Oligodendrogliome spezifisch ist. Weitaus
häufiger sind schon kleinere Verkalkungen von
Oligodendrogliomen im *CCT* erkennbar. Bei
Oligodendrogliomen geringen Malignitätsgra-
des sind das Begleitödem und die Zeichen der
Massenverlagerung verhältnismäßig gering ausgeprägt. Der Tumor selbst zeigt wenig Abweichung von der normalen Hirngewebsdichte und
nimmt in der Regel erst bei höherem Maligni-
tätsgrad Kontrastmittel auf. Cystische Anteile
kommen vor.

Therapie und Prognose. Die Operation muß sehr
ausgedehnt·sein, da die Oligodendrogliome oft
von mehreren Zentren aus wachsen. Die Lokalisation setzt aber dem chirurgischen Eingriff oft,
zumal bei Sitz in der dominanten Hemisphäre,
verhältnismäßig enge Grenzen. Postoperative
Rezidive sind häufig. Radikale Heilungen sind
nur selten zu erzielen. Die Tumoren sind völlig
strahlenresistent.

Astrocytome

Astrocytome sind meist scharf abgegrenzte,
häufig cystisch zerfallene Tumoren des *mittleren
Lebensalters* (30–40 Jahre). Sie finden sich in

erster Linie in der *Konvexität des Stirnhirns,* etwas seltener des Schläfen- und Scheitellappens,
kommen aber auch im Thalamus, Mittelhirn
und in der Brücke vor. Die sog. *Ponsgliome* sind
entweder Spongioblastome oder Astrocytome.
Die Geschwülste können bis apfelgroß werden.
Ihr Wachstum ist in der Randzone infiltrierend,
im ganzen verdrängend. Blutungen kommen
praktisch nicht vor. Verkalkungen sind seltener
als beim Oligodendrogliom. Metastasen werden
nicht beobachtet. In etwa 10% tritt *maligne Ent-
artung* ein.

Symptomatik und Verlauf. Der Krankheitsverlauf ist ähnlich wie beim Oligodendrogliom, von
dem das Astrocytom auch histologisch oft nur
schwer zu differenzieren ist. *Anfälle* im Initialstadium sind häufig. Sie können den Ausfallssymptomen jahrelang vorangehen.

Während die Oligodendrogliome etwas häufiger zu Parietallappensyndromen führen (Hemiparese, Aphasie, Hemianopsie), ist für *Astrocytome,* entsprechend ihrer Vorzugslokalisation,
ein *Stirnhirnsyndrom* charakteristisch.

Das Astrozytom Grad I ist im *Computertomogramm* erkennbar als Zone verminderter Dichte,
in der sich Tumor- und Ödemanteil selbst nach
Kontrastmittelgabe in der Regel nicht differenzieren lassen. Das Astrocytom Grad II verhält
sich im CCT uneinheitlich. Es kommen Tumoren sowohl erniedrigter, hirngleicher als auch erhöhter Dichte vor. Im Gegensatz zum Astrocytom Grad I kommt es zu einer geringen Dichte-
zunahme nach Kontrastmittelgabe.

Therapie und Prognose. Kleinere Tumoren können, zumal bei frontaler Lokalisation, *radikal
entfernt* werden. Die Gefäßarmut der Geschwülste begünstigt die Operation. Größere Ausdehnung und infiltratives Wachstum machen allerdings Rezidive wahrscheinlich. Strahlenbehandlung verlängert die Überlebenszeit.

Ependymome

Ependymome der Großhirnhemisphären sind
die häufigsten Großhirngeschwülste des Kindes-
und Jugendalters. Sie kommen auch bei Erwachsenen vor, sind aber in diesem Alter weit
mehr im Spinalkanal lokalisiert. Die Ependymome wachsen langsam, bis zu Apfelgröße, entweder in die Ventrikel ein oder verdrängen von
der Ventrikelwand aus das benachbarte Hirngewebe. Sie sitzen bevorzugt im *IV. Ventrikel,* an
Häufigkeit folgen die Seitenventrikel vor dem
III. Ventrikel. Hydrocephalus occlusus ist

häufig. Die Oberfläche der Tumoren ist *blumenkohlartig,* was die Gefahr mit sich bringt, daß bei der Operation Zotten abreißen und sich *Abtropf-Metastasen* bilden. Im Innern der Geschwülste finden sich häufig Cysten. Verkalkungen kommen besonders bei Sitz im Seitenventrikel vor. Ependymome zeichnen sich computertomographisch durch eine häufig erhöhte Dichte und eine stets positive Kontrastmittelverstärkung aus. Sie sind in der Regel scharf begrenzt und von einem geringen Ödem umgeben.

Eine Sonderform sind die **Kolloidcysten des III. Ventrikels.** Es handelt sich um Fehlbildungen, die vermutlich aus den embryonalen Resten der Paraphyse stammen. Sie sind mit Ependym ausgekleidet und mit einer kolloidartigen Flüssigkeit gefüllt. Ihr *Sitz ist* am *Dach des III. Ventrikels* zwischen den Foramina Monroi. Wenn sie eine ausreichende Größe erreicht haben und beweglich sind, können sie wiederholt akut an einem Foramen Monroi den Liquorabfluß aus den Seitenventrikeln blockieren. Im CCT sind Kolloidcysten in den meisten Fällen primär hyperdens und nehmen kein Kontrastmittel auf. Selten haben sie die gleiche Dichte wie Hirngewebe (isodens) und sind direkt schwer darstellbar. Dann aber liegt in der Regel eine hydrocephale Erweiterung der Seitenventrikel vor.

Therapie. Häufig muß wegen des Hydrocephalus zunächst ein Shunt gelegt werden. Totale Resektion ist nicht immer möglich. Nachbestrahlung ist notwendig, entweder lokal oder über das ganze ZNS, ähnlich wie beim Medulloblastom.

Plexuspapillome

Plexuspapillome sind Tumoren vor allem des *Kindesalters.* Sie machen sich oft schon in den ersten Lebensjahren bemerkbar. Papillome kommen im *IV. Ventrikel,* in den Seitenventrikeln und im III. Ventrikel vor. Makroskopisch haben sie eine zottige Struktur, mikroskopisch gleichen sie dem Plexusgewebe. Verkalkungen sind nicht selten. Die sehr langsam wachsenden Papillome sind gutartig. Auch ohne Verlegung der Liquorpassage kommt es oft zu starkem *Hydrocephalus,* vermutlich vom hypersekretorischen Typ.

Symptomatik und Verlauf. Bei Sitz in den Seitenventrikeln bleiben die Tumoren oft jahrelang klinisch stumm. Bei Sitz im III. oder IV. Ventrikel kommt es vor allem zum *intermittierenden Hydrocephalus occlusus,* der durch plötzliche Kopfbewegungen ausgelöst werden kann. Anfallsweise treten sehr starke Stirn- und Hinterkopfschmerzen auf, die bis zu den Schultern ausstrahlen und oft von Erbrechen, Atemstörungen, Kreislaufkollaps und Urinabgang begleitet sind. Tumoren auf dem Boden des IV. Ventrikels führen auch zu *Lähmungen der caudalen Hirnnerven, Myoklonien* und cerebellarer *Ataxie. Stauungspapillen* entwickeln sich erst spät. Die *Verdachtsdiagnose* ergibt sich aus der charakteristischen Vorgeschichte mit intermittierenden Einklemmungssymptomen. Die Diagnose ist sehr schwierig, wenn ein Tumor des IV. Ventrikels sich nur durch Erbrechen äußert. Man darf sich dann nicht mit der Annahme einer psychogenen Störung zufrieden geben, sondern muß durch technische Untersuchungen, bis hin zur Ventrikulographie diagnostische Klarheit schaffen.

Im *Liquor* findet sich besonders beim Plexuspapillom oft eine starke Eiweißvermehrung. *Computertomographisch* sind Plexuspapillome bereits an ihrer intraventrikulären Lage und dem räumlichen Zusammenhang mit dem physiologischen Plexussystem zu erkennen. Häufig sind verkalkte Anteile nachweisbar, und es kommt zu einer Kontrastmittelverstärkung. In der Regel zeigt das CCT zusätzlich eine hydrocephale Erweiterung des gesamten Ventrikelsystems.

Therapie und Prognose. Die Tumoren werden, meist von einem occipitalen Zugang her total entfernt, die Prognose ist dann gut. Strahlenbehandlung ist nicht aussichtsreich.

Pinealome

Pinealome kommen hauptsächlich bei Knaben und Männern zwischen dem 10. und 30. Lebensjahr vor. Es sind haselnuß- bis kastaniengroße, meist gut abgegrenzte Tumoren, die vom Corpus pineale nach abwärts wachsen und dadurch *Mittelhirn* und *Aquädukt komprimieren.* Nach rostral können sie in den III. Ventrikel, nach caudal bis unter das Tentorium vordringen. Die Tumoren verkalken häufig. Abrißmetastasen, sog. ektopische Pinealome, sind nicht selten. Die Metastasierung geht bevorzugt ins Infundibulum des III. Ventrikels und macht sich klinisch zuerst als Diabetes insipidus bemerkbar.

Symptomatik und Verlauf. Durch Druck auf das Mittelhirndach entwickelt sich über ein Zwischenstadium mit vertikalem, blickparetischen Nystagmus eine vertikale Blickparese. Selten, aber von großer lokalisatorischer Bedeutung, ist der *Nystagmus retractorius*. Jenseits des Aquäduktes wird das Kerngebiet des *Oculomotorius* geschädigt: dies zeigt sich durch Ptose, Konvergenzparese und paralytische Mydriasis. *Doppelseitige* partielle Oculomotoriusparese ist im jüngeren und im mittleren Alter auf Pinealom, im höheren Alter auf Metastase ins Mittelhirn verdächtig. Charakteristisch ist das Parinaudsche Syndrom (s.S. 63). Bei fortschreitendem Wachstum kommt es zu Hirnstammsymptomen, vor allem zu doppelseitigen Pyramidenbahnzeichen. Gelegentlich tritt *Pubertas praecox,* Hypogenitalismus oder Magersucht ein. Diese Symptome werden auf gerichteten Stauungsdruck des Liquors am Boden des III. Ventrikels zurückgeführt. Aquäduktsyndrom s.S. 63.

Ganz ähnlich ist die Symptomatik bei den sehr strahlensensiblen **Germinomen.**

Psychisch sind die Patienten zunächst reizbar, später, mit zunehmendem Hirndruck, gleichgültig und im Antrieb vermindert. Die Behinderung des Liquorabflusses im Aquädukt führt frühzeitig zu Kopfschmerzen und Stauungspapillen, die bald in Atropie übergehen.

Die *Lokaldiagnose* bereitet meist keine Schwierigkeiten. Pinealome sind im *CCT* als scharf begrenzte, typisch lokalisierte, hyperdense Bezirke zu erkennen, die gelegentlich verkalkt sind. Sie reichern Kontrastmittel an und sind entsprechend ihrer Lokalisation von den computertomographischen Zeichen eines Hydrocephalus occlusus begleitet. Germinoblastome und Germinome, also Keimzelltumoren, sitzen in der Epiphysenregion oder im Infundibulum des Hypothalamus. Im CCT stellen sie sich homogen kontrastmittelaufnehmend dar und dehnen sich von der Vierhügelregion, seltener auch vom Infundibulum der Hypophyse, paraventriculär unter dem Ependym aus, gelegentlich auch in den III. Ventrikel hinein.

Therapie und Prognose. Eine Radikaloperation ist oft nicht möglich. Die Behandlung ist dann kombiniert: Shuntoperation zur Beseitigung des Hirndrucks und Telekobaltbestrahlung. Besonders die Germinome sind bereits auf relativ geringe Strahlendosen sehr empfindlich.

Differentialdiagnose. Meningeom, Aneurysma der Vena Galeni (nach Kontrastmittelgabe im CCT stark hyperdens), Arachnoidealcyste, Dermoidcyste, Lipom (primär hypodens). Entzündliche Aquäduktstenose, namentlich bei der Kombination von Aquäduktsyndrom mit Fettsucht und psychischer Verlangsamung bei Kindern. *Nachweis* durch Ventrikulographie.

Neurinome

Neurinome bevorzugen das *mittlere Lebensalter.* Sie finden sich am häufigsten am VIII. Hirnnerven. Im Gegensatz zu ihrem Namen „Acusticusneurinom" gehen sie vom vestibulären Anteil in seinem distalen Abschnitt aus. In 2,5% sind sie doppelseitig. Nur in der Minderzahl sind Acusticusneurinome Teilsymptom einer Neurofibromatose v. Recklinghausen.

Die Neurinome des VIII. Hirnnerven wachsen in *Kleinhirnbrückenwinkel.* Sie können die Größe eines Apfels erreichen. Sie verdrängen die Brücke nach seitwärts, so daß dort sekundäre ischämische Erweichungen entstehen. Das Kleinhirn wird nach oben und unten gedrückt, auch die benachbarten Hirnnerven werden geschädigt. Um den Tumor bildet sich häufig eine arachnitische Cyste (Abb. 71).

Symptomatik und Verlauf. Die Symptome entwickeln sich oft über 10 Jahre und länger in sehr charakteristischer Reihenfolge. Obwohl das Neurinom vom N. vestibularis ausgeht, beginnt die Krankheit mit *Hörstörungen.* Im Anfangsstadium klagen die Patienten über einseitige *Hörverschlechterung* besonders für hohe Frequenzen (Telephonieren) und Ohrgeräusche. *Vestibuläre Reizsymptome* treten als unsystematischer Schwindel, gelegentlich mit Abweichen oder Fallneigung zur Seite des Herdes auf. Oft bleiben sie ganz aus, so daß man die charakteristische Konstellation des einseitigen, unbemerkten Vestibularisausfalls antrifft (s. calorische Prüfung). *Menière-Anfälle kommen beim Acusticusneurinom nicht vor.*

In 95% der Fälle findet sich *pathologischer Nystagmus.* Im Anfangsstadium überwiegt der *periphere* Vestibularisausfall mit gleichseitiger calorischer Unter- oder Unerregbarkeit des Labyrinths und nach kontralateral gerichtetem Spontannystagmus. Im fortgeschrittenen Stadium, wenn die Brücke geschädigt ist, treten *zentrale Nystagmusphänomene* auf: Blickrichtungsnystagmus, optokinetische Störungen und richtungswechselnder Lagenystagmus. Zur Erläuterung s. Abb. 72.

Druck auf den *Trigeminus* führt zu Mißempfindungen im Versorgungsgebiet des 2. und 1.

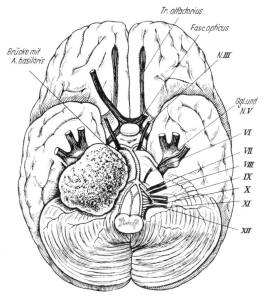

Tr. olfactorius

Fasc. opticus

Brücke mit A. basilaris

N. III

Ggl. und N. V

VI
VII
VIII
IX
X
XI
XII

Abb. 71. *Kleinhirnbrückenwinkeltumor.* (Nach NETTER). Die benachbarten Hirnnerven werden gezerrt und komprimiert, Brücke und Medulla oblongata werden zur Seite gepreßt

Astes, später zur *Hypaesthesie.* Der *Cornealreflex* erlischt frühzeitig. Typische Trigeminusneuralgie gehört nicht zur Symptomatik. Lähmung des *motorischen Trigeminus* ist seltener.

Auch der *N. facialis* wird durch Druck peripher gelähmt. Frühzeitig findet sich im EMG der mimischen Muskeln Denervierungsaktivität, sowie eine einseitig efferente Veränderung beim Blinkreflex. Als peripheres Reizsymptom kann auch ein *Facialisspasmus* auftreten. Der *N. abducens* wird indirekt durch Zug oder durch Kompression von Brückenästen der A. basilaris betroffen. Die *caudalen Hirnnerven* sind nur in Ausnahmefällen gelähmt. *Druck auf die Brücke* und den mittleren Kleinhirnstiel (Crus pontocerebellare) führt zu gleichseitiger *Ataxie* beson-

ders des Beines: das Gehen ist schwerer gestört als das Hantieren.

Kopfschmerzen sind anfangs im Hinterkopf lokalisiert, später diffus. Gelegentlich sieht man die schon erwähnte Zwangshaltung des Kopfes zur kranken Seite (vestibular tilt).

Mit zunehmender Behinderung der Liquorpassage im Aquädukt entwickelt sich ein *allgemeiner Hirndruck* mit Stauungspapille, die oft asymmetrisch ist. Dann sind auch kontralateral, gleichseitig oder doppelseitig, Pyramidenzeichen auszulösen. Unbehandelt, führt der Tumor schließlich zur Einklemmung des Hirnstamms und Exitus in der Enthirnungsstarre.

Otologisch besteht im Anfangsstadium eine vestibuläre Untererregbarkeit, später wird das Labyrinth unerregbar. Der Hörbefund ist durch pancochleäre Innenohrschwerhörigkeit mit meist fehlendem Lautheitsausgleich (recruitment) gekennzeichnet (Begründung s.S. 237). Wenn ausnahmsweise das Recruitment positiv ist, beruht das auf sekundärer Haarzellschädigung infolge Stauung oder Mangeldurchblutung (BEAR, s.S. 37).

Auf der *Röntgenaufnahme* nach STENVERS findet sich im typischen Falle eine Erweiterung des Porus acusticus internus, manchmal auch Destruktion der Spitze des Felsenbeins. Kleine Acusticusneurinome sind von allen intracraniellen Tumoren *computertomographisch* am schwersten nachzuweisen. Sie sind oft nativ nicht oder nur an indirekten Zeichen, wie perifokales Ödem oder Verlagerung des IV. Ventrikels erkennbar. Selbst nach Kontrastmittelgabe sind kleine Neurinome im CCT nur mit verminderter Schichtdicke darstellbar. Bei extracanaliculären Tumoren um 1 cm Durchmesser ist die CT-Zisternographie mit einigen ml Luft wahrscheinlich der Zisternographie mit positivem Kontrastmittel überlegen. Ein verläßlicher Weg zur Darstellung intracanaliculärer, sehr kleiner Tumoren ist die Meatographie, d.h. die Darstellung des inneren Gehörgangs nach suboccipi-

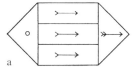
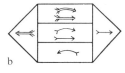

a   b

Abb. 72 a, b. Typische Nystagmusbefunde bei rechtsseitigem Acusticusneurinom: **a** im Früh-, **b** im Spätstadium. Im Frühstadium peripher bedingter, geringer richtungsbestimmter Spontannystagmus zur Gegenseite. Im Spätstadium Kombination mit zentralem Nystagmus: grober Blickrichtungsnystagmus zur Herdseite (in Kombination mit dem feinen Spontannystagmus zur Gegenseite: Bruns-Nystagmus genannt) und „Diagonalverteilung" beim Blick nach oben und unten. (Aus KORNHUBER)

taler Eingabe von positivem Kontrastmittel durch konventionelle Tomographie (Schichtaufnahme des Gehörganges). Im Vertebralisangiogramm sind größere Tumoren durch typische Gefäßverlagerungen nachweisbar.

Im *Liquor* ist das Eiweiß meist auf Werte um 0,90–1,50 g/l vermehrt.

Differentialdiagnose. Bei der geschilderten Anamnese und Symptomatik liegt fast immer ein Acusticusneurinom vor. *Meningeome* des Kleinhirnbrückenwinkels führen erst spät zu Symptomen des VIII. Hirnnerven. Sie erweitern den Porus acusticus nicht und haben häufiger einen normalen Liquorbefund. Im CCT sind sie häufig primär leicht hyperdens. *Epidermoide* und *Arachnoidealcysten* sind im CCT hypodens. Epidermoide sind meist unregelmäßiger begrenzt und zeigen gelegentlich Verkalkungen. *Sarkom- oder Carcinommetastasen* zerstören bald die Schädelbasis.

Therapie und Prognose. Die Operation, die von suboccipital her vorgenommen wird, ist oft schwierig, weil reichlich Arterien und Venen über den Tumor verlaufen und die Geschwulst auch Beziehung zum Sinus sigmoideus haben kann. Die Kapsel des Neurinoms muß mitentfernt werden, sonst tritt ein Rezidiv ein. Die Otologen operieren bei kleinen Tumoren translabyrinthär oder transtemporal. Nur durch Frühoperation können Facialis und Statoacusticus erhalten werden.

b) Mesodermale Tumoren

Meningeome

Meningeome sind gut abgegrenzte Tumoren, die vom arachnoidealen Deckendothel der Pacchionischen Granulationen ausgehen. Dies erklärt ihre Prädilektionsstellen entsprechend der Häufigkeit dieser Granulationen. Sie machen sich erst im mittleren und fortgeschrittenen Lebensalter bemerkbar *(Häufigkeitsgipfel um 50 Jahre)*. Meningeome wachsen gegen das Gehirn verdrängend, dagegen infiltrieren sie die Dura und den benachbarten Knochen, mit denen sie bei der Operation fest verbacken sind. Sie können selbst den Knochen durchwachsen und in den daraufliegenden Muskeln, z.B. im M. temporalis, erscheinen. Im Knochen der Schädelkalotte oder -basis rufen sie umschriebene Destruktion oder reaktive Hyperostosen, auch in Form der sog. Spiculae, hervor. Starke hyper-

plastische Knochenvorwölbungen sind manchmal sogar äußerlich sichtbar.

Das *Wachstum* ist äußerst langsam, so daß sich auch bei großer Ausdehnung des Tumors erst sehr *spät Hirndruck* einstellt. Manche Meningeome werden mit ganz geringer Symptomatik überlebt oder finden sich als Zufallsbefund bei der Obduktion. Nicht selten sind die Meningeome fleckförmig oder diffus verkalkt. Oft sind sie sehr gefäßreich. Bei Sitz in der Umgebung der Zentralwindung kommt es nicht selten zum „apoplektischen" Auftreten von Symptomen.

Die wichtigsten Lokalisationen und ihre Symptome

1. Ein Viertel aller Meningeome sind **parasagittal** in Höhe des mittleren, des vorderen oder hinteren Drittels des Sinus sagittalis superior. Die Geschwülste gehen von dem Winkel zwischen der Dura der Konvexität und dem Sinus aus und wachsen verdrängend vorwiegend nach unten (Abb. 73).

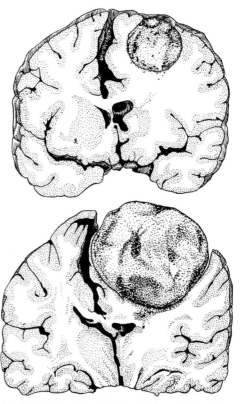

Abb. 73. Apfelgroßes Meningeom des mittleren Sinusdrittels. Erhebliche Massenverschiebung. (Nach ZÜLCH u. CHRISTENSEN)

Mittleres Sinusdrittel. Zunächst treten Jackson-Anfälle auf, die im kontralateralen Fuß beginnen. Später entwickelt sich eine Lähmung des Beines, bei weiterem Fortschreiten ein Mantelkantensyndrom (s.S. 79).

Vorderes Sinusdrittel, d.h. über der Konvexität des Stirnhirns: Sie führen zu seltenen epileptischen Anfällen und langsam zunehmenden psychischen Veränderungen.

Hinteres Sinusdrittel. Sie führen frühzeitig zu Kopfschmerzen und Einklemmungserscheinungen. Lokalsymptome sind Sensibilitätsstörungen (Läsion des Parietallappens) und Gesichtsfelddefekte.

2. Falxmeningeome sitzen, der großen Duraduplikatur zwischen den beiden Hemisphären breit anliegend, tief im rostralen Abschnitt der Fissura interhemisphaerica. Sie sind meist noch vom Hirnmantel überdeckt und haben keine unmittelbaren Beziehungen zur Schädelkalotte.

Die Symptomatik ist ähnlich wie bei den parasagittalen Meningeomen, nur kommt es, weil die Tumoren tiefer sitzen, seltener zum Mantelkantensyndrom und häufiger zu typischen Hemisphärenausfällen, z.B. zur Hemiparese, zu Aphasie oder räumlich-konstruktiven Störungen.

Durch Kompression des Gyrus cinguli treten psychische Veränderungen mit Antriebsverlust und Apathie ein. Werden Stammganglien und innere Kapsel durch Druck geschädigt, kommt es zur Hemiparese mit Rigor, Tremor oder choreatischer Bewegungsunruhe.

3. Konvexitätsmeningeome liegen bevorzugt *vor der Zentralfurche.* Zunächst treten fokale Anfälle auf, später Hemiplegie.

4. Meningeome des großen oder kleinen **Keilbeinflügels** wachsen meist in die vordere, selten in die mittlere Schädelgrube ein. Wir unterscheiden mediale und laterale Keilbeinmeningeome.

Die *medialen* wachsen meist halbkugelförmig nach oben. Sie rufen früh *Kopfschmerzen* in der Augenhöhle oder mittleren Stirn hervor. Durch Kompression des Sehnerven im Canalis nervi optici führen sie zur *primären Opticusatrophie* mit Erblindung und amaurotischer Pupillenstarre. Druck auf den Sinus cavernosus behindert den venösen Abfluß aus der Orbita, so daß es zum einseitigen, *nicht pulsierenden Exophthalmus* kommt (Abgrenzung vom pulsierenden Exophthalmus bei Carotis-Sinus cavernosus-Fistel). Bald werden auch die anderen Hirnnerven

gelähmt, die durch die Fissura orbitalis cerebralis ziehen, vor allem der äußere N. oculomotorius, der Trochlearis und der N. supra-orbitalis (V, 1).

Im *Spätstadium* tritt durch Druck auf die innere Kapsel eine Monoparese des Armes oder Hemiparese hinzu. *Psychisch* sind die Kranken im Antrieb verarmt, affektiv monoton, seltener euphorisch. Bei allgemeinem Hirndruck kann sich kontralateral eine Stauungspapille entwickeln, so daß ein (Foster)Kennedy-Syndrom besteht. Das Syndrom ist sehr selten und ätiologisch unzuverlässig: es kommt auch bei nicht raumfordernden Prozessen vor.

Die *lateralen Keilbeinmeningeome* wachsen häufig beetartig (Méningéom en plaque). Sie infiltrieren Dura und Schädelknochen und rufen dadurch reaktive Knochenverdichtungen im hinteren Anteil der Orbita, am äußeren Orbitalrand und in der Fossa temporalis hervor.

Das erste Symptom ist ein umschriebener *Schläfenkopfschmerz.* Bald entwickelt sich in vielen Fällen eine Anschwellung der Schläfenregion. Durch Einwachsen in die Orbita kommt es ebenfalls zum nicht pulsierenden Exophthalmus, dagegen kann die Opticusschädigung ausbleiben.

5. Medial am Boden der vorderen Schädelgrube wachsen die **Meningeome der Olfactoriusrinne.** Sie sitzen der Lamina cribriformis des Siebbeins auf. Diese Meningeome lädieren den N. olfactorius und den N. opticus und drängen das Frontalhirn von basal nach oben. Zunächst kommt es zur Hyposmie, dann zur kompletten Anosmie. Danach entsteht durch Kompression eine primäre Opticusatrophie mit Amaurose und Pupillenstarre. Später wird die Anosmie doppelseitig. Schließlich tritt psychopathologisch ein Stirnhirnsyndrom ein, und es entwickelt sich kontralateral eine Stauungspapille (Kennedy-Syndrom, das aber äußerst selten ist).

6. Meningeome des Tuberculum sellae sitzen, von der Wand des Sinus cavernosus ausgehend, am Vorderrand der Sella turcica. Sie drängen mit zunehmendem Wachstum gegen das Chiasma und den basalen Frontallappen.

Das *erste Symptom* sind Kopfschmerzen, die meist hinter den Augen empfunden werden. Bald entwickelt sich durch Druck auf das Chiasma oder einen Sehnerven eine bitemporale Hemianopsie oder Amaurose eines Auges. Anosmie ist selten.

7. Brückenwinkelmeningeome wachsen von der Pyramidenspitze aus in die mittlere Schädelgrube und können eine ähnliche Lage und Symptomatik haben wie das Acusticusneurinom. Die Symptomatik und differentialdiagnostische Abgrenzung ist auf S. 172 besprochen.

Für alle Meningeome ist das Auftreten einer *Spätepilepsie* und die *langsame* Entwicklung von neurologischen Herdsymptomen charakteristisch. Das *EEG* zeigt dann einen Herdbefund, wenn der venöse Abfluß durch den Tumor behindert wird. Die Röntgenaufnahmen lassen oft die oben (S. 172) beschriebenen Knochenveränderungen erkennen.

Computertomographisch sind Meningeome durch ihre primär erhöhte Dichte, die scharfe Begrenzung und eine in der Regel homogene und intensive Kontrastmittelverstärkung erkennbar. Über die Hälfte der Fälle zeigt ein perifokales Ödem. Ferner können häufiger als im Röntgenübersichtsbild Verkalkungen im Tumor computertomographisch dargestellt werden. Die entscheidende Kontrastuntersuchung ist die Angiographie, bei der man auch den Kreislauf der A. carotis externa darstellt, über die Teile des Tumors gewöhnlich versorgt werden. Man findet dann eine homogene Anfärbung, einen „Gefäßnabel" und große, abführende Venen.

Therapie und Prognose. Meningeome der Konvexität können in der Regel radikal entfernt werden. Ist der Sinus sagittalis im vorderen Drittel verschlossen, kann er reseziert werden. Bestehen Beziehungen zu großen Gefäßen oder zum Hirnstamm, ist nur Teilresektion möglich. Gelingt die vollständige Entfernung, braucht man ein Rezidiv nicht zu befürchten. Infolge ihrer hohen geweblichen Differenzierung sind die Meningeome strahlenresistent.

Angioblastome des Kleinhirns

Der sog. Lindau-Tumor ist zwischen dem 35. und 45. Lebensjahr besonders häufig. Männer werden weit mehr als Frauen betroffen. Die Krankheit ist erblich, in der Praxis werden aber mehr sporadische als familiäre Fälle beobachtet. Der *Sitz* der Angioblastome ist in einer Kleinhirnhemisphäre, ausgehend vom Dach des IV. Ventrikels. Der solide Tumor, der aus Netzen von Capillaren oder kavernösen Gefäßen besteht, ist relativ klein. Um diesen bildet sich meist eine *Cyste,* in der die Geschwulst nur mit Mühe zu finden ist. Die Cyste ist mit gelblicher,

stark *eiweißreicher Flüssigkeit* gefüllt, die beim Stehen gerinnt. Über der Cyste liegen die weichen Hirnhäute mit stark blutgefüllten Gefäßen. Tumorzapfen können bis ins Halsmark hinabreichen.

Liegt gleichzeitig eine Angiomatosis retinae vor, sprechen wir von der *v. Hippel-Lindauschen Krankheit.* Dabei können sich auch in den Nieren und im Pankreas Cysten finden.

Symptomatik und Verlauf. Häufig bleibt der Tumor klinisch stumm, bis plötzlich *Einklemmungserscheinungen* auftreten, die durch Bewegungen ausgelöst werden und sich beim flachen Liegen bessern. Dabei treten unerträgliche Kopfschmerzen im Hinterkopf, aber auch in der Stirn auf. In diesem Stadium besteht meist schon eine hochgradige doppelseitige *Stauungspapille.* Die mittleren oder caudalen Hirnnerven können einseitig oder beidseitig gelähmt sein. Die *cerebellare Ataxie* betrifft die Beine stärker als die Arme, ist aber oft nur wenig ausgeprägt. Der Verlauf ist oft intermittierend, was auf dem unterschiedlichen Füllungszustand der Cyste beruht. Dadurch ist bei oberflächlicher Untersuchung eine Verwechslung mit Multipler Sklerose möglich.

Manche Lindau-Tumoren äußern sich nur in leichten Kopfschmerzen und geringem Nystagmus. Auch diese können zur Einklemmung führen.

Im *Liquor* ist das Eiweiß häufig vermehrt, es werden aber auch normale Befunde erhoben, was den diagnostischen Wert der Punktion sehr einschränkt. Computertomographisch sind die Tumoren durch den Nachweis von scharf begrenzten, homogenen Cysten niedriger Dichte gekennzeichnet. Der Gefäßanteil ist auch nach Kontrastmittelgabe nur selten darzustellen. Bei der Vertebralisangiographie färbt sich der angioblastische Tumorteil oft an. Nicht selten sind aber auch nur die Raumforderungszeichen der Cyste erkennbar.

Internistisch haben manche Kranken eine *Polyglobulie,* die auf Sekretion von Erythropoetin durch den Tumor beruht.

Die **Behandlung** der Wahl ist operativ. Wird nur die Cyste entleert, muß man mit einem Rezidiv rechnen. Wenn schon hohe Stauungspapillen und Hydrocephalus bestehen, bevorzugen viele Operateure die Shuntoperation, weil der Tumor dann doch nicht mehr total entfernt werden kann (s.S. 164, 428).

c) Tumoren der Sellaregion

Craniopharyngeome

Das Craniopharyngeom, auch Erdheim-Tumor, geht von Resten des embryonalen Ductus craniopharyngicus (Rathkesche Tasche) aus. Er liegt entweder *intrasellär oder suprasellär,* selten sanduhrförmig teils innerhalb, teils über der Sella. Die intrasellären Craniopharyngeome komprimieren zunächst die Hypophyse und arrodieren die hintere Sattellehne, bevor sie das Diagphragma sellae durchbrechen und gegen das Chiasma und den III. Ventrikel emporwachsen. Die suprasellären lädieren das Chiasma frühzeitig und füllen den III. Ventrikel aus. Das *weitere Wachstum* erstreckt sich in Richtung auf Thalamus und Brücke, in seltenen Fällen dehnen sich die Tumoren bis zum Occipitallappen aus.

Die Craniopharyngeome haben eine feste Kapsel. Sie sind meistens mehrfach gekammert, die Cysten sind mit cholesterinhaltiger Flüssigkeit gefüllt. Sehr charakteristisch ist in 50% eine *Kalkeinlagerung* in dem soliden Teil der Geschwulst. Die Wachstumsgeschwindigkeit ist gering. Metastasen kommen nicht vor.

Symptomatik und Verlauf. Die Symptome entwickeln sich bei Kindern und jungen Erwachsenen unterschiedlich. *Kinder* klagen frühzeitig über Kopfschmerzen und Erbrechen. Bei der Untersuchung fällt auf, daß sie im Wachstum zurückgeblieben und oft zu dick sind. Die verzögerte Körperentwicklung zeigt an, daß der Hypophysenvorderlappen stärker lädiert ist. (Im Hypothalamus gibt es kein „Wachstumszentrum".) Der Schädel ist hydrocephal vergrößert, die Nähte klaffen, und es besteht eine Stauungspapille.

Nach der Pubertät setzt die Krankheit meist mit *inkretorischen Störungen* ein, von denen der *Diabetes insipidus* an erster Stelle steht. Er hat einen intakten Hypophysenvorderlappen zur Voraussetzung. Hypogenitalismus (Amenorrhoe, Impotenz, mangelhafte Ausbildung der sekundären Geschlechtsmerkmale), Fettsucht und Hypothyreose sind seltener. Andere Zwischenhirnstörungen zeigen sich erst bei den entsprechenden endokrinologischen Untersuchungen.

Erst später kommt es zu *Stirnkopfschmerzen* und zu den für alle Altersgruppen sehr charakteristischen *bizarren Gesichtsfelddefekten.* Diese bestehen in unregelmäßig geformten Skotomen oder Quadrantenanopsien, während streng bi-temporal hemianopische Ausfälle kaum gefunden werden. Durch weiteren Druck auf das Chiasma tritt *bilaterale Opticusatrophie* mit Amblyopie und entsprechender Pupillenstarre ein. Wächst die Geschwulst nach rückwärts, entwickeln sich Mittelhirn- und Brückensyndrome. Im *Endstadium* tritt allgemeiner Hirndruck mit spastischer Tetraplegie und anderen Zeichen der Enthirnungsstarre auf. Der Verlauf ist, wie oft bei cystischen Tumoren, intermittierend und variabel.

Die *Röntgenaufnahme des Schädels* zeigt in 50% krümelige suprasselläre *Verkalkungen.* Die Sella selbst kann entkalkt oder normal sein. Das *CCT* zeigt nebeneinander hyper- und hypodense Bereiche, entsprechend verkalkten und zystischen Tumoranteilen. Die soliden Tumoranteile lassen häufig eine Kontrastmittelanreicherung erkennen. Die supraselläre Ausdehnung der Geschwulst kann im Carotisangiogramm durch Anhebung der Pars circularis der A. cerebri anterior nachgewiesen werden. Das *EEG* kann bei Druck des Tumors auf den Hypothalamus eine abnorme Rhythmisierung langsamer Wellen zeigen.

Therapie und Prognose. Die radikale *Entfernung* des Tumors wird unter dem Schutz einer hormonellen Substitutionstherapie versucht. Wenn das nicht möglich ist, bringen palliative Eingriffe mit Entleerung der Cysten vorübergehend Entlastung, sind aber immer von Rezidiven gefolgt. Vor jeder Operation muß eine genaue endokrinologische Untersuchung mit Ausscheidungs-, Suppressions- und Stimulationstests durchgeführt werden, um den Funktionszustand von Hypothalamus und Hypophyse festzustellen. Hochvoltbestrahlung soll die Überlebenszeit verlängern.

Hypophysenadenome

Sie treten erst bei Erwachsenen auf. Im Kindes- und Jugendalter werden sie nicht beobachtet. In der normalen Hypophyse finden sich 50% chromophobe und 37% eosinophile Zellen. Für die Adenome ist der quantitative Unterschied noch deutlicher: *chromophobe* Adenome sind etwa viermal so häufig wie *eosinophile.* Die *basophilen Adenome* spielen klinisch eine ganz untergeordnete Rolle. Sie erreichen nie eine ähnliche Größe wie die anderen Adenome. Sie sind *nicht* die Ursache des Cushing-Syndroms, sondern ein korreliertes Symptom. Cushing und Wucherung basophiler Zellen entstehen in $1/3$ der Fälle durch eine Überfunktion der Nebennierenrinde, in $^2/_3$ durch Überproduktion von ACTH-releasing factor im Zwischenhirn. *Therapie:* Im jüngeren Alter totale bilaterale Adrenalektomie mit Hormonsubstitution, bei älteren Patienten Implantation von *β*- oder *γ*-Strahlern.

Die Adenome wachsen zunächst in der Sella, die nach den Seiten und auf die Keilbeinhöhle zu *ballonförmig* erweitert wird. Sie können selten auch in die Keilbeinhöhle durchbrechen. Danach drängen sie nach oben gegen den vorderen Chiasmawinkel, heben das Chiasma an, durchbrechen das Diaphragma sellae und drängen gegen den III. Ventrikel vor. Reines Wachstum nach oben ist selten.

Chromophobe Adenome

Die chromophoben Adenome führen durch Zerstörung der Hypophyse zur Vorderlappen*insuffizienz*. Dabei treten die inkretorischen Ausfälle über mehrere Jahre in einer *typischen Reihenfolge* auf.

Symptomatik und Verlauf. Zunächst setzen die *gonadotropen Funktionen* aus: Bei Frauen kommt es zur Amenorrhoe, bei Männern zum Verlust der Libido und zur Impotenz mit Hodenatrophie. Dann folgt Unterfunktion der *Schilddrüse:* herabgesetzter Grundumsatz, niedriger Blutdruck, verminderte Körpertemperatur, Gleichgültigkeit und Antriebsschwäche. Weiter tritt eine *Unterfunktion der Nebennierenrinden* ein, die sich klinisch hauptsächlich als Adynamie äußert und die durch Verminderung der 17-Hydroxycorticosteroidausscheidung im Urin erfaßt werden kann. Durch Läsion des *Hypothalamus* kommt es in fortgeschrittenen Stadien zur Störung der Wärmeregulation, zu Adipositas und gesteigertem Schlafbedürfnis. Auffälligerweise tritt kein Diabetes insipidus ein.

Die Patienten klagen frühzeitig über *Kopfschmerzen* in beiden Schläfen und in der Stirn. Diese beruhen auf Spannung des Diaphragma sellae, das, wie die ganze Dura, sensibel vom N. trigeminus versorgt wird. Wenn im späteren Krankheitsverlauf der Tumor das Diaphragma sellae durchbrochen hat, setzen die Kopfschmerzen aus. Kurz zuvor haben sich bereits die ersten *Sehstörungen* durch Druck auf das Chiasma opticum eingestellt. Sie beginnen mit allgemeiner Sehschwäche, gelegentlich nur in der Dämmerung. Dann bildet sich langsam eine *bitemporale Hemianopsie* aus. Zuvor sind auch atypische und selbst einseitige Gesichtsfeldausfälle mög-

lich. Später kommt es zur fast vollständigen *Amaurose*, bei der nur in den oberen nasalen Quadranten noch Sehreste vorhanden sind.

Klinisch bieten die Patienten einen sehr charakteristischen *Aspekt:* infantiler Körperbau, blaßgelbliche, sehr zarte Haut mit feinen, dichten radiären Falten, vor allem um den Mund, aber auch um die Augen. Dies gibt dem Gesicht einen greisenhaften Ausdruck, der mit dem allgemein infantilen Habitus und bei Männern mit dem Fehlen des Bartwuchses sehr eindrucksvoll kontrastiert. Die Sekundärbehaarung fehlt.

Augenärztlich finden sich die beschriebenen Ausfälle. Auf der seitlichen Röntgenaufnahme des Schädels findet sich die als typisch beschriebene ausgedehnte Ballonierung der Sella oder die Destruktion des Dorsum sellae nur bei sehr großen Hypophysenadenomen. Eine Doppelkonturierung des Sellabodens im streng seitlichen und ein nach lateral abfallender Sellaboden im ap-Strahlengang sind aber auch bei kleinen intrasellären Tumoren nahezu pathognomonisch.

Computertomographisch sind die Hypophysenadenome bei supra- oder parasellärem Wachstum durch die Verlegung der perisellären Zisternen gut zu erkennen. Unabhängig von ihrer Art, zeigen sie in der Mehrzahl eine primär erhöhte Dichte, die fast immer nach Kontrastmittelgabe zunimmt.

Gelegentlich ist eine CT-Zisternographie mit Kontrastmittel zur Abgrenzung kleiner Tumoren erforderlich. Schichten in der coronaren Ebene sind ebenfalls hilfreich zum Nachweis kleiner Tumoren und zur Darstellung der suprasellären Ausdehnung.

Eosinophile Adenome

Eosinophile Adenome zeichnen sich durch Überproduktion von STH bei gleichzeitigem Mangel an Gonadotropinen aus. Dies führt bei jungen Menschen zum Riesenwuchs, bei Erwachsenen nach Schluß der Epiphysenfugen zur Akromegalie, deren Bild hier nicht näher beschrieben werden muß. Klinisch kommt es außerdem zur Steigerung des Grundumsatzes, zu auffälligem Schwitzen und zu Diabetes (STH ist ein Insulinantagonist).

Symptomatik und Verlauf. Die Entwicklung der Symptome kann sich über 10–15 Jahre hinziehen. Etwa gleichzeitig mit dem Beginn des *akromegalen Wachstums* lassen die *sexuellen Funktionen* nach. Dann folgen *Kopfschmerzen* mit den oben beschriebenen Charakteristika. *Sehstörungen* treten erst spät ein, da die Geschwulst lange Zeit innerhalb der Hypophyse wächst. In einem Drittel der Fälle fehlen Augensymptome. Stauungspapillen bilden sich nicht aus. *Psychisch* sind die Kranken durch Antriebsarmut und Verstimmbarkeit auffällig. Ein wichtiges Symptom sind *Paraesthesien* und Neuralgien durch Wucherung des Bindegewebes um die Nerven und Anhäufung von Mucopolysacchariden in den Schwannschen Zellen. Dies wirkt sich besonders an engen Durchtrittsstellen der Nerven aus, deshalb ist das Carpaltunnelsyndrom (s.S. 353) bei Akromegalie nicht selten.

Im fortgeschrittenen Stadium tritt eine *Insuffizienz* des Hypophysenvorderlappens ein: Die beschriebenen Überschußsymptome bilden sich zurück, die Kranken leiden an Müdigkeit, Schwäche und Antriebsarmut.

Das voll ausgebildete Krankheitsbild ist nicht zu verkennen. In 90% der Fälle ist die *Sella* typisch ballonförmig, ohne Erweiterung des Sellaeingangs, verändert. *Abortive Formen,* bei denen die Sella intakt bleibt und die Gesichtsfelder nicht eingeschränkt sind, können diagnostische Schwierigkeiten machen. Dann ist das Wachstum des Adenoms nur aus den Ergebnissen wiederholter endokriner Untersuchungen zu erschließen.

Für die *Differentialdiagnose* von Chiasmaläsionen gilt folgende Faustregel: Im ersten und zweiten Lebensjahrzehnt sind sie mit großer Wahrscheinlichkeit durch ein Craniopharyngeom hervorgerufen, im dritten und vierten Jahrzehnt durch ein Hypophysenadenom, vom fünften Jahrzehnt an hat ein Meningeom des Tuberculum sellae die größte Wahrscheinlichkeit. Lokalisation und Ausdehnung der Geschwülste werden durch Computertomographie und Angiographie festgestellt.

Prolaktinome

Prolactinsecernierende Adenome sind die häufigsten hormonproduzierenden Adenome des Hypophysenvorderlappens. Sie erreichen selten eine solche Größe, daß sie operativ oder strahlentherapeutisch behandelt werden müssen. Behandlung mit Bromocriptin (Pravidel) ist gewöhnlich ausreichend.

Auch andere Hypophysenadenome können Prolactin sezernieren und müssen, wenn sie nicht vollständig operativ entfernt werden, mit Pravidel behandelt werden.

Die konservative Therapie der Prolactinome mit Bromocriptin hat in sehr vielen Fällen eine enorme Verkleinerung des Tumors bei gleichzeitiger Normalisierung der Prolactinsekretion bewirkt. Ein präoperativer Therapieversuch zur Verkleinerung des Tumors ist deshalb immer angezeigt. Mikroadenome werden mit gutem Ergebnis auch rein medikamentös behandelt.

Therapie und Prognose. *Chromophobe Adenome* haben einen schwer vorhersehbaren Verlauf. Spontaner Stillstand im Wachstum ist nicht selten. Sobald Gesichtsfelddefekte ein suprasselläres Wachstum anzeigen, ist die Operation angezeigt, die heute durch die Nase und durch die Keilbeinhöhle (transnasal, transsphenoidal) vorgenommen wird. Zur Entfernung des Adenoms wird die Sellavorderwand eröffnet. Manche als chromophobe Adenome angesehenen Tumoren sind in Wirklichkeit Makroprolactinome. Diese bilden sich unter Behandlung mit dem Prolactinantagonisten Bromocriptin eindrucksvoll zurück.

Eosinophile Adenome. Wenn Sehstörungen noch nicht vorliegen, kommt die stereotaktische Implantation von radioaktiven Isotopen in Betracht. Sonst transsphenoideale Operation. Bei stark supra- oder parasellärem Wachstum offene, transfrontale Operation. Diese wird bei allen Tumoren der Sellaregion bevorzugt, wenn die Differentialdiagnose gegen andere Geschwülste als Adenome nicht sicher zu entscheiden ist. Postoperativ ist oft eine Substitution mit 35 mg Hydrocortison 100 mg L-Thyroxin sowie bei Diabetes insipidus, mit Minirin notwendig. Nach 3 Monaten wird eine endokrinologische Untersuchung mit Basiswerten und Stimulation ausgeführt, nach welcher abschließend über die Substitutionstherapie entschieden wird. Diese Patienten sollen ständig einen Paß mit den für sie lebensnotwendigen Medikamenten mitführen.

d) Metastasen

Metastasen machen etwa 5–10% aller Hirntumoren aus. Manche Autoren geben Zahlen bis zu 15% an. Die Hirnmetastasen sind nicht selten multipel, was die Lokaldiagnose erschwert und die Prognose, die ohnehin sehr schlecht ist, infaust macht.

In 25% der Fälle gehen sie von einem Bronchialcarcinom aus. Dieses ist oft zum Zeitpunkt der Metastasierung noch so klein, daß es selbst auf Schichtaufnahmen nicht nachzuweisen ist. An Häufigkeit folgen: Mammacarcinom, Melanoblastom, Nierencarcinom, Magencarcinom, Genitalcarcinome, Darmkrebse, Schilddrüsencarcinom. Beim Nierencarcinom kann es selbst mehr als ein Jahrzehnt nach der Operation zu Hirnmetastasen kommen. Die praktische Bedeutung von Sarkommetastasen ist wegen der Seltenheit von Sarkomen nur gering. Chorionepitheliome setzen regelmäßig cerebrale Absiedlungen. Das Coloncarcinom metastasiert äußerst selten ins Gehirn, weil im Kreislauf das Leber- und Lungenfilter vorgeschaltet sind. Die Carcinommetastasen sind sehr gefäßreich und zerfallen im Inneren nekrotisch. In ihrem biologischen Verhalten sind sie den Glioblastomen ähnlich.

Die Patienten haben in der Regel das *mittlere Lebensalter* überschritten, Männer sind häufiger befallen als Frauen.

Die *Lokalisation* ist entsprechend der hämatogenen Entstehung meist im Versorgungsgebiet der A. cerebri media. Auch der Hirnstamm wird, wenn auch selten, betroffen.

Zur Differentialdiagnose dient die Bestimmung des carcinoembryonalen Antigens (CEA) im Serum, das besonders bei intestinalen Tumoren häufig positiv ist. Es gibt auch Mitteilungen, daß Betaglukoronidase und CEA im Liquor verläßlich leptomeningeale Infiltrationen durch Carcinome, nicht dagegen durch Lymphome anzeigen.

Schädelbasismetastasen führen zu den Syndromen, die auf Seite 68 beschrieben sind. Hat ein Patient einen bekannten Krebs, so kann man beim Auftreten einer Hirnnervenlähmung eine Schädelbasismetastase annehmen, selbst wenn diese durch Röntgenaufnahmen, CT der Schädelbasis oder hypercycloide Schichtaufnahmen (noch) nicht nachzuweisen ist. Die primären Tumoren stammen von der Mamma, der Lunge, der Prostata, vom Hals, oder es liegen Lymphome vor.

Symptomatik und Verlauf. Die *Symptome* entwickeln sich in wenigen Tagen oder Wochen. Die Krankheitsgeschichte dauert meist nicht länger als 5–6 Monate. Metastasen führen schon bei geringer Größe zu ausgedehnter Hirnschwellung. Deshalb entstehen neben den Lokalsymptomen rasch allgemeine psychische Störungen: Bewußtseinstrübung und Verwirrtheit.

Die *allgemeinen Befunde,* die sonst den Verdacht auf einen malignen Tumor erwecken, wie

Gewichtsabnahme, Husten, Verdauungsstörungen, Ausfluß, beschleunigte BSG und Anämie brauchen zum Zeitpunkt der Metastasierung noch nicht vorzuliegen. Häufig ist das carcinoembryonale Antigen positiv.

Das *EEG* ist herdförmig und allgemein verändert. Metastasen epithelialer Tumoren sind *computertomographisch* früh zu diagnostizieren, da sie selbst bei geringer Größe an den vergleichsweise großen Begleitödemen als hypodense Zonen erkennbar sind. Beim Auftreten mehrerer solcher Bezirke und bekannten Primärtumor ist die Diagnose sicher. Mit der Hirnszintigraphie konnte man Metastasen von mindestens 2 cm Durchmesser erkennen. Im CCT sind auch Metastasen von weniger als 1 cm Durchmesser, oft allerdings nur nach Kontrastmittelgabe, erkennbar. Metastasen von mehr als 2 cm Durchmesser sind fast immer zentral nekrotisch und zeigen nach Gabe von Kontrastmittel eine mehr oder minder breite Ringformation. Es gibt aber keine für Metastasen typischen CT-morphologischen Kriterien.

Es muß betont werden, daß nur sehr wenige der computertomographisch nachweisbaren Metastasen „klinisch stumm" sind. Die beste Indikationsstellung zur CT-Untersuchung bei Tumorkranken ergibt sich deshalb aus der neurologisch-psychiatrischen Untersuchung. Haben die Patienten keine cerebralen Symptome, so liegt die Wahrscheinlichkeit, Metastasen nachzuweisen, unter 1%. Deshalb können sogenannte Screening-CT-Untersuchungen nicht gerechtfertigt werden.

Differentialdiagnose. Bei solitären Metastasen müssen vor allem primär hirneigene Tumoren und der Hirnabsceß abgegrenzt werden. Multiple Läsionen finden sich bei multiplen Hirnabscessen, bei multipler Sklerose, als Granulome bei Morbus Boeck und bei Parasitenbefall (Zystizerkus, Echinococcus).

Therapie und Prognose. Die Operation ist nur sinnvoll, wenn eine Solitärmetastase vorliegt. Besonders Metastasen von Tumoren des lymphoreticulären Systems können sehr erfolgreich mit etwa 30 Gy bestrahlt werden. Aber auch bei Metastasen kleinzelliger Bronchialcarcinome und des Mammacarcinoms können eindrucksvolle Remissionen erzielt werden, wenn zusätzlich durch Steroidbehandlung das in der Frühphase oft bedrohliche Hirnödem zurückgedrängt werden kann. So zuverlässig die cerebrale Computertomographie Hirnmetastasen

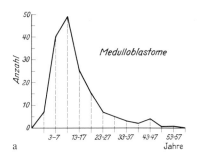

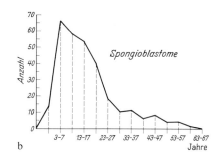

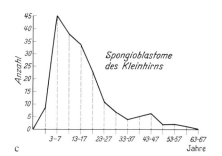

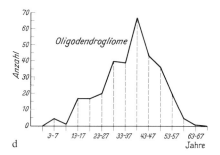

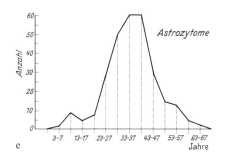

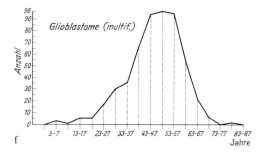

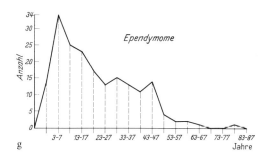

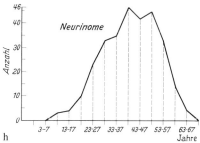

Abb. 74a–h. Alterskurven der wichtigsten Hirngeschwulstarten. (Aus ZÜLCH u. CHRISTENSEN)

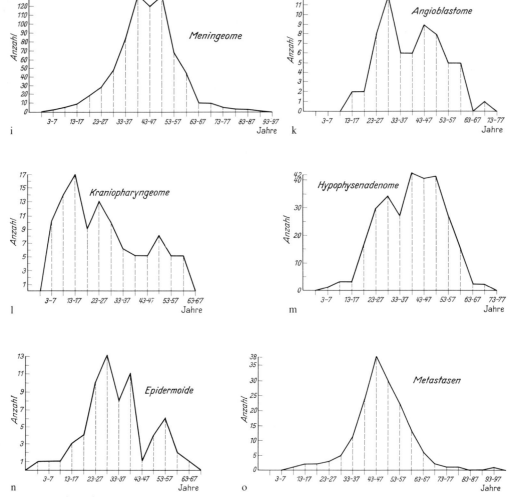

Abb. 74i–o. Alterskurven der Hirngeschwülste

nachweist, ist sie dennoch als *„Screeningmethode"* bei allen Tumorkranken nicht indiziert. Patienten mit Hirnmetastasen klagen über Kopfschmerzen, Schwindel oder Erbrechen und haben neurologisch-psychiatrisch pathologische Befunde, die eine *gezielte* CT-Untersuchung nahelegen. Bemerkenswerterweise sprechen auch solche Metastasen auf die palliative Röntgenbestrahlung an, deren Primärtumor strahlenresistent ist. Dies beruht nicht nur auf Verminderung des Hirnödems und Einschränkung der Liquorproduktion.

In etwa 10% der Hypophysenadenome tritt eine spontane Tumornekrose auf. In 1% der Fälle kommt es zu einer zusätzlichen Tumorrup-

tur mit den Zeichen einer meningealen Reaktion im Liquor. Die spontane Tumornekrose kommt bei den hormonal inaktiven Hypophysenadenomen inklusive Prolactinom in Gegensatz zu STH- und ACTH-Zelladenom sehr viel häufiger vor. Die Symptome bestehen in plötzlichen Stirnkopfschmerzen, plötzlichen Gesichtsfeldstörungen, auch Doppelbildern bei Lähmung eines der Augenmuskelnerven, die durch den Sinus cavernosus ziehen, fakultativ auch meningeale Reaktion.

Differentialdiagnose. Subarachnoidealblutung, Meningitis und Opticusneuritis, Arteriitis cranialis, ophthalmoplegische Migräne, Basilarisin-

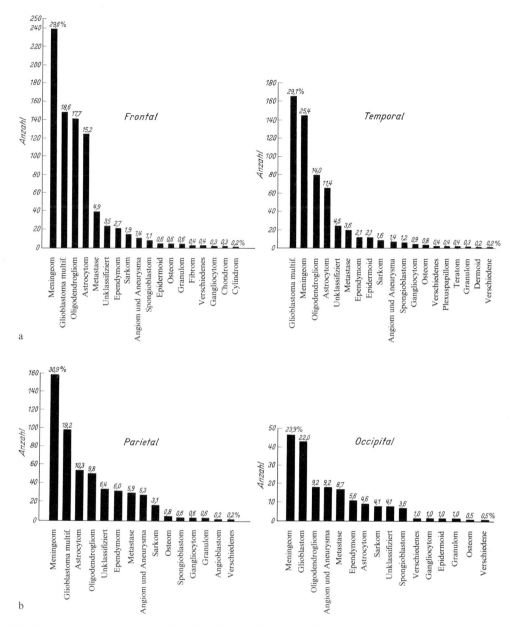

Abb. 75a, b. Tumorart und Lokalisation (Aus ZÜLCH u. CHRISTENSEN)

suffizienz. Die Diagnose wird durch die Computertomographie gestellt.

Schwierig zu diagnostizieren sind die **Carcinose und Sarkomatose der Meningen** und die **Meningeosis leucaemica.** Je nach Lokalisation und Intensität kommt es zu Kopfschmerzen, Hirnnervenausfällen und Liquorstauung. Der Befall der Meningen kann aber auch klinisch asymptomatisch bleiben. Die Röntgenaufnahme des Schädels zeigt oft keine Knochenzerstörung. Der Nachweis von Tumorzellen im Liquor gelingt im Zellfangverfahren. Charakteristisch ist ein besonders *hoher Eiweißwert* im Liquor bei niedrigem Liquorzucker (s.S. 259). Der Primärtumor sitzt meist in der Mamma oder in der Lunge. *Zur Behandlung* gibt man intrathekal

Cytostatica, v.a. Methotrexat und Cytosinarabinosid (Cytarabin), sowie parenteral Pyrimethamin (Daraprim) als Folsäureantagonist, der die Blut-Liquor-Schranke durchdringt. Auch hier wird die Bestrahlung des ganzen Schädels vorgenommen.

Abb. 74 und 75 (ZÜLCH und CHRISTENSEN, 1956) stellen zusammenfassend die Alterskurven der wichtigsten Arten von Hirngeschwülsten sowie die Beziehungen zwischen Tumorart und Lokalisation dar.

e) Andere raumfordernde Prozesse

Von den *Mißbildungstumoren* werden die Epidermoide und Dermoide nur kurz erwähnt. Sie wachsen außerordentlich langsam und haben bestimmte Vorzugslokalisationen, von denen der Brückenwinkel, die Chiasmagegend und der rostrale Balken genannt seien. Ihre Herkunft aus versprengten Keimen macht die Häufung in der Mittellinie verständlich. Klinisch ist zu beachten, daß der Inhalt der Kapsel in der Umgebung Entzündungen hervorrufen kann. Es liegt dann außer den Lokalsymptomen eine hartnäckige und diagnostisch sehr schwer zu klärende Meningoencephalitis vor.

Epidermoide und Dermoide zeigen, entsprechend dem hohen Anteil an Cholesterinkristallen und ihrer zystischen Struktur, bei scharfer Begrenzung im *CCT* sehr niedrige Dichte, die im Bereich vom Liquor oder noch darunter liegt. Intracranielle Lipome sind durch noch stärkere Dichteminderung gekennzeichnet, die in der Regel in der Balkenregion lokalisiert ist. Bei den genannten Tumorarten kommen im Computertomogramm erkennbare Kalkeinlagerungen vor.

Hirnabscesse werden auf S. 253 ff. behandelt.

Hirnblutungen s.S. 135, epidurale und subdurale *Hämatome* s.S. 310 ff.

Auch ein umschriebenes *traumatisches Hirnödem* (s.S. 309) kann als raumfordernder Prozeß wirken.

Die *Arachnoidealcysten* werden bei den Entwicklungsstörungen des Gehirns besprochen (s.S. 424).

V. Raumfordernde spinale Prozesse

In diesem Abschnitt werden die Geschwülste des Rückenmarks, seiner Wurzeln und Häute, aber auch primäre und metastatische Tumoren und Granulome der Wirbel, Hernien des Nucleus pulposus der Zwischenwirbelscheiben und schließlich epidurale Abscesse besprochen, sofern diese als raumfordernder spinaler Prozeß wirksam werden. Gefäßgeschwülste und -mißbildungen sind im Kapitel VI behandelt. Eine solche Zusammenfassung ist deshalb zweckmäßig, weil alle genannten Krankheitsprozesse sehr ähnliche neurologische Symptome verursachen, so daß klinisch die ätiologische Differentialdiagnose in vielen Fällen nicht zu stellen ist. Diese *Einförmigkeit der Symptomatik* beruht darauf, daß das Rückenmark in seinen Kerngebieten und Bahnsystemen verhältnismäßig einfach gebaut ist und nur einen geringen Durchmesser hat. Die große Variationsbreite in der Lokalisation und Wachstumsgeschwindigkeit, die für Hirntumoren so charakteristisch ist, kann sich deshalb im Rückenmark nicht zeigen.

1. Allgemeine Daten

a) Häufigkeit und Erkrankungsalter

Spinale Tumoren in dem erläuterten weiteren Sinne sind, etwa im Zahlenverhältnis 1:6, erheblich seltener als Hirntumoren.

Im Gegensatz zu den Verhältnissen im Gehirn überwiegen im Spinalkanal die *gutartigen Geschwülste* mit etwas über 60%. Diese Tumoren können jedoch nur dann erfolgreich operiert werden, wenn die Diagnose rechtzeitig gestellt wird, d.h. bevor es zu einer irreparablen Kompression des Rückenmarkes oder zu einer gefäßabhängigen Markerweichung gekommen ist.

Obwohl Rückenmark und Gehirn entwicklungsgeschichtlich zusammengehören und sich aus den gleichen Bauelementen zusammensetzen, unterscheidet sich die *relative Häufigkeit der einzelnen Geschwulstarten* in den beiden Abschnitten des ZNS beträchtlich. So sind, anders als im Gehirn, die Gliome weit in der Minderzahl, und namentlich das Oligodendrogliom und das Glioblastom werden nur selten beobachtet. Auch Metastasen in die Rückenmarkssubstanz kommen nur ganz vereinzelt vor. Blutungen in den Tumor, die im Gehirn eine so große Rolle spielen, treten bei Rückenmarkstumoren kaum ein.

Zahlenmäßig an erster Stelle stehen die *Neurinome*, dann folgen die *Meningeome* vor den *Gefäßtumoren*, den *Ependymomen*, den eigentlichen *Gliomen* (Spongioblastom, Astrocytom) und den *bösartigen Wirbelprozessen*.

Die Kurve der **Altersverteilung** nimmt einen flachen Verlauf mit einem Plateau zwischen dem 30. und 60. Lebensjahr. 10–15% aller Rückenmarkstumoren werden im *Kindes- und Jugendalter* manifest. Dabei handelt es sich vorwiegend um bösartige, extramedulläre Geschwülste und um Gliome. Neurinome kommen bei Kindern unter 10 Jahren noch nicht vor.

Für das *mittlere Lebensalter* (30–59 Jahre) sind Ependymome, Neurinome, Arachnitis spinalis und die seltenen Lipome charakteristisch. Jetzt werden auch die Gefäßtumoren manifest (s. Kapitel VI).

Jenseits des 50. Lebensjahres überwiegen die Meningeome, die auch im Rückenmark bei Frauen mehr als bei Männern vorkommen. Nach der Natur der Grundkrankheit sind in diesem Alter auch die meisten Wirbelmetastasen und das Plasmocytom der Wirbelkörper anzutreffen.

b) Lokalisation und allgemeine Prognose

Wir unterscheiden intramedulläre von extramedullären Tumoren, die wiederum intradural oder extradural sitzen können.

Etwa die Hälfte aller Rückenmarkstumoren sitzt extramedullär und intradural. Sie sind in der Regel gut operabel. Es handelt sich vor allem um Neurinome und um Meningeome.

Rund ein Drittel wächst extradural. Unter diesen überwiegen die bösartigen Wirbelprozesse: Metastasen, Spondylitis tuberculosa, Sarkome, Plasmocytome, Abscesse, Wirbelhämangiome. Auch der epidurale Absceß gehört hierhier (s.S. 187).

Nur etwa 10% sind intramedulläre Geschwülste. Die Hälfte davon sind Ependymome, weiter kommen Spongioblastome und andere Gliome vor. Bei diesen sind der chirurgischen Behandlung auch dann enge Grenzen gesetzt, wenn die Tumoren histologisch gutartig sind.

Klinische Symptomatik, Operabilität und Prognose hängen nicht nur von der Lokalisation des Tumors im Rückenmarksquerschnitt ab, sondern auch von der *segmentalen Höhe im Spinalkanal.* Die meisten spinalen Tumoren sind im Brustmark lokalisiert. Die cervicale und lumbosacrale Region sind etwa gleich häufig betroffen.

Die beste *Operationsprognose* haben caudale Tumoren. Bei thorakaler und mehr noch bei cervicaler Lokalisation ist die Operationssterblichkeit höher. Sie ist bei Halsmarktumoren durch Störungen der zentralen Herz- und Kreislaufregulation, bei Brustmarkgeschwülsten durch Bronchopneumonie und Lungenembolie bedingt. Die schlechteste Operationsprognose haben cervicale Tumoren.

2. Symptomatik

a) Querschnittslokalisation

Im fortgeschrittenen Stadium führen alle unbehandelten spinalen Tumoren, sofern sie oberhalb des Conus medullaris sitzen, zur *Querschnittslähmung.* Diese entwickelt sich in der Regel langsam fortschreitend über Wochen, Monate und selbst Jahre. Durch wechselnde Beeinträchtigung der spinalen Zirkulation können vorübergehend Verschlechterungen und Remissionen eintreten, die Verwechslungen mit nichttumorösen spinalen Prozessen nahelegen.

Die Querschnittslähmung kann aber auch schon frühzeitig, wenn die spinale Symptomatik erst gering ausgeprägt ist, als *akute Komplikation* innerhalb von wenigen Stunden einsetzen. In diesem Falle hat der Tumor die Blutzufuhr zum Rückenmark in der vorderen Spinalarterie (s.S. 151) gedrosselt, so daß eine Markerweichung eingetreten ist, deren Syndrom dann die Lokalzeichen des Tumors verdecken kann. Diese *sekundäre Markerweichung,* die vor allem

bei extramedullären Geschwülsten eintritt, spielt für die Rückenmarkstumoren eine ganz ähnliche Rolle wie die Einklemmung von Hirnstamm oder Medulla oblongata für die Hirntumoren. Sie verlangt unverzüglich neurochirurgisches Eingreifen.

Hat sich bereits, chronisch oder akut, eine Querschnittslähmung entwickelt, sind die Aussichten des Kranken auf eine erfolgreiche Operation, selbst bei einem gutartigen Tumor, nur noch gering. *Die Diagnose des spinalen Tumors muß also eine Diagnose seiner Frühsymptome sein.*

Für **extramedulläre Tumoren** sind radikuläre, d.h. *segmentale Schmerzen* charakteristisch, die sich bei Erhöhung des spinalen Druckes durch Husten, Pressen oder Niesen verstärken. Sie treten schon bei Läsion *einer* Wurzel auf. Diese Schmerzen können den Ausfallssymptomen und besonders den Lähmungen mehrere Jahre vorangehen. Sobald mehr als eine Wurzel ergriffen ist, läßt sich in den betroffenen Segmenten eine *hyperaesthetische Zone* oder ein konstanter *Sensibilitätsausfall* nachweisen. Oft ist das *Nackenbeugezeichen* (S. 21) positiv.

Wächst der Tumor weiter, zerstört die Wurzel und dehnt sich im Querschnitt des Spinalkanals aus, lassen die Wurzelsymptome nach, und es stellen sich *Rückenmarkssymptome* ein, die von der Lokalisation der Geschwulst an der Circumferenz des Markes bestimmt werden. Druck von ventral führt zur langsamen Entwicklung eines *Spinalis anterior-Syndroms* mit frühzeitigen Blasenstörungen, Druck von lateral zum *Brown-Séquard-Syndrom* und von dorsal zunächst zu Paraesthesien und dann zur Beeinträchtigung der Berührungs- und Lageempfindung *(sensible Ataxie).*

Die *Dauer der Anamnese* ist oft länger als beim intramedullären Tumor, weil die Patienten wegen ihrer Schmerzen lange Zeit unter anderen Diagnosen konservativ behandelt werden. Unter den extramedullären Geschwülsten kann man rein neurologisch nicht zwischen extra- und intraduralem Sitz unterscheiden.

Intramedulläre Geschwülste setzen häufig schleichend, aber nicht so langsam wie die extramedullären, mit sensiblen Strangsymptomen ein, die als unscharf abgegrenzte *Mißempfindungen* in den distalen Gliedabschnitten empfunden werden. Sie verstärken sich nicht oder kaum bei Erhöhung des spinalen Drucks. Wenn *Schmerzen* auftreten, haben sie eine dumpfe, brennende

Qualität und wellenförmigen Verlauf. Sie werden oft schon durch leichte Berührung ausgelöst. Dies sind die Charakteristika einer *Hinterhornläsion*. Später entwickelt sich das Syndrom der *zentralen Rückenmarksschädigung* (s.S. 102).

Die *zentrale Lähmung* beginnt meist als Spannungsgefühl und Steifigkeit in den Beinen oder als Schwäche in den Armen. Da die Pyramidenvorder- und -seitenstränge früher als bei extramedullärem Sitz lädiert werden, kommt es oft schon vor Ausbildung einer kompletten Querschnittslähmung zu spinalen Automatismen. An der *oberen Begrenzung* der Geschwulst besteht nicht selten eine *periphere Lähmung,* die durch Läsion der Vorderhörner zustande kommt.

Der *Liquorbefund* trägt nicht zur Unterscheidung zwischen extramedullären und intramedullären Tumoren bei.

b) Höhenlokalisation

Die klinische Höhenlokalisation ist verläßlicher als die Bestimmung des Tumorsitzes im Querschnitt des Spinalkanals. Die neurologische Symptomatik ist im einzelnen in Kapitel II beschrieben. Hier werden ergänzende Hinweise speziell für die Diagnose der Rückenmarkstumoren gegeben. Die Höhenlokalisation kann mit Hilfe segmentaler SSEPs erleichtert werden.

Halsmarktumoren

Schmerzen strahlen bei hohen Halsmarkgeschwülsten oft in den Nacken und Hinterkopf (Segment C_2) oder seitlich ins Gesicht (unterer Anteil der spinalen Trigeminuswurzel), bei etwas tieferer Lokalisation in die Arme und Hände aus, manchmal auch einseitig. Sie werden meist irrtümlich auf Bandscheibendegeneration zurückgeführt und unter nichtssagenden Diagnosen wie „Migraine cervicale", „Occipitalneuralgie", „Schulter-Arm-Syndrom" mit Kopfschmerzmitteln oder antineuralgisch behandelt, ohne daß die Kranken neurologisch untersucht sind oder eine Röntgenaufnahme angefertigt wurde. Im weiteren Verlauf entwickeln sich die Lokalsymptome einer Halsmarkschädigung, die auf S. 103 beschrieben sind. Häufig ist das Nackenbeugezeichen positiv (s.S. 21).

Halsmarktumoren in den *oberen cervicalen Segmenten* führen früh zu einer Zwangshaltung des Kopfes nach vorn und zur Seite, ein diagnostisch entscheidendes Symptom, das immer auf einen cranio-spinalen Tumor oder auf einen Prozeß in der hinteren Schädelgrube dringend

verdächtig ist. Das Auftreten einer *Stauungspapille* kann die Differentialdiagnose sehr schwierig machen. Sie tritt in einem Zehntel der gutartigen und in der Hälfte der malignen craniospinalen Tumoren auf.

Bei *intramedullärem* Sitz kommt es zu Gefühlsstörungen in den Beinen und in den Händen, bei *extramedullärem* früher zu einer paraspastischen Gangstörung. Häufig besteht Urinretention. Als Fernsymptom können die caudalen Hirnnerven gelähmt sein (s.S. 11). Die Symptomatik kommt teilweise durch Zirkulationsstörungen in der Vertebral- und der vorderen Spinalarterie zustande und kann fluktuieren. Deshalb wird nicht selten die Fehldiagnose einer Multiplen Sklerose gestellt.

Brustmarktumoren

Schmerzen werden entweder unbestimmt in den Rücken lokalisiert oder ziehen als typischer Gürtelschmerz auf der Höhe des betroffenen Segments, oft nur halbseitig, um den Rumpf nach vorn. Da diese radikulären Schmerzen attackenweise auftreten können, werden sie häufig irrtümlich auf die inneren Organe bezogen und geben zu Fehldiagnosen, wie Coronarinsuffizienz, Gallenkolik, Appendicitis oder Adnexitis Anlaß. Die Diagnose einer „Intercostalneuralgie" ist meist eine Verlegenheitslösung. Tatsächlich liegt in solchen Fällen meist ein Neurinom oder aber eine hypochondrische Persönlichkeitsentwicklung vor. *Stauungspapille,* die sich nach Laminektomie zurückbildet, ist auch bei thorako-lumbalen Tumoren bekannt. Der Entstehungsmodus ist nicht genau geklärt. Vermutlich spielt die Eiweißvermehrung im Liquor die wichtigste Rolle.

Über die neurologische Symptomatik von Brustmarkläsionen s.S. 103.

Cauda- und Conustumoren

Caudatumoren führen meist durch Schädigung sensibler Fasern frühzeitig zu *Schmerzen,* die in der Lenden- und Hüftgegend empfunden werden. Sehr charakteristisch sind *doppelseitige Ischiasschmerzen,* bei denen man immer einen raumfordernden Prozeß in Höhe des lumbosacralen Übergangs annehmen muß. Schmerzen beiderseits an der Vorderseite des Oberschenkels und an der Innenseite des Unterschenkels zeigen häufig einen raumfordernden Prozeß in der Höhe der 2.–4. Lendenwurzel an. Frühzeitig kommt es zur Lähmung der Blasen- und Darmentleerung *(Retention)* und zum Erlöschen der

Potenz. Über die Prüfung der Schweißsekretion zur Abgrenzung zwischen radikulären und retroperitonealen Läsionen s.S. 108.

Das *Caudasyndrom* ist auf S. 104 besprochen.

Paresen stellen sich oft erst sehr spät ein. Aus ihrer Verteilung läßt sich eine ungefähre Höhendiagnose stellen. Bei hoher Caudaschädigung können Analreflex und Sphinctertonus erhalten bleiben.

Conustumoren führen zu dem charakteristischen Syndrom, das auf S. 104 beschrieben ist. Ausfall des Analreflexes bei schlaffem Sphinctertonus zeigt eine Läsion des Segments S_5 an.

c) Zusatzuntersuchungen

Anders als bei den Hirntumoren, kann man aus dem neurologischen Untersuchungsbefund allein immer nur *ungefähr* die Lokalisation des vermuteten Tumors festlegen. Oft genug vermutet man rein klinisch den Sitz der Geschwulst zu tief. Die exakte Höhenlokalisation und vor allem die Feststellung, welche *Längsausdehnung* der Tumor hat, d.h. über wieviel Segmente er sich erstreckt, ist nur durch Zusatzuntersuchungen möglich.

1. Ähnlich wie wir bei Kopfschmerzen oder Anfällen immer eine Röntgenaufnahme des Schädels vornehmen müssen, soll die **Röntgenaufnahme der Wirbelsäule** bei segmentalen oder umschriebenen Rückenschmerzen nie versäumt werden. Diese Aufnahmen, die *vor* einer Punktion angefertigt werden sollen, können bereits einen pathologischen Befund ergeben, der die Verdachtsdiagnose des Rückenmarkstumors stützt: Vergrößerung des Abstands einiger Bogenwurzeln auf der sagittalen Aufnahme zeigt eine umschriebene *Erweiterung* des Spinalkanals an. Erweiterung eines Foramen intervertebrale auf der Schrägaufnahme ist für *Sanduhrgeschwülste* (s.S. 188) charakteristisch.

Bei *Wirbelmetastasen* findet man osteoplastische oder osteoklastische Herde in Bogenwurzeln oder Wirbelkörpern. Allerdings werden Metastasen erst 5 bis 6 Wochen nach ihrer Absiedlung in die Wirbel auf der Röntgenaufnahme sichtbar. Bei dringendem Verdacht ist eine Knochenszintigraphie angezeigt.

2. Bei der **Lumbalpunktion** findet sich im Falle eines spinalen Tumors meist, wenn auch nicht immer, eine Eiweißvermehrung unterhalb der Läsion bei normaler oder nur mäßig erhöhter Zellzahl (sog. *Sperrliquor*). Das Gesamteiweiß ist bei dorso-lumbaler Lokalisation im allgemei-nen stärker erhöht als bei cervicalem Sitz. Man unterscheidet eine partielle von einer kompletten Passagebehinderung des Liquors. Beim kompletten Stop kann der Liquor xanthochrom sein und gerinnt bei oder nach der Punktion.

3. Die genaue Lokaldiagnose (Höhe, Lage im Querschnitt, Längenausdehnung) muß durch **Myelographie** gesichert werden (s.S. 49).

4. Verdacht auf Knochenmetastasen kann durch **Knochen-Szintigraphie** erhärtet werden (s.S. 52).

Spinale Tumoren sind weit mehr als cerebrale erst durch die Auswertung einer großen Zahl von Befunden aus der neurologischen Untersuchung und den genannten Hilfsmethoden zu diagnostizieren. Die Anamnese, namentlich die Reihenfolge und die Geschwindigkeit, in der die Symptome aufgetreten sind, und die Qualität der geklagten Sensibilitätsstörungen spielen für die Lokaldiagnose eine hervorragende Rolle.

3. Die Rückenmarkstumoren

a) Extramedulläre, extradurale raumfordernde Prozesse

Die Mehrzahl der *extraduralen Tumoren* sind bösartige Wirbelprozesse, die in den Spinalkanal einbrechen.

In erster Linie handelt es sich um **Carcinommetastasen.** In der Reihenfolge der Häufigkeit angeführt, gehen diese von Primärgeschwülsten in der Lunge, der Mamma, der Prostata, im Uterus, Magen, in der Niere und in der Schilddrüse aus. Wie bei den cerebralen Metastasen schon erwähnt, kann das Bronchialcarcinom metastasieren, neurologische Symptome verursachen und dadurch selbst zum Tode führen, bevor der Primärtumor auf den Röntgenaufnahmen nachzuweisen ist. Die *Symptomatik* wird durch hartnäckige therapieresistente Schmerzen eingeleitet. Da die Prozesse meist vom *Wirbelkörper* aus, d.h. von ventral her, gegen das Rückenmark vordringen, kommt es bald durch Läsion der vorderen Wurzeln zu schlaffen Paresen. Diese sind allerdings in den thorakalen Segmenten schwer nachzuweisen. Neben den üblichen Laborbefunden findet man häufig eine erhöhte Aktivität der alkalischen und der sauren Phosphatase, bei Primärcarcinom in der Prostata auch der Prostataphosphatase. Metastasen in die *Rückenmarksubstanz* sind sehr selten.

Die *Prognose* ist auf längere Sicht infaust: viele Kranke sterben innerhalb eines Jahres. Eine Operation kommt nicht in Frage. Doch kann die *Behandlung* mit Cytostatica, lokaler Röntgenbestrahlung, Hormontherapie bei Mammacarcinom und Stilboestrol bei Prostatacarcinom sowie Behandlung mit radioaktivem Jod bei jodspeicherndem Schilddrüsencarcinom den Verlauf aufhalten und sogar eine gewisse Rückbildung der Querschnittslähmung bewirken.

Die **Spondylitis tuberculosa** unterscheidet sich von den Metastasen und dem Plasmocytom der Wirbelsäule klinisch durch Gibbusbildung und auf der Röntgenaufnahme durch Zerstörung der Zwischenwirbelscheibe. Häufig kommt es auch etwa gleichzeitig mit den Rückenmarkssymptomen oder kurz davor zum Senkungsabsceß.

Das **Plasmocytom** kann in den Wirbeln als solitärer Herd auftreten. Dann sind oft die sonst typischen Laborbefunde (BSG in der ersten Stunde über 100, Elektrophorese, Immunelektrophorese, Nachweis von Plasmazellen im Differentialblutbild und Sternalpunktat) noch unverdächtig. Häufiger ist multipler Befall von Wirbeln (und anderer Knochen, z.B. Schädel, Becken) oder ausgedehnte Osteoporose, auch mit Spontanfrakturen. Hier ist nur kombinierte cytostatische und immunsuppressive Therapie möglich.

Für alle bösartigen Wirbelprozesse gilt, daß bei sehr starken Schmerzen eine *palliative Versteifung* der betroffenen Wirbelabschnitte mit schnell härtenden Kunststoffen eindrucksvolle Linderung bringen kann.

Sarkome, die von den Leptomeningen oder der Adventitia der Gefäße ausgehen, leukämische Durainfiltrate oder lokale Manifestationen der Lymphogranulomatose können rasch zur Querschnittslähmung führen. Sie reagieren gut auf Strahlenbehandlung bei gleichzeitiger Gabe einer Mehrfachkombination von Cytostatika.

Bei vorangegangener lokaler Bestrahlung stellt sich die Differentialdiagnose zur Strahlenmyelopathie (s.S. 320).

Der **Pancoast-Tumor** sollte an seinen charakteristischen peripheren neurologischen Symptomen diagnostiziert werden, *bevor* er den Epiduralraum erreicht hat. Diese Tumoren wachsen, wenn sie aus der Lungenspitze ausbrechen, in den unteren Armplexus ein und erreichen bald

das Ganglion stellatum. *Pathognomonisch* ist folgende *Symptomkombination:* heftige Armschmerzen, untere Plexuslähmung mit Schwellung der Hand infolge Lymphstauung oder Abflußbehinderung in der V. subclavia, Hornersches Syndrom und Verminderung oder Verlust der Schweißsekretion im entsprechenden oberen Körperquadranten (s.S. 107). Diese Symptome werden aber leider oft übersehen, so daß die Patienten wegen ihrer Schmerzen unter der Diagnose einer Bandscheibendegeneration, die in diesem Alter immer vorhanden ist, ,,antirheumatisch" behandelt werden.

Ein *röntgenologisches Frühsymptom* ist die Arrosion der ersten Rippe. Später zerstört der Tumor die Querfortsätze der unteren Halswirbelkörper, wächst in den Spinalkanal ein und führt über eine zentrale Parese der Beine zur Querschnittslähmung.

Behandlung. Sobald ein Horner-Syndrom vorliegt, hat der Tumor die Lungenspitze bereits verlassen. Auch diese Tumoren können noch operiert werden, jedoch besser nach einer Vorbestrahlung von 2000–2500 rad, bei der sich eine Schwiele bildet, unter deren Schutz die Operation leichter möglich ist. In der Regel ist aber nur eine Palliativoperation möglich, weil auch Rippen und Muskeln befallen sind.

Besteht bereits eine Plexuslähmung, soll nicht mehr operiert werden, ebenso, wenn eine Recurrensparese vorliegt (Ursache: paratracheale Lymphknotenmetastasen oder unmittelbare Tumorinvasion). Röntgenbestrahlung kann bei Befall des Plexus brachialis die Schmerzen lindern, cytostatische Therapie mit einer Mehrfachkombination ist bestenfalls beim kleinzelligen Bronchialcarcinom indiziert.

Der **epidurale Absceß** entsteht meist hämatogen. Unter hohem Fieber und allgemeinen Entzündungszeichen bekommt der Patient heftigste, lokalisierte *Rückenschmerzen* und hält die Wirbelsäule in dem betroffenen Abschnitt reflektorisch steif. Die paravertebrale Muskulatur ist maximal verspannt. Die Wirbelsäule ist umschrieben *druck- und klopfschmerzhaft.* Da die Eiterung nach außen vordringt, sieht oder tastet man eine lokale *Weichteilschwellung.*

Der Absceß ist meist in Höhe der mittleren Brust- oder oberen Lendenwirbelsäule lokalisiert, wölbt die Dura gegen das Rückenmark vor und übt dabei nicht nur einen mechanischen Druck aus, sondern behindert die spinale Zirkulation erheblich. Beides hat zur Folge, daß sich rasch eine *Querschnittslähmung* ausbildet.

Bei der Lumbalpunktion gelangt man gelegentlich in den erweiterten Epiduralraum und gewinnt durch die Punktionsnadel Eiter, der meist Staphylococcus aureus enthält. Der *Liquor* enthält Zell- und Eiweißvermehrung. Eine Meningitis spinalis entwickelt sich nicht, da die Entzündung sich nicht durch die Dura fortpflanzt. Wegen der raschen Progredienz sind auf den *Röntgenaufnahmen* keine Knochenveränderungen zu erwarten. Das Myelogramm zeigt einen kompletten Stop.

Die *Prognose* ist schlecht, selbst wenn man chirurgische (Laminektomie und Entleerung des Abscesses) und antibiotische Behandlung kombiniert.

b) Extramedulläre, intradurale raumfordernde Prozesse

Die spinalen **Neurinome** gehen von den hinteren Wurzeln aus. Sie können sich auf jeder segmentalen Höhe bilden, besonders häufig findet man sie aber im oberen und mittleren *Halsmark* und im oberen *Brustmark*. Nicht selten, besonders wenn sie mit einer Neurofibromatose (v. Recklinghausen) vorkommen, sind sie multipel.

In ihrer Längsausdehnung erstrecken sie sich oft über mehrere Segmente. Im Querschnitt des Spinalkanals sitzen sie entweder innerhalb des Duralraumes oder aber teils intra-, teils extradural. Die Neurinome können auch durch ein Foramen intervertebrale aus dem Spinalkanal herauswachsen. Das Zwischenwirbelloch wird dabei, ähnlich wie der Porus acusticus internus des Felsenbeins im Fall der Acusticusneurinome, durch Arrosion des Knochens erweitert. Man spricht dann von einer *Sanduhrgeschwulst.*

Die Tumoren wachsen äußerst langsam, gegen das Nervengewebe verdrängend. Die klinische Symptomatik beginnt *stets* mit einseitigen radikulären *Schmerzen,* die sich bei Erhöhung des spinalen Druckes verstärken. Im weiteren Verlauf können die Wurzelschmerzen wieder geringer werden und selbst ganz aussetzen. Dies zeigt an, daß die Geschwulst die Wurzel zerstört hat. Später entwickelt sich langsam, oder durch Abklemmung der A. spinalis anterior auch akut, eine *Querschnittslähmung.*

Neurinome führen fast immer durch Stauungstranssudation aus Wurzelgefäßen zur Erhöhung des Eiweißgehaltes im lumbalen *Liquor.*

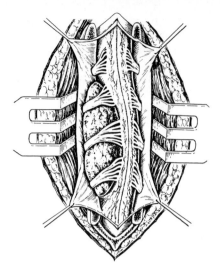

Abb. 76. *Extramedullärer Rückenmarkstumor.* (Nach NETTER.) Der Tumor verlagert und komprimiert das Mark und spannt die darüberziehenden Wurzeln

Die Geschwülste sind im allgemeinen *gut operabel.* Sie haben von allen spinalen Tumoren die geringste Operationssterblichkeit. Nach einer erfolgreichen Operation rezidivieren sie nicht. Lähmungen und Blasenstörungen bilden sich gut, Sensibilitätsstörungen teilweise wieder zurück. Die meisten Patienten können wieder ihrem Beruf oder einer verwandten Arbeit nachgehen. Die *Operationsprognose* kann allerdings dann *getrübt* sein, wenn der Tumor zu spät erkannt wird, so daß bereits längere Zeit eine Rückenmarkskompression bestanden hat.

Die **Meningeome** (Abb. 76) wachsen vor allem gegenüber der dorsolateralen Circumferenz des Rückenmarkes. Sie sitzen mit einer festen Haftstelle an der Dura und werden in der Regel etwa bohnengroß. Gelegentlich erstrecken sie sich fingerförmig über mehrere Segmente. Bei der Neurofibromatose v. Recklinghausen können sie multipel und auch mit Neurinomen kombiniert auftreten. Wie die intrakraniellen Meningeome, sind sie bei Frauen häufiger als bei Männern.

Ihr *bevorzugter Sitz* ist im Halsmark und im oberen und mittleren Brustmark. Entsprechend beginnt die *Symptomatik* meist mit der chronischen Entwicklung einer Paraspastik mit Gefühlsstörungen an den Beinen oder, seltener, Paraesthesien in den Händen und Fingern. Streng radikuläre Schmerzen sind im Initialstadium weit seltener als bei Neurinomen, während der weitere Verlauf ähnlich ist. Der *Liquor* ist oft normal, was erhebliche diagnostische Schwierigkeiten machen kann. Die wichtigsten Differentialdiagnosen sind zu stellen gegen die funikuläre Spinalerkrankung (s.S. 329), die chronische cervicale (s.S. 195) oder vasculäre Myelopathie (s.S. 155), gegen amyotrophische Lateralsklerose (s.S. 390) und die chronische spinale Verlaufsform der Multiplen Sklerose (s.S. 280).

Auch Meningeome werden operativ entfernt. Allerdings ist die Letalität etwas höher und die Prognose für die Rückbildung der Symptome weniger günstig als bei den Neurinomen.

Die selteneren **Lipome** sitzen dorsal, vorwiegend in Höhe der thorakalen und lumbosacralen Segmente. Sie erstrecken sich über mehrere Segmente. Symptomatik und Verlauf sind ähnlich wie bei den Meningeomen. Die Operationsprognose ist trotz der histologischen Gutartigkeit schlecht, weil sich das Lipom nicht gut vom Rückenmark abtrennen läßt, sondern infiltrierend entlang den Septen einwächst.

Angiome des Rückenmarks werden auf S. 206 behandelt.

Auch die spinale **Arachnopathie** kann als raumfordernder Prozeß wirken. Sie ist besonders im oberen *Brustmark* und in Höhe der oberen *Cauda* lokalisiert und erstreckt sich meist über mehrere Segmente. Eine Arachnopathie kann sich langsam progredient, mit einer Latenz bis zu 5 Jahren, nach wiederholter Myelographie, nach spinalen Operationen (Bandscheibenvorfall), nach Wirbeltraumen mit Blutungen in die Rückenmarkshäute (z.B. Kompressions- und Luxationsfraktur) und nach Meningitis spinalis, aber selten auch spontan entwickeln.

Die *Symptomatik* ist uncharakteristisch. Mißempfindungen, sehr schwer behandelbare Schmerzen, sensible Ausfälle und Lähmungen, Wurzel- und Strangsymptome können nebeneinander bestehen. Der Verlauf ist zunächst of remittierend, später langsam progredient. Nur selten kommt es zur kompletten Querschnittslähmung oder zum vollständigen Caudasyndrom. Im *Liquor* findet sich gewöhnlich eine leichte Eiweißvermehrung, nur selten dagegen eine Pleocytose. Bei der Myelographie zeigt sich ein tropfenförmiges Hängenbleiben des Kontrastmittels über mehrere Segmente.

Behandlung. Wegen der großen Längsausdehnung ist eine operative Lösung der Verwachsun-

gen meist nicht möglich. Zunächst versucht man eine medikamentöse Schmerzbehandlung nach den auf S. 248 beschriebenen Grundsätzen. Bei Spastik gibt man Baclofen (Lioresal) bis 75 mg/die oder das direkt am Muskel angreifende Dantrolen-Na (Dantamacrin, langsam bis auf rd. 400 mg/die steigern) per os. Ob die intrathekale Corticoidbehandlung etwas nützt, erscheint mir fraglich.

Wenn die Schmerzen unerträglich werden, muß man chirurgische Maßnahmen anwenden. Die offene Chordotomie mit halbseitiger Durchtrennung des Tractus spinothalamicus ist, ebenso wie weiter zentral angreifende Operationen, z.B. die Thalamotomie, mit einem hohen Risiko von Nebenwirkungen belastet. Stimulationsverfahren, an peripheren Nerven oder mit implantierten Stimulatoren über den Hintersträngen sind in ihrer Wirkung zweifelhaft. Diese Verfahren stützen sich auf die „gate control theory" von MELZACK und WALL. Diese Theorie ist aber theoretisch nicht haltbar und ist von WALL selbst aufgegeben worden.

Bei chronischen, anders nicht beeinflußbaren Schmerzzuständen führt man heute einen sehr schonenden chirurgischen Eingriff am Rückenmark aus, die *perkutane cervicale Chordotomie*. Bei diesem Eingriff wird, unter Kontrolle durch Bildwandler, eine Elektrode von rückwärts seitlich zwischen Atlas und Epistropheus unter Impedanzkontrolle bis zum vorderen seitlichen Quadranten des Rückenmarks eingeführt. Anschließend werden durch Elektrokoagulation Läsionen gesetzt, die zu einer kontralateralen Analgesie führen. Die Komplikationsrate bei einseitiger Operation ist sehr gering. Narkose ist nicht notwendig. Der Eingriff kann auch Patienten im schlechten Allgemeinzustand zugemutet werden. Die Schmerzen setzen in 90% der Fälle aus, allerdings sind Rezidive mit 30% häufig. Der Eingriff kann aber wiederholt werden.

c) Intramedulläre raumfordernde Prozesse

Mehr als die Hälfte der intramedullären Geschwülste sind **Ependymome**. Sie wachsen cystisch oder solide im Hinterstrangfeld des Rückenmarkes (dorsale Schließungsrinne) in einer Längsausdehnung von mehreren Segmenten. Auch die **Spongioblastome** können ein ähnliches Wachstum haben. Wir sprechen in diesen Fällen vom „*Stiftgliom*". Die übrigen Gliome, z.B.

Astrocytom, Glioblastom, sind, wie erwähnt, im Rückenmark sehr selten. Die intramedullären Gliome und Paragliome finden sich vor allem in den cervicalen und thorakalen Segmenten.

Die *Symptome* setzen meist im frühen Erwachsenenalter ein. Da die Geschwülste sich im Querschnitt und in der Länge des Rückenmarks ausdehnen, ergibt sich neurologisch kein einheitliches Bild. Die *Diagnose* wird durch die Myelographie gestellt.

Intramedulläre Tumoren sollen operiert werden. Ependymome können nach Spaltung des Rückenmarkes in der Medianebene oft entfernt werden. Gelingt das nicht vollständig oder tritt später ein Rezidiv ein, ist Strahlentherapie angezeigt.

d) Caudatumoren

Unter den Caudatumoren steht das **Ependymom** an erster Stelle. Es ist in dieser Lokalisation eine weich-glasige Geschwulst, die an den Caudafasern oder in einer Längsausdehnung bis zu 10 cm am Filum terminale sitzt. Weiter kommen Neurinome der Wurzeln, Metastasen und ganz selten Meningeome vor.

Die *Symptomatik* setzt meist erst in der zweiten Hälfte des Lebens ein. Unter Schmerzen entwickeln sich langsam, über Jahre hin fortschreitend, eine schlaffe Lähmung der Beine, Reithosenhypaesthesie und Blasenstörungen. Der Verlauf kann auch Remissionen zeigen, die vielleicht auf wechselnder Behinderung der Blutzirkulation beruhen. Die *Röntgenaufnahme* ist meist normal. Der *Liquor* enthält in der Regel, obwohl er oberhalb des Tumors entnommen wird, eine leichte Eiweißvermehrung bis zu 0,50–0,70 g/l.

Differentialdiagnostisch muß durch EMG und NLG eine chronische Polyneuropathie (Elsberg-Syndrom) ausgeschlossen werden.

Die *Operationsprognose* ist gut, allerdings hängt die postoperative Restitution davon ab, in welchem Maße die Geschwulst mit den Caudafasern direkt oder über eine lokale Arachnopathie verbacken war. In vielen Fällen muß man mit neurologischen Restsymptomen rechnen.

Dies gilt auch für die stets solitären **Dermoide** und **Epidermoide** der Cauda, die in einem langsamen Krankheitsverlauf zu einer ähnlichen Symptomatik (Caudasyndrom, meist unvollständig) führen. Durch Austreten von Cholesterin und Fettsäuren kommt es bei diesen Mißbildungstumoren zu einer chronischen *arachni-*

tischen Entzündung mit Zellvermehrung im Liquor. Dieser Befund erlaubt im Zusammenhang mit der langen Vorgeschichte die Diagnose. Ein Caudasyndrom kommt in chronischer Entwicklung auch beim *M. Bechterew* vor und beruht auf Wurzelschädigung durch Arachnopathia cystica.

Entwickelt sich ein Caudasyndrom *subakut* innerhalb von Tagen oder Wochen nach einer kurzen Vorgeschichte von Rücken- oder ausstrahlenden Wurzelschmerzen, ist klinisch der Verdacht auf eine **Wurzelkompression bei malignem Wirbelprozeß** gegeben. In erster Linie handelt es sich um *Metastasen,* während andere blastomatöse Prozesse und die tuberkulöse Spondylitis bei dieser Lokalisation selten sind.

Sehr charakteristisch sind Auftreten und Symptomatik der Caudaschädigung durch den **akuten medialen Bandscheibenprolaps.** Das Krankheitsbild sollte jedem Arzt vertraut sein, da die einzig sinnvolle Behandlung die Operation ist. Diese hat aber nur dann Aussicht auf Erfolg, wenn sie innerhalb von 24 Std ausgeführt wird. Der mediale Bandscheibenprolaps ist seltener als der dorsolaterale, der auf S. 191 besprochen wird. Ätiologie und Pathogenese sind für beide Formen gleich.

Zur *Anamnese* erfährt man, daß die Patienten wiederholt Lumbago- oder Ischiasbeschwerden hatten. Der *akute Prolaps* ereignet sich gewöhnlich im mittleren Alter. *Auslösender Anlaß* ist oft eine seitliche Drehbewegung, schweres Heben oder ein Sprung auf harten Boden, leider auch immer wieder eine chiropraktische Behandlung. Unmittelbar danach setzen akut heftige Rückenschmerzen mit reflektorischer Bewegungseinschränkung der unteren Wirbelsäule ein. Innerhalb von Minuten bis Stunden zieht der *Schmerz* bei medialem Vorfall der 5. Lendenbandscheibe an der Rückseite, beim Prolaps der 3. oder 4. Lendenbandscheibe an der Vorderseite der Oberschenkel bis zum Fuß hinunter. Die peripheren Nerven der Beine sind auf Dehnung (Lasègue, bzw. bei L_3/L_4 umgekehrter Lasègue) und Erhöhung des spinalen Drucks (Husten usw.) sehr empfindlich.

Nach einigen Stunden, spätestens nach 1–2 Tagen, lassen die Schmerzen nach, während sich gleichzeitig eine *Gefühllosigkeit* im Versorgungsgebiet der Cauda ausbreitet. Spätestens jetzt stellt sich eine *schlaffe Lähmung* ein, die in den Zehen beginnt (auf Parese der Plantarflexion achten!) und zu den Unterschenkeln aufsteigt. Sie ist stets distal am schwersten. Die Blase ist

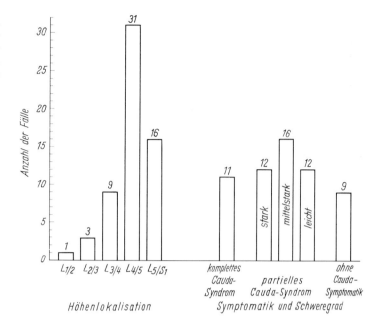

Abb. 77. Höhenlokalisation, Symptomatik und Schweregrad bei 60 Patienten mit operativ gesichertem medialem Bandscheibenvorfall. (Aus BUES und MARKAKIS)

immer gelähmt (Retention, s.S. 106). Das Nachlassen der Schmerzen bei gleichzeitigem Auftreten einer Lähmung zeigt an, daß die perforierte Bandscheibe ausgestoßen worden ist.

Ursache dieser akuten Caudalähmung ist ein plötzliches dorso-medianes Aufbrechen des Anulus fibrosus, in dessen Folge der Nucleus pulposus abrupt breit in den Spinalkanal vordringt und die Caudawurzeln quetscht. Aus mechanischen Gründen kommt der akute mediale Bandscheibenvorfall v.a. an der unteren Lendenwirbelsäule vor.

Die *Lokalisation* (s. Abb. 50, S. 104) ergibt sich aus den klinischen Symptomen: Vorfall der Bandscheibe zwischen den Wirbeln L_5 und S_1 führt zur Caudalähmung, d.h. Wurzelschädigung S_1–S_5. Bei Vorfall in Höhe der Wirbel L_4/L_5 ist vor allem die Hebung von Fuß und Zehen paretisch, bei noch höherem Sitz (Wirbel L_3/L_4, sehr selten!) ist die Oberschenkelmuskulatur gelähmt, der PSR abgeschwächt oder ausgefallen, und die Sensibilität ist an der Vorderseite der Oberschenkel und Unterschenkel gestört. Eine Synopsis von Lokalisation und Symptomatik gibt Abb. 77.

Je schwerer und rascher die Symptomatik einsetzt, desto geringer werden die Aussichten auf völlige Wiederherstellung durch die *Operation*. Eine Besserung ist beim frühzeitigen Eingriff aber immer zu erwarten. Ohne Operation bildet

sich unter dem Reiz des Prolaps ein schwieliger Narbenring, der die Cauda stranguliert.

Die *Diagnose* muß und kann nach der Anamnese und dem neurologischen Befund gestellt werden. Die Röntgenaufnahme ist meist unauffällig, der Liquor kann im akuten Stadium normal sein.

In *leichteren Fällen* kommt es nur zur akuten Sphincterlähmung und Reithosenhypaesthesie, während die motorische Lähmung nur angedeutet ist. Auch diese Patienten sollen myelographiert und operiert werden.

e) Wurzelkompression durch dorsolaterale Discushernien

Wir unterscheiden zwei Schweregrade: seitliches *Vordringen* (Protrusion) oder *Vorfallen* (Prolaps) des Nucleus pulposus einer Bandscheibe. In beiden Fällen kann es zur *Wurzelkompression* kommen. Die *Lokalisation* ist aus statischen Gründen meist in der unteren Lendenwirbelsäule und in der Halswirbelsäule. Die Brustwirbelsäule wird kaum befallen. Der Prozeß beginnt mit einer „Austrocknung" des Nucleus pulposus, die zur Verschmälerung des Zwischenwirbelraumes und damit zu einer Lockerung des Bandapparates führt. Der Anulus fibrosus wird infolgedessen stärker beansprucht und degeneriert.

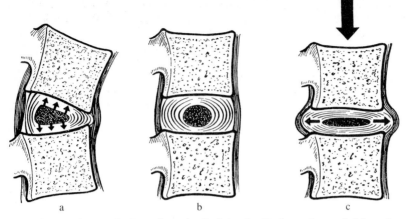

a   b   c

Abb. 78a–c. *Schematische Darstellung der Funktion des Nucleus pulposus.* Infolge seines hohen Wassergehaltes ist er zwar verformbar, nicht aber komprimierbar. Dadurch hält er den Bandapparat sowohl bei Beuge- wie auch bei Druckbeanspruchung gespannt und überträgt die Druckbelastung auf hydrodynamische Weise gleichmäßig auf den ganzen Wirbelkörperquerschnitt. **a** Verhalten bei Beugebeanspruchung. **b** In Ruhestellung. **c** Verhalten bei Druckbeanspruchung. (Aus Loew et al.)

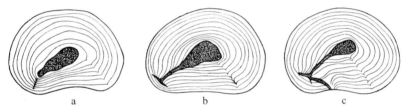

a   b   c

Abb. 79a–c. *Das Auftreten von Rissen im Anulus fibrosus* (nach P.R. Erlacher). **a** Ausgehend von herdförmigen regressiven Veränderungen, entstehen zunächst radiäre Risse. **b, c** Unter Druckbelastung können Teile des Gallertkernes in die Risse eindringen, sie vergrößern und auch in zirkulärer Richtung ausweiten. (Aus Loew et al.)

Die Funktion des Nucleus pulposus und die Pathogenese der Bandscheibenprotrusion erläutern Abb. 78 und 79 (Loew et al., 1969).

Über das *Syndrom des engen Spinalkanals* s.S. 153.

Lumbale Discushernie

Sie kommt bereits bei Jugendlichen vor. In der *Anamnese* erfährt man häufig von rezidivierenden akuten Kreuzschmerzen mit steifer Fehlhaltung der Lendenwirbelsäule. Diesen Krankheitszustand, den der Laie „Hexenschuß" nennt, bezeichnen wir als *„Lumbago"*. Er beruht auf einem rückbildungsfähigen Vordringen des Nuclus pulposus mit Druck gegen das hintere Längsband der Wirbelsäule, das als vordere Begrenzung des Spinalkanals nur an den Bandscheiben befestigt ist und locker über die Wirbelkörper zieht.

Später kommt es *plötzlich* beim schweren Heben, bei einer Drehbewegung des Rumpfes oder beim Aufstehen, seltener innerhalb von Tagen und ohne erkennbaren Anlaß, zum Einriß des Anulus fibrosus, zum dorsolateralen Prolaps des Nucleus pulposus und dadurch zur Kompression einer Rückenmarkswurzel. In der Regel überwiegen die sensiblen Störungen:

1. Schmerzen von segmentaler Ausbreitung, die sich bei Erhöhung des spinalen Drucks verstärken,

2. Mißempfindungen, die sich auch in benachbarte Segmente ausbreiten können, und

3. in 90–95% der Fälle nachweisbare sensible Ausfälle (Hypaesthesie und Hypalgesie), ebenfalls von radikulärer Verteilung.

In 80% der Fälle ist ein *Nervendehnungsschmerz* auszulösen, etwas seltener Nervendruckschmerz.

Die Lähmung der sensiblen Wurzeln unterbricht den spinalen Reflexbogen, so daß frühzeitig der entsprechende *Eigenreflex* abgeschwächt ist oder erlischt. Nach der Lokalisation der Schädigung ist dies meist der ASR.

Nach etwa 3–4 Tagen setzen die Schmerzen aus, dafür breitet sich, von distal nach proximal, ein *Taubheitsgefühl* in dem betroffenen Segment aus. Dies zeigt an, daß die komprimierte Wurzel lädiert ist. Spätestens zu diesem Zeitpunkt können auch *Lähmungen* auftreten. Das Vorhandensein oder Fehlen von *Blasenlähmung* erlaubt keine Schlüsse auf die Schwere der Schädigung.

Sehr charakteristisch sind *Haltungsanomalien* der Wirbelsäule: Aufhebung der Lendenlordose mit einseitig betonter Verspannung der langen Rückenstrecker und Skoliose der Wirbelsäule, die, je nach der Lagebeziehung des Bandscheibenvorfalls zur Nervenwurzel, konkav oder konvex ist. Sie ist manchmal nur beim Vorwärtsbücken zu bemerken. Bei längerem Bestehen kommt es zu einem *Circulus vitiosus:* Die Schmerzen führen zur Verspannung der Lendenmuskulatur, diese bewirkt eine Fehlhaltung der Wirbelsäule, die wiederum die Wurzelkompression unterhält.

Rückenschmerzen mit radikulärer Ausstrahlung können auch von den intervertebralen Gelenken ausgehen. Anders als bei den Wurzelreiz- und Wurzelausfallssymptomen bleibt jedoch die Sensibilität voll enthalten, und Paresen treten nicht auf. Dieses sog. *Facettensyndrom* muß orthopädisch behandelt werden.

Lokalisation. Am häufigsten ist die vorletzte Lendenbandscheibe betroffen, an zweiter Stelle steht die Bandscheibe des lumbosacralen Übergangs. Lokalisation in den mittleren Lumbalsegmenten ist seltener. Zur klinischen Diagnose dienen folgende *Wurzelsyndrome:*

L_3: Schmerzen und Gefühlsstörungen an der *Vorderseite des Oberschenkels,* umgekehrter Lasègue = Schmerzen an der Vorderseite des Oberschenkels beim Rückwärtsführen des Beines in Seitenlage. Parese des *M. quadriceps* und der Adductoren. PSR abgeschwächt.

L_4: Schmerzausstrahlung ins Knie, Gefühlsstörungen hauptsächlich medial an der *Vorderfläche des Unterschenkels,* d.h. über der Tibiakante. Umgekehrter Lasègue positiv. Parese des *M. tibialis anterior* (Hebung des Fußes), auch des Quadriceps. PSR ausgefallen oder abgeschwächt.

Mit dem Syndrom der Wurzel L_4 kann das *Kompressionssyndrom des* **N. ilioinguinalis** leicht verwechselt werden. Der Nerv (aus den Wurzeln L_1 und L_2) innerviert motorisch die caudalen Anteile der queren Bauchmuskeln. Sein sensibler Endast hat intraabdominell einen komplizierten Verlauf. Der neurologisch interessierende Abschnitt ist der Durchtritt durch den M. obliquus abd. ext. Davor und danach wechselt der Nerv jeweils fast im rechten Winkel zweimal die Richtung.

Beschwerden. Die Kranken klagen über Schmerzen in der Leiste, die bei Beugung im Hüftgelenk nachlassen und bei Hüftstreckung (ähnlich dem umgekehrten Lasègue) sowie beim Anspannen der Bauchmuskeln zunehmen.

Befund. Der Oberschenkel wird zur Entlastung des Nerven adduziert und leicht innenrotiert gehalten. In der Leiste, bis zur proximalen Genitalregion, manchmal auch an der Innenseite des Oberschenkels, kann eine Hypästhesie und Hyperpathie bestehen. Der Durchtrittspunkt des Nerven durch die Bauchwand oberhalb der Spina iliaca ventralis superior ist schmerzhaft, seine Infiltration mit Novocain beseitigt die Spontanschmerzen.

Therapie. Da die Beschwerden auf einer mechanischen Kompressionsschädigung des Nerven beruhen, wird dieser bei Versagen der Injektionsbehandlung durch Neurolyse freigelegt. Dabei soll seine Kontinuität erhalten bleiben.

L_5: Schmerzen und Gefühlsstörungen lateral von der Schienbeinkante mit Ausstrahlung zur *Großzehe.* Lasègue positiv. Paresen der *Zehenstrecker,* besonders des M. ext. hallucis longus. PSR und ASR sind bei reiner L_5-Läsion intakt, dagegen ist der *Tibialis posterior-Reflex* ausgefallen: Die Sehne des M. tib. post. zieht hinter dem medialen Knöchel zu den Fußwurzelknochen. Man trifft sie mit dem Reflexhammer hinter und über oder unter und vor dem Malleolus. Der Reflexerfolg ist eine Supinationsbewegung des Fußes. Allerdings ist er nur bei allgemein lebhafter Reflexerregbarkeit festzustellen. Abschwächung oder Ausfall können nur verwertet werden, wenn der Reflex auf der Gegenseite deutlich positiv ist.

S_1: Schmerzen und Gefühlsstörung im sog. *Generalstreifen* seitlich am Oberschenkel, lateral an der Rückseite des Unterschenkels und am äußeren Fußrand. Lasègue positiv. Parese des *M. peronaeus brevis* (Pronationsschwäche des Fußes) und des *M. triceps surae* (Schwäche für das Abrollen des Fußes und den Zehengang, sog. Bügeleisengang). Auch M. biceps femoris geschwächt. ASR ausgefallen.

L_5/S_1: Schmerzen und Gefühlsstörungen s. oben. Parese in allen *Zehenstreckern* und in den Mm. peronaei, gelegentlich auch im M. triceps surae. Deutliche Atrophie und Parese des M. ext. dig. brevis, der am seitlichen oberen Fußrücken bei Anspannung gut tastbar ist (Seitenvergleich!) M. tibialis anterior bleibt intakt. Tibialis posterior-Reflex und ASR abgeschwächt bis aufgehoben.

Die Wurzel S_2 versorgt sensibel am Bein die mediale Rückseite von Ober- und Unterschenkel. Am Fuß gibt es bei Läsion ab S_2 keine Sensibilitätsstörung. Läsion der Wurzeln S_3 bis S_5 führt sensibel *nur* zur Reithosenhyp- und anaesthesie am Gesäß. Es ist zu beachten, daß die radikulären Gefühlsstörungen sich *nie auf das ganze Segment* erstrecken, wie es in den Schemata angegeben ist (s.S. 22). Der Grund ist, daß die Wurzeln im Querdurchmesser nicht gleichmäßig stark geschädigt sind.

Die Bedeutung der *Elektromyographie* für die Diagnose von Nervenwurzelläsionen ist begrenzt, ihre Bedeutung für die Indikation zur Operation ist noch geringer. Zwar kann man, zwei bis drei Wochen nach der Wurzelschädigung (aber auch bis zu 2 Jahren danach) in den betroffenen Muskeln Denervierungszeichen aufdecken und nach der Verteilung der betroffenen Muskeln eine Differenzierung zwischen einer radikulären, einer Plexus- und einer peripheren Schädigung treffen. Reflexuntersuchungen und somatosensorische Potentiale sind von geringer Bedeutung, die Elektroneurographie sollte jedoch stets zur Beurteilung herangezogen werden, ob gleichzeitig eine Polyneuropathie vorliegt. Gerade bei chronischen und langjährigen Verläufen ist die Suche nach frischen Denervierungszeichen in den segmentalen Kennmuskeln unerläßlich. Auch hat der ergänzende Schweißversuch für die Lokaldiagnose Bedeutung (s.S. 108). Wurzelkompression durch Bandscheibenvorfall ist und bleibt jedoch eine klinische Diagnose. Die Indikation zur Myelographie, welche die einzig zuverlässige technische Methode zum Nachweis der betroffenen Wurzeln ist, muß klinisch nach den Kriterien: Dehnungszeichen, Parese und, erst an dritter Stelle, chronische und therapieresistente Schmerzen, getroffen werden.

Entgegen einer weitverbreiteten Meinung ist die Ganzkörpercomputertomographie zur Diagnose von lumbalen Bandscheibenvorfällen nicht geeignet, schon gar nicht für die Indikation zur Operation. Die Ganzkörper-CT-Untersuchung ist nützlich bei metastasierenden Knochentumoren, im Zusammenhang mit der Myelographie, d.h. *nach* intrathecaler Kontrastmittelgabe, und zur Diagnose des Syndroms des *„engen Spinalkanals"*. Dabei treten beim Stehen und Gehen radiculäre Beschwerden bis zu Paresen, Gefühlsstörungen und Blasenstörungen auf, die im Sitzen und Liegen, bei Nachlassen der physiologischen Lordose wieder zurückgehen.

Der lumbale **Liquor** ist unmittelbar nach einem Prolaps normal, später kommt es in einem Teil der Fälle durch Transsudation zu einer leichten Eiweißvermehrung auf das Doppelte des Normalen mit Angleichung des Proteinspektrums an die Verhältnisse im Serum. Große Bedeutung hat der Nachweis des sonst liquorfremden β-Lipoprotein, zumal wenn bei sehr lateral sitzendem Prolaps das Myelogramm normal ist.

Die **Röntgenaufnahmen** sind oft normal. Nach längerem Bestehen einer Bandscheibenschädigung ist der Zwischenwirbelraum eingeengt, und es kommt zu reaktiver Spondylose und Chondylarthrose mit Osteophytenbildung und Gelenkveränderungen an den benachbarten Wirbelkörpern. Dies beweist aber wenig für die Wurzelkompression, da schwere spondylotische Wirbelsäulenveränderungen ohne Wurzelsymptome und erhebliche *akute* neurologische Ausfälle ohne gröbere degenerative Wirbelsäulenveränderungen auf dem Röntgenbild (u.U. nur schmerzbedingte Steilstellung oder andere Fehlhaltung) vorkommen. Es wird viel zu wenig beachtet, daß degenerative Wirbelsäulenveränderungen mit zunehmendem Alter „normal" sind und keineswegs pathologische Bedeutung haben müssen. Dies wird durch Tabelle 10 erläutert. In der Praxis wird eine „Wirbelsäulenmythologie" betrieben, die inzwischen ein unverantwortbares Ausmaß erreicht hat.

Wichtig ist die Röntgenaufnahme zur Diagnose der Fälle, in denen Schmerzzustände auf einer *Wirbelsäulenanomalie* beruhen (Spina bifida, Übergangswirbel, Spondylolisthesis, s.S. 436). Sie zeigt auch Knochentumoren an.

Die positive Myelographie mit wasserlöslichen Kontrastmitteln läßt im seitlichen Strahlengang die Abhebung des Kontrastmittels nach dorsal in Höhe eines Zwischenwirbelraumes (oder mehrerer), im sagittalen Strahlengang die einseitige, von extradural kommende Einengung

Tabelle 10. Häufigkeit der Spondylosis deformans an der HWS in %, bezogen auf das Lebensalter (nach WELLAUER, 1961)

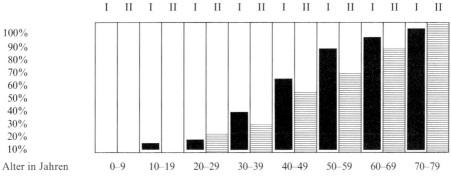

I = Patienten mit Beschwerden, schwarz = Spondylosis deformans. II = Patienten ohne Beschwerden, schraffiert = Spondylosis deformans

des Durasackes und Verkürzung der betroffenen Wurzeltasche erkennen, sofern der Prolaps nicht zu weit lateral sitzt. Die seltenen sehr weit lateral gelegenen Bandscheibenvorfälle können nur mit der spinalen Computertomographie erkannt werden.

Die **Differentialdiagnose** gegen andersartige Caudatumoren ergibt sich meist aus Vorgeschichte, Röntgenbefund, Eiweißwerten im Liquor und Laborbefunden.

Die **Behandlung** ist im Stadium der *Lumbago* nur konservativ: Durch absolute Bettruhe, Rotlicht, Fangopackungen und paravertebrale Reischauer-Injektionen (Periston + Xylocain) versucht man, die verspannte Lendenmuskulatur zu lockern und den Circulus vitiosus zu durchbrechen. Dabei tritt der vorgedrungene Nucleus pulposus oft spontan an seinen Platz zurück. Später, nach etwa 2 Wochen, wird der Patient durch Massagen und gymnastische Übungen wieder aktiviert.

Die konservative *Behandlung der akuten Wurzelkompression* ist prinzipiell gleich, jedoch in beiden Phasen etwas länger ausgedehnt. Sie wird durch Verordnung analgetischer und muskelentspannender Präparate, z.B. Chlormezanon (Muskeltrancopal) oder besser Diazepam (Valium 5, mehrmals täglich) unterstützt. Lagerung auf harter Unterlage (Brett unter der Matratze) wird als angenehm empfunden.

Nicht selten sind die Schmerzen therapieresistent, ohne daß ein entsprechender Befund vorliegt. Hier muß die Exploration *biographische Motive* oder persönlichkeitseigene Züge heraus-

finden, die eine psychogene Fixierung begünstigen. Bei Frauen soll auch nach einer gynäkologischen Ursache für hartnäckige Kreuzschmerzen gesucht werden.

Wenn eine Lähmung vorliegt, wird man sich rasch zur *Myelographie* und gegebenenfalls *Operation* des Nucleusprolaps entschließen. Eine weitere Indikation sind Schmerzen und Sensibilitätsstörungen mit Reflexausfall, die über Wochen therapieresistent sind.

Der *Eingriff* wird über eine halbseitige Entfernung des Wirbelbogens (Hemilaminektomie) und des Ligamentum flavum ausgeführt. Mißerfolge sind dadurch möglich, daß 10% der Bandscheibenvorfälle multipel sind. Gelegentlich entwickelt sich eine *Spondylodiscitis*, die 2 bis 3 Wochen nach dem Eingriff einsetzt und sich klinisch als schwere Lumbago mit Schmerzhemmung der Rückenmuskeln äußert. Röntgenaufnahmen zeigen eine zunehmende Verschmälerung des Zwischenwirbelraumes und vorübergehende Auflockerung der Wirbelkörperabschlußplatten, die sich später wieder sklerosieren. Die BSG ist beschleunigt, die übrigen Laborwerte sind uncharakteristisch. Unter Ruhigstellung klingt die Entzündung ab.

Nach Rezidivoperationen besteht die Gefahr einer Arachnopathie (s.S. 189).

Cervicale Myelopathie und Discushernie

Degeneration der Bandscheiben kommt an der Halswirbelsäule vor allem in den unteren Abschnitten zwischen C_6/C_7 und C_5/C_6 vor. Sie führt zur Höhenverminderung des Zwischenwirbelraumes und Gefügelockerung. Diese Vorgänge lösen reaktive degenerative Veränderungen an den Wirbelkörpern aus, die zu osteophytischen Wucherungen und Knochenleisten führen, welche die Zwischenwirbellöcher und den Spinalkanal einengen. Dadurch werden Nervenwurzeln und Rückenmark bewegungsabhängig traumatisiert. Einengung des Spinalkanals kommt ferner durch Vordringen der degenerierten Bandscheibe(n) nach dorsal zustande. Das Mark wird bei Vorwärts- und Rückwärtsbewegungen der HWS direkt mechanisch und sekundär durch Einengung des arteriellen Blutzuflusses und des venösen Blutabflusses geschädigt. Dieser Prozeß wird durch eine abnorme Enge des Spinalkanals begünstigt (normalerweise Wirbelkörpertiefe/Tiefe des Spinalkanals = 1 : 1). Nimmt der Röntgendurchmesser des Spinalkanals unter 13 mm ab, besteht die Gefahr der *chronischen cervikalen Myelopathie.* Diese ruft, je nach dem Sitz und der Auswirkung der beschriebenen Veränderungen, die Symptomatik eines langsam wachsenden extramedullären Halsmarktumors hervor, nicht selten findet man ein Brown-Séquard-Syndrom, es kann sich aber auch die Differentialdiagnose zur amyotrophischen Lateralsklerose (s.S. 390) oder zur funikulären Spinalerkrankung (s.S. 329) stellen. Über die Differentialdiagnose gegen chronische vaskuläre Myelopathie s.S. 155.

Außer der chronischen cervikalen Markschädigung, aber auch in Kombination damit, kann es zur Kompression einzelner cervikaler Wurzeln kommen.

Lokalisation. Eine Schädigung der einzelnen cervicalen Wurzeln ist an folgenden speziellen Symptomen zu erkennen:

C_1: In diesem Segment gibt es im allgemeinen keine Hinterwurzel.

C_2: In diesem Segment besteht kein Zwischenwirbelloch. Der Wurzelnerv durchbohrt die Membran zwischen Atlasbogen und Epistropheus. Kompressionen von C_2 beruhen auf anatomischen Abweichungen oder Subluxationen zwischen C_1 und C_2.

C_2 und C_3: Sogenannte Occipitalisneuralgie, dabei auch Schmerzausstrahlung zur Submandibulargegend. Häufig Verspannung der Nackenmuskulatur mit Zwangshaltung des Kopfes.

C_4: Zwerchfellparese mit Relaxatio diaphragmatis (Ausbuchtung der Diaphragmakuppel).

C_5: Schmerzen und Gefühlsstörungen an der Schulter sowie der Vorderseite des Oberarmes. Paresen und Atrophien, vor allem in den Mm.

deltoides, biceps brachii und brachioradialis, auch in den Mm. supra- und infraspinam. Der BSR kann abgeschwächt oder aufgehoben sein.

C_6: Schmerzen und Gefühlsstörungen lateral am Oberarm sowie an der radialen Seite des Unterarmes, bis zum Daumen ausstrahlend. Paresen in den Mm. biceps bracchii und brachioradialis. Der BSR ist häufig abgeschwächt oder aufgehoben.

C_7: Schmerzen und Gefühlsstörungen an der dorsalen Fläche des Oberarms und des Unterarms bis in Zeige- und Mittelfinger. Paresen und Atrophien vor allem im M. triceps, fakultativ Extensorenparese und Flexorenparese in den radialen Fingern, auch Parese und Atrophie der Daumenballenmuskeln. TSR deutlich herabgesetzt oder fehlend.

C_8: Schmerzen an der medialen Fläche des Oberarmes, der ulnaren Seite des Unterarms und der Hand. Parese und Atrophie in den kleinen Handmuskeln, insbesondere im Hypothenar. Diese Parese zeigt sich im Frühstadium in einer erschwerten Abduktion des kleinen Fingers, in schweren Fällen bildet sich eine Krallenhand aus, ähnlich wie bei der peripheren Ulnarisparese. Abschwächung des Tricepsreflexes. Über Horner-Syndrom siehe S. 4.

Schmerzen und Sensibilitätsstörungen entsprechen bei cervicalen Bandscheibenvorfällen oft nicht dem betroffenen Segment, sondern werden höher oder tiefer angegeben.

Zusätzlich zu diesen lokalen Reiz- und Ausfallssymptomen findet man fakultativ *Symptome der langen Bahnen* des Rückenmarks (Paraspastik, strumpfförmige Gefühlsstörungen).

Zusatzuntersuchungen: Oft entspricht die Bandscheibenprotrusion nicht dem Ort der stärksten Knochenveränderungen auf der *Leeraufnahme.* Auch hier kann mit Hilfe von EMG, SSEPs und Reflexwellenuntersuchung (s. vorne) eine lokalisatorische und differentialdiagnostische Aussage gemacht werden. Sowohl bei akuten, monoradikulären Läsionen als auch bei multiradikulären und bei chronischer Myelopathie hat sich die cervicale Myelographie durch lateralen Zugang C1/C2 sehr gut bewährt. Sie liefert bei geringem Kontrastmittelbedarf eine kontrast- und detailreiche Darstellung. Nur sehr selten wird eine zusätzliche, den Patienten stärker belastende Diskographie (s.S. 49) notwendig sein.

Die *Schulter-Armschmerzen* verlangen besonders eingehende differentialdiagnostische Überlegungen, da ihnen auch spinale Neurinome und

Meningeome, Metastasen der Halswirbelkörper oder eine Syringomyelie zugrunde liegen können. Die chiropraktische Behandlung der Schulter-Arm-Schmerzen halte ich für Humbug und für gefährlich. Wirbel können, außer nach extremer Gewalteinwirkung und bei Zerstörung der Knochensubstanz, nicht „ausgerenkt" sein, deshalb kann man sie auch nicht „einrenken". Chiropraktische Maßnahmen haben manchmal Plazebocharakter und mit 30% Besserung den gleichen Therapieerfolg. Sie können aber auch zu Insulten im Vertebralis-Basilaris-Stromgebiet dadurch führen, daß die Intima der A. vertebralis am Atlanto-Axialgelenk lädiert wird. Dabei bildet sich ein Thrombus, der dann in das vertebro-basiläre System embolisiert werden kann. Die Folgen sind Infarkte in der Brücke, in der Medulla oblongata oder im Kleinhirn, ferner im Okzipitallappen und im oberen Halsmark (s.

Kapitel über Gefäßinsulte). Diese Embolisierungen können schon durch leichte Kopfdrehungen ausgelöst werden, die die A. vertebralis an dem genannten, am meisten beweglichen Kopfgelenk dehnen und komprimieren.

Operative Behandlung: Ein durch Myelographie (s.S. 49) nachgewiesener Bandscheibenvorfall wird nach der Methode von CLOWARD von ventral her ausgeräumt, und die benachbarten Wirbel werden mit Kunststoff aneinander fixiert. Dieser Eingriff, der auch nach Luxationen der HWS indiziert ist, hat den großen Vorteil, daß der Patient ohne weitere Ruhigstellung nach wenigen Tagen aufstehen kann. Liegen multiple Bandscheibenprotrusionen bei engem Spinalkanal vor, wird durch einen entlastenden Eingriff von dorsal (Laminektomie über mehrere Segmente) Platz für das Rückenmark geschaffen.

VI. Gefäßtumoren und Gefäßmißbildungen

1. Sackförmiges basales Aneurysma und Subarachnoidealblutung

Aneurysmen sind *umschriebene Ausstülpungen der Arterienwand,* die meist sackförmig, gelegentlich zylindrisch sind. Sie sind oft nur stecknadelkopfgroß, können aber auch die Größe eines Apfels erreichen. Manche Aneurysmen sitzen gestielt, andere breitbasig an der Gefäßwand. Sie finden sich ganz überwiegend am Circulus arteriosus Willisii, seltener aber auch in distalen Abschnitten der A. cerebri media. In der Reihenfolge der Häufigkeit kommen folgende *Lokalisationen* vor (s. Abb. 80):

A. communicans ant. und A. cerebri ant.,
A. cerebri media,
A. carotis interna (meist suprasellär, seltener infrasellär, d.h. extradural),
A. communicans post.,
A. basilaris und vertebralis.

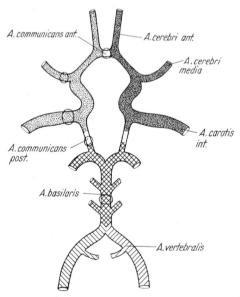

Abb. 80. *Circulus arteriosus Willisii mit Vorzugslokalisation der basalen Aneurysmen*

In etwa 75% sitzen sie am vorderen, in 25% am hinteren Teil des Circulus arteriosus.

Aus hämodynamischen Gründen bilden sich die Aneurysmen bevorzugt an den *Gabelungsstellen* der Arterien. Die linke Seite ist häufiger betroffen als die rechte. In etwa 15% sind sie multipel.

In der großen Mehrzahl der Fälle beruhen die Aneurysmen auf *embryonalen Fehlbildungen der Muscularis.* Die Druckwirkung des arteriellen Blutstromes führt zum Untergang der elastischen Fasern und schließlich zu einer umschriebenen Ausweitung der Arterienwand. Dieser pathogenetische Mechanismus erklärt die Vorzugslokalisation an Gefäßabschnitten, die strömungsmechanisch stärker beansprucht werden.

Nur sehr selten entstehen Aneurysmen durch *erworbene Gefäßveränderungen,* z.B. Arteriosklerose, entzündliche Arterienkrankheiten oder bakterielle Embolien in die Vasa vasorum, vor allem bei Endokarditis (sog. mykotische Aneurysmen).

4–6 der Patienten mit sackförmigem Aneurysma haben Cystennieren, 17% der Patienten mit Cystennieren haben Aneurysmen des Circulus Willisii.

Klinik

Bei geringer Größe können Aneurysmen klinisch symptomlos bleiben und werden erst bei der Obduktion als Zufallsbefund festgestellt. In anderen Fällen machen sie sich durch charakteristische Symptome bemerkbar, die meist zwischen dem 20. und 50. Lebensjahr einsetzen. Wir unterscheiden zwei *Verlaufsformen:*

a) „Paralytisches" Aneurysma

Die Patienten bekommen über Jahre in wechselnden Zeitabschnitten anfallsweise *Kopfschmerzen.* Oft sind die Kopfschmerzen von neurologischen *Symptomen* begleitet, unter denen die innere und/oder äußere *Oculomotorius-*

lähmung besonders häufig ist, weil der III. Hirnnerv Lagebeziehungen zu A. carotis interna, A. communicans post. und A. cerebri post. hat. Bei Aneurysmen der A. communicans post. kann diese Lähmung doppelseitig sein.

An zweiter Stelle steht die Druckschädigung des *N. opticus* mit monokulärem Visusverfall oder *Chiasmasyndrom* (Aneurysmen der A. carotis und der vorderen Arterien des Circulus Willisii). Für infraclinoideale Carotisaneurysmen ist ein *Cavernosussyndrom* charakteristisch (Ausfälle der Hirnnerven III, IV, VI, Schmerzen in V_1). Basilarisaneurysmen können doppelseitige *Abducenslähmungen* machen. Andere Hirnnerven sind sehr viel seltener betroffen.

Diese flüchtigen Funktionsstörungen beruhen auf:

α) vorübergehender Ausdehnung des Aneurysmasackes mit Gefäßschmerz und Druck auf den peripheren Verlauf der betroffenen Hirnnerven oder

β) Umschriebene Subarachnoidealblutungen ohne stärkere meningeale Symptomatik.

Bei rezidivierenden *flüchtigen Hirnnervenlähmungen* mit und ohne Kopfschmerzen muß ein basales Aneurysma durch Liquoruntersuchung und Angiographie nachgewiesen oder ausgeschlossen werden. In erster Linie führt man die selektive Gefäßdarstellung durch transfemorale Katheterangiographie in Seldinger-Technik aus. Eine Alternative ist die rechtsseitige Brachialisangiographie zur Darstellung des ipsilateralen Carotis- und des vertebrobasilären Stromgebietes, sowie eine linksseitige direkte Carotisangiographie. Größere thrombosierte Aneurysmen stellen sich im *Computertomogramm* als umschriebener hyperdenser Tumor dar.

Die beschriebenen rezidivierenden Symptome können die einzige Manifestation eines basalen Aneurysma bleiben. In manchen Fällen aber sind sie nach gewisser Zeit von einer akuten Subarachnoidealblutung gefolgt.

Differentialdiagnose

1. Diabetische Ophthalmoplegie. Sie tritt bei Patienten im mittleren und höheren Lebensalter, auch bei nur subklinischem Diabetes, akut, einseitig und unter Kopfschmerzen auf. Sie betrifft in erster Linie den N. oculomotorius, dabei aber nur den somatischen Anteil (nur die äußeren Augenmuskeln). Seltener ist der N. abducens betroffen. Die Prognose ist gut, die Lähmung bildet sich über 3 oder 4 Monate wieder zurück.

2. Ophthalmoplegische Migräne (s.S. 233).

3. Augenmuskelmyositis (s.S. 418).

4. Thrombose im Sinus cavernosus (s.S. 149).

5. Arteriitis cranialis (s.S. 249).

6. Tolosa-Hunt-Syndrom. Es ist charakterisiert durch einseitigen Schmerz hinter der Augenhöhle, gleichzeitig oder anschließend einseitige Parese des III. und/oder IV. und VI. Hirnnerven, am häufigsten des N. oculomotorius sowie Sensibilitätsstörungen im I., gelegentlich auch im II. Trigeminusast. Hinzu kommen eine geringe Protrusio bulbi und konjunktivale Injektion. Die Ursache soll eine unspezifische granulomatöse Entzündung im Sinus cavernosus oder in der Fissura orbitalis cerebralis sein, es fehlen aber starke venöse Stauungserscheinungen am äußeren Auge und am Augenhintergrund. Zur Diagnose muß neben den üblichen Röntgenaufnahmen eine Orbitophlebographie ausgeführt werden, bei Bedarf auch eine Carotisangiographie mit besonderer Berücksichtigung der venösen Phase.

Therapie. Unter der Annahme einer Entzündung empfehlen viele Autoren Corticoide.

Verlauf. Nach Tagen oder Wochen Rückbildung der Symptome, Rezidive sind möglich.

b) Akute Subarachnoidealblutung („apoplektisches" Aneurysma)

Die akute Subarachnoidealblutung beruht fast immer auf der plötzlichen Ruptur eines basalen sackförmigen Aneurysma. An zweiter Stelle steht das arteriovenöse Angiom. Andere Ursachen, wie hämorrhagische Diathese, Leukämie, Hirntumor, besonders Metastase eines malignen Melanoms oder hypernephroiden Nierencarcinoms oder mykotische Aneurysmen (s.S. 198) haben nur untergeordnete Bedeutung.

Die Subarachnoidealblutung kann sich ereignen, nachdem zuvor jahrelang rezidivierend die unter a) beschriebenen Prodromalerscheinungen aufgetreten waren. Oft setzt sie aber auch *plötzlich,* aus voller Gesundheit *ohne Vorboten* ein. Sie tritt nicht etwa nur nach körperlicher Anstrengung mit Erhöhung des Blutdrucks auf, sondern weit häufiger spontan, oft selbst aus völliger Ruhe. Die Höhe des arteriellen Blutdrucks spielt für das Auftreten der Subarachnoidealblutung keine Rolle.

Die **Symptomatik** ist in der Regel so charakteristisch, daß es immer wieder verwundern muß, wie oft die Diagnose verfehlt wird und die Patienten wegen eines „grippalen Infektes" oder einer „Nervenwurzeleinklemmung bei Bandscheibenschaden" falsch und auch mit gefährlich aktiven Maßnahmen („Einrenkung") behandelt werden.

Das erste Symptom ist ein plötzlicher, *„vernichtender" Kopfschmerz,* der sich rasch vom Nacken oder von der Stirn über den ganzen Kopf und innerhalb weniger Stunden auch zum Rücken ausbreitet. Häufig kommt es initial zu *vegetativen Symptomen:* Erbrechen, Schweißausbruch, Anstieg oder Abfall des Blutdrucks, Temperaturschwankungen und Veränderungen in der Frequenz von Pulsschlag und Atmung.

Manche Patienten stürzen bei der akuten Subarachnoidealblutung sofort bewußtlos zu Boden. In der Mehrzahl der Fälle ist das *Bewußtsein* initial nur leicht getrübt. In den ersten Stunden und Tagen nach der Blutung vertieft sich die Bewußtseinsstörung aber oft durch zunehmenden Hirndruck. Gelegentlich kommt es zu einer *exogenen Psychose.* Selten treten generalisierte oder fokale *epileptische Anfälle* auf. Meist bildet sich rasch Meningismus aus.

Die *Pupille* kann auf der Seite der Blutung erweitert sein und schlecht auf Licht reagieren (innere Oculomotoriuslähmung). Nicht selten finden sich Lähmungen *äußerer Augenmuskeln* (III, IV, VI), Reflexdifferenzen, Hemiparese oder andere Halbseitenbefunde. Diese Symptome können für die Lokaldiagnose nützlich sein, sind aber nicht ganz sicher verläßlich, da sie nur die *Richtung* der Blutung und nicht den Sitz des geplatzten Aneurysma anzeigen. Am *Augenhintergrund* zeigen sich nicht selten nach einigen Tagen *papillennahe Blutungen.* Man nimmt an, daß das Blut aus dem Subarachnoidealraum entlang der Opticusscheide durch die Lamina cribrosa in die Netzhaut gelangt. Diese lachenförmigen Blutungen können zum Visusverfall führen. Die *Papille* ist gelegentlich gestaut.

Der *Liquor* ist meist frisch blutig. Im Unterschied zur artefiziellen Blutbeimengung durch die Punktion ist die rote Verfärbung *gleichmäßig* und nimmt mit dem Abtropfen des Liquors nicht ab. Später als 6 Std nach der Blutung ist der Überstand nach Zentrifugieren bei Subarachnoidealblutung durch Erythrocytenzerfall xanthochrom, bei artefizieller Blutbeimengung dagegen klar. 4 Std nach einer Subarachnoidealblutung lassen sich cytologisch Hämosiderin speichernde Erythrophagen nachweisen, die im akut artefiziell blutigen Liquor fehlen. Die Ei-weißverhältnisse des Liquors werden erst durch Blutbeimengungen mit mehr als 6000/3 Erythrocyten verändert. Bei massivem Bluteinbruch kann das Liquoreiweiß auf das Zehnfache der Norm ansteigen (Relation Blut- zu Liquoreiweiß normalerweise 200:1). Pathognomonisch für Subarachnoidealblutung ist ein Anstieg der β-Globuline auf 50 rel.% und mehr, sowie ein Lactatanstieg. Bei artefiziell blutiger Punktion ist das Verhältnis von Lactat zu Pyruvat normal. Unter der Reizwirkung des Blutes im Subarachnoidealraum entwickelt sich in den ersten Tagen eine *Fremdkörpermeningitis* mit typischen Dehnungszeichen. Ausnahmsweise wird das Blut in einem umschriebenen Kompartiment der Cisternen „abgefangen", und der Liquor ist bei der Punktion klar.

Das EEG ist in der Hälfte der Fälle allgemein verändert, kann aber auch durch einen Herdbefund eine intracerebrale Blutung oder Erweichung anzeigen. Die Röntgenaufnahme des Schädels ist normal.

Im Computertomogramm gelingt der Nachweis von Blut in den Subarachnoidealräumen nach Blutungen aus Aneurysmen innerhalb der ersten 1 bis 2 Tage fast regelmäßig. Ist in dieser Zeit nur Blut im Liquor, nicht aber im CCT nachweisbar, so ist die Aussicht gering, ein Aneurysma als Blutungsquelle angiographisch zu sichern. Grobe Blutgerinnsel, die auch die ersten Tage überdauern, sind ein prognostisch ungünstiges Zeichen, weil sie die Entstehung von Gefäßspasmen (s.u.) wahrscheinlich machen. Andererseits geben solche Gerinnsel aber einen Hinweis auf den Sitz des Aneurysma (Abb. 81).

Besonders bei Rezidivblutung kann es zu intracerebralen Blutungen oder auch zu einem Einbruch des Blutes in das Ventrikelsystem kommen. Der Bluteinbruch in das Ventrikelsystem hat aber, wie man durch die cerebrale Computertomographie weiß, nicht in allen Fällen die letale Folge, die ihm früher zugeschrieben wurde.

Große, thrombosierte und gelegentlich von einer kontrastmittelanreichernden Kapsel umgebene Aneurysmen können sich als Ringstruktur darstellen. Da sie oft auch raumfordernd wirken, kann man sie mit Tumoren verwechseln. Die oft vorhandene schalenförmige Kalkeinlagerung erleichtert die Differentialdiagnose.

Sehr häufig findet man *EKG-Veränderungen* im ST-T-U-Abschnitt: extrem breite, spitze, tiefnegative Verschmelzungswellen, deren Entstehung nicht geklärt ist. Das Bild erinnert an einen

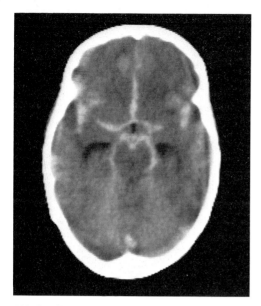

Abb. 81. Computertomographie einer typischen Subarachnoidealblutung mit Blut in den basalen Zisternen, den Sylvischen Furchen und dem Interhemisphärenspalt

Herzinfarkt im reaktiven Folgestadium und kann dadurch bei der Indikation zur Operation Schwierigkeiten machen.

Abweichend von diesem typischen Krankheitsverlauf gibt es jedoch immer wieder Subarachnoidealblutungen, nach denen sich kein Meningismus einstellt und die Patienten außer plötzlichen Kopfschmerzen kein weiteres Krankheitsgefühl haben. Man sollte deshalb bei rezidivierenden Kopfschmerzen auch an diese Ursache denken und den Liquor lieber einmal zu häufig als zu selten untersuchen.

Komplikationen

Neben der Blutung in den Subarachnoidealraum kommen oft auch intracerebrale Blutungen und ischämische Infarkte vor, die im allgemeinen weniger bekannt sind, aber die Prognose erheblich trüben.

Intracerebrale Blutungen kommen bei 20% der klinisch beobachteten Aneurysmen vor. Sie können zwei Ursachen haben

a) primäre Hirnblutung aus einem Anterior- oder Mediaaneurysma, das in der Hirnsubstanz gelegen ist oder

b) Rezidivblutung. Nach vorausgegangenen Blutungen ist ein basales Aneurysma oft so durch leptomeningeale Verwachsungen gegen den Subarachnoidealraum abgedeckt, daß die Rezidivblutung von außen in die Hirnsubstanz einbricht.

In beiden Fällen gleicht die *Symptomatik* der einer cerebralen Massenblutung mit initialem Bewußtseinsverlust. Die intracerebralen Blutungen brechen gelegentlich in die *Ventrikel* ein. Dies zeigt sich klinisch an Streckkrämpfen, Enthirnungsstarre, Hyperthermie und anderen vegetativen Regulationsstörungen. Im tiefen Koma ist die Starre der Gliedmaßen allerdings oft nicht mehr vorhanden, so daß die *Diagnose* aus dem Liquorbefund und den neurologischen Symptomen (Pupillen weit, anisokor und lichtstarr, Bulbi divergent, doppelseitige Pyramidenzeichen) gestellt werden muß. Die *Prognose* ist bei dieser Komplikation meist infaust: viele Kranke sterben innerhalb weniger Tage.

Weiße Infarkte sind weit häufiger als früher angenommen. Sie sind die Folge von Gefäßspasmen, die durch Einwirkung v.a. von Serotonin aus den Thrombocyten des ausgetretenen Blutes auf die Gefäßwand im Laufe der ersten Woche zustandekommen und etwa 3 Wochen andauern. Das Auftreten neuer neurologischer Symptome in der 2. Krankheitswoche wurde früher als Zeichen einer Rezidivblutung angesehen. Es ist aber weit häufiger durch ischämische Hirnläsionen verursacht. Die Differentialdiagnose zur Rezidivblutung ermöglicht die CCT. Hier findet man in einem Fall erneut oder vermehrt Blut in den basalen Zisternen bzw. in der Hirnsubstanz, im anderen Fall neben typischen keilförmigen Infarkten besonders häufig Grenzzoneninfarkte oder multiple kleine Marklagererweichungen im Endstromgebiet der langen Markarterien. Angiographisch liegen dann meist ausgedehnte Spasmen der proximalen Anteile von A. cerebri media *und* anterior vor. Die Prognose für das Überleben wird durch Spasmen nicht getrübt. Auch die neurologischen Ausfälle bilden sich oft erstaunlich gut zurück.

Generell kommen *Spasmen der cerebralen Gefäße* in 5 Situationen vor: Subarachnoidealblutung mit Einwirkung vor allem von Serotonin auf die Gefäßwand von außen, neurochirurgische Eingriffe mit mechanischer Manipulation an den Gefäßwänden, Migräne in der ersten, vasokonstriktorischen Phase, hypertensive Krise, vor dem break-through-Ereignis (s.S. 137) und Bleiencephalopathie.

Durch Blockierung der Arachnoidealzotten kann sich innerhalb weniger Tage ein *Hydrocephalus communicans* (s.S. 261) einstellen, bei dem sich Wachheit und Antrieb wieder verschlechtern. Mit Hilfe der Xenonclearance (s.S. 52) ist nachgewiesen worden, daß sich dabei die cerebrale Durchblutung erheblich vermindert.Auch die Entwicklung eines Hydrocephalus communicans wird gelegentlich als Rezidivblutung verkannt. Die Diagnose ist mit Hilfe der CCT gut möglich: man erkennt eine Größenzunahme der Temporalhörner. Infolge der begleitenden Hirnschwellung sind die im mittleren und höheren Lebensalter normalerweise sichtbaren Rindenfurchen verstrichen. Der Hydrocephalus communicans ist meist spontan reversibel und macht nur ausnahmsweise eine operative Behandlung durch Drainage der Seitenventrikel notwendig.

Therapie der Subarachnoidealblutung und Verlauf

Anlegen eines venösen Zugangs, stündliche Überwachung von Blutdruck, Puls, Temperatur, Atemfrequenz und Pupillen. Antifibrinolytische Therapie mit 2 g Epsilon-Aminocapronsäure i.v. oder per os alle 2 Stunden gegen die körpereigene Lyse der thrombosierten Rupturstelle. Ferner 1 g Neomycinsulphat per os alle 6 Stunden und 0,2 mg Serpasil alle 8 Stunden. Dadurch soll die Bildung und Freisetzung von Serotonin vermindert und so die Gefahr von Gefäßspasmen bei Rezidivblutungen und anläßlich der Operation herabgesetzt werden. 250 ml Rheomacrodex ohne NaCl über 12 Stunden (vorher Promit i.v., s.S. 139). Sedierung mit Valium oder bei starker Unruhe DHB, Dominal, z.B. 80 mg i.m. Bei Erbrechen und Übelkeit Vomex A. Bei Bedarf Kopfschmerzmittel, Novalgin, Valoron oder Temgesic i.v. Bei Bedarf antihypertensive Therapie, z.B. 1 ml Catapressan-Mischspritze, wenn Blutdruck höher als systolisch 180 mm Hg. Bei Anzeichen der Herzinsuffizienz Digitalisierung. Bei lokaler intrakranieller Blutung Decadron: initial 80 mg i.v., 4stündlich 8 mg i.v. +1 Ampulle Tagamet i.v. Tägliche Wiederholungspunktionen zur Druckentlastung (20 ml) und damit Verbesserung der Hirndurchblutung, weil Druck in der Schädelkapsel und Hirndurchblutung umgekehrt proportional sind. Man kann auch einige Tage lang einen Ventrikelkatheter legen („continuous CSF-monitoring"). Die Farbe des Liquors wird in der

ersten Woche xanthochrom, bei mäßiger Zell- und Eiweißvermehrung. Nach 2 bis 3 Wochen ist der Liquor wieder klar. Für die gleiche Zeit ist meist die BSG beschleunigt, die Leukozytenzahl erhöht, was man auf die resorptive Entzündung der Meningen zurückführt. Hämosiderinspeichernde Makrophagen bleiben noch für Monate nachweisbar. Ihr später Nachweis kann also bei entsprechender Anamnese eine überstandene Subarachnoidealblutung anzeigen.

Wenn die Patienten nicht operiert werden, sollen sie 2 bis 3 Wochen lang Bettruhe einhalten.

Die antifibrinolytische Therapie mit Epsilon-Aminocapronsäure, die nicht von allen Klinikern gutgeheißen wird, vermindert die Rezidivblutungen, weil sie die Lyse des Thrombus verhindert, der die Blutungsstelle verschlossen hat.

Prognose

Viele Patienten bekommen einmal oder mehrmals eine *Rezidivblutung*. Die Gefahr ist besonders groß in der 2. und 3. Woche. Bei konservativer Behandlung besteht auch nach 6 Monaten noch eine hohe Letalität.

Nach Ablauf des ersten Jahres ist die Gefahr geringer, jedoch bleibt die Lebenserwartung vermindert. Rezidivblutungen treten besonders bei Aneurysmen auf, die 10 mm Durchmesser haben oder größer sind. Die wiederholten Blutungen sind deshalb so gefährlich, weil nach der ersten Ruptur das Aneurysma oft durch Verklebungen der Hirnhäute gegen den Subarachnoidealraum abgedichtet wird, so daß die späteren Blutungen *auch in die Hirnsubstanz* einbrechen.

Insgesamt *sterben* nach der ersten Blutung etwa 25% der Patienten innerhalb der ersten Woche. Jede Rezidivblutung vermindert die Überlebensaussichten um 30%. Die globale Sterblichkeit liegt ohne Operation bei über 40%.

Angiographie und Operation der Aneurysmen

Bei dieser schlechten Spontanprognose sollte die operative Behandlung bei jedem Patienten ausgeführt werden, der nach dem Allgemeinzustand, dem Sitz des Aneurysma, seiner Größe und Beziehung zur Gefäßwand operabel ist. Für die Operation muß das Aneurysma durch *Angiographie* nachgewiesen und seine Beziehung zum Gefäßsystem dargestellt werden. Da sich in den ersten Tagen Spasmen entwickeln können und auch wegen der Rezidivgefahr soll die Angiographie in den ersten Tagen nach der Blutung vorgenommen werden. Ist die Lage des Aneurysmas aus der Blutverteilung im CCT nicht klar erkennbar, stellt man beiderseits den Carotis- und Kreislauf dar. Auch multiple Aneurysmen werden so erfaßt, ebenso Anomalien am Circulus arteriosus. Vor allem jenseits des 3. Tages stellt sich an der Blutungsstelle oft nur ein Spasmus dar. Dann muß die Angiographie nach 3–4 Wochen wiederholt werden. Ist der angiographische Befund aber normal, so ist eine Reangiographie nicht angezeigt, da die Aussicht, in einer zweiten Untersuchung ein Aneurysma darzustellen, verschwindend gering ist.

Die *Operation* soll so bald vorgenommen werden, wie sich vegetative Störungen (Schwankungen von Blutdruck, Puls, Atmung) und neurologisch-psychiatrische Allgemeinsymptome, die auf gesteigerten Hochdruck zu beziehen sind, zurückgebildet haben. Allerdings besteht keine einhellige Meinung über den günstigsten Zeitpunkt der Operation. Erfolgt sie zu früh, kann sie voll in die Spasmenperiode fallen, erfolgt sie zu spät, riskiert man eine Rezidivblutung. Die Operation besteht in Unterbindung des Aneurysmastiels mit Clips. Durch die moderne Mikrochirurgie mit Hilfe des Operationsmikroskopes ist die Blutungsgefahr nur gering (Operationsmortalität 5% oder weniger).

Liegen massive Gefäßspasmen vor, sollte nicht operiert werden, große raumfordernde Massenblutungen müssen dagegen so früh wie möglich entleert werden. Nur ungern, besonders bei infrasellären Aneurysmen, entschließt man sich zur Unterbindung einer Arterie, die eine weit höhere Operationsmortalität hat und zu neurologischen Ausfällen führen kann. Ist dieser Eingriff nicht zu umgehen, so soll man vor dem operativen Verschluß eine Occlusion der Arterie durch einen Ballonkatheter unter gleichzeitiger EEG-Analyse vornehmen. Treten klinische oder elektroenzephalographische Veränderungen unter der probeweisen Occlusion auf, so ist es notwendig, eine Anastomose zwischen der A. temporalis superficialis und der A. cerebri media (s.S. 141) vor dem Verschluß der A. carotis interna vorzunehmen.

In einem Teil der Fälle wird durch Arteriographie kein Aneurysma nachgewiesen. Man muß annehmen, daß es dann durch konzentrische Thrombosierung zu einer *Selbstheilung* gekommen ist. Die Letalität ist bei diesen Fällen mit nur 5% sehr viel geringer als bei denen mit angiographisch nachgewiesenem Aneurysma.

2. Arteriovenöses Angiom

Unter den verschiedenen Formen von Gefäßmißbildungen des Gehirns und der weichen Häute, die pathologisch-anatomisch differenziert werden, hat das *arteriovenöse* (a.v.) Angiom bei weitem die größte klinische Bedeutung. Es handelt sich um eine *angeborene Gefäßmißbildung*, die im allgemeinen nicht durch blastomatöse Wucherung, sondern nur mit dem Körperwachstum und unter dem hydromechanischen Einfluß der Durchblutung an Größe zunimmt. Sie besteht aus einem Konvolut von sehr variabel gebauten, *wenig differenzierten Gefäßen*, die gelegentlich verkalkt sind. Ihr Charakteristikum ist die Bildung von *Kurzschlüssen* zwischen den erweiterten Arterien und Venen ohne Zwischenschaltung eines Capillarnetzes. Innerhalb der Mißbildung sind histologisch erweichte oder atrophische Parenchymreste zu erkennen.

Die a.v. Angiome sind vor allem im Ausbreitungsgebiet der *A. cerebri media,* in der Gegend der Centro-Parietalregion lokalisiert. Andere Gefäßprovinzen sind seltener betroffen. Das Verhältnis Media- zu Vertebralisangiome ist etwa 100:6. Sie bedecken in unterschiedlicher Größe die laterale Konvexität der Hemisphäre, erstrecken sich aber meist auch keilförmig in die Tiefe der Hirnsubstanz (Abb. 82).

Symptomatik und Verlauf

Die klinische Symptomatik wird vom anatomischen Bau der Gefäßmißbildungen bestimmt:

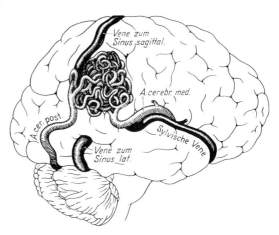

Abb. 82. Schematische Darstellung eines arteriovenösen Angioms. (Nach BERGSTRAND; aus LANGE-COSACK)

a) Der arteriovenöse Shunt leitet das Blut, das durch eine große Arterie, meist die A. cerebri media, dem Gehirn zugeführt wird, unmittelbar wieder über die abführenden Sinus in den großen Kreislauf, ohne daß es für die cerebrale O_2- und Nährstoffversorgung ausgenutzt wird. Die Folge ist eine chronische *Hypoxie* des Hirngebietes, das von der Arterie abhängig ist, die dem Angiom vorgeschaltet ist.

b) Der abnorm rasche Blutstrom durch das Angiom vergrößert den Anteil der Gehirndurchblutung am Herz-Minuten-Volumen über die physiologischen 15–20% bis zur Größenordnung von 60–75%. Daraus resultiert eine *Überlastung des großen Kreislaufs,* die zur Hypertrophie, Dilatation und später Insuffizienz des linken Herzens führt.

c) Die wandschwachen pathologischen Gefäße reißen leicht ein, so daß es zur *Subarachnoidealblutung* oder Blutung in die Hirnsubstanz kommt. Diese Komplikation ist heute selten geworden, da die Diagnose meist vorher gestellt wird.

Die **neurologischen Symptome** entwickeln sich in typischer Reihenfolge. Sie setzen, früher als bei den basalen Aneurysmen, in der Pubertät oder im frühen Erwachsenenalter ein. Infolge der mangelhaften Blutversorgung des Gehirns leiden viele Patienten unter häufigen *Kopfschmerzen,* auch nach Art einer Migräne (s.S. 232). Später setzen in 50% der Fälle fokale oder generalisierte *epileptische Anfälle* ein, deren Ursache eine allgemeine oder umschriebene cerebrale Ischämie ist. Später, aber immer noch im jüngeren Alter, kommt es in $^2/_3$ der Fälle zu *Insulten* mit neurologischen Herdsymptomen (Hemiparese, Aphasie, Hemianopsie). Diese beruhen entweder auf Mangeldurchblutung oder auf einer kleinen Hämorrhagie in die Hirnsubstanz. In anderen Fällen tritt eine *Subarachnoidealblutung* auf, deren Symptomatik ähnlich, aber im allgemeinen leichter ist als beim basalen sackförmigen Aneurysma. Nur bei kleinen a.v. Angiomen ist eine Subarachnoidealblutung gelegentlich das erste Symptom.

Wenn ein jüngerer Patient mit einer jahrelangen Anfallsanamnese einen cerebralen Insult oder eine Subarachnoidealblutung bekommt, ist die Diagnose eines arteriovenösen Angioms höchst wahrscheinlich.

Bei der *neurologischen Untersuchung* ist manchmal über der temporalen oder parietalen Region ein pulssynchrones, schabendes *Gefäßgeräusch* zu auskultieren, das nach Abdrücken der gleichseitigen Carotis nachläßt oder aussetzt. Damit ist die Diagnose bereits gesichert. Die Pulsation der Carotis ist oft auf der Seite des a.v. Angioms besonders kräftig.

Je nach der Lokalisation finden sich neurologische *Herdsymptome.* Oft besteht wegen der diffusen ischämischen Hirnschädigung eine *organische Wesensänderung.* Die Röntgenaufnahme des Schädels zeigt manchmal einen kreisrunden Kalkschatten. Das *EEG* enthält eine Herdveränderung. Bei der Diagnostik von Angiomen im *CCT* muß man zwei unterschiedliche diagnostische Situationen unterscheiden. Sucht man nach der Ursache einer Subarachnoidealblutung, so findet man bei einem Angiom schon nach der ersten Blutung nicht nur Blut in den Basalzisternen, im Interhemisphärenspalt und in der Sylvischen Furche, sondern auch eine größere intracerebrale Blutansammlung. Diese läßt häufig nach intravenöser Gabe von Kontrastmittel fleckige und streifenförmige Anreicherungen in unmittelbarer Nähe der Blutung erkennen. War jedoch noch keine Subarachnoidealblutung eingetreten und sucht man bei Herdanfällen nach einer cerebralen Läsion, so gibt es im CCT drei Zeichen, die auf ein Angiom als Ursache hinweisen: Lokale Atrophie des Hirngewebes (s. Symptomatik und Verlauf) mit eventuell eingelagerten kalkdichten Bezirken. Darüber hinaus kann in der Gegend der Atrophie eine fleckig-streifige und inhomogene Dichteanhebung gegenüber dem umgebenden Hirngewebe bestehen. Nach Gabe von Kontrastmittel sind sehr häufig bandförmige Strukturen nachweisbar. Gelegentlich verschwinden Angiome isodens im Nativscan und sind überhaupt nur als nichtraumfordernde, Kontrastmittel anreichernde Läsion ohne perifocale Reaktion zu erkennen. Auf diese Weise können Angiome im CCT in 60–70% der Fälle erfaßt werden. Im *Hirnszintigramm* stellt sich der Gefäßtumor als dichte Anreicherung deutlich dar.

Die Ausdehnung und Blutversorgung der Gefäßmißbildung wird durch doppelseitige *Angiographie* bestimmt. Dabei stellen sich die zuführenden Arterien auffällig weit und im Endabschnitt geschlängelt dar. Das Angiom ist angefärbt. Auch die abführenden Venen sind erheblich erweitert. Die seltenen *infratentoriellen* a.v.-Angiome machen die Symptomatik eines Tumors der hinteren Schädelgrube.

Therapie und Prognose

Die Therapie der Wahl ist die operative Entfernung der Gefäßgeschwulst. Wenn das nicht möglich ist, läßt man das Angiom in Ruhe. In mikrochirurgischer Operationstechnik werden die zuführenden Gefäße unterbunden, und die Gefäßmißbildung wird extirpiert. Die Operationsletalität ist heute nicht mehr groß.

3. Traumatisches arteriovenöses Aneurysma

Bei Kopftraumen mit Schädelbasisfraktur kann die Wand der A. carotis interna in Höhe des Sinus cavernosus einreißen, so daß sich ein *arteriovenöser Shunt* bildet. Die neurologischen und internistischen Symptome entwickeln sich langsam progredient, im Abstand von einigen Wochen oder Monaten nach dem Trauma. Die Symptomatik ist in den meisten Fällen so typisch, daß die Diagnose leicht gestellt werden kann, wenn man an diese Komplikation denkt.

Bei der *Exploration* klagt der Patient über einseitige Kopfschmerzen, oft auch über Belästigung durch ein Gefäßgeräusch. Dieses ist so gut wie immer als Brausen oder Zischen zu auskultieren. Wie beim Angiom, läßt es nach Kompression der ipsilateralen Carotis nach. Im *Aspekt* des Kranken fällt ein ein- oder doppelseitiger, meist pulsierender, jedenfalls aber eindrückbarer *Exophthalmus* auf. Er beruht auf venöser Stauung durch Zufluß arteriellen Blutes in den Sinus cavernosus. Die Stauung zeigt sich auch in *Chemosis* der Conjunctiven mit Erweiterung der Venen. Oft ist sie auch am Fundus zu erkennen. In schweren Fällen kommt es zu *Stauungsblutungen* in die Netzhaut und den Glaskörper.

Die *Carotisangiographie* läßt Ausdehnung und Zu- und Abflußverhältnisse erkennen und zeigt auch, ob die gegenseitige Carotis über die A. communicans anterior die Versorgung der ipsilateralen Hemisphäre übernommen hat. Dies ist für das operative Vorgehen entscheidend: Die Behandlung der Wahl ist die extra- oder intrakranielle Unterbindung der A. carotis interna und der versorgenden Kollateralgefäße. Zuvor ist es ratsam, eine Externa-Interna-Anastomose anzulegen. Vor der *Operation* ist eine gründliche internistische Untersuchung des Herzens und des Kreislaufsystems erforderlich. Wird die Diagnose zu spät gestellt oder die Operation versäumt, erblindet der Kranke und geht früher oder später an Linksinsuffizienz des Herzens zugrunde.

Sehr selten beruhen Carotis-Cavernosus-Aneurysmen auf Ruptur eines sackförmigen infrasellären Carotisaneurysma, auf Arteriosklerose oder einer Anlageanomalie.

4. Venöse Angiome

Sie haben klinisch wenig Bedeutung, da sie nur selten Symptome verursachen oder gar bluten. Durch die Computertomographie werden sie aber häufiger aufgedeckt als man angenommen hätte. Man findet bandförmig aus dem frontalen oder Kleinhirnmarklager hervorgehende Verdichtungen, die großen ektatischen Venen entsprechen. Angiographisch sind diese Gebilde dadurch gekennzeichnet, daß sie erst in der venösen Phase (kein Shunt!) sichtbar werden. Sie setzen sich stets aus ektatischen Venen zusammen, die an ihrem Beginn zahlreiche kleinere radiäre zuführende Venen haben.

5. Sturge-Webersche-Krankheit

Die Krankheit wird auch als encephalo-trigeminale Angiomatose bezeichnet. Man rechnet sie mit der Neurofibromatose (s.S. 382), der von Hippel-Lindauschen Krankheit (s.S. 174) und der tuberösen Sklerose (s.S. 383) zu den *Phakomatosen*, d.h. zu den neurocutanen Syndromen mit Naevi und Tumorbildungen (Phakomata). Sie ist erblich. Der Erbgang ist nicht einheitlich. Die Krankheit ist bei voller Ausbildung durch folgendes Syndrom gekennzeichnet:

1. Naevus flammeus des Gesichts,

2. verkalktes Angiom der Leptomeninx, das zu umschriebener Hirnatrophie und Anfällen führt,

3. Angiom der Aderhaut mit konsekutivem Glaukom.

Die entwicklungsgeschichtliche Zusammengehörigkeit dieser korrelierten Mißbildungen ist daran zu erkennen, daß die Haut des Gesichtes und die weichen Häute gleichermaßen vom Trigeminus versorgt werden. Das *Syndrom ist oft nicht vollständig*. Am häufigsten findet sich ein isolierter Naevus im Gesicht, die Kombination von Gesichtsnaevus mit Angiom ist etwas seltener. Das Glaukom fehlt oft.

Der *Naevus* kann auf die Gegend der Stirn, der Nasenwurzel, auf Wange oder Kinn beschränkt sein, gelegentlich dehnt er sich auch bis zum Hals und selbst auf Rumpf und Extremitäten aus. Er betrifft auch die Schleimhaut der Mundhöhle. In seltenen Fällen überschreitet er die Mittellinie. Das Hirnangiom liegt als Netzwerk von geschlängelten capillaren und venösen Gefäßen einseitig, nicht immer auf derselben Seite wie der Naevus, in den weichen Häuten über dem Parietal- oder Occipitallappen. Die Hirnrinde ist darunter durch Mangelernährung atrophisch und verkalkt. Die *Kalkinkrustation* besteht aus dicht nebeneinanderliegenden Herden, die sich auf der Hirnoberfläche ausbreiten und auch in die Hirnwindungen erstrecken. Auf der Röntgenleeraufnahme ist der Verlauf einzelner Hirnwindungen durch doppelt konturierte, parallele, bogenförmige, scharf begrenzte Kalkschatten zu erkennen. Diese Verkalkungen haben keine Beziehungen zu den Gefäßwänden. Der typische *Augenbefund* ist ein Angiom der Aderhaut, stets auf der Seite des Gesichtsnaevus, mit Glaukom und verschiedenen anderen pathologischen Symptomen, z.B. Netzhautablösung.

Die **Symptome** setzen in der Kindheit ein. Meist leiden die Kranken unter generalisierten oder fokalen epileptischen *Anfällen*. Viele klagen über Kopfschmerzen, die oft den Charakter der Migräne haben. Frühzeitig bleibt die Persönlichkeitsentwicklung zurück, und es entwickeln sich Wesensänderung und *Demenz*. Oft findet sich eine Hemianopsie, gelegentlich eine Hemiparese und Unterentwicklung der betroffenen Gliedmaßen. Die *Röntgenaufnahme* des Schädels zeigt außer den Verkalkungen auch die Zeichen der frühkindlichen Hirnschädigung (s.S. 426). Erwartungsgemäß findet man im *CCT* früher als bei der nativen Röntgenaufnahme des Schädels Verkalkungen, die besonders parieto-occipital in der Nähe der Hirnrinde in einem Bereich lokaler Hirnatrophie liegen. Es gibt aber auch andere, nicht verkalkende Angiomatosen, die im CCT nur zu einer umschriebenen oder große Teile der Hemisphäre umfassenden Atrophie führen. In diesen Fällen ist eine Angiographie zum Nachweis erforderlich.

6. Angiome des Rückenmarks und seiner Häute

Pathologisch-anatomisch werden, je nach dem Bau (z.B. cavernös, racemös), und der vorwiegenden Beteiligung arterieller oder venöser Gefäße, verschiedene Typen beschrieben. Symptomatik und Verlauf sind bei allen Formen aber so ähnlich, daß die Klinik der spinalen Angiome in dieser Einführung zusammenfassend dargestellt werden kann.

Vorkommen

Die Angiome kommen fast so häufig vor wie die spinalen Neurinome. Sie sitzen über der *dorsalen Circumferenz* des Rückenmarks (dorsale Schließungsrinne), meist innerhalb des Duralraumes und extramedullär. Teilweise reichen sie mit Fortsätzen aber auch bis in die Rückenmarksubstanz hinein. Ihre *Längsausdehnung* erstreckt sich in der Regel über mehrere Segmente. Sie finden sich vor allem in Höhe des Thorakalmarks, der Lendenanschwellung und des Sacralmarks. Männer sind wenigstens dreimal so häufig betroffen wie Frauen.

Symptomatik und Verlauf

In der großen Mehrzahl machen sich die Angiome jenseits des 40. Lebensjahres bemerkbar. Sie schädigen das Rückenmark weniger durch mechanische Kompression als durch *Zirkulationsstörungen*. Diese kommen vor allem durch einen arteriovenösen Shunt zustande. Die Mangeldurchblutung des Rückenmarks führt zum umschriebenen Ödem, das eine venöse Stauung und schließlich Markerweichung zur Folge haben kann. Blutungen in das Rückenmark oder den spinalen Subarachnoidealraum sind seltenere Ursachen. Als deren Folge kann eine adhäsive Arachnopathie auftreten.

Die ersten *neurologischen Störungen* setzen akut oder subakut ein. Sehr charakteristisch ist ein *Fluktuieren* der Beschwerden und Symptome mit den wechselnden Durchblutungsverhältnissen. Nach Anstrengungen, im Stehen, bei heißen Bädern, Wetterumschlag, aber auch beim Absinken des Blutdrucks im Nachtschlaf nehmen die spinalen Funktionsstörungen zu. Im ganzen ist der Verlauf progredient, mit unvollständigen Remissionen.

Die Kranken klagen zunächst über „neuralgische", meist radikuläre *Schmerzen,* später über

Paraesthesien in den Beinen. Im weiteren Verlauf treten zentrale – bei Sitz auf der Cauda selbstverständlich periphere – *Paresen* und Störungen der *Blasen- und Darmentleerung* hinzu. In fortgeschrittenen Stadien bildet sich mitunter insultartig eine *Querschnittslähmung* aus.

Angiome sind auch die wichtigste Ursache der *spinalen Subarachnoidealblutung.* Sie setzt mit heftigsten lokalen Rückenschmerzen ein, die gürtelförmig oder caudal in die Beine ausstrahlen, während sich rasch ein Meningismus entwickelt. Dabei ist, jedenfalls im Anfangsstadium, das Lasèguesche Zeichen stärker ausgeprägt als die Nackensteifigkeit. Man findet fakultativ Paresen, Reflexabschwächung, sensible Reiz- und Ausfallssymptome und Sphincterstörungen. Primär *fehlen* dagegen Kopfschmerzen, Bewußtseinsstörungen, Anfälle. Der Liquor ist blutig, der Überstand nach Zentrifugieren ab 6 Std nach der Blutung xanthochrom. Die spinale Subarachnoidealblutung tritt auch als Komplikation der Therapie mit Anticoagulantien (s.S. 140) sowie bei Ependymomen auf.

Bei der **Untersuchung** stellt man gelegentlich Angiome der Haut fest, die die Diagnose erleichtern. Es kommen auch andere koordinierte Entwicklungsstörungen der verschiedensten Art vor, die aber eine geringere diagnostische Bedeutung haben.

Die *Röntgenaufnahme* der Wirbelsäule zeigt manchmal Wirbelhämangiome mit der typischen längs angeordneten Wabenstruktur. Der *Liquor* ist häufig xanthochrom mit leichter Eiweißvermehrung auf das Doppelte oder Dreifache des Normalen. Bei wiederholter Punktion in größeren Abständen können die Eiweißwerte stark wechseln und sich selbst vorübergehend normalisieren. Die Zellzahl ist meist nur gering erhöht. Beim Queckenstedt-Versuch ist die Liquorpassage fast immer frei oder nur gering behindert, da das Angiom nur eine mäßige Querschnittsausdehnung hat und das Rückenmark nicht stärker komprimiert. Bei der *Myelographie* sind meist sehr charakteristische Befunde zu erheben: korkenzieherartige, spiralförmige Aussparungen, gelegentlich ein kompletter Stop werden durch ektatische Gefäße verursacht. Die entscheidende Untersuchung ist die selektive Katheterangiographie. Cervicale Angiome können von den Aa. vertebrales oder von Gefäßen des Truncus thyreocervicalis versorgt und angiographisch nachgewiesen werden. Die Angiome des thoracalen Spinalkanals werden von den Rami spinales der Segmentarterien versorgt. Diese müssen angiographisch einzeln aufgesucht werden.

Die wichtigste **Differentialdiagnose** ist gegen die *Multiple Sklerose* zu stellen. Beide Krankheiten sind durch einen jahrelangen, fluktuierenden Verlauf gekennzeichnet. Im Gegensatz zur Multiplen Sklerose können aber beim spinalen Hämangiom die Symptome sehr rasch, selbst innerhalb von wenigen Tagen, wechseln, andererseits bleiben sie dabei doch stets auf etwa dieselbe Rückenmarksregion bezogen. In Zweifelsfällen entscheidet die Liquoruntersuchung die Diagnose.

Die *Lues cerebro-spinalis* beschränkt sich so gut wie nie ausschließlich auf spinale Symptome. Viel häufiger kommt es im Verlauf der Krankheit nach rezidivierenden cerebralen Insulten auch zu begleitenden Rückenmarkssymptomen. Pupillenstörungen, Liquorbefund und serologische Reaktionen gestatten die Abgrenzung.

Therapie

Röntgenbestrahlung bleibt ohne Wirkung. Die Therapie kann nur operativ sein.

Befriedigende Erfolge sind nur von der radikalen oder wenigstens partiellen *Exstirpation* des Angioms zu erwarten, die unter Verwendung des Operationsmikroskops mit 4–40facher Vergrößerung ausgeführt wird. Die Letalität hält sich in solchen Grenzen, und die funktionelle Wiederherstellung ist oft so gut, daß die Operation, wenn irgend möglich, versucht werden sollte. Die Embolisation über einen Arterienkatheter kann den Operationserfolg durch Verkleinerung des Angioms verbessern.

Sonderformen

Angiodysgenetische Myelomalacie. Früher hatte man die Krankheit als „Myelitis necroticans" bezeichnet. Heute weiß man, daß es sich nicht um eine Entzündung handelt, sondern um *Stauungsblutungen* und *Strangnekrosen* mit Lokalisation besonders in den Hinterhörnern, den Seiten- und Hintersträngen bei hämangiomatöser Mißbildung der intra- und extramedullären Rückenmarksvenen. Vor allem im Brust- und Lendenmark (Segmente D_8–L_3) finden sich ausgedehnte Konvolute wandschwacher, teilweise varicös dilatierter Venen, die auch Intimaveränderungen zeigen. Das Sacralmark bleibt in der Regel frei.

Klinischer Verlauf, Befund und *Therapie* entsprechen in großen Zügen der oben gegebenen Beschreibung. Als Besonderheit ist nur hervorzuheben, daß die Sensibilitätsstörungen zunächst oft dissoziiert sind, weil die Gefäßmißbildungen hauptsächlich intramedullär liegen. Im *Liquor* findet sich neben der leichten Eiweißvermehrung auch eine Erhöhung der Zellzahl.

Hämangioblastome haben im Gegensatz zu den bisher besprochenen Formen ein blastomatöses Wachstum. Der Krankheitsverlauf ist kurz: innerhalb eines halben Jahres kommt es zur Querschnittslähmung. Die Diagnose ist klinisch nicht zu stellen.

VII. Die Epilepsien

Epilepsien sind häufige Krankheiten: In der Bundesrepublik gibt es rund 350000 Anfallskranke. Wenigstens 0,5% aller Menschen, d.h. 15 Millionen Personen, leiden an wiederholten epileptischen Anfällen. Nur $^1/_4$ von ihnen werden je in einer Klinik untersucht und auch nur etwa die Hälfte einem Facharzt vorgestellt. Die Aufgabe der Diagnose, Differentialdiagnose und Therapie der Epilepsien liegt also vor allem beim praktizierenden Arzt.

Definition und Abgrenzung. Die Krankheitsgruppe der Epilepsien ist charakterisiert durch wiederholte *Anfälle* von bestimmtem Typ, episodische und oft auch chronische *psychische Veränderungen* und pathologische Abläufe im *EEG*.

Für die Diagnose entscheidend ist das *wiederholte Auftreten von Anfällen*. Der Arzt wird die Anfälle meist nicht selbst beobachten können, sondern darauf angewiesen sein, sie aus der Schilderung des Patienten und seiner Angehörigen zu diagnostizieren. Hierfür muß er eine genaue Kenntnis der *verschiedenen Anfallsarten* haben. Die *psychischen Veränderungen* haben zwar eine große Bedeutung für die soziale Einordnung der Kranken, für die Diagnose sind sie jedoch weit weniger wichtig als die Anfälle. Das Vorurteil, es gäbe eine „typische epileptische Wesensänderung", läßt sich nicht bestätigen. Das *EEG* ist ein sehr bedeutsames Hilfsmittel in der Diagnostik der Epilepsie. Man darf aber nicht hoffen, durch diese objektive Methode der Schwierigkeiten in der Differentialdiagnose ganz enthoben zu sein: *Ein normales EEG schließt eine Epilepsie keineswegs aus.* Häufig ist, bei Erwachsenen mehr als bei Kindern, das EEG bei einer Ableitung unter Standardbedingungen normal oder nur unspezifisch verändert. Epilepsiespezifische Potentiale lassen sich oft erst bei wiederholter EEG-Untersuchung oder nach Provokation, beispielsweise im Schlaf-EEG nach Schlafentzug, nachweisen (s.S. 211). Besonders ergiebig ist die EEG-Untersuchung unmittelbar nach einem Anfall oder die Dauerableitung.

Gelegenheitskrämpfe. Ein einzelner epileptischer Anfall bedeutet noch nicht, daß der Patient an der Krankheit Epilepsie leidet. Wir müssen zwischen *Gelegenheitskrämpfen* und einem fortschreitenden *Krampfleiden* unterscheiden. Grundsätzlich ist jedes Gehirn *krampffähig*, wenn es einem genügend starken physikalischen (Elektrokrampf) oder pharmakologischen Reiz (z.B. Pentetrazol-Injektion) ausgesetzt wird. Die Krampffähigkeit ist keine spezifische Reaktionsweise des menschlichen Gehirns, sondern entwickelt sich aufsteigend in der Tierreihe. Die charakteristische Form des großen epileptischen Anfalls erscheint zuerst bei den Reptilien.

Bei etwa 10% aller Menschen besteht eine erhöhte *Krampfbereitschaft,* die sich z.B. in EEG-Veränderungen oder in einer abnorm leichten Ansprechbarkeit auf zentrale Krampfgifte äußert. Man nimmt an, daß 4–5% aller Menschen irgendwann einmal oder einige wenige Male unter besonderen Umständen epileptische Anfälle bekommen, die sich später nicht mehr wiederholen (s.o.).

Es ist allgemein bekannt, daß diese Gelegenheitskrämpfe im Kindesalter z.B. als Fieberkrämpfe bei Infektionskrankheiten auftreten. Erst in den letzten Jahren hat sich aber gezeigt, daß Gelegenheitskrämpfe *in jedem Lebensalter* vorkommen können. Jenseits der Pubertät sind die auslösenden Ursachen meist übermäßiger Alkoholgenuß (aber auch häufig Krämpfe im beginnenden Alkohol-Entzugs-Delir), Schlafentzug, exzessive körperliche Anstrengungen oder bestimmte Psychopharmaka, z.B. Amitryptiline.

Die *Prognose* der Gelegenheitskrämpfe bei *Kindern* wurde früher für durchweg gut gehalten. Tatsächlich bekommen aber etwa 15% dieser Kinder später eine Epilepsie. Die Gefahr ist besonders groß bei erblicher Belastung mit Anfällen oder organischer Hirnschädigung, z.B. Geburtstrauma oder Encephalitis. Die Entwicklung einer Epilepsie ist auch dann zu befürchten, wenn ein Kind mit Fieberkrämpfen im EEG epileptische Aktivität aufweist oder wenn gehäufte und länger dauernde Fieberkrämpfe zu einer Hirnschädigung führen.

Die Entscheidung, ob sich nur ein Gelegenheitskrampf ereignet hat oder ob sich eine chronische Epilepsie entwickelt, hat große praktische Konsequenzen, denn nur im zweiten Fall wird man eine antiepileptische Behandlung einleiten.

Ursachen. Es gibt Epilepsien mit unbekannter und solche mit bekannter Ursache. Diese beiden Gruppen werden gewöhnlich als genuine und symptomatische Epilepsie bezeichnet. Bei der *genuinen* Epilepsie lassen Anamnese und Befund keine organische oder metabolische Hirnkrankheit erkennen, die man zur Auslösung der Anfälle in Beziehung setzen könnte.

Als *symptomatisch* bezeichnen wir ein Anfallsleiden dann, wenn eine akute oder chronische *Gehirnkrankheit* oder ein Zustand nach organischer *Hirnschädigung* vorliegt. Eine häufige Ursache sind frühkindliche Hirnschädigungen (Residualepilepsie). Andere Krankheitszustände, die eine symptomatische Epilepsie auslösen können, sind: Hirntumor, cerebrale Gefäßmißbildung, traumatische Hirnschädigung, Encephalitis, Stoffwechselkrankheiten. Spätepilepsien mit Beginn nach dem 30. Lebensjahr sind immer als symptomatisch verdächtig.

In beiden Gruppen ist *Erblichkeit* nachzuweisen: Bei Kindern von Patienten mit genuiner Epilepsie müssen wir bei Krankheit eines Ehepartners mit einer Erkrankungswahrscheinlichkeit von 4% rechnen. Das Risiko ist demnach gegenüber der allgemeinen Population auf das Vierfache erhöht. Aber auch bei der symptomatischen Epilepsie muß außer der Hirnschädigung noch ein weiterer Faktor vorliegen, damit sich ein Anfallsleiden manifestiert: Es ist nachgewiesen worden, daß *Erbfaktoren auch bei symptomatischer Epilepsie eine große Rolle spielen.* Unter den Nachkommen und Geschwistern von Patienten mit symptomatischer Epilepsie ist die Erkrankungswahrscheinlichkeit deutlich höher als in der Durchschnittsbevölkerung. Die Kinder und Erwachsenen mit Gelegenheitskrämpfen schließlich haben in 20% der Fälle eine erbliche Belastung.

Der Erbgang ist nicht einheitlich. In der Mehrzahl der Fälle nimmt man eine additive Wirkung mehrerer Haupt- und Nebengene an. Ungeklärt ist noch, welcher Art die Funktionsstörung ist, die vererbt wird. Diese Unsicherheit beruht darauf, daß die biochemische (Enzymde-

fekt?) oder biophysikalische *Ursache der epileptischen Krampfbereitschaft noch nicht bekannt ist.* Erbbiologische Untersuchungen an eineiigen Zwillingen haben gezeigt, daß die Konkordanz für das Merkmal „Anfälle" bei genuiner Epilepsie nur um 60% liegt. Die Diskordanz von rund 40% weist darauf hin, daß auch bei genuiner Epilepsie äußere Faktoren eine große Bedeutung haben müssen.

Diese Befunde zeigen, daß wir *keinen prinzipiellen Unterschied* zwischen der sog. genuinen und der symptomatischen Epilepsie sehen dürfen. Vielmehr bestehen fließende Übergänge zwischen dem einen Extrem einer spontanen Manifestation von Anfällen (genuine Epilepsie) über eine latente Krampfbereitschaft, die durch zusätzliche Gehirnschädigung manifest wird (symptomatische Epilepsie), bis zur einmaligen oder seltenen epileptischen Entgleisung unter der Wirkung besonderer funktioneller Belastung (Gelegenheitskrämpfe).

Pathogenese. Für die Pathogenese der epileptischen Aktivität des Gehirns sind zwei Faktoren zu berücksichtigen: 1. pathologische Erregung in Gruppen von Nervenzellen und 2. fehlende Erregungsbegrenzung, die eine Ausbreitung der pathologischen Entladungen ermöglicht.

1. Die epileptische Erregung kann in der Rinde oder in subcorticalen Strukturen entstehen.

Neurophysiologisch setzt die *epileptische Erregung der Nervenzellen* mit einer Labilisierung der Membran und partiellen Depolarisation ein. Diese pathologische Erregungsproduktion kann viele Ursachen haben. Für die genuine Epilepsie wird eine genetisch determinierte Störung des Zellstoffwechsels vermutet. Wir kennen einige weitere Faktoren, die im Experiment die Erregbarkeit der Nervenzellen positiv oder negativ beeinflussen und die teilweise auch klinisch anfallsfördernd oder -hemmend wirken. In Richtung einer *Steigerung der Erregbarkeit,* d.h. Depolarisation der Membran wirken: Wasseranreicherung in der Zelle, Mangel an O_2, Glucose und Ca^{++}, Alkalose, Pyridoxinmangel, Fehlen von Phenylalanin bei der Phenylketonurie, gelegentlich die hormonale Konstellation des Prämenstruum und häufig der Schlaf. Dagegen wird die Erregbarkeit durch Acidose, Entwässerung, Ca^{++}-Zufuhr und verschiedene Medikamente *herabgesetzt,* die weiter unten besprochen sind. Der biochemische Angriffspunkt dieser Medikamente ist z.T. noch unbekannt.

Klinisch macht man sich die abnorme Ansprechbarkeit auf abrupte Stoffwechselveränderungen zunutze, um pathologische Abläufe im EEG, die oft bei der Routineableitung fehlen, zu provozieren (s.u.).

2. Nicht weniger wichtig als die Produktion epileptischer Erregung ist ein *Mangel an Hemmungsfähigkeit,* der es ermöglicht, daß die pathologische Aktivität sich auf benachbarte Hirnabschnitte ausbreitet oder auf das ganze Gehirn.

Die Erregungsbegrenzung, die beim Anfallskranken offenbar defekt ist, gibt unter physiologischen Verhältnissen die Voraussetzung dafür, daß unterschiedliche Hirnabschnitte in differenzierter Weise tätig sind, während das Erregungsniveau des gesamten Gehirns auf einer mittleren Höhe gehalten wird. Bei der Ausbreitung der epileptischen Entladungen kommt es durch die Verminderung der Hemmungsfähigkeit im Zentralnervensystem zu einer *abnormen Synchronisation* der Aktivität von Neuronen, die normalerweise asynchron tätig sind. Diese Synchronisation, die wir klinisch im rhythmischen Ablauf des tonisch-klonischen Krampfanfalls beobachten können, ist ein wichtiges Charakteristikum der epileptischen Aktivität im EEG.

In seltenen Fällen geben *sensible oder sensorische* Reize regelmäßig den Anstoß zum epileptischen Anfall: Bei der *photogenen Epilepsie* werden durch intermittierende Lichtreize vor dem Fernsehschirm oder beim Befahren baumbestandener Alleen Anfälle ausgelöst. Andere Formen sind die *audiogene* oder *musikogene Epilepsie:* epileptische Anfälle nach bestimmten akustischen oder musikalischen Reizen, die *Leseepilepsie,* die wahrscheinlich nicht durch Afferenzen aus den Augen- oder Sprechmuskeln, sondern durch neuronale Vorgänge im rückwärtigen Anteil des Sprachzentrums ausgelöst wird und die Anfallsprovokation durch *sensible Hautreize.* Dies wird gelegentlich als Reflexepilepsie bezeichnet, jedoch erscheint die Anwendung des Reflexbegriffs hier nicht glücklich, da epileptische Aktivität sich, in gewissen zeitlichen Grenzen, selbst unterhält und sich unabhängig von äußeren Reizen *ausbreitet.*

EEG-Untersuchung

Technik der Ableitung und Wellenformen s.S. 38.

Wir unterscheiden zwischen epilepsietypischen Potentialen und abnormen Elementen, die bei entsprechender Anamnese den Verdacht auf eine Epilepsie nahelegen, sie jedoch nicht

beweisen. Selbst der Nachweis epilepsietypischer Potentiale im EEG gestattet nicht die Diagnose einer Epilepsie, weil die EEG-Veränderungen ein gesondertes genetisches Merkmal sind, das nicht strikt an das Auftreten von Anfällen gebunden ist.

Um die Diagnose weiter zu sichern, bedient man sich verschiedener *Provokationsmaßnahmen.* Die wichtigste und einfachste davon ist die Hyperventilation, bei der es durch Abatmen saurer Valenzen zur Alkalose kommt. Weiter verwendet man die Stimulation durch intermittierende Lichtreize. Besonders wirksam ist die Ableitung im Schlaf nach vorangegangenem Schlafentzug. Diese Provokationsmaßnahmen sind nicht bei allen Anfallsarten gleich wirksam.

Die Hyperventilation ist wirksam bei primär generalisierten Anfällen, insbesondere vom Aufwachtyp und bei pyknoleptischen Absencen. Sie ist wenig ergiebig beim Schlaf-Grand mal, bei Herdanfällen und psychomotorischen Anfällen.

Die Photostimulation ist wirksam bei primär generalisierten Epilepsien, insbesondere bei Absencen, beim Aufwach-Grand mal und bei primär generalisierten myoklonisch-astatischen Anfällen. Bei focalen Anfällen dagegen sind durch Photostimulation nur selten steile Potentiale zu provozieren. Über alle Epilepsieformen hinweg beträgt der Informationszuwachs durch Photostimulation etwa 10%.

Die Effekte der Photostimulation müssen von der sogenannten photokonvulsiven Reaktion und der photomyoklonischen Reaktion abgegrenzt werden, die eine genetisch determinierte Anlage anzeigen und die Diagnose Epilepsie nicht gestatten. Das sogenannte photic driving ist eine Aneinanderreihung von visuell evozierten Potentialen und zeigt keine gesteigerte cerebrale Krampfbereitschaft an.

Die wichtigste Provokationsmaßnahme ist Schlaf nach vorangegangenem Schlafentzug. Tiefschlaf ist dabei nicht notwendig. Der Informationszuwachs beträgt etwa 50%, und zwar der Schlafentzug beim Aufwach-Grand mal und beim Impulsiv-Petit mal, der Schlaf bei BNS-Krämpfen, bei psychomotorischen Anfällen und beim Schlaf-Grand mal. Manchen Patienten gelingt es nicht, während der EEG-Ableitung einzuschlafen. Man gibt ihnen dann 1 bis 2 Eßlöffel Boxylaminsuccinat (Mereprine)-Saft, ein Antihistaminicum, das die Krampfschwelle nicht beeinflußt und keine Betawellen im EEG auslöst.

Wenn die Möglichkeit zu einer EEG-Ableitung während des gesamten Nachtschlafs besteht, ist die diagnostische Ausbeute sehr groß. So kann man bei Kindern mit BNS-Krämpfen (s.u.) gehäufte nächtliche Anfälle feststellen, die möglicherweise Beziehung zum Auftreten der Demenz haben.

Neuroradiologische Diagnostik. Jeder Anfallskranke sollte wenigstens einmal durch Computertomographie mit Kontrastmittelgabe untersucht werden. Bei fokalen Epilepsien, mit Ausnahme der psychomotorischen Epilepsie, finden sich sehr häufig organische Hirnveränderungen. Man soll deshalb bei Patienten mit Adversiv- und Jackson-Anfällen (s.u.) stets auch hochapicale CT-Schichten anfertigen. Bleibt der Befund im CCT negativ, ist entweder eine cerebrale Angiographie oder eine CT-Kontrolle nach einem Vierteljahr angezeigt.

Pathologisch-anatomisch läßt sich kein Befund erheben, der die Bereitschaft zu Krampfanfällen erklären könnte. Die Frage nach der Häufigkeit der sog. genuinen Epilepsie läßt sich pathologisch-anatomisch nicht beantworten, da der Endzustand des Gehirns nicht gestattet, Ursache und Folge der Anfälle verläßlich zu trennen.

Soziale Fragen. Aus den genannten erbbiologischen Daten ergibt sich, daß die Frage, ob ein Anfallskranker Kinder haben könne, nicht einheitlich zu beantworten ist. In den seltenen Fällen, in denen beide Partner erblich belastet sind, wird man von Nachkommen abraten. Sonst muß das Urteil der Schwere des Krankheitsfalles und der sozialen Situation des Patienten angepaßt werden.

Beruf. Anfallskranke sollen nicht an ungeschützten Maschinen, nicht auf Gerüsten und nicht an Stellen arbeiten, die mit einem größeren Unfallrisiko verbunden sind. Nach den Unfallverhütungsvorschriften haftet der Arbeitgeber nur für die Folgen von Unfällen an Arbeitsplätzen mit ungewöhnlichem Risiko. Solange Anfallskranke noch an Anfällen oder Auren leiden, sind sie nicht tauglich zum Führen von Kraftfahrzeugen.

Von diesen Beschränkungen aus Sicherheitsgründen abgesehen, bedeutet eine Epilepsie prinzipiell keine schwere Beeinträchtigung der *Arbeitsfähigkeit.* Die Krankheit wird durch Ruhe nicht gebessert und durch körperliche Arbeit nicht verschlechtert. Es ist aber psychologisch von großer Bedeutung, daß die Patienten sozial eingegliedert bleiben und ihre Familie ernähren können. Auch nach vorübergehender

Arbeitsunfähigkeit sollte man immer wieder versuchen, den Kranken medikamentös besser als zuvor einzustellen und ihn dann einer für ihn geeigneten Tätigkeit oder einer Umschulung auf einen modernen Beruf zuzuführen.

Führerschein. Die Zahl der Unfälle, die durch einen epileptischen Anfall am Steuer verursacht sind, ist viel geringer als man erwarten sollte. LUND gibt an, daß von 10000 Verkehrsunfällen höchstens 10 durch einen epileptischen Anfall, dagegen wenigstens 700 durch Trunkenheit am Steuer verursacht werden. Dennoch raten wir jedem Anfallskranken zunächst davon ab, ein Kraftfahrzeug zu führen. Nach den Richtlinien der Deutschen Liga gegen Epilepsie ist die Kraftfahrtauglichkeit erst dann zu bejahen, wenn der letzte Anfall mindestens 3 Jahre zurückliegt und aufgrund des bisherigen Behandlungsverlaufes und des derzeitigen Befundes mit überwiegender Wahrscheinlichkeit damit gerechnet werden kann, daß auch in Zukunft keine Anfälle mehr auftreten werden. Solange noch eine medikamentöse Behandlung notwendig ist, muß die Fahrerlaubnis an die Auflage regelmäßiger fachärztlicher Kontrollen geknüpft werden. Bei nur im Schlaf auftretenden Anfällen und bei operativ geheilten Anfallskranken kann im Einzelfall eine kürzere Zeit angesetzt werden. Berufsfahrer mit epileptischen Anfällen sind für alle Zeit fahruntauglich.

Hat ein Patient aber noch keinen Unfall verursacht und ist er noch im Besitze seines Führerscheins, sind die Möglichkeiten, ihn zum Ausscheiden aus dem motorisierten Verkehr zu *zwingen,* gering. *Epilepsie ist keine meldepflichtige Krankheit* und sollte es aus psychologischen Gründen auch nicht sein, weil die Patienten ihre Krankheit sonst verheimlichen würden und sich damit der Behandlung entzögen. Der Kranke ist durch das Arztgeheimnis grundsätzlich vor einer Meldung durch den behandelnden oder untersuchenden Arzt geschützt.

Anfallstypen und Verlaufsformen und ihre Therapie

Epilepsien treten in verschiedenen Anfallsarten und Verlaufsformen auf. Ohne die Kenntnis der Klassifikation von Epilepsien kann man keine ätiologischen und prognostischen Schlußfolgerungen ziehen, vor allem aber kann man die Kranken nicht erfolgreich medikamentös behandeln. Unterschiedliche Epilepsien verlangen unterschiedliche Medikamente. Die wichtigsten Medikamente, ihre Indikation, Dosierung und Nebenwirkungen sind in den Tabellen 12 und 13, S. 222 und S. 223 zusammengestellt.

In diesem Buch wird eine Ordnung und Terminologie verwendet, die sich an die bewährte Heidelberger Klassifikation anlehnt. Sie ist anschaulich, praktikabel und berücksichtigt nicht nur Anfallsformen, sondern auch klinische Verläufe. Die immer wieder revidierte internationale Klassifikation lediglich der Anfälle atomisiert alle nur möglichen Phänomene und verlangt vom Benutzer, daß er die für den Einzelfall zutreffende Beschreibung „im Baukastensystem" zusammensetzt. Sie ist kompliziert, unanschaulich und auch inkonsequent.

Die nachstehende Beschreibung ist in drei Gruppen eingeteilt: kleine epileptische Anfälle, Herdanfälle und generalisierte Krampfanfälle. Dies darf nicht mißverstanden werden: bei einem Patienten können mehrere Anfallsformen auftreten.

1. Kleine epileptische Anfälle

Die kleinen Anfälle setzen bevorzugt in einem bestimmten kindlichen oder jugendlichen *Lebensalter* ein. Sie entsprechen der Reaktionsweise des Gehirns in einem bestimmten *Reifungsstadium,* die sich auch in einem charakteristischen Wellenmuster im EEG äußert. Wenn die Kranken diese alterstypischen Anfälle bis ins Erwachsenenalter hinein beibehalten, bleibt oft auch das zugehörige EEG-Muster bestehen.

a) Blitz-Nick-Salaam-Krämpfe

In den ersten 3 Lebensjahren, meist im ersten Jahr, treten die Blitz-Nick-Salaam-Krämpfe auf. Der Anfallsablauf ist durch eine *brüske Vorwärtsbewegung* charakterisiert, die nur den Kopf betrifft oder von einem Anheben der Beine und des Rumpfes und Einschlagen der Arme begleitet ist. Der einzelne Anfall dauert nur wenige Sekunden, währenddessen besteht eine Bewußtseinstrübung. Typischerweise treten diese BNS-Krämpfe *in Serien bis zu 50 Anfällen* auf. Sie können auch mit Grand Mal-Anfällen kombiniert sein. Ohne Behandlung entwickelt sich im weiteren Verlauf eine schwere geistige und körperliche Entwicklungshemmung und später auch Demenz. Um das 5. Lebensjahr setzen die

BNS-Krämpfe aus, später bekommen die Kinder fokale und generalisierte Anfälle.

Das *EEG* zeigt ein sehr charakteristisches Bild, das die Diagnose meist auch ohne Kenntnis des klinischen Befundes erlaubt („diffuse gemischte Krampfpotentiale" oder „Hypsarrhythmie").

Die BNS-Krämpfe werden als Ausdruck einer polygenetischen symptomatischen Epilepsie angesehen, deren Ursache oft eine pränatale oder perinatale Hirnschädigung ist. Nicht selten liegen dem Leiden auch cerebrale Mißbildungen, eine tuberöse Sklerose oder angeborene Stoffwechselkrankheiten (z.B. Phenylketonurie) zugrunde.

Zur Behandlung gibt man heute in erster Linie Clonazepam oder Nitrazepam, das bei unbefriedigendem Erfolg durch wiederholbare Kuren mit ACTH oder Glucocorticoiden ergänzt wird. Durch diese Therapie, die nur in einer Klinik eingeleitet werden sollte, kann in einem Teil der Fälle Anfallsfreiheit eintreten. Der Krankheitsverlauf wird erheblich verkürzt, und die psychomotorische Entwicklung der Kinder nimmt einen günstigen Verlauf. Dieser Erfolg hängt vom *frühen Einsetzen der Behandlung* ab, da die einmal eingetretene Gehirnschädigung nicht mehr reversibel ist. Ergänzend ist Phenytoin (Epanutinsaft) angezeigt.

b) Myoklonisch-astatische Anfälle

Mit den BNS-Krämpfen verwandt sind die myoklonisch-astatischen Anfälle. Die Anfälle treten meist im 4. Lebensjahr auf. Durch einen plötzlichen Tonusverlust *stürzen* die Kinder wie vom Blitz getroffen *zu Boden.* Häufig kommt es davor zu Beugemyoklonien der Arme, Zuckungen der Gesichtsmuskulatur oder oralen Automatismen.

Die Anfälle treten bevorzugt *nach dem Erwachen* aus dem Nacht- oder Mittagsschlaf auf. Sie können sich statusartig häufen. Daneben haben die Kinder tonische große Krampfanfälle. Im *EEG* finden sich ähnliche Veränderungen wie bei BNS-Krämpfen, manchmal auch 2/sec-Krampfwellen-Varianten. Zur Behandlung wird Valproinat oder Nitrazepam, bei jüngeren Kindern auch in Kombination mit ACTH oder Glucocorticoiden, empfohlen. Kommen auch Absencen vor, sind zusätzlich Succinimide, und wenn auch große Anfälle vorkommen, zusätzlich Phenytoin angezeigt (s.S. 222).

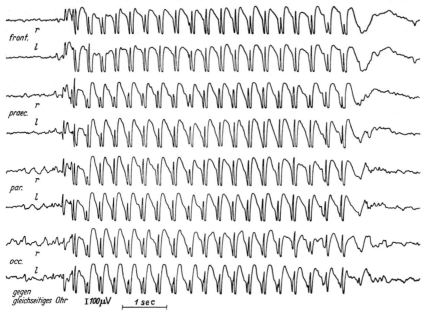

Abb. 83. *EEG-Ableitung einer Absence bei Pyknolepsie.* (Aus Jung.) Kleiner Anfall von 7 sec Dauer, 3/sec-Spikes und waves von 500 µV über allen Hirnregionen (7jähriges Kind, bis zu 15 Anfälle am Tag)

c) Pyknolepsie

Die Kerngruppe der altersgebundenen kleinen Anfälle bildet das reine Petit Mal, das meist als Pyknolepsie auftritt. Das Manifestationsalter liegt zwischen 4–14 Jahren mit einem Gipfel zwischen 6 und 10 Jahren. Die Anfälle treten, wie der Name sagt (pyknós = dicht), meist in *großer Häufigkeit* bis zu hundert Mal am Tage und mehr auf und werden besonders leicht durch seelische Erregung und Hyperventilation provoziert. Ein Anfall dauert nur wenige Sekunden. Der Ablauf der Anfälle entspricht meist der *indifferenten Absence:* das Kind wird etwas blaß, bekommt einen starren Blick, hält in seiner Tätigkeit inne, ohne hinzustürzen und reagiert nicht auf Anruf *(„seelische Pause")*. Manchmal enthält die Absence auch gewisse rhythmische motorische Elemente: nystaktische Augenbewegungen nach oben, ruckartiges Rückwärtsneigen des Kopfes, leichtes Zucken mit den Armen im Rhythmus der Krampfwellen im EEG. Selten führen die Kinder orale und andere Automatismen, ähnlich denen beim psychomotorischen Anfall (s. unten) aus. Absencen mit Automatismen sind aber von psychomotorischen Anfällen dadurch gut zu unterscheiden, daß sie plötzlich, ohne Aura, einsetzen und ebenso plötzlich wieder aufhören. *Psychisch* sind die Kinder lebhaft

und aufgeweckt, deshalb hatte man früher geglaubt, die Pyknolepsie von der Epilepsie abtrennen zu können. Die Pyknolepsie gehört zur genetisch bedingten Epilepsie, wenn es auch Einzelfallberichte über ihre Auslösung durch Trauma und Angiom gibt.

Das *EEG* zeigt im Anfall immer und im Intervall sehr häufig typische 3/sec spikes und waves (Abb. 83).

Die *Therapie* der Wahl ist die Verordnung von Valproinat oder Succinimid. Hydantoine und Barbiturate sind wirkungslos.

Die *Spontanprognose* ist weniger gut als früher erhofft: nur $^1/_3$ der Fälle heilen aus, $^1/_3$ hat weiter kleine Anfälle, und in $^1/_3$ treten in der Pubertät oder im jüngeren Erwachsenenalter große Anfälle, oft von der Verlaufsform der Aufwach-Epilepsie (s.S. 221) hinzu. Diese ungünstige Entwicklung muß befürchtet werden, wenn konstant im EEG ein Herdbefund, Poly-spike-wave oder sog. Spikes auftreten. Dann ist in der Behandlung eine Kombination von Phenytoin (Phenhydan, Zentropil, Epanutin) angebracht.

d) Impulsiv-Petit Mal

In die Pubertät, meist zwischen dem 14. und 17. Lebensjahr, fällt die erste Manifestation der kleinen Anfälle vom Typ des Impulsiv-Petit Mal (myoklonisches Petit Mal). Diese äußern sich in einzelnen oder salvenartigen *myoklonischen Stößen,* die hauptsächlich die Schultern und Arme betreffen und jeweils nur 2–3 sec dauern. Die Kinder stürzen dabei nicht hin. Das Bewußtsein ist nur leicht getrübt. Die IPM-Anfälle treten besonders *morgens kurz nach dem Erwachen* auf. Da sie von vielen Patienten und ihren Angehörigen nicht als Anfälle gewertet werden, muß man speziell danach fragen, ob der Kranke etwa häufig unwillkürlich die Zahnbürste oder den Kamm wegschleudert oder ob ihm beim Frühstück die Kaffeetasse aus der Hand fällt.

Die IPM können als kleiner Anfall oder als *motorische Aura* vor generalisierten Krampfanfällen auftreten, die dann der Verlaufsform der sog. Aufwach-Epilepsie angehören. Wie diese, werden die IPM durch vorangegangenen Alkoholgenuß und Schlafentzug provoziert. Eine intellektuelle Beeinträchtigung tritt in der Regel nicht ein. Auch diese Form der Epilepsie ist genetisch bedingt, und ihre „Auslösung" durch exogene Faktoren erscheint mir nicht überzeugend dargelegt.

Das *EEG* zeigt häufig, wenn auch nicht so regelmäßig wie bei den bisher besprochenen Formen, ein typisches Bild mit Polyspike-waves-Abläufen.

Zur *Behandlung* hat sich besonders Valproinat bewährt.

2. Herdanfälle (partielle Anfälle)

Herdanfälle können in jedem Lebensalter einsetzen. Bei den meisten Herdanfällen ist das Bewußtsein erhalten oder nur wenig getrübt, weil die epileptische Erregung auf ein rindennahes Areal begrenzt bleibt. Generalisieren sich die epileptischen Entladungen durch Absteigen zur Formatio reticularis des Hirnstamms und Thalamus mit anschließender symmetrischer Ausbreitung über beide Hemisphären, so kommt es zur Bewußtlosigkeit.

a) Jackson-Anfälle

Jackson-Anfälle sind fokale Anfälle, bei denen sich tonische bzw. klonische Zuckungen *(motorische Jackson-Anfälle)* oder Mißempfindungen *(sensible Jackson-Anfälle)* von einer Körperregion auf benachbarte Bezirke *ausbreiten,* ohne

daß der Patient dabei hinstürzt. Die Zuckungen oder Mißempfindungen setzen sich an den Armen oder Beinen meist in Richtung von distal nach proximal fort. Sie können auch im Gesicht beginnen und dann auf Hand und Arm überspringen. Die Rumpfmuskeln werden kaum ergriffen. Selten gehen die Zuckungen auch auf die andere Körperhälfte über, wo sie sich dann spiegelbildlich ausbreiten. Dies geschieht aber erst, nachdem sie auf der zuerst ergriffenen Seite ihren Höhepunkt erreicht haben. Jackson-Anfälle können auch in Extremitäten auftreten, die für Willkürbewegungen komplett gelähmt sind. Das Bewußtsein bleibt erhalten, sofern der Jackson-Anfall nicht in einen generalisierten Krampfanfall mündet. Von neurophysiologischem Interesse ist, daß Jackson-Anfälle durch starke sensible *Hautreize* in den betroffenen Bezirken klinisch und im EEG *unterbrochen* werden können. Dies geschieht offenbar durch kollaterale Aktivierung des aufsteigenden retikulären Systems.

In den betroffenen Extremitäten kann nach dem Ende des Anfalls eine *postparoxysmale Parese* bestehen. Diese beruht nicht auf Erschöpfung der Nervenzellen, da sie auch nach sensiblen Jackson-Anfällen und selbst dann auftritt, wenn man den Anfall im Beginn durch sensible Stimuli unterbricht. Sie muß also Ausdruck eines aktiven *Hemmungsmechanismus* mit Hyperpolarisation der Zellmembran sein.

Nicht jeder fokale oder gar jeder traumatisch-epileptische Anfall darf als Jackson-Anfall bezeichnet werden: entscheidend ist die *Ausbreitung* der Krämpfe oder Mißempfindungen (march of convulsion). Aus diesem Ablauf und aus der topographischen Verteilung der Anfälle hatte JACKSON bereits geschlossen, daß die epileptische Erregung von einer bestimmten Stelle aus über die vordere oder hintere Zentralregion laufe, ohne das ganze Gehirn zu ergreifen.

Das *EEG* (Abb. 84) zeigt im Anfall fast stets, im Intervall selten umschriebene Spike-Aktivität über den entsprechenden Hirnregionen. Im *CCT* wird in 97% der Fälle ein pathologischer Befund erhoben.

Ursache ist immer eine umschriebene Hirnschädigung der Zentralregion. In erster Linie muß man an einen Hirntumor (Meningeom, Gliom) oder ein arteriovenöses Angiom denken, weiter kommen Hirnverletzungen oder frühkindliche Hirnschädigung in Frage. Eine klinische und neuroradiologische Untersuchung ist deshalb unerläßlich.

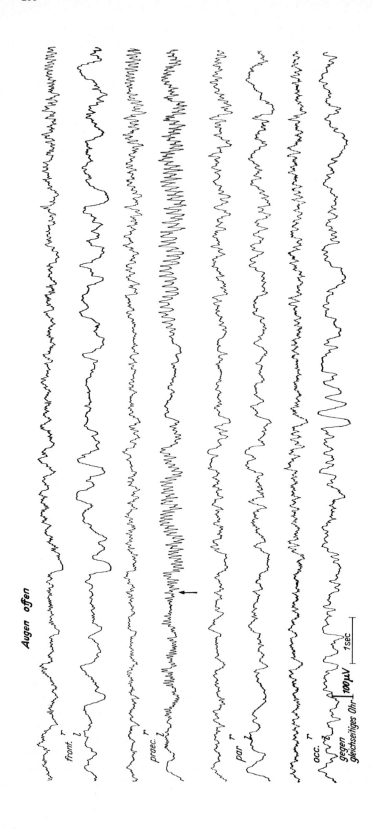

Abb. 84. *EEG-Ableitung eines Jackson-Anfalls bei traumatischer Residualepilepsie.* Klinisch breitet sich der Anfall von der rechten Hand auf den rechten Arm aus, dabei kommt es auch zu einer Kopf- und Augendeviation nach rechts. Im EEG beginnt der Anfall präzentral links mit β-Krampfspitzen von 20–25/sec. Nach 3¹/₂ sec treten 15/sec-Wellen auf. Damit beginnen Zuckungen der rechten Hand (↑). Die 15/sec-Wellen verlangsamen sich auf 12/sec und brechen für 2 sec ab. Dann treten große 8–10/sec Entladungen auf. Nach weiteren 3 sec Ausbreitung nach präzentral rechts, kurz darauf auch nach parietal und frontal rechts. Erst später Ausbreitung auf die übrigen Regionen der linken Hemisphäre. Schwere Allgemeinveränderung und Herdveränderungen über der linken Hemisphäre, δ-Focus frontal links (aus JUNG)

Da die Anfälle durch eine organische Hirnschädigung unterhalten werden, ist die *Therapie*
schwierig. Auch nach chirurgischer Entfernung
des Tumors können die Anfälle fortdauern, weil
die Hirnsubstanz lokal geschädigt ist. Zur Behandlung ist vor allem Phenytoin oder Carbamazepin angezeigt.

b) Adversiv-Anfälle

Bei den Adversiv-Anfällen führt der Patient für
Sekunden eine nystagmusartige Seitwärtsbewegung der Augen und tonische Drehung des Kopfes aus, selten auch einmal eine leichte Drehbewegung des Rumpfes. Manchmal hebt er dabei
den „angeblickten" Arm. Das Bewußtsein bleibt
in der Regel erhalten. Ursache ist eine lokale
Irritation der Hirnrinde in der lateralen oder
medialen Frontalregion der Seite, von welcher
sich Kopf und Augen abwenden (frontales Ad-
versivfeld und supplementär-motorische Region, Abb. 85). Über Ätiologie, EEG, klinische
Untersuchung und Therapie siehe Jackson-Anfälle.

c) Gutartige kindliche Epilepsie mit Rolando-Spike-Focus

Die ersten Anfälle treten zwischen dem 3. und
9. Lebensjahr auf. Die Kinder bekommen
Grand mal-Anfälle mit focaler Betonung oder
focale motorische, seltener focale sensible Anfälle mit Zuckungen oder Mißempfindungen im
Arm und im Gesicht. Im Intervall ist der neurologische und psychopathologische Befund normal.

Häufig besteht eine erbliche Belastung mit
Epilepsie.

Im EEG findet man konstant einen „sharp-
wave-Focus" mit centro-temporaler Lokalisation. Dieser Focus wird im Schlaf-EEG, in den
Schlafstadien B und C aktiviert. Die sharp waves treten in Gruppen mit einer Frequenz von
5–20 min auf.

Die Prognose ist gut. In der Pubertät setzen
die Anfälle aus, während der Focus im EEG
verschwindet. Zur Behandlung werden Hydantoin, Barbiturat oder Carbamazepin empfohlen.

d) Halbseitenkrämpfe

Halbseitenkrämpfe sind tonisch-klonische Anfälle nur einer Körperhälfte bei getrübtem oder

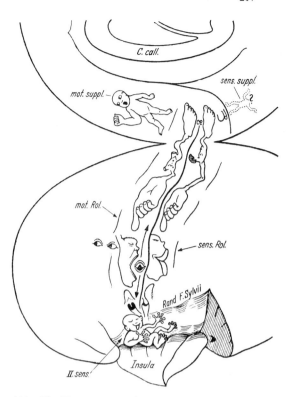

Abb. 85. Die sensomotorische Repräsentation der
menschlichen Großhirnrinde, eingezeichnet in Form
von Homunculi. Die Fußregion liegt, über die Mantelkante hinausreichend, nicht mehr auf der Konvexität,
sondern auf der Medianfläche. *mot. Rol.* Gyrus praecentralis; *sens. Rol.* Gyrus postcentralis; *mot. suppl.*
motorischer Anteil der Supplementärarea, an der Innenfläche der Großhirnhemisphäre, vor der Fußregion, oberhalb des Gyrus cinguli gelegen. Hier sind
u.a. somatische und oculomotorische Adversivbewegungen sowie Vokalisationsbewegungen repräsentiert
(s. Homunculus). *sens. suppl.* sensible Supplementärarea (punktiert dargestellt), die noch nicht genügend
gesichert ist. Die parainsuläre II. sensible Repräsentation *(II. sens.)* wird hier vernachlässigt. (Nach Penfield und Jasper; aus Sanides)

aufgehobenem Bewußtsein. Sie dauern oft mehrere Minuten. Fast immer beruhen sie auf einer
frühkindlichen Hirnschädigung. Deshalb liegt
neurologisch meist eine zentrale Halbseitenlähmung vor. Auch in diesen Fällen ist klinische
Untersuchung mit neuroradiologischen Methoden und psychologischen Testverfahren dringend angezeigt. Die *Behandlung* muß unter Umständen chirurgisch sein: Bei ausgedehnter frühkindlicher Hirnschädigung einer Hemisphäre
führt man heute gelegentlich in den ersten Le-

bensjahren die *Hemisphärektomie* aus. Einzelheiten s.S. 246. Differentialdiagnose gegen *choreoathetotische Anfälle* s.S. 302. Medikamentöse Therapie: Clonazepam.

e) Epilepsia partialis continua

Die Epilepsia partialis continua oder Kojewnikoffsche Epilepsie äußert sich in klonischen Zuckungen, die auf einen umschriebenen Körperbezirk, etwa die Mundregion oder einige Finger, beschränkt bleiben („partialis") und stunden- oder tagelang ununterbrochen ablaufen („continua"). Ursache ist meist eine *subcorticale* Läsion (z.B. Tumor, Encephalitis). Eine weitere wichtige Ursache ist die nicht-ketotische, hyperosmolare Hyperglykaemie („Entwässernde" Infusionen kontraindiziert!). Die Myoklonien können bei jeder Ätiologie selbst im Schlaf bestehen bleiben. Das *EEG* kann bei diesem Typ fokaler epileptischer Anfälle ausnahmsweise normal sein, wenn über dem Ort der Erregungsproduktion keine Elektrode sitzt. Medikamentöse Therapie: Clonazepam.

f) Psychomotorische Anfälle

Eine sehr häufige und wichtige Form sind die *psychomotorischen Anfälle*. JACKSON hatte von *Uncinatus-Anfällen* gesprochen, nachdem er erkannt hatte, daß sich die epileptische Erregung vom basalen Temporallappen (Gyrus uncinatus) ausbreitet.

Die psychomotorischen Anfälle haben einen komplexen Ablauf. Im typischen Fall lassen sich *3 Stadien* erkennen: der Anfall wird durch eine *Aura* eingeleitet (Aura = Hauch, Anfangsstadium eines epileptischen Anfalls). Für alle Auren gilt, daß der Patient sie oft nur unscharf beschreiben kann, obwohl die Empfindung für ihn so charakteristisch ist, daß er das Nahen eines epileptischen Anfalls sofort daran erkennt. Sehr häufig ist die *epigastrische Aura:* ein Wärme- oder Beklemmungsgefühl, das aus der Magengegend zum Hals aufsteigt. Seltener sind halluzinatorische Wahrnehmungen von unangenehmem Geruch oder Geschmack. Auch psychische Erlebnisse können als Aura auftreten *(„dreamy state"):* ein Gefühl der Entfremdung *(jamais-vu)* oder unbestimmten Vertrautheit *(déjà-vu)* gegenüber der Umgebung, manchmal eine Dehnung oder Raffung des *Zeiterlebens* oder eine *Stimmungsveränderung:* Angst oder ängstliche Erregung. Es kommt auch zu Ver-

änderungen der *Sinneswahrnehmung:* die Umgebung erscheint entfernt, abgeblaßt oder verkleinert, in anderen Fällen näher, leuchtender oder vergrößert. Geräusche werden überlaut, leise oder qualitativ verändert wahrgenommen. Manche Patienten erleben eine Szene aus ihrer Vergangenheit anschaulich, während sie gleichzeitig die Umgebung real wahrnehmen (JACKSONS *„mental diplopia").* Auffälligerweise haben die Auraerlebnisse meist unangenehmen Charakter. Wohltuende Sinneswahrnehmungen oder Glücksgefühle werden fast nie erlebt. Isolierte Furcht kann ein Symptom der psychomotorischen Epilepsie sein, wenn die Erregungen auf die vordere Temporalregion beschränkt bleiben. Sehr charakteristisch ist der *Crescendocharakter* der Erlebnisse.

In einem zweiten Stadium kommt es zur *Bewußtseinstrübung.* Diese ist weniger tief als bei Absencen, so daß die Patienten eine gewisse Reaktionsfähigkeit behalten, sie dauert aber länger, $^{1}/_{2}$–2 min. Diese zeitliche Ausdehnung ist klinisch ein differentialdiagnostisches Kriterium gegenüber Absencen mit Automatismen. Der Patient führt währenddessen *stereotyp* bestimmte *Bewegungen* oder *objektbezogene Handlungsabläufe* aus. Am häufigsten sind *orale Automatismen:* Bewegungen des Kauens, Schluckens, Schmatzens, Lecken der Lippen, auch von Grunzen und Brummen begleitet. Oft *nestelt* der Patient auch an sich oder auf dem Tisch herum, knöpft seine Jacke auf und zu, räumt Gegenstände hin und her, *trommelt* rhythmisch mit den Fingern oder beliebigen Gegenständen auf einer Unterlage. Dieses Stadium ist von *vegetativen Symptomen* begleitet: Pupillenerweiterung, Blässe oder Rötung des Gesichtes, Speichelfluß, Veränderung der Frequenz von Atmung und Herzschlag, Harndrang. Die Kranken fallen nicht zu Boden, sondern bleiben stehen, treten von einem Fuß auf den anderen oder laufen ziellos im Zimmer hin und her.

Nach 30 sec bis 2 min hellt sich das Bewußtsein langsam auf, die motorischen Automatismen lassen nach, setzen ganz aus, und der Patient nimmt wieder eine geordnete Beziehung zur Umwelt auf. Dabei kann er für Sekunden bis Minuten noch ein drittes Stadium durchlaufen, in dem er sich erst mühsam wieder reorientiert und oft die Umgebung noch illusionär verkennt.

Im Gegensatz zu den Absencen treten psychomotorische Anfälle zwar einzeln oder in Serien, aber nie täglich gehäuft auf. Ganz selten steigern sie sich zum *Status psychomotorischer Anfälle*, für dessen Diagnose aber bisher noch keine verbindlichen EEG-Kriterien erarbeitet sind.

Pathophysiologisch liegen den psychomotorischen Anfällen epileptische Entladungen zugrunde, die von Strukturen des medialen und basalen Temporallappens ausgehen. Dieser Anfallstyp wird deshalb auch als *temporale Epilepsie* bezeichnet. Viele Manifestationen lassen sich als paroxysmale Funktionsstörungen im limbischen System verstehen. Die epileptische Erregung greift aber auch über die Grenzen dieses Systems hinaus.

Ursachen sind: Geburtsschädigung durch ischämische Erweichungen im Ammonshorn, Tumoren des basalen Temporallappens oder sekundäre Krampfschädigungen nach häufigen großen Anfällen, denen die Spitze des Schläfenlappens durch ihre exponierte Lage in der mittleren Schädelgrube besonders stark ausgesetzt ist. Reine Uncinatusanfälle, d.h. solche Anfälle, die nur in einer Geruchs- oder Geschmacksaura bestehen, zeigen zumeist einen Schläfenlappentumor an. Ischämische Nekrosen bei Anfällen spielen ebenfalls eine Rolle. Bei psychomotorischen Anfällen sind stets wiederholte EEG- und neuroradiologische Untersuchungen angezeigt.

Der typische *EEG-Befund* im Intervall ist eine paroxysmale Dysrhythmie oder ein Herd träger, scharfer bzw. steiler Wellen, einseitig oder doppelseitig über der Temporalregion (Abb. 86). Der Focus kann bei wiederholten Ableitungen die Seite wechseln. Ein bilateraler EEG-Focus schließt einen einseitigen Tumor nicht aus.

Zur *Behandlung* verordnet man Carbamazepin oder Phenytoin.

3. Generalisierte Krampfanfälle (Grand mal)

a) Erscheinungsbild

Der große epileptische Krampfanfall kann von einer Aura eingeleitet werden oder den Patienten plötzlich, ohne Vorboten als elementares Ereignis überfallen. Die Qualität der Aura hat diagnostische Bedeutung, da man daran gelegentlich erkennen kann, aus welcher Hirnregion die epileptische Entladung sich ausbreitet: Anfallsweise Sprachstörungen verweisen auf die Fronto-Temporalregion der dominanten Hemi-sphäre, ungeformte optische Wahrnehmungen auf die mediale Temporalregion oder – häufiger – auf den Occipitallappen. Auch Jackson-Anfälle und Adversivbewegungen können als Aura vor großen Krampfanfällen auftreten. In manchen Fällen läßt sich der Ausgangsherd an einer postparoxysmalen Parese erkennen.

Häufig stößt der Patient zu Beginn des Anfalls einen *Initialschrei* aus. Dieser kommt mechanisch durch Kontraktion der Atemmuskeln bei fast geschlossener Stimmritze zustande. Der Patient *stürzt dann zu Boden,* dabei verletzt er sich häufig. Die Augen bleiben meist geöffnet, die *Bulbi* sind nach oben oder zur Seite verdreht, die *Pupillen* reagieren nicht auf Licht. Der Körper des Kranken streckt sich jetzt im *tonischen Krampfstadium,* in dem die Beine überstreckt und die Arme gestreckt oder gebeugt sind. Das Gesicht wird durch Apnoe cyanotisch. Nach wenigen Sekunden setzen rhythmische *klonische Zuckungen* ein. Diese dauern für etwa 1–2 min ununterbrochen an. Danach werden sie seltener, können noch ein- bis zweimal für Sekunden aufflammen und setzen dann ganz aus.

Im Tierexperiment entspricht der tonischen Phase im EEG eine Phase hochfrequenter Spitzenpotentiale, während der klonischen Phase sind die steilen Potentiale von langsameren Nachschwankungen gefolgt.

Im Krampf beißt sich der Patient häufig auf die *Zunge,* so daß der Schaum, der vor den Mund tritt, blutig gefärbt ist. Oft, aber keineswegs immer, kommt es zur Enuresis, gelegentlich auch zu Stuhlabgang. Während des Krampfstadiums sind als Folge der schweren Funktionsstörung im Zentralnervensystem pathologische Reflexe der *Babinski-Gruppe* auszulösen, doch hat man in der Praxis nur selten Gelegenheit, sich davon zu überzeugen.

Nach dem Anfall liegt der Kranke mit röchelnder, schwerer Atmung schlaff da und verfällt in einen *Terminalschlaf,* der Minuten bis Stunden dauert. Beim *Erwachen* fühlt sich der Patient, entsprechend der überstandenen schweren körperlichen Anstrengung, müde und zerschlagen.

Selten nach einem einzelnen Anfall, immer jedoch nach einem Status epilepticus, tritt beim Erwachen ein postparoxysmaler Dämmerzustand auf (s.S. 225).

Eine Bindung der Anfälle an seelische Spannungssituationen schließt Epilepsie keineswegs aus. Ein bekanntes literarisches Beispiel hierfür ist Fürst Myschkin in Dostojewskijs „Idiot".

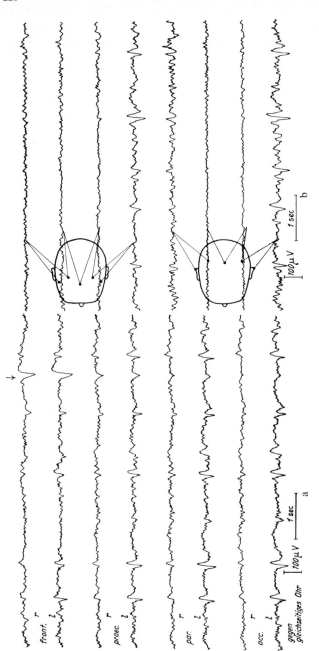

Abb. 86a, b. *Epilepsie mit psychomotorischen Anfällen.* EEG im Anfallsintervall (aus MEYER-MICKELEIT). **a** Ableitung von beiden Hemisphären jeweils gegen das gleichseitige Ohr. In allen linksseitigen Ableitungen treten in regelmäßigen Abständen intermittierend synchrone, steile Wellen auf, die von der gemeinsamen Elektrode am linken Ohr ausgehen. Ableitung mit offenen Augen. Der Pfeil markiert einen Lidschlag. **b** Ableitung in Querreihe (siehe Schema): die gleichen intermittierenden, steilen Wellen zeigen sich jetzt in der linken Ohrableitung und temporal links vorne. Kleine, fortgeleitete Zwischenwellen auch in der rechten Ohrableitung

Im *EEG* tritt unmittelbar vor einem großen Anfall erst eine Abflachung ein, gefolgt von Spike-Potentialen und Muskelartefakten. Nach einem Grand Mal ist das EEG für variable Perioden von langsamen Wellen beherrscht oder jedenfalls im Grundrhythmus verlangsamt. Wenn unmittelbar vor und/oder nach einem Anfall das EEG normal ist, spricht dies gegen Epilepsie. Nach einem synkopalen Anfall ist das EEG innerhalb von 2–3 min normal. Differentialdiagnostisch ist, auch zur Abgrenzung gegen psychogene Anfälle, der Anstieg der CPK sowie, wenn man die Möglichkeit des Nachweises hat, von Plasmacortisol und Prolactin um mehrere 100% von Bedeutung.

b) Ursachen, Verlaufsformen, Therapie

Eine Grand Mal-Epilepsie kann grundsätzlich in jedem Lebensalter einsetzen. Das Prädilektionsalter liegt bei der genuinen Epilepsie zwischen dem Schulalter und dem 30. Lebensjahr. Vor dieser Zeit beginnende Epilepsien beruhen meist auf frühkindlicher oder früh erworbener Hirnschädigung (Residualepilepsie). Nach dem 30. Lebensjahr muß ein Tumor oder eine andere Hirn- oder Hirngefäßkrankheit ausgeschlossen werden.

In vielen Fällen nehmen Grand Mal-Epilepsien einen Verlauf, bei dem die Anfälle für lange Jahre an den *Schlaf-Wach-Rhythmus* gebunden sind. Bestimmte Patienten bekommen ihre Krämpfe nur oder vorwiegend im Schlaf – unabhängig von der Tageszeit, also auch im Nachmittagsschlaf oder bei Nachtarbeitern am Vormittag. Wir sprechen dann von einer *Schlaf-Epilepsie*. Andere haben die Anfälle unmittelbar oder in der ersten Stunde nach dem Erwachen, wieder unabhängig von der chronologischen Tageszeit *(Aufwach-Epilepsie)*. Eine dritte Gruppe läßt sich keiner dieser beiden Verlaufsformen zuordnen *(„diffuse Epilepsie")*. Hat das Anfallsleiden länger bestanden, münden Schlaf- oder Aufwach-Epilepsien meist ebenfalls in die diffuse Verlaufsform, vermutlich infolge einer sekundären Krampfschädigung des Gehirns.

Die Epilepsie kann sich zeitlebens nur in großen Krampfanfällen äußern. In anderen Fällen treten diese zu einer Petit Mal-Epilepsie hinzu. Dabei *kombinieren* sich Absencen und Impulsiv-Petit Mal-Anfälle mit Aufwach-Epilepsie. In beiden Fällen ist die Tendenz zur psychischen Alteration nur gering. Psychomotorische Anfälle werden häufiger von Schlaf-Epilepsie begleitet. Andererseits können psychomotorische Anfälle bei längerem Bestehen einer Grand Mal-Epilepsie manifest werden und zeigen dann die sekundäre Krampfschädigung des Temporallappens an. Jackson- und Adversiv-Anfälle werden als symptomatische Anfälle besonders häufig von der diffusen Verlaufsform der Grand Mal-Epilepsie begleitet.

Behandlung. Nicht in jedem Fall von Epilepsie wird man eine medikamentöse Behandlung einleiten. Bekommt ein Kranker im jüngeren oder mittleren Lebensalter 1–2mal im Jahr einen Anfall aus dem Schlaf, ist das EEG auch nach Provokationsmaßnahmen normal, der psychische Befund unauffällig und besteht keine hereditäre Belastung, kann man ohne Therapie die weitere Entwicklung beobachten (Ausnahme: traumatische Epilepsie s. S. 315). Dies ist auch deshalb gerechtfertigt, weil es neben prozeßhaften Verläufen auch akute epileptische Reaktionen und Spontanheilungen gibt. Nur in einem von acht Fällen folgen nach einem epileptischen Anfall weitere Anfälle. Auch dysrhythmische Abläufe im EEG, selbst Spike-Potentiale allein, sind kein Grund zur antiepileptischen Behandlung. Bestimmte pathologische Wellenformen im EEG sind ein eigenes genetisches Merkmal, das zwar hoch, aber keineswegs absolut mit dem Merkmal „Anfälle" korreliert ist. „Kurvenkosmetik" ist deshalb nicht zu verantworten. Die Diagnose einer „latenten Epilepsie" aufgrund leichter, unspezifischer Abnormitäten im EEG ist sinnlos. Ein Patient hat eine *manifeste Epilepsie* oder er hat sie nicht. Behandelt wird nur das manifeste Anfallsleiden. Entschließt man sich zur medikamentösen Behandlung, soll die *Dosierung ausreichend hoch* sein: von 1 oder $^1/_2$ Tablette Phenytoin am Tag darf man sich keinen greifbaren Effekt erhoffen. Der häufigste Fehler in der Behandlung der Epilepsie ist die zu niedrige Dosierung. Man versucht, wenn irgend möglich, nur mit einem Medikament zu behandeln (Monotherapie). Mehrere Medikamente sollen nur dann kombiniert werden, wenn auch unter Kontrolle des Serumspiegels (s.u.) durch ein Medikament allein keine Anfallsfreiheit oder entscheidende Verminderung zu erreichen ist, ferner bei Kombination mehrerer Anfallsformen. Dabei müssen aber die möglichen Interaktionen berücksichtigt werden, die in Tabelle 11 für die drei wichtigsten Antiepileptika dargestellt ist.

Der Wirkungsmechanismus der Antiepileptika ist noch nicht genau bekannt. Phenytoin wirkt membranstabilisierend, daher auch Anwendung bei Herzrhythmusstörungen und bei der Myotonie. Valproinat und Benzodiazepine aktivieren den hemmenden Transmitter Gaba.

Die Grundzüge der Therapie sind in Tabelle 11, 12, 13 zusammengefaßt. Primidon wird nicht mehr genannt, weil es nur über seinen Metaboliten Phenobarbital antiepileptisch wirkt und man deshalb gleich eine Phenobarbitaltherapie ausführen soll.

Für die meisten antiepileptisch wirksamen Pharmaka ist es inzwischen möglich, den Serum-

Tabelle 11. Mögliche Interaktionen von Antiepileptika

Phenytoin	Valproinat	Phenobarbital	
Carbamazepin ↑ Phenytoin ↓	Carbamazepin ↑↑ (Verwirrtheit)	Carbamazepin ↓ Phenobarbital ↑	Carbamazepin
	Phenytoin ↓ (freier Anteil)	niedriges Phenobarbital: Phenytoin ↓ hohes Phenobarbital: Phenytoin ↑	Phenytoin
		Phenobarbital ↑↑ (Komp. Hemmung)	Valproinat

Für Routinekontrollen: Nüchternwert morgens, anschließend erste Medikamenteneinnahme!

Tabelle 12. Medikamentöse Therapie der verschiedenen Anfallsarten[a]

BNS-Krämpfe:	Clonazepam (Rivotril), Nitrazepam (Mogadan), Phenytoin (Epanutin-Saft), ACTH
Myoklonisch-astatische Anfälle:	Valproinat (Ergenyl, Orfiril, Convulex) Clonazepam
gutartige Epilepsie mit Rolando-Spike-Fokus	Phenytoin, Phenobarbital (Maliasin), Carbamazepin (Tegretal)
Pyknolepsie:	Valproinat, Aethosuximid (Petnidan, Suxinutin, Pyknolepsinum) Methsuximid (Petinutin)
Impulsiv-Petit mal:	Valproinat, Aethosuximid
Jackson-Anfälle, Adversiv-Anfälle:	Phenytoin (Phenhydan, Zentropil, Epanutin), Carbamazepin
Halbseitenkrämpfe, E. partialis continua:	Clonazepam, Clomethiazol (Distraneurin)
Psychomotorische Anfälle:	Carbamazepin, Phenytoin
Generalisierte Krampfanfälle:	Phenytoin, Carbamazepin, Phenobarbital
Status epilepticus (Grand mal-Status):	Clonazepam i.v., Phenytoin i.v.
Petit mal-Status:	Clonazepam i.v.

[a] Die Auswahl der Medikamente entspricht den eigenen Erfahrungen. Dosis und Nebenwirkungen s. Tabelle 13

spiegel zu bestimmen. Die Kontrolle des Serumspiegels läßt eine Unterdosierung (die häufigste Ursache der Therapieresistenz) leicht erkennen. Auch können Intoxikationen vermieden werden, weil bei hohem Serumspiegel schon eine geringfügige Erhöhung der Dosis zur Intoxikation führen wird. Schließlich läßt sich die wechselseitige Beeinflussung von Antiepileptika bei einer Kombinationstherapie sowie zwischen Antiepileptika und anderen Medikamenten, etwa durch Enzyminduktion, leichter erkennen, wenn der Serumspiegel der Antiepileptika bestimmt wird. Durch routinemäßige Untersuchungen des Serumspiegels hat sich die Zahl der erfolgreich behandelbaren Patienten beträchtlich erhöht, auch können mehr Patienten als früher bei einer

Monotherapie bleiben, weil man deren therapeutischen Bereich voll ausschöpfen kann. Der Therapieerfolg kann nur dann kontrolliert werden, wenn die Patienten einen Anfallskalender führen und regelmäßig zur Untersuchung kommen. In einer (kaum zulässigen) Verallgemeinerung kann man sagen, daß durch medikamentöse Therapie 70% aller Anfallskranken gebessert werden können.

Die Serumspiegel der wichtigsten Antiepileptika zeigt Tabelle 14 (nach FRÖSCHER). Die Indikationen zur Serumspiegelbestimmung sind in Tabelle 15 (nach FRÖSCHER) aufgeführt.

Alle Antiepileptica können den Lupus erythematodes verschlechtern. Auch können sie zur Osteoporose führen, weil sie die Resorption von

Tabelle 13. Dosis und Nebenwirkungen der wichtigsten Antiepileptica

Handelsnamen	Dosis	Fließgleichgewicht	Nebenwirkungen
Phenhydan, Zentropil, Epanutin	3–5 × 0,1	1–2 Wochen	cerebellare Ataxie (mit Blickrichtungs- und später Spontannystagmus, dabei auch Diplopie oder Verschwommensehen, verwaschene Sprache, Intentionstremor, Gangunsicherheit), Zahnfleischhyperplasie, Leukopenie, seltener allergisches Exanthem. Nach jahrelanger Behandlung Kleinhirndauerschädigung (Folsäuremangel?), selten Polyneuropathie, Extrapyramidale Symptome s.S. 443, dort auch über andere Antiepileptika
Maliasin	3–4 × 0,1	2–3 Wochen	Müdigkeit, Nystagmus, Langsamkeit, Appetitmangel
Tegretal	3–4 × 0,2	1 Woche	Schwindel, Übelkeit, Blutdruckhypotonie
Petnidan, Suxinutin, Pyknolepsinum	3–6 × 0,25	1 Woche	leichte Benommenheit, Nausea, selten: Überwachheit, Appetitmangel
Petinutin	3–6 × 0,3	1 Woche	Exanthem, leichte Benommenheit, Ataxie, Singultus
Mogadan	3–4 × 5 mg	1 Woche	Müdigkeit, Ataxie
Rivotril	2–4 × 2 mg	1 Woche	Müdigkeit
Ergenyl	2–6 × 0,3 3–4 × 0,5	1 Woche	Magendruck, Übelkeit, Verstärkung der Müdigkeit bei Kombination mit Barbituraten
Convulex	5–6 × 0,3	1 Woche	wie Ergenyl
Orfiril	3 × 0,6	1 Woche	Verstärkung der Müdigkeit bei Kombination mit Barbituraten

Tabelle 14. Grenzwerte für den Serumspiegel der wichtigsten Antiepileptika

Substanz	„Therapeutischer Bereich" in µg/ml	in µmol/l
Carbamazepin	4–6 (−9)	17–25 (−38)
Clonazepam	0,03–0,06(?)	0,095–0,19(?)
Ethosuximid	40–80(−100)	283–566(−708)
Phenobarbital	10–40	43–172
Phenytoin	5–15(−20)	20–59(−79)
Valproinat	60–100(?)	416–693(?)

Vitamin D in den Darmepithelien vermindern und den Vitamin D-Umsatz beschleunigen. Deshalb soll alle 3 Monate die alkalische Phosphatase untersucht werden. Unter Umständen ist eine Vitamin D-Behandlung mit 1000 E pro Tag notwendig. Auch vermindern Phenytoin und Barbiturate (auch Primidon) die Zuverlässigkeit oraler Contraceptiva. In der Schwangerschaft bringen sie ein gegenüber der Durchschnittsbevölkerung 2–3mal erhöhtes Risiko von Mißbildungen mit sich.

Das fetale Hydantoinsyndrom besteht hauptsächlich in Lippenspalten, Gaumenspalten und angeborene Mißbildungen des Herzens. Man muß aber berücksichtigen, daß Kinder epileptischer Eltern ohnehin häufiger Mißbildungen haben als Kinder gesunder Eltern.

Einen leichten Anstieg der „Leberenzyme" kann man tolerieren, solange die Syntheseleistungen der Leber gut sind (Cholinesterase, PTZ, Fibrinogen, Elektrophorese).

Der *Abbau* der Behandlung soll sich nach 3jähriger Anfallsfreiheit über eine Zeit von 6 Monaten hinziehen. Tritt ein Rückfall ein, muß die alte Therapie wieder einsetzen und führt gewöhnlich wiederum zur Anfallsfreiheit.

4. Status epilepticus

In jedem Stadium des Verlaufs kann ein Status epilepticus auftreten. Die Bezeichnung ist nur gerechtfertigt, wenn beim Grand Mal-Status die Anfälle so dicht aufeinanderfolgen, daß der Patient dazwischen *nicht mehr das Bewußtsein erlangt*. Wird der Kranke zwischen zwei Anfällen wieder ansprechbar, liegt kein Status vor, sondern eine Häufung von Krampfanfällen. Diese

Tabelle 15. Indikationen zur Serumspiegel-Bestimmung

a) Dosierungsfragen
   1. Verbesserung der Dosierungsrichtlinien
   2. Einstellung des Serumspiegels nach einem „therapeutischen Bereich"
   3. Erhöhung der Zuverlässigkeit der Einnahme
   4. „Ausschöpfung" der Therapie mit vermindertem Intoxikationsrisiko
   5. Schutz vor Unterdosierung, vor allem bei Patienten mit seltenen Anfällen
   6. Schutz vor Unterdosierung bei Kombinationstherapie
   7. Entscheidungshilfe bei Dosisänderungen
   8. Möglichkeit der Dosisreduktion bei anfallsfreien Patienten mit unerwartet hohem Serumspiegel.
   9. Dosierungskontrolle bei zusätzlichen Erkrankungen
   10. Dosierungskontrolle in der Schwangerschaft
   11. Bestimmung eines Ausgangswertes bei antikonvulsiv gut eingestellten Patienten für den Fall des Wiederauftretens von Anfällen und/oder Nebenwirkungen

b) Diagnostische Fragen
   1. Therapieresistente Anfälle
   2. Plötzliche Anfallshäufung
   3. Abklärung von Intoxikationen oder eines Intoxikationsverdachts, insbesondere bei Kombinationstherapie
   4. Erfassung von Interaktionen
   5. Abklärung von unspezifischen Beschwerden

---

definitorische Abgrenzung ist praktisch wichtig, da nur der Status lebensbedrohlich ist.

Ein Status epilepticus tritt bei 3–8% aller Anfallskranken auf. In $^2/_3$ der Fälle handelt es sich um *symptomatische Epilepsien*. Unter diesen wird der Status am häufigsten bei *Gehirntumoren* beobachtet, in erster Linie bei Astrocytomen, etwas seltener bei Glioblastomen, dagegen kaum oder nie bei Meningeomen. An zweiter Stelle stehen *offene Hirnverletzungen,* die weit mehr als gedeckte zum Status disponieren. *Seltenere Ursachen* sind: akute Encephalitis, apoplektischer Insult, degenerative Hirnprozesse, interkurrente Infekte, Alkoholdelir. Besondere Bedeutung für die Auslösung des Status hat eine ausgedehnte Schädigung des *Stirnhirnmarkes:* Tumoren, Hirnverletzungen und Entzündungen, die zum Status führen, sind in 80% der Fälle im Stirnhirn lokalisiert.

Auch bei *genuiner Epilepsie* liegen fast immer besondere Umstände vor, die zur Auslösung des Status führen, z.B. unzureichende Behandlung oder plötzliches Absetzen der Medikamente. Der pathophysiologische Mechanismus ist hier ähnlich wie bei den Entziehungsdelirien nach längerem Alkoholabusus oder den Entziehungskrämpfen nach abruptem Absetzen von chronisch eingenommenen Barbituraten (s.S. 438).

Ist ein Status die erste Manifestation des Anfallsleidens, muß man eine genuine Epilepsie für ganz unwahrscheinlich halten.

Ein Status epilepticus ist immer *lebensgefährlich.* Gelingt es nicht, ihn zu unterbrechen, entwickelt sich innerhalb von Stunden ein Hirnödem, die Körpertemperatur steigt an, und der Patient stirbt am zentralen Herz- und Kreislaufversagen. Diese Entwicklung wird verständlich, wenn man die energetischen Vorgänge berücksichtigt, die schon den einzelnen Krampfanfall begleiten.

Die **Therapie** muß daher frühzeitig und energisch durchgeführt werden. Verzettelte, kleine Dosen der Medikamente können den fatalen Verlauf nicht beeinflussen. Die Gefahr einer Überdosierung braucht man nicht zu fürchten: Es ist heute leicht, eine mittlere Barbituratvergiftung zu behandeln, oft aber unmöglich, einen voll entwickelten Status einzudämmen. Zudem ist die Toleranz dieser Patienten gegenüber Medikamenten sehr hoch.

Hatte der Patient bisher eine antiepileptische Behandlung, so bestimmen wir notfallmäßig den Serumspiegel, um ein eventuelles Defizit in der Medikamentenmenge auszugleichen. Das Mittel der ersten Wahl ist Clonazepam (Rivotril). Die initiale Dosis ist 2 mg = 4 ml. Die Wirkung tritt rasch ein, hält aber nur etwa 30 min an. Wiederholen sich die Anfälle, werden die Injektionen wiederholt, Höchstdosis in 24 Std: 20 mg.

Alternativ: Rasche Aufsättigung mit Phenytoin, je 1 Ampulle à 250 mg i.v. sofort, nach

1 Stunde, nach 6 Stunden, nach 12 Stunden, nach 24 Stunden (bei Notwendigkeit). Ab dann oral 3- bis 4mal 0,1 per os. Phenytoin soll wegen der schlechten Steuerbarkeit nicht i.m. gespritzt werden.

Gegebenenfalls wird die vorher unterdosierte Behandlung mit einem anderen Medikament per os wieder aufgebaut. Lag der Serumspiegel im therapeutischen Bereich und hatte der Patient trotzdem einen Status epilepticus bekommen, ist eine Umstellung der Therapie notwendig, gleichzeitig Untersuchung auf eine hirnorganische Ursache (Computertomographie).

Als Ultima ratio gibt man Infusionen von Clomethiazol (Distraneurin, cave Atemlähmung, auf Miosis achten und Atemfühler anlegen).

Der Wert von *Curarisierung* und künstlicher Beatmung ist zweifelhaft. Selbst wenn man die Krämpfe der Muskulatur unterbindet, dauern die konvulsiven Entladungen des Gehirns fort, die energetisch auch allein zur Erschöpfung des cerebralen Stoffwechsels führen.

Weniger gefährlich, aber ebenfalls schwer zu behandeln, ist der *Status fokaler Anfälle* (Jackson-Anfälle, Adversivanfälle, Halbseitenkrämpfe). Die Therapie besteht in i.v. Injektionen von Clonazepam, Diazepam oder Infusion von Chlormethiazol.

Der *Petit Mal-Status* wird im nächsten Abschnitt besprochen.

5. Psychische Veränderungen

a) Die sog. epileptische Wesensänderung und Demenz

Die Patienten sind auffällig langsam und umständlich im Denken und Handeln und können sich nur schwer von einem geistigen Inhalt oder einer praktischen Tätigkeit auf eine andere umstellen. Im Gespräch sind sie weitschweifig. Affektiv wirken sie monoton. Aus dieser Einförmigkeit können sie aber bei realen oder vermeintlichen Kränkungen plötzlich, wie explosiv, außerordentlich gereizt und auch gewalttätig werden. Solche Reaktionen werden durch eine Neigung zu überwertigen Ideen und wahnartiger Verarbeitung begünstigt. Im Verhalten sind die Patienten meist pedantisch, selbstgerecht und oft bigott.

In der Mehrzahl der Fälle entwickelt sich diese chronische Wesensänderung bei prozeß-haften Verläufen mit der Häufigkeit und Schwere der Anfälle. Später tritt dann auch, als Ausdruck der hirnorganischen Schädigung, eine Demenz hinzu. Die Wesensänderung ist aber *nicht allein Folge der Anfälle,* da sie gelegentlich der Manifestation des Krampfleidens vorangeht oder schon in ihrem Beginn sehr ausgeprägt ist. Manchmal hat man den Eindruck, sie auch bei klinisch gesunden Verwandten von Anfallspatienten zu beobachten. Dies spricht dafür, daß *Anfälle* und chronische *Wesensänderung* als Symptome der unbekannten Grundkrankheit einander *gleichgeordnet* sind.

Auch psychologische Faktoren spielen eine große Rolle: Dies zeigt sich darin, daß die psychische Verfassung eines Anfallskranken sich oft deutlich bessert, wenn er in ein günstigeres soziales Milieu kommt.

b) Verstärkung der psychischen Störungen bei Überdosierung von Antiepileptica

In manchen Fällen führt Überdosierung der Antiepileptica zu einer Verstärkung der chronischen Wesensänderung. Das EEG ist währenddessen diffus verlangsamt. Psychopathologisch wirken die Kranken noch langsamer, haftender als vorher, gelegentlich zeigen sie auch demonstrative Züge. Die Behandlung besteht in einer Reduzierung der Tablettendosis.

c) Verstimmungszustände

Anfallskranke neigen nicht nur zu akuten, überschießenden affektiven Reaktionen, sondern auch zu stunden- oder tagelangen *Verstimmungszuständen,* in denen sie mürrisch, reizbar oder depressiv sind. In dieser Zeit sind sie einem Zuspruch kaum oder gar nicht zugänglich. Diese Verstimmungszustände können gelegentlich forensische Bedeutung haben. Die Dynamik ihres Zusammenhanges mit dem epileptischen Prozeß ist noch nicht genügend bekannt. Man behandelt sie mit Psychopharmaka.

d) Postparoxysmaler Dämmerzustand

Das *Kardinalsymptom* ist, wie bei fast allen akuten exogenen Psychosen, die *Bewußtseinstrübung* oder Bewußtseinseinengung. Entsprechend sind die Kranken im Verhalten und in den Denkabläufen verlangsamt und in ihren Wahrnehmungen eingeschränkt. Häufig verkennen sie den

Aufforderungscharakter einer Situation oder die Bedeutung von Wahrnehmungsobjekten und zeigen *überschießende Reaktionen* auf einfache, grobe Reize, z.B. auf Berührung oder Bewegungen anderer Menschen. Sie erleben diese als bedrohlich und reagieren mit ängstlicher Flucht oder aggressiver Abwehr, die sich bis zum *Amoklaufen* steigern kann. Allein gelassen, zeigen die Patienten eine *Ruhe- und Ratlosigkeit,* die sie sehr unangenehm erleben. Die *Motorik* ist im Dämmerzustand auffällig ungeschickt und undifferenziert.

Der postparoxysmale Dämmerzustand kann nach einem einzelnen Krampfanfall oder einem psychomotorischen Anfall auftreten, häufiger schließt er sich an Serien von Anfällen an. Er kann Stunden, Tage und in seltenen Fällen auch Wochen andauern. Nach seinem Abklingen besteht eine vollständige oder wenigstens partielle Amnesie (Erinnerungslücke).

Im *EEG* zeigt sich während des Dämmerzustandes eine mittlere oder schwere Allgemeinveränderung mit diffusem Auftreten von Zwischen- und Deltawellen über beiden Hemisphären. Periodisch können Krampfpotentiale auftreten. Mit der Aufhellung des Bewußtseins nimmt die Allgemeinveränderung ab, und das EEG normalisiert sich.

Ist man im Zweifel, ob ein Dämmerzustand, wie übrigens auch eine Bewußtlosigkeit, Folge eines epileptischen Anfalls ist, bestimmt man die CPK im Serum, die nach epileptischen Anfällen in aller Regel auf das 10- und 20fache des Normalwertes gesteigert ist.

Zur Behandlung gibt man die antiepileptischen Medikamente weiter, zusätzlich Psychopharmaca, z.B. Butyrophenon (Haldol).

e) Petit Mal-Status

Neurophysiologisch handelt es sich um eine ununterbrochene Folge von kleinen Anfällen. Entsprechend besteht das EEG nur oder fast nur aus 3/sec Krampfwellen, und bei genauer Beobachtung der Kranken kann man die Serien kleiner Anfälle auch an den ständig wiederholten retropulsiven Kopfbewegungen oder nystaktischen Augenbewegungen nach oben erkennen. Psychopathologisch stellt der Petit Mal-Status jedoch einen Dämmerzustand dar.

Er setzt oft dann ein, wenn eine Therapie mit Medikamenten abrupt abgesetzt wird. Die Patienten verhalten sich plötzlich *stuporös:* Sie wirken im Denken und in ihren Handlungen verlangsamt, sind ratlos, zögernd, desorientiert und in der Perzeption der Umwelt eingeschränkt. Sie neigen zu sprachlichen *Perseverationen* und stereotyper Wiederholung sinnloser Handlungen. Gewohnte Verrichtungen können sie, wenn auch langsamer als sonst, ausführen. Die Tiefe des Dämmerzustandes kann fluktuieren: Immer wieder kommt es zu *luziden Augenblicken,* in denen die Kranken besser ansprechbar sind und sich angepaßter verhalten. Im Gegensatz zum postparoxysmalen Dämmerzustand werden die Kranken nie für andere gefährlich, sie können sich selbst aber gefährden, da sie eine eventuelle bedrohliche Situation (z.B. im Straßenverkehr) nicht erkennen und darauf nicht reagieren. Nach dem Abklingen des Petit Mal-Status besteht eine unklare Erinnerung, keine vollständige Amnesie für den Zustand. Dieser Status tritt nicht nur im Kindesalter auf, sondern auch bei Erwachsenen, die seit der Kindheit Absencen haben.

Die *Diagnose* kann klinisch gestellt werden, wenn man die motorischen Anläufe, wie orale Automatismen, nystaktische Augenbewegungen, Zwinkern, leichte Zuckungen in den Armen beachtet. Der Beweis wird durch EEG-Untersuchung geführt.

Die **Therapie** muß sich gegen die Anfälle richten. Man injiziert i.v. 1–2 mg Clonazepam (Rivotril) oder 10 mg Diazepam (Valium), auch wiederholt.

In manchen Fällen beendet sich der Petit Mal-Status selbst durch eine generalisierte epileptische Entladung (Grand Mal-Anfall). Im Gegensatz zum postkonvulsiven Dämmerzustand wird er aber nie durch einen Krampfanfall eingeleitet.

f) Produktive epileptische Psychosen

Von großer praktischer und theoretischer Bedeutung sind die *bewußtseinsklaren epileptischen Psychosen,* die oft als „schizophrenieartig" charakterisiert werden. Die Kranken sind gespannt, ruhelos, ideenflüchtig, gelegentlich maniform erregt. Sie sind desorientiert, verkennen ihre Umgebung oft illusionär und haben akustische oder optische Halluzinationen und Wahneinfälle, d.h. produktive psychotische Symptome. Subjektiv fühlen sie sich besonders klar und wach: Verglichen mit der Bewußtseinstrübung im Dämmerzustand, befinden sie sich also am äußersten Gegenpol der Skala unterschiedlicher Bewußtseinshelligkeiten. Diese produktiven, luziden Psychosen können Tage bis Wochen andauern. Nach ihrem Abklingen besteht keine vollständige Amnesie.

Bei diesen Psychosen wird das EEG, wenn es vorher allgemein oder spezifisch epileptisch verändert war, vorübergehend normal oder jedenfalls weit weniger pathologisch als sonst. Man spricht von einer *forcierten Normalisierung des EEG* und stellt sich vor, daß diesen Psychosen ein abnormes Überwiegen der Hemmungsvorgänge zugrunde liegt, die von der Formatio reticularis des Hirnstamms gesteuert werden. Für diese Auffassung spricht, daß die produktiven epileptischen Psychosen gerade dann manifest werden, wenn eine antiepileptische Behandlung zu rasch und zu energisch aufgebaut wird. Reduziert man die antiepileptischen Medikamente und gibt Psychopharmaka, die die Krampfschwelle senken, so klingt die Psychose wieder ab.

Die Behandlung aller episodischen psychischen Störungen bei Epilepsie setzt eine genaue Analyse des psychopathologischen Befundes und des Zeitpunkts im Verlauf der Krankheit voraus, an dem die psychische Veränderung aufgetreten ist. Hirnelektrische Kontrolluntersuchungen sind unerläßlich, auch muß die zur Zeit gegebene Therapie berücksichtigt werden. Die Zuordnung zu einer der genannten Formen wird oft schwierig sein und sollte nur in Zusammenarbeit mit dem Facharzt oder der Klinik getroffen werden.

VIII. Nicht epileptische Anfälle

In dieser Rubrik werden eine Reihe von paroxysmalen Funktionsstörungen des Nervensystems zusammengefaßt, die sich in der Ätiologie, im Erscheinungsbild und in Therapie und Prognose erheblich unterscheiden. Sie müssen nicht nur voneinander, sondern auch von den im vorigen Kapitel beschriebenen Formen epileptischer Anfälle differenziert werden. Dies ist nicht immer so einfach wie es scheinen mag, da der Arzt auch diese Anfälle selten beobachten kann. Die Diagnose muß also häufig genug allein nach der anamnestischen Schilderung des Patienten gestellt werden. Eine gründliche Kenntnis der Charakteristika aller besprochenen Anfallsformen ist dabei die Voraussetzung für eine gezielte Exploration.

1. Vasomotorische Anfälle

Die vasomotorischen Anfälle gehören einem Grenzgebiet zwischen innerer Medizin und Neurologie an. Ihr anfallsartiges Auftreten ist meist Anlaß dazu, die Patienten zum Nachweis oder Ausschluß einer Epilepsie an den Nervenarzt zu überweisen. Diese Anfälle sind aber nur die *cerebrale Manifestation einer Funktionsstörung oder eines Krankheitszustandes am Herzen oder Gefäßsystem*, die erst bei internistischer Untersuchung festgestellt werden.

Im medizinischen Sprachgebrauch werden unterschiedliche Benennungen verwendet, die nicht ganz zur Deckung zu bringen sind, z.B. synkopale, vegetative oder cerebrale vegetative Anfälle. Wir verwenden hier den unverbindlichen Begriff der *vasomotorischen Anfälle*.

Das Gemeinsame dieser Anfälle ist, daß es durch eine *extracerebrale Funktionsstörung,* am Herzen oder Kreislauf, zu einer *Mangeldurchblutung des Gehirns* kommt. Diese äußert sich in Bewußtseinsstörung und gelegentlich auch flüchtigen neurologischen Reiz- und Ausfallssymptomen, welche von vegetativen Erscheinungen begleitet sind. Die *Pathophysiologie der*

cerebralen Störungen ist für die verschiedenen Arten vasomotorischer Anfälle jweils gleich. Eine gesonderte Besprechung ist aber wegen der unterschiedlichen *peripheren Auslösungsmechanismen* zweckmäßig.

a) Synkopale oder vasovagale Anfälle

Diese Anfälle haben nur eine oberflächliche Ähnlichkeit mit dem epileptischen Grand Mal. Bei genauer Beobachtung oder eingehender Anamnese sind sie nach bestimmten Charakteristika schon vom Erscheinungsbild her deutlich davon zu differenzieren.

Symptomatik

Fast alle Patienten verspüren zunächst die Symptome eines drohenden *Vasomotorenkollaps:* Blässe, Ausbruch von kaltem Schweiß, Schwindel, Flimmern, Schwarzwerden vor den Augen. Dann erst trübt sich das Bewußtsein ein, bis sie bewußtlos zusammensinken. In der Regel verletzen sie sich nicht, sie beißen sich nicht auf die Zunge und haben keinen unwillkürlichen Urinabgang. Bei schwerem Kollaps kann dies allerdings doch der Fall sein.

In der *Bewußtlosigkeit* liegen die Patienten schlaff da (einfache Ohnmacht). Es kann dann aber auch zu einem *Streckkrampf* der Extremitäten kommen, der von wenigen *klonischen Zuckungen* begleitet ist. Dieser Krampf tritt erst einige Sekunden nach Einsetzen des Kreislaufversagens auf und dauert nicht länger als etwa 10 sec.

Meist kehrt das Bewußtsein nach kurzer Zeit wieder. Hält die Bewußtseinsstörung mehrere Minuten oder länger an, kann man nicht mehr die Diagnose eines unkomplizierten synkopalen Anfalls stellen, sondern muß eine Komplikation (etwa Commotio cerebri durch Sturz auf den Kopf), eine andersartige Bewußtseinsstörung (z.B. Subarachnoidealblutung) oder eine psychogene Ausgestaltung annehmen.

Zur Unterscheidung von epileptischen Anfällen dienen vor allem folgende Kriterien:

1. Wenn Krämpfe auftreten, setzen sie mit einer kurzen Latenz ein und dauern nur wenige Sekunden,

2. das Gesicht ist blaß und nicht cyanotisch,

3. der Puls ist tachycard und fadenförmig, nicht gespannt,

4. die Pupillen können lichtstarr sein, sind aber durch parasympathische Innervation eng und nicht, wie im epileptischen Anfall, maximal erweitert,

5. nach dem Erwachen fühlt sich der Patient müde, jedoch nicht abgeschlagen, wie nach einer großen körperlichen Anstrengung.

Meist ist die *auslösende Situation* charakteristisch: Synkopale Anfälle treten nicht aus dem Schlaf, sondern fast immer bei einer orthostatischen oder einer geistig-seelischen Belastung bzw. Anspannung auf, z.B. nach längerem Stehen, namentlich in geschlossenen Räumen, beim Knien in der Kirche, beim plötzlichen Aufstehen oder Aufrichten, bei der Miktion im Stehen, besonders nach dem Erwachen aus dem Nachtschlaf *(orthostatischer Kollaps),* bei Hitzeeinwirkung und Sauerstoffmangel, bei plötzlichem Schmerz, Erschrecken, körperlicher oder geistig-seelischer Erschöpfung. Auch vestibuläre Reize können zum Vasomotorenkollaps führen. Die orthostatische Belastung ist also *keine notwendige Bedingung.*

In der Mehrzahl der Fälle besteht eine ausgeprägte *vegetative* Labilität. Der Blutdruck ist in der Ruhe keineswegs immer hypoton. Schellong-Versuch und Steh-EKG zeigen aber oft eine Kreislaufregulationsstörung. Mit diesen Feststellungen ist jedoch wenig für die Ätiologie gewonnen, da nur ein kleiner Teil der vegetativ labilen Personen synkopale Anfälle bekommt. *Symptomatische Formen* werden in der Rekonvaleszenz nach schweren Allgemeinkrankheiten, bei beginnender Hirnarteriosklerose, bei antihypertensiver Therapie und vor allem nach Hirntraumen beobachtet. Vergleichende Untersuchungen haben gezeigt, daß die vasomotorischen Anfälle sich bei nicht entschädigungspflichtigen Unfällen bald wieder zurückbilden, womit die Bedeutung der seelischen Verfassung deutlich wird. Daß die Anfälle in seelischen Krisensituationen besonders leicht auftreten, selbst wenn dann keine aktuelle orthostatische Belastung vorliegt, ist eine geläufige Erfahrung.

Pathophysiologie

Bei den geschilderten Gelegenheiten kommt es zu einer vagotonen Umstellung des Kreislaufs und der Herzaktion. Das Blut versackt in der Peripherie: So nimmt die Blutmenge in der Muskulatur auf das Dreifache der Ruhedurchblutung zu. Trotz Steigerung der Herzfrequenz nimmt wegen der Verminderung des venösen Blutangebotes das Minutenvolumen ab. Die Folge ist eine *Ischämie des Gehirns.* Sobald die kritische Blutdruckgrenze von 70 mm Hg unterschritten ist, versagt zusätzlich die cerebrale Gefäßregulation. Ischämie der Retina erklärt das Augenflimmern, während der Schwindel meist nicht labyrinthär, sondern vom diffusen cerebralen Typ ist (s.S. 236).

Der Blutmangel des Gehirns führt zur Bewußtseinsstörung. Die kurzdauernden Krämpfe erklären sich durch die Grundeigenschaft aller Nervenzellen, in *Hypoxie* zu *depolarisieren.* Die Krämpfe können nur von kurzer Dauer sein, da in der Krampftätigkeit der cerebrale Energiestoffwechsel um das Doppelte vermehrt ist, der Nachschub an O_2 und Glucose im Kollaps aber mit diesem gesteigerten Bedarf nicht Schritt hält.

Das *EEG* ist im synkopalen Anfall diffus verlangsamt und kann selbst vorübergehend isoelektrisch werden. Synchrone Entladungen oder Spikepotentiale treten nicht auf.

Therapie

Handelt es sich nur um ein einmaliges Ereignis unter einer außergewöhnlichen, exzessiven Belastung, ist keine Therapie erforderlich. Man wird den Patienten beruhigen und ihm die Prognose günstig stellen. Wiederholen sich die Anfälle mit einer gewissen Regelmäßigkeit, ist eine Behandlung angezeigt. Diese besteht zweckmäßig mehr in *physikalischen Maßnahmen*, wie Wechselbädern, Bürstenmassagen, Sport. Vorübergehend kann man *kreislaufwirksame Präparate* von adrenergischer Wirkung verordnen, jedoch muß die medikamentöse Behandlung im Hintergrund bleiben, da man die konstitutionelle Reaktionsbereitschaft durch Medikamente nicht verändern kann.

b) Hustensynkopen

Unter besonderen Bedingungen können *Hustenstöße* oder heftiges Lachen, selten einmal die Defäkation, über eine cerebrale Ischämie zum Kollaps führen. Er tritt entweder als reiner, Sekunden dauernder *Tonusverlust der Körpermuskulatur* mit Blässe und Schwitzen auf, manchmal ist er auch für einige Sekunden von Bewußtlosigkeit und klonischen Zuckungen begleitet. Betroffen sind vor allem starke Raucher zwischen 40 und 50 Jahren. Das plötzliche Hinstürzen kann zu Verletzungen führen.

Pathophysiologie: Peripher vasomotorischer Kollaps spielt keine Rolle, da die Synkopen auch beim Tragen eines Raumfahrtanzuges auftreten. Druckmessungen haben gezeigt, daß der periphere Venendruck nicht mit der plötzlichen Erhöhung des intrathorakalen Druckes schritthalten kann. Deshalb kommt es zu einer plötzlichen, drastischen Verminderung des venösen Zustroms zum Herzen und als Folge davon zu einem Abfall der Förderleistung des Herzens. Dadurch sinkt die Hirndurchblutung vorübergehend unter die kritische Grenze. Zusätzlich steigt bei der Hustenattacke der Liquordruck bis 300 mm Hg an und überschreitet den intraarteriellen Blutdruck. Die im Gehirn befindliche Blutmenge wird deshalb in Sekunden „ausgepreßt", so daß auch von dieser Seite her eine Blutleere entsteht.

Schließlich ist es bei Schädigungen in der *Medulla oblongata* auch möglich, daß die Afferenzen aus dem Heringschen Nerven des Carotissinus eine depressorische Kreislaufreaktion oder eine flüchtige Funktionsstörung im absteigenden retikulären System auslösen.

Therapie: Atemgymnastik mit Husten aus der Atemmittellage, Behandlung von bronchialen Infekten.

c) Schlucksynkopen

Sie beruhen auf vagovagalen Reflexen, die bei Krankheiten an beiden Endpunkten des Reflexbogens ausgelöst werden können: Sie treten also bei Krankheiten des Oesophagus, z.B. Divertikeln, und bei Krankheiten des Herzmuskels auf. In Ausnahmefällen kann auch eine ephaptische Verbindung (s.S. 97) zwischen den afferenten und efferenten Vagusfasern das Auftreten der Schlucksynkopen begünstigen. Der afferente Stimulus ist eine Dehnung des Oesophagus, der efferente Effekt ist eine Hemmung des Herzschlags.

Schlucksynkopen können, wie Hustensynkopen, durch Atropin oder andere Parasympatholytika unterdrückt werden.

d) Miktionssynkopen

Dies ist ein plötzlich eintretender, kurz dauernder Bewußtseinsverlust während der Miktion im Stehen, gewöhnlich nach dem Aufstehen in der Nacht. Betroffen sind Männer aller Altersgruppen. Die Betroffenen fallen abrupt oder nach kurzem unsystematischem Schwindel während der Miktion im Stehen zusammen. Sie können sich dabei erheblich verletzen. Die Hautfarbe ist blaß, der Puls bradykard und weich. Dauer der Bewußtlosigkeit etwa 1 min.

Die *Pathophysiologie* ist komplex: Vagotone Weitstellung der Gefäßperipherie und verminderter venöser Rückstrom im Stehen führen zu einer Synkope mit vorübergehender cerebraler Ischämie. Synkopen aus kardialer Ursache, und Carotissinus-Syndrom sollten ausgeschlossen werden. Als *Therapie* wird Miktion im Sitzen empfohlen.

e) Carotissinus-Syndrom

Es handelt sich um spontan auftretende oder durch Druck auf die Carotisgabel ausgelöste *reflektorische Ohnmachten,* die fakultativ von neurologischen Symptomen begleitet sind.

Symptomatik

Die Anfälle setzen *plötzlich* ein. Innerhalb weniger Sekunden werden die betroffenen Personen *blaß,* ihre Haut wird kühl, sie verspüren unsystematischen *Schwindel* und verlieren das *Bewußtsein.* Die *Pupillen* sind eng, auf Licht starr, die Atmung ist schnarchend. Der *arterielle Blutdruck* ist jetzt kaum noch meßbar. Nach maximal 20 sec hellt sich das Bewußtsein über eine kurze Verwirrtheit von wenigen Sekunden Dauer rasch wieder auf, *während gleichzeitig die Haut von einer flüchtigen Röte überzogen wird.* In dieser Phase können sich die Gliedmaßen in einem kurzen tonischen *Krampf* strecken, der von wenigen klonischen Zuckungen gefolgt ist. Der Anfall dauert *nicht länger als 1 min.*

Pathophysiologie

Das Syndrom beruht auf einer *Hyperaktivität des Carotissinus* bei Arteriosklerose oder andersartiger Gefäßwandschädigung. Meist besteht auch eine Myokardschädigung bei Coronarsklerose. Digitalisglykoside, Insulin und Gallensäuren sensibilisieren den Carotissinus. Manchmal finden sich lokale Veränderungen am Hals: Lymphknotenschwellungen, Glomustumor o.ä. Entsprechend sind Personen über 60 Jahren, Hypertoniker und Zuckerkranke besonders häufig betroffen.

Auslösende Momente sind Neigung des Kopfes nach hinten (z.B. beim Hochblicken oder Rasieren) oder Drehung zur Seite (beim Rückwärtsfahren mit dem Auto), aber auch Vorwärtsbücken über einen festen Kragen, starkes Pressen, schweres Heben, aber auch Manipulationen am Halse während operativer Eingriffe, bei der Laryngoskopie oder bei der Carotisangiographie. Selten treten die Anfälle auch *spontan,* offenbar infolge von Blutdruckschwankungen auf.

Der enthemmte Carotissinusreflex wirkt über eine *Hemmung des Herzschlags* mit starkem Abfall des Systemblutdrucks und Hirnischämie. Sobald die Asystolie länger als 4–5 sec dauert, führt der Sauerstoffmangel des Gehirns zur *Bewußtlosigkeit,* der im EEG eine Verlangsamung des Wellenablaufs bis zur Deltawellen-Frequenz entspricht.

5–7 sec nachdem der Herzschlag wieder eingesetzt hat, kehrt die bioelektrische Hirntätigkeit wieder. Die Latenz erklärt sich aus der Kreislaufzeit. Gleichzeitig wird die Körperperipherie von einer reaktiven Hyperämie überzogen. Die Anfälle können durch Atropin i.v. oder i.m. (Amp. à 0,5 mg) unterbrochen bzw. verhindert werden.

Wenn die Asystolie nur 3–4 sec dauert, kommt es nur zu einer abortiven Reaktion mit Schwäche, Schwindel, Schwarzwerden vor den Augen.

Die Diagnose wird durch *Carotissinus-Druckversuch* gesichert, der am liegenden Patienten bei gleichzeitiger Registrierung von EKG, möglichst EEG und Kontrolle des Blutdruckes ausgeführt wird. Mit der Kuppe von Zeige- und Mittelfinger drückt der Untersucher die Carotisgabel 10 bis 30 sec lang *einseitig,* rechts beginnend (nicht dominante Hemisphäre!) gegen die Wirbelsäule, ohne das Gefäßlumen ganz zu verlegen. Um dies zu überwachen, palpiert er gleichzeitig den Puls der ipsilateralen A. temporalis mit der freien Hand. Der Temporalispuls soll nicht vor Eintritt der Reflexantwort verschwinden. Der Versuch wird abgebrochen, sobald eine Asystolie eintritt. Er kann gegebenenfalls kontralateral nach 5–10 min wiederholt werden.

Zur *Behandlung* ist die Implantation eines Demand-Schrittmachers indiziert, weil es nur selten gelingt, den pathologisch enthemmten Reflexbogen (afferent über den Heringschen Nerven aus dem N. glossopharyngicus, efferent über den N. vagus) durch Atropin ausreichend zu dämpfen. Eventuell wird das Glykosid abgesetzt und Insulin durch ein orales Antidiabetikum ersetzt. Patienten mit Carotissinus-Syndrom sollen kein Kraftfahrzeug führen (s. auslösende Faktoren).

f) Adams-Stokes-Anfälle

In ähnlicher Weise wie beim *Carotissinussyndrom* entstehen die Synkopen beim plötzlichen Aussetzen einer hämodynamisch wirksamen Förderleistung des Herzens, d.h. bei extremer Bradykardie unter 20/min oder Asystolie, aber auch bei anfallsweiser Tachykardie über 200 Schläge/min.

Nach kurzem Schwindel verlieren die Kranken das Bewußtsein und erleiden einen vorwiegend tonischen Krampf der Extremitäten. Dieser dauert aber nicht länger als etwa 10 sec, da die Krampftätigkeit des Gehirns durch die Anoxie und den verminderten Abtransport der Metaboliten rasch „erstickt". Die Pupillen sind weit und lichtstarr. Wenige Sekunden, nachdem die Herztätigkeit wieder eingesetzt hat, können erneut kurze Zuckungen der Gliedmaßen auftreten. Eine umschriebene fokale cerebrale Ischämie (Insult) tritt bei Herzrhythmusstörungen nur dann auf, wenn eine Carotisstenose vorliegt (poststenotische Abnahme des intraarteriellen Drucks während der Rhythmusstörung) oder wenn eine Läsion vorliegt, die zu cerebralen Embolien führt. Fokale Durchblutungsstörungen sind aber, im Gegensatz zu generalisierten, bei Herzrhythmusstörungen sehr selten.

Therapie: bei der bradycarden Form akut externe Herzmassage und Mund zu Mund-Beatmung, um den Kreislauf in Gang zu bringen, dabei Alupent (Dauertropfinfusion); später muß die Indikation zur Implantation eines Schrittmachers erwogen werden.

Wenn der Herzstillstand länger als 4–5 min dauert, ist eine schwere anoxische Hirnschädigung eingetreten.

Differentialdiagnose

1. Der Kollaps bei **Basilarisinsuffizienz** ist meist von charakteristischen Hirnstammsymptomen und Ausfällen im Versorgungsgebiet der A. cerebri posterior begleitet (s.S. 145). Er sollte von den vasomotorischen Anfällen abgegrenzt werden, da hier nur in einem *umschriebenen* Gefäßterritorium eine Ischämie eintritt und *lokale* Faktoren (Anomalien oder Sklerose der A. vertebralis und basilaris, Halswirbelsäulenveränderungen) eine besondere Rolle spielen.

2. Beim Dumping-Syndrom nach Magenresektion kommt es zum vasomotorischen Kollaps, der aber in der Regel nicht bis zur Bewußtlosigkeit geht. Während oder unmittelbar nach der Mahlzeit setzen unter Druckgefühl im Oberbauch Blässe, Schwäche, Schweißausbruch, Zittern der Hände und Tachykardie ein.

Da der Pylorus ausgefallen ist, entleert sich der Mageninhalt rasch bis ins Jejunum. Der hohe osmotische Druck der Speisen führt zum Einströmen von Flüssigkeit ins Jejunum. Der Kollaps (Frühdumping) beruht auf Vagusreizen durch Überdehnung der Darmwand sowie auf Verminderung der zirkulierenden Plasmamenge. (Spätdumping s. Ende des nächsten Abschnitts.)

3. Hypoglykämische Anfälle äußern sich in verschiedenen Schweregraden von paroxysmalen vegetativen Störungen (Unruhe, Schwitzen, Tachykardie, Blutdruckanstieg, Kollapsneigung, Angstgefühl, Schwindel, Kopfschmerzen, Hitzewallung) bis zu neurologisch-psychiatrischen Symptomen: Bewußtseinstrübung, Dämmerzustand, Delir, Koma, Enthemmung primitiver oraler Automatismen und Reflexe, extrapyramidale Hyperkinesen und auch in epileptischen Krämpfen.

Die Anfälle treten häufig nachts auf. Sie werden durch Anstrengung und mangelhafte Nahrungszufuhr ausgelöst und bessern sich nach dem Essen. Die neurologischen Symptome beruhen auf einem akuten *Mangel an Glucose,* die der einzige Brennstoff des Gehirngewebes ist. Als Ursache der hypoglykämischen Anfälle kommen Insuffizienz des Hypophysenvorderlappens, Morbus Addison, Inselzelladenome des Pankreas und Insulinüberdosierung in Betracht. Eine Sonderform der hypoglykaemischen Anfälle ist das *Spätdumping.* Es beruht auf einer reaktiven Hypoglykaemie nach kohlenhydratreichen Mahlzeiten bei Magenresezierten.

4. Sympathicotone Krisen kommen hauptsächlich durch Adrenalin- und Noradrenalin-Ausschüttung beim Phäochromocytom vor. Der Anfall setzt plötzlich mit Erblassen, Pulsbeschleunigung, Kopfschmerzen, Engegefühl, Übelkeit, Angst, Flimmern vor den Augen und Pupillenerweiterung ein. Die Extremitäten sind kalt und blaß. Der *Kardinalsymptom* ist die plötzliche Steigerung des systolischen, aber auch diastolischen Blutdrucks für Minuten bis Stunden.

5. Wieder anders ist das Bild beim **Flush-Syndrom:** Beim metastasierenden Dünndarmcarcinoid kommt es zu plötzlicher, flüchtiger Serotoninausschüttung ins Blut. Diese führt innerhalb von Sekunden zu einer *Rötung* von Gesicht, Hals und Thorax, während der Patient *Hitzegefühl* und brennende Schmerzen verspürt. Oft treten gleichzeitig Durchfälle und Atembeklemmung auf.

Der Flush befällt bevorzugt Personen jenseits des 40. Lebensjahres. Er kann sich zu jeder Tages- und Nachtzeit, auch wiederholt, meist ohne erkennbaren äußeren Anlaß, einstellen. Seelische Erregung und Alkoholgenuß begünstigen ihn. Im weiteren Verlauf kommt es zu einer dauernden plethorischen Verfärbung der im Anfall betroffenen Hautpartien mit Teleangiektasien, beim Befall der Lungen auch zu einer Endocarditis mit Lokalisation vorwiegend an der Tricuspidal- und Pulmonalklappe. In der Anamnese erfährt man von rezidivierenden Durchfällen.

Die *Diagnose* wird durch den Nachweis einer vermehrten (über 25 mg pro 24 Std) Ausscheidung des Serotoninabbauproduktes 5-Hydroxyindolessisäue im Urin gesichert. Serotoninantagonisten beseitigen nur die Darmsymptome, nicht den Flush.

6. Eine praktisch sehr wichtige Differentialdiagnose ergibt sich gegen **psychogene Anfälle.** Diese treten häufig, aber nicht immer, im Zusammenhang mit affektiv belastenden *Situationen* auf. Oft haben sie im Erscheinungsbild *Ausdruckscharakter:* wildes Umsichschlagen, Weinen, Selbstverletzung, „Arc de cercle" oder andere sexuelle Szenen. Die *Augen* sind meist geschlossen und werden beim Versuch, die Pupillenreaktionen zu prüfen, noch fester zugekniffen. Die *Hände* sind bald zu Fäusten verkrampft, bald in wechselnder Bewegung. Man kann sich nicht an einzelnen Symptomen orientieren: Zungenbiß, Verletzung beim Hinstürzen, Einnässen kommen auch bei psychogenen Anfällen vor, Encopresis sogar häufiger als bei epileptischen Anfällen. *Typisch* ist vor allem der ungleichförmige Ablauf.

2. Migräne

Migräne (Hemicranie) ist eine besondere Form von periodisch auftretenden Kopfschmerzen, die von vegetativen Störungen und auch von vorübergehenden neurologischen Reiz- und Ausfallssymptomen begleitet sind. Sie kommt in 15–20% der Durchschnittsbevölkerung vor.

Symptomatik

Bei der **einfachen Migräne** kommt es im Anfall zu dumpf-drückenden oder auch pulsierenden *Kopfschmerzen,* die entweder halbseitig („*Hemikranie*"), vor allem hinter den Augen und in der Stirn, empfunden werden oder sich doppelseitig über der vorderen Kopfhälfte ausbreiten. Bei manchen Patienten kehrt die Hemikranie stets auf derselben Seite wieder, bei anderen wechselt sie die Lokalisation.

Die Schmerzen setzen meist nicht ganz akut („anfallsweise") ein, sondern entwickeln sich innerhalb einer Zeit von 30 min bis zu mehreren Stunden. Oft wachen die Patienten morgens bereits mit Kopfschmerzen auf oder verspüren ein charakteristisches gereiztes Unwohlsein, an dem sie die bevorstehende Migräne erkennen.

Mit dem Anschwellen der Schmerzen treten *Übelkeit* bis zum *Erbrechen* hinzu, nur selten Schweißausbruch, meist aber auch psychische Reizbarkeit, Affektlabilität und eine sehr charakteristische *Überempfindlichkeit* schon auf leise Geräusche. Manchmal äußert sich ein Migräneanfall lediglich in Unwohlsein, Leistungsschwäche und „eingenommenem Kopf". Die Diagnose „Migräne ohne Kopfschmerzen" soll man aber nur stellen, wenn diese Phänomene periodisch wiederkehren und andere Ursachen ausgeschlossen sind.

Der Anfall dauert mehrere Stunden, nicht selten einen ganzen Tag. Hält die Migräne über viele Tage an, sprechen wir vom „Status hemicranicus". Die Beschwerden klingen in der Regel ähnlich langsam ab wie sie entstanden sind. Manchmal tritt dabei eine vorübergehende Polyurie auf. Danach fühlen sich die meisten Patienten für Stunden müde, *abgeschlagen* und *verstimmt.*

Bei vielen Kranken sind die beschriebenen Störungen von *Augensymptomen* begleitet. Die Patienten bekommen vor Einsetzen der Kopfschmerzen und auch noch in dcrcn Initialstadium *Flimmerskotome* der unterschiedlichsten Form und Intensität, die auf einem Auge oder auf beiden, gelegentlich auch in homonymen Gesichtsfeldhälften erscheinen. Die Skotome sind meist negativ, d.h. sie sind Leerstellen im Gesichtsfeld, die als fleckförmige Aussparungen im Sehfeld wahrgenommen werden. Seltener

sind positive Skotome, die als dunkle Flecke auftauchen. Beide Typen von Skotomen sind von einem hellen, flimmernden Rand begrenzt und wandern langsam durch das Gesichtsfeld. Während des ganzen Schmerzanfalls wird helles Licht als unangenehm und oft so schmerzhaft empfunden, daß die Kranken das Zimmer verdunkeln.

Die **ophthalmoplegische Migräne** ist dadurch charakterisiert, daß die Anfälle von einer einseitigen Oculomotoriusparese begleitet werden. Diese bildet sich mit dem Abklingen der Beschwerden wieder zurück, sie kann den Anfall aber auch einige Tage überdauern und – selten – als Ausfallssymptom bestehenbleiben (s. Differentialdiagnose!).

Kommt es während des Migräneanfalls zu cerebralen Herdsymptomen, sprechen wir von ‚**Migraine accompagnée**'. Die Kopfschmerzen sind nicht immer kontralateral zu den Herdsymptomen lokalisiert. Als begleitende Symptome treten in diesen Fällen Paraesthesien auf, die sich ähnlich wie bei Jackson-Anfällen ausbreiten (s.S. 215), aber länger anhalten. Weiter können flüchtige Lähmungen, Dysarthrie, Paraphasien und Sprachverständnisstörungen sowie andere neuropsychologische Symptome vorkommen. Leitet man bei diesen Patienten im Anfall ein EEG ab, so findet man Herdveränderungen bis zur Schwere eines Deltawellenfocus, die bis zu 2 Wochen andauern können. Neurologische Herdsymptome und ein Herdbefund im EEG bei normalem Computertomogramm sprechen für die Diagnose Migraine accompagnée. Wichtige Differentialdiagnose: Herpes simplex-Encephalitis (Liquor, Verlauf). Auch nach langer Krankheitsdauer kann sich aus einer einfachen Migräne eine Migraine accompagnée entwickeln. Sie kommt aber auch schon bei Kindern vor.

Hirnszintigraphie, Computertomographie und Kontrastuntersuchungen sind meist normal. Nur ganz selten findet sich Migräne oder Migraine accompagnée als Frühsymptom eines Angioms (s.S. 204). In der Dopplersonographie findet man während des akuten Migräneanfalls eine Verminderung der Durchströmung der großen Halsgefäße.

Die **Basilarismigräne** befällt vorzugsweise junge Frauen und tritt hier oft zur Zeit der Periode auf. Anfallsweise bekommen die Patienten Symptome einer Durchblutungsstörung im Vertebralis- und Basilarisstromgebiet (s.S. 145): Funkensehen, Gesichtsfelddefekte bis zur Hemianopsie, sensible Störungen um den Mund, auf der Zunge und in den Händen (s.S. 145), die auch halbseitig sein können, Schwindel, Gangataxie, Dysarthrie, Ohrgeräusche und Hinterkopfschmerz. Die Symptome können sich langsam bis zur Bewußtlosigkeit steigern. Das EEG ist während der Attacken stets normal.

Abortive Phänomene, wie isolierte Flimmerskotome, auch einmal anfallsweise Kopfschmerzen mit gleichseitiger Mydriasis, werden als *Migräneäquivalente* zusammengefaßt.

Gemeinsames Vorkommen von Migräne und Menière-Anfällen s.S. 238.

Vorkommen, Entwicklung und Verlauf

Frauen sind etwa doppelt so häufig betroffen wie Männer. Im Kindesalter ist die Migräne dagegen bei Knaben nicht seltener als bei Mädchen. Erbliche Belastung spielt eine große Rolle. Meist besteht eine erhebliche vegetative Labilität.

Die Anfälle können schon in der frühen Kindheit einsetzen, das Maximum des *Erkrankungsalters* liegt zwischen der Pubertät und dem 3. Lebensjahrzehnt. Nicht selten manifestieren sich die ersten Anfälle in Situationen, in denen der Patient eine Demütigung ertragen mußte oder ein aggressives Bedürfnis nicht abreagieren konnte. Im allgemeinen aber treten später auslösende *exogene* Faktoren wie Wetterwechsel, Föhn, reichlicher Nicotin- und Alkoholgenuß, Aufenthalt in schlecht gelüfteten Räumen ganz in den Vordergrund. Frauen haben oft Migräneanfälle zur Zeit der Periode, zumal wenn sie als Ovulationshemmer Einphasen- und Sequenzpräparate nehmen, die um die Periode für eine Woche weggelassen werden. Ovulationshemmer mit hohem Östrogengehalt begünstigen generell das Auftreten von Migräneanfällen. Bei einem Klimawechsel können die Anfälle jahrelang aussetzen.

Auf der Höhe des Lebens wiederholt sich die Migräne mit einer gewissen Regelmäßigkeit, bei Frauen kann sie sogar eine feste Bindung an den Anfang der *Periode* eingehen. Mit Einsetzen sklerotischer Arterienveränderungen lassen die Anfälle gewöhnlich nach.

Pathogenese

Die Migräne beruht auf pathologischen Veränderungen in der *Tonisierung von Ästen der A. carotis externa und interna.* Die Beteiligung unterschiedlicher Gefäßgebiete erklärt die beschriebenen Variationen der Symptomatik. Durch experimentelle Untersuchungen an Netzhautgefäßen und der A. temporalis ist nachgewiesen, daß zu Beginn des Anfalls eine *Constriction* vorwiegend intracranieller Arterien einsetzt. Diese führt durch Hypoxie zu neuronalen *Reizerscheinungen,* die sich als Flimmerskotome oder halbseitige Paraesthesien äußern. Mit stärkerer Hypoxie geht die gesteigerte Erregbarkeit der Neurone durch Zusammenbruch des Membranpotentials in Unerregbarkeit über, und es kommt zu *Ausfallssymptomen,* z.B. Skotomen, Lähmungen oder Sprachstörungen.

Aus diesen Symptomen kann man die beteiligten Gefäßgebiete erschließen: Negativen Skotomen liegt eine Mangeldurchblutung in der optischen Rinde (Calcarina) zugrunde, positiven eine Ischämie der Retina oder der subcorticalen Anteile des optischen Leitungssystems. Für die übrigen Ausfälle erklärt sich die Lokalisation aus der cerebralen Gefäßversorgung. Die vegetativen Begleitsymptome beruhen auf einer Steigerung der Erregbarkeit im Vaguskerngebiet. Nicht alle Symptome lassen sich vasculär erklären. Durch Selbstbeobachtung konnte eine gleichbleibende corticale Ausbreitungsgeschwindigkeit der Störung, die das Flimmerskotom verursacht, mit 3 mm pro Minute berechnet werden. Diese Ausbreitungsgeschwindigkeit entspricht der spreading depression von Leão, einer sich langsam über den Cortex ausbreitenden elektrischen Untererregbarkeit nach elektrischer, chemischer oder mechanischer Reizung eines umschriebenen Rindenbezirkes. Bevorzugt ist die occipitale und parietale Hirnrinde betroffen. Eine durch Constriction von Arteriolen verursachte focale corticale Hypoxie löst offenbar einen Prozeß aus, der sich nach Art der spreading depression ausbreitet und sich topisch nicht mehr an ein Gefäßversorgungsgebiet hält.

In einer zweiten *vasodilatatorischen* Phase, die vorwiegend im Externastromgebiet entsteht, treten die Kopfschmerzen des Migräneanfalls auf. Die Entstehung der Vasodilatation und der Kopfschmerzen wird heute so erklärt: Zu Beginn des Migräneanfalls werden Serotonin aus den Blutplättchen, Histamin aus Mastzellen sowie proteolytische Enzyme aus den Mastzellen freigesetzt. Serotonin und Histamin erhöhen die Permeabilität von Capillaren und erlauben die Transsudation von Plasmakinin. Freies Serotonin sensibilisiert die Schmerzreceptoren, Plasmakinin ist schmerzauslösend. Da der größte

Teil des freigesetzten Serotonins als 5-Hydroxyindolessigsäure durch die Nieren ausgeschieden wird, sinkt der Serotoninplasmaspiegel. Dies führt zu einer Erschlaffung der extrakraniellen Arterien. Die drei Mechanismen: passive Erweiterung der extrakraniellen Gefäße, durch Serotoninmangel, Herabsetzung der Schmerzschwelle durch das transsudierte Serotonin und Auslösung der Schmerzen durch Plasmakinin erklären die Symptomatik und die Erfolge der Therapie, sind aber zum Teil noch hypothetisch. Carotiskompression mit Einschränkung der Durchblutung in der Externa vermindert die Kopfschmerzen.

Immer wieder ist eine Beziehung zwischen *Migräne und Epilepsie* diskutiert worden. Bisher hat aber kein Autor Befunde mitgeteilt, die eine pathogenetische Verwandtschaft zwischen diesen Leiden beweisen. Das *gleichzeitige Vorkommen* von Migräne und Epilepsie ist selten. Es zeigt übrigens nur, daß bei gesteigerter Krampfbereitschaft der Reiz der Migräne-Hypoxie eine latente Epilepsie manifest machen kann.

Therapie

Im initialen Stadium kann der Anfall durch gefäßaktive Mischpräparate coupiert werden, die Ergotamintartrat, Coffein, Analgetica und Secobarbital enthalten, z.B. Cafergot, Cafergot PB, Optalidon spezial, Ergosanol, Avamigran. Ergotamin vermindert durch seine alphastimulierende Wirkung die Amplitude der Pulsation in den extrakraniellen Arterien und damit die Kopfschmerzen. Hat bereits Übelkeit eingesetzt, werden die Mittel als Suppositorien gegeben. Die Kombination mit Coffein erleichtert die enterale Resorption von Ergotamin. Sehr wirksam ist auch die Inhalation von Ergotamin-Medihaler. Im fortgeschrittenen Stadium helfen nur s.c.-Injektionen von 0,5 mg Ergotamintartrat (Gynergen), i.v.-Injektionen von Azetylsalizylat (Aspisol, 1 Ampulle) oder i.v.-Injektionen von Dimenhydrinat (Vomex A), allein, oder in Kombination mit Aspisol, sehr langsam injizieren! Nimmt die Migräne einen zyklischen Verlauf und stellt damit eine Übergangsform zum weiter unten besprochenen Bing-Horton-Kopfschmerz dar, gibt man mit gutem Erfolg Lithiumcarbonat, in der Größenordnung von 900 mg am Tag, Blutwerte zwischen 0,6 und 0,8 mÄqu. Spricht der Patient innerhalb von 2 Wochen auf die Therapie an, soll die Behandlung einen Monat länger fortgesetzt werden, als der Cyclus der Migräne erwarten ließe.

In der Schwangerschaft sollen ergotaminhaltige Präparate nicht regelmäßig gegeben werden, vor allen Dingen nicht gegen Ende, weil dadurch Wehentätigkeit ausgelöst werden kann. Das Risiko einer gelegentlichen Anwendung, beispielsweise eine Ampulle Dihydergot s.c., ist gering. Man wird trotzdem besser auf Aspisol ausweichen.

Zur Intervallbehandlung bewährt sich oft *Gefäßtraining* durch Wechselduschen und Bürstenmassagen und Sport (Schwimmen, Langlauf). Bei schweren Fällen gibt man heute mit gutem Erfolg Pizotifen (Sandomigran) 3 × 1 Tablette täglich oder den Serotoninhemmstoff Methysergid (Deseril, 2 × $^1/_2$ Tablette à 4,2 mg) als Langzeittherapie. Beide Substanzen sind gegen die humoralen Vorgänge bei Entstehung und Ablauf der Migräne wirksam. Wegen der Gefahr einer Retroperitonealfibrose sollte Methysergid nur in Perioden bis 3 Monaten mit anschließender Pause von 4–6 Wochen gegeben werden. Auch der β-Receptorenblocker Propranolol (Dociton 10,4 × 1–2 Tabletten) wird zur Dauerprophylaxe empfohlen (Cave negativ inotrope und blutdrucksenkende Wirkung) Propranolol erhöht den konstriktorischen Gefäßtonus. Bei Frauen, die einen Ovulationshemmer wünschen, wird man auf eine sog. Minipille mit niedrigem Gestagengehalt übergehen, die ohne Unterbrechung genommen wird. Vielen Patienten nützen Präparate, die Azetylsalizylsäure enthalten (Aspirin plus C, seit neuestem auch Migräne-Dolviran). Bei manchen Patienten sind tricyclische Antidepressiva von Nutzen. Ich habe mit dieser Behandlung keine eigenen Erfahrungen. Es gibt auch Berichte über eine günstige prophylaktische Wirkung von Clonidin (Catapresan) in Dosen, die den Blutdruck noch nicht beeinflussen (0,05 bis 0,1 mg pro Tag).

Differentialdiagnose

1. Bing-Horton-Kopfschmerz (cluster headache). Diese Unterform der Migräne ist nicht erblich. Sie befällt ganz überwiegend Männer, besonders im dritten Lebensjahrzehnt, wird aber auch schon mit 20 Jahren und vereinzelt im 10. und 11. Lebensjahr beobachtet. Sie äußert sich in Attacken von *heftigsten* halbseitigen Schmerzen, die meist im Auge oder in der Schläfenregion lokalisiert sind und – anders als die Migräne – fast nie die Seite wechseln. Sie setzen sehr rasch ein, dauern meist etwa 1 Std an und sind von Rötung des Gesichtes, Hyperämie der Conjunctiven, von Tränenfluß, Nasensekretion und oft Miosis begleitet. Übelkeit, Erbrechen und Lichtscheu gehören nicht zum Syndrom. Bezeichnend ist, daß die Schmerzen im Liegen zunehmen. Sie werden nicht durch äußere Reize ausgelöst. In der Dopplersonographie findet man während des Schmerzanfalls eine Beschleunigung der Durchströmung der großen Halsgefäße. Der Bing-Horton-Kopfschmerz tritt in Perioden von Tagen oder Wochen jeweils regelmäßig um die gleiche Zeit auf, vor allem in den Nachtstunden. Zwischen zwei solchen Perioden kann eine Pause von Monaten oder Jahren liegen. Konventionelle Migränepräparate helfen nicht. Ergotamin-Medihaler oder Ergotamintartrat (Gynergen) 0,5 mg bzw. Dihydergot 1 mg s.c. oder i.m., auch 2–3mal wiederholt, können die Kopfschmerzen lindern. Gut wirksam sind auch Lithiumpräparate, z.B. als Lithiumcarbonat, 2- bis 3mal 1 Tablette (Kontrolle des Serumspiegels, der bei etwa 0,7 mval liegen soll). Unsere Erfahrungen sind gut. Die Nebenwirkungen der Lithiumbehandlung müssen gegen den Nutzen abgewogen werden.

2. Heftigste, halbseitige Schmerzen im Auge und in der Schläfe macht auch der akute **Glaukomanfall.** Auch dabei ist die Conjunctiva injiziert, durch Vagusreiz kann Erbrechen auftreten. Diagnostisch wichtig ist jedoch, daß die Pupille weit und reaktionslos ist. Der Augapfel ist, besonders im Vergleich mit der anderen Seite, palpatorisch hart, die Hornhaut glanzlos, der Patient klagt über schlechtes Sehen. *Therapie:* Acetacolamid (Diamox, 500 mg i.m.) und 2%ige Pilocarpin-Augentropfen.

3. Von der typischen Migräne sollte der diffuse **Spannungskopfschmerz** („tension headache") abgegrenzt werden, der meist auf einer chronischen persönlichen Überforderung beruht und psychotherapeutisch zu behandeln ist.

4. Bei ophthalmoplegischer Migräne muß ein basales **Aneurysma** und beim ersten Auftreten eine **diabetische Oculomotoriuslähmung** ausgeschlossen werden, ferner eine *Thrombose des Sinus cavernosus* sowie ein *Tolosa-Hunt-Syndrom,* eine unspezifische Entzündung im Sinus cavernosus mit Schmerzen im I. Trigeminusast und meist Oculomotoriusparese (s.S. 199). Hirntumoren machen fast nie Migräne.

5. Die **Trigeminusneuralgie** (s.S. 245) kann bei genauer Anamnese nicht mit Migräne verwechselt werden.

6. Als „Migraine cervicale" wird von manchen Ärzten die **Basilarisinsuffizienz,** von anderen ein Hinterkopf-Schmerz nach Schleudertrauma bezeichnet. Beides hat aber eine ganz andere Pathophysiologie. Man sollte auf diesen Begriff verzichten, er ist verschwommen und lenkt von einer genauen differential-diagnostischen Abklärung der Hinterkopfschmerzen mit neurologischen Symptomen ab.

3. Menièresche Krankheit

Die Krankheit ist durch Hörverlust und anfallsweisen Schwindel charakterisiert. Das Vestibularorgan hat drei Aufgaben: Raumorientierung, Blickstabilisierung und Regelung der Körperstellung. Eine krankhafte Funktionsstörung führt entsprechend zu Schwindel, Nystagmus und Gleichgewichtsstörungen. Schwindel entsteht dann, wenn vestibuläre, visuelle und somatosensorische Afferenzen nicht in Übereinstimmung sind („mismatch"). Die meisten Patienten haben vestibuläre und cochleäre Symptome, jedoch können beide Symptomgruppen getrennt vorkommen oder erst im Abstand von einigen Jahren nacheinander auftreten. In 90% der Fälle ist ein Ohr, in 10% sind beide Ohren betroffen.

Symptomatik

Der einzelne Anfall setzt ohne Vorboten als akuter *Drehschwindel* ein, der von *Ohrensausen, Brechreiz* oder *Erbrechen,* Schweißausbruch, Bradykardie und Kollapsneigung begleitet ist. Seltener sind Schwank- oder Liftschwindel. Die Kranken können meist nicht mehr gerade stehen oder gehen. Sie fühlen sich *zur Seite des betroffenen Labyrinthes* hinübergezogen und müssen sich oft festhalten oder hinlegen, um nicht zu stürzen. Anheben oder Drehen des Kopfes verstärkt die Symptome. Die meisten Kranken legen sich auf die kranke Seite. Viele empfinden ein Druck- oder Völlegefühl in dem befallenen Ohr.

Während des Anfalls besteht immer ein lebhafter horizontaler *Spontannystagmus,* meist mit rotierender, nie dagegen mit vertikaler Komponente. Die raschen Ausschläge sind gewöhnlich zur Herdseite gerichtet. Die Richtung kann während des Anfalls aber auch wechseln.

Bei der **Untersuchung** ist nicht nur die schon spontan zu beobachtende Fallneigung, sondern auch ein gerichtetes Vorbeizeigen beim Bárányschen Zeigeversuch und ein einseitiges Überschießen beim Rebound-Versuch festzustellen (s. u. Pathogenese). Das Gehör ist im Anfall vermindert. Nur selten, bei der *Lermoyezschen Form,* geben die Kranken ein verstärktes Hörvermögen an. Das Bewußtsein ist in der Regel ungestört. Das betroffene Labyrinth ist im Anfall experimentell übererregbar. Der einzelne Anfall dauert Minuten bis Stunden, seltener mehrere Tage. Meist klingt der Schwindel nur langsam ab. Viele Patienten behalten danach ein einseitiges Ohrensausen, das sich später jeweils bei Wiederholung des Schwindels verstärkt.

Im **Intervall** entwickelt sich, langsam fortschreitend, eine einseitige *Schwerhörigkeit,* die auch schon Jahre vor dem Schwindel einsetzen kann. Auch diese nimmt bei späteren Anfällen vorübergehend zu. Außerhalb der Anfälle ist die *Gleichgewichtsregulation* subjektiv und klinisch meist intakt, und man stellt keinen Nystagmus fest. Nach längerem Bestehen der Krankheit ist auch im Intervall ein *charakteristischer otologischer Befund* festzustellen, der zusammen mit der Anamnese die Diagnose sichert: „Pancochleäre" Innenohrschwerhörigkeit mit „wannenförmiger" Senke im Tonaudiogramm, besonders schlechtes Sprachgehör, weil die Cochlea die akustischen Impulse nicht mehr regulär zur Weiterleitung im Hörnerven codieren kann, fluktuierende Hörleistungen von einer Untersuchung zur anderen und positives Recruitment (Lautheitsausgleich), wie es für eine Haarzellschädigung bei intaktem N. cochlearis charakteristisch ist (s. im Gegensatz dazu negatives Recruitment bei Acusticusneurinom mit geschädigtem Cochlearnerven s.S. 171). Vestibulär besteht Unter- bis Unerregbarkeit.

Vorkommen, Entwicklung, Verlauf

Männer erkranken häufiger als Frauen. Die Menièresche Krankheit setzt erst in der zweiten Lebenshälfte ein. Die Bedeutung von Körperhaltung, Kopfdrehung und Kreislaufbelastung für die Auslösung der Anfälle ist gering.

Fast alle Patienten werden im Laufe der Krankheit, zumal unter dem Einfluß des quälenden Ohrensausens und der persönlichen Isolierung durch die Schwerhörigkeit, reizbar, mißtrauisch, oft ängstlich-hypochondrisch oder aggressiv-paranoisch, so daß die Behandlung auch psychologische oder *psychiatrische Probleme* stellt. Die Menièresche Krankheit kann aber, genauso wie die Migräne, nicht als psychosomatisch bedingt angesehen werden.

Pathogenese

Eine moderne Theorie setzt die Menière-Anfälle in Analogie zu den Glaukomanfällen und führt sie auf einen endolymphatischen Überdruck im Innenohr zurück. Aus Gründen, die noch nicht bekannt sind, bildet sich in dem befallenen Innenohr *langsam* ein Hydrops des endolymphatischen Systems aus. Wenn der Innendruck der Endolymphe die Elastizität des häutigen Labyrinths überschreitet, kommt es zu Einrissen im Ductus cochlearis, im Sacculus, Utriculus oder den Bogengangsampullen. Durch diese Risse tritt Endolymphe in den Perilymphraum über. Die Endolymphströmung führt zu einer Cupulaablenkung, welche *Schwindelanfall* und *Nystagmus* auslöst. Der laterale Bogengang hat die niedrigste Reizschwelle, daher kommt es zu einem horizontalen Schwindel. Ob Nystagmus und Schwindel zur kranken oder gesunden Seite gerichtet sind, hängt davon ab, an welcher Stelle der Endolymphschlauch rupturiert, das heißt, ob ampullofugale oder ampullopetale Endolymphströmungen auftreten. Ampullopetale Strömungen mit Nystagmus zur kranken Seite sind häufiger.

Die *cochleären Symptome* werden teils mechanisch, teils biochemisch erklärt. Im Anfall wird durch die Ruptur im endolymphatischen System das gesamte Cortische Organ in Erregung versetzt. Das Ergebnis ist ein starkes Rauschen in allen hörbaren Frequenzen. Die Durchmischung der Endo- und Perilymphe beeinträchtigt den Stoffwechsel der Sinneszellen des Cortischen Organs, weil die Endolymphe mehr K^+ und weniger Na^+ als die Perilymphe enthält. Diese Stoffwechselstörung äußert sich als Schwerhörigkeit beim oder nach dem Anfall. Die Schwerhörigkeit ist zunächst rückbildungsfähig, bei längerem Bestehen der Krankheit irreversibel. Sie kann nicht durch mechanischen Druck auf die Sinneszellen erklärt werden, da sich Zeichen einer solchen Druckschädigung histologisch nicht finden.

Nach der Ruptur kollabiert das häutige Labyrinth wieder, die Defekte heilen zu, und der Prozeß beginnt von neuem. Wenn es zu einer länger dauernden oder permanenten Fistelbildung kommt, tritt eine Remission ein, oder die Anfälle bleiben ganz aus.

Eine zweite Hypothese führt die Krankheit

auf anfallsweise Mangeldurchblutung der A. labyrinthi zurück, die eine der *Endarterien* des Vertebralis-Stromgebietes ist. Die Mangeldurchblutung könnte bei Blutdruckanstieg oder -abfall zustande kommen und durch *Gefäßanomalien* begünstigt werden, die im Vertebralis-Basilaris-Gebiet häufig sind. Vorübergehende *Hypoxie* würde dann *Reizzustände* in den Sinneszellen des Innenohrs oder ihren Nervenfasern auslösen. Häufige Wiederholung ischämischer Attacken wäre von Ausfallssymptomen gefolgt.

Eine vasculäre Genese ist durch das anfallsweise Auftreten und das nicht seltene gemeinsame Vorkommen von Menière-Anfällen und Migräne wahrscheinlich, das bereits von Menière selbst beschrieben wurde. Im Gegensatz zum chronischen Ohrensausen findet man bei der Menièreschen Krankheit aber keine klinisch auffällige Häufung von Zeichen allgemeiner Arteriosklerose. Lärmschädigung setzt den M. Menière nicht in Gang.

In jedem Fall entsteht Schwindel hier, wie auch bei anderen Gelegenheiten, als Folge einer mangelnden Übereinstimmung (mismatch) von vestibulären, visuellen und somatosensorischen Afferenzen.

Therapie

Der einzelne Anfall ist durch *Injektion* von Sulpirid (Dogmatil, auch mehrmals 100 mg i.m.), Dimenhydrinat (Vomex A langsam i.v.) oder Infusion von Furosemid (Lasit, 40 mg) und Rheomacrodex (500 ml) oft abzukürzen oder zu beenden. Grenzstrangblockaden sollen ebenfalls akut sehr wirksam sein, siehe aber Seite 239/240. Im Intervall wird Betahistinhydrochlorid empfohlen (Vasomotal, 3×2 Tbl. à 4 mg/die als Langzeitbehandlung). Bei arterieller Hypertonie soll sich das Ergotaminpräparat Hydergin bewähren, bei normotonem Blutdruck Dihydroergotamin (Dihydergot ret., 3×1 Tbl.). Genauso wichtig wie die medikamentöse Behandlung ist die psychische Führung der Patienten.

Sind die Anfälle häufig und sprechen sie auf konservative Therapie nicht rasch an, so ist eine operative Behandlung angezeigt. Sie sollte so frühzeitig angewendet werden, daß noch keine schwere Hörstörung, d.h. ausgedehntere degenerative Veränderung der Sinnesepithelien des Cortischen Organes eingesetzt hat.

In ihrem Mechanismus ungeklärt, aber bei leichten Fällen recht gut wirksam, ist die einfache Operation nach *Arslan:* Nach Eröffnen des Trommelfells werden einige sterile Kochsalzkri-

stalle auf die Membran des runden Fensters gebracht. Sie verändern das osmotische Gleichgewicht zwischen Endo- und Perilymphe, so daß Endolymphe aus dem häutigen Labyrinth austritt und der Hydrops beseitigt ist.

Solange das Hörvermögen noch wenig beeinträchtigt ist, kommt auch die *selektive Ausschaltung des Vestibularorgans* durch Ultraschall oder Kryochirurgie in Frage. Sie wird vom lateralen Bogengang oder vom inneren Fenster her vorgenommen. Gut wirksam ist auch die Entfernung des Ganglion vestibulare zusammen mit dem meatalen Segment des N. vestibularis, die sogenannte Vestibularisneurektomie. Sie wird transtemporal oder translabyrinthär vorgenommen.

Die oben skizzierten pathogenetischen Vorstellungen und der Vergleich mit dem Glaukom haben zur Entwicklung entlastender Operationen zur Ableitung der Endolymphe geführt, wie sie ähnlich auch am Auge ausgeführt werden. Man kann eine Dauerdrainage zwischen dem Saccus und dem Subarachnoidealraum herbeiführen *(Saccotomie)* oder im *Sacculus,* wo durch den Krankheitsprozeß ohnehin Spontanrupturen auftreten, eine bleibende Perforation zur Herstellung eines endoperilymphatischen Shunts anbringen. Nachuntersuchungen haben keine Häufung von Hirnstamminsulten bei Menièrekranken festgestellt, was ebenfalls (s.o.) gegen eine arteriosklerotische Ätiologie spricht.

Prognose

Die Menièresche Krankheit geht nicht in ein anderes organisches Leiden des Zentralnervensystems über. Die typischen Anfälle sind kein Frühsymptom von Kleinhirnbrückenwinkeltumoren. Mit dem Eintreten der Taubheit setzt das Ohrensausen meist aus, und auch die Schwindelanfälle lassen nach.

Differentialdiagnose

1. Eine gutartige Form ist der **periphere, paroxysmale Lagerungsschwindel:** Beim Hinlegen, beim Vorwärts- oder Seitwärtsneigen bekommen die Patienten einen kurzen und heftigen Drehschwindel, der mit Angst und manchmal mit Schweißausbruch verbunden ist. Er tritt nur beim Wechsel zwischen der vertikalen und horizontalen Körperhaltung auf und dauert jeweils nur Sekunden. *Untersuchung:* Legt sich der Patient seitlich in Kopfhängelage, tritt mit einer Latenz von wenigen Sekunden ein rasch vorübergehender, zum unten liegenden Ohr gerich-

Tabelle 16. Symptome des peripheren und zentralen paroxysmalen Lagerungsschwindels. (Nach KORNHUBER, 1965)

	Paroxysmaler peripherer Lagerungsnystagmus	Zentraler Lagerungsnystagmus
Schwindel	+ +	$\emptyset$ oder gering
Nystagmusdauer	kurz (meist < 20 sec)	lang (bis ∞)
Latenz	+	$\emptyset$
Nystagmusrichtung	zum untenliegenden Ohr, meist rotierend	meist zum obenliegenden Ohr, horizontal oder vertikal
Beim Aufrichten	Schwindel und Nystagmus (gegenläufig)	$\emptyset$
Reproduzierbarkeit	$\emptyset$ oder decrescendo oder launisch	+ konstant

teter, meist rotierender Lagenystagmus auf, der von heftigem Schwindel begleitet ist. Er dauert 20 sec bis 1 min. Beim Aufrichten zum Sitzen folgt ein gegenläufiger, schwächerer Nystagmus mit geringerem Schwindel. Die Untersuchung muß unter der Leuchtbrille im verdunkelten Zimmer erfolgen, der Patient muß die Augen trotz des Schwindels offen halten. Bei wiederholten Versuchen nimmt der paroxysmale Lageschwindel ab. Der Ort der Störung ist im Utriculus zu suchen. Die Ursache bleibt meist ungeklärt. Der Schwindel kann nach Kopftraumen auftreten. Durchblutungsstörungen werden zu Unrecht diagnostiziert (frühes Manifestationsalter, keine Häufung von Risikofaktoren, keine Entwicklung zur intermittierenden Basilarisinsuffizienz). Dieser Schwindel ist die häufigste Form des vestibulären Schwindels. Es ist die Hypothese vorgetragen worden, daß der Schwindel dadurch entsteht, daß traumatisch oder spontan abgesprengte anorganische Partikel der Utriculus-Otolithen sich an der Cupula des hinteren Bogenganges anlegen und durch ihr spezifisch schwereres Gewicht dazu führen, daß die Cupula von einem Winkelbeschleunigungsmesser zu einem kopflageabhängigen Linearbeschleunigungsmesser wird.

Entgegen der Erwartung der Patienten und vieler Ärzte sollen die Patienten gerade *nicht* die provozierenden Kopfpositionen vermeiden, sondern ein *physikalisches Lagetraining* ausführen, in welchem sie die schwindelauslösende Lagerung 10mal am Tage für jeweils 5mal zu 30 sec einnehmen. Dabei geht der Lagerungsschwindel gewöhnlich bald zurück, während die Wirkung von Medikamenten zweifelhaft und theoretisch schlecht begründet ist. Durch das Training soll der Steindetritus aufgelöst und verteilt werden.

Die Charakteristika des peripheren paroxysmalen Lagerungsschwindels und die Abgrenzung vom nicht gutartigen zentralen Lageschwindel bei Läsionen im ZNS zeigt Tabelle 16. Der Schwindel kann sich über Jahre wiederholen, wird allerdings seltener und schwächer. Die zentrale Kompensation bleibt vermutlich deshalb aus, weil die pathologische Aktivität des Labyrinths nur anfallsweise und rasch vorübergehend auftritt. Der *zentrale paroxysmale Lagerungsschwindel* wird wegen seiner Seltenheit nicht gesondert behandelt.

2. Der akute Hörsturz ist eine plötzliche, längstens innerhalb eines Tages, einsetzende Taubheit oder Innenohrschwerhörigkeit hauptsächlich bei Menschen im mittleren Lebensalter. Er tritt ganz überwiegend einseitig auf. Im Initialstadium können Ohrgeräusche und Druck auf dem befallenen Ohr bestehen. Der Vestibularapparat bleibt meist verschont.

Als *Ursache* nimmt man in erster Linie funktionelle Durchblutungsstörungen in der A. labyrinthi (s.S. 240) an. Virusinfekte (z.B. Parotitis epidemica) sollen das Syndrom ebenfalls auslösen können. Die *Behandlung* muß sofort einsetzen, da die Ischämie sehr rasch zu einer irreversiblen Zerstörung der Sinneszellen des Cortischen Organs führt. Nicotinsäurepräparate und verwandte Mittel erweitern die Innenohrgefäße nicht. Man gibt deshalb Infusionen von Eupaverin (bis zu 0,9 g pro Tag). Auch von Rheomacrodex-Infusionen werden Erfolge berichtet. Ohrenärzte wenden oft Grenzstrangblockaden

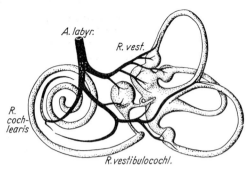

Abb. 87. Schema der Gefäßversorgung des Innenohrs. (Aus KORNHUBER)

an, obwohl der Halssympathikus sicher die Innenohrgefäße nicht innerviert.

3. Die **akute periphere Vestibularisstörung** ist ein akut oder subakut einsetzender, peripher bedingter Schwindel mit der Symptomatik eines einseitigen Labyrinthausfalls (s.S. 65 u. 68): seitenbetonter, spontaner und lageabhängiger Schwindel, richtungsbestimmter vestibulärer Nystagmus, Übelkeit und Brechreiz, während das Labyrinth calorisch unter- oder unerregbar ist. Cochleäre Reiz- oder Ausfallssymptome fehlen in der Regel. Es handelt sich nicht um eine Krankheit, sondern um ein Syndrom, das sporadisch oder endemisch, mit und ohne entzündliche Liquorveränderungen auftritt und selten auch von Reiz- oder Ausfallssymptomen im cochleären Apparat begleitet ist. Ein Teil der Erkrankungen soll auf einer Virusinfektion des Ganglion Scarpae beruhen (daher der alte Name „Neuronitis vestibularis"), andere Fälle auf Durchblutungsstörungen im Ramus vestibularis der A. labyrinthi Abb. 87). Diese Hypothese ist allerdings nicht gut gestützt, denn die Patienten entwickeln später in der Regel keine Symptome einer Basilarisinsuffizienz. Die Prognose ist gut, allerdings *kann* das Syndrom rezidivieren. Die calorische Untererregbarkeit bleibt oft bestehen.

4. Die verschiedenen Formen der **Labyrinthitis** führen zu *andauerndem* Schwindel mit Brechreiz und Erbrechen, Schallperzeptionsstörung mit Herabsetzung der oberen Tongrenze und Spontannystagmus.

5. Die *toxische,* vor allem durch Antibiotica verursachte **Schädigung des VIII. Hirnnerven** ist meist aus der Anamnese zu diagnostizieren. Sie äußert sich ebenfalls nicht in Anfällen, sondern in vestibulären, bei schweren Fällen auch cochleären Dauersymptomen. Experimentell besteht vestibuläre Untererregbarkeit.

6. Bei **Basilarisinsuffizienz** (s.S. 145) kommt es häufig zu Durchblutungsstörungen im Kerngebiet des N. vestibularis. Der Schwindel ist meist nicht so systematisch seitenbetont oder drehend wie bei Labyrinthläsionen und kann von den Patienten nur unbestimmt geschildert werden. Er tritt auch nicht scharf abgegrenzt, anfallsweise, sondern mehr fluktuierend, aus einer ständigen Unsicherheit auf. Dieser Unterschied ist aus der *Pathophysiologie* zu verstehen: Der periphere Schwindel beruht auf einer Funktionsstörung der Bogengänge, die eindeutige Informationen über Art und Richtung von realer oder Scheinbewegung geben. Beim zentralen Schwindel liegt eine Störung in der Verarbeitung der sensorischen Afferenzen im Kerngebiet oder in zentralen Bahnen vor. Der Nystagmus ist in der Schlagrichtung oft auch vertikal und bleibt, anders als bei Menièrescher Krankheit, im Intervall bestehen. Akustische Reiz- und Ausfallssymptome fehlen meist, dagegen findet man bei genauer Exploration und Untersuchung andere Zeichen einer Funktionsstörung im unteren Hirnstamm.

7. Die Symptomatik der **Kleinhirnbrückenwinkeltumoren** läßt sich anamnestisch und im Befund leicht von der Menièreschen Krankheit abgrenzen, Einzelheiten s.S. 170.

8. Beim **Zoster oticus** (s.S. 275) sind Schwindel, Ohrensausen und Hörminderung fast immer mit Trigeminusschmerzen und Facialislähmung, nicht selten auch mit Lähmungen anderer benachbarter Hirnnerven verbunden. Das akute Auftreten dieses Syndroms und der Liquorbefund sichern die Diagnose, während der charakteristische Bläschenausschlag in der Tiefe des Gehörgangs oft übersehen wird. Die wichtigsten Formen des Schwindels, unter Einschluß des „cerebralen" Schwindels, sind in Abb. 88 illustriert.

4. Tetanie

Symptomatik

Tetanische Anfälle beginnen mit *ängstlicher Unruhe* und Taubheitsgefühl sowie schmerzhaften *Mißempfindungen* um den Mund, auf der Zunge und in Händen und Füßen. Oft bekommen die

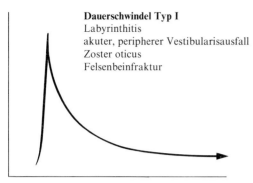

Dauerschwindel Typ I
Labyrinthitis
akuter, peripherer Vestibularisausfall
Zoster oticus
Felsenbeinfraktur

Akuter, heftiger, langsam abnehmender Schwindel
(peripher bedingt)

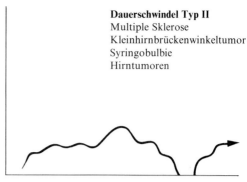

Dauerschwindel Typ II
Multiple Sklerose
Kleinhirnbrückenwinkeltumor
Syringobulbie
Hirntumoren

Anhaltender, wechselnd starker Schwindel
(vorwiegend zentral bedingt)

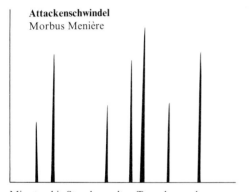

Attackenschwindel
Morbus Menière

Minuten bis Stunden, selten Tage dauernder,
unregelmäßig auftretender Schwindel
von wechselnder Stärke (peripher bedingt)

Abb. 88. Die drei wichtigsten Arten des vestibulären Schwindels (ohne Lagerungsnystagmus). (Nach STENGER)

Patienten eine *Atembeklemmung,* die sie zu verstärkter Atmung veranlaßt. Hierdurch werden die tetanischen Symptome verstärkt. Nach diesem Stadium kann der Anfall wieder abklingen. In schwereren Fällen treten schmerzhafte *tonische* Krämpfe in der distalen Extremitätenmuskulatur und im Gesicht auf. Dabei haben die Hände eine „*Geburtshelferstellung*" (Finger adduziert, im Grundgelenk gebeugt, in den Interphalangealgelenken gestreckt, Daumen eingeschlagen) oder „*Pfötchenstellung*" (dabei Arme adduziert, im Ellenbogengelenk gebeugt, Handgelenk maximal gebeugt). An den Füßen stellen sich *Carpopedalspasmen* ein: maximale Plantarflexion, leichte Supination des Fußes. Selten treten diese tonischen Krämpfe einseitig auf. In der mimischen Muskulatur kommt es zum Lidkrampf und zu einer tonischen Vorstülpung des Mundes *(„Fischmaul")*. Vor allem bei Kindern

ist auch die *glatte Muskulatur* in den Krampf einbezogen: dies zeigt sich als Laryngospasmus mit exspiratorischer Apnoe, Magen-, Darm- und Blasenkoliken.

Größe und Reaktion der Pupillen sind im Anfall nicht verändert. Das Bewußtsein bleibt klar, nur ganz selten ist es leicht getrübt.

Das *EEG* ist normal oder unspezifisch allgemein verändert. Häufig ist das Kurvenbild durch Muskelpotentiale entstellt, die auch beim Gesunden eintreten, wenn er die Masseteren und Temporalismuskeln anspannt.

Epileptische Anfälle gehören nicht zum Syndrom. Sie werden nur in Ausnahmefällen beobachtet, in denen gleichzeitig eine gesteigerte cerebrale Krampfbereitschaft besteht.

Im Intervall läßt sich die gesteigerte neuromuskuläre Erregbarkeit durch folgende Symptome nachweisen:

1. *Chvosteksches Zeichen.* Klopfen auf den Facialisstamm bzw. die Aufzweigungen des Nerven vor dem Kiefergelenk löst als mechanischer Reiz Zuckungen der *gesamten* mimischen Muskulatur aus. Eine leichte Zuckung nur am Mundwinkel reicht nicht zur Diagnose aus, sondern zeigt lediglich vegetative Labilität an.

2. *Fibularisphänomen.* In gleicher Weise ist Beklopfen des N. peronaeus (Fibularis) hinter dem Wadenbeinköpfchen von einer kurzen Hebung und Pronation des Fußes gefolgt.

3. *Trousseausches Zeichen.* Abschnüren der Blutzirkulation am Oberarm führt distal davon nach 3 min zu den Paraesthesien und motorischen Symptomen des spontanen tetanischen Anfalls.

4. *Hyperventilationsversuch.* Maximales Durchatmen über 5 min löst über eine respiratorische Alkalose einen tetanischen Anfall aus. Beim Gesunden kommt es nur zu perioralen und distalen Paraesthesien.

5. Verlängerung der Q-T-Dauer = Verzögerung der Erregungsrückbildung im *EKG.* Diese ist nicht für Tetanie spezifisch, sondern zeigt nur Mangel an Ca^{++} an.

Schwach positiver Chvostek und Fibularisphänomen finden sich auch bei vegetativ labilen Personen. Die übrigen Versuche sind bedeutsamer.

6. Im *Elektromyogramm* mit konzentrischen Nadelelektroden findet man manchmal schon in der Ruhe, stets aber nach Ischämie (Trousseau) und/oder Hyperventilation gruppierte Mehrfachentladungen, die eine spontane Erregungsbildung im Nerven anzeigen.

Wenn diese nach i.v. Injektion von Calcium nicht mehr durch die standardisierten Provokationsverfahren (3, 4) auslösbar sind, spricht das für hypocalcämische Tetanie.

Vorkommen

Die Anfälle treten bei der seltenen *hypocalcämischen Tetanie* auf, d.h. bei Ausfall oder Insuffizienz der Nebenschilddrüsen und bei enterogenem und nephrogenem Mangel an ionisiertem Calcium. Weit häufiger finden wir aber die *normocalcämische Tetanie.* Hier ist der Ca^{++}-Spiegel im Blut normal, und die tetanischen Anfälle werden durch eine vorübergehende Alkalose nach – meist psychogener – *Hyperventilation* oder nach längerem Ebrechen mit Chlorverarmung ausgelöst. Für Einzelheiten muß auf die Lehrbücher der inneren Medizin verwiesen werden. Hier sind nur noch zwei Hinweise angebracht: Bei psychisch labilen Personen kann sich der Hyperventilationsmechanismus so bahnen, daß schon wenige Atemzüge genügen, um den Anfall auszulösen.

Nur in den seltenen Fällen der hypocalcämischen Tetanie darf Dihydrotachysterin (AT 10) verordnet werden. Die reflektorische Verschreibung des Präparates bei normalen Elektrolytverhältnissen kann zu schweren „metastatischen" Verkalkungen vor allem in den Arterien und in den Nierenpyramiden führen. Normocalcämische Tetanie soll mit Sedativa, roborierenden Maßnahmen und Psychotherapie behandelt werden.

Pathophysiologie

Hypocalcämie und Alkalose führen zu einer *Steigerung der Erregbarkeit* des Nervengewebes. Bei Alkalose kommt es zu einer Zurückdrängung der Ca^{++}-Ionen. Bei Mangel an Ca^{++} erhöht sich die Permeabilität der Nervenmembranen für Na^+. Infolgedessen kommt es zu abnormen Spontanentladungen, weiter verliert der Nerv die Dämpfung, die normalerweise eine Depolarisation kompensiert. Dies erklärt die gruppierten Mehrfachentladungen der Muskelfasern, die spontan und nach elektrischem Einzelreiz im Elektromyogramm nachweisbar sind.

Erhöhung des pH selbst vermehrt aber bereits die nervale Erregbarkeit. Dies ist auch bei der Epilepsie bekannt, bei der Absencen und Spikepotentiale im EEG durch Hyperventilation provoziert werden können.

Experimentelle Untersuchungen haben gezeigt, daß die *Mißempfindungen in den Acren* auf einer elektrophysiologisch nachweisbaren *Aktivierung der Hautreceptoren für Berührungsempfindung* beruhen. Der Steigerung der Eigenreflexe entspricht eine *Aktivierung der Muskelspindeln.* Für die vegetativen Nerven darf man eine ähnliche Impulssteigerung annehmen. Die tonischen Krämpfe der Muskulatur sind nicht nur durch eine Übererregbarkeit der *peripheren* motorischen Nerven bedingt. Elektrophysiologisch ist nachgewiesen, daß ihnen eine *Bahnung spinaler Reflexstellen* durch Gruppen von Afferenzen aus den Muskelreceptoren zugrunde liegt. Die Tatsache, daß *die tetanische Übererregbarkeit auch das zentrale Nervensystem ergreifen kann,* macht die – allerdings seltene – Beobachtung verständlich, daß es im Verlaufe eines tetanischen Anfalls auch einmal zu Bewußtseinsstörungen und tonisch-klonischen Krämpfen kommen kann. Dies ist gerade bei Kindern der Fall, die stärker krampfbereit sind als Erwachsene. Auch organische Hirnschädigung wird eine cerebrale Beteiligung am tetanischen Anfall begünstigen.

Der tetanische Anfall stellt sich also als eine Ausbreitung pathologischer Erregungen von den Receptoren über die peripheren Nerven bis zum Rückenmark dar, die ausnahmsweise auch einmal cerebrale Neuronensysteme ergreifen kann.

5. Narkolepsie und affektiver Tonusverlust

Als Narkolepsie bezeichnen wir eine seltene Krankheit, die durch anfallsweise, kurzdauernde Störungen des Wachbewußtseins und alternierend auch des Tonus der Muskulatur gekennzeichnet ist.

Symptomatik

Der **narkoleptische Anfall** setzt akut mit einem unwiderstehlichen *Schlafbedürfnis* ein, das die Kranken zwingt, sich innerhalb von Minuten zu setzen oder hinzulegen und tief einzuschlafen. Sie sind aus diesem Schlaf erweckbar, spontan erwachen sie nach wenigen Sekunden bis längstens 15 min und fühlen sich dann frisch und ausgeruht. Neurologisch und in seiner biologischen Wirkung erfüllt dieser kurze Schlummer alle Kriterien des natürlichen Schlafes, nur ist der Zeitablauf stark gerafft. Das imperative Einschlafen wird durch Dunkelheit oder monotone Tätigkeit begünstigt, es kann die Patienten aber auch in einer anregenden Beschäftigung übermannen. Sehr intensive geistige Anspannung oder körperliche Beschäftigung verzögern das Einschlafen, verhindern es oft aber nicht. Die Narkolepsie ist im EEG, dem „synchronisierten Schlaf" zugeordnet (s.S. 40).

Beim **affektiven Tonusverlust** (Kataplexie) erschlafft die Körpermuskulatur plötzlich für wenige Sekunden unter der Einwirkung einer überraschenden Gemütsbewegung, ohne daß sich das Bewußtsein dabei verändert. Der Tonusverlust kann auf die *Kopfmuskulatur* beschränkt sein, so daß sich nur flüchtig die Augenlider schließen, der Unterkiefer herabsinkt oder der Kopf nach vorn fällt. Bei stärkerer Ausprägung gehen die Kranken blitzartig in die Knie oder *stürzen zu Boden.* Die Eigenreflexe sind währenddessen erloschen. Nach längstens 2 min sind die Patienten sofort wieder imstande, sich zu erheben. Oft ist die auslösende Gemütsbewegung ein plötzliches Lachen *(„Lachschlag").* Auch freudige Erregung oder Schreck bei überraschenden Begegnungen, selbst unerwartetes Anrufen, können die Kataplexie auslösen. Sie kann von außen nicht unterbrochen werden. Zur Kataplexie gehört das EEG-Muster des paradoxen oder REM-Schlafes (s.S. 40).

Manche Patienten bekommen auch **Wachanfälle,** die dem sog. dissoziierten Erwachen oder Einschlafen sehr ähnlich sind, das der Gesunde gelegentlich erlebt. Das Bewußtsein ist dabei klar, oft übermäßig hell, aber die willkürliche Beweglichkeit ist für Minuten aufgehoben. Diese Wachanfälle stellen sich vor allem beim Einschlafen oder Erwachen ein, sie können sich aber auch an den affektiven Tonusverlust anschließen. Durch passive Bewegung der Extremitäten oder starke Sinnesreize werden sie unterbrochen. Der Zustand entspricht dem Anfangsteil einer „sleep onset REM period", in der ein hohes Vigilanzniveau mit starker motorischer Hemmung kombiniert ist.

Viele Patienten leiden unter einer schweren Störung der normalen *Schlafperiodik:* Sie schlafen besonders im ersten Teil der Nacht flach und unruhig und werden von Träumen oder *traumartigen Erlebnissen* („hypnagoge Halluzinationen") im halbwachen Zustand geplagt, in denen Verfolgung, Bluttaten, aber auch bedrohliche Tiere eine beängstigende Rolle spielen. *Psychisch* sind Erwachsene oft durch Antriebsarmut und affektive Indifferenz auffällig, Jugendliche durch enthemmtes Verhalten mit Streunen, Diebstählen, Promiskuität, sehr viel seltener Aggressivität.

Im *EEG* werden folgende Befunde erhoben: Die Gesamtschlafzeit und die REM-Zeit sind vermindert. Viele Narkoleptiker schlafen schon im Beginn der EEG-Ableitung ein, auch wenn sie ausgeruht sind. Während einer Ableitung von 15 bis 30 min wiederholt sich das Einschlafen mehrmals. Qualitativ sind die „sleep-onset-REM-periods" bezeichnend: frühe, nicht erst nach Durchlaufen der Stadien B bis E oder D auftretende REM-Phasen. Das gilt nur für Patienten, die auch affektiven Tonusverlust haben. Weckt man Narkoleptiker aus dem REM-Stadium auf und läßt sie wieder einschlafen, verfallen sie erneut in eine REM-Phase. Narkoleptiker haben insgesamt einen polycyclischen, gleichsam zerhackten Schlaf mit seltenen und kurzen D- und E-Stadien, ähnlich wie Neugeborene und Säuglinge. Während des kataplektischen Anfalls kann ein REM-EEG abgeleitet werden.

Ätiologie und Verlauf

Wir unterscheiden die idiopathische Narkolepsie von symptomatischen Formen. Die *idiopathische* Narkolepsie setzt nach der Pubertät oder im 3. Lebensjahrzehnt ein. Männer sind häufiger betroffen als Frauen. Die wichtigste Manifestation sind die Einschlafanfälle, die sich oft mehrmals am Tage wiederholen. Der affektive Tonusverlust ist seltener und tritt auch nicht bei allen Patienten auf. Wachanfälle sind nur in vereinzelten Fällen zu erfahren. Der *spontane Verlauf* ist gutartig: Nach kürzerer oder längerer Krankheitsdauer vermindern sich die Anfälle und setzen ganz aus. Entsprechend stehen die Patienten, die den Arzt aufsuchen, im jugendlichen oder mittleren Lebensalter.

Da die Krankheit das Leben nicht verkürzt, sind *pathologisch-anatomische Untersuchungen* spärlich. Übereinstimmende Befunde haben sich nicht ergeben. Da auch Erblichkeit meist nicht nachgewiesen ist – familiäre Narkolepsie ist höchst selten –, nimmt man eine Anlagestörung im Hirnstamm an.

Symptomatische Narkolepsie kann bei Krankheitsprozessen verschiedener Ätiologie auftreten, die die *mesodiencephale Übergangsregion* betreffen. Früher war die Encephalitis Economo eine relativ häufige Ursache. Heute kommen andere Encephalitiden (z.B. Fleckfieber), Lues cerebri oder selten auch einmal die Multiple Sklerose in Betracht.

Pathophysiologie

Die Narkolepsie beruht auf einer *mangelhaften Ausreifung der Schlaf-Wach-Regulation* (s. auch Ähnlichkeit mit dem Schlaf-EEG von Neugeborenen). Die schlafauslösenden Strukturen sind im caudalen Hirnstamm, in einem relativ eng umschriebenen Raphesystem in der Gegend des Tractus solitarius lokalisiert, die Strukturen für die Aufrechterhaltung des Wachzustandes finden sich weit ausgedehnt zwischen C_1 und dem Hypothalamus im „aufsteigenden" unspezifischen retikulären System. Der paradoxe Schlaf ist an die Integrität des Nucleus reticularis caudalis pontis gebunden. Der Muskeltonus wird über die bulbopontine (absteigende Formatio reticularis reguliert. In diesen Systemen muß die anfallsweise Funktionsstörung auftreten, welche zu den oben beschriebenen Krankheitssymptomen führt. Die biochemischen Grundlagen sind

noch nicht im einzelnen bekannt: man weiß lediglich, daß der synchrone Schlaf mit dem Serotonin, der paradoxe mit dem Noradrenalin zusammenhängt. Die engen anatomischen und physiologischen Beziehungen zwischen dem limbischen (s.S. 126) und dem reticulären System machen die affektive Auslösbarkeit der Kataplexie verständlich.

Verlauf und hirnelektrische Befunde zeigen, daß *keine Beziehung zwischen Narkolepsie und Epilepsie* besteht.

Therapie

In leichten Fällen mit seltenen Anfällen ist bei der guten Prognose keine Therapie erforderlich. Imipramin oder Clomipramin (3×25 mg Tofranil oder Anafranil) hemmen den paradoxen REM-Schlaf und unterbinden häufig die Kataplexie, sind aber ohne Wirkung auf die Schlafanfälle. L-Dopa unterdrückt den Tiefschlaf und normalisiert die Sequenz der Schlafstadien, außerdem unterdrückt es ebenfalls den REM-Schlaf. Es wirkt günstig auf die Schlafanfälle ein. Man kann deshalb zunächst einen Therapieversuch mit Madopar machen (3- bis 6mal Madopar 125). Beim Versagen einer L-Dopa-Therapie kann man Epinephrin geben, das ebenfalls den synchronisierten Schlaf hemmt und die Schlafanfälle unterdrückt. Ritalin ist sehr wirksam, aber suchtgefährdend. Die Rolle des Serotonin für den synchronen Schlaf (s.o.) läßt auch eine Behandlung mit Methysergid (Deseril) erfolgversprechend erscheinen (s. Migräne). Zur Nacht gibt man nur Einschlafmittel, keine Durchschlafmittel, wie Barbiturate, weil sie am folgenden Tag das Auftreten von narkoleptischen Anfällen begünstigen würden.

Wegen der Suchtgefahr sollte man Weckamine oder verwandte Substanzen möglichst nicht verordnen.

Differentialdiagnose

1. Die Narkolepsie muß von der länger dauernden, nicht anfallsartig abgesetzten *Hypersomnie* abgegrenzt werden, die sich bei Tumoren, Encephalitis oder nach traumatischer Schädigung des Hirnstamms und bei der Polioencephalopathia superior haemorrhagica (Wernicke) einstellt (s.S. 341).

2. Schlafsucht kann auch ein *neurotisch-regressives Symptom* sein, das gerade im Entwicklungsalter beobachtet wird. Hierher soll das sog. *Kleine-Levin*-Syndrom gehören: periodenweise Schlafsucht für die Dauer von Tagen und gestei-

gertes Eßbedürfnis bei jungen Männern. Während dieser Perioden sind die Patienten erweckbar, schlafen aber rasch wieder ein.

3. Eine Verwechslung *mit Absencen* oder *Dämmerattacken* ist bei genauer Anamnese oder Beobachtung nicht möglich.

4. Der affektive Tonusverlust hat im Erscheinungsbild und sicher auch in der Pathophysiologie Ähnlichkeit mit der „*drop attack*" bei *Basilarisinsuffizienz* (s.S. 145). Dabei ist ebenfalls das Bewußtsein nicht vollständig aufgehoben, und es finden sich meist andere Lokalsymptome aus dem Versorgungsgebiet der A. vertebralis und basilaris.

5. Die Abgrenzung vom *myoklonisch-astatischen Petit Mal* (s.S. 213) könnte Schwierigkeiten bereiten, jedoch betrifft dieses nur Kinder, es ist von Bewußtseinsstörung begleitet, und das EEG ist charakteristisch verändert.

6. Die *paroxysmale* hypo- und hyperkaliämische *Lähmung* (s.S. 414) setzt zwar auch oft in der Nacht ein und führt zur Unbeweglichkeit bei erhaltenem Bewußtsein. Der zeitliche Ablauf wird aber eine Abgrenzung gegen Wachanfälle immer gestatten.

7. *Psychogene Anfälle* dauern wesentlich länger und sind nicht an *heitere* Gemütsbewegungen gebunden.

8. Wiederholtes, kurzdauerndes Einschlafen über Tag ist auch ein Charakteristikum des **Pickwick-Syndroms.** Der Name wurde nach CHARLES DICKENS' Beschreibung des fetten Jungen Joe in den „Pickwick-Papers" gewählt. Das Syndrom wird aber nicht bevorzugt bei Kindern, sondern vorwiegend bei Männern im mittleren Lebensalter angetroffen. Die Kardinalsymptome sind:

a) häufige kurze *Schlafepisoden* von 10–20 sec Dauer bei gleichzeitiger *apnoischer Pause.* Sie treten bevorzugt bei körperlicher Ruhe auf, Pickwick-Kranke können aber auch im Gehen einschlafen. Während dieser Zustände ist das *EEG* abgeflacht und verlangsamt, im *EMG* der Intercostalmuskulatur setzen die Aktionspotentiale aus. Röntgenkinematographisch hat man eine Atonie der Mundbodenmuskulatur und einen Pharynxkollaps mit frustranen Atembewegungen festgestellt.

b) periodisch auftretende *apnoische Pausen* von 20–40 sec Dauer während des *Nachtschlafes.* Sie sind von Cyanose und Bradykardie, auch von myoklonischen Zuckungen begleitet und werden jeweils von einigen unregelmäßigen, tiefen, schnarchenden Atemzügen unterbrochen.

Das EEG zeigt einen periodischen Wechsel von mittlerer Schlaftiefe und Aktivierung, die auf einem CO_2-arousal-Mechanismus beruht. Der Weckeffekt des CO_2 verhindert auch das Auftreten von Tiefschlafstadien.

c) *Minderbelüftung des Alveolarraumes* mit Hypoxie, Hyperkapnie und kompensatorischer *Polyglobulie,* Cor pulmonale und konsekutiver Rechtsinsuffizienz.

d) *Fettsucht.*

Im Spätstadium entwickelt sich eine Encephalopathie mit psychoorganischer Veränderung (s.S. 323).

Das Syndrom beruht auf einer koordinierten *Störung der Regulation von Schlaf-Wach-Rhythmus und Atmung.* Eine verminderte CO_2-Empfindlichkeit der Atemzentren liegt nicht vor. Die mechanische Behinderung der Atmung durch die Fettsucht spielt eine gewisse, aber nicht die entscheidende Rolle, wie man unter anderem daran sehen kann, daß während der apnoischen Pausen die Atemmuskulatur nicht verstärkt arbeitet, sondern atonisch wird. Auch setzen nach starker Gewichtsabnahme nur die Schlafanfälle aus, die nächtlichen Schlaf- und Atemstörungen bleiben bestehen. Deshalb muß therapeutisch die Gewichtsabnahme durch Atmungsstimulantien und internistische Maßnahmen ergänzt werden, wie sie beim chronischen Cor pulmonale üblich sind.

Zur Unterscheidung von Narkolepsie dienen *folgende Kriterien:* Pickwick-Kranke haben keine hypnagogen Halluzinationen und keinen affektiven Tonusverlust, bei Narkolepsie findet man keine Fettsucht, Cyanose oder Atemstörung. Pickwick-Kranke haben auch nicht die Veränderungen im Schlaf-EEG, die für Narkolepsie charakteristisch sind.

6. Trigeminusneuralgie und andere Gesichtsneuralgien

Diese Neuralgien werden aus folgenden Gründen bei den nicht epileptischen Anfällen statt bei den Krankheiten des peripheren Nervensystems besprochen: 1. Ihr wichtigstes Kriterium ist das *anfallsartige Auftreten,* das wir in dieser Form bei anderen Neuralgien nicht kennen. 2. Anders als die Schmerzzustände im Versorgungsbereich der übrigen somatosensiblen Nerven, werden die Schmerzattacken besonders durch Reizung bestimmter Haut- oder Schleim-

hautbezirke, sog. *Triggerzonen* oder Trigger-
punkte (trigger, englisch = Abzugshahn am Ge-
wehr) ausgelöst. 3. Im Intervall ist in dem betroffenen Areal keine Sensibilitätsstörung nachzuweisen. 4. *Differentialdiagnostisch* müssen sie
in der Praxis vor allem gegen die Migräne, aber
auch gegen fokale epileptische Anfälle abgegrenzt werden.

Symptomatik der Trigeminusneuralgie

Die Krankheit ist am treffendsten durch die alte
Bezeichnung „*Tic douloureux*" charakterisiert.
Ihr wichtigstes Symptom sind Schmerzattacken,
die nach Qualität, Lokalisation, Auslösung und
Ablauf unverkennbar sind.

Blitzartig setzt ein heftigster, *brennender
Schmerz* im Versorgungsgebiet eines Trigeminusastes oder in zwei benachbarten Arealen ein,
der nur wenige Sekunden, ganz selten einige Minuten anhält. Während der Schmerzattacke
kontrahiert sich die mimische Muskulatur in
dem betroffenen Gebiet tonisch oder klonisch.
Unmittelbar nach dem Schmerzanfall kommt es
zu *vegetativen Reizerscheinungen:* Rötung des
entsprechenden Hautbezirkes und Sekretion der
Tränen-, Nasen- oder Speicheldrüsen. Im Anschluß an die Attacke ist die betroffene Zone
für Sekunden bis Minuten schmerzrefraktär,
d.h. sensible Reize lösen jetzt keinen Schmerzanfall mehr aus.

Ist der *Ramus ophthalmicus* betroffen, strahlen die Schmerzen in die Stirn, die Scheitelge-
gend und das Auge ein, begleitet von Rötung
der Stirn, conjunctivaler Injektion mit
Lichtscheu und Tränenfluß. Im Anfall kneift der
Patient das Auge krampfhaft zu. Der *N. nasociliaris* aus dem 1. Trigeminusast versorgt Nasenrücken, Schleimhaut, Cornea und Iris. Trigger-
punkt am inneren Augenwinkel. Die NLG des
N. supraorbitalis und der Blinkreflex können
pathologisch sein.

Bei Neuralgie des *Ramus maxillaris* befällt der
Schmerz Oberlippe, Nasenflügel, Nasenschleim-
haut, Gaumen und Zähne des Oberkiefers, beim
Ramus mandibularis sind Unterlippe, Zunge und
Unterkiefer betroffen. Dabei beißen viele
Kranke reflektorisch die Kiefer zusammen.

Die Lokalisation der Schmerzen führt leicht
zur Fehldiagnose einer Zahn- oder Kieferhöh-
lenaffektion, so daß den Kranken nicht selten
alle(!) Zähne extrahiert und die Kieferhöhlen
gespült und operiert werden. Die Beachtung des
Schmerzcharakters (Tic douloureux) sollte vor
einem solchen Irrtum bewahren.

Entwicklung und Verlauf

Die Krankheit beginnt in der *zweiten Hälfte des
Lebens.* Frauen sind wenigstens doppelt so
häufig betroffen wie Männer. Die Schmerzanfälle sind weit mehr in der rechten als in der
linken Gesichtshälfte lokalisiert. Doppelseitige
Trigeminusneuralgie ist sehr selten (5%). In diesen Fällen werden beide Seiten im Abstand von
Monaten oder Jahren nacheinander befallen.

Die Attacken treten zunächst nur sporadisch,
im Abstand von Wochen und Monaten auf.
Später nehmen sie an Häufigkeit immer mehr
zu, bis sie sich schließlich *viele Male am Tage*
wiederholen. Nachts ist der Patient meist verschont. Über längere Sicht ist der Verlauf wellenförmig, mit Perioden von Wochen und Monaten, in denen nur wenige Attacken auftreten.

Gewöhnlich ist zunächst das Gebiet des *2.
oder 3. Astes* betroffen. Mit längerer Krankheitsdauer werden die Schmerzanfälle nicht nur
schwerer und häufiger, sondern sie breiten sich
auf das benachbarte Areal aus. Der 1. Ast wird
aber nur selten und dann erst zuletzt befallen.

Dauerschmerzen gehören nicht zum Krankheitsbild. Die Anamnese deckt bei vermeintlich
kontinuierlichen Schmerzen oft auf, daß es sich
um eine rasche Folge von Schmerzattacken handelt.

Anfangs setzen die Schmerzanfälle spontan
ein, später werden sie immer mehr durch *äußere
Reize:* Berührung, kalten Luftzug, Kauen, Trinken, Sprechen, Schlucken, schon leichte mimische Bewegungen ausgelöst. In diesem Stadium
wagen die Kranken oft nicht mehr, ins Freie
zu gehen oder sich in dem betroffenen Hautge-
biet zu waschen und zu rasieren. Schließlich
schränken sie mimische Bewegungen, aber auch
Sprechen und Nahrungsaufnahme radikal ein,
so daß sie in einen kachektischen Zustand geraten. In der ängstlichen Erwartungsspannung vor
den Attacken und in der Hilflosigkeit gegenüber
dem quälenden Schmerz engt sich auch der geistige Lebensraum der Patienten ganz auf das
Erleben der Krankheit ein. Nicht wenige Patienten werden *suicidal* und müssen deshalb in ein
Psychiatrisches Krankenhaus aufgenommen
werden. Man muß sich davor hüten, die reaktive
ängstliche Gespanntheit oder resigniert-depres-
sive Verstimmung als psychopathische oder neu-
rotische „Ursache" der Schmerzen anzusehen.

Bei der *Untersuchung* verhalten sich die Patienten ängstlich und abwehrend. Sofern dies zu-
mutbar ist, löst Berührung bestimmter *Trigger-*

zonen oder Druck auf den Austrittspunkt des betroffenen Trigeminusastes den typischen Schmerzanfall aus. Nach längerer Krankheitsdauer lassen sich bei etwa $^1/_4$ der Patienten geringfügige Sensibilitätsstörungen im betroffenen Trigeminusareal nachweisen. Abschwächung des Cornealreflexes, stärkere Sensibilitätsausfälle oder Lähmung des motorischen Trigeminus gehören nicht zum Bild der idiopathischen Trigeminusneuralgie, von der wir bisher gesprochen haben, sondern zeigen eine symptomatische Form an.

Diagnose

An erster Stelle steht die genaue Analyse der Schmerzanfälle nach den oben geschilderten Kriterien. Dann müssen die Möglichkeiten einer symptomatischen Entstehung der Neuralgie untersucht werden. Hierzu sind notwendig: Röntgenaufnahmen des Schädels, der Nebenhöhlen, der Schädelbasis und der Felsenbeine, hals-, nasen-, ohrenärztliche, augenärztliche und zahnärztliche Untersuchung. Ergibt sich der Verdacht auf einen Krankheitsprozeß in der mittleren oder hinteren Schädelgrube, sind Liquor- und Kontrastuntersuchungen angezeigt, vor allem eine Darstellung der basalen Zisternen mit Kontrastmittel im CCT.

In fast der Hälfte der Fälle von Trigeminusneuralgie findet man die somatosensorischen Reaktionspotentiale nach Trigeminusstimulation in der Latenz der ersten positiven Komponente verlängert. Der Befund könnte eine Mikrotraumatisierung der Trigeminuswurzeln durch Abnormitäten der Gefäßanordnung sein. Solche Patienten könnten von einer Dekompression im Kleinhirnbrückenwinkel Nutzen haben. Man soll den 2. und 3. Ast benutzen, der Blinkreflex ist meistens normal.

Ätiologie und Pathogenese

Wir unterscheiden eine *idiopathische* von verschiedenen Formen *symptomatischer* Trigeminusneuralgie. Zahlenmäßig überwiegen die idiopathischen Fälle bei weitem.

Erfahrungsgemäß sind Neuralgien im *1. Ast fast immer symptomatisch*. Tritt eine Trigeminusneuralgie sofort in allen drei Ästen auf, liegen meist Knochenprozesse an der Schädelbasis (Epipharynxcarcinom, Metastasen, Morbus Paget oder Tumoren des Kleinhirnbrückenwinkels) vor. Die seltene *doppelseitige Trigeminus-*

neuralgie ist immer *symptomatisch*. Ursachen sind vor allem basale Meningitis oder Neoplasmen der Schädelbasis.

Für die drei Äste des Trigeminus muß nach folgenden lokalen Ursachen gesucht werden:

Ramus ophthalmicus: Augenkrankheiten der verschiedensten Art, vor allem Glaukom (dabei ist der Glaukomanfall selbst von der Trigeminusneuralgie zu unterscheiden!), Entzündungen der Nase, Stirnhöhle, Siebbeinzellen, Kieferhöhle, auch mechanische Irritation des Nerven nach Orbitafraktur.

Ramus maxillaris und mandibularis: Entzündungen der Kieferhöhle, der Siebbeinzellen, des Mittelohres, Zahn- und Knochenkrankheiten am Ober- und Unterkiefer. Auch die Multiple Sklerose kann Ursache einer Trigeminusneuralgie sein. Die Bedeutung einer „fokaltoxischen" Wirkung von Zahngranulomen und vereiterten Tonsillen wird sicher weit überschätzt.

Für die sog. idiopathische *Trigeminusneuralgie* nimmt man heute an, daß die Schädigung des Nerven im ausgedehnten Verlauf des ersten sensiblen Neurons, von den peripheren Verzweigungen über das Ganglion Gasseri bis zum Hirnstamm zu suchen ist. Wie bei jedem Schmerzsyndrom (s. z.B. Phantomschmerzen, S. 97), kommen zentrale sensible Systeme mit ins Spiel: So kann ein typischer Tic douloureux nach zentraler Unterbrechung der sensiblen Leitungsbahnen fortbestehen. Primär rufen aber zentrale Krankheitsprozesse keine Trigeminusneuralgie hervor, und auch in den autoptisch untersuchten Fällen von multipler Sklerose mit symptomatischer Trigeminusneuralgie waren die Plaques nicht in einem der Trigeminuskerne, sondern am Eintritt der Wurzel in die Brücke lokalisiert.

Die Schmerzattacken könnten auf abnormen Nebenschlüssen (Ephapsen, s.S. 97) im peripheren Nerven beruhen, für deren Tätigkeit GARDNER die anschauliche Bezeichnung „cross talk" gewählt hat. Mechanische Noxen können den Trigeminus an vielen Stellen schädigen, z.B. an seinen Austrittsstellen durch die Schädelbasis, zwischen Tentorium cerebelli und Felsenbeinkante. Auch eine arteriosklerotisch elongierte und ektatische A. basilaris kann Ursache einer Trigeminusneuralgie sein. Daraus ergibt sich allerdings keine Indikation zur Angiographie. Die Neuralgie kann durch den Druck sklerotischer und deshalb ektatisch-geschlängelter arterieller Gefäße ausgelöst werden, die auf die Nervenwurzel drücken.

Diese periphere, mechanische Auffassung erklärt die Einseitigkeit der idiopathischen Trigeminusneuralgie und macht auch die Verschonung des 1. Astes verständlich: Er ist bei seinem Durchtritt durch den Sinus cavernosus von einem Blutkissen geschützt und verläßt die Schädelhöhle nicht durch ein enges, eigenes Foramen, sondern durch die weite Fissura orbitalis cerebralis.

Therapie

In allen Fällen soll zunächst eine *konservative Therapie* versucht werden. Wie bei jedem Schmerzzustand, ist der Erfolg auch davon abhängig, daß man die Medikamente bestimmt und überzeugend verordnet.

Man gibt heute in erster Linie Carbamazepin (Tegretal) bis zu 3×2 Tabletten à 200 mg (cave Blutdruckabfall, Notwendigkeit von Kontrollen der Knochenmarks-, Leber- und Nierenfunktion). Bei strenger Bettruhe kann man einige Tage lang 6×2 Tabletten geben. An zweiter Stelle gibt man Kombinationen von Carbamazepin mit Imipramin oder Amitryptilin. Diese Thymoleptika greifen in den Serotoninstoffwechsel ein und sollen dadurch schmerzhemmende zerebrale Mechanismen aktivieren.

An dritter Stelle gibt man Psychopharmaka, z.B. Butyrophenon (Haldol 3×8 bis 3×25 Tropfen). Extrapyramidale Schlundkrämpfe und andere orale Hyperkinesen als Nebenwirkung von Butyrophenon gehen auf i.v.-Injektion von Biperiden (Akineton) prompt wieder zurück. Ähnlich wirken auf die Gesichtsschmerzen Phenothiazine (Neurocil, 3×25 bis 3×50 mg, Aolept, 3×10 bis 4×25 mg). Hier ist die Gefahr von Schlundkrämpfen gering.

Die Nasociliarisneuralgie (s.S. 246) wird durch Cocainspray (5%ig) *auf* die obere Nasenmuschel unterbrochen.

Die Verordnung von Vitaminpräparaten (B_1, B-Komplex, B_{12}, die oft in exorbitanten Dosen gegeben werden) ist theoretisch nicht zu begründen. Eine vorübergehende Wirkung, die man gelegentlich sieht, muß als Placeboeffekt aufgefaßt werden.

Operative Maßnahmen sollen erst angewandt werden, nachdem die Möglichkeiten der konservativen Therapie erschöpft sind. Andererseits wäre es nicht vertretbar, den Leidenszustand des Patienten über Gebühr zu verlängern, wenn die medikamentöse Behandlung offensichtlich ohne den gewünschten Erfolg bleibt.

Heute wird meist der Teil des *Ganglion Gasseri,* der dem befallenen Nerven entspricht, durch selektive Thermocoagulation mit gestufter Ausschaltung der schmerzleitenden marklosen Fasern, unter Schonung der markhaltigen Fasern für die Berührungssensibilität zerstört. In 20% der Fälle stellt sich ein Rezidiv ein. Wenn die motorische Portio minor des Trigeminus mitgeschädigt wird, tritt eine Lähmung der Kaumuskeln ein. Werden die Fasern aus dem 1. Ast lädiert, erlischt die Hornhautsensibilität, und infolge Ausfalls des schützenden Cornealreflexes stellt sich ohne Tragen einer Schutzbrille eine *Keratitis neuroparalytica* ein.

Andere, weiter zentral angreifende Operationen werden hier nicht besprochen.

Zur Indikationsstellung für eine Operation gehört, daß man sich über die *psychische Verfassung des Patienten* Rechenschaft gibt. Je atypischer die Symptomatik und je stärker die psychischen Auffälligkeiten in Richtung einer depressiven Reaktionsweise oder einer abnormen Persönlichkeit, desto weniger Erfolg darf man sich von den Operationen versprechen. Manchmal entwickelt sich nach dem Eingriff eine *Anaesthesia dolorosa,* das ist ein brennender, äußerst qualvoller Dauerschmerz, ähnlich der Zosterneuralgie, in dem Hautbezirk, der nach einem operativen Eingriff anaesthetisch geworden ist. Dieser Krankheitszustand ist durch weitere Operationen nicht zu beeinflussen und reagiert nur auf stationäre Behandlung mit Psychopharmaka, z.B. Clomipramin (Anafranil) als Infusion.

Differentialdiagnose

Dauerschmerzen im Gesicht, die mit Sensibilitätsstörungen verbunden sind, sollten nicht als Trigeminusneuralgie bezeichnet werden Ihnen liegt *immer* ein faßbarer organischer Krankheitsprozeß zugrunde, z.B. Nasennebenhöhlenentzündungen, Neurinom der Trigeminuswurzel, Carcinom der Schädelbasis, Zosterneuralgie. Brennende Gesichtsschmerzen mit Zungenbrennen ohne sensible Ausfälle sind nicht selten Ausdruck einer monosymptomatischen hypochondrischen Depression im höheren Lebensalter.

Von den übrigen Gesichtsneuralgien haben eine praktische Bedeutung die

1. Glossopharyngeusneuralgie. Anfallsweise, selten andauernde Schmerzen in der *Tonsillengegend,* im *Zungengrund* oder *Mittelohr* mit Ausstrahlung in den Rachen, die von Geschmacks-störung und Husten begleitet sind. Sie werden durch Schlucken, Sprechen, Zungenbewegun-gen, besonders durch Trinken kalter Flüssigkeit, ausgelöst. Der Schmerz ist so heftig, daß die Patienten, ähnlich wie bei Trigeminusneuralgie, das Essen unterlassen. Die typische Neuralgie ist *einseitig*. Im Anfall sind Mund und Rachen trocken. *Therapie:* akut lokale Oberflächen-anaesthesie mit 10%igem Cocain oder Infiltra-tionsanaesthesie mit 1%igem Novocain, Dauer-behandlung s. Trigeminusneuralgie. Wichtig ist die Untersuchung auf symptomatische Neural-gie (CT der Schädelbasis, Region des Foramen jugulare, Processus styloideus).

2. Occipitalisneuralgie (C_2–C_3). Diese Diagnose wird viel zu häufig gestellt, wenn diffuse Hinter-kopfschmerzen oder Durchblutungsstörungen der A. vertebralis vorliegen. Bei der Occipitalis-neuralgie liegt meist ein leichter Dauerschmerz vor, der sich bei Kopfbewegungen akut für län-gere Zeit (bis zu 1 Std) verstärkt. Ursache sollen vor allem Halswirbelsäulenveränderungen sein. *Therapie:* lokale Infiltration mit Novocain.

3. Der **Zoster ophthalmicus** kann als Prodromal-erscheinung und im Stadium der Zosterneural-gie einer Trigeminusneuralgie im 1. Ast ähnlich sein. Die Herpesbläschen oder ihre Residuen und die Sensibilitätsstörung werden die Dia-gnose immer gestatten (s. auch S. 274).

4. Iatrogene Läsion des N. lingualis. Wenn bei der Entfernung eines Weisheitszahnes der N. lingualis lädiert wird, verspürt der Patient un-mittelbar ein Gefühl wie einen heftigen Schlag in der Zunge, die sofort taub ist. Stellt sich das Taubheitsgefühl erst später ein, muß die Ner-venläsion auf ein Hämatom zurückgeführt wer-den.

5. Bei der **Arteriitis temporalis** oder besser **Arte-riitis cranialis,** die Patienten über 50 Jahre be-trifft, strahlen Dauerschmerzen, die sich mit dem Pulsschlag verstärken können, in die Stirn, Schläfe oder das Ohr. In dem betroffenen Gebiet ist die Haut gegen Berührung überempfindlich.

Typisch ist eine schmerzhafte Ermüdbarkeit der Kau- und Zungenmuskulatur beim Essen und Sprechen (Claudicatio intermittens der Zungen-und Kiefermuskeln). In 12–15% der Fälle kommt es zu Ptose und/oder Lähmung der ver-schiedensten Augenmuskeln. Diese Symptome werden auf eine Arteriitis der Vasa nervorum in der Augenhöhle zurückgeführt. Im Gegensatz zu der später auftretenden Erblindung (s.u.) sind sie rückbildungsfähig. Die A. temporalis wird innerhalb von 2 Wochen nach Einsetzen der Schmerzen verdickt, gestreckt und pulsiert nicht. Das Allgemeinbefinden ist stark be-einträchtigt. Fieberschübe, Anämie, Sidero-penie, Leukocytose mit Eosinophilie, beschleu-nigte BSG und Entzündungskonstellation in der Serum-Elektrophorese erleichtern die Diagnose, die schon bei der ersten Untersuchung dadurch wahrscheinlich wird, daß Kompression der Ca-rotis die Schmerzen bessert. Die Krankheit ver-läuft schubartig.

Die *Diagnose* kann durch Probeexzision aus der Temporalarterie gesichert werden. Man fin-det histologisch eine Panarteriitis mit granulo-matöser Entzündung der Media. Wird die Dia-gnose versäumt, kann durch Befall der A. oph-thalmica (aus der A. carotis interna) irreversible Erblindung eintreten. Dazu kommt es in 30 bis 40% der Krankheitsfälle. *Pathologisch-anato-misch* findet man die oberflächlichen tempora-len, vertebralen, ophthalmischen und rückwärti-gen ciliaren Arterien betroffen. Der Schwer-punkt der Läsionen liegt innerhalb der Orbita. Die extrakulären Muskeln weisen ischämische Nekrosen auf. Der Grund für die Rückbildungs-fähigkeit der Augenmuskellähmungen ist das Vorhandensein reicher Anastomosen in der Ge-fäßversorgung der extrakulären Muskeln.

Therapie. Partielle Resektion der Temporalar-terie, Glucocorticoide 100 mg pro Tag für 2 Wo-chen, unter dem Schutz von Antacida, dann ab-fallende Dosis, insgesamt Corticoidbehandlung über Monate, da man eine Immunvasculitis an-nimmt. Die Arteriitis cranialis ist häufig mit der Polymyalgia rheumatica kombiniert, die auf Seite 405 besprochen ist.

IX. Entzündliche Krankheiten des ZNS und seiner Häute

1. Eitrige Meningitis

Die eitrige Meningitis ist eine Leptomeningitis, d.h. eine eitrige Entzündung von Pia mater und Arachnoidea. Bei bestimmten Formen ist mehr die Konvexität des Gehirns, bei anderen mehr die Hirnbasis befallen: grundsätzlich sind aber die weichen Häute von Gehirn und Rückenmark in ihrer ganzen Ausdehnung erkrankt. Der Subarachnoidealraum ist von serös-eitrigem Exsudat erfüllt. Die Entzündung ergreift regelmäßig auch die Ependymauskleidung der Ventrikel. Häufig ist die oberflächliche Hirnrinde entzündlich infiltriert. Die Hirnnerven und Rückenmarkswurzeln, die den Subarachnoidealraum durchziehen, sind vielfach ebenfalls ergriffen.

Eitererreger können auf folgende Weise in die Meningen gelangen:

a) *hämatogen-metastatisch,*
b) *fortgeleitet,*
c) durch *offene Hirnverletzung.*

Die *wichtigsten Formen* sind in Tabelle 9 zusammenfassend dargestellt. Auf eine Beschreibung der einzelnen Krankheitsbilder und -verläufe wird hier verzichtet, da das klinische Bild in aller Regel keine ätiologische Differenzierung gestattet, sondern für alle Formen der bakteriellen Meningitis sehr ähnlich ist. Die Differentialdiagnose wird bakteriologisch und nach den chirurgischen, otologischen und internistischen Begleitsymptomen gestellt.

a) Die **hämatogene Meningitis** entsteht bei der Generalisierung einer bakteriellen Infektion (z.B. Meningitis epidemica) oder durch Streuung aus einem chronischen Eiterherd. Die Erreger können oft in der Blutkultur nachgewiesen werden.

b) Die **fortgeleitete Meningitis** geht meist vom Mittelohr, dem Mastoid oder den Nasennebenhöhlen aus. Im Verlaufe einer akuten oder chronischen Otitis media, Mastoiditis oder Nebenhöhlenentzündung dringen die Erreger per continuitatem oder über eine eitrige Thrombophle-

bitis in den Subarachnoidealraum vor (Symptomatik der eitrigen Sinusthrombose s.S. 149).

Ein weiterer Infektionsweg ist bei Schädel- und Schädelbasis*frakturen* gegeben, zumal wenn die Dura eingerissen ist. *Prädilektionsorte* sind die Hinterwand der Stirnhöhle, die die rostrale Begrenzung der vorderen Schädelgrube ist, die Lamina cribriformis des Siebbeins und das Felsenbein. Die Häufigkeit wird zwischen 10 und 30% der frontobasalen Frakturen angegeben. Bei diesen Verletzungen können Pneumokokken, die das Mittelohr und die Nebenhöhlen besiedeln, in den Subarachnoidealraum einwandern. Besonders groß ist die Gefahr einer traumatischen fortgeleiteten Meningitis, wenn nach dem Trauma Liquor aus dem äußeren Gehörgang abgeflossen war oder eine *Rhinoliquorrhoe* besteht. Diese ist daran zu erkennen, daß beim Aufrichten aus dem Liegen und beim Bücken seröse Flüssigkeit aus der Nase läuft. Nach Frakturen des Gesichtsschädels soll man die Patienten speziell danach fragen. Die Unterscheidung vom Nasensekret ist einfach zu treffen: dieses enthält, im Gegensatz zum Liquor, keinen Zucker und gibt also ein negatives Ergebnis bei Reduktionsproben oder Untersuchung mit Teststreifen.

Die Meningitis entsteht oft erst nach Wochen. Sie pflegt zu rezidivieren, sofern die Duradehiszenz nicht plastisch verschlossen wird. Rezidive bringen die Gefahr des Hirnabscesses oder der chronischen Arachnitis mit Verklebungen der Hirnhäute und Hydrocephalus communicans (s.S. 261) mit sich.

Schließlich kann eine fortgeleitete Meningitis auch entstehen, wenn ein chronischer *Hirnabsceß* in die Liquorräume, gewöhnlich in die Ventrikel, durchbricht.

Im Computertomogramm sind vor allem die Komplikationen der Meningitis erkennbar. Bei hydrocephaler Ventrikelerweiterung – besonders früh an der Erweiterung der Temporalhörner erkennbar – liegt meist eine Verklebung der Arachnoidea mit mangelhafter Liquorströmung vor. Im Kindesalter ist aber auch eine Aquäduktstenose (s.S. 170) infolge einer Ependymitis nicht selten. Subdurale Empyeme, erkennbar als oft gekammerte Schicht hyperdenser Flüssigkeit mit kontrastmittelanreichernden Randstrukturen kommen vor allem bei abwehrgeschwächten Kindern vor.

c) Bei **offener Hirnverletzung** gelangen Eitererreger direkt in die Liquorräume und führen sofort oder innerhalb der ersten 2 Wochen zur Hirnhautentzündung. Über traumatischen Hirnabsceß s.S. 315.

Symptomatik

In vielen Fällen beginnt die Meningitis mit einem *Prodromalstadium* von wenigen Stunden oder Tagen: Die Kranken fühlen sich matt und abgeschlagen, frösteln, klagen über Kopfweh und Gliederschmerzen und haben eine leichte Temperaturerhöhung.

Mit dem Ausbruch der vollen meningitischen Symptomatik setzen *heftigste Kopfschmerzen* ein. Rasch entwickelt sich *Nackensteifigkeit,* oft mit Opisthotonus. Bei der Untersuchung sind die Dehnungszeichen nach LASÈGUE , KERNIG und BRUDZINSKI stark positiv. Der Leib der Kranken ist eingezogen. Oft liegen sie in Seitenlage mit gebeugten Armen und Beinen im Bett. Die Haut ist, besonders am Rumpf, so hyperpathisch, daß schon leichte Berührungen sehr starke Schmerzen auslösen. Auch Sinnesreize werden als quälend empfunden. Das *Bewußtsein* ist getrübt, die Patienten sind verwirrt oder delirant. In schweren Fällen vertieft sich die Somnolenz zum Koma.

Gewöhnlich besteht *Conjunctivitis* mit Lichtscheu, häufig auch febriler Herpes labialis. Die *Temperatur* ist auf 39 oder 40° erhöht, das Fieber verläuft septisch oder als Continua. Im Anfangsstadium kommt es oft zum Erbrechen. Die BSG ist stark beschleunigt. Im *Blutbild* findet sich eine erhebliche Leukocytose mit Linksverschiebung.

Fakultativ können fokale oder generalisierte *Anfälle,* Muskelzuckungen, Gliedmaßenparesen oder *Hirnnervenlähmungen* auftreten. Die Eigenreflexe sind anfangs gesteigert, später durch Befall der Wurzeln abgeschwächt oder erloschen. Gelegentlich lassen sich pathologische Reflexe auslösen.

Der *Liquor* steht unter erhöhtem Druck. Er ist trübe bis eitrig und enthält massenhaft segmentkernige Leukocyten (~3000 bis ~20000) und eine starke Eiweißvermehrung in der Grö-ßenordnung von 0,90–2,0 g/l. Der Liquorzucker ist unter ein Drittel des normalen Wertes, d.h. auf rd. 1,2 mmol/l oder weniger abgesunken, da die Bakterien und die polynucleären Zellen Zucker reduzieren. Von entscheidender Bedeutung ist eine Laktaterhöhung, die selbst bei unbehandelten Patienten noch nachweisbar ist, wenn Bakterien- und Zuckerbestimmung versagen. Die Bestimmung ist zuverlässig, einfach, rasch (15–20 min) und preiswert. Fallende Laktatspiegel zeigen Besserung, erneuter Anstieg Rezidive an. Im frischen Ausstrich oder der Kultur lassen sich bei unbehandelten Fällen meist die Erreger nachweisen. Bei hämatogener Meningitis werden sie auch aus der Blutkultur gezüchtet.

Bei jeder Meningitis ist das EEG pathologisch, wenn eine Wachheitsstörung besteht. Lange andauernde EEG-Veränderungen zeigen eine schlechte Prognose quoad sanationem an.

Therapie

Bei jedem Verdacht auf Meningitis, selbst wenn das Punktat nicht eitrig ist, soll *vor Einsetzen der Behandlung* Liquor zur bakteriologischen Untersuchung und Resistenzbestimmung sowie Blut zur Blutkultur entnommen werden. Abweichen von dieser Regel ist nur vertretbar, wenn keine Möglichkeit zur Punktion besteht und die Diagnose rein klinisch gestellt werden muß. Bei eitriger Meningitis leitet man unmittelbar nach der Liquorentnahme eine intravenöse *antibiotische Behandlung* ein, die später, nach der speziellen Empfindlichkeit der Erreger, variiert wird. Uns hat sich folgendes Schema bewährt:

1. *Dauertropfinfusion* mit wenigstens 2500 ml Flüssigkeit in 24 Std,

2. pro 24 Std bis 40 Mega Carbenicillin i.v., 4 × 80 mg Gentamycin i.v. in den ersten 24 Std, danach 120 mg/die sowie als Kurzinfusion 4 × 5 g Ampicillin. Bei Ampicillinallergie Cephalosporin 16 g i.v. Stellt sich bei Meningokokkensepsis ein Waterhouse-Friderichsen-Syndrom ein, ist Infusionsbehandlung mit Streptokinase vital indiziert.

3. in den ersten Tagen lassen wir täglich etwa 20–50 ml Liquor ab, um durch Entfernung des Eiters die Gefahr meningealer Verklebungen zu vermindern und die Liquorproduktion anzuregen.

Das nach der Resistenzbestimmung gewählte Antibioticum wird wenigstens 1 Woche über die Entfieberung hinaus weitergegeben, auf jeden Fall bis zum Absinken der Liquorzellzahl auf etwa 100. Zusätzliche Behandlung s. Tabelle 17.

Tabelle 17. Eitrige Meningitis

Erreger	Infektionsweg	Besondere Symptome	Verlauf	Therapie[a]
Neisseria meningitidis (Meningococcus), gramnegativer intracellulärer Diplococcus (Meningitis epidemica)	hämatogen nach Tröpfcheninfektion und Rhinitis-Pharyngitis, daher Isolierung, solange Erreger im Rachenabstrich	50% der Fälle im Kindesalter. Unter Schüttelfrost maximaler Fieberanstieg, evtl. Krampfanfälle, punktförmige Hautblutungen. BSG++, starke Leukocytose mit Linksverschiebung	unbehandelt → Exitus rechtzeitig behandelt → rasche Besserung	Therapiedauer bis 14 Tage nach Entfieberung
Diplococcus pneumoniae, grampositiv, extracellulär	hämatogen (Pneumonie), fortgeleitet (rhinogen, otogen)	„Haubenmeningitis", daher häufiger Anfälle und Lähmungen. Temperatur nicht maximal erhöht	unsichere Prognose: trotz Behandlung häufig Rezidive, Hirnabscesse	Behandlung 4 Wochen fortführen, operative Revision des Ausgangsherdes
Staphylokokken, grampositiv	hämatogen (Osteomyelitis, Decubitalgeschwüre, Furunkel), fortgeleitet, offene Hirnverletzung			
Haemophilus influenzae, gramnegativ	hämatogen	Im Kindesalter bis zu 3 Jahren		
Streptokokken (haemolyticus, viridans, mucosus)	hämatogen (Erysipel, Otitis, Rhinitis, Angina, Endocarditis)			operative Revision des Ausgangsherdes
Pseudomonas aeruginosa	oft hämatogen (infizierte Decubitalgeschwüre), iatrogen bei Lumbalpunktion	stark gelblich-eitriger Liquor, aber auch sehr geringe Zellzahl möglich	hohe Letalität	

Selten: Salmonella typhi, Brucellen, Escherichia coli (im Kleinkindesalter)

[a] Die Wahl der Antibiotica wird vom Antibiogramm bestimmt.

Schwerkranke Patienten mit Meningitis sind konventionell radiologisch oft nur unbefriedigend untersuchbar. Zur Beurteilung von Kieferhöhlen, Stirnhöhlen und Siebbeinzellen ist die Computertomographie weit besser geeignet. Große Einschmelzungsherde der Mastoide oder eine Pneumatisationshemmung eines Warzenfortsatzes (chronische Mastoiditis) sind auf diese Weise ebenfalls zu erkennen. Bei fortgeleiteter Meningitis (Stirnhöhle, Siebbein, Mastoid, Mittelohr) muß *sofort operativ der Herd ausgeräumt werden*. Nach frontobasalen Verletzungen mit Liquorrhoe ist plastische Deckung des Defektes nötig, auch wenn scheinbar eine Spontanheilung eingetreten ist (Gefahr der aszendierenden Spätinfektion). Siehe auch S. 304.

Verlauf

Setzt eine zweckmäßige Behandlung prompt ein, haben die meisten Fälle von eitriger Meningitis heute eine *gute Prognose*. Nach dem Abklingen der akuten Erscheinungen bleiben allgemeine Beschwerden, wie Konzentrationsschwäche, Reizbarkeit und Schwindel für einige Wochen und Monate bestehen. Der N. acusticus kann bleibende Schäden erleiden. Rezidive oder Ausgang mit schweren Defekten sind oft die Folge unzureichender Dosierung oder zu kurzer Dauer der Therapie. Die begleitende Encephalitis führt dann zu irreparablen Parenchymschädigungen. Durch meningeale Verklebungen am Ausgang des IV. Ventrikels kann ein Hydrocephalus occlusus entstehen. Manchmal bleiben auch abgekapselte Eiterungen im Subarachnoidealraum zurück, aus denen die Erreger ins Gehirn *(Hirnabsceß)* oder in den großen Kreislauf streuen. Über Hydrocephalus communicans s.S. 261.

2. Hirnabsceß

Analog zur eitrigen Meningitis entstehen Hirnabscesse a) hämatogen-metastatisch, b) fortgeleitet und c) durch offene Hirnverletzung.

a) Hämatogene Abscesse

Die hämatogenen Abscesse sind oft multipel. Sie sind bevorzugt an der schlecht vascularisierten Grenze zwischen Rinde und Mark lokalisiert, in der linken Hemisphäre häufiger als in der rechten. Sie kommen aber nicht nur im Großhirn, sondern auch im Kleinhirn vor. In der Mehrzahl der Fälle stammen die Erreger, vorwiegend grampositive Kokken, aus eitrigen *Lungenprozessen,* wie Bronchiektasien oder abscedierender Pneumonie. Prinzipiell ist aber eine Einschwemmung aus jeder Körperregion möglich.

Therapie: Operation nach Vorbehandlung mit Antibiotika.

b) Fortgeleitete Abscesse

Fortgeleitete Abscesse sind in der Regel solitär. Sie gehen meist von eitrigen Entzündungen im Mittelohr, Mastoid oder den Nasennebenhöhlen aus, seltener von einer Eiterung am Kopf, z.B. Osteomyelitis oder Gesichtsfurunkel. Auch nach Schädelbasisfraktur kann sich ein Hirnabsceß einstellen. Der Infektionsweg entspricht den Verhältnissen bei der eitrigen Meningitis. *Rhinogene* Abscesse sind meist im Stirnhirn, *otogene* im Schläfenlappen oder Kleinhirn lokalisiert. Unter Antibiotikaschutz wird der Absceß und sein Ausgangsort radikal operiert, wenn es der Allgemeinzustand erlaubt.

c) Offene Hirnverletzung

Bei offener Hirnverletzung gelangen pyogene Keime mit Knochenteilen oder Geschoßsplittern in die Gehirnsubstanz. Sie führen dann zum *Frühabsceß* oder zur Hirnphlegmone. Auch nach vielen Jahren, selbst nach mehreren Jahrzehnten, ist die Ausbildung eines Spätabscesses möglich. Hirnabscesse in den Hemisphären breiten sich immer in Richtung auf die inneren Liquorräume aus, da die arterielle Versorgung zum Inneren des Gehirns weit schlechter ist als nach außen.

Pathologisch-anatomisch findet man im Frühstadium eine schlecht abgegrenzte, herdförmige Encephalitis. Durch Zusammenfließen kleinerer Eiterherde entsteht ein größerer Absceß. Die lokale Entzündung setzt eine mesenchymale Abwehrreaktion in Gang, bei der eine Kapsel um den Absceß gebildet wird.

Symptomatik und Verlauf sind so wechselhaft, daß man keine festen Regeln angeben kann. In *akuten* Fällen zeigt die rasche Entwicklung von Kopfschmerzen, Nackensteifigkeit, Bewußtseinstrübung und cerebralen Herdsymptomen die schnelle Ausbreitung des Abscesses und des kollateralen Ödems an. *Chronische* Abscesse führen oft zunächst zu Anfällen und anderen Herdsymptomen (Hemiparese, Hemianopsie), bevor die Zeichen des Hirndrucks zu erkennen sind. Nur die Hälfte der Patienten hat eine Stauungspapille. *Allgemeine Entzündungssymptome:* Fieber, Leukocytose, Beschleunigung der BSG können fehlen. Solange der Absceß nicht in die Ventrikel einbricht, zeigt der *Liquor* höchstens eine leichte Eiweißvermehrung und geringe Pleocytose.

Die *Verdachtsdiagnose* muß also aus der klinischen Beobachtung gestellt werden. Dabei achtet man vor allem auf eine zunehmende psychische Verlangsamung oder affektive Abstumpfung und – entsprechend den bevorzugten Lokalisationen im Stirnlappen, Schläfenlappen oder Kleinhirn – auf Gesichtsfeldeinschränkung, einseitige Abschwächung der BHR oder einseitige Störung der Bewegungskoordination (Zeigeversuch, Diadochokinese).

Das *Elektroencephalogramm,* das man beim Verdacht auf Absceß wiederholt ableitet, wird stets einen Herd sehr langsamer Wellen (Subdeltawellen) und auch eine Allgemeinveränderung zeigen. Die *Carotisangiographie* zeigt einen raumfordernden Prozeß, unter dem Bild eines gefäßfreien Raumes, bei Hirndruck eine Durchblutungsverlangsamung. Die angiographische Darstellung der Absceßkapsel wird nur selten bei Spätabscessen möglich sein. Im *Hirnszintigramm* stellen sich Abscesse sehr gut dar.

CCT: Der Hirnabszeß ist, im Zusammenhang mit dem klinischen Bild, mit keiner anderen technischen Methode so exakt zu erkennen wie mit der Computertomographie. Im Nativ-Scan stellt sich der Absceß als unscharf begrenzte Zone stark verminderter Dichte mit den zusätzlichen Zeichen der Massenverlagerung dar. Im Gegensatz zur Hirnphlegmone kommt es beim abgegrenzten Hirnabsceß nach Kontrastmittelgabe regelmäßig zu einer ringförmigen Anhebung der Dichte am Rande der Nekrosezone. Bei klinischem Verdacht kann es nötig sein, durch wiederholte computertomographische Untersuchungen den Übergang einer Hirnphlegmone in einen abgekapselten Absceß nachzuweisen. Hirnabscesse zeigen nach Kontrastmittelgabe regelmäßig die erwähnte Ringstruktur. So typisch diese für einen Absceß ist, so wenig beweisend ist sie aber für diese Diagnose ohne Kenntnis des klinischen Befundes, da solche Ringstrukturen beispielsweise auch bei Gliomen und Metastasen, selbst bei Gefäßinsulten gefunden werden.

Die Beachtung der Lagebeziehungen des Abscesses zu Siebbeinzellen, Stirnhöhlen oder Felsenbein und dort vorhandene pathologische Veränderungen können einen wichtigen Hinweis auf den Ausgangsherd des Abscesses geben (s. chirurgische Therapie).

Die *Komplikationen* des Hirnabscesses sind: eitrige Durchwanderungsmeningitis, Durchbruch in die Ventrikel mit Pyocephalus internus und akuter generalisierter Meningitis, Hirnschwellung mit Einklemmung.

Therapie: Liegt ein frischer hämatogener Absceß mit eitriger Meningitis und noch ohne Kapselbildung vor, muß zunächst nach den angegebenen Regeln konservativ behandelt werden. Unter Umständen sind wiederholte Angiographien zur genauen Lokalisierung des Abscesses notwendig. Ist der Absceß abgekapselt, kommt nur chirurgische Behandlung in Frage, da Antibiotica nicht durch die Kapsel an den Eiterherd gelangen können. Viele Neurochirurgen operieren zweizeitig: Sie punktieren zunächst durch ein Bohrloch den Absceß an und instillieren ein Antibiotikum, z.B. eine Kombination von Neomycin und Bacitracin, bis der Inhalt des Abscesses keimfrei ist. Erst dann wird die Kapsel extirpiert. Die allgemeine antibiotische Behandlung muß lange Zeit fortgesetzt werden. Otogene oder rhinogene Abscesse, sowie frühe Abscesse nach offener Hirnverletzung, werden *sofort* operiert.

Die *Letalität* konnte bei chronischen Abscessen auf etwa 10% gesenkt werden. Auch nach erfolgreicher Behandlung bleiben oft neurologische Restsymptome zurück.

3. Lymphocytäre Meningitis

Unter diesem Oberbegriff werden eine große Zahl von ätiologisch heterogenen Krankheiten zusammengefaßt. Sie verlaufen entweder akut und gutartig oder chronisch mit ungünstiger Prognose.

a) Akute lymphocytäre Meningitis

Die ätiologische Diagnose ist schwierig, weil die Krankheitsbilder nicht für bestimmte Ursachen charakteristisch sind: Verschiedene Erreger können eine ganz ähnliche neurologische Symptomatik hervorrufen, andererseits kann derselbe Erreger zu einem breiten Spektrum von Krankheitsverläufen führen, die bald dem Bild einer Meningitis, bald dem einer Encephalitis oder Meningomyelitis entsprechen. Dies wird

Tabelle 18. Krankheitsbilder bei Virusinfektionen des Nervensystems

Lymphocytäre Meningitis:	ECHO, Coxsackie, Zentraleuropäische Encephalitis (CEE), Mumps, infektiöse Mononucleose, lymphocytäre Choriomeningitis (LCM), Zoster, Herpes simplex, Polio
Spinale Lähmungen:	ECHO, Coxsackie, Polio, CEE, Zoster
Isolierte Facialisparese:	CEE, ECHO, Coxsackie, Zoster, Polio, Mumps
Meningo-Encephalitis:	CEE, Mumps, LCM, ECHO, infektiöse Mononucleose, Zoster
Schwere Encephalitis:	CEE, LCM, Herpes simplex

für die wichtigsten Formen dieser Gruppe, die Viruskrankheiten, durch Tabelle 18 (nach GRINSCHGL) erläutert. Die Virusmeningitis ist wesentlich häufiger als die eitrige Meningitis.

Die *spezielle Diagnose* hängt ganz von eingehenden serologischen Untersuchungen ab, wenn auch allgemeine klinische Symptome gewisse Anhaltspunkte geben können. Wir werden deshalb auch hier Symptomatik und Verlauf zusammenfassend beschreiben. Die wichtigsten Fakten für die *Differentialdiagnose* sind in Tabelle 18 und 19 zusammengestellt, die anschließend kurz erläutert werden.

Symptomatik

Das *meningitische Krankheitsbild* setzt mit oder ohne Prodromalerscheinungen ein. Kopfschmerzen, Nackensteifigkeit, Nervendehnungszeichen, Conjunctivitis mit Lichtscheu und Hyperpathie des Rumpfes sind gewöhnlich schwächer ausgeprägt als bei eitriger Meningitis. Das Bewußtsein kann getrübt sein, ist aber oft voll erhalten. Anfälle und cerebrale oder spinale Herdsymptome sind nicht selten, da die Entzündung häufig auf Gehirn oder Rückenmark übergreift. Die encephalitische Beteiligung ist oft an EEG-Veränderungen zu erkennen (Allgemeinveränderung *und* Herdbefunde). Die Prognose korreliert nicht mit der Schwere der EEG-Veränderungen, sondern mit deren Dauer im Krankheitsverlauf.

Die *Temperatur* ist erhöht, erreicht aber nicht die maximale Fieberhöhe wie bei eitriger Meningitis. Der für Viruskrankheiten sonst typische zweigipflige Temperaturanstieg ist häufig nicht zu erkennen. Die BSG ist normal oder nur mäßig beschleunigt. Das Blutbild ist normal oder zeigt Leukopenie und relative Lymphocytose.

Der *Liquor* ist klar, höchstens leicht getrübt, nie eitrig. Die Pleocytose bewegt sich zwischen Werten um 20–30 und mehreren Tausend Zellen. Es gibt sichere Virusmeningitiden mit Werten über 3000 Zellen, im allgemeinen liegt aber die obere Grenze bei 1500. In den ersten Tagen überwiegen polynucleäre Zellen, später Lymphocyten. Das Eiweiß ist häufig normal, seltener auf Werte bis zu 0,7–1,0 g/l vermehrt. Zucker und Chloridspiegel im Liquor sind nicht erniedrigt. Oft bestehen große Diskrepanzen zwischen der Schwere der klinischen Symptome und dem Liquorbefund.

Verlauf

Das schwere Krankheitsstadium dauert nur einige Tage, dann klingen die akuten Symptome rasch wieder ab. Danach können noch für einige Wochen leichtere Kopfschmerzen und allgemeine Leistungsschwäche bestehen bleiben. Die *Liquorpleocytose* normalisiert sich gewöhnlich in wenigen Tagen, manchmal ist eine geringe Zellvermehrung aber noch für mehrere Wochen nachweisbar. Die Eiweißwerte kehren in der Regel im Laufe einer Woche zur Norm zurück. Die *Prognose* der unkomplizierten Verläufe ist gut. Einzelheiten ergeben sich aus Tabelle 18 u. 19.

Ursachen

1. Nicht primär neurotrope Viren befallen fakultativ im Generalisationsstadium die Meningen: im Spätsommer und Herbst besonders Echo- und Coxsackie-Viren, ferner sehr häufig (in etwa 30–50% der Krankheitsfälle) das Mumps-Virus, seltener die Viren von Varicellen und Masern, der Erreger der infektiösen Mononucleose und einige Adeno-Viren.

2. Primär neurotrope Viren können außer zu den bekannten, charakteristischen Krankheitsbildern, die weiter unten beschrieben sind, auch nur zu einer akuten oder subakuten lymphocytären Meningitis führen: Polio-, Zoster-, Arbo-Viren und das sehr seltene Virus der lymphocytären Choriomeningitis.

Tabelle 19. Akute lymphocytäre Meningitis

Erreger	Besondere klinische Symptome	Labor-Diagnose
Echo-Viren	Leibschmerzen, Durchfall, Conjunctivitis, Exanthem, *auch:* gutartige Meningoencephalitis, gutartige, polioähnliche Lähmungen	Isolierung aus Rachen, Stuhl und Liquor. NT[a], jedoch Auswahl der Typen schwierig zu treffen
Coxsackie A	fieberhafte *Herpangina* = Bläschen auf Tonsillen, vorderen Gaumenbögen, weichem Gaumen, Uvula, Zunge, mit Schluckstörungen. Appetitlosigkeit, *auch:* gutartige polioähnliche Lähmungen, Kopfschmerzen, Leibschmerzen, Erbrechen	Isolierung aus Rachenspülflüssigkeit in den ersten Tagen, aus Stuhl in den ersten Wochen. Frühzeitig NT. Antikörper steigen schon in der 2. Woche an
Coxsackie B (Bornholmsche Krankheit)	Fieber, Muskelschmerzen, *Pleurodynie* = attackenweiser, thorakaler Muskelschmerz beim Atmen, Husten, Lachen, Pressen	
Myxovirus parotidis	Befall anderer Organe: Parotitis (kann asymptomatisch sein), Oophoritis, Orchitis, Pankreatitis (Amylasebestimmung!), *auch:* Meningo-Encephalitis. Pleocytose im Liquor kann wochenlang andauern. Später häufig Verhaltensstörungen und EEG-Veränderungen	KBR* im Serum bleibt jahrelang hoch
Epstein-Barr-Virus (Infektiöse Mononucleose)	Fieber, Lymphknoten- und Milzschwellung, Gliederschmerzen, Angina, flüchtige Exantheme. Blutbild: starke Vermehrung monocytoider Zellen, *auch:* Encephalitis und Guillain-Barré-Syndrom	Paul-Bunnelsche Agglutinationsreaktion
Polio	s.S. 273	Isolierung aus Faeces bis 3. Monat. KBR, NT im Serum sofort und nach 3–4 Wochen
Zoster	s.S. 274	
Arboviren	Zeckenbiß meist Juni-August. Zweiphasiger Verlauf, lokal Erythema migrans mit heftigen Schmerzen, später Meningoradiculitis oder Meningo-Myelo-Encephalitis (FSME, Frühsommer-Meningo-Encephalitis, die sich langsam von Osteuropa nach Westen ausbreitet)	KBR, NT im Serum sofort und erneut nach 3 Wochen. Antikörper steigen in der 1. Woche an
Lymphocytäre Choriomeningitis (sehr selten)	stets sporadisch, durch Hausmäuse übertragen. Langes Prodromalstadium: Müdigkeit, Muskel-, Kreuz-, Halsschmerzen, lange Rekonvaleszenz, *auch: schwere* Meningo-Encephalitis mit Bewußtseinstrübung und Myoklonien	Isolierung im Liquor und Blut. KBR im Serum: Anstieg 3.–4. Woche. NT im Serum: Titeranstieg 7.–8. Woche
Herpes simplex (selten)	*auch:* schwere nekrotisierende Einschlußkörper-Encephalomyelitis, oft tödlich. Verhaltensstörungen, Halbseitenzeichen, Delir, Koma. EEG: Temporaler Herd mit periodischen Komplexen. CT: Temporale Zone pathologischer Dichte, nicht an Gefäßregion gebunden, ohne Kontrastmittelaufnahme (4. bis 5. Tag), später Ausdehnung auf das gesamte limbische System. Angiographie: Temporale, nicht vascularisierte raumfordernde Läsion (DD Schläfenlappentumor).	Isolierung aus Rachen, Speichel, Stuhl (2–3 Wochen). NT, KBR ab 4. Tag, Titeranstieg bis 2.–3. Woche. Direkter Virusnachweis im Liquor (selten), Hämagglutinationshemmtest, KBR. Enzym-Immun-Reaktion

Tabelle 19 (Fortsetzung)

Erreger	Besondere klinische Symptome	Labor-Diagnose
Adenoviren	Fieber, Pharyngitis, Rhinitis, Conjunctivitis, Keratoconjunctivitis epidemica, Lymph-knotenschwellung, Exantheme, atypische Pneumonie	KBR und NT im Serum
Sympathische Meningitis s.u.		
Leptospiren	schubweiser Fieberverlauf, BSG stark beschleunigt, hohe Leukocytose, Ikterus (auch anikterisch), nephritischer Harnbefund mit Rest-N-Anstieg, Conjunctivitis, Exanthem der Mundschleimhaut, *auch:* Meningo-Encephalitis und Myelitis	KBR, Agglutinations-Lysis-Reaktion

[a] NT = Neutralisationstest, KBR = Komplementbindungsreaktion. Ob im Einzelfall außer der KBR auch der NT durchgeführt wird, hängt von den Gegebenheiten des Laboratoriums ab.

Über die *serologische Diagnose* s. Tabelle 19. Die Identifizierung des Virus durch KBR und Neutralisationstest setzt die Feststellung eines Titeranstiegs beim Vergleich von zwei Werten voraus. Die erste Untersuchung soll sofort nach der Erkrankung erfolgen.

3. Nach Punktionen, Encephalographie und operativen Eingriffen am ZNS findet man gewöhnlich für 1–3 Wochen eine leichte *Reizpleocytose* ohne besondere Beschwerden. In manchen Fällen kommt es darüber hinaus zu einer akuten abakteriellen lymphocytären Meningitis mit stärkerer Pleocytose bis zu einigen 1 000 Zellen und leicht erhöhten Eiweißwerten. Diese **Reiz- oder Fremdkörpermeningitis** führt auch zu Nackensteife, Krankheitsgefühl und leichter Temperaturerhöhung. Die *Diagnose* ergibt sich aus dem zeitlichen Zusammenhang. Die Reaktion klingt in 2–3 Wochen wieder ab.

4. Bei entzündlichen Prozessen in unmittelbarer Nachbarschaft der Liquorräume tritt eine abakterielle Hirnhautreizung auf, die man als **sympathische Meningitis** bezeichnet. Sie kann akut oder schleichend einsetzen. Die Pleocytose (Polynucleäre und Lymphocyten) beträgt höchstens einige 100 Zellen, das Eiweiß ist normal. Erreger lassen sich im Liquor nicht nachweisen. Die meningitischen Zeichen sind nur gering ausgeprägt. Der *Verdacht* auf sympathische Meningitis ist immer dann gegeben, wenn BSG, Blutbild und übrige Laborwerte einen akuten oder chronischen entzündlichen Prozeß anzeigen, oder wenn Beschwerden und Liquorveränderungen nicht rasch wieder abklingen. Man wird dann

besonders die Ohren, Nebenhöhlen und die Schädelbasis untersuchen. Differentialdiagnostisch muß auch ein Hirnabsceß ausgeschlossen werden.

5. Die akute lymphocytäre Meningitis gehört auch zu den Manifestationen der verschiedenen **Leptospirosen.** Die Krankheiten treten besonders im Sommer und Herbst auf. Die Verdachtsdiagnose liegt nahe, wenn eine nicht eitrige Meningitis unter Fieber und Leukocytose mit starker Beschleunigung der BSG und weiteren internistischen Symptomen auftritt, die in Tabelle 16 angegeben sind.

Therapie

Bei den Viruskrankheiten ist eine spezielle Behandlung nicht möglich. Die Patienten halten Bettruhe ein und erhalten bei Bedarf Analgetica und Phenylbutazon. Liegen encephalitische oder myelitische Symptome vor, kann man Glucocorticoide geben (z.B. Decortilen, rd. 100 mg per os oder Soludecortin i.v. 50–100 mg/die). Für die übrigen Formen richtet sich die Behandlung nach der Grundkrankheit.

b) Chronische lymphocytäre Meningitis

Beschwerden und Symptomatik entwickeln sich schleichend. Die Patienten klagen über Kopfschmerzen, Konzentrationsschwäche und allgemeine Leistungsminderung. Regelmäßig treten *Hirnnervenlähmungen* oder *encephalitische* und *myelitische Symptome* auf. Unter diesen sind extrapyramidale Bewegungsstörungen, Ataxie,

Tabelle 20. Chronische lymphocytäre Meningitis

Krankheit und Erreger	Besondere klinische Symptome	Labor-Diagnose	CCT
Chronische lymphocytäre Meningitis unbekannter Ätiologie, s.S. 259 ff.			
Boecksche Sarkoidose	Hirnnervenlähmungen, auch Opticussymptome, Hydrocephalus, Hirnstamm-Symptome, Diabetes insipidus. Mit und ohne Lungenherde, Milzvergrößerung, Sarkoid der Haut, Uveitis, Chorioretinitis, conjunctivale Knötchen	Cutaner Tine-Test negativ, Mantoux-Reaktion bis 1:100 negativ. Röntgenaufnahmen der Lungen und Hände (und Füße), Lymphknotenbiopsie, u.U. nach Mediastinoskopie	Bei Boeckscher Sarkoidose unregelmäßig begrenzte, ins Hirn infiltrierende, Kontrastmittel aufnehmende Granulome meist in der Nähe der Liquorräume
Tbc-Meningitis (Mycobacterium tuberculosis)	s.S. 259	Bakteriennachweis im Liquor: mikroskopisch, durch Kultur oder Tierversuch, Liquorzucker und -chloride erniedrigt	Bei Tbc-Meningitis sind Tuberkulome selten, Erscheinungsform eines Hirnabscesses
Toxoplasmose (Toxoplasma gondii)	s.S. 267	Sabin-Feldmann-Test ab 1:1024, gleichzeitig KBR +1:10 oder höher, selten Parasitennachweis im Liquor	Bei Toxoplasmose: Im Kindesalter große hypodense Erweichungsherde möglich. Im höheren Lebensalter bei Zustand nach Toxoplasmose multiple, kleinfleckige Verkalkungen
Pilzmeningitiden (Cryptococcus neoformans, Coccidioides immitis, Actinomyces u.a.)	Meist granulomatöse basale Meningitis mit Hirnnervenlähmungen, selten Konvexitätsmeningitis mit Anfällen. Paresen oder anderen Herdsymptomen. Rezidivierender Verlauf, häufig Fieber. Liquor: entzündlich *mit erniedrigtem Zucker.* Auch Haut- und Lungenmanifestationen	Pilznachweis im Liquor: mikroskopisch oder durch Kultur, Nachweis von Alkohol im Liquor, KBR +, Hauttests	Bei Pilzmeningitiden: Pilzabscesse sind oft multipel. Sie liegen im Marklager, nehmen Kontrastmittel auf und haben ein großes perifocales Ödem
Cysticerkose (Cysticercus cellulosae, Finne von Taenia solium)	Vorwiegend bei Erwachsenen, 5–20 Jahre nach Aufnahme der Tänieneier. *Lokalisation:* basale Meningitis, IV. Ventrikel, Großhirn. *Symptome:* Hirnnervenlähmungen, psychische Veränderungen (Demenz, Korsakow, delirante, depressive Zustände), epileptische Anfälle, Hirnstammsymptome, Hirndruckkrisen, Hydrocephalus, evtl. Stauungspapille. Multiple Verkalkungen im Röntgenbild. Wechselhafter, oft jahrzehntelanger Verlauf	Entzündlicher Liquorbefund mit eosinophilen Zellen, Zucker erniedrigt, KBR mit C. cellulosae-Antigen im Blut und Liquor	Bei Cysticercose: Im akuten Zustand hypodense, rindennahe gelegene kleine Herde mit unterschiedlicher Kontrastmittelaufnahme. Im chronischen Zustand meist multiple, rindennahe, kleine Verkalkungsherde

Blickparesen, Paraparesen der Beine mit querschnittsförmiger Gefühlsstörung und Blasenstörungen zu nennen. Seltener kommen Anfälle und Mono- oder Hemiparesen vor. Diese Symptome beruhen teils darauf, daß der entzündliche Prozeß auf das Nervenparenchym übergreift, teils auf sekundären Gewebsschäden durch endarteriitische Veränderungen. *Nackensteife* und Nervendehnungszeichen sind *nur angedeutet* oder fehlen.

Das EEG zeigt häufig eine Allgemeinveränderung mit Herdbefunden. Der *Liquor* enthält eine lymphocytäre Pleocytose von einigen 100, seltener 400 Zellen. Das Eiweiß ist oft auf 0,7–1,0 g/l vermehrt. Der Liquorzucker ist bei vielen Formen vermindert. Dies beruht teils auf Veränderungen der Blut-Liquorschranke, teils auf der Gegenwart von Mikroorganismen, auch ist der Zuckerabfall proportional der Zellzahl im Liquor, besonders zur Zahl der polynucleären Zellen. *Niedriger Liquorzucker* findet sich bei bakterieller, bei Pilzmeningitis, bei Sarkoidose des ZNS und bei Meningitis carcinomatosa und leucaemica. Der Befund ist also für keine Krankheit, nicht einmal für eine Krankheitsgruppe charakteristisch. Die Temperatur ist normal oder nur wenig erhöht. Die übrigen internistischen Befunde werden von der Grundkrankheit bestimmt (s. Tabelle 20). Oft sind sie unauffällig.

Der *Verlauf* ist chronisch fortschreitend mit wiederholten Exacerbationen. Nach Absetzen der Therapie (s. unten) kommt es häufig zu Rezidiven. Oft bildet sich im Laufe der Krankheit ein Hydrocephalus aus. Man muß mit Defektheilungen rechnen, letale Verläufe sind nicht selten.

Ursachen

1. Viele Fälle bleiben auch bei eingehender klinischer, bakteriologisch-serologischer und selbst pathologisch-anatomischer Untersuchung *unaufgeklärt*. Bei dieser „chronischen lymphocytären Meningitis unbekannter Ätiologie" wird man über längere Zeit mit Corticoiden behandeln. Dabei kommt es häufig zu einer Besserung, die aber nicht immer von Dauer ist.

2. Die **Boecksche Sarkoidose** führt in manchen Fällen zu einer basalen Meningoencephalitis. Die Granulome, die immer um Blutgefäße angeordnet sind, finden sich in den basalen Meningen und im Höhlengrau des III. Ventrikels. Entsprechend sind die führenden Symptome: Hirn-

nervenlähmungen, Opticusausfälle und Hydrocephalus. Gelegentlich kommt es zum *Diabetes insipidus*. Corticale Lokalisation mit Anfällen und Paresen ist äußerst selten. Die Krankheit *verläuft* meist chronisch mit Remissionen. Die *Diagnose* ist nicht schwierig, wenn gleichzeitig die typischen Manifestationen in Lungen, Milz, Haut, Augen und Knochen vorliegen. Es gibt aber auch eine isolierte Meningoencephalitis beim Morbus Boeck, die schwer zu diagnostizieren ist. Das gilt auch für die seltene, vorwiegend sensible Polyneuropathie. Die Diagnose kann durch Lymphknotenbiopsie, u.U. nach Mediastinoskopie, erhärtet werden. Zur *Behandlung* gibt man Corticoide und INH für wenigstens 6 Monate.

3. Die chronische Meningoencephalitis und Meningomyelitis bei **Mykosen** und bei **Cysticerkenbefall** wird meist verkannt, weil man zu wenig an diese ätiologischen Möglichkeiten denkt. Symptomatik und Diagnose s. Tabelle 20. Nachweis von Alkohol im Liquor trotz vorangegangener Alkoholabstinenz spricht für Pilzinfektion, da die Alkoholdehydrogenase der Pilze den Liquorzucker zu Alkohol umwandelt. Mykotische Meningitis wird intravenös mit dem (sehr toxischen) Amphotericin B behandelt.

4. Die Differentialdiagnose ist stets auch gegen **Carcinomatose, Sarkomatose** und **Leukämie** der Meningen zu stellen.

5. Die **tuberkulöse Meningitis** und die Meningoencephalomyelitis bei **Toxoplasmose** werden gesondert besprochen. Sie sollen bei chronischer, nicht eitriger Meningitis stets mit in die differentialdiagnostischen Überlegungen einbezogen werden.

4. Meningitis tuberculosa

Die tuberkulöse Meningitis ist heute selten geworden. Sie wird im allgemeinen deshalb nicht oder zu spät diagnostiziert. Die Krankheit tritt bei Kindern *und* Erwachsenen auf. Die Meningen werden stets sekundär von einer Organtuberkulose aus hämatogen befallen. Besonders bei Kindern ist die Meningitis oft Teilsymptom einer Miliartuberkulose, bei Erwachsenen gelingt es häufig nicht, den Primärherd zu finden. Die Diagnose darf deshalb nicht von einem positiven Lungenbefund abhängig gemacht werden.

Pathologisch-anatomisch findet man die schwersten Veränderungen an den *Meningen der Hirnbasis* und des *Rückenmarks.* Diese sind von einem grauen, gelatinösen Exsudat bedeckt, das vor allem die basalen Zisternen ausfüllt und die Hirnnerven und Rückenmarkswurzeln umgibt. Es enthält nur wenig spezifisches Granulationsgewebe. Die Arterien zeigen eine *Panarteriitis* oder sekundäre Intimaproliferation, ähnlich der Heubnerschen Endarteriitis. Die Gefäßveränderungen können zu ischämischen Nekrosen im Hirnstamm und Rückenmark führen. Dagegen findet sich im Hirn- und Rückenmarksparenchym selbst nur selten tuberkulöses Granulationsgewebe. *Isolierte Tuberkulome,* die sich als raumfordernder Prozeß im Kleinhirn oder in der Brücke entwickeln, gehören zu den *Raritäten.* Die Meningen der Konvexität sind nur diffus grau getrübt.

Symptomatik

Die Krankheit setzt meist, aber nicht immer, mit einem tage- bis wochenlangen *Prodromalstadium* ein. Kinder werden durch Unlust, Verstimmbarkeit und Appetitlosigkeit auffällig, Erwachsene klagen mehr über Kopfschmerzen und allgemeine Leistungsminderung.

Die *meningitischen Symptome* setzen meist schleichend, bei klarem Bewußtsein, unter langsamem Temperaturanstieg ein, selten akut, unter Bewußtseinstrübung und hohem Fieber. Entsprechend der Lokalisation des Prozesses sind *Hirnnervenlähmungen* und spinale Wurzelsymptome besonders charakteristisch. Am häufigsten ist der äußere und innere Oculomotorius betroffen, es kommen aber auch Lähmungen der anderen Augenmuskeln, Facialisparesen und in schweren, fortgeschrittenen Fällen Lähmungen der caudalen Hirnnerven vor. Durch arachnitische Verklebungen in der Chiasmagegend kann sich eine *Stauungspapille* mit sekundärer Atrophie, aber auch eine primäre *Opticusatrophie* entwickeln. Anfälle und Hemiplegie sind seltener. Durch Befall der Wurzeln erlöschen häufig die *Eigenreflexe.* In 20% der Fälle sollen sich an der Peripherie des Fundus Chorioidealtuberkel finden. Das EEG ist häufig allgemein und herdförmig verändert.

Laboratoriumsbefunde

Der *Liquor* ist in der Regel klar und steht unter erhöhtem Druck. Er enthält eine leichte bis mittlere, anfangs segmentkernige, später lymphocytäre Pleocytose in der Größenordnung von 100 bis 200 Zellen (Streuung zwischen ~ 20 und ~ 300). Das Gesamteiweiß ist manchmal nur gering, in der Regel auf 0,7–1,2 g/l vermehrt. Das Auftreten des sog. *Spinnwebgerinnsels,* eines Eiweißniederschlages nach längerem Stehen des Liquors, ist keinesfalls beweisend für die Diagnose, da es auch bei anderen Meningitiden vorkommt. Es hat aber für die mikroskopische Untersuchung Bedeutung, weil in ihm der Bakteriennachweis leichter gelingt.

Der *mikroskopische Erregernachweis* aus dem Liquorsediment erfordert wegen der meist nur geringen Anzahl der Bakterien eine sehr gründliche Durchmusterung. Aber auch dabei gelingt er manchmal nicht. Man soll deshalb stets *vor Einsetzen* der Behandlung auch einen Kultur- und Tierversuch ansetzen. Da dessen Ergebnis aber erst nach mehreren Wochen feststeht, muß die *Diagnose* nicht selten *ohne Erregernachweis* gestellt werden. Ein wichtiges, wenn auch nicht pathognomonisches Zeichen ist die *Verminderung des Liquorzuckers* bei gleichzeitigem Anstieg des Laktats. Verwertbar ist nur ein Zuckerspiegel unter 30 mg-% bei normalem Blutzucker.

Das *Blutbild* ist meist nur wenig entzündlich verändert, die BSG mäßig beschleunigt.

Verlauf

Unbehandelt nimmt die Krankheit einen fatalen Verlauf: Durch *Verklebung* der Foramina Luschkae und Magendii entwickelt sich ein Hydrocephalus occlusus mit Hirnatrophie und Gefahr der Einklemmung, durch Granulationsgewebe und Verklebungen in den spinalen Häuten wird das Rückenmark komprimiert. Die *Behinderung der Liquorpassage* zeigt sich oft schon durch einen starken Anstieg der Eiweißwerte an, bevor klinisch die Zeichen des Hirndrucks oder der Querschnittslähmung erkennbar sind.

Lange andauernde EEG-Veränderungen lassen eine Defektheilung befürchten.

Therapie

In der Behandlung werden oft zwei schwerwiegende Fehler gemacht: 1. Die antibiotische Behandlung wird begonnen, bevor Liquor zur bakteriologischen Untersuchung mit Kultur- und Tierversuch entnommen ist. Schon nach *einer* Gabe von Medikamenten sinken aber die Aussichten ganz erheblich, später jemals Erreger nachzuweisen. 2. Häufig werden die Medikamente auch zu niedrig dosiert und zu kurze Zeit gegeben. Ist nach dem klinischen und Liquorbefund eine tuberkulöse Meningitis anzunehmen, führen wir eine Behandlung nach dem *folgenden Schema* durch:

1. *Isoniazid* (Neoteben, Gluronazide) 5–10 mg/kg pro die i.v. oder p.o. einmal/Tag für 4 Wochen, danach halbe Dosis. Cave: An den Beinen beginnende, vorwiegend sensible Polyneuropathie und exogene Psychose, vor allem vom amentiellen Typ. Ursache: Pyridoxinmangel, daher B_6-Präparat geben.

2. *Rifampicin* (Rifa) 10 mg/kg pro die als Einzeldosis per os oder Myambutol 25 mg/kg pro die i.v. oder p.o. morgens als Einzeldosis. Cave Opticusneuritis.

3. *Streptomycin* (Streptotenat) 1 g i.m. pro die bis Gesamtdosis von 30 g (Cave toxische Wirkung auf N. VIII). Anschließend Kombination von Neoteben, Myambutol oder Rifampicin 10 mg/kg pro die als Einzeldosis für 12 Monate, danach Zweierkombination für weitere 12 Monate.

4. Man kann auch *Prednison* und *Prednisolon*, 1–2 mg/kg per os, verteilt auf 4 Einzelgaben etwa 1 Monat geben, in der letzten Woche langsam ausschleichend.

In Ausnahmefällen muß man sich beim Hydrocephalus occlusus zur druckentlastenden Drainage entschließen (s.S. 428).

Die Tbc-Meningitis muß insgesamt 1 Jahr lang behandelt werden.

Differentialdiagnose

1. Die chronische lymphocytäre Meningo-Encephalitis beim *Morbus Boeck* kann eine ähnliche klinische und Liquorsymptomatik machen. Hier ist aber die Tuberkulinreaktion fast stets negativ.

2. Schwierig ist die Abgrenzung von den seltenen *Pilzinfektionen der Meningen,* da auch bei diesen der Zucker reduziert ist. Hinweis auf Alkohol im Liquor s.S. 258. Die Differentialdiagnose wird nach den Laboruntersuchungen (s. Tabelle 20) und oft nur ex juvantibus entschieden, da die tuberkulostatische Behandlung hier ohne Erfolg bleibt.

3. Die Carcinose der Meningen tritt als fieberfreie „Meningitis" mit Zell- und starker Eiweißvermehrung sowie niedrigem Liquorzucker auf. Im Gegensatz zur Meningitis ist der Chloridwert im Liquor normal. Klinisch werden die Hirnnerven III, IV, V, VII und VIII befallen. Die Carcinose entsteht auf dem Lymphweg, aber auch hämatogen und per continuitatem. Sie geht am häufigsten von Neoplasmen des Magens, der

Lunge oder der Mamma aus. Tumorzellnachweis durch Zellfangverfahren.

4. Behçetsche Krankheit s.S. 284.

5. Hydrocephalus communicans oder occultus

Eine wichtige Komplikation nach und bei Meningitis bzw. Meningoencephalitis – ebenso wie Tage, Wochen oder Monate nach traumatischer oder nicht traumatischer Subarachnoidealblutung – ist der *Hydrocephalus communicans* (occultus). Dieser Krankheitsprozeß wird hier besprochen, obwohl seine Häufigkeit noch nicht genau bekannt ist, weil die Diagnose verhältnismäßig leicht gestellt werden kann und die operative Behandlung den Patienten gewöhnlich sehr rasche und eindrucksvolle Besserung bringt.

Symptomatik und Verlauf

Die ersten Symptome sind psychoorganische Veränderungen: Nachlassen von Merkfähigkeit und Konzentration und allgemeine psychomotorische Verlangsamung. Kopfschmerzen sind nicht häufig. Dann wird der Gang kleinschrittig, unsicher, und die Füße „kleben am Boden fest". Oft versteift sich der ganze Körper, wenn man den Patienten auf die Füße stellen will. Frühzeitig entsteht Blaseninkontinenz durch Läsion des corticalen Blasenzentrums auf dem Niveau des Parietallappens neben dem Interhemisphärenspalt (s.S. 105). Der Zustand geht schließlich in das Syndrom des akinetischen Mutismus über, das dem apallischen Syndrom sehr ähnlich ist.

Neuropsychologische Symptome (Aphasie, Apraxie) gehören nicht zum Syndrom. Stauungspapille entwickelt sich meist nicht, ebensowenig Augenmuskellähmungen.

Zusatzuntersuchungen

Die *Röntgenaufnahmen* des Schädels zeigen normale Verhältnisse. Das *EEG* kann über den vorderen Hirnabschnitten verlangsamt und abnorm rhythmisiert sein. Im *CCT* besteht dann ein Verdacht auf Hydrocephalus communicans, wenn ein Tumor der hinteren Schädelgrube ausgeschlossen ist und wenn das gesamte Ventrikelsystem erweitert ist, besonders in den Temporalhörnern, während eine Hirnrindenatrophie fehlt.

Bei Verdacht auf Hydrocephalus communicans wird eine *Szintigraphie der Liquorräume* mit radioaktiv markierten Isotopen vorgenommen (s.S. 52). Dabei verteilt sich die radioaktive Substanz nur ganz spärlich in den basalen Zisternen oder bis auf das Niveau der Inselzisternen, erreicht aber nicht die hoch parasagittal liegenden Pacchionischen Granulationen. Dagegen kommt es zu einem Eindringen der radioaktiv markierten Substanz in das Ventrikelsystem, woraus man auf eine Umkehrung des normalen Liquorflusses aus den Ventrikeln heraus schließen kann. Die Kontamination des Ventrikelliquors bleibt oft über 72 Std bestehen. Beim Hydrocephalus e vacuo tritt dagegen keine Ventrikelfüllung ein, weil der Liquorfluß von innen nach außen bestehenbleibt. Ebenso kann man auch im *CCT* nach intrathekaler Applikation wasserlöslicher Kontrastmittel eine Strömungsumkehr mit Einstrom des Kontrastmittels in das Ventrikelsystem nachweisen. Die Aussagekraft der Isotopen-Cisternographie (s.S. 52) ist jedoch größer.

Die resorptive Kapazität der äußeren Liquorräume wird auch durch *Liquorinfusions-Druckmessung* festgestellt. Eine Beeinträchtigung liegt vor, wenn die Infusion von steriler Kochsalzlösung zu einer starken Druckerhöhung führt, weil das zusätzliche Flüssigkeitsangebot nicht ausreichend resorbiert werden kann.

Beim Hydrocephalus communicans ist die Autoregulation der cerebralen Blutversorgung gestört. Wenn der Liquordruck gesenkt wird, nimmt die Durchströmung der A. carotis, die man durch Dopplersonographie messen kann, zu. Besonders die diastolischen Werte sind erhöht. Dies wird heute als Kontrolltest für die Indikation zur Shuntoperation verwendet.

Pathogenese

Beim gesunden Erwachsenen werden täglich etwa 500 ml Liquor produziert und hauptsächlich in den Arachnoidealzotten, vor allem entlang des Sinus sagittalis superior, resorbiert. Wenn durch eine der oben genannten Krankheiten die Resorptionsfläche des Liquors vermindert wird, müssen sich bei gleichbleibender Produktion die Ventrikel auf Kosten des Hirnvolumens vergrößern. Dabei werden auch die Hirngefäße komprimiert, und die O_2-Versorgung des Parenchyms verschlechtert sich. Die alte Bezeichnung „normotensiver Hydrocephalus" ist nicht zutreffend: bei kontinuierlichen intrakraniellen Liquordruckmessungen durch Ventrikelpunktion sind periodisch erhebliche Erhöhungen des Liquordrucks (sog. Plateauwellen) nach-

gewiesen worden. Die Aufblähung des Ventrikelsystems folgt dem „Luftballonprinzip": zunächst sind große Drucke notwendig, dann reichen kleinere aus. Die Liquorresorption erfolgt rechts durch das gedehnte Ventrikelependym in die Hirnsubstanz.

Therapie

Der Liquor wird operativ durch Spitz-Holter- oder Pudenz-Heyer-Katheter (s.S. 428) aus dem rechten Seitenventrikel in den rechten Herzvorhof abgeleitet. Danach bessern sich die psychoorganischen und neurologischen Symptome in der Regel rasch, sofern noch kein irreversibler Schwund des Hirnparenchyms eingetreten ist. Eine allgemein akzeptierte Indikation für die ableitenden Eingriffe ist noch nicht erarbeitet, auch nicht durch Infusionstests mit kontinuierlicher Druckmessung im Subarachnoidalraum. Die häufig geäußerte Meinung, daß eine Ableitung nur dann sinnvoll sei, wenn die klinischen Symptome nicht länger als 3 Monate bestehen und eine Ventrikelkontamination über 24 und mehr Stunden im Zisternogramm nachgewiesen werden konnte, entspricht nicht den Berichten in der Literatur. Der Therapieerfolg kann nicht verläßlich vorausgesagt werden. Eindrucksvolle Besserungen nach Shuntoperation sind aber nicht selten.

6. Encephalitis

Die meisten Encephalitiden sind durch Viren verursacht. Man unterscheidet hier zwei große Gruppen:

a) *Primäre Virus-Encephalitis.* Bei dieser werden Gehirn und Rückenmark hämatogen direkt von den Erregern befallen. Die entzündlichen Infiltrate finden sich vorwiegend in der grauen Substanz, so daß es sich pathologisch-anatomisch um eine *Polio-Encephalitis* handelt.

b) *Para- und postinfektiöse Encephalitis* und Encephalomyelitis. Sie wird als immunologische Reaktion des Gehirns *ohne* direkten Befall durch die Erreger angesehen. Pathologisch-anatomisch findet man *perivenöse* Herde vorwiegend in der weißen Substanz. Wie bei der Meningitis meist auch eine Encephalitis besteht, ist die Encephalitis oft von einer Meningitis begleitet.

Encephalitiden durch andere Erreger spielen zahlenmäßig eine ganz untergeordnete Rolle.

a) Primäre Virus-Meningoencephalitis

Die Morbidität an Encephalitis hat in der jüngeren Zeit in Mitteleuropa zugenommen. Man hat nachweisen können, daß sich Erreger, die früher fast ganz auf bestimmte fernere geographische Regionen beschränkt waren, auch in unsere Gegend ausgebreitet haben. Dies gilt besonders für bestimmte Typen der *Arbo-Viren*. Gleichzeitig werden auch häufiger als früher schwere Krankheitsverläufe beobachtet, namentlich solche mit epileptischen Anfällen.

Viren können in das Zentralnervensystem entweder entlang der peripheren Nerven und Nervenwurzeln, entlang des N. olfactorius, in den meisten Fällen aber hämatogen eintreten. Dabei überwinden sie entweder die Blut-Liquor-Schranke in den Plexus chorioidei oder die Blut-Hirn-Schranke in kleinsten Capillaren. Die Überwindung der Schranken setzt eine durch das Virus immunologisch vermittelte Verletzung der Capillarwände voraus.

Es müssen viele Faktoren zusammenkommen, damit die häufigen Virusinfektionen zu den seltenen ZNS-Infektionen führen. Im Gehirn breiten sich die Viren in den Nervenzellen und/oder in der Glia aus, deren Aufgabe der Transport von Substanzen zu den Nervenzellen ist.

Die selektive Aggressivität und Vulnerabilität, die von Virus zu Virus und in einzelnen Immunitätslagen des Individuums unterschiedlich ist, entscheidet darüber, ob eine Encephalitis umschrieben und gutartig oder ausgedehnt und fatal verläuft. Die Zellschädigung mit Untergang von Nervenzellen erfolgt entweder durch direkten Virusbefall oder durch Toxine der Viren.

Die wichtigsten Viren, die das ZNS befallen, sind die Enteroviren (Echo, Coxsackie, Polio), die Paramyxoviren (Mumps, Masern und Parainfluenza), das Virus der lymphocytären Choriomeningitis, das Varicella-Zostervirus, die Gruppe der Arboviren und das Herpes simplex-Virus.

Das Varicellen-Zostervirus bleibt nach der ursprünglichen Varicelleninfektion latent in den Spinalganglien bzw. im Ganglion Gasseri inaktiv erhalten, bis es unter dem Einfluß nicht bekannter Stimuli zur manifesten Infektion führt. Das Virus wandert dann zentrifugal entlang des Nerven in die Haut, wo die typischen Efflorescencen entstehen, sowie fakultativ zentripetal ins ZNS, wo eine Meningitis oder Encephalitis hervorgerufen wird. Die Bevorzugung der Trigeminus- und der thoracalen Areale entspricht dem dort bevorzugten Befall mit Varicellen.

Auch das Herpes simplex-Virus bleibt latent in Spinalganglien und dem Ganglion Gasseri, von wo es unter noch nicht bekannten Bedingungen zentripetal das Nervensystem mit bevorzugter Lokalisation im limbischen System erreichen kann.

Wie bei den Meningitiden, läßt sich aus dem klinischen Bild nur selten eine ätiologische Diagnose stellen. Selbst bei wiederholter, sorgfältiger serologischer Untersuchung im akuten Krankheitsstadium gelingt es oft nicht, den Erreger zuverlässig nachzuweisen. Deshalb werden Symptomatik, Verlauf, Therapie und Prognose wiederum *zusammenfassend* beschrieben. Anschließend sind die ätiologischen Möglichkeiten stichwortartig zusammengestellt.

Symptomatik

In $^3/_4$ der Fälle, die in einer großen Nervenklinik beobachtet wurden, setzten die Symptome akut aus voller Gesundheit ein und erreichten bereits am ersten Krankheitstag ihren Höhepunkt. In 8% traten schwere psychische Veränderungen, Anfälle oder Lähmungen sogar mit der Plötzlichkeit eines apoplektischen Insultes auf. Nur bei einer kleinen Zahl war ein zweiphasiger Verlauf zu erkennen, in dem sich ein Prodromalstadium mit allgemeinen Krankheitssymptomen, ein kurzes Intervall und der subakute Ausbruch der encephalitischen Symptomatik abgrenzen ließen.

Die *Kardinalsymptome* der Encephalitis sind:
1. psychische Veränderungen,
2. Anfälle,
3. neurologische Herdsymptome,
4. EEG-Veränderungen im akuten Stadium.

Der Liquor ist oft, aber nicht immer, pathologisch verändert.

1. Psychische Veränderungen. Die Mehrzahl der Kranken ist *bewußtseinsgetrübt*. Dabei werden alle Schweregrade von leichter Verhangenheit oder Benommenheit über Sopor (= schwer erweckbare Schläfrigkeit) bis zum Koma (= unerweckbare Bewußtlosigkeit) beobachtet. In fast der Hälfte der Fälle tritt im akuten Krankheitsstadium eine *exogene Psychose* auf. Diese kann zu Anfang das Krankheitsbild so beherrschen, daß die Verdachtsdiagnose einer Encephalitis nicht gestellt wird. Die Patienten sind bald erregt, expansiv, motorisch unruhig und, unter

Verkennung der Umgebung, aggressiv, bald sind sie still verwirrt und desorientiert. Halluzinationen sind selten.

Auch die Kranken, die keine schwere Bewußtseinsstörung oder Psychose haben, sind durch Verlangsamung, Antriebsmangel, affektive Gleichgültigkeit oder Verstimmbarkeit psychisch auffällig.

2. Anfälle, fokale mehr als generalisierte, sind ein häufiges Initialsymptom. Sie können sich zum *Status epilepticus* steigern, mit dem die Krankheit in 10% unserer Fälle begann.

3. Die neurologischen Herdsymptome werden vom lokalisatorischen Schwerpunkt des entzündlichen Prozesses bestimmt. Ist mehr der *Hirnmantel* befallen, treten Mono- oder Hemiparesen, corticale Blicklähmungen, Sprachstörungen, Apraxie und ähnliche neurologische Störungen auf. Bei *Hirnstamm-Encephalitis* sind einseitige oder doppelseitige Myoklonien besonders charakteristisch. Sie sind von cerebellaren oder extrapyramidalen Bewegungsstörungen, Nystagmus, Blicklähmungen oder Blickkrämpfen begleitet. Nicht selten besteht primär ein akinetisches Parkinson-Syndrom. Auch *Rückenmarkssyndrome* der verschiedensten Art (s. Kapitel II, 6) können vorkommen. Nackensteifigkeit fehlt oder ist nur gering. Tritt ein *Papillenödem* auf, zeigt es nicht erhöhten intrakraniellen Druck an, sondern die Beteiligung der Meningen des Sehnerven an der begleitenden Meningitis.

4. Das EEG ist im akuten Stadium immer pathologisch. Entsprechend der fluktuierenden Bewußtseinstrübung findet man eine wechselnd schwere *Allgemeinveränderung,* bei der Hälfte der Fälle Herdbefunde, gelegentlich auch epilepsieverdächtige Abläufe. Ein normales EEG im *akuten* Krankheitsstadium spricht entschieden gegen die Diagnose einer Encephalitis. Für den Verlauf ist wichtig, was auch für andere Krankheiten gilt: Wenn bei einem krankhaften körperlichen oder psychischen Befund das EEG normalisiert ist, darf man keine Besserung mehr erwarten.

Liquorveränderungen sind nicht obligat. Häufig besteht eine leichte Pleocytose um 10–30 Zellen und geringe bis mäßige Eiweißvermehrung 0,30–0,70 g/l. Stärkere entzündliche Veränderungen sind selten. Oft ist der *Liquorzucker* erhöht. Die Ursache dafür ist nicht bekannt. Bei Arbovirus-Encephalitis wird eine Phasenverschiebung zwischen dem Anstieg der Zellzahl und der Eiweißwerte beobachtet.

Im *CCT* gibt die Encephalitis einen uncharakteristischen Befund, man findet allenfalls ein diffuses, seltener lokales Hirnödem. Eine wichtige Ausnahme ist die Herpes-simplex-Encephalitis (s. Tabelle 18). Im Frühstadium findet man eine hypodense Läsion besonders im Temporallappen mit den Zeichen der Massenverlagerung. Es besteht die Gefahr, diesen Befund, wie auch sonst die Symptomatik, als Zeichen einer malignen Temporallappengeschwulst zu verkennen. Im Ausheilungsstadium der Herpesencephalitis finden sich scharf markierte, lokalisierte, hypodense Defekte der Hirnsubstanz.

Allgemeinsymptome. Die Körpertemperatur ist meist erhöht. Bei einigen Arten bestehen initial katarrhalische Erscheinungen, Exantheme oder Gelenkschwellungen. Blutbild und BSG können normal sein.

Pathologisch-anatomisch findet man entzündliche Infiltrate vor allem in der grauen Substanz des Hirnmantels und im Hirnstamm, in schweren Fällen das Bild einer hämorrhagischen nekrotisierenden Encephalitis. Außerdem besteht meist ein Hirnödem.

Ätiologie

Für die serologische Diagnostik wird man folgende Möglichkeiten berücksichtigen:

1. *Arboviren* (zentraleuropäische Encephalomyelitis, russische Frühjahrs-Sommer-Encephalitis): Übertragung durch Zecken oder Mücken, auch durch ungekochte Milch, Erkrankungsgipfel zwischen Mai und Oktober, zweiphasiger Verlauf, Meningo-Encephalitis mit Fieber und Leukocytose. Einzelheiten s. Tabelle 19.
2. *Echoviren*
3. *Coxsackie-Viren*
4. *lymphocytäre Choriomeningitis* und
5. *Herpes simplex*-Virus
(2.–5. s. Tabelle 19).

Die progressive multifocale Leukencephalopathie wird auf Seite 420 beschrieben.

Die Herpes simplex-Encephalitis hat eine charakteristische Symptomatik und einen typischen Verlauf. Nach einem unspezifischen Prodromalstadium von 3 bis 4 Tagen treten focale oder generalisierte epileptische Anfälle auf (Häufigkeit 60%), ferner Halbseitensymptome (65%)

und neuropsychologische Symptome, vor allem Aphasie (55%). Das Bewußtsein trübt sich rasch. Die neurologischen Befunde verstärken sich, es kommt zu Hirndruckzeichen und Serien von Anfällen, die in ein Stadium mit Koma, Enthirnungsstarre und Atemlähmung überleiten, das etwa 10 bis 12 Tage nach den ersten neurologischen Symptomen erreicht wird. Überlebt der Patient dieses Stadium, resultiert eine Heilung mit mehr oder weniger starken körperlichen, vor allem aber psychischen Defekten. Die Letalität der unbehandelten Herpes simplex-Encephalitis liegt bei 75–80%.

Im Liquor kann der direkte Virusnachweis gelingen. Sonst findet man unspezifisch entzündliche Veränderungen, die virologischen Befunde kommen für die frühe Diagnostik zu spät. Die Angiographie zeigt eine raumfordernde Läsion im Temporallappen ohne Anfärbung.

Abhängig vom Zeitpunkt der Untersuchung können in den ersten 4 Tagen nach Auftreten der neurologischen Symptome gefunden werden:

Im EEG recht früh, entsprechend der klinischen Lokalisation, Herdbefunde und Allgemeinveränderung. Im Herd treten periodische Entladungen auf, die manchmal generalisiert sind, manchmal als Doppelfoci nachgewiesen werden.

Im CCT beobachtet man einen charakteristischen, den EEG-Befunden nachfolgenden Verlauf. Bis zum 4. Tag ist das CCT normal. Dann bildet sich zwischen dem 4. und 6. Tag eine Zone verminderter Dichte im Schläfenlappen aus, die vom 6.–9. Tag bitemporal lokalisiert sein kann und sich auf das limbische System, besonders nach frontobasal ausdehnt (7.–10. Tag). Das Hirnödem nimmt zu, die basalen Zisternen verquellen (10.–12. Tag). Das kann den Tod herbeiführen. Wenn der Patient dieses Stadium überlebt, bilden sich die CCT-Veränderungen zurück, und ein mehr oder weniger ausgedehnter Defekt demarkiert sich.

Die Hirnbiopsie kann die Diagnose sichern, wird in Europa aber nur selten ausgeführt.

Die Diagnose liegt nahe, wenn bei der geschilderten klinischen Symptomatik in den ersten Tagen das Computertomogramm und manchmal auch das Angiogramm normal ist, während im EEG ein Herd mit periodischen Komplexen besteht und der Liquor entzündlich verändert ist.

Differentialdiagnose: Zosterencephalitis, mit besserer Prognose.

Therapie: Unter Ara A (Adeninarabinosid) soll die Letalität auf ca. 45% zu senken sein. Entscheidend für einen Therapieerfolg ist der frühe Therapiebeginn. Wir behandeln bereits bei Verdacht (Ara A 2mal 800 mg Vidarabinphosphat), zusätzlich Dexamethason initial 80 mg i.v. und 1 Ampulle Tagamet i.v., dann 8 mg 2stündlich plus je 1 Ampulle Tagamet, in den folgenden Tagen Dosis senken.

Verlauf

Bei vielen Kranken bessern sich das klinische Bild und der EEG-Befund innerhalb weniger Tage, bei andern nimmt die Krankheit einen *wechselhaften Verlauf* über viele Wochen. Für die schweren Formen (zentraleuropäische Encephalitis, Herpes simplex-Encephalitis) wird eine *Letalität* bis zu 25% angegeben.

Eine Virusencephalitis kann klinisch völlig ausheilen, manchmal hinterläßt sie aber ein psychoorganisches Syndrom oder affektive und Verhaltensstörungen, selten auch *symptomatische Epilepsie.*

Differentialdiagnose

1. Bei akutem Beginn mit neurologischen Symptomen vermutet man zunächst eine *Hirnembolie* oder *Carotisthrombose.* Gegen diese Diagnosen sprechen: normaler Herzbefund, schwere, andauernde Bewußtseinsveränderung, produktive exogene Psychose, ausgedehnte EEG-Veränderungen, entzündlicher Liquor und Fieber. Die Sinusthrombose (s.S. 147) ist klinisch schwierig abzugrenzen. In zweifelhaften Fällen muß man angiographieren.

2. Bei subakutem Verlauf und geringeren psychischen Veränderungen muß, zumal bei Beginn mit Anfällen im mittleren Lebensalter, ein *Tumor* ausgeschlossen werden. Dies ist klinisch oft schwierig, so daß man eine Kontrastuntersuchung vornehmen muß. Da eine Seitenlokalisation in diesen Fällen meist möglich ist, wird man der weniger eingreifenden Angiographie den Vorzug geben.

3. Eine *Intoxikation* läßt sich durch die schwere, auch herdförmig betonte EEG-Veränderung, durch den entzündlichen Liquor und oft durch den Verlauf ausschließen. Bei entsprechendem Verdacht wird der Urin auf Pharmaka untersucht.

4. Stehen psychische Symptome im Vordergrund, reicht die Skala der differentialdiagnostischen Möglichkeiten von *psychogenen Verhal-*

tensweisen bis zur *akuten katatonen Schizophrenie*. Die psychopathologische Abgrenzung kann hier nicht erörtert werden. Die wichtigsten Unterscheidungsmerkmale sind die Bewußtseinstrübung und die begleitenden körperlichen Symptome, speziell die Greifreflexe.

b) Parainfektiöse Encephalomyelitis

Sie tritt in einem bestimmten zeitlichen Zusammenhang mit akuten Viruskrankheiten auf, die nicht primär das Nervensystem betreffen. Nach Pocken- und Rabies-Schutzimpfung wird ein ähnliches Krankheitsbild beobachtet. Ätiologie, zeitlicher Ablauf und Prognose sind in Tabelle 21 zusammengefaßt. Klinisch reiht man oft ätiologisch unaufgeklärte Encephalitiden, die das größte Kontingent ausmachen, in diese Gruppe ein.

Symptomatik

Die Symptomatik, einschließlich der EEG- und Liquorbefunde, ist der bei primärer Virusencephalitis sehr ähnlich; bei den parainfektiösen Formen sind *cerebellare* Symptome besonders häufig. Die *Krankheitsdauer* beträgt gewöhnlich nur wenige Wochen, der Verlauf kann sich im Einzelfall aber auch über Monate erstrecken. Die *Prognose* ist bei den meisten Fällen gut. Selten bleiben Defektsymptome zurück: pyramidale und extrapyramidale Bewegungsstörungen,

Strabismus, psychoorganisches Syndrom und bei Kindern affektive und Verhaltensstörungen.

Sonderform: Bickerstaff-Encephalitis

Dies ist keine Krankheitseinheit, sondern eine Verlaufsform einer Encephalitis unbekannter Ätiologie. Im Gegensatz zu den meisten infektiösen oder parainfektiösen Encephalitiden ist hier vorwiegend der Hirnstamm befallen. Die Krankheit ergreift bevorzugt Personen unter 25 Jahren.

Nach einem uncharakteristischen Vorstadium mit Krankheitsgefühl über ein bis drei Wochen trübt sich das Bewußtsein, die Patienten klagen über Kopfschmerzen und entwickeln Lähmungen der motorischen Hirnnerven vom N. oculomotorius abwärts bis zum N. hypoglossus. Ptose, Doppelbilder, Nystagmus, Blickparesen, motorische Trigeminuslähmung, dysarthrisches Sprechen, Schluckstörung sind die führenden Symptome, welche, zusammen mit der Bewußtseinsstörung, den Eindruck eines lebensgefährdenden Krankheitszustandes hervorrufen. Atemlähmung oder Störung der nervalen Herzregulation ist aber nicht berichtet worden. Es kommt nicht zu Extremitätenlähmungen und nur zu geringfügigen Gefühlsstörungen.

Die Symptomatik entwickelt sich fortschreitend über eine oder mehrere Wochen. In aller Regel bilden sich die Lähmungen dann über Wochen, ganz selten über Monate wieder zurück.

Tabelle 21. Parainfektiöse Encephalomyelitis

Ursache	Latenz	Besondere Symptome und Prognose
Masern	3.–4. Tag nach Exanthem (auch 2–10 Tage und länger)	Häufigkeit 1:1000 Fälle. Letaler Ausgang am 1. bis 3. Tag in etwa 10%, etwa 50% Defektheilungen
Röteln	2.–5. Tag nach Exanthem (selten 19.–33. Tag)	letaler Ausgang am 1.–4. Tag in 6–10%, sonst gute Prognose
Windpocken	3.–4. Tag nach Hauteruptionen (selten 5.–15. Tag)	gute Prognose
Pfeiffersches Drüsenfieber	vor, mit oder kurz nach den Drüsenschwellungen	gute Prognose
Pockenschutzimpfung	11.–12. Tag nach der Impfung (8–15 Tage)	häufiger bei Erstimpfung, besonders vor dem 1. und nach dem 2. Lebensjahr. Häufigkeit bis 1:30000. Symptome: Meningo-Encephalitis, Myelitis, Polyradiculitis. Letalität um 50%, Defektsymptome in 10% (Autoaggressionskrankheit?)
Rabies-Schutzimpfung	13.–15. Tag nach der Injektion	allgemeine Prodrome, dann Meningomyelitis, auch Landry-Verlauf. Letalität ~25%

In der Rückbildungsphase kann für etwa 2 Wochen ein Parkinson-Syndrom auftreten, das sich spontan wieder zurückbildet.

Die Prognose ist gut, es ist bisher nur ein Todesfall bekannt geworden, keine Rückfälle.

Im Liquor findet man eine leichte Pleozytose in der Größenordnung von 15 Lymphocyten und eine leichte Eiweißvermehrung auf 0,6–0,8 µg/l. Der Liquor kann aber auch normal sein.

Die *Behandlung* muß in erster Linie berücksichtigen, daß eine Rückbildung zu erwarten ist. Sekundäre Infektionen der Luftwege werden antibiotisch behandelt. Glucocorticoide können nützlich sein.

Pathogenese

Das Auftreten der Encephalomyelitis hängt nicht von der Schwere der Grundkrankheit ab. Bei den tödlich verlaufenen Fällen hat man Viren im ZNS nicht nachweisen können. Die regelhafte zeitliche Bindung an den Ausbruch der Grundkrankheit und die pathologisch-anatomischen Befunde haben zu der Auffassung geführt, daß diesen zentralnervösen Komplikationen eine *immunpathologische Reaktion* zugrunde liege. Einzelheiten über die Art des Antigens oder den Mechanismus der Reaktionen sind noch nicht bekannt. Bemerkenswert sind die Generalisierung im ZNS und der eigengesetzliche Ablauf der Entzündungsvorgänge.

Pathologisch-anatomische Befunde

Wenn die Krankheit länger als 3 Tage gedauert hat, bietet sie das charakteristische Bild einer *perivenösen Encephalitis* vorwiegend der weißen Substanz. Subcortical in den Großhirnhemisphären, im Hirnstamm, Kleinhirn und Rückenmark finden sich *disseminiert* kleine *Entmarkungsherde,* die jeweils um erweiterte Venen oder Capillaren angeordnet sind und mononucleäre Zellen enthalten. Reaktiv kommt es zur Gliawucherung. Die Gliazellen sind, als Zeichen der Phagocytose, mit Lipoidsubstanzen beladen. Die generalisierte Schädigung des Gefäßendothels führt über diese geweblichen Reaktionen hinaus zum Hirnödem. Das Bild zeigt gewisse Ähnlichkeiten mit der Multiplen Sklerose.

Therapie

Eine spezielle Behandlung ist noch nicht bekannt, γ-Globulin ist nicht wirksam. Bei schweren Verläufen muß parenteral eine ausreichende Flüssigkeitsmenge (2000–3000 ml) gegeben werden. Sonden- und parenterale Ernährung entsprechen den allgemein bekannten Regeln. Patienten mit länger dauernder Bewußtlosigkeit werden intubiert. Bei Gefahr einer Sekundärinfektion gibt man ein Antibioticum. Behandlung mit Glucocorticoiden wird zwar oft empfohlen, ihre Wirksamkeit ist aber nicht nachgewiesen worden.

c) Toxoplasmose

Etwa die Hälfte – in ländlichen Gegenden bis zu 80% – der Bevölkerung sind in Deutschland mit Toxoplasma gondii durchseucht. Die *Übertragung* geschieht durch Kontakt mit Hunden, Katzen, Kaninchen und Mäusen, aber auch durch Genuß von rohem Fleisch und ungekochter Milch, vermutlich auch von Mensch zu Mensch. Die meisten Infektionen verlaufen inapparent. Die Protozoen werden dann in der Cystenform oder in den charakteristischen sog. *Pseudocysten* beherbergt: Dies sind Zellen der verschiedensten Organe, in denen die Toxoplasmen in großer Zahl angesammelt sind und sich durch Zweiteilung vermehren. Unter besonderen Bedingungen (Unterernährung, andere Infektionskrankheiten) können sich diese Pseudocysten öffnen, so daß sich die Infektion erneut generalisiert. Man spricht dann von einer *reaktivierten Toxoplasmose.* Bei der manifesten Krankheit unterscheidet man die *konnatale* und die nach der Geburt *erworbene Toxoplasmose.*

1. Konnatale Toxoplasmose

Man nimmt an, daß der Fetus nur dann infiziert werden kann, wenn die Mutter *kurz vor oder während der Schwangerschaft* eine Toxoplasmose erworben hat, die meist inapparent verläuft. In späteren Schwangerschaften werden stets gesunde Kinder geboren. *Ausgangspunkt* für die Infektion des Embryo bzw. Feten sind Cysten und Pseudocysten im Endometrium der Mutter. Diese werden durch den wachsenden Trophoblasten eröffnet, und die Protozoen gehen in die Frucht über. Hat sich die Mutter in den ersten drei Embryonalmonaten infiziert, kommt es zum *Abort.* Nach Infektion in einem späteren Stadium der Schwangerschaft wird das Kind zur rechten Zeit geboren, kann aber eine *konnatale Toxoplasmose* haben. Sie kann bei der Geburt schon abgelaufen sein und hat dann zu Mißbildungen geführt. Sie kann aber auch noch akut sein und wird durch das Geburtstrauma aktiviert. Dieser Fall ist im nächsten Abschnitt besprochen. Schließlich kann die konnatale Toxoplasmose latent sein, aber später akute Symptome machen, z.B. choreoretinitische Schübe.

Symptomatik. Die Krankheit ist durch Befall des *ZNS* und der *Augen* charakterisiert: klinisch bestehen Hydrocephalus, Paresen, Reflexdifferenzen, Krämpfe und Augenmuskellähmungen (Strabismus). Ein typischer Röntgenbefund sind multiple *intracerebrale Verkalkungen.* Diese fehlen aber oft, so daß man die Diagnose nicht davon abhängig machen darf. Der *Liquor* enthält immer eine mittlere Eiweißvermehrung bei leichter Pleocytose, häufig ist er xanthochrom. An den *Augen* findet man die verschiedensten Veränderungen, vor allem Mikrophthalmus, chorioretinitische Herde, Iridocyclitis und Katarakt. *Serologisch* stellt man bei wiederholter Untersuchung einen *Anstieg* der Antikörper fest, während sich normalerweise die passiv übertragenen Antikörper im Laufe der ersten 6 Lebensmonate verlieren.

Die *Prognose* ist schlecht. Etwa 20% der Kinder sterben, die übrigen haben trotz intensiver Behandlung einen schweren geistig-körperlichen Entwicklungsrückstand mit Residualepilepsie und Sehschwäche.

2. Erworbene Toxoplasmose

Infektionsmodus s. oben. Die Inkubationszeit beträgt 3–10 Tage. Die Krankheit verläuft meist primär chronisch, seltener akut. Auch chronisch rezidivierender Verlauf wird beobachtet. Die folgende Darstellung legt den Schwerpunkt auf die neurologische Symptomatik der akuten und rezidivierenden Formen.

a) Die **primär chronischen Formen** sind wegen ihrer geringfügigen und uncharakteristischen Symptomatik äußerst schwer zu diagnostizieren. Meist fühlen die Kranken sich im Generalisationsstadium nur vorübergehend matt und abgeschlagen und klagen über Kopf- und Muskelschmerzen. Die Körpertemperatur ist intermittierend nur leicht erhöht.

b) Die **chronisch-rezidivierende Form** mit Beteiligung des Nervensystems bietet das Bild einer schubweise verlaufenden Meningo-Encephalitis oder Encephalomyelitis, die sich über viele Jahre hinziehen kann. Ihre *Symptomatik* ist durch psychischen Verfall und Verhaltensstörungen, epileptische Anfälle, extrapyramidale Hyperkinesen und wechselnde Herdsymptome gekennzeichnet. Manche Fälle beginnen mit Anfällen und zeigen später ein ähnliches Bild wie die Multiple Sklerose. Das *EEG* ist durch Allgemeinveränderung und Herdbefund pathologisch, der *Liquor* mäßig entzündlich verändert. Die internistischen Befunde einschließlich Blutbild und BSG sind uncharakteristisch.

c) Die **akute Toxoplasmose** setzt etwa 1–2 Wochen nach einem Prodromalstadium von Müdigkeit, Schwäche, Unlust und Kopfschmerzen ein. Sie verläuft generalisiert oder oligosymptomatisch. Unter hohem Fieberanstieg, der durch Antibiotica nicht zu beeinflussen ist, tritt bei der *generalisierten Form* ein nicht juckendes, maculopapulöses *Exanthem* auf. In den Papeln werden Toxoplasmen nachgewiesen. Gleichzeitig werden auch viele andere *Organe* befallen: es kommt zu Milz- und Leberschwellung, Myokarditis und Pneumonie. *Regelmäßig besteht eine Encephalitis* mit geringer meningealer Beteiligung. Die Krankheit endet nach Tagen oder Wochen tödlich oder heilt nach Monaten unter schweren neurologischen und psychopathologischen Defektsymptomen aus.

Unter den *oligosymptomatischen Formen* ist die fieberhafte akute oder fieberfreie **subakute Meningo-Encephalitis** mit Lymphknotenschwellungen zu erwähnen. Die Diagnose kann nur serologisch gestellt werden. Man sollte deshalb bei unklaren entzündlichen Prozessen des ZNS stets wiederholt die unten beschriebenen serologischen Reaktionen untersuchen.

Wie die Erfahrung lehrt, ist der Hinweis nicht überflüssig, daß intracerebrale Verkalkungen *nicht* zum Bild der *erworbenen* Toxoplasmose gehören.

Pathologisch-anatomisch findet man im ZNS eine disseminierte nekrotisierende *Encephalomyelitis* vor allem der grauen Substanz von Großhirn, Kleinhirn und Rückenmark, deren Herde vorwiegend um die Gefäße angeordnet sind. Weiter besteht eine granulomatöse *Meningitis* und *Ependymitis.* Histologisch sind im Granulationsgewebe die Pseudocysten charakteristisch.

Serologische Reaktionen. Sie sollen *wiederholt* im selben Institut vorgenommen werden, da die Titerwerte in verschiedenen Laboratorien voneinander abweichen. Dies kann einen Titeranstieg vortäuschen, nach dem die Diagnose einer aktiven Toxoplasmose zu Unrecht gestellt wird.

Man benötigt 5 ml Blut. Untersuchung der serologischen Reaktionen im Liquor bringt keine Vorteile, da die Titerwerte weit niedriger liegen als im Serum und selbst bei hohen Serumwerten negativ sein können.

1. *Sabin-Feldmann-Farbtest*. Er wird in der 2. Woche nach der Infektion positiv. Die Antikörper bleiben wochen- und monatelang mit hohen Titern nachweisbar und sinken im Laufe des ersten Jahres auf niedrige Titer ab, die jahrelang positiv bleiben. Ein einzelner positiver Wert in der Größenordnung 1:32 oder 1:64 beweist nur die *Durchseuchung* mit Toxoplasmen, nicht aber eine behandlungsbedürftige aktive Toxoplasmose. Verwertbar ist nur ein achtfacher Titeranstieg auf 1:256 (nach manchen Autoren 1:1024) und höher bei wiederholter Untersuchung im Abstand von mehreren Wochen.

2. *KBR nach* WESTPHAL. Die Reaktion wird später als der Sabin-Feldmann-Test, erst 3–4 Wochen nach der Infektion, positiv. Die Werte steigen im 2. Monat auf 1:20 und mehr an und sinken im 6.–7. Monat wieder ab.

Die Aktivität einer Toxoplasmose kann nur durch die Auswertung beider Reaktionen erkannt werden. *Der klinische Verdacht auf manifeste Krankheit wird nur bestätigt, wenn beide Reaktionen wenigstens in mittlerer Höhe positiv sind.*

Zur Erläuterung dient die folgende Tabelle 22 von LIEBERMEISTER.

Tabelle 22

	S.F.T.	KBR
Niedrige Titer	1:4	
	1:16	
	1:64	
	1:256	
Mittlere Titer	1:1026	1:5
		1:10
Hohe Titer	1:4000	1:20
	→	→
	usw.	usw.

Leider werden die Titer der KBR von den verschiedenen Laboratorien nicht einheitlich angegeben.

Eine Behandlung ist nur notwendig, wenn klinische Symptome *und* positive serologische Befunde vorliegen. Oft läuft die Toxoplasma-Infektion – erkennbar an hohen Titern der Seroreaktionen – ohne weitere Symptome ab.

Die **Therapie** wird mit Pyrimethamin (Daraprim) und einem Sulfonamid durchgeführt. Man gibt 30 Tage lang gleichzeitig 2–3mal täglich 1 Tablette à 0,025 g Daraprim nach den Mahlzeiten und 2mal täglich 4 g Solu-Supronal langsam körperwarm i.v. Statt dessen kann man auch 5mal 2 Tabletten Supronal oder Aristamid oder ein Langzeitsulfonamid geben. Wie bei jeder hochdosierten Sulfonamidtherapie ist reichliche Flüssigkeitszufuhr erforderlich, da sonst ausfallende Kristalle leicht die Nierentubuli verstopfen. Gegen die toxischen Wirkungen des Pyrimethamin auf die Hämopoese – manche Autoren nennen deshalb geringere Dosen als oben angegeben – wird Folsäure als Adjuvans empfohlen. Die *Behandlung* kann sich nur gegen *freie Toxoplasmen* richten. In den Cysten und Pseudocysten werden die Erreger von den heute verwendeten Mitteln nicht erreicht.

Die *Differentialdiagnose* ergibt sich aus Tabelle 19.

d) Embolische metastatische Herdencephalitis

Von einer bakteriellen Endokarditis aus können multiple septische Emboli auch in die Hirnarterien gelangen. Dadurch kommt es in erster Linie zu multiplen kleinen ischämischen Infarkten mit entzündlichen Infiltraten, welche die Erreger enthalten. Diese *Mikroabscesse* sind vorwiegend in der grauen Substanz, im Versorgungsbereich der Arteriolen und Capillaren lokalisiert.

Symptomatik

Unter Kopfschmerzen, septischem Fieberanstieg und Bewußtseinstrübung treten schubweise generalisierte oder fokale *Krampfanfälle* und cerebrale *Herdsymptome* der verschiedensten Art auf. Die Symptome lassen sich nicht auf einen Herd zurückführen, sondern zeigen eine Läsion *beider Hemisphären* an. Ähnlich wie bei der Fettembolie, kann die massive Hirnschädigung auch eine akute exogene Psychose auslösen. Der *Liquor* ist entzündlich verändert.

Die **Diagnose** ist nicht schwierig, wenn man das jüngere Lebensalter der Patienten und die Symptome der Grundkrankheit beachtet. Internistisch findet man Anämie, Leukocytose mit Linksverschiebung, stark beschleunigte BSG,

Milzvergrößerung und im Urin die Zeichen der embolischen Herdnephritis. Durch Blutkultur lassen sich die Erreger nachweisen, in 90% handelt es sich um Streptococcus viridans.

Eine weitere cerebrale Komplikation der bakteriellen Endokarditis ist die Bildung von Aussackungen der Arterienwände, die man als *mykotische Aneurysmen* bezeichnet. Je nach deren Lage kommt es beim Bersten der Aneurysmen zur Subarachnoidealblutung oder intracerebralen Massenblutung.

Prognose und Therapie

Unbehandelt führt die embolische Herdencephalitis zum Tode. Man gibt Penicillin G, 40 Mega täglich als Tropfinfusion über 2 Wochen, danach Reduzierung der Dosis. Oft hinterläßt die Krankheit neurologische Restsymptome und ein psychoorganisches Syndrom.

e) Fleckfieber-Encephalitis

Die Krankheit ist in Friedenszeiten äußerst selten. Sie muß aber kurz besprochen werden, da sie unter ungünstigen hygienischen Verhältnissen rasch in großer Häufigkeit aufflammt. Zudem muß man auch heute noch gutachtlich Folgezustände nach Fleckfiebererkrankung im zweiten Weltkrieg beurteilen.

Der Erreger, *Rickettsia prowazeki,* wird durch den Biß infizierter Kleiderläuse auf den Menschen übertragen. Die Inkubationszeit beträgt 11 bis 12 Tage.

Symptomatik

Nach einem *Prodromalstadium* mit Kopfschmerzen, Gliederschmerzen und Schlaflosigkeit bricht unter starkem Fieberanstieg die *Encephalitis* aus. Die Patienten sind bewußtseinsgetrübt, oft delirant. Neurologisch treten vor allem extrapyramidale Hyperkinesen, Myoklonien und bulbäre Lähmungen auf. Durch Hirnvenen- und Sinusthrombosen kommt es häufig zu Halbseitenlähmungen. Oft wird der N. acusticus geschädigt. Viele Patienten klagen über Schienbeinschmerzen, die auf einer Polyneuritis der Beine mit besonderem Befall des N. tibialis beruhen.

Das *Fleckfieberexanthem* am Rumpf und den Extremitäten hat zwischen dem 5. und 10. Tag seinen Höhepunkt. *Internistisch* besteht eine schwere Störung der zentralen Regulation von Blutdruck, Herzfrequenz und Elektrolythaushalt. Das akute Stadium kann einen Monat

dauern, die *Rekonvaleszenz* zieht sich viele Wochen hin.

Laboratoriumsdiagnose

1. Weil-Felix-Reaktion: Agglutination von Proteus vulgaris durch Antikörper, die sich nach Rickettsien-Infektion bilden. 2. KBR.

Die *Behandlung* erfolgt mit Chloramphenicol oder Tetracyclinen.

Pathologisch-anatomische Befunde

Makroskopisch findet man Leptomeningitis und ein allgemeines Hirnödem. Die histologische Grundlage der *Pan-Encephalitis* sind spezifische, gefäßgebundene Entzündungsherde („Knötchen") und perivasculäre Infiltrate vorwiegend in der grauen Substanz von Großhirn, Hirnstamm, Kleinhirn und Rückenmark. Hirnvenen- und Sinusthrombosen sind häufig.

Verlauf

Die Letalität hatte vor Einführung der antibiotischen Behandlung 30% erreicht. Bei den übrigen Patienten klang die Fleckfieber Encephalitis im allgemeinen ohne faßbare Restsymptome ab.

In der *Begutachtungssituation* wird häufig über Kopfschmerzen, Konzentrationsschwäche und allgemeine Leistungsminderung geklagt. Diese Angaben sind meist schwer zu objektivieren. Im Einzelfall läßt sich experimentell-psychologisch ein hirnorganischer Abbau der intellektuellen Leistungen nachweisen. *Neurologische Restsymptome* sind selten. An erster Stelle steht die zentrale Schwerhörigkeit. Die Gefäßthrombosen können bleibende Halbseitenlähmungen oder andere Herdsymptome zurücklassen. Die Entwicklung einer symptomatischen Epilepsie mit fokalen oder generalisierten Anfällen ist möglich. Auch narkoleptische Anfälle sind beschrieben worden. Ob sich ein postencephalitischer Parkinsonismus einstellen kann, ist noch kontrovers. In manchen Fällen stellt man bei der *Computertomographie* eine symmetrische oder asymmetrische Erweiterung der inneren Liquorräume fest. Bei der Beurteilung darf aber nicht übersehen werden, daß heute zwischen der akuten Fleckfieberencephalitis und der encephalographischen Untersuchung über 30 Jahre vergangen sind, so daß man nicht jeden pathologischen Befund auf die Encephalitis zurückführen kann.

Alle Fälle mit Spätfolgen nach Fleckfieber müssen sehr kritisch in einer Fachklinik untersucht werden.

f) Rabies (Lyssa, Tollwut)

Die Rabies ist eine Virusinfektionskrankheit des ZNS, die auch in Europa vorkommt. Auf den Menschen wird das Virus meist durch den *Biß eines infizierten Hundes* mit dem Speichel des Tieres übertragen. Es gelangt vermutlich über sensible Nerven ins Zentralnervensystem und lokalisiert sich hier an besonderen *Prädilektionsstellen*. Von dort aus kann es auf dem Nervenwege wieder in die Peripherie des Körpers, vor allem in die Speicheldrüsen, gelangen. Die Inkubationszeit beträgt 2–16 Wochen oder länger.

Symptomatik

Im *Prodromalstadium* bestehen allgemeines Krankheitsgefühl, Kopfschmerzen, Appetitlosigkeit und gedrückte Stimmung. Charakteristisch sind eine starke *Empfindlichkeit der Bißstelle* mit ausstrahlenden Mißempfindungen und eine *Überempfindlichkeit gegen Sinnesreize*. Allmählich werden die Kranken schlaflos, unruhig und ängstlich und bemerken starken Speichel- und Tränenfluß. Ähnlich wie bei infizierten Hunden bildet sich dann ein *Erregungsstadium* aus. Das wichtigste Symptom sind schmerzhafte Krämpfe der Schlundmuskulatur, besonders beim Versuch, Flüssigkeiten aufzunehmen. Um dies zu vermeiden („Hydrophobie"), lassen die Patienten selbst ihren Speichel aus dem Munde tropfen. Weiter können hemmungslose *Wutanfälle* mit Aggressivität, auch sexuelle Übererregung und vegetative Störungen (Schwitzen, Atemlähmung, Pulsbeschleunigung) auftreten. Im Endstadium lösen Sinnesreize tonisch-klonische Krämpfe aus. Der *Liquor* enthält eine leichte lymphocytäre Pleocytose.

Der Tod tritt nach wenigen Tagen ein, manchmal unter Lähmung der motorischen Hirnnerven und der Stamm- und Extremitätenmuskulatur.

Pathologisch-anatomisch findet man encephalitische Herde in der Mittellinie des Gehirns, im Hypothalamus, in der Substantia nigra, um den Aquädukt, dorsal in Brücke und Medulla oblongata und auch im Rückenmark. Weitere Herde, die auch die charakteristischen intracellulären Einschlußkörperchen (Negri-Körperchen) enthalten, liegen im Hippocampus und Kleinhirn. Besonders stark ist das Limbische System betroffen (s.S. 126), woraus sich die meisten Symptome erklären.

Therapie

Reinigung der Bißstelle, Desinfektion mit quarternären Ammoniumbasen oder 40–70% Alkohol, chirurgische Wundversorgung ohne Naht, aktive Immunisierung mit 14 Tage lang wiederholter Injektion einer Vaccine aus abgetöteten Viren, an die sich 3 Auffrischungsimpfungen 10, 20 und 90 Tage nach der letzten Injektion anschließen. Eine unbehandelte Tollwut endet tödlich.

g) Encephalitis lethargica (v. Economo)

Die Krankheit trat in der zweiten Hälfte des ersten Weltkrieges und in den ersten Jahren danach epidemisch auf. Auch heute werden immer noch ganz vereinzelt sporadische Erkrankungen beobachtet. Als Ursache nimmt man ein Virus an.

Pathologisch-anatomisch finden sich perivasculäre entzündliche Infiltrate in der grauen Substanz des Zwischenhirns und Hirnstamms. Besonders stark sind die *Substantia nigra und das Oculomotoriuskerngebiet* in der Mittelhirnhaube betroffen.

Symptomatik

Nach einem kurzen Prodromalstadium verläuft die Krankheit in einer der folgenden drei Formen, die sich aus unterschiedlicher Betonung in der Lokalisation der Herde erklären.

1. *Somnolent-ophthalmoplegische Form.* Sie ist durch Somnolenz, inkomplette äußere und innere Oculomotoriusparese, Konvergenzlähmung, vertikale Blickparese und leichtere choreatische oder athetotische Bewegungsstörungen gekennzeichnet.

2. *Hyperkinetische Form.* Hier stehen extrapyramidale Hyperkinesen der verschiedensten Art im Vordergrund. Die Kranken sind psychomotorisch unruhig, leiden an Schlaflosigkeit oder zeigen eine Umkehr des Schlaf-Wach-Rhythmus.

3. *Akinetische Form,* bei der sich bereits initial ein akinetisches Parkinson-Syndrom entwickelt. Auch dabei kommen Somnolenz oder Schlafumkehr vor.

Die Temperatur kann leicht erhöht sein, der Liquor zeigt eine geringe Pleocytose.

Verlauf

Neben tödlichem Ausgang kamen in den Epidemiezeiten viele milde und abortive Verläufe vor. In etwa 60% der Fälle schloß sich als *Nachkrankheit* der postencephalitische Parkinsonismus an (s.S. 296). Bei Kindern blieben oft schwere Verhaltensstörungen mit Aggressivität, Umtriebigkeit und sexueller Enthemmung zurück.

7. Subakute sklerosierende Panencephalitis (SSPE)

Die Krankheit tritt bevorzugt im Schulalter auf. Knaben erkranken wesentlich häufiger als Mädchen. Familiäre Häufung ist nicht beobachtet worden. Die SSPE beruht auf einer *langsamen Virusinfektion* mit einem masernähnlichen Paramyxovirus. Die Virusätiologie ist belegt durch hohe Titer komplementbindender Masernantikörper im Serum und Liquor der Kranken, Nachweis von Masernantigenen in Gewebekulturen aus Hirnbiopsien SSPE-kranker Kinder, Isolierung eines masernähnlichen Paramyxovirus aus Hirngewebekulturen von SSPE-Patienten und erfolgreiche Übertragung der Krankheit auf Versuchstiere durch intracerebrale Inoculation. Es scheint, daß alle Patienten, die eine SSPE bekamen, vorher einmal manifeste Masern hatten.

Das Konzept der langsamen Viruskrankheiten wurde zuerst an der Beobachtung sehr chronisch verlaufender Tierkrankheiten in Island entwickelt. Diese Krankheiten führen nach langer Inkubationszeit in unaufhaltsamer Entwicklung zum Tode. Beim Menschen ist die *„slow virus"-Ätiologie* durch Übertragung auf Primaten bisher nur für die SSPE und die Jakob-Creutzfeldtsche Krankheit (s.S. 393), die progressive multifocale Leukencephalopathie und für Kuru nachgewiesen worden, eine spongiöse Degeneration vorwiegend des Kleinhirns, die in diesem Buch nicht besprochen wird.

Symptomatik

Das erste Symptom ist in der Regel eine rasch fortschreitende *Demenz* mit Nachlassen von Merkfähigkeit und Gedächtnis und Verarmung der Sprache. Gleichzeitig oder bald darauf verändert sich das *affektive Erleben* und *Verhalten* der Kranken: sie werden stumpf und gleichgültig oder reizbar-aggressiv und schrecken geängstigt aus dem Schlaf auf.

Nach einigen Wochen oder Monaten treten *neurologische Symptome* hinzu, die ausschließlich die Motorik betreffen. Der Muskeltonus ist rigide erhöht, dabei können pathologische Reflexe auslösbar sein. Sehr charakteristisch sind *rhythmische*, ruckartige, unwillkürliche Bewegungen der Extremitäten, die einander in Abständen von 6–8 sec folgen. Diese haben anfangs den Charakter von Myoklonien, später gleichen sie komplexeren extrapyramidalen *Hyperkinesen* vom choreatischen oder ballistischen Typ. Gelegentlich findet man Tremor, Nystagmus und skandierende Sprache. Es werden auch plötzliche Tonusverluste beobachtet, bei denen die Kranken zusammenstürzen. Oft treten generalisierte *Anfälle*, seltener Petit Mal-Anfälle auf. Im weiteren Verlauf kommt es zu vegetativen Krisen mit Hyperthermie, Tachykardie, Hyperventilation, profusem Schwitzen und Erbrechen. Später wird eine parkinsonartige Haltung in fast völliger Bewegungslosigkeit fixiert. Diagnostisch entscheidend ist die *Trias:* Demenz, extrapyramidale Hyperkinesen, Tonuserhöhung der Muskulatur.

Das *EEG* ist stets pathologisch. Die Veränderungen sind sehr bezeichnend: in allen Ableitungen treten synchron alle 5–8 sec Gruppen von hohen Deltawellen auf, deren erste jeweils besonders steil ist. Diese Wellenkomplexe laufen gleichzeitig mit den rhythmischen Hyperkinesen, aber auch ohne diese und auch im Schlaf ab.

Der *Liquor* ist in vielen Fällen charakteristisch verändert: bei normaler Zellzahl und normalem oder nur gering erhöhtem Gesamteiweiß findet man die IgG-Fraktion deutlich erhöht. Die Befunde sind denen ähnlich, die bei Multipler Sklerose erhoben werden. Der Antikörpertiter gegen Masern ist regelmäßig erhöht.

Im CCT findet man eine rasch progrediente Abnahme des Hirnvolumens.

Verlauf

Die Krankheitsdauer nimmt mit steigendem Erkrankungsalter linear zu. Mit 5 Jahren beträgt sie etwa 6 Monate, mit 16 Jahren über 30 Monate. Im Endstadium besteht eine Decerebration mit apallischem Syndrom (s.S. 80). Eine wirksame *Therapie* ist nicht bekannt. Auch auf Behandlung mit Immunsuppressiva und Transfer-Faktor tritt keine Besserung ein.

Pathologisch-anatomisch besteht das Bild einer *Panencephalitis,* d.h. es liegt ein entzündlicher

Prozeß der grauen *und* weißen Substanz unter Einschluß der Meningen vor. Histologisch findet man in wechselnder Intensität plasmocytäre und lymphocytäre Infiltrate, ausgedehnten Markscheidenabbau und Gliawucherung. Fettkörnchenzellen durchsetzen diffus das Marklager und füllen die perivasculären Räume der Gefäße. Man findet auch eosinophile intranucleäre und intracytoplasmatische Einschlußkörper in Neuronen und Gliazellen. Die SSPE ist die einzige slow-Virus-Krankheit, bei der solche entzündlichen Veränderungen gefunden werden.

Differentialdiagnose

Die wichtigste Differentialdiagnose ist gegen die *Leukodystrophien* zu stellen, die ebenfalls ganz bevorzugt im Kindesalter vorkommen. Das Erkrankungsalter ist bei diesen gewöhnlich jünger als bei der SSPE. Die Symptomatik weist bei aller Ähnlichkeit sehr *bezeichnende Unterschiede* auf:

1. Leukodystrophien treten *familiär* auf, die SSPE nicht.
2. Leukodystrophiekinder werden im Verlauf der Krankheit *blind,* SSPE-Kinder nicht.
3. Spastische *Lähmungen* sind bei Leukodystrophie die Regel, bei SSPE dagegen nur angedeutet zu finden.
4. *Rhythmische* Hyperkinesen, die für SSPE typisch sind, werden bei Leukodystrophie nicht beobachtet.
5. Die hohe *Liquor-Eiweißvermehrung* der Leukodystrophien kommt bei SSPE nicht vor, dagegen hat diese regelmäßig eine IgG-Vermehrung, die man bei Leukodystrophien nicht findet.
6. Das *EEG* ist bei Leukodystrophie normal oder uncharakteristisch allgemein verändert, bei SSPE zeigt es die beschriebenen charakteristischen Wellenkomplexe.
7. Im CCT findet man bei ortho- und metachromatischer Leukodystrophie eine Hirnatrophie und eine bilateral symmetrische Dichteminderung des Marklagers.

8. Poliomyelitis acuta anterior (Heine-Medin)

Bis zur Einführung der oralen Schutzimpfung mit abgeschwächter Lebendvaccine waren Polioepidemien in unseren Breiten häufig. Auch heute muß man mit sporadischen Erkrankungen rechnen (1974/75 in der Bundesrepublik 49 Krankheitsfälle). Nach serologischen Kriterien werden *drei Virustypen* unterschieden, von denen Typ 1 die letzten größeren Epidemien verursachte. Die *Übertragung* erfolgt von Mensch zu Mensch, in erster Linie durch Schmutz- und Schmierinfektion. Das Virus wird per os aufgenommen und vermehrt sich zunächst in der *Schleimhaut des Pharynx oder Darmes.* In der ersten Woche nach der Infektion kommt es zur *Virämie.* An diese schließt sich in einem kleinen Prozentsatz ein Befall des *ZNS* oder der *Meningen* an. Die Bedingungen für das Auftreten manifester Krankheitssymptome sind nicht bekannt. Traumen, Allgemeinkrankheiten, körperliche Anstrengungen haben darauf keinen Einfluß. Lediglich die Tonsillektomie im Inkubationsstadium begünstigt das Eindringen der Viren ins Nervensystem.

Symptomatik

Die Klinik der Poliomyelitis kann wegen der großen Seltenheit der Krankheit kurz und kursorisch dargestellt werden. Sie wird hauptsächlich deshalb geschildert, weil ein gleichartiger Krankheitszustand auch durch andere Viren hervorgerufen werden kann, namentlich Echo-, Coxsackie- und bestimmte Arbo-Viren. In 90–95% der Infektionen kommt es zu einem klinisch *inapparenten Verlauf,* bei dem aber andauernde Immunität gegen den aufgenommenen Virustyp durch Bildung neutralisierender Antikörper erworben wird („stille Feiung"). Die manifeste Krankheit äußert sich in den meisten Fällen durch allgemeines Krankheitsgefühl mit Kopfschmerzen, Halsschmerzen, Schluckbeschwerden, Gliederschmerzen, Obstipation oder leichtem Durchfall und geringe Temperaturerhöhung für wenige Tage. Es kann auch eine *lymphozytäre Meningitis* auftreten, bei der in den ersten Tagen polynukleäre Zellen vorherrschen, die bald von Lymphozyten abgelöst werden. Sehr selten kommt es zu Lähmungen. Charakteristisch ist ein Lähmungstyp mit proximalen oder wenigstens proximal betonten, asymmetrischen Paresen im Schulter- und Beckengürtel. Es kann aber auch die Muskulatur des Stammes betroffen werden (Gefahr der Atemlähmung).

Pathologisch-anatomisch findet man bei Poliomyelitis gleich welcher Ätiologie entzündliche Infiltrate mit Untergang von Ganglienzellen und reaktiver Gliawucherung. Die Veränderungen sind in der *Vorderhornregion* des Rückenmarks, in der Formatio reticularis und den motorischen Hirnnervenkernen von Medulla oblongata und Brücke sowie in der *vorderen Zentralwindung* der Hirnrinde lokalisiert.

Therapie

Poliokranke werden isoliert und müssen Bettruhe einhalten. Bei *Ateminsuffizienz* müssen die Patienten assistiert oder kontrolliert beatmet werden. Spezifische Medikamente gibt es nicht.

Prophylaxe. 1. Orale Impfung nach SABIN durch abgeschwächte Lebendvaccine, 2. intramuskuläre Impfung mit inaktivierter Virussuspension nach SALK.

9. Zoster

Der Zoster ist eine Viruskrankheit, die sporadisch, vorwiegend bei Erwachsenen auftritt. Die Häufigkeit des Zoster nimmt mit dem Lebensalter zu. Es handelt sich um eine Allgemeininfektion mit lokaler Manifestation in den sensiblen Ganglien und der Haut. Das *Virus* ist mit dem *Varicellen-Virus* identisch. Varicellen zeigen die Erstinfektion des vollempfindlichen Individuums, Zoster die Zweiterkrankung durch verbliebene oder neu eingedrungene Erreger bei partieller Immunität an. Bei Kindern führt lokale Inoculation von Zostervirus in die Haut zu typischen Varicellen, von denen andere Kinder mit einer Inkubationszeit von etwa 2 Wochen angesteckt werden können. Die Kinder sind danach gegen Varicellen resistent. Erwachsene bekommen nach Kontakt mit Varicellenkindern nicht selten Zoster. Haben sie in der Kindheit Varicellen durchgemacht, können sie später aber dennoch einen Zoster bekommen.

Ob die *Invasion* über den Magen-Darmtrakt oder die Rachenregion erfolgt, ist noch nicht geklärt. Die weitere Ausbreitung geschieht hämatogen.

Symptomatik und Verlauf. Die *Inkubationszeit* beträgt 7–14 Tage. Die Krankheit beginnt mit Allgemeinerscheinungen, wie Abgeschlagenheit, Kopf- und Gliederschmerzen, leichte Temperaturerhöhung und gelegentlich Nackensteifigkeit. Schon jetzt findet sich im *Liquor* eine lymphocytäre Pleocytose um 20–70 Zellen bei normalen Eiweißwerten.

Im Versorgungsgebiet des betroffenen sensiblen Ganglions treten dumpfe oder ziehende *Schmerzen* auf. Am 3.–5. Tag schießen die typischen *Hauteruptionen* auf: Gruppen von Bläs-

chen, die segmental angeordnet sind. Die Lokalisation ist meist einseitig. Am häufigsten ist eines der *Thorakalsegmente* betroffen (*„Gürtelrose"*), weitere Lokalisationen sind die unteren Cervicalsegmente (Schulter-Arm-Region), das Gebiet des 1. Trigeminusastes (Zoster ophthalmicus), seltener der anderen Trigeminusäste (Befall des Ggl. semilunare) oder die Ohrregion bei Befall des Ggl. geniculi (Zoster oticus). Im Gegensatz zum Herpes simplex findet man den Zoster selten lumbal und sacral.

In dem betroffenen Hautareal läßt sich gewöhnlich eine *Sensibilitätsstörung* nachweisen. Nach wenigen Tagen lassen die Schmerzen langsam nach, die Bläschen verschorfen und fallen ab. Sie hinterlassen meist kleine, weißliche Narben oder bräunliche Pigmentverschiebungen. Sie können auch nekrotisch zerfallen (*Zoster gangraenosus*). Leichte entzündliche Liquorveränderungen bleiben noch für Wochen nachweisbar.

Es gibt auch *motorische Ausfälle:* Reflexabschwächung und Lähmung in den betroffenen Segmenten. Selten wird der Grenzstrang befallen, und man findet eine Anhidrose (s.S. 108).

Bei jüngeren Personen heilt der Zoster klinisch folgenlos ab. Bei älteren Patienten kann sich eine sehr hartnäckige *Zosterneuralgie* anschließen. Sie äußert sich in ziehenden, bohrenden oder brennenden Dauerschmerzen, die durch Analgetica kaum zu beeinflussen sind. Es ist oft sehr schwierig, den rein organischen und den reaktiv-seelischen Anteil dieses Krankheitszustandes richtig einzuschätzen.

Pathologisch-anatomisch findet man beim unkomplizierten Zoster meist nur ein Spinalganglion oder das Ganglion Gasseri bzw. geniculi betroffen. Mikroskopisch bestehen entzündliche lympho-plasmocelluläre Infiltrationen mit hämorrhagischen Nekrosen. Die benachbarten sensiblen Spinalnerven und -wurzeln sind entmarkt. Bei *Zostermyelitis* ergreift ein analoger Prozeß auch das Rückenmark, besonders die Hinterhornregion. Manchmal werden auch die Vorderwurzeln betroffen. Zur Zeit wird die Frage einer begleitenden *Myositis* diskutiert.

Therapie. Die Behandlung kann vorläufig nur symptomatisch sein: Vioformhaltige Externa, bei Gefahr der Generalisierung Gammavenin, bei Schmerzen Indometazin (Amuno M, 2–3 × 50 mg), evtl. mit Butyrophenon (Haldol 3 × 25 Tropfen). Von Corticoiden raten Dermatologen ab, da sie eine Generalisierung des Zoster begünstigen sollen, die oft zum Tode führt. Bei Zoster gangraenosus sind wegen der Gefahr einer Superinfektion Antibiotica notwendig.

Sonderformen

1. Symptomatischer Zoster kann bei traumatischen oder destruierenden Wirbelläsionen oder bei schweren malignen Allgemeinkrankheiten auftreten, namentlich bei Carcinomen, Plasmocytom, Leukämie, Lymphogranulomatose. Der Verdacht ist besonders dringlich, wenn mehrere Segmente betroffen sind. Auch in diesen Fällen handelt es sich aber um echte Zoster-Infektionen. Hier ist die Gefahr der *Generalisierung durch Steroidtherapie* besonders groß.

2. Zoster ophthalmicus. Einseitiger Befall der *Stirnhaut,* unter Beteiligung von Conjunctiva und Cornea, die lebhaft injiziert sind. Dabei entwickeln sich oft auch Keratitis, Iritis, Neuritis nervi optici und Augenmuskellähmungen, diese infolge einer begleitenden basalen Meningitis. Der Zoster ophthalmicus kann, wie Zoster überhaupt, auch ohne die typischen Hauteruptionen auftreten. Die *Diagnose* muß dann nach den lokalisierten Schmerzen mit Hautrötung, Injektion des Auges und entzündlichen Liquorveränderungen gestellt werden.

3. Zoster oticus. Die initialen Schmerzen sind im Ohr, im seitlichen Gesicht oder Nacken lokalisiert. Die *Bläschen* schießen auf der Ohrmuschel, dem Ohrläppchen, oft aber *versteckt* in der Tiefe des äußeren Gehörgangs und auf dem Trommelfell auf. Sie können auch seitlich am Hals, auf der Zunge und am weichen Gaumen lokalisiert sein. Das befallene sensible Ganglion ist das Ggl. geniculi (s. Abb. 93, S. 346). Daraus erklären sich die meisten begleitenden Symptome. Weitere Einzelheiten über die topographische Anatomie dieser Region s.S. 347.

Regelmäßig tritt in der 1. oder 2. Krankheitswoche eine *periphere Facialislähmung* auf, oft mit halbseitiger Geschmacksstörung und Beeinträchtigung der Speichelsekretion. Weitere *fakultative Hirnnervensymptome* sind: Ohrensausen, Hörminderung, Drehschwindel, Übelkeit und Brechreiz, Sensibilitätsstörung, vor allem im Trigeminus, Abducenslähmung, Hypoglossuslähmung und Parese des motorischen Vagus. Ein Reizsymptom des Vagus ist der Singultus. Der Liquor ist praktisch immer akut entzündlich verändert. Facialislähmung und Hörstö-

rung bilden sich oft nur unvollständig wieder zurück, die übrigen Symptome haben eine gute *Prognose.*

Komplikationen

Eine Pleocytose bis zu einigen 100 Zellen gehört zum Krankheitsbild. Entwickelt sich eine ausgedehnte *Zostermeningitis,* besteht klinisch ein schwerer Krankheitszustand mit hohem Fieber, Nackensteifigkeit und Bewußtseinstrübung. Die Zellvermehrung kann dann bis auf mehrere 1 000 ansteigen, in diesem Fall ist auch das Eiweiß auf Werte um 0,70–1,00 g/l erhöht.

Die *Zostermyelitis* ist an wechselnden Strangsymptomen des *Rückenmarks,* vor allem an Reflexdifferenzen, pathologischen Reflexen, Paresen, querschnittsartigen Sensibilitätsstörungen und Blasenstörungen zu erkennen. Sie ist *lebensgefährlich,* kann aber auch wieder abklingen. In einem solchen Falle haben wir nach intrathecaler Corticoidbehandlung eine Besserung gesehen.

Selten ist die *Zoster-Encephalitis* mit Bewußtseinsstörung und cerebralen Herdsymptomen.

10. Tetanus

Jedes Jahr sterben etwa 50 000 Menschen an Tetanus. Alle Arten von Verletzungen können zur Infektion führen. Das Toxin des *Clostridium tetani* gelangt aus verschmutzten Wunden, seltener bei Operationen, auf dem Blutweg, vielleicht auch entlang der Achsencylinder benachbarter Nerven in die *motorischen Vorderhörner* und die motorischen Hirnnervenkerne. Die Symptome beruhen darauf, daß das Toxin verschiedene *spinale Hemmungsmechanismen blockiert,* vor allem die recurrente *Renshaw-Hemmung,* die für die normale Aktivität der motorischen Vorderhornzellen notwendig sind. Pathogenese und Symptomatik entsprechen der Strychninvergiftung. Die *Inkubationszeit* streut zwischen wenigen Stunden und mehreren Wochen. Je kürzer die Inkubationszeit, desto schwerer der Krankheitsverlauf.

Die einzig sinnvolle Prophylaxe ist die vollständig aktive Immunisierung durch s.c. oder i.m.-Injektionen von je 0,5 ml Toxoid als Adsorbatimpfstoff (Tctanol) im Abstand von 4–6 Wochen, gefolgt von einer Auffrischimpfung nach 6 oder mehr Monaten. Dadurch wird ein aktueller Schutz für 1–2 Jahre und eine lebenslange latente Immunität aufgebaut, die jederzeit durch eine Auffrischungsimpfung in aktuelle Immunität überführt werden kann.

Symptomatik

Nach einem *Vorstadium* von Kopfschmerzen, verstärktem Schwitzen und allgemeiner Mattigkeit mit motorischer Unruhe verspüren die Kranken zunächst eine unangenehme Spannung in den Kiefer- und Halsmuskeln mit Schluckbeschwerden. In diesem Stadium sind schnelle Wechselbewegungen mit dem Mund erschwert – ein sehr wichtiges *Frühsymptom*. Bald stellen sich Kieferklemme *(Trismus)* und eine Dauerspannung der mimischen Muskulatur ein, die dem Patienten den typischen verkrampften Ausdruck gibt, den man als *Risus sardonicus* bezeichnet. Die Kieferkrämpfe nach unkontrollierter Injektion von oder Überempfindlichkeit gegen Depot-Neuroleptika können den Trismus des Tetanus imitieren und differentialdiagnostische Probleme stellen. Auf dem Höhepunkt der Symptomatik löst jeder Versuch einer motorischen Innervation, aber auch jeder sensible oder sensorische Reiz schmerzhafte *Muskelspasmen* aus. Je nach der Schwere der Intoxikation sind diese auf die Gesichts- und Schlundmuskeln beschränkt oder ergreifen auch Rumpf und Extremitäten, so daß anfallsweise ein *Streckkrampf* der Glieder mit Opisthotonus eintritt. Besonders gefährlich sind die Krämpfe der Glottismuskeln, der Intercostales und des Zwerchfells, die zu Atelektasen, Schocklunge und *Atemlähmung* führen können. Das *Bewußtsein* bleibt klar, sofern nicht infolge starker Ateminsuffizienz cerebrale Hypoxie eintritt. Der Kreislauf verfällt durch Hypovolämie und Azidose, so daß *internistisch* Blutdruckabfall, Tachykardie und Schock eintreten. Der *Liquor* ist normal. Im *Elektromyogramm* findet man, auch ohne daß der Patient eine Bewegung ausführt, ein Aktivitätsmuster, das durch Berührung Schmerz, aber auch durch akustische Reize bis zum Interferenzmuster verstärkt wird. Nach Beendigung einer willkürlichen Innervation nimmt die Dichte der Aktionspotentiale nur sehr verzögert ab. Die Dauer der postreflektorischen Innervationsstille (silent period) ist verkürzt oder aufgehoben. Das Syndrom hat klinisch Ähnlichkeit mit dem seltenen „Stiff man-Syndrom", das neurophysiologisch aber einen anderen Mechanismus hat und auf Diazepam (Valium) positiv reagiert.

Es gibt auch einen lokalen Tetanus, dessen Prognose gut ist. Der *Kopftetanus,* bei dem klinisch, jedoch nicht im EMG das Bild einer peripheren Facialisparese oder ein Spasmus facialis auftreten kann, wird oft verkannt.

Im Verlauf der Krankheit kann sich eine vorwiegend proximale *Myopathie* ausbilden, die nicht auf der Muskelrelaxation beruht. Sie erklärt die allgemeine Muskelschwäche. Die Rückbildung kann länger als 1 Jahr dauern.

Verlauf

Die Letalität ist hoch, sie wird mit 20–30% angegeben. Die Krankheit kann mehrere Wochen dauern. Im abklingenden Stadium werden die Spasmen seltener, schwächer und weniger ausgedehnt. Wenn das konvulsivische Stadium überlebt wird, ist völlige Ausheilung zu erwarten.

Prophylaxe und Therapie

1. Im akuten Fall chirurgische Wundversorgung.

2. Nicht verläßlich aktiv immunisierte Verletzte erhalten zur Prophylaxe eine Simultanimpfung von 250–500 E Antitetanushyperimmunglobulin (Tetagam) mit homologem Serum zur Vermeidung der neurologischen Komplikationen + 0,5–1,0 ml Tetanustoxoid intramuskulär, nach 36 Std erneut 250 E Tetagam wegen möglicher Eiweißverluste. Nach 1 Jahr ist eine Auffrischimpfung notwendig.

3. Liegt nachweislich eine ausreichende Grundimmunisierung vor, ist akut eine Auffrischungsimpfung notwendig, die nach einem Jahr durch eine vierte Impfung ergänzt wird.

4. Antibiotika gegen sekundäre Infektionen.

5. Nach Ausbruch eines Tetanus: Tetanushyperimmunglobulin initial 10000 E, danach täglich 3000 E bis zur Gesamtdosis von 35000 E + Antitoxin (Toxoid) initial bis 200000 E, danach täglich 30000 E.

6. Bettruhe, Isolierung im abgedunkelten Zimmer, Sedierung durch Diazepam (Valium) 30–50 mg tgl. In schweren Fällen Muskelrelaxierung und Beatmung.

7. Dauertropfinfusion mit Flüssigkeitsbilanzierung, also auch Dauerkatheter. Bei Bedarf Sonderernährung. *Intensivüberwachung!*

X. Multiple Sklerose

Die Multiple Sklerose (M.S.) ist eine der häufigsten organischen Nervenkrankheiten. Die Morbidität wird in Mitteleuropa mit 3–7 Kranken auf 10000 Einwohner angegeben. Etwa 8% der Patienten, die in einer Neurologischen Klinik in unseren Breitengraden behandelt werden, leiden an M.S.

Vorkommen

Die *Erkrankungshäufigkeit* nimmt bei Angehörigen der weißen Rasse auf der nördlichen Halbkugel *mit wachsender Entfernung vom Äquator* zu. In Europa ist die M.S. oberhalb des 46. Breitengrades häufiger als darunter, in den nördlichen Bundesstaaten der USA oberhalb des 38. Breitengrades ist sie stärker als in den Südstaaten vertreten. Australien hat eine Häufigkeit von etwa 10, Afrika nur von 0–4 auf 100000 Einwohner. Unabhängig davon gibt es in jedem Land Regionen besonders großer Häufigkeit an M.S. („Foci"), die nicht mit der globalen geographischen Verteilung übereinstimmen. In Ägypten, Südafrika, Südamerika, allerdings auch in Sibirien, ist die Krankheit selten, in Japan kommt sie nicht häufig vor. Einwanderer, die ihr Geburtsland im frühen Kindesalter verlassen, haben das Erkrankungsrisiko ihres neuen Heimatlandes. Wechseln sie den Wohnort nach der Pubertät, nehmen sie das Risiko ihres Ursprungslandes mit. In der 2. Generation verwischt sich dieser Unterschied. Ob diese geographische Verteilung mit Exposition an bestimmte Infektionen oder den Bedingungen der Ernährungs- und Lebensweise zusammenhängt, ist nicht bekannt. Für die Bedeutung unterschiedlicher Lebensbedingungen spricht, daß unter der farbigen Bevölkerung in amerikanischen Großstädten Erkrankungen fast dreimal so häufig sind wie bei den weißen Großstadtbewohnern.

Erkrankungsalter und Geschlechtsverteilung

Die M.S. kann schon in der Zeit der Pubertät auftreten. Mitteilungen über erste Schübe von M.S. unter 10 Jahren gehören zu den Seltenheiten, meist handelt es sich in solchen Fällen um Fehldiagnosen. Das *Prädilektionsalter* für die Erkrankung an M.S. ist die Zeit zwischen dem 20. und 40. Lebensjahr. Nach dem 45. Lebensjahr sinkt die Häufigkeit frischer Erkrankungen kontinuierlich ab. Die obere Grenze liegt um 55–57 Jahre. Dies ist für die differentialdiagnostische Abgrenzung der M.S. von anderen organischen Nervenkrankheiten von Bedeutung.

Viele Untersucher haben festgestellt, daß Frauen etwa im Verhältnis 3:2 häufiger erkranken als Männer.

Pathologisch-anatomische Befunde

Die M.S. gehört zu den *Entmarkungskrankheiten*. Sie befällt deshalb ganz vorwiegend die weiße Substanz des gesamten ZNS. Herdförmig kommt es zu einer Auflösung der Markscheiden, die aus lipoiden Substanzen bestehen und die gleichsam das Isoliermaterial um die „Nachrichtenkabel" der Nervenbahnen sind. Ohne Markscheiden ist keine Nervenleitung möglich. Größere Herde führen deshalb, je nach ihrer Lokalisation, zu Funktionsstörungen. Kleinere Herde in „stummen Regionen" können jedoch klinisch unerkannt bleiben. Bei der Sektion findet man das ZNS stets schwerer befallen als klinisch zu vermuten war.

Die *Entmarkungsherde (Plaques)* sind in wechselnder Größe, vom Durchmesser eines Stecknadelkopfes bis zu dem eines Markstücks, über das ZNS verteilt. Sie sind *um größere Venen* oder an diesen entlang angeordnet und können, besonders in der Umgebung der Seitenventrikel, zu größeren Herden konfluieren. Diese Anordnung macht auch den klinischen Befund einer *Periphlebitis retinae* verständlich (s. unten). Im frühen Stadium sind die Markscheiden an umschriebenen Stellen rötlich geschwollen und aufgelockert. Diese Herde können sich völlig zurückbilden. Meist aber zerfallen die Markscheiden und werden durch Glia ersetzt. Der Herd verhärtet sich zu einer Narbe: es tritt eine *Skle-*

rose ein. Frische und sklerotische Herde werden im ZNS bunt nebeneinander angetroffen.

Um die Plaques kommt es zu einer *Gefäßreaktion*. Es ist nicht bekannt, ob diese dem Markscheidenzerfall vorangeht oder sekundär auftritt. Das erste könnte für eine exogene Genese der Krankheit sprechen, das zweite wäre für endogene Genese charakteristisch (s. Ätiologie).

Prädilektionsstellen für die Lokalisation der Plaques sind: Sehnerven, Hirnstamm, insbesondere Brücke mit Augenmuskelkernen, Kleinhirn und Kleinhirnstiele, die Pyramidenbahn auf jedem Niveau, der Boden des IV. Ventrikels, Hinterstränge des Rückenmarks. Seltener sind Hirnrinde, Stammganglien und Rückenmarksgrau betroffen.

Verlauf

Man kann zwei Verlaufsformen unterscheiden: schubweise mit wechselnder Symptomatik und chronisch progredient.

Die *Schübe* entwickeln sich akut oder subakut innerhalb von wenigen Tagen oder 1–2 Wochen. Die Symptome bleiben dann einige Tage bis Wochen stationär. Danach kommt es spontan zu einer Rückbildung *(Remission)*, die meist unvollständig ist. Das *Intervall* zwischen zwei Schüben braucht nur wenige Monate zu dauern, in der Regel ist es 1–2 Jahre lang. Man beobachtet aber auch wesentlich längere Perioden bis zu 10 oder 15 Jahren.

Selten kommen *foudroyante Schübe* vor, in denen die Patienten wenige Wochen nach der ersten Manifestation der Krankheit sterben. Solche Verläufe sieht man eher in jüngeren Jahren, aber auch beim Erwachsenen kann das Aufflammen von Herden in der Medulla oblongata rasch zum Tode führen.

Bei einem Teil der Kranken nimmt die M.S. einen primär oder nach wenigen Schüben *chronisch-progredienten* Verlauf. Sie kann sich dann in größeren Zeitabständen schubartig verschlimmern, Remissionen treten aber nicht ein. Diese chronische Form der M.S. ist bei Patienten in mittleren Jahren relativ häufiger als bei Jugendlichen, insgesamt überwiegen aber in jedem Lebensalter die akut schubweisen Verläufe.

Symptomatik

Für die Entwicklung der Symptome lassen sich keine festen Regeln aufstellen. Deshalb besprechen wir zunächst die wichtigsten Symptome im einzelnen und erst danach einige typische Kombinationen, die den Verdacht auf M.S. lenken müssen.

Charakteristisch sind flüchtige **Augenmuskellähmungen** mit Doppelbildern, die ohne Kopfschmerzen auftreten. Besonders häufig ist der N. abducens betroffen, etwas seltener der N. trochlearis und, stets nur imkomplett, der N. oculomotorius. Die inneren Augenmuskeln bleiben frei. Die Lähmungen sind meist einseitig und nie symmetrisch. Es können auch mehrere Augenmuskelnerven ergriffen werden. Blickparesen sind selten.

Die **Sehnervenneuritis** kann einseitig oder doppelseitig den ganzen Opticus ergreifen, so daß die Patienten vorübergehend erblinden oder trübe sehen, wie durch Milchglas oder durch einen Schleier. Am Augenhintergrund besteht dabei oft eine Anschwellung der Sehnervenpapille. Bildet sich die Neuritis N. optici ganz zurück, haben die Patienten nach wenigen Wochen wieder ihren vollen Visus. Oft aber kommt es zu einer bleibenden Entmarkung und sekundären Sklerose. Das betroffene Auge bleibt dann amblyop. Am Augenhintergrund findet man eine sekundäre (=unscharf begrenzte) Opticusatrophie.

Noch typischer ist die *retrobulbäre Opticusneuritis,* bei der nur das zentral gelegene papillomaculäre Bündel erkrankt. In diesen Fällen leidet das zentrale Sehen, und die Patienten können z.B. kleine Druckschrift nicht mehr lesen. Die Sehstörungen treten manchmal nur für kurze Dauer nach Anstrengungen auf (Symptom von Uhthoff). Als frühestes ophthalmologisches Zeichen findet man ein Zentralskotom für rote Farbmarken. Bei Defektheilung bleibt ein Zentralskotom bestehen. Ophthalmoskopisch stellt man eine *temporale Abblassung* der Sehnervenpapille fest. Diese Lokalisation beruht darauf, daß die maculo-papillären Fasern im temporalen Sektor der Papille gelegen sind.

Der Befall des N. opticus kann sich wiederholen. Beide Optici werden nicht selten in größerem Zeitabstand nacheinander ergriffen. Auch bei scheinbar vollständiger Remission läßt sich die überstandene Opticus- oder retrobulbäre Neuritis bei den meisten Patienten durch eine Deformierung der visuellen Reaktionspotentiale (VEP, s. S. 37) nachweisen. Diese Untersuchung, die auch den Blinkreflex und die übrigen sensiblen und sensorischen Reaktionspotentiale 35, 36, hat für den Nachweis des zweiten Herdes bei scheinbar rein spinaler M.S. große Bedeutung.

Retrobulbäre Neuritis ist in etwa 30% der Fälle, d.h. keineswegs immer, ein Vorpostensymptom der M.S. Das Risiko, später an M.S. zu erkranken, ist um so größer, je jünger die Patienten sind. Andere Ursachen sind: Diabetes, Alkoholabusus, Nebenhöhlenentzündung, Arteriosklerose. Viele Fälle bleiben unaufgeklärt. Wenn eine M.S. sich anschließt, geschieht das in den ersten 4, ausnahmsweise 6 Jahren. Es ist sehr unwahrscheinlich, daß Patienten mit Opticusneuritis im Alter von 45 Jahren oder später noch eine M.S. bekommen.

In 20% findet sich in der Peripherie des Augenhintergrundes eine Periphlebitis retinae.

Von den übrigen Hirnnerven werden der N. facialis und der sensible Trigeminus befallen. Die M.S. kann Ursache einer Trigeminusneuralgie sein. Die auf S. 349 beschriebene hemifaciale Myokymie ist für M.S. sehr typisch. Andere Ursachen (Brücken- oder Kleinhirn-Brückenwinkeltumoren) sind viel seltener. Immer wieder sieht man auch die Symptomkombination: halbseitige Gefühlsstörung im Gesicht und auf der Zunge mit halbseitiger subjektiver Geschmacksstörung. Die caudalen Hirnnerven bleiben fast immer frei.

Zentrale Paresen sind sehr häufig. Die distalen Gliedabschnitte sind stärker als die proximalen betroffen. Man beobachtet alle Abstufungen der spastischen Lähmung von der Beeinträchtigung der Feinmotorik und Steifigkeit des Ganges bis zur kompletten Para-, Tetra- oder Hemiplegie. In 70% der Fälle sind die BHR abgeschwächt oder erloschen. Dies ist ein wichtiges Frühsymptom. Schlaffe Lähmungen mit Arreflexie und Atrophie sind sehr selten. Ein wichtiges Frühsymptom ist eine allgemeine Mattigkeit und rasche Ermüdung. Die Ursachen dafür sind im Einzelfall nicht immer aus dem neurologischen Untersuchungsbefund zu entnehmen, jedoch ist das Symptom häufig frühzeitig anzutreffen und begrenzt die Leistungsfähigkeit der Kranken stark.

Die **Sensibilität** ist fast immer gestört. Die Patienten klagen über andauernde Mißempfindungen, über Taubheit, Pelzigkeit oder Kribbeln, vor allem in Händen und Füßen. Schmerzen sind sehr selten. Bei der *Untersuchung* findet man die Berührungsempfindung vermindert. Oft ist das Tasterkennen aufgehoben. Durch Beeinträchtigung der Lageempfindung kommt es zur sensiblen Ataxie. Dadurch wird auch die Feinmotorik erheblich gestört. Schmerz- und Temperaturempfindung sind meist intakt. Die Gefühlsstörungen sind an Armen und Beinen handschuh- und strumpfförmig, am Rumpf querschnittsartig angeordnet. Es kommen aber auch fleckförmige Sensibilitätsstörungen an den Extremitäten vor. Die Grenze zum Gesunden ist oft unscharf. Häufig ist das Nackenbeugezeichen positiv (s.S. 21). Bei Bedarf kann man die Paraesthesien mit Carbamazepin (s.S. 222) behandeln.

Blasenstörungen sind häufig (20%). Meist äußern sie sich als Retention, seltener als Inkontinenz. Der Restharn kann mit einer Ultraschall-B-Mode-Technik (sector scan) gemessen werden. Lähmungen des Sphincter ani kommen kaum vor.

Der Befall des **cerebellaren Systems** zeigt sich als *Charcotsche Trias:* Nystagmus, Intentionstremor, skandierende Sprache. Unter den verschiedenen Formen des zentralen Nystagmus sind der horizontale, besonders der dissoziierte und der vertikale Blickrichtungsnystagmus für M.S. besonders charakteristisch. Außer der Charcotschen Trias kommen alle weiteren cerebellaren Bewegungsstörungen vor, die im Abschnitt über das Kleinhirn beschrieben sind. Hierher gehört auch die *Blickdysmetrie,* überschießende Blickbewegungen mit anschließenden Korrekturrucken.

Im **psychischen Befund** sind Kranke, die an M.S. mit cerebraler Lokalisation leiden, oft durch eine *Euphorie* auffällig. Diese äußert sich nicht immer als *durchgehend heitere Grundstimmung.* Häufiger ist das Fehlen einer Betroffenheit über die Krankheit, eine optimistische Einstellung, selbst wenn der Verlauf bisher chronisch fortschreitend war. In schweren Fällen reagieren die Patienten auf jede Zuwendung mit flacher Heiterkeit und Lachen, selbst dann, wenn sie durch ihre Ataxie das Gleichgewicht verlieren. Die Euphorie tritt besonders gemeinsam mit einer cerebellaren Bewegungsstörung auf ("wer wackelt, lacht"). Bei rein spinaler Symptomatik wird sie nicht beobachtet.

Im späteren Verlauf entwickelt sich, wie bei allen organischen Hirnkrankheiten, eine *Demenz.* Produktive exogene Psychosen sieht man nur in Ausnahmefällen.

Seltene Symptome sind extrapyramidale Bewegungsstörungen und epileptische Anfälle.

Grundsätzlich können alle diese Symptome ganz wahllos miteinander auftreten. Es gibt aber doch einige **typische Kombinationen,** die häufiger wiederkehren und die Diagnose wahrscheinlich machen: Gefühlsstörungen an den Händen und spastische Paraparese der Beine, spastisch-ataktischer Gang mit Mißempfindungen und Blasenstörungen, inkomplettes Querschnittssyndrom mit Nystagmus und skandierender Sprache, rezidivierende, flüchtige Lähmungen wechselnder Augenmuskelnerven. Pathognomonisch für Multiple Sklerose ist das Syndrom *paroxysmale Dysarthrie und Ataxie:* täglich mehrmals einsetzende Anfälle von bulbärer Dysarthrie und schwerer Ataxie, die bis zu 15 sec dauern, manchmal von Gefühlsstörungen im Trigeminus begleitet. Es werden auch *halbseitige tonische Anfälle* beobachtet, ferner flüchtige Doppelbilder, paroxysmale Akinese, paroxysmale Gefühlsstörungen und Schmerzen. Alle diese Symptome können durch Anstrengung, Temperaturerhöhung und andere äußere Einflüsse ausgelöst werden. Diese flüchtigen Funktionsstörungen beruhen darauf, daß bei einem beginnenden Entmarkungsprozeß die Axone in ihrer Funktion labil sind. Ihre Leitfähigkeit ist gerade noch erhalten, kann aber bei Veränderungen des inneren Milieus vorübergehend zusammenbrechen. Das Syndrom ist mit kleinen Dosen membranstabilisierender Substanzen, wie Carbamazepin (Tegretal) gut zu behandeln.

Die Leitfähigkeit der zentralen Nervenbahnen bei M.S. hängt übrigens stark von der Temperatur ab. Wärme führt zu einer Verschlechterung, Abkühlung zu einer Besserung der Symptome.

Es gibt aber kein einzelnes klinisches Symptom oder Labordatum, das für M.S. spezifisch wäre. Immer sind es die *Gruppierung* der Symptome und der Verlauf, die zur Diagnose führen. Oligosymptomatische Formen bereiten deshalb manchmal große diagnostische Schwierigkeiten. Die Annahme einer rein spinalen Verlaufsform der M.S. sollte immer wieder überprüft werden. Akute Querschnittsmyelitis ist selten Symptom einer multiplen Sklerose (s. Differentialdiagnose). In etwa 90% der Fälle läßt sich aus klinischen Daten, VEP, BEAR, Blinkreflex und SSEPs die Diagnose einer multiloculären Schädigung des zentralen Nervensystems stellen, so daß eine Liquoruntersuchung bei typischer Anamnese nicht mehr notwendig ist.

Der **Liquor** ist in mehr als $^3/_4$ der Fälle pathologisch verändert. Man findet eine leichte Vermehrung der *Lymphocyten* auf 10–20, selten bis zu 30 Zellen. Weiter soll das Auftreten von *Plasmazellen,* die sich beim Gesunden im Liquor nicht finden, für M.S. charakteristisch sein. Plasmazellen sind aber für M.S. nicht pathognomonisch, sie kommen auch bei Lues cerebro-spinalis und anderen entzündlichen Krankheiten des ZNS, seiner Häute und Wurzeln vor.

Das Gesamteiweiß kann auf Werte zwischen 0,60–0,80 g/l erhöht sein. Bei höheren Zell- und Eiweißwerten muß man an der Diagnose zweifeln. Oft ist die Gesamtmenge des Eiweißes aber normal, und es besteht nur eine *relative* Vermehrung der IgG-Fraktion. Ein Delpeche-Lichtblau-Quotient (s.S. 29) über 0,5 zeigt eine lokale IgG-Produktion im ZNS an und ist, bei entsprechender klinischer Symptomatik, ein starker Hinweis auf M.S. Es muß berücksichtigt werden, daß auch andere Krankheiten, wie SSPE (s.S. 272) und Neurosyphilis (s.S. 291) zu einer autochthonen IgG-Produktion im ZNS führen. Die Differentialdiagnose ist aber klinisch und mit Labormethoden gut möglich.

Die IgG-Vermehrung im Liquor wird durch den sogenannten Delpeche-Lichtblau-Quotienten erfaßt. Die Berechnungsformel lautet:

$$\frac{IgG_{Liquor} : Albumin_{Liquor}}{IgG_{Serum} : Albumin_{Serum}}$$

Uns hat sich die Berechnung des Delpeche-Lichtblau-Quotienten in der Diagnostik der Multiplen Sklerose sehr bewährt.

Mit der Methode des „isoelectric focussing" lassen sich im Liquor von Patienten mit M.S. oligoklonale Banden nachweisen. Das oligoklonale IgG wird im Zentralnervensystem von M.S.-Patienten synthetisiert.

Die beschriebenen Liquorveränderungen sind auch während der klinischen Remission nachzuweisen. Man nimmt deshalb an, daß der Krankheitsprozeß auch bei scheinbarem Stillstand weiter abläuft.

Im *CCT* findet man am häufigsten eine über die Altersnorm hinausgehende Minderung des Hirnvolumens. Oft sind schon bei 30jährigen verschmälerte Rindenwindungen und verbreiterte Furchen sichtbar. Die Entzündungsherde bei multipler Sklerose vernarben gliös, und nur wenige sind computertomographisch als hypodense kleine Defekte im Marklager neben den Ventrikeln zu erkennen. Frische Herde können eine intensive Kontrastmittelaufnahme zeigen oder auch große, girlandenförmig begrenzte, im Zentrum hypodense Herde bilden, so daß rein morphologisch ein Tumor in Betracht kommt. Es fehlen aber stets die Zeichen der Raumforderung. Auch große Läsionen bilden sich in einigen Wochen, meist mit sehr geringen morphologischen Residuen, wieder zurück. Während die CCT bei der Differentialdiagnose oft hilfreich ist, muß betont werden, daß es keinen die Diagnose beweisenden CT-morphologischen Befund gibt.

Ätiologie und Pathogenese

Die Ursache der M.S. ist nicht bekannt. Erbliche Faktoren spielen eine gewisse, aber nicht entscheidende Rolle. Man diskutiert heute vor allem die Hypothese einer Autoimmunkrankheit. *Für* eine *Autoimmunkrankheit* sprechen: das bevorzugte Erkranken von Frauen, der schubweise Verlauf, die Vermehrung von Immunglobulin G und das Auftreten von Plasmazellen im Liquor sowie die Ähnlichkeit mit der experimentellen allergischen Encephalomyelitis. *Dagegen* spricht die Wirkungslosigkeit der immunsuppressiven Therapie mit Cortison und Azathioprin. Auch schreitet die experimentelle allergische Encephalomyelitis nicht schubweise fort. Ursache der Entmarkung ist wahrscheinlich die Freisetzung von Proteinasen, welche die Proteine der Markscheiden auflösen.

Eine langsame Virusinfektion mit einem Erreger aus der Gruppe der Paramyxoviren (Masern, Tollwut) ist bisher nicht nachgewiesen oder überzeugend wahrscheinlich gemacht worden.

Die „slow virus"-Hypothese behauptet, daß ein genetisch disponierter Kranker in seiner Kindheit mit einem bestimmten Agens (wahrscheinlich einem Virus) in Kontakt komme, das persistiert und einen immunologischen Prozeß in Gang setze. Dieser rufe im späteren Leben die Krankheitsschübe hervor. Die Hypothese ist aber unbewiesen. Bekannt ist lediglich, daß Patienten mit MS sich von der Normalbevölkerung im Histokompatibilitätsmuster unterscheiden.

Exogene Faktoren haben auf Manifestation und Verlauf der M.S. keinen erkennbaren Einfluß. Ob ein Patient kurz vor der Erkrankung schwer körperlich arbeitete oder eine sitzende Beschäftigung hatte, ob er sich ausreichend oder nur mangelhaft ernähren konnte, ob er Temperatureinflüssen, Mißhandlungen, allgemeinen Strapazen oder einem Trauma mit Beteiligung des ZNS

ausgesetzt war, spielt, soweit wir jetzt wissen, *keine Rolle für den Ausbruch der M.S.* Selbst in der Klinik können während einer strengen Liegekur und medikamentöser Behandlung akute Schübe auftreten.

Therapie

Da die Ätiologie der M.S. nicht bekannt ist, gibt es zur Zeit keine kausale Therapie. Die symptomatischen Behandlungsverfahren sind in ihrem Wert für den Einzelfall schwer zu beurteilen, da der Verlauf der Krankheit wechselnd ist und spontane Remissionen leicht therapeutische Erfolge vortäuschen können. In größeren Zeitabständen sind immer wieder neue Behandlungsverfahren empfohlen worden, von denen sich aber bisher keines überzeugend durchgesetzt hat.

Weil körperliche Belastung das Auftreten von Schüben nicht nachweisbar begünstigt, ist strenge Bettruhe auch im akuten Schub nicht notwendig. Krankengymnastik kann früh einsetzen (s.u.). Die vielfach geübte Verordnung von *Vitaminen* in hohen Dosen („Hypervitaminisierung") ist keine sinnvolle Behandlungsmaßnahme. Die M.S. ist keine Avitaminose, und die Vitamine haben nach unseren heutigen Kenntnissen keine pharmakologische Wirkung.

Über *Nebennierenrindenpräparate* sind die Akten noch nicht geschlossen, deshalb werden sie vorläufig von vielen Neurologen in Dosen von anfangs bis 100 mg Methylprednisolon, später für mehrere Wochen 48, dann 24 mg, stets morgens gegeben, verordnet. Retroorbitale Injektionen von Corticoiden haben keinen Einfluß auf den Verlauf der Opticusneuritis. Immunsupressiva (Azathioprin), für die Dauer von 2 Jahren gegeben, dann einjährige Pause, haben sich nicht bewährt. Als Adjuvans wird das Präparat Naudicelle 3 × 2 Tabletten verordnet, welches Linol- und Gammalinolensäure enthält. Die Begründung ist, daß bei M.S.-Kranken im Serum Linol- und Arachidonsäure stark vermindert gefunden werden. Ein Mangel an essentiellen Fettsäuren könnte immunpathologische Prozesse verstärken. Die genannten essentiellen Fettsäuren sind auch wichtige Bestandteile der Phospholipide der Zellmembranen und dienen ferner als Bausteine für die Synthese von Prostaglandinen, die in viele Stoffwechselvorgänge der Zelle regulatorisch eingreifen.

Patienten mit Blasenstörungen sollen, wie alle Kranken mit neurogener Blasenstörung, eingehend urodynamisch untersucht werden (Urogramm, Uroflowmetrie, Blasendruckmessung). Je nach dem Befund kann den Patienten durch Alphareceptorenblocker (Beispiel: Phenoxybenzamin = Dibenzyran), durch Parasympathicomimetika (Beispiel: Distigminbromid = Ubretid oder Carbachol = Doryl) oder durch Parasympathicolythica (Beispiel: Butylscopolamin = Buscopan) geholfen werden. Alphareceptorenblocker erweitern den Blasenhals und erniedrigen den Blasenauslaßwiderstand. Parasympathikomimetika verstärken die Detrusorkontraktionen, Parasympathicolythica schwächen sie ab und erhöhen damit die Blasenkapazität.

In Laienkreisen genießt die *Rohkostdiät* nach Dr. Evers großes Vertrauen. Die Rohkost fördert die Verdauung, was bei M.S. günstig ist. Der Turgor der Haut wird straffer, und die Kranken erscheinen frischer. Über diese allgemeinen Wirkungen hinaus beeinflußt die Evers-Diät die M.S. nicht.

Bewegungsübungen, Zielübungen werden im Liegen und Sitzen ausgeführt, der Kranke lernt im Laufbad und Gehapparat und später in der Gymnastikgruppe die spastisch gelähmten Gliedmaßen flüssiger zu bewegen und die Störung der Tiefensensibilität wenigstens teilweise zu kompensieren. Die Spastik kann durch γ-Amino-Buttersäure (Baclofen = Lioresal, bis 75 mg per os) oder Dantrolen-Na (Dantramacrin, langsam von 2×25 mg bis 200 mg/die steigern) gelockert werden. Zur Übungsbehandlung gehört auch die Stimulation der Blase durch Beklopfen der Bauchhaut oder Crédéschen Handgriff. M.S.-Kranke sollen nach Erreichen der Remission so lange wie möglich weiterarbeiten.

Die Frage, ob die M.S. ein Grund zur *Schwangerschaftsunterbrechung* ist, kann nur nach den Bedingungen des Einzelfalles, möglichst unter Berücksichtigung früherer Schwangerschaften, im Frühstadium der Gravidität beantwortet werden. Die hormonale Umstellung und allgemeine körperliche Belastung durch Schwangerschaft und Geburt können die Krankheit verschlechtern. Bei Abwägung aller Faktoren wird man dem Wunsch der Frau nach Schwangerschaftsunterbrechung meist entsprechen.

Prognose

Bei epidemiologischen Untersuchungen zeigte sich, daß die Hälfte der Patienten mit M.S. einen gutartigen Verlauf haben. Die *mittlere Lebenserwartung* beträgt 20–25 Jahre. Nach einer mittle-

ren Krankheitsdauer von etwas über 18 Jahren sind noch etwa ein Drittel der Patienten voll berufstätig bzw. voll im Haushalt tätig. Nur $^1/_4$ der Kranken verstirbt vor dem 15. Krankheitsjahr. Bösartige Verläufe mit einer Krankheitsdauer unter 1 Jahr sind sehr selten. In etwa 5% nimmt die Krankheit einen gutartigen Verlauf über 30 Jahre und länger. Die Lebenserwartung ist für Männer und Frauen gleich.

Die Prognose der M.S. hängt nicht vom Erkrankungsalter ab. Die Schwere der körperlichen Arbeit vor der Erkrankung ist ebenfalls ohne Einfluß auf den Verlauf. Ein großer zeitlicher Abstand zwischen dem ersten und zweiten Schub gestattet keine Schlüsse auf eine besonders gute Prognose, wie andererseits eine rasche Folge von Schüben im ersten Stadium der Krankheit keinen ungünstigen Verlauf einleiten muß. Auch die absolute Häufigkeit der Schübe ist prognostisch nicht verwertbar.

Dagegen hat sich gezeigt, daß bei *schubweisem Verlauf* mit *guten Remissionen* die Patienten eine *längere Lebenserwartung* haben und auch erst später einen Zustand von schwerer körperlicher Behinderung erreichen als Kranke mit unvollständigen Remissionen oder primär chronischer Verlaufsform.

Die akut schubweise Form der M.S. hat auch dann eine besonders günstige Prognose, wenn sie im höheren Lebensalter einsetzt.

Auch die *initiale Symptomatik* hat prognostische Bedeutung: Beginnt die Krankheit mit rein sensiblen spinalen Symptomen oder mit Augenmuskellähmungen, ist ein gutartiger Verlauf zu erhoffen. Setzt der erste Schub dagegen mit spinalen Lähmungen oder polysymptomatisch ein, muß rasche Progredienz befürchtet werden. Eine retrobulbäre Neuritis im Beginn der Krankheit ist kein günstiges Zeichen.

Über den *Verlauf im Einzelfall* kann man im Anfangsstadium der Krankheit nur eine ungefähre Voraussage machen. Nach einem Schub oder wenigen Schüben kann eine Remission von vielen Jahren eintreten, in denen der Patient fast unbehindert lebt und arbeitet. Deshalb soll man sehr zurückhaltend damit sein, dem Kranken die Diagnose zu nennen. Im allgemeinen wird man ihm mit einer solchen Mitteilung nicht nützen, ihm aber eine erhebliche seelische Belastung auferlegen, die seine Widerstandskraft gegenüber Komplikationen entschieden schwächen kann. Die Erfahrung zeigt, daß die Mehrzahl der Kranken nicht allzu genau aufgeklärt werden möchte, was einem natürlichen Bedürfnis nach

Abwehr und Verdrängung entspricht. Kommt aber die Diagnose zwischen Arzt und Patient zur Sprache, sollte man auch die erwähnten Daten über die Lebenserwartung in die Aufklärung mit einbeziehen.

Differentialdiagnose

1. Extramedulläre Rückenmarkstumoren und andere raumfordernde Prozesse im Spinalkanal können mit einer chronischen spinalen M.S. verwechselt werden. Da es sich meist um gut operable Tumoren handelt, sollte man die Verdachtsdiagnose einer rein spinalen M.S. immer wieder überprüfen. Wichtige *Kriterien zur Unterscheidung* sind: Radikuläre, besonders gürtelförmige Schmerzen, die sich bei Bewegungen und Erhöhung des spinalen Drucks durch Husten, Pressen oder Niesen verstärken, kommen bei M.S. nicht vor. Symptome oberhalb des Querschnitts, auch wenn sie nur anamnestisch zu erfahren sind, sprechen für M.S. Normaler lumbaler Liquor oder IgG-Erhöhung mit leichter Zellvermehrung sind bei M.S. häufiger, zumal wenn der Liquor Plasmazellen enthält. Im Zweifel muß man eine Myelographie vornehmen, die für M.S.-Kranke weniger belastend ist als man häufig annimmt.

2. Die **funikuläre Spinalerkrankung** kann mit der M.S. die chronisch-progrediente Entwicklung, die spastische Lähmung der Beine, Mißempfindungen, Störungen der Tiefensensibilität, spinale Ataxie und selten auch einmal Blasenstörungen gemeinsam haben. Unterscheidungskriterien: Der Verlauf ist bei der f.Sp. nicht durch eindeutige Schübe und Remissionen gekennzeichnet. Die Mißempfindungen sind hier unangenehmer und oft quälend, was bei M.S. selten ist. Die BHR fehlen bei M.S. in 70%, bei f.Sp. nur in 15%. Nystagmus ist bei f.Sp. äußerst selten. Der Liquor ist bei f.Sp. normal. Entscheidend ist die histaminrefraktäre Anacidität des Magensaftes und die Störung der B_{12}-Resorption (Schilling-Test).

3. Die **parainfektiöse Encephalomyelitis** kann als disseminierte perivenöse Entmarkungskrankheit des ZNS ganz ähnliche Symptome machen wie ein Schub von M.S. Oft ist die vorangehende Infektionskrankheit anamnestisch und aus den klinischen Befunden nicht mehr festzustellen, ihr Nachweis schließt aber eine M.S. auch nicht aus. Im typischen Falle finden wir Lymphocytose und Linksverschiebung im Blutbild, BSG-Be-

schleunigung, geringe Temperaturerhöhung, im Liquor leicht entzündliche Veränderungen ohne Vermehrung des IgG. Oft muß die Diagnose offen bleiben, bis der weitere Verlauf die Zuordnung gestattet.

4. Chronische cervicale Myelopathie bei Bandscheibenprotrusion oder vasculäre Myelopathie. Bei cervicaler Lokalisation stehen klinisch radiculäre Schmerzen im Vordergrund. Häufig sind die Schulterbewegungen schmerzhaft eingeschränkt. Wenn Muskelatrophien nicht sichtbar oder Abschwächung von Eigenreflexen nicht nachweisbar sind, kann das Elektromyogramm Zeichen einer Denervierung in den Muskeln von Unterarm und Hand aufdecken, was entschieden gegen multiple Sklerose spricht. Das Lhermittesche Zeichen ist bei der cervicalen Myelopathie und bei M.S. positiv. Meist ist Myelographie angezeigt. Liegt eine vasculäre Myelopathie mit Lokalisation im Brustmark vor, findet man gewöhnlich eine dissoziierte Sensibilitätsstörung, deren Vorliegen bei multipler Sklerose sehr ungewöhnlich wäre. Ein Spezialfall der vasculären Myelopathie ist beim Erythematodes gegeben (Laborwerte, LE-Zellen).

5. Spinale Angiome nehmen oft einen remittierenden Verlauf. Der Eiweißwert im Liquor ist gewöhnlich höher als bei M.S. Entscheidend ist, daß keine supraspinalen Symptome vorliegen. Im Zweifelsfall muß die Myelographie oder Angiographie die Differentialdiagnose klären.

6. Andere, weniger wichtige Differentialdiagnosen sind:

Amyotrophische Lateralsklerose von rein spastischer Form. Hier treten keine Sensibilitätsstörungen auf. Oft ist die Aktivität von CPK und LDH im Serum vermehrt, und das EMG zeigt das Bild einer generalisierten Schädigung des peripheren motorischen Neurons, die klinisch noch nicht erkennbar ist.

Lues cerebro-spinalis: Die Differentialdiagnose ist durch Pupillenstörungen und Liquorbefund verhältnismäßig leicht zu stellen.

Ponsgliom. Alle Symptome lassen sich einer Hirnregion, der Brücke, zuordnen. Der Verlauf ist meist progredient, obwohl auch Verschlechterungen und Besserungen vorkommen können.

Barbiturat- oder Hydantoin-Intoxikation. Dabei tritt eine cerebellare Ataxie auf, die den Verdacht auf M.S. erwecken kann. Die BHR sind aber erhalten. Psychisch liegt meist eine leichte Bewußtseinstrübung vor, und das EEG zeigt die typischen frontalen β-Wellen bei leichter Allgemeinveränderung. Barbiturate werden im Urin nachgewiesen. Flüchtige Augenmuskellähmungen in jüngeren Jahren sind stets auf **basales Aneurysma** verdächtig. Die Diagnose kann schwierig sein, da die Doppelbilder beim Aneurysma nicht immer unter Schmerzen auftreten und der Liquor in beiden Fällen oft normal ist. Remittierende Hirnstamm- und Rückenmarkssymptome mit entzündlichen Liquorveränderungen und IgG-Vermehrung im Liquor charakterisieren auch die seltene **Behçetsche Krankheit,** eine Autoaggressionskrankheit. Die Stomatitis aphthosa und scrotalen Ulcerationen können fehlen, jedoch ist die *Uveitis* mit Hypopion pathognomonisch. Im Liquor ist die Zahl der Lymphocyten, gelegentlich auch der segmentkernigen Zellen höher als bei M.S., gewöhnlich mehrere 100 Zellen pro cm³. Der Zucker ist normal, was für die Abgrenzung gegenüber der tuberkulösen Meningitis (s.S. 259) wichtig ist. Die Überlebenszeit ist mit etwa 3 Jahren kürzer als bei M.S., eine wirksame Therapie ist nicht bekannt.

Sonderformen

1. Eine besonders bösartige Form der M.S., die akut Kinder und Jugendliche befällt, wurde von den alten Neurologen als **Encephalitis pontis et cerebelli** bezeichnet. Die Symptomatik entspricht der Lokalisation: Augenmuskel- und Blickparesen, grober Spontannystagmus, Lähmungen des sensiblen und motorischen Trigeminus, aber auch der caudalen Hirnnerven mit Sprech- und Schluckstörung, vestibuläres Erbrechen, schwere cerebellare Ataxie, so daß die Kinder sich nicht aufsetzen und kaum den Kopf bewegen können. Auch sensible und Pyramidenbahnstörungen können durch Läsion der media-

len Schleife und des Brückenfußes eintreten. Das Erbrechen schon bei geringen Kopfbewegungen läßt die Kinder rasch in einen Zustand der Austrocknung und Mangelernährung mit Störung vor allem des Elektrolythaushaltes geraten. Ergreift die Krankheit die vegetativen Regulationsgebiete der Medulla oblongata, kann innerhalb von wenigen Tagen der Tod eintreten. In diesen Fällen ist eine Behandlung mit Sondenernährung und parenteralen Elektrolytlösungen angezeigt, denen man Antiemetica, Sedativa, Kreislaufmittel und Corticoide in der Dosis von 100 mg/die Methylprednisolon zufügt.

2. Die sog. **Neuromyelitis optica** ist nach Meinung vieler Autoren keine eigenständige Krankheit, sondern eine besondere Form der M.S. Akut kommt es zu einer doppelseitigen *Neuritis nervi optici* mit Papillenödem und entsprechender Sehstörung. Gleichzeitig oder kurz darauf entwickelt sich eine hohe *Querschnittslähmung.* Durch Parese der Atemmuskulatur kann rasch der Tod eintreten. Wird der Schub überlebt, bleibt eine spinale Restlähmung zurück. Pathologisch-anatomisch finden sich herdförmige Entmarkungen im Opticus und oberen Rückenmark, die über dessen ganzen Querschnitt konfluieren.

3. Auch die **konzentrische Sklerose** gehört zum Formenkreis der M.S. Die sehr seltene Krankheit tritt bei Kindern und Jugendlichen auf. Langsam fortschreitend, entwickelt sich eine spastische Hemiparese, die sich dann zur Tetraparese vervollständigt. Die klinischen Symptome erklären sich aus den pathologisch-anatomischen Befunden: *Entmarkungsherde im Marklager beider Großhirnhemisphären,* die lamellenartig so angeordnet sind, daß entmarkte und intakte Schichten abwechseln. Daneben finden sich an anderen Stellen des ZNS typische M.S.-Herde.

XI. Lues des Zentralnervensystems

Durch die Erfolge der gezielten Penicillinbehandlung, mehr aber noch durch die sehr groß-
zügige Anwendung von Antibiotica sind die
luischen Krankheiten des Zentralnervensystems
im Vergleich zu früheren Jahrzehnten sehr selten
geworden.

Luische Meningitis des Sekundärstadiums

Bereits wenige Stunden nach der Infektion gelangen die Treponemen auf dem Blutwege in
fast alle Organe. Im Beginn des Sekundärsta-
diums, wenn unter allgemeiner Drüsenschwel-
lung das Erstlingsexanthem auftritt, kommt es
in 95% der Fälle zu einer *meningealen Reaktion*.
Diese äußert sich gewöhnlich nur in leichteren
Beschwerden wie Reizbarkeit, Erschöpfbarkeit
und Leistungsschwäche; sehr typisch sind *nächtliche* Kopfschmerzen. Im *Liquor* findet man eine
mäßige Vermehrung von Lymphocyten und Gesamteiweiß, die Seroreaktionen sind positiv, und
man kann auch Treponemen im Liquor nachweisen.

Tritt in diesem Stadium akut ein schwerer me-
ningitischer Krankheitszustand auf, spricht man
von der *frühluischen Meningitis*. Manche Autoren weiten diesen Begriff allerdings auch auf die
meningeale Reaktion aus. *Pathologisch-anatomisch* bestehen dabei Trübung, Schwellung und
lymphocytäre Infiltration der weichen Hirnhäute, vor allem an der Hirnbasis und über dem
Rückenmark. Diese Lokalisation erklärt das
Auftreten von flüchtigen *Hirnnervenlähmungen*
und die Abschwächung oder das Erlöschen der
Eigenreflexe an den Beinen als charakteristische
Begleitsymptome. Am häufigsten sind die Augenmuskelnerven, weiter die Nn. opticus, facialis und stato-acusticus betroffen.

Im *Liquor* beträgt die Pleocytose bis zu
300–400 Zellen, das Eiweiß ist leicht vermehrt,
die Luesreaktionen sind im Blut und Liquor
stark positiv.

Man *behandelt* die frühluische Meningitis mit
Penicillin. Die Prognose ist in der großen Mehrzahl der Fälle gut. Häufig wird der Liquor auch
durch immunologische Abwehrvorgänge im
Laufe der ersten 3 Jahre spontan saniert.
Schwere Verläufe, die innerhalb weniger Tage
unter Fieber und massiven entzündlichen Liquorveränderungen zum Tode führen, sind sehr
selten. Als *Restsymptome* der Frühmeningitis
können Störungen in der Lichtreaktion der Pupillen oder Fehlen der PSR und ASR zurückbleiben. *Diese Symptome allein beweisen also
keineswegs eine Tabes dorsalis oder überhaupt
eine aktive Lues des ZNS.*

Bilden sich die Liquorveränderungen des Se-
kundärstadiums innerhalb von 3–5 Jahren nicht
wieder zurück, besteht eine erhöhte *Gefahr*, daß
sich eine *Neurolues* entwickelt. Dabei sind es die
Pleocytose und die hohen Titer der Seroreaktionen, die erkennen lassen, daß der Prozeß noch
oder wieder aktiv ist und spezifische immunbio-
logische Vorgänge unterhalten werden (Lues la-
tens seropositiva). Eine isolierte leichte Eiweißvermehrung hat diese prognostisch ungünstige
Bedeutung nicht. Vollständige Sanierung des Liquors im Sekundärstadium schließt aber das
spätere Auftreten einer Neurolues nicht aus.
Deshalb muß in jedem Fall im *fünften Jahr nach
der Infektion der Liquor kontrolliert werden.*

Neurolues

Als Neurolues fassen wir die Spätformen der
Lues mit Befall des Zentralnervensystems zusammen. Man unterscheidet:

1. *Lues cerebro-spinalis,* die vorwiegend meso-
dermale, tertiäre Lues des ZNS. Sie tritt hauptsächlich als Gefäßkrankheit, weniger häufig als
Spätmeningitis und ganz selten als umschriebene
gummöse Entzündung im Nervengewebe auf.
Pathologisch-anatomisch sind diese drei Arten

der Manifestation nicht so streng geschieden wie es hier schematisch dargestellt ist. Die klinische Symptomatik wird aber meist doch vom Befall der Gefäße *oder* der Meningen beherrscht.

2. *Progressive Paralyse* (P.P.).

3. *Tabes dorsalis* (T.d.) und *Taboparalyse*.

Paralyse und *Tabes* werden der Lues cerebro-spinalis als *ektodermale Neurolues* gegenüberge-stellt, weil sich der Krankheitsprozeß vorwie-gend am Nervenparenchym abspielt. Es sind aber stets auch die mesodermalen Elemente: Meningen und Gefäße mitbetroffen.

Dennoch haben die beiden Krankheiten eine *Sonderstellung:* Ihr zeitlicher Ablauf ist langsa-mer als bei der Lues cerebro-spinalis, und die geweblichen Veränderungen zeigen nicht das Charakteristikum der tertiären Lues, die gum-möse Entzündung. Sie werden deshalb einem *quartären Stadium* zugerechnet, in dem die Im-munitätslage durch Nachlassen der Abwehr-kräfte des Körpers gekennzeichnet ist.

Die klassischen Formen der Neurolues wer-den heute nur noch selten angetroffen. Es wurde deshalb vorgeschlagen, die Krankheitsstadien nach immunologischen Kriterien zu ordnen. Dies hat sich aber noch nicht durchgesetzt.

1. Lues cerebro-spinalis

Die Lues cerebro-spinalis kann schon in den er-sten 5 Jahren nach der Infektion auftreten. Es gibt aber im Einzelfall keine obere zeitliche Grenze.

a) Vasculäre Form

Die vasculäre Form tritt als gummöse Panarteri-itis und Panphlebitis, als Periarteriitis oder Heubnersche Endarteriitis auf. Der Prozeß er-greift vor allem die basalen Hirnarterien mit ih-ren Ästen und die A. fossae Sylvii (aus der A. cerebri media). Die Treponemen dringen über die Vasa vasorum in die Gefäßwände ein und lösen eine Gefäßwandentzündung mit Intima-wucherung aus. Dadurch verengt sich das Lu-men konzentrisch bis zum Gefäßverschluß. Wie bei jeder anderen obliterierenden Gefäßwand-krankheit kommt es sekundär zur ischämischen Schädigung des Nervengewebes.

CCT: Wegen des ausgedehnten Befalls der basa-len Hirnarterien werden besonders häufig Grenzzoneninfarkte beobachtet.

Symptomatik und Verlauf

Die Krankheit setzt mit *Allgemeinsymptomen,* wie Kopfschmerzen, Schwindel, Leistungs-schwäche und Schlafstörung ein, die auf einer Verminderung der Sauerstoffversorgung des Gehirns im ganzen beruhen. Später treten rezidi-vierende *ischämische Insulte* in wechselnden Ge-fäßterritorien auf, die anfangs noch rückbil-dungsfähig sind.

In der *klinischen Symptomatik* stehen Mono-paresen, Hemiparesen mit und ohne Aphasie, Hirnstammsyndrome (s.S. 79) und symptoma-tischer Parkinsonismus im Vordergrund. Wenn die Endarteriitis mehr in den kleinen *Rindenge-fäßen* lokalisiert ist, entwickelt sich frühzeitig eine psychoorganische Veränderung, gelegent-lich auch eine symptomatische Epilepsie mit fo-kalen oder generalisierten Anfällen. Sind in er-ster Linie die *Rückenmarksgefäße* betroffen, kommt es zu flüchtigen, wechselnden Strang-symptomen, die den Verdacht auf Multiple Skle-rose oder einen Gefäßtumor des Rückenmarks erwecken, oder zu Durchblutungsstörungen in der vorderen Spinalarterie (s.S. 154).

Bei der *neurologischen Untersuchung* stellt man neben den Herdsymptomen, die von der Lokalisation des Gefäßprozesses bestimmt wer-den, in 30% der Fälle Pupillenstörungen fest: fehlende Lichtreaktion, Entrundung. Häufig be-stehen Neuritis des Sehnerven, auch Opticus-atrophie und Augenmuskellähmungen. Diese Hirnnervensymptome werden auf eine begleiten-de basale Meningitis zurückgeführt. Ein Op-ticusbefall läßt sich heute leicht mit dem Test der Wechselbelichtung (s.S. 6) und mit Hilfe der visuellen Reaktionspotentiale, ein Hirn-stammbefall mit Hilfe des Blinkreflexes und der anderen vorne erwähnten Reaktionspotentiale nachweisen.

Die *Prognose* ist für die unbehandelten Fälle schlecht: Im weiteren Verlauf bilden sich die neurologischen Ausfallssymptome nicht mehr zurück, es entwickelt sich eine Demenz, und schließlich führt ein größerer apoplektischer In-sult zum Tode. Setzt dagegen rechtzeitig die Pe-nicillintherapie ein, kann man einen Rückgang auch schwerer *akuter* Symptome erreichen. Neu-rologische und psychische Ausfälle, die auf Autoimmunprozessen oder irreparabler ischä-mischer Parenchymschädigung beruhen, kön-nen allerdings weiter fortschreiten oder bleiben als Defektsymptome zurück.

Differentialdiagnose

1. Frühzeitige Arteriosklerose (Pupillen, Liquor),
2. sackförmiges basales oder arteriovenöses Aneurysma (blutiger Liquor, Arteriographie),
3. tuberkulöse Meningitis (s.S. 259),
4. Neoplasmen der Schädelbasis,
5. Alzheimersche Krankheit (s.S. 326).

b) Luische Spätmeningitis

Die luische Spätmeningitis zeigt histologisch das gummöse Granulationsgewebe, das für das dritte Stadium spezifisch ist. Sie tritt als Pachymeningitis oder Leptomeningitis gummosa auf. Ihre wichtigsten *Lokalisationen* sind an der *Schädelbasis* und in den oberen Abschnitten des *Rückenmarks*. Das Granulationsgewebe breitet sich über die Organgrenzen aus und wächst ins Gehirn und Rückenmark (Meningoencephalitis, Meningomyelitis), in die Hirnnerven und die Schädelbasis ein. Die Gefäße zeigen gummöse Wandveränderungen. Auch das Ependym der inneren Liquorräume wird ergriffen *(Ependymitis granularis)*.

Die *meningitischen Allgemeinsymptome* sind nur gering ausgeprägt. Unter den *Lokalsymptomen* stehen Hirnnervenlähmungen an erster Stelle, die besonders die vorderen Hirnnerven betreffen: Neuritis nervi optici, die in Blindheit übergehen kann, bitemporale und auch bizarr abgegrenzte Gesichtsfelddefekte bei *Arachnitis optico-chiasmatica,* inkomplette Oculomotorius-Parese, Gefühlsstörungen im N. trigeminus, periphere Facialislähmung, Ohrgeräusche und Verfall des Gehörs.

Bei *spinalem* Sitz treten radikuläre Schmerzen, schlaffe Lähmungen der Arme, spastische Paraparesen der Beine auf. Eine Sonderform ist der Befall der Rückenmarkswurzeln mit der Symptomatik einer *Polyneuroradiculitis* (s.S. 369). *Im Verlauf* ist ein Fluktuieren der Symptome charakteristisch.

Die *Differentialdiagnose* ist in erster Linie gegen tuberkulöse Meningitis und Tumoren der Schädelbasis zu stellen.

c) Gummen

In extrem seltenen Fällen gehen von den Meningen einzelne Gummen aus, die in rindennahen Abschnitten des Gehirns oder im Rückenmark sitzen und bis faustgroß werden können. Die Symptomatik gleicht der bei Hirn- oder Rückenmarkstumoren. Die Diagnose ist klinisch nur sehr schwer zu stellen, zumal die Liquorveränderungen gering sind.

Computertomographisch sind Gummen als hypodense Herde nachweisbar.

2. Progressive Paralyse

Die P.P. ist eine primäre luische Encephalitis vor allem des Stirnhirns mit Gefäßreaktion und begleitender Meningitis.

Pathologisch-anatomische Befunde

Mikroskopisch setzt sich der Krankheitsprozeß aus drei Komponenten zusammen:

a) Schwerer Parenchymschwund in der Rinde und in den Stammganglien.

b) Diskontinuierlicher Markscheidenabbau, der in seiner fleckförmigen Anordnung („Mottenfraß") an M.S. erinnert.

c) Gefäßveränderungen im Nervengewebe und in der Pia mater mit perivasculärer Infiltration von Plasmazellen und Lymphocyten. In erster Linie sind die kleinen Gefäße betroffen.

In der Hirnrinde und in den Stammganglien, nicht dagegen im Marklager, findet man reichlich Treponemen.

In 80% der Fälle besteht eine luische Mesaortitis, andere Organe sind nur selten befallen.

Symptomatik und Verlauf

Nur etwa 8–10% der Lueskranken bekommen eine P.P. Nach großen, statistisch berechneten Untersuchungsreihen steht fest, daß *das Auftreten oder Ausbleiben der P.P. davon abhängt, ob im Frühstadium eine ausreichende Penicillinbehandlung durchgeführt wurde.* Wenn die Treponemen im Frühstadium abgetötet werden, ist keine P.P. zu befürchten. Bleiben aber über das sekundäre Stadium hinaus Treponemen im ZNS vorhanden, kann ein späteres Nachlassen der Immunität die Manifestation der quartären Neurosyphilis ermöglichen. Die ersten Symptome setzen mit einer *Latenz* von 8–10 Jahren, gelegentlich auch erst 20–30 Jahre nach der Infektion ein. Männer sind häufiger betroffen als Frauen, obwohl diese sich nicht seltener an Lues infizieren.

Die Krankheit beginnt mit einem *uncharakteristischen Vorstadium,* in dem die Patienten über Kopfschmerzen, Nachlassen von Merkfähigkeit,

Konzentration und körperlicher Leistungsfähigkeit und über Schlafstörungen klagen. Sie versagen im Beruf, vernachlässigen ihre Hobbies, und der Umgebung fällt eine zunehmende Verflachung ihrer Persönlichkeit und affektive Labilität auf.

Aus diesem Vorstadium entwickelt sich schleichend die manifeste Psychose. Wir unterscheiden **vier Verlaufsformen:**

a) Die *stumpf-*(oder euphorisch-)*demente* Form ist mit etwa 60% am häufigsten. Sie ist durch Versanden der Interessen, Erlahmen des Antriebs, flache Affektivität mit Neigung zu läppischer Euphorie, fortschreitende psychoorganische Veränderung und Verfall von Anstand und Schicklichkeit gekennzeichnet. Seltener sind

b) die *expansive* Form mit unsinnigen Größenideen, die der Kranke – im Gegensatz zur endogenen Manie – aber nicht zu verwirklichen sucht,

c) die *depressive* Form mit trauriger Verstimmung und depressiven Wahnideen (Versündigungswahn, Schuldwahn, nihilistischer Wahn) und

d) die *paranoide*, „schizophrenieähnliche" Form, bei der produktive Symptome, wie akustische Halluzinationen, Wahneinfälle und formale Denkstörungen im Vordergrund stehen und selbst Ichstörungen vorkommen.

Das *Achsensymptom* auch dieser selteneren Formen ist die *Demenz*. Einzelheiten des psychopathologischen Bildes müssen in den psychiatrischen Lehrbüchern nachgelesen werden.

Bei der **Untersuchung** fallen die Patienten sofort durch ihre fahlen, schlaffen Gesichtszüge und durch eine Unruhe in der mimischen Muskulatur, vor allem in der perioralen Region auf, die man als *mimisches Beben* bezeichnet. Das Sprechen ist monoton, langsam, leise und nur mangelhaft artikuliert. Die *artikulatorische Sprechstörung* wird bei den bekannten Testworten deutlich („dritte reitende Artilleriebrigade", „Rhein-Mainische Schleppschiffahrt"), die der Patient nur „verschmiert" und unter Auslassen von Silben nachsprechen kann. Auch allgemein sind die Bewegungen plump-unsicher und oft verzittert. Diese *Entdifferenzierung der Motorik* erklärt sich dadurch, daß der Krankheitsprozeß hauptsächlich Strukturen betrifft, die die Motorik regulieren (Frontalhirn, Stammganglien, Kleinhirn).

Neurologisch findet man bei 80–90% der Kranken Pupillenstörungen: absolute Starre

(etwa 50%), mangelhafte Lichtreaktion, Robertsonsches Phänomen (20–30%). Opticusatrophie ist selten. Der Tonus der Muskulatur ist rigorartig erhöht. Die Eigenreflexe sind gewöhnlich sehr lebhaft, die Fremdreflexe abgeschwächt. Pathologische Reflexe können auslösbar sein. In manchen Fällen fehlen PSR und ASR als Folge der frühluischen Meningitis. Die Arreflexie allein erlaubt noch nicht die Diagnose einer begleitenden Tabes dorsalis.

Nicht selten haben die Patienten auch *neuropsychologische Symptome,* z.B. leichte amnestisch-aphasische Sprachstörungen, ideatorische Apraxie oder Agraphie. Stehen solche corticalen Herdsymptome im Vordergrund, spricht man von der *Lissauerschen Form* der P.P.

Liquor und Therapie s. weiter unten. Über Taboparalyse s.S. 290.

Ohne Behandlung ist der Verlauf *rasch progredient.* Im Endstadium kommt es zu zentralen Lähmungen, die Kranken sterben schwer dement und desorientiert im Marasmus.

Differentialdiagnostisch müssen vor allem die präsenilen *Hirnatrophien* (Morbus Pick und Alzheimer, s. Kapitel XIV) und *Stirnhirntumoren* erwogen werden. Die Abgrenzung ist nicht schwierig, wenn man die serologischen Reaktionen, den Liquor und das CCT untersucht. Psychopathologisch und neurologisch kann das Bild bei chronischem *Alkoholismus* mit alkoholischer Polyneuropathie der P.P. sehr ähnlich sein. Auch hier entscheidet die Liquoruntersuchung.

3. Tabes dorsalis

Der Name ist vom lateinischen „tabescere" = Schmelzen abgeleitet („Rückenmarksschwindsucht"). Die Tabes ist eine entzündlich-degenerative Krankheit mit Lokalisation an den hinteren Wurzeln, der Pia und in den Hintersträngen des Rückenmarks.

Pathologisch-anatomische Befunde

Makroskopisch ist das Rückenmark im ganzen verschmälert und über den Hintersträngen abgeflacht. Die dorsalen Meningen sind trübe verdickt und teilweise mit dem Mark verklebt. Die hinteren Wurzeln sind auffallend dünn und grau verfärbt.

Mikroskopisch sind die Nervenwurzeln mit Lymphocyten und Plasmazellen infiltriert, die

Hinterstränge sind degeneriert, man findet eine interstitielle Entzündung des Sehnerven. In den Hintersträngen in den entzündeten Meningen und in der Opticusscheide findet man Treponemen.

Die **Pathogenese** der T.d. ist noch nicht genau bekannt. Über die Beziehung zur *Frühbehandlung* gilt dasselbe wie für P.P.

Symptomatik und Verlauf

Die Tabes tritt nur bei 2–3% der Lues-Kranken auf. Männer und Frauen sind gleich häufig betroffen. Die ersten Beschwerden setzen im Durchschnitt *8–12 Jahre* nach dem Primäraffekt ein, das Erkrankungsalter kann aber nach beiden Seiten weit streuen. Die Symptome treten nicht in einer festen Reihenfolge und auch keineswegs immer in der Vollständigkeit auf, wie sie hier beschrieben werden. Abortive, gutartige Verläufe sind nicht selten.

Die *Pupillen* sind oft entrundet, ungleich weit und zeigen praktisch immer Störungen der Lichtreaktionen. In 70–90% der Fälle besteht ein Robertsonsches Phänomen (s.S. 65), das für Tabes sehr charakteristisch, aber nicht absolut pathognomonisch ist, da es auch bei Lues cerebro-spinalis und P.P. vorkommen kann. Bei einem kleinen Teil der Tabespatienten findet man absolute Starre oder träge Lichtreaktion der mydriatischen Pupillen.

Die *tabische Opticusatrophie* beginnt oft einseitig, ergreift aber später auch das andere Auge. Die Patienten haben zunächst Schwierigkeiten bei der Hell-Dunkeladaptation und bemerken auch Gesichtsfeldeinschränkungen der verschiedensten Formen. Bald darauf setzt ein Visusverfall ein, der bis zur Erblindung geht. Ophthalmoskopisch ist die Papille porzellanweiß und scharf begrenzt.

Lähmungen der vom Oculomotorius und Abducens versorgten *Augenmuskeln* sind nicht selten. Am meisten ist der M. levator palpebrae superioris betroffen. Ptose oder Lähmungsschielen mit Doppelbildern sind anfangs nur vorübergehend und in wechselnder Verteilung vorhanden, später bilden sie sich nicht mehr zurück.

Die Schädigung der Hinterwurzeln und Hinterstränge führt zu *sensiblen Reiz- und Ausfallserscheinungen.* Im Frühstadium klagen die Patienten über Paraesthesien an den Beinen und an der Außenseite der Unterarme, über gürtelförmige Schmerzen und ziehende Gliederschmerzen. Häufig ist eine *Kältehyperpathie* am Rumpf, die die Kranken beim Waschen mit kaltem Wasser bemerken und die man bei der Untersuchung leicht nachweisen kann, wenn man die Bauchhaut mit dem Stiel des Reflexhammers oder einem Reagenzglas mit Eiswasser berührt.

Die *lanzinierenden Schmerzen* und *tabischen Krisen,* die in früheren Lehrbüchern eine große Rolle spielten, werden heute kaum noch beobachtet.

Unter den *Ausfallssymptomen* steht das *Erlöschen der Eigenreflexe* durch Unterbrechung des spinalen Reflexbogens in den Hinterwurzeln an erster Stelle. Die Wurzelschädigung führt auch zu der sehr kennzeichnenden *Hypotonie* der Beinmuskulatur. Diese zeigt sich beim Stehen und Gehen als Überstreckung im Kniegelenk (Genu recurvatum). Bei der Untersuchung kann man den Patienten ohne Mühe die Knie auf die Brust oder sogar die Füße um den Nacken legen.

Die Hinterstrangdegeneration hat eine *sensible Ataxie* (s.S. 94) zur Folge. Durch den Fortfall der proprioceptiven Bewegungskontrolle werden die Beine beim Gehen überschießend nach außen geführt oder gar geschleudert *(„lustige Beine")*, und der Gang wird, besonders im Dunkeln, bei fehlender Augenkontrolle unsicher. Entsprechend wird der Knie-Hacken-Versuch ataktisch-hypermetrisch ausgeführt, das Rombergsche Phänomen wird positiv, oft können die Patienten die Romberg-Stellung nicht einmal mit offenen Augen einnehmen. In späteren Stadien zeigt sich die Ataxie auch an den Armen.

Alle sensiblen Qualitäten sind beeinträchtigt, an den Beinen mehr als an den Armen.

Sehr charakteristisch sind *Störungen der Schmerzempfindung:* Am Rumpf und an den Beinen finden sich inselförmige analgetische Zonen. Schmerzreize werden, namentlich an den Beinen, zunächst nur als Berührung und erst mit Latenz von einigen Sekunden als schmerzhaft empfunden *(verzögerte Schmerzempfindung).*

Weitere *Rückenmarkssymptome,* die auf Läsion sacraler Wurzeln bezogen werden, sind: Erlöschen der Potenz und Störungen der Blasenentleerung (Retention, Inkontinenz, Ischuria paradoxa), die eine aufsteigende Cystopyelitis begünstigen.

Trophische Störungen treten vor allem als tabische Arthropathie auf. Gelegentlich kommt es zu schmerzlosen Spontanfrakturen. An den *in-*

neren Organen finden sich häufig Aorteninsuffizienz oder Aortenaneurysma.

Die Tabes dorsalis kann mit der progressiven Paralyse zur **Taboparalyse** kombiniert sein.

Der **Verlauf** ist wechselnd. In manchen Fällen kommt die Krankheit spontan zum Stillstand, in anderen ist sie, ohne Behandlung, über Jahre langsam progredient, bis im Zustand des Marasmus durch Cystopyelitis oder Infektion von Decubitalgeschwüren der Tod eintritt.

Differentialdiagnose

1. Pupillotonie und Adie-Syndrom: Die Pupillotonie und der tonisch verzögerte Ablauf der Akkommodation sind bereits auf S. 65 beschrieben. Die Störungen beginnen meist einseitig und ergreifen erst nach Monaten oder Jahren auch das zweite Auge. In manchen Fällen setzen sie akut ein. Der Betroffene bemerkt dann im Spiegel die Pupillendifferenz und leidet unter *Blendungsempfindlichkeit,* da die Pupille sich beim Sonneneinfall nicht mehr reflektorisch verengt. Auch das plötzliche Auftreten der Akkommodationsstörung wird beim *Lesen* sofort bemerkt. In anderen Fällen entwickelt sich die Pupillotonie unbemerkt und wird erst bei einer ärztlichen Untersuchung aus anderen Gründen zufällig festgestellt. Wenn auch die Eigenreflexe an den Beinen erloschen sind (ASR früher als PSR), besteht ein *Adie-Syndrom.*

Das Syndrom ist *nicht angeboren:* Es kommt bei Kleinkindern nicht vor, sondern tritt erst in der *Adoleszenz* oder im mittleren Lebensalter auf. Wahrscheinlich entwickelt sich im Laufe der Jahre in allen Fällen das volle Syndrom: Pupillotonie + Akkommodotonie + Arreflexie, nur kommen die Betroffenen in unterschiedlichen Stadien zur Untersuchung. Elektrophysiologisch sind die motorischen und sensiblen Nervenleitgeschwindigkeiten normal, das Gammasystem ist intakt, jedoch ist der sogenannte H-Reflex desynchronisiert und daher polyphasisch und deshalb von geringer Amplitude. Der H-Reflex ist der durch elektrische Reizung des N. tibialis ausgelöste Eigenreflex des M. triceps surae. Er zeigt die Funktion der Ia-Fasern an. An den rückenmarksnahen Abschnitten dieser Fasern wurde eine segmentale Degeneration gefunden. Infolge dieser Veränderungen läßt sich durch Hammerschlag auf die Achillessehne der ASR nicht mehr auslösen, lediglich durch entsprechend hohe elektrische Reize. Die Ursache

des Adie-Syndroms ist nicht bekannt. Für die Augensymptome nimmt man eine Funktionsstörung im *Ganglion ciliare* an. Das Syndrom hat keinen Krankheitswert, es muß nicht behandelt werden. Die *Diagnose* kann bereits mit dem Augenspiegel oder durch die pharmakodynamische Prüfung der Pupillenmotilität (s.S. 65) gestellt werden. Meist wird man sich dennoch entschließen, den Liquor zu untersuchen. Es ist wichtig, den Patienten über die Anomalie aufzuklären, damit nicht bei späteren Krankenhausaufenthalten erneut die Untersuchungen auf Lues vorgenommen werden.

2. Alkoholische und diabetische Polyneuropathie: Bei beiden Krankheiten, deren prominente Symptome Arreflexie der Beine und Störung der Tiefensensibilität sind, kann auch eine Opticusatrophie auftreten. Meist fehlen aber Pupillenstörungen, und lanzinierende Schmerzen, Krisen, analgetische Zonen und verzögerte Schmerzempfindung kommen nicht vor. Die Abgrenzung kann gewisse Schwierigkeiten bereiten, wenn im Liquor nur eine geringe Eiweißvermehrung besteht. Anamnese, internistischer Befund und Ausfall des FTA-Tests im Blut und Liquor führen aber immer zur Klärung.

4. Blut- und Liquorbefunde

Die neurologischen und psychopathologischen Befunde müssen in jedem Falle von Neurolues durch eine Reihe *serologischer Untersuchungen* ergänzt werden. Ihr Ausfall hängt v.a. vom Stadium der Krankheit und der bisher ausgeführten Therapie ab.

Mit Hilfe des TPHA-Tests (Treponema-Pallidum-Hämagglutinationstest) und des FTA-Abs-Test (Fluorescenz-Treponemen-Antikörper-Absorptionstest) werden treponemenspezifische Antikörper im Serum und Liquor nachgewiesen. Quantitative Reaktionen erlauben es, die jeweilige Aktivität und damit Behandlungsbedürftigkeit der nachgewiesenen luischen Infektion zu beurteilen. Hierfür verwendet man den VDRL-Test (Venereal Disease Research Laboratory-Test, der identisch mit dem früheren Kardiolipin-Mikroflockungstest ist) und den IgM-FTA-Abs-Test, einen Absorptionstest zum Nachweis spezifischer IgM-Antikörper. Die Serodiagnose der Neurolues wird ergänzt durch den Nachweis einer eigenständigen Produktion von Immunglobulinen im Zentralnervensystem durch eine Erhöhung des Delpeche-Lichtblau-Quotienten (s.S. 29). Sehr nützlich ist es, über den Delpeche-Lichtblau-Quotienten hinaus, der ja nur die lokale Produktion von Immunglobulin G im ZNS anzeigt, den Serum-Liquor-Quotienten des treponemenspezifischen TPHA zu bestimmen. Er ist in den meisten Fällen von Neurolues um das 5- bis 10fache niedriger als der unspezifische Serum-Liquor-Quotient IgG. Das bedeutet, daß das treponemenspezifische IgG im Vergleich zum Gesamt-IgG bei aktiver Neurolues im Liquor überproportional stark vertreten ist.

Selbstverständlich wird im Liquor die Routineuntersuchung ausgeführt, vor allem Bestimmung von Zellzahl und Gesamteiweiß (s.S. 28).

a) Progressive Paralyse

Im *Serum* sind die Luesreaktionen maximal positiv. Im *Liquor* findet man eine lymphocytäre Zellvermehrung auf Werte zwischen 20 und 30, Erhöhung des Gesamteiweißes auf 0,50–0,70 g/l. Alle Luesreaktionen sind stark positiv.

b) Lues cerebro-spinalis

Im *Serum* sind die Luesreaktionen zwar nicht maximal, aber stark positiv. Im *Liquor* besteht als Ausdruck einer starken meningealen Beteiligung eine vorwiegend lymphocytäre Pleocytose auf Werte um 70–80. Das Gesamteiweiß ist auf 0,60–0,70 g/l erhöht. Die Seroreaktionen sind etwas schwächer positiv als bei der progressiven Paralyse.

c) Tabes dorsalis

Im *Serum* haben die Titer bei den Luesreaktionen eine mittlere Höhe. Sehr hohe Titer sind auf gleichzeitige Aortenlues oder Lues anderer Organe verdächtig. Im *Liquor* besteht eine nur mäßige, vorwiegend lymphocytäre Zellvermehrung auf 10–30 Zellen. Das Gesamteiweiß ist normal oder nur gering vermehrt. Die Seroreaktionen haben eine mittlere Titerhöhe.

5. Therapie

Alle Formen der Neurolues werden, wie die Lues überhaupt, heute mit *Penicillin* behandelt.

Nur wenn eine Penicillinallergie die übliche Behandlung verbietet, gibt man Erythromycin, 2 g pro die, insgesamt 28–30 g.

Für die Lues cerebri und P.P. gilt, daß die *Indikation* zur Behandlung bei „*aktivem Liquor*" gestellt wird. Aktiv ist der Liquor, wenn er eine Zellvermehrung und Erhöhung des Gesamteiweißes enthält. Die Behandlung ist auch dann – und gerade dann – angezeigt, wenn bei aktivem Liquor der neurologische und psychopathologische Befund normal oder nur gering verändert ist. Da bei *Tabes* der Liquor oft nicht „aktiv" ist, orientiert sich die Therapie hier in erster Linie an den klinischen Symptomen und den Titerwerten der Seroreaktionen. Die Indikation zur Therapie und die Verlaufskontrolle stützen sich auch auf den Nachweis der eigenständigen Produktion von Immunglobulinen im ZNS (Delpeche-Lichtblau-Quotient s.S. 29) und die Sicherung der Treponemenspezifität dieser Antikörper (Vergleich Serum-Liquor-Quotient TPHA mit Serum-Liquor-Quotient IgG).

Man gibt heute 3 Wochen lang je 1 Mega Penicillin G i.m.

Eine *Wiederholung* ist nur in den ganz seltenen Fällen angezeigt, in denen 9 Monate nach dieser Therapie der Liquor noch oder wieder aktiv ist. „Einschleichende" Behandlung vermindert die – ohnehin geringe – Gefahr einer späten *Herxheimer-Reaktion* mit akutem Herzversagen nicht, da diese unabhängig von der Dosis auftritt. Die Reaktion ist mit Cortison (40–50 mg i.v.) zu beherrschen und durch einwöchige treponemostatische Vorbehandlung mit Tetracyclinen zu vermeiden. Das Einschleichen kann die Treponemen gegen Penicillin unempfindlich machen.

In der genannten Dosierung werden durch die antibiotische Behandlung die Treponemen auch in schlecht durchbluteten Geweben abgetötet. Die entzündlichen Veränderungen des aktiven Liquors gehen daraufhin innerhalb eines halben Jahres rasch zurück. Nach rund 6 Monaten ist die Pleocytose normalisiert und die Eiweißvermehrung auf Werte von 0,3–0,4 g/l abgesunken. Über mehrere Jahre fällt der Titer der Seroreaktionen stetig ab. Der Rückgang der Titer beginnt erst 5–12 Wochen nach dem Ende der Behandlung. Eine frühere serologische Kontrolle ist deshalb sinnlos. Dieser protrahierte Rückbildungsprozeß wird durch weitere antibiotische Behandlungen *nicht beschleunigt*. Leichtere Vermehrungen des Gesamteiweißes können als „*Narbensymptome*" dauernd bestehen bleiben.

Dies gilt besonders für die P.P. Die modernen, empfindlichen *Seroreaktionen* bleiben bei allen Formen der Neurolues auch nach erfolgreicher Penicillintherapie *lebenslang mit niedrigen Titern positiv.*

Die *neurologischen* und *psychopathologischen Symptome* pflegen sich zwar unter der Behandlung zu bessern, bilden sich jedoch nicht völlig zurück, da sie teilweise auf irreversiblen Parenchymveränderungen beruhen. Sie können nach Abklingen der akut-entzündlichen Liquorveränderungen im Einzelfall sogar noch fortschreiten, manchmal treten sogar noch neue Symptome auf. Dies beruht darauf, daß die geweblichen Reaktionen und ihre Folgen, Autoimmunprozesse an den Arterien und gefäßabhängige ischämische Parenchymschädigungen oder Strangdegenerationen, mit dem Abtöten der Treponemen nicht zum Stillstand kommen. Manche Ärzte versuchen, diese Prozesse durch Wiederholung der antibiotischen Behandlung zu beeinflussen. Penicillin und Tetracycline wirken aber nur auf die lebenden Treponemen, deshalb ist von einem solchen Behandlungsversuch *kein Erfolg* zu erwarten. Über Corticoidbehandlung liegen noch keine größeren Erfahrungen vor.

XII. Krankheiten der Stammganglien

Im Kapitel über die neurologischen Syndrome sind die wichtigsten Formen der Bewegungsstörungen bei Stammganglienläsion beschrieben und die pathophysiologischen Vorstellungen diskutiert, die man sich heute darüber gebildet hat. Diese Krankheiten werden hier, wie auch in der angloamerikanischen Literatur üblich, unter dem Oberbegriff *„Krankheiten der Stammganglien"* zusammengefaßt.

Seltene und vornehmlich nach pathologisch-anatomischen Kriterien definierte Krankheitszustände sind fortgelassen. Die *hepatolentikuläre Degeneration* wird nicht hier, sondern bei den stoffwechselbedingten dystrophischen Prozessen des ZNS besprochen (s.S. 331).

Die größte praktische Bedeutung hat das *Parkinson-Syndrom,* das in seinen verschiedenen Formen so häufig ist wie die multiple Sklerose. In den USA wurden bei einer Gesamtbevölkerung von 180 Millionen 1 200 000 Parkinson-Kranke registriert. Jährlich werden dort 34 000 Neuerkrankungen angegeben. Für die Bundesrepublik schätzt man die Morbidität auf 200 000 Parkinson-Kranke. 25% der Parkinson-Patienten werden innerhalb von 5 Jahren arbeitsunfähig. Diese Ziffer erhöht sich auf 80%, wenn die Krankheit 5–9 Jahre gedauert hat. Die Mortalität ist ungefähr dreimal höher als die der Durchschnittsbevölkerung. Dieser ungünstige Spontanverlauf und die oben genannten epidemiologischen Daten zeigen die große soziale Bedeutung der Krankheit an.

In der folgenden Darstellung ist die *historische Dreiteilung* in die idiopathische Parkinsonsche Krankheit, den postencephalitischen Parkinsonismus und andere symptomatische Formen aufgegeben, weil die Zuordnung etwa zur Paralysis agitans oder zum arteriosklerotischen Altersparkinson in der Praxis oft nicht möglich ist und alle Formen eine sehr ähnliche Pathogenese haben und gleichartige Therapie verlangen.

1. Parkinsonsche Krankheit (Paralysis agitans)

Bei dieser Krankheit tritt das Parkinson-Syndrom (s.S. 84) als Ausdruck eines *erblichen degenerativen Prozesses* in den Stammganglien auf. Die Krankheit ist selten. Männer werden häufiger betroffen als Frauen. Das Erkrankungsalter liegt jenseits des 40. Lebensjahres, meist zwischen 40 und 60 Jahren.

Der Erbgang ist *dominant,* die Penetranz ist aber gering: Nur bei 30% der Kinder von Parkinson-Kranken wird die Erbanlage manifest. Deshalb sind anamnestisch oft keine familiären Erkrankungen zu erfahren.

Symptomatik und Verlauf

Die Krankheit beginnt oft mit *Schmerzen* in den Extremitäten, die anfangs oft irrtümlich mit Abnutzungsvorgängen an der Wirbelsäule in Zusammenhang gebracht werden, die im mittleren Lebensalter oft als Nebenbefund vorliegen. Häufig zeigen sich bereits in diesem Stadium *depressive Verstimmungen,* die für die psychische Verfassung der Patienten während des weiteren Verlaufes sehr charakteristisch sind. Langsam fortschreitend entwickelt sich dann das *Parkinson-Syndrom* mit Verarmung der Ausdrucks- und Mitbewegungen, Erschwerung der intendierten Bewegungen, rigider Erhöhung des Muskeltonus und vegetativen Begleitsymptomen. Die Symptome können *anfangs asymmetrisch* sein, später ergreifen sie die Extremitäten *beider Körperseiten.*

JAMES PARKINSON hatte die Krankheit 1817 als „shaking palsy" beschrieben, und im deutschen Sprachgebiet trägt sie auch den Namen „Paralysis agitans". Eine *Lähmung* (palsy, Paralysis) im strengen Sinne tritt aber *nicht* ein. Es ist die Akinese, die es den Patienten schwer oder in fortgeschrittenen Stadien unmöglich macht, ihre Motorik kraftvoll und intendiert einzusetzen. Wenn es gelingt, durch ein geeignetes Medikament Rigor und Akinese zu bessern, sind die Kranken in der Lage, ohne Lähmung über ihre Motorik zu verfügen.

Die Symptome der Parkinson-Trias sind *nicht immer gleich stark* ausgeprägt. Zum Teil steht der Tremor im Vordergrund, ohne daß die Motorik die typische akinetische Gebundenheit aufweist. Der Tremor erschwert bestimmte Verrichtungen des täglichen Lebens, z.B. Essen oder Schreiben, und sehr häufig auch die berufliche Arbeit erheblich.

In anderen Fällen ist die Symptomatik von *Akinese* und *Rigor* beherrscht. Bald schränken die Pulsionsphänomene die Beweglichkeit der Kranken so ein, daß sie es nicht mehr wagen, das Haus zu verlassen, weil sie im Straßenverkehr nicht mehr in der Lage wären, plötzlich stehenzubleiben. Andererseits tritt nach längerer Krankheitsdauer akut vor plötzlichen motorischen Anforderungen der sogenannte „freezing effect" oder die „start hesitation" auf, eine Sekunden dauernde Immobilität, die den Kranken etwa daran hindert, durch eine Tür zu gehen. Die Kranken empfinden dabei ängstliche Spannung. Das Phänomen darf nicht mit den länger dauernden On-Off-Perioden verwechselt werden (s. unten). Später wird es den Patienten immer schwerer, sich auch nur vom Stuhl zu erheben, sich an- und auszukleiden oder die Speisen zum Munde zu führen. Durch die Erstarrung ihrer Motorik geraten viele Patienten in einen *äußerlich verwahrlosten* Zustand. Hypersalivation wird oft nur durch Akinese für Schluckbewegungen vorgetäuscht. Die Amimie läßt ihren Ausdruck leblos und ohne affektive Regung erscheinen, die Schwierigkeit beim Sprechen verstärkt den Eindruck einer großen Langsamkeit der Denkabläufe.

All dies trägt dazu bei, daß man den Parkinson-Kranken leicht für dement und affektiv abgestumpft hält. *Demenz* und affektive Nivellierung bilden sich aber *nicht* aus, wenn auch die Leistungen bei bestimmten nichtsprachlichen Tests, besonders solchen, die visuell-räumliche Fähigkeiten beanspruchen, vermindert sind. Vielmehr erleben die Patienten ihr Schicksal leidend und bei voller Einsicht. Bei aufmerksamer Beobachtung läßt sich die erhaltene geistige Beweglichkeit am lebhaften Spiel der Augen ablesen, deren Motorik nicht von der Akinese betroffen wird.

Computertomographisch findet man in 50–60% der Fälle Volumenminderungen, die stärker sind als dem Lebensalter entspricht.

Das *EEG* bleibt normal. Der *Liquor* ist nicht verändert oder enthält nur eine leichte Eiweißvermehrung.

Der *Verlauf* ist über viele Jahre langsam progredient. Rascheres Fortschreiten kann mit stationären Perioden wechseln.

Im *Endstadium* liegen die Kranken unbeweglich zusammengekrümmt und mit adduzierten und gebeugten Gliedmaßen im Bett. Es kommt zu sekundären *Gelenkversteifungen,* die die Motorik weiter einschränken und sehr schmerzhaft und quälend sind. Vegetative Symptome, wie Speichelfluß und Salbengesicht vervollständigen die Symptomatik. Der *Exitus* erfolgt an Marasmus, da die Patienten schließlich nicht mehr in der Lage sind zu schlucken, oder an den Folgen von Decubitalgeschwüren oder Pneumonie.

Pathologisch-anatomisch kommt es zu symmetrischer Degeneration der kleinen, melaninhaltigen Zellen der Substantia nigra. In Einzelfällen wird parkinsonartige Akinese auch nach doppelseitiger Pallidumnekrose beschrieben. Im Gegensatz zur Pathophysiologie und Biochemie ist die *Ätiologie* der Parkinsonschen Krankheit noch nicht bekannt. Vorangegangene Kopftraumen oder andere äußere Einwirkungen spielen keine ursächliche oder begünstigende Rolle.

Pathogenese und Therapie

Wie auf S. 87 erläutert, finden sich in den Stammganglien cholinergische und dopaminergische Neuronensysteme mit antagonistischer Funktion. Unter physiologischen Bedingungen besteht zwischen diesen beiden Systemen ein genau eingestelltes Gleichgewicht. Beim Parkinson-Syndrom jeder Genese liegt ein *Dopaminmangel* an den Receptoren vor. Dadurch kommt es zu einem funktionellen Überwiegen der cholinergen Mechanismen im Striatum.

Der Grund für den Dopaminmangel ist entweder eine unzureichende Dopaminsynthese, wie beim Parkinson-Syndrom mit anatomischen Läsionen in der Substantia nigra, oder eine medikamentös bedingte kompetitive Hemmung, wie beim Parkinsonismus nach Einnahme einiger Psychopharmaka, z.B. Reserpin.

Aus der Pathogenese erklärt sich, warum Pharmaka, die das gestörte Gleichgewicht zwischen den cholinergen und dopaminergen Mechanismen wiederherstellen, eine günstige Wirkung auf die Parkinson-Symptomatik haben.

Zunächst schien es, als ob mit den neu eingeführten L-Dopa-Präparaten die Probleme der

Parkinsonbehandlung gelöst seien. Dopamin selbst dringt nicht durch die Blut-Hirn-Schranke. Man gibt ein Kombinationspräparat von L-Dopa und dem Decarboxylasehemmer Benserazid (=Madopar-Kps. à 62,5, à 125 oder à 250 mg). Es stellte sich aber heraus, daß etwa vom 3. Jahr einer L-Dopa-Therapie an die Wirkung nachläßt, so daß die Dosis gesteigert werden muß. Ein weiterer unerwünschter Effekt sind choreatische Hyperkinesen vorwiegend der Gesichts-, Hals- und Schultermuskulatur, die sozial sehr störend sind, obwohl sie von den Patienten selbst erstaunlich gut toleriert werden. Schließlich stellen sich bei vielen Patienten sogenannte On-Off-Perioden ein: Ein- oder zweimal am Tag fällt der Kranke für Stunden in einen akinetischen Zustand zurück, der häufig von trauriger Verstimmung begleitet ist und der dem Zustand eines unbehandelten Parkinsonpatienten gleicht. Hyperkinesen zwingen zur Reduktion der Dosis, On-Off-Perioden können durch Verteilung der Gesamtdosis auf viele kleine Dosen (Tabletten zu 125 oder 62,5 mg) oft nicht befriedigend ausgeglichen werden. Da man in der großen Mehrzahl der Fälle mit diesen drei unerwünschten Wirkungen nach Langzeitbehandlung mit L-Dopa rechnen muß, soll die Therapie sorgfältig, auch unter Berücksichtigung anderer Stoffklassen aufgebaut werden.

Amerikanische Autoren haben empfohlen, beim Nachlassen der L-Dopa-Therapie oder beim Auftreten von Hyperkinesen und On-Off-Phänomenen eine absolute Therapiepause von einer Woche einzulegen („drug holiday"). Danach soll die L-Dopa-Therapie wieder besser toleriert werden.

Rigor und Tremor reagieren gut auf Anticholinergica, z.B. Biperiden (Akineton, etwa 3 × 2 mg oder Akineton retard, 3 × 4 mg am Tag), auch auf Methixen (Tremarit, 2 × 0,15 g). Anticholinergica sind beim unbehandelten Glaukom kontraindiziert und dürfen beim behandelten nur in Zusammenarbeit mit dem Augenarzt gegeben werden. Die übrigen Kontraindikationen, beispielsweise Prostataadenom, sind zu beachten.

Eine gute Wirksamkeit hat auch Amantadin (als Hydrochlorid: Symmetrel, als Sulphat: PK Merz) in Dosen von 600 bis 800 mg. Der Wirkungsmechanismus ist noch nicht geklärt. Amantadin ist auch zur Infusionstherapie bei schwerster Akinese mit Schluckstörungen anwendbar, kann aber lang anhaltende Psychosen auslösen, die schwierig zu behandeln sind.

Schließlich werden mit Erfolg Dopaminagonisten gegeben, von denen sich in der Praxis bisher Bromocriptin (Pravidel) durchgesetzt hat. Die Dosen liegen weit höher als in der Endokrinologie und Gynäkologie, zwischen 30 und 60 mg/die, langsam aufbauend. Die Nebenwirkungen sind ähnlich wie bei der L-Dopa-Therapie.

Manche Autoren plädieren für die Monotherapie des Parkinson-Syndroms. Mir scheint unter Berücksichtigung der unerwünschten Wirkungen eine vorsichtig dosierte Kombinationstherapie günstiger. Beispielsweise kann man mit Anticholinergica und Amantadin beginnen, zu einem späteren Zeitpunkt, wenn die Akinese ganz im Vordergrund steht, L-Dopa zugeben und beim Auftreten der unerwünschten Wirkungen von L-Dopa auf Bromocriptin übergehen, allein oder in Kombination mit Anticholinergica und Amantadin.

Jede medikamentöse Therapie muß durch *Heilgymnastik* ergänzt werden: Passive Bewegungen der Extremitäten zur Verhinderung sekundärer Gelenkversteifung, aktive Übungen mit dem Ziel, die Akinese wenigstens teilweise durch intendierte Motorik zu ersetzen, und Spiele oder handwerkliche Übungen, die der Patient im Zusammenspiel mit einem Gesunden ausführen muß.

Die erfolgreiche medikamentöse Behandlung des Parkinson-Syndroms hat die **operative stereotaktische Therapie** in den Hintergrund treten lassen, die zuvor die Behandlungsmaßnahmen beherrschte und der wir einen großen Teil der Kenntnisse über die Pathophysiologie der extrapyramidalen Bewegungsstörungen verdanken. Bei vorwiegendem *Tremor* kann sie aber auch jetzt noch indiziert sein.

Das Prinzip der Eingriffe ist, an nicht erkrankten Stellen des motorischen Systems die Weiterleitung pathologisch verstärkter Impulse aus vorgeschalteten Strukturen zur motorischen Rinde zu unterbrechen. Die Operationen wirken also nur symptomatisch und nicht kausal.

Kontraindikationen sind: fortgeschrittener psychischer, d.h. cerebraler Abbau, vor allem mit nächtlichen Unruhezuständen als Ausdruck einer Hirnarteriosklerose, Herzkrankheiten, andere internistische Krankheitszustände, die allgemein die Operabilität beeinträchtigen, Vorherrschen der Akinese und Betonung der Symptomatik in der Kopf- und Halsregion.

Differentialdiagnostisch muß man vor allem die Parkinsonsche Krankheit von *symptomatischen*

Formen des *Parkinsonismus* abgrenzen, die im dritten Abschnitt dieses Kapitels besprochen sind. Die Unterscheidung von der gehemmten Motorik in der *Depression* oder der Erstarrung im *katatonen Stupor* wird bei genauer Erhebung der Anamnese und Beobachtung des psychischen Verhaltens keine ernsten Schwierigkeiten bereiten.

Differentialdiagnose

1. Psychogener Tremor. Die Abgrenzung wird dadurch erschwert, daß auch ein organisch bedingtes Zittern, das später in ein voll ausgeprägtes Parkinson-Syndrom münden wird, akut oder subakut unter seelischer Belastung einsetzen kann. Im Frühstadium können die begleitenden Symptome Akinese, Rigor und vegetative Störungen noch fehlen. Einen wichtigen Anhalt gibt die Beobachtung der *formalen Kriterien* des Ruhetremors (Antagonistentremor z.B. nach Art des Pillendrehens, Frequenz 4–6/sec, stärkere Ausprägung distal, Nachlassen bei Intentionsbewegung). Der psychogene Tremor ist dagegen von wechselnder Stärke, gröber und oft ausfahrend, er ergreift häufig synchron verschiedene Muskelgruppen, setzt sich auch auf proximale Gliedabschnitte fort und hat vielfach Ausdruckscharakter. Meist läßt sich der psychogene Tremor auch nicht, wie der Parkinson-Tremor, durch Festhalten der im Augenblick betroffenen Gliedmaße auf andere Muskelgruppen verschieben, in denen er dann mit gleicher Automatie weiterläuft. Es gibt aber Fälle, in denen die Entscheidung über die diagnostische Zuordnung erst nach der Beobachtung des weiteren Verlaufes möglich ist. Bei reinem Tremor sollte man deshalb also mit der Diagnose zurückhaltend sein.

2. Essentieller Tremor. Es handelt sich um ein kombiniertes Ruhe- und Haltungszittern von 4–6/sec Frequenz, hauptsächlich beider Hände, aber auch des Kopfes und Unterkiefers, das bei Erregung zu-, nach Alkoholgenuß abnimmt. Der Tremor ist eine Übersteigerung des physiologischen Tremors, er ist ähnlich dem Tremor bei Ängstlichkeit und bei Überdosierung von Adrenalin oder Lithium. In der Mehrzahl der Fälle setzt es vor dem 20. Lebensjahr ein. Ein zweiter Gipfel liegt um das 60. Lebensjahr (sog. seniler Tremor). Der Verlauf ist nicht progredient. Weder wird der Tremor stärker, noch treten andere Symptome hinzu. Therapeutisch ist häufig Propranolol (Dociton) 4×10 bis

2×40 mg/die wirksam, das die β-Receptoren-stimulierende Wirkung des körpereigenen Adrenalin blockiert. Propranolol kann Asthmaanfälle provozieren. In solchen Fällen verordnet man den cardioselektiven Betablocker Tenormin 50. Die Lebenserwartung ist nicht verkürzt. Es gibt *dominant* erbliche, aber auch sporadische Fälle. *Pathologisch-anatomisch* findet man fleckförmige Herde im Striatum.

3. Eine Verwechslung mit dem unregelmäßigen groben Wackeln beim **Delirium tremens** ist nicht möglich, wenn man den zeitlichen Ablauf und die Begleitsymptome beobachtet. *Feiner* Ruhe- und Intentionstremor ist ein regelmäßiges Symptom beim *chronischen Alkoholismus,* besonders, aber nicht ausschließlich, in der Entziehungssituation, z.B. morgens. Ein wichtiges diagnostisches Kriterium ist das Nachlassen dieses Tremors nach Alkoholgenuß.

Eine gewisse diagnostische Hilfe kann bei der Differenzierung der einzelnen Tremorformen auch das EMG geben. In der kontinuierlichen Mehrkanaluntersuchung kann man Frequenz und Frequenzkonstanz des Tremors ebenso beurteilen wie das Vorliegen eines Antagonistentremors (mit oder ohne Lückenphänomene). Während leichter Willkürinnervation bleibt beim Parkinsontremor und beim essentiellen Tremor die Rhythmik zunächst der Willkürmotorik unverändert unterlagert, dies ist beim psychogenen Tremor nicht der Fall. Die Differenzierung zwischen Parkinsontremor und essentiellem Tremor kann dagegen sehr schwierig sein (s. linke Spalte).

2. Andere Formen des Parkinsonismus

Ein Parkinson-Syndrom kann das führende Symptom einer akuten *Virusencephalitis* sein. Diagnose s. Kapitel IX.

Der *postencephalitische Parkinsonismus* als Nachkrankheit der Encephalitis lethargica (von Economo) spielt heute keine Rolle mehr. Nach anderer Encephalitis, z.B. nach postvakzinaler oder Fleckfieberencephalitis, ist er äußerst selten.

Viele *Psychopharmaka*, besonders Phenothiazine, Butyrophenon und Rauwolfiaalkaloide führen zu einem vorwiegend akinetischen Parkinson-Syndrom. Einzelheiten s. Kapitel XXII.

Bei der Altersinvolution des Gehirns treten auch parkinsonistische Symptome auf, vor allem Gebundenheit der Motorik, der typische Gang und Rigor der Muskulatur. Altersinvolution ist aber nicht gleichbedeutend mit vasculärer Hirnschädigung (s. Kap. XIV). Die Diagnose eines *arteriosklerotischen Parkinson-Syndroms,* die viel zu häufig gestellt wird, ist nur dann gerechtfertigt, wenn beispielsweise im Computertomogramm lacunäre Läsionen in den Stammganglien vorliegen oder vasculäre Insulte klinisch und CT-morphologisch nachgewiesen sind.

Parkinson-Symptome gehören zum Bild verschiedener Systemkrankheiten, beispielsweise der olivo-ponto-cerebellären Atrophie (s.S. 398), des Shy-Drager-Syndroms (s.S. 109) und der progressiven supranucleären Ophthalmoplegie (Steele-Richardson-Syndrom s.u.). Hier schließt sich an eine Blickparese nach unten eine akinetische Parkinsonsymptomatik und später eine generalisierte zentrale Lähmung an.

Parkinsonähnliche Bewegungsstörungen treten bei der *hepatolenticulären Degeneration* auf (s.S. 331).

Ein akinetisches Parkinson-Syndrom kann sich nach *akuter Mangeldurchblutung* des Gehirns einstellen, z.B. nach Narkosezwischenfällen oder nach Strangulation. Weitere Ursachen sind die CO- und die Manganvergiftung. Dabei kommt es zu hypoxisch bedingten symmetrischen Erweichungen im Pallidum, die man computertomographisch gut nachweisen kann.

Sehr selten ist halbseitiger Parkinsonismus im Jugendalter als Restsymptom nach *perinataler Hirnschädigung.*

Beim **Steele-Richardson-Syndrom** tritt zunächst eine vertikale Blickparese nach unten auf, dann entwickelt sich eine Dystonie von Hals und Rumpf, schließlich tritt eine Akinese hinzu, gelegentlich begleitet von pathologischen Reflexen. Die Patienten haben eine Neigung, nach hinten zu fallen. Im Endstadium wird auch das periphere Neuron betroffen. Die Lebenserwartung beträgt 3 bis 7 Jahre. Die Abgrenzung gegenüber dem Parkinsonsyndrom ist leicht, weil beim Parkinson gerade die Augenbewegungen gut erhalten sind, während sie beim Steele-Richardson-Syndrom frühzeitig erlöschen. Das Puppenkopfphänomen ist dabei allerdings positiv, d.h. von den Kanalreceptoren können die Augenmuskelkerne angeregt werden.

3. Chorea Huntington

Die 1872 von Huntington beschriebene Chorea der Erwachsenen ist nicht selten: Sie tritt mit einer Häufigkeit von 5–10 Fällen auf 100 000 Einwohner auf. Das Leiden ist *dominant erblich,* die Erbanlage hat hohe Penetranz. Sporadische Erkrankungsfälle können vorkommen, ihre Zahl darf aber nicht überschätzt werden, da man immer wieder beobachtet, daß Angehörige von Chorea-Kranken, die in der Familienanamnese als gesund bezeichnet wurden, eine abortive Form der Bewegungsstörung haben. Männer und Frauen werden gleich häufig betroffen.

Symptomatik und Verlauf

Das *Erkrankungsalter* liegt zwischen 35 und 50 Jahren mit einem Gipfel um das 45. Lebensjahr. Ein Beginn in der Jugendzeit oder Kindheit ist sehr selten. Anteposition, d.h. frühere Manifestation bei den Nachkommen ist nicht üblich.

Das Leiden setzt gewöhnlich mit *psychischen Veränderungen* ein: Die Kranken werden reizbar und unverträglich, später haltlos, vor allem in sexueller Hinsicht. Sie wechseln häufig ihre Arbeitsstellen, arbeiten schließlich überhaupt nicht mehr regelmäßig und vernachlässigen Haushalt und Familie. In fortgeschrittenen Stadien werden sie affektiv so enthemmt, daß es zu Gewalttätigkeitsdelikten kommen kann. Häufiger ist die Verwahrlosung mit Landstreicherdelikten. Diese *Choreophrenie* kann sich auch in überwertigen oder paranoischen Ideen und selbst in symptomatischen paranoiden Psychosen äußern. Im weiteren Verlauf entwickelt sich eine Demenz.

Die *Bewegungsstörung* ist gröber und im Ablauf mehr dystonisch als bei den blitzartigen Hyperkinesen der Chorea minor. Besonders auffällig ist das Grimassieren der mimischen Muskulatur. Werden die Muskeln, die von caudalen Hirnnerven versorgt sind, besonders stark betroffen, kommt es zur sog. *extrapyramidalen Pseudobulbärparalyse:* Die Sprache wird verwaschen, schließlich kaum noch artikuliert, die Phonation wechselt stoßweise, Kaumuskulatur und Zunge sind in ständiger Bewegung, und die Patienten können nur noch mit größter Mühe breiige Nahrung zu sich nehmen, da ihnen die Koordination der Kau- und Schluckbewegungen fast unmöglich wird und unwillkürliche Zungenbewegungen die Nahrung immer wieder aus dem Munde stoßen.

Hat die Hyperkinese an den Extremitäten halbseitig begonnen, dehnt sie sich später auf die gegenseitigen Gliedmaßen aus. Handfertigkeiten lassen nach, eine geordnete Motorik ist bei den hyperkinetischen Impulsen kaum noch möglich. Sehr charakteristisch ist die schwere *Zunahme der Hyperkinese beim Gehen,* so daß die Patienten bald gestützt werden müssen. Der *Muskeltonus* ist nicht so gleichmäßig herabgesetzt wie bei der Chorea minor. Häufig wechselt er unter dem Einschießen von Bewegungsimpulsen (Poikilotonus oder Spasmus mobilis).

Bei 50% der Patienten liegen oculomotorische Störungen vor, beispielsweise vertikale Blickparese nach oben und Ausfall der schnellen sakkadischen Augenbewegungen.

Diagnostisch kann man L-Dopa als Provokationsmethode anwenden: die verstärkte Empfindlichkeit auf dopaminerge Stimulation zeigt eine funktionelle Überaktivität der dopaminergen Mechanismen im Striatum an. Bei Chorea Huntington liegt im Striatum eine funktionelle Überaktivität der dopaminergen Mechanismen über die cholinergen und vielleicht auch über die gabaergen Systeme vor.

Der **Verlauf** ist im ganzen chronisch fortschreitend, dabei können aber schubweise Verschlechterungen mit stationären Zwischenphasen wechseln. Remissionen kommen nicht vor. Die durchschnittliche *Krankheitsdauer* beträgt 12–15 Jahre. Ein Teil der Kranken stirbt früher, selten wird das 60. Lebensjahr erreicht. Im Endstadium kommt es auch zum Übergang in athetotische Bewegungen, meist tritt *Rigidität* und *Akinese* mit *Versteifung* der Gelenke ein.

Die Chorea bei *Jugendlichen* ist durch frühzeitig einsetzenden Rigor und durch Anfälle von diesem Krankheitsverlauf verschieden.

Die pathologisch-anatomischen Veränderungen, die der Bewegungsstörung und der Choreophrenie zugrunde liegen, lassen sich auch im Computertomogramm erkennen. Im CCT ist allerdings die Atrophie des Nucleus caudatus nur in fortgeschrittenen Fällen am Fehlen dieser zur Umgebung leicht hyperdensen Struktur zu erkennen. Viel häufiger findet man bei noch erkennbarem N. caudatus ein erweitertes Ventrikelsystem und eine Verbreiterung der Rindenfurchen als Zeichen der Hirnatrophie.

Pathologisch-anatomisch ist das Gehirn im ganzen kleiner als normal und sehr untergewichtig. Das Corpus striatum (Caudatum und Putamen) ist geschrumpft, mikroskopisch sind vor allem die kleinen Zellen betroffen. Halbseitiger Chorea entspricht eine Läsion im kontralateralen Striatum. Pallidum und Nucleus subthalamicus sind weniger ergriffen. Außerdem besteht eine deutliche Atrophie der Rinde, besonders des Stirnhirns.

Therapie

Eine kausale Therapie ist nicht bekannt. Stereotaktische Operationen versprechen keinen Erfolg, was bei der großen Ausdehnung des degenerativen Prozesses verständlich ist. Die psychische Alteration ist auch durch Psychopharmaka nur vorübergehend zu beeinflussen. Die Hyperkinese spricht gut auf Tiaprid an, das die Dopaminreceptoren hemmt (Tiapridex 2 bis 3×200 mg). Auch Butyrophenon ist wirksam (Haldol, individuell zu dosieren, zwischen 3×30 und 3×50 Tropfen). Allerdings besteht die Gefahr medikamentös bedingter dystonischer Bewegungsstörung der Kopf- und Halsmuskulatur. Deshalb sollte eine Einstellung auf diese Präparate unter Überwachung durch den Facharzt oder die Klinik geschehen.

Huntington-Kranke sollen wegen der hohen Penetranz der Erbanlage (bei jeder Schwangerschaft besteht eine 50%ige Wahrscheinlichkeit, daß das Kind erkranken wird), aber auch wegen der individuell schlechten Prognose keine Kinder haben.

Differentialdiagnose

Die seltene *symptomatische Chorea* nach Encephalitis ist durch die Vorgeschichte abzugrenzen und nimmt nicht den geschilderten fatalen Verlauf. *Die Schwangerschaftschorea* ist leicht zu diagnostizieren. *Lues cerebri und Arteriosklerose* können choreatische Bewegungsstörungen verursachen, nie aber zu einem voll ausgeprägten Syndrom führen, das der Chorea Huntington vergleichbar ist. Die *hepatolentikuläre Degeneration* kann im Anfangsstadium zu Verwechslungen mit der Chorea Anlaß geben.

4. Chorea minor (Sydenham) und Schwangerschaftschorea

Die Chorea minor ist eine rheumatische Gehirnentzündung. Sie tritt häufig in zeitlichem Zusammenhang mit anderen Manifestationen der rheumatischen Krankheit, z.B. Myokarditis oder Endokarditis oder Polyarthritis auf. Zur Anamnese erfährt man meist von gehäuften Anginen. Während der Krankheit ist die BSG meist leicht beschleunigt, im Blutbild zeigt sich eine Leukocytose, und die Rheumafaktoren sind gelegentlich pathologisch verändert.

Symptomatik und Verlauf

Das choreatische Syndrom ist auf S. 88 beschrieben. Die Krankheit betrifft Mädchen häufiger als Knaben und setzt im Kindesalter bis zur Vorpubertät ein. In manchen Fällen bestehen zu *Beginn allgemeine Krankheitserscheinungen* wie Mattigkeit, Kopfschmerzen, verminderte geistig-seelische Belastbarkeit. Oft aber entwickeln sich die *Hyperkinesen* langsam, aus vollem Wohlbefinden. Sie werden von den Kindern anfangs auch in mimische und gestische Verlegenheitsbewegungen einbezogen. Das hat zur Folge, daß die *Krankheit* von den Angehörigen oder Lehrern zunächst *verkannt* und für Erscheinungen von Nervosität und Zappeligkeit gehalten wird. Diese Einstellung der Umgebung kann die Symptomatik zeitweilig noch verstärken, da die choreatische Bewegungsunruhe, wie alle extrapyramidalen Hyperkinesen, bei seelischer Erregung zunimmt. Unter besonderer psychischer Belastung kann sie sich bis zum sog. choreatischen *Bewegungssturm* steigern. Häufig sind die Kinder während der Krankheit *emotionell labil,* weinerlich und wenig fügsam. Dadurch kann die Differentialdiagnose gegenüber einer psychogenen Bewegungsstörung schwierig werden, die ebenfalls im Kindesalter nicht selten ist. Das EEG ist in einem Drittel der Fälle unspezifisch verändert. Im EMG kann man abrupte hyperkinetische Aktivität auch in Muskeln nachweisen, die bei der Betrachtung ruhig und entspannt erscheinen. Eine Besonderheit der Chorea minor sind Störungen der konjugierten Augenbewegungen, die die Fixation und das Lesen beeinträchtigen.

Die **Krankheitsdauer** beträgt mehrere Wochen bis 6 Monate. Im Abklingen besteht, ähnlich wie beim Keuchhusten, die Gefahr einer *psychogenen Fixierung,* die besonders durch überbesorgte Eltern begünstigt werden kann. Die Krankheit heilt *klinisch* folgenlos aus. Allerdings findet man gelegentlich encephalographisch doch Zeichen einer Hirnatrophie. Man muß damit rechnen, daß ein Drittel der Kinder einmal oder mehrmals ein Rezidiv bekommt. Dies ist nicht als psychogene Reaktion zu werten, Auftreten oder Ausbleiben der Rezidive hängt nicht von der Art der Behandlung ab.

Für das spätere Leben ist die *Prognose günstig.* Die Krankheit disponiert, mit Ausnahme der Schwangerschaftschorea, nicht zu anderen extrapyramidalen oder überhaupt zentral-nervösen Störungen.

Pathologisch-anatomisch fand man in den wenigen Fällen, die während der Krankheit durch Herzinsuffizienz oder andere Komplikationen ad exitum kamen, perivasculäre Infiltrationen, Endarteriitis und Zellschwund. Diese Veränderungen waren im Corpus striatum am stärksten ausgeprägt, fanden sich aber auch in der Hirnrinde und im Kleinhirn.

Die **Schwangerschaftschorea,** die besonders im 3.–5. Monat der Gravidität vorkommt, gleicht der Chorea minor des Kindesalters in Symptomatik und Ätiologie. Sie tritt auch als Hemichorea auf. Bei wiederholten Schwangerschaften kann sie jeweils rezidivieren. Sie tritt auch unter Einnahme von Ovulationshemmern auf, ist also keine Gestose. Etwa die Hälfte der Frauen berichtet in der Anamnese über Chorea minor im Kindesalter. In vielen Fällen findet man eine rheumatische Herzkrankheit. Durch Ruhe und Sedativa versucht man die Schwangerschaft zu erhalten. Nach der Entbindung klingt die Chorea ab. Nicht selten tritt jedoch eine Fehlgeburt ein. Interruptio ist nur in sehr schweren, unbeeinflußbaren Fällen ausnahmsweise notwendig.

Therapie

Bettruhe und Abgeschiedenheit von der Außenwelt sind die erste Vorbedingung für eine erfolgreiche Behandlung. Zusätzlich werden die Kinder durch leichtere Sedativa, wie z.B. Phenothiazine, oder Diazepam (Valium) (dreimal 2 mg bis dreimal 15 mg) oder Chloraldurat gedämpft. In schwereren Fällen kann man auch stärker extrapyramidal wirkende Substanzen geben, um der choreatischen Hyperkinese durch eine medikamentös bedingte parkinsonistische Akinese entgegenzuwirken. Geringere Nebenwirkungen hat Tiaprid (Tiapridex, etwa 6 × 100 mg). Die Entscheidung über die Anwendung von Corticosteroiden wird zusammen mit dem Internisten getroffen.

Differentialdiagnose

1. In erster Linie muß eine **psychogene Bewegungsstörung** abgegrenzt werden. Wichtige

Kriterien der Chorea sind: a) der blitzartige, grimassierende oder schleudernde Charakter der Zuckungen, die im Schlaf sistieren, b) die ausgeprägte Hypotonie der Muskulatur (Chorea mollis). Fehlt die Muskelhypotonie, soll man an der Diagnose zweifeln. c) Ein sehr typisches Symptom ist die sog. Chamäleonzunge (s.S. 88), d) seltener findet man das Gordonsche Kniephänomen (s.S. 88). e) Die oben genannten Laborbefunde stützen bzw. sichern die Diagnose.

2. Chorea kann in jedem Alter auch Symptom einer **akuten Encephalitis** sein. Besonders disponiert sind Patienten, bei denen extrapyramidale Bewegungsstörungen in der Familie vorkommen. Bei Encephalitis ist eine klinische Untersuchung mit EEG, Liquorpunktion und die genaue Beobachtung des weiteren Verlaufs angezeigt.

5. Seltenere Formen

a) Torticollis spasticus

Der Torticollis spasticus muß vom muskulären Schiefhals unterschieden werden (Caput obstipum). Dieser ist eine *fixierte Fehlhaltung* des Kopfes in einer seitwärts gewendeten Stellung meist aufgrund einer Schädigung in einem M. sternocleidomastoideus. Die Fehlhaltung kann sich sekundär durch Versteifung der Halswirbelsäule in deformierter Stellung festigen. Die wichtigste Ursache ist eine Geburtsschädigung.

Der **spastische Schiefhals** dagegen ist eine *phasisch* ablaufende, *dystone Bewegungsstörung,* die vorwiegend den Sternocleidomastoideus einer Seite, aber auch den Trapezius und die benachbarte Hals- und Schultermuskulatur betrifft. Nicht selten ist auch die mimische Muskulatur mit träge grimassierenden Hyperkinesen beteiligt. *Beschreibung* des Syndroms s.S. 89. Die *Ätiologie* ist nicht einheitlich: Der Torticollis gehört zu den Nachkrankheiten nach Encephalitis Economo. Weitere Ursachen sind: Encephalitis anderer Genese und frühkindliche Hirnschädigung. Ein Teil der Fälle bleibt ätiologisch unaufgeklärt.

Symptomatik und Verlauf

Der Torticollis spasticus setzt im mittleren Lebensalter zwischen dem 30. und 50. Lebensjahr ein. Beide Geschlechter werden gleichmäßig betroffen. Der *Beginn* kann schleichend und ohne erkennbaren Anlaß sein, nicht selten erfährt

man aber auch, daß die ersten Anzeichen der Bewegungsstörung sich *plötzlich,* unter der Einwirkung einer besonderen *seelischen Spannung* bemerkbar machen. Dabei handelt es sich meist um eine berufliche oder persönliche Belastungssituation, die den Kranken zu Entscheidungen aufforderte, die er nicht zu leisten vermochte. Dies bedeutet nicht, daß man eine Psychogenese des Torticollis anzunehmen hätte, aber es zeigt besonders deutlich die allgemein bekannte *Abhängigkeit extrapyramidaler Bewegungsstörungen von der psychischen Verfassung* des Patienten. Entsprechend verstärkt sich die Heftigkeit der Wendebewegungen bei emotionaler Erregung, oft beim Gehen oder dann, wenn die Kranken unter Menschen sind. Viele Patienten können die dystonische Seitwärtsbewegung des Kopfes durch bestimmte *Hilfsgriffe* mildern, die auf S. 89 beschrieben sind. Im Verlaufe der Wendebewegungen des Kopfes tritt bald eine *Hypertrophie* des beteiligten M. Sternocleidomastoideus ein. Die Extremitäten sind anfangs frei. Die Entwicklung der Krankheit geht chronisch fortschreitend über 6–10 Jahre. In späteren Stadien können Rigor und Akinese, aber auch Zeichen einer *Torsionsdystonie* hinzutreten.

Pathologische Anatomie

Man findet Läsionen in weit verstreuten Gebieten des ZNS: Corpus striatum, Substantia nigra, Nucleus dentatus des Kleinhirns, Medulla oblongata, graue Substanz des Rückenmarks. *Mikroskopisch* erkennt man Nervenzelldegenerationen und Anhäufungen von Lipochrom und eisenhaltigem Pigment.

Therapie

Medikamentös gibt man Tiaprid (Tiapridex, 3 × 100 bis 3 × 200 mg), Neuroleptica, die zum akinetischen Parkinson-Syndrom führen, vor allem Butyrophenon (Haldol, 3 × 8 bis 3 × 30 Tropfen, cave orale Hyperkinesen, s. unten, gegen diese Biperiden = Akineton i.v.). In seinem Wirkungsmechanismus nicht bekannt ist Clonazepam (Rivotril, bis 4 mg/die). Operativ haben peripher angreifende Maßnahmen (Durchschneidung des M. sternocleidomastoideus oder des N. accessorius) oft nur vorübergehende Erfolge, da die pathologischen Impulse im *zentralen* Nervensystem entstehen und sich nach diesen Operationen andere Erfolgsmuskeln in der Peripherie suchen. Deshalb werden von den Neurochirurgen *stereotaktische Operationen* in extrapyramidalen Strukturen, vor allem in der Zona incerta des Subthalamus bevorzugt.

Differentialdiagnose

Differentialdiagnostisch kommen psychogene Hyperkinesen weniger in Frage. Dagegen kann ein torsionsdystonisches Syndrom mit Bevorzugung von Gesicht, Schlund, Zungen- und Halsmuskulatur akut bei *Überempfindlichkeit* gegenüber verschiedenen *extrapyramidal angreifenden Psychopharmaka*, z.B. Butyrophenon (Haldol), Fluphenazin (Omca) oder Thiaethylperazin (Torecan) einsetzen. Zur *Behandlung* gibt man dann Biperiden (Akineton) i.v. und Prothipendyl (Dominal) i.m. Diese medikamentös ausgelösten Hyperkinesen sind prinzipiell rückbildungsfähig, jedoch können sie das Absetzen des Medikaments wochenlang überdauern. (Terminale Hyperkinesen s.S. 443.)

b) Torsionsdystonie

Das Syndrom ist auf S. 89 beschrieben. Die Torsionsdystonie ist keine nosologische Einheit. Es gibt eine *idiopathische* Form, die im Jugendalter beginnt und in wellenförmigem Verlauf langsam fortschreitet. Im Endstadium, das um das 50. Lebensjahr erreicht wird, ist die Wirbelsäule in skoliotischer und lordotischer Fehlstellung fixiert, die Muskeln, die an der Hyperkinese am meisten beteiligt waren, sind hypertrophiert und die Gliedmaßen in bizarren Stellungen versteift.

Symptomatische Formen werden nach frühkindlicher Hirnschädigung, besonders Icterus neonatorum, Encephalitis, bei hepatolentikulärer Degeneration und als akute Überempfindlichkeit gegenüber Psychopharmaka beobachtet. Vorher sollte allerdings der Versuch einer Behandlung mit dem Biofeedback gemacht werden.

Unter den ausgedehnten *pathologisch-anatomischen* Veränderungen wird einer Zelldegeneration im Putamen und Pallidum die größte Bedeutung beigemessen. Die *Behandlung* entspricht den Versuchen beim Torticollis spasticus. Manchmal sind L-Dopa-Präparate nützlich, oder auch Clonazepam (Rivotril, bis 4 mg/die).

c) Athetose

Die athetotische Bewegungsstörung ist auf S. 90 in ihrem formalen Ablauf beschrieben. Sie betrifft in reinen Fällen vor allem die Hände und Füße. Bei stärkerer Ausprägung sind auch proximale Muskelgruppen und Gesicht betroffen. Die Athetose tritt einseitig *(Hemiathetose)* oder doppelseitig auf *(Athétose double)*. Sie ist selten das einzige neurologische Symptom, meist ist sie mit spastischen Lähmungen, choreatischen oder torsionsdystonischen Bewegungsstörungen kombiniert. Oft ist die Sprache artikulatorisch schwer gestört.

Hemiathetose kommt im frühen Kindesalter als Folge einer umschriebenen *paranatalen Hirnschädigung* oder Infektionskrankheit mit cerebraler Beteiligung vor. Bei Erwachsenen kann sie sich im Abstand von Wochen oder Monaten an einen *apoplektischen Insult* mit Hemiplegie anschließen. Die Bewegungsstörung schreitet, wenn sie ihre volle Entwicklung erreicht hat, nicht fort, so daß die *Lebenserwartung* nicht vermindert ist.

Athétose double ist meist Ausdruck einer perinatalen Hirnschädigung (Hypoxie, Kernikterus). Die Symptome setzen bereits im *1. Lebensjahr ein,* sie bleiben dann aber oft noch unerkannt, da den Eltern vielfach der Unterschied zwischen der pathologischen und der normalen Motorik des Kleinkindes nicht bekannt ist. Erst am Ende des ersten Jahres fällt eine Verzögerung der motorischen Entwicklung der Kinder auf. Häufig bestehen Anfälle. Viele Kinder zeigen organische Abnormitäten des Verhaltens oder einen geistig-seelischen Entwicklungsrückstand.

Die *Behandlungsmöglichkeiten* sind begrenzt. Die einzige erfolgversprechende Therapie ist die krankengymnastische Übungsbehandlung nach der Methode des Ehepaares *Bobath:* es handelt sich dabei um Übungen, welche die Enthemmung primitiver Bewegungsschablonen bei zentralen Motilitätsstörungen berücksichtigen (Einzelheiten s.S. 426). Die Prognose ist bei voller Ausbildung ungünstig. Viele Kinder sterben vor der Pubertät. Bei leichteren Formen können die Kranken dagegen einen Beruf erlernen und ein höheres Alter erreichen. Die Intelligenz ist in diesen Fällen nur wenig beeinträchtigt.

Pathologisch-anatomisch sind die Ursachen mannigfaltig. Die Gewebszerstörungen sind über alle Stammganglien und den Thalamus verteilt. Eine *operative Behandlung* ist bei der großen Ausdehnung der Hirnschädigung nicht angezeigt.

d) Ballismus

Diese seltene Hyperkinese wird hauptsächlich nach ischämischen Erweichungen oder – seltener – Blutungen beobachtet, die bei Arteriosklerose den Nucleus subthalamicus (Luys) oder seine Verbindung mit dem Pallidum betreffen. Auch Granulome (Gummen und Tuberkel) oder Metastasen können sich in diesem Kern ansiedeln. Der Ballismus ist meist halbseitig (Hemiballismus). Die Läsion ist dann kontralateral. Beschreibung des Syndroms s.S. 90.

Die *Prognose* ist uneinheitlich: In manchen Fällen bildet sich der Hemiballismus mit der Erholung der cerebralen Durchblutung wieder zurück, in anderen Fällen bleibt er bis zum Ende des Kranken bestehen. Die Behandlung ist konservativ: Man verordnet vor allem Phenothiazine, Reserpin oder Butyrophenon, Mittel also, die als Nebenwirkung eine Akinese machen.

Neben dieser klar definierten Form gibt es Fälle, bei denen der Ballismus subakut einsetzt und die pathologisch-anatomische Untersuchung keine Hirnschädigung aufdeckt. Bilateraler Ballismus (Paraballismus) nach Kernikterus oder Encephalitis ist selten.

e) Choreoathetotische Anfälle

Im Kindheits- oder Jugendalter setzen halbseitige dystone Verkrampfungen der Extremitäten ohne Bewußtseinsstörung ein, die sich viele Male am Tag wiederholen können und in typischer Weise durch Bewegungen der betroffenen Gliedmaßen ausgelöst werden („seizures induced by movement"). Das Auftreten ist häufig familiär. Die Zuordnung dieser Anfälle ist noch offen: selbst während der Anfälle fehlen im EEG Veränderungen, die für Epilepsie charakteristisch sind, andererseits sind Antiepileptika therapeutisch wirksam, speziell Volproinat (Ergenyl), das die Gaba-Rezeptoren dämpfend beeinflußt. Dies darf man aber für die Ätiologie nicht überbewerten. Viele Antiepileptika sind Membranstabilisatoren und bessern bekanntlich auch Trigeminusneuralgie, Myotonie und Herzrhythmusstörungen. *Ätiologisch* liegt häufig eine multiple Sklerose vor.

XIII. Traumatische Schädigungen des Zentralnervensystems und seiner Hüllen

Bei Kopftraumen unterscheiden wir zwischen Schädigungen, die nur den knöchernen Schädel betreffen (Schädelprellung, Schädelbruch) und solchen, die *auch* zu einer Funktionsstörung des Gehirns führen. Wir unterscheiden *drei Formen des Hirntraumas:* Commotio, Contusio, Compressio cerebri. In der großen Mehrzahl der Fälle ist es möglich, eine klinisch hinreichend sichere Abgrenzung zu treffen. Die diagnostische Beurteilung in einer *Zwischenzone,* wo geringfügige Substanzschädigungen möglich, aber mit den jeweils zur Verfügung stehenden Methoden nicht nachweisbar sind, wird immer willkürlich bleiben. Diese Fälle sind aber sicher nicht häufig.

Die diagnostischen Kriterien werden in erster Linie der Anamnese und dem neurologischen Untersuchungsbefund entnommen. Das EEG hat für die Feststellung morphologischer Veränderungen des Gehirns fast keine Bedeutung mehr. Durch die cerebrale Computertomographie kann die morphologische Diagnose von traumatischen Substanzschädigungen des Gehirns in vivo ohne invasive Diagnostik getroffen werden, sofern die Untersuchung zu einem geeigneten Zeitpunkt erfolgt. Es ist noch zu früh, um die Langzeitprognose CT-morphologisch definierter Traumafolgen zu kennen.

1. Schädelprellung, Schädelbruch

Die leichteste Form des Kopftraumas ist die **Schädelprellung,** die fast immer durch stumpfe Gewalt (Schlag, Stoß u.ä.) eintritt. Der Patient verspürt einen plötzlichen lokalen oder diffusen Kopfschmerz, der Minuten bis Stunden andauert, es kommt aber nicht zu einer tiefergehenden Störung des Bewußtseins, wie sie für die Commotio cerebri charakteristisch ist. Schwindel, Nystagmus, Übelkeit und Erbrechen, aber auch sofort oder mit Latenz einsetzende und selbst fortschreitende Hörstörungen können darauf beruhen, daß gleichzeitig eine funktionelle oder Substanzschädigung des Innenohres

erfolgt ist. Das ist selbst ohne Felsenbeinbruch möglich. *Diese Symptome beweisen also noch keine Hirnerschütterung.* Weitere neurologische Störungen treten nicht auf. Die Behandlung besteht in einer kurzen Schonung von 1–2 Tagen, gegebenenfalls unter Verordnung leichter Kopfschmerzmittel. Eine längerdauernde Ruhe ist nicht indiziert, sondern für die Rückbildung der Beschwerden psychologisch ungünstig. Neurologische Dauerfolgen bleiben nicht bestehen.

Bei entsprechender Gewalteinwirkung kann es, auch ohne Commotionssyndrom, zum **Schädelbruch** kommen. Je nach der Art und dem Ort der Gewalteinwirkung sowie der altersabhängigen Elastizität des Knochens liegt eine von drei Formen vor: *reine Kalottenfraktur* (Impressions-, Biegungs-, Berstungsbruch), *Fortsetzung* der Bruchlinie in die *Schädelbasis* oder *reiner Schädelbasisbruch.*

Nicht imprimierte Frakturen der Kalotte erlauben, entgegen einer weitverbreiteten Meinung von Laien und Ärzten, *keine Schlüsse auf die Schwere des Kopftraumas* und kommen auch als Ursache für spätere Beschwerden nicht in Betracht. Die Heilungstendenz ist im allgemeinen ausgezeichnet, und schon nach wenigen Wochen sind auf Kontroll-Röntgenaufnahmen keine Frakturlinien mehr zu erkennen. *Impressionsfrakturen* führen dagegen meist zu einer lokalen Substanzschädigung der Hirnrinde und geben die Indikation zum neurochirurgischen Eingreifen.

Nicht in allen Fällen ist unmittelbar nach dem Trauma eine Fraktur röntgenologisch nachweisbar. Namentlich *Schädelbasisbrüche* können oft nur aus *klinischen Zeichen* erschlossen werden: Brillen- oder Monokelhämatom, lageabhängiges Auslaufen von Flüssigkeit aus einem Nasengang (=Liquorfistel), Hämatotympanon, Blutung oder Liquorabfluß aus dem äußeren Gehörgang, einseitige Schwerhörigkeit nach dem Unfall. Manchmal dringt Luft aus den Nebenhöhlen durch den Frakturspalt in die Schädelhöhle ein und wird auf der Leeraufnahme nachgewiesen.

Dennoch darf man auch bei scheinbar nur leichter Kopfprellung nicht auf eine Röntgenaufnahme des Schädels und der Halswirbelsäule (Schleudertrauma, s.u.) verzichten, da ein positiver Befund für die Diagnose von eventuellen *Komplikationen* sehr wichtig ist: Kalottenfrakturen können die A. meningica media in ihrem Knochenkanal zerreißen, so daß ein *epidurales Hämatom* entsteht. Bei Impressionsfrakturen bewirkt gelegentlich das eingedrückte Knochenfragment eine lokale Irritation der Hirnrinde und löst epileptische Anfälle aus *(traumatische Frühanfälle)*. Sie erhöhen das Risiko einer traumatischen Spätepilepsie. Nach Frakturen der Siebbeinplatte oder der Stirnhöhlenhinterwand besteht die Gefahr *aufsteigender Infektionen,* die selbst nach Jahren noch zu rezidivierender Meningitis, Meningoencephalitis und zum Hirnabsceß führen können. Dieselben Komplikationen muß man auch bei Frakturen des Felsenbeins befürchten. *Längsfrakturen* zerreißen meist das Trommelfell und führen, wenn auch die Dura verletzt ist, zum Liquorabfluß aus dem Ohr. Nach *Querfrakturen* tritt der Liquor in die Tuba Eustachii über, so daß eine „pseudonasale Liquorfistel" entsteht. In diesen Fällen sind Spezialröntgenaufnahmen, ohrenärztliche Untersuchungen, Konsultation eines Neurologen oder Neurochirurgen und gegebenenfalls Lumbalpunktion angezeigt.

Im Computertomogramm sind nur grobe Frakturspalten zu erkennen. Bei frontobasalen Frakturen findet man bei frühzeitiger Untersuchung im CCT blutiges Sekret in den Siebbeinzellen und Luftperlen im frontalen Subarachnoidealraum. Bei Felsenbeinfrakturen findet man Luftperlen in der hinteren und mittleren Schädelgrube.

Die nasale Liquorfistel muß frühzeitig operiert werden, ebenso die Querfraktur des Felsenbeins. Die Fistel nach Längsfraktur des Felsenbeins *kann* sich spontan schließen.

Über den Nachweis der nasalen Liquorfisteln durch suboccipitale Liquor-Szintigraphie (s.S. 52).

Über die „wachsende Fraktur" mit Auseinanderdrängen des Frakturspaltes durch einen Hirn-Dura-Prolaps s. Lehrbücher der Kinderheilkunde.

Eine Sonderstellung nimmt der **Schädelbasisbruch mit Hirnnervensymptomen** ein. Die Hirnnervenausfälle werden oft irrtümlich auf eine Contusion der orbitalen (basalen) Stirnhirn-

rinde oder des Hirnstamms zurückgeführt. So wird gelegentlich bestritten, daß eine posttraumatische *Anosmie* Zeichen einer rein peripheren Schädigung des I. Hirnnerven sein könne. Nach neueren englischen Untersuchungen erscheint dies aber nicht mehr zweifelhaft: In $^1/_5$ der Fälle von Kopftrauma fand sich eine Anosmie ohne Commotionssyndrom. Gehirnerschütterungen nach Gewalteinwirkung auf das Hinterhaupt waren fünfmal so häufig von Anosmie gefolgt als wenn das Trauma die vordere Schädelhälfte getroffen hatte. In $^1/_3$ der Fälle bildete sich die posttraumatische Anosmie über einen variablen Zeitraum, längstens bis zu einem Jahr, zurück. Nur in 4% der Fälle ist danach noch Restitution möglich. Eine Korrelation zwischen der Schwere des Traumas und der Dauer der Anosmie hat sich nicht nachweisen lassen.

Diese Beobachtungen sprechen dafür, daß die posttraumatische Geruchsstörung oft auf einer *mechanischen Läsion des Olfactorius* beruht, sei sie durch Abriß der Fila olfactoria oder durch ein lokales Hämatom in der Gegend des Bulbus oder Tractus olfactorius bedingt. Es erscheint *nicht sinnvoll,* bei jeder traumatischen Anosmie eine frontobasale *Stirnhirnkontusion* zu unterstellen, solange nicht eine *Wesensänderung* mit den Zügen der affektiven Verflachung, der euphorischen Stimmung und Reaktionsweise und der ziellosen Enthemmung des Antriebs diese Diagnose psychopathologisch zwingend nahelegt.

Außer dem Olfactorius können der N. oculomotorius und Abducens bei Basisbrüchen sowie der N. trochlearis bei Frakturen der medialen Orbitawand mit Dislokation der Trochlea peripher geschädigt werden. Eine posttraumatische Facialislähmung zeigt immer eine Läsion im Felsenbein an. Die caudalen Hirnnerven werden fast nie betroffen.

2. Hirntraumen

a) Commotio cerebri, Gehirnerschütterung

Symptomatik

Das Kardinalsymptom der Gehirnerschütterung ist die *Bewußtseinsstörung*. Diese tritt meist als *Bewußtlosigkeit* auf, in seltenen Fällen kann sie aber auch in einer kurzen Umdämmerung bestehen. Eine bloße Benommenheit reicht zur Diagnose der Commotio cerebri nicht aus. In der *Umdämmerung* kann der Verletzte für wenige Minuten geordnete Handlungen ausführen, die aber oft unangemessen sind: mangelnde Reaktion auf Ansprechen und Vorhaltungen, hartnäckiges Wegdrängen von der Unfallstelle, sinnlose Verrichtungen usw. Rückblickend geben die Patienten eine Erinnerungslücke an, die plötzlich einsetzte. Der traumatische Dämmerzustand endet mit einem *Terminalschlaf*. Die psychopathologische Diagnose dieser Umdämmerungen ist schwierig, da auch nach psychogenen Ausnahmezuständen Amnesie vorliegt oder behauptet wird. Dauert ein solcher Zustand mehrere Stunden an, liegt eine *traumatische Psychose* vor (s.S. 307).

Die sehr seltenen *amnestischen Zustände* nach Kopftraumen setzen ohne vorangegangene Bewußtseinsstörung ein. Mehrere Minuten nach einem Kopftrauma stellt sich eine Erinnerungsstörung ein, die bis zu einer Stunde rückwärts reichen kann. Während dieser Zeit können die Personen einfache Aufgaben lösen, und der neurologische Status ist normal. Die Erinnerungsstörung hellt sich über 1 bis 2 Stunden wieder auf. Ein Terminalschlaf tritt nicht ein. Solche Fälle sind bei Fußballspielern beschrieben worden.

Da die unmittelbare ärztliche und spätere versicherungsrechtliche Beurteilung der Unfallfolgen von einer genauen Kenntnis der initialen Unfallfolgen abhängt, muß der zuerst behandelnde Arzt möglichst genaue Feststellungen über Einsetzen und Dauer der Bewußtseinsstörung, über das Verhalten des Verletzten nach dem Unfall und über seine Erinnerung an das Trauma selbst und an den unmittelbar vorangehenden Zeitabschnitt treffen. Dabei ist eine anschauliche Beschreibung des Verhaltens ebenso wichtig wie die diagnostische Schlußfolgerung.

Die *Dauer der Bewußtlosigkeit* beträgt bei Commotio cerebri zwischen wenigen Sekunden und 4–5 Std. Nach statistischen Untersuchungen an größeren Gruppen von Patienten sind Tiefe und Dauer der posttraumatischen Bewußtseinsstörung ein empfindlicher und verläßlicher Indicator für die Schwere eines Kopftraumas. Bei längerer Dauer bestehen klinisch fließende Übergänge zur Contusio cerebri.

Die *Bewußtseinsstörung* bei Commotio cerebri führt, wie jede andere Bewußtseinstrübung, zu *Erinnerungsstörungen*: Der Verletzte hat eine Amnesie für den Augenblick des Traumas und

eine gewisse Zeit danach (anterograde oder posttraumatische Amnesie). Meist liegt auch eine *retrograde Amnesie* vor, d.h. der Patient ist unfähig, die letzten Ereignisse vor dem Unfall zu reproduzieren. Die zeitliche Ausdehnung der retrograden Amnesie ist nicht proportional zur Schwere und Dauer der Bewußtseinsstörung: Es gibt Fälle mit langer Bewußtlosigkeit und nur kurzer retrograder Amnesie. Die Ereignisse vor dem Unfall sind nicht völlig aus der Erinnerung ausgelöscht, sie sind dem Kranken nur nicht verfügbar. Dies wird dadurch bewiesen, daß sich die retrograde Amnesie spontan aufhellen kann und daß manche Verletzte in Hypnose oder Narkoanalyse in der Lage sind, den Ablauf der Ereignisse bis zum Trauma zu schildern. *Ursache der retrograden Amnesie* ist wahrscheinlich eine Funktionsstörung in basalen Anteilen des Schläfenlappens. Wir haben oben (S. 125) bereits die Störungen der Merkfähigkeit nach doppelseitiger temporaler Lobektomie erwähnt. In *Reizversuchen* konnte bei gesunden Personen durch elektrische Stimulation im Gyrus hippocampi eine retrograde Amnesie produziert werden, die den Reiz für Stunden überdauerte.

Meist wird die Commotio cerebri von *vestibulären Symptomen* begleitet: Schwindel, Erbrechen, Nystagmus. Diese Symptome allein gestatten nicht die Diagnose einer Commotio cerebri, da sie auch durch eine Commotio labyrinthi verursacht sein können. (Über die Bedeutung der sog. zentralen Tonusdifferenz s.S. 66.) Eine leichte cochleäre Schädigung läßt sich durch *überschwellige Hörprüfung* nachweisen.

Ebenso ist es falsch, die Diagnose einer Commotio allein nach den *Beschwerden* des Patienten zu stellen. Diese sind in erheblichem Maße von der psychologischen Situation, von Befürchtungen, Erwartungen, dem biographischen Stellenwert des Traumas als Ereignis und ähnlichen Faktoren abhängig. Das *EEG* ist nur im ganz frischen Stadium, d.h. innerhalb der ersten Stunden nach dem Trauma allgemein oder, selten, herdförmig verändert, ohne daß diese Schlüsse auf morphologische Veränderungen des Hirngewebes gestattet.

Schwierige diagnostische Probleme ergeben sich, wenn ein Patient nach einem leichteren und nicht durch Schädelbruch komplizierten Hirntrauma akut eine unverhältnismäßig *heftige cerebrale Reaktion* zeigt (einzelne epileptische Anfälle, Status epilepticus, zunehmende Bewußtseinstrübung, Halbseitensymptome) oder wenn sich derartige Symptome in lockerem zeitlichen

Zusammenhang mit einem leichteren Hirntrauma einstellen.

In diesen Fällen muß stets in einer Fachklinik die Differentialdiagnose: traumatisches Hämatom (s.u.) oder Zusammentreffen einer Gehirnerschütterung mit einem bis dahin symptomlosen *Hirntumor* abgeklärt werden. Es ist für Hirntumoren charakteristisch, daß das Gehirn auf ein banales Trauma mit einer Schwellung reagiert, welche die Herd- und Allgemeinsymptome des Tumors zum ersten Male manifest macht.

Pathophysiologie

Bei der Commotio cerebri kommt es nicht zu einer Substanzschädigung des Gehirns. Die Frage, ob das Commotionssyndrom Folge einer Hirnstamm- oder einer Hirnrindenschädigung sei, war lange Zeit kontrovers. Neuere experimentelle Untersuchungen sprechen dafür, daß aus rein physikalischen Gründen in der Äquatorialebene der Schädelkapsel nach Einwirkung stumpfer Gewalt der Druck 0 herrscht, so daß der Ort der Schädigung nicht im Hirnstamm, sondern in den Rindengebieten des Gehirns gesucht werden müßte. Welcher Art die reversible Funktionsstörung in Nervenzellen und -Bahnen nach Commotio cerebri ist, weiß man nicht. Vorübergehend soll eine gesteigerte *Labilität der Hirndurchblutung* entstehen.

Therapie und Prognose

Nach Gehirnerschütterung wird heute leider meist *Bettruhe* von 2–3 Wochen Dauer verordnet. Zur *Behandlung* werden Schmerzmittel, Sedativa und Medikamente gegeben, von denen man irrtümlich eine Förderung der Hirndurchblutung erwartet (s.S. 140).

Nach dem Aufstehen klagen viele Patienten über Kopfschmerzen, allgemeine Leistungsschwäche, gesteigerte affektive Ansprechbarkeit, Sonnenempfindlichkeit, Alkoholintoleranz und Kreislauflabilität. Obwohl diese Beschwerden ganz unspezifisch sind, bezeichnet man sie als *postcommotionelles Syndrom*. Seine Rückbildung hängt vom Lebensalter des Verletzten, aber auch ganz erheblich von seiner psychologischen, sozialen und versicherungsrechtlichen Situation und den ängstlichen Befürchtungen ab, mit denen die meisten Menschen die möglichen Folgen eines Kopftraumas ansehen. Diese Befürchtungen sind jedoch ungerechtfertigt. *In fortschrittlichen Unfallkrankenhäusern* läßt man die Patienten, wenn sie nicht allzu kreislauflabil sind, *bereits in den ersten 3 Tagen nach dem Trauma wieder aufstehen*. Die postkommotionellen Beschwerden klingen bei diesem Vorgehen rasch ab, und die Patienten sind bald wieder *voll arbeitsfähig*. Diese Erfahrungen zeigen deutlich, welche Rolle hypochondrische Ängste und Entschädigungswünsche für die Entwicklung der Beschwerden nach Kopftrauma spielen. *Es wäre zu wünschen, daß diese Art der Behandlung allgemein eingeführt wird.* Bei starker vestibulärer Übererregbarkeit verordnet man Sulpirid (Dogmatil) 3 × 2 Kapseln à 50 mg oder mehrmals täglich 100 mg i.m. Wenn sich ein peripherer paroxysmaler Lagerungsschwindel entwickelt, wird er nach den auf S. 239 angegebenen Regeln durch Lagerungstraining behandelt.

Nach längstens 4 Wochen, besser früher, wird der Verletzte wieder arbeitsfähig geschrieben. Eine längere Verordnung von Kopfschmerzmitteln sollte vermieden werden, weil man die Beschwerden dadurch leicht fixiert. Die Diagnose: vasomotorische Kopfschmerzen nach Kopftrauma entbehrt jeder Grundlage: eine gestörte Vasomotorik führt, mit Ausnahme der Migräne, nicht zu Kopfschmerzen, und Kopftraumen labilisieren die Vasomotorik nicht. Die Entstehung einer traumatischen Migräne wird allgemein abgelehnt. Höheres Lebensalter verzögert die Rückbildung der Kommotionsfolgen nicht. Eine rentenberechtigende Erwerbsminderung ist nach Wiederaufnahme der Arbeit nicht gegeben. *Dauerfolgen* sind nach Gehirnerschütterung *nicht zu erwarten*. Die seltenen Fusionsstörungen nach Kopftraumen äußern sich in Verschwommensehen, manchmal auch Doppeltsehen. Sie können durch orthoptische Übungstherapie erfolgreich behandelt werden.

b) Contusio cerebri, Substanzschädigung des Gehirns

Symptomatik und Verlauf

Die Diagnose einer Contusio cerebri wird klinisch gestellt, wenn 1. die posttraumatische Bewußtseinsstörung länger als 6 Std dauert, 2. cerebrale Herdsymptome (z.B. Lähmung, epileptischer Anfall) auftreten, 3. eine traumatische Psychose eintritt. *Jede einzelne dieser Bedingungen sichert die Diagnose.* Die Diagnose einer Contusio cerebri *allein aus dem EEG* ist nicht zulässig, da das EEG ein Funktionsdiagramm ist und Abweichungen vom normalen Kurvenablauf keineswegs eine strukturelle Veränderung des Hirngewebes voraussetzen.

Im *CCT* findet man bei Contusio cerebri im typischen Falle rindennahe gelegene, oft aber tief ins Marklager reichende hypodense Läsionen, in die sehr unterschiedlich große bluthyperdense Herde eingestreut sind, die auch zu großen Blutungen konfluieren. Das frontobasale und temporolaterale Hirn sind am häufigsten betroffen. Bei sehr früher Untersuchung nach einem Kopftrauma sieht man oft nur kleine Blutungsherde, die aber in den folgenden Stunden und Tagen erheblich an Größe zunehmen können. Große Läsionen führen zudem zu einer Massenverlagerung, die ebenfalls computertomographisch darstellbar ist. Nur etwa in 4 bis 5% der Fälle sind Kontusionen im CCT nicht nachweisbar.

Hirnstammkontusionen werden meist im Computertomogramm nicht nachgewiesen.

Eine Contusio cerebri tritt in der großen Mehrzahl der Fälle zusammen mit einem Commotionssyndrom auf, so daß Initialstadium und späteres allgemeines Beschwerdesyndrom qualitativ ähnlich sind. Die Annahme einer *Contusio ohne Commotio* wird bei gedeckter Hirnschädigung nur in seltenen Fällen vertretbar sein. Sie erfordert schwierige differentialdiagnostische Überlegungen und sollte dem Facharzt oder der Fachklinik überlassen bleiben.

Nach schweren Verkehrsunfällen muß man mit Vielfachverletzungen rechnen (zusätzlich zur Contusio Zerreißungen innerer Organe, innere Blutungen, Frakturen mit Verletzungen peripherer Nerven). Im Initialstadium soll man deshalb häufig Blutbild und Kreislauf kontrollieren, nach Möglichkeit einen Unfallchirurgen und Anaesthesisten hinzuziehen und bei Lagerung der Extremitäten auch auf periphere Lähmungen achten.

Die *Rückbildung* der initialen Symptomatik erfolgt bei Contusio meist verzögert. Die Beschwerden sind schwerer und längerdauernd, neurologische Ausfälle, wie Hemiparesen, Sensibilitätsstörungen, Aphasie u.a. können für Wochen und Monate oder sogar dauernd bestehenbleiben. Viele Kranke haben vorübergehend *Fusionsstörungen* oder eine Ermüdbarkeit bei längerem, angestrengten Sehen *(corticale Asthenopie)*.

Das *EEG* ist im akuten Stadium *verlangsamt* und kann einen *Herdbefund* zeigen. Innerhalb von wenigen Wochen beschleunigt sich der

Grundrhythmus wieder, und der Herdbefund bildet sich zurück. Die EEG-Veränderungen normalisieren sich meist innerhalb von 6 Monaten. In 20% der Fälle sind sie 1 Jahr, in 10% 2 Jahre nach dem Trauma noch nachweisbar. Nur sehr selten bleiben sie dauernd bestehen.

Nicht selten entwickelt sich bei Contusio cerebri nach dem Erwachen aus der initialen Bewußtlosigkeit eine **traumatische Psychose.** Interessanterweise sind Psychosen nach Schädigung der sprachdominanten Hemisphäre weit häufiger als nach Läsion der nicht dominanten.

Im Verlauf lassen sich *drei Stadien* unterscheiden: Koma, Delir, Korsakow-Syndrom. Psychopathologisch bezeichnen wir als *Koma* eine Bewußtlosigkeit, aus welcher der Patient nicht erweckbar ist. Das *delirante Syndrom* ist, wie fast alle akuten exogenen Psychosen, durch eine oft fluktuierende Bewußtseinstrübung und Desorientiertheit, psychomotorische Unruhe, ängstliche Erregung, Neigung zu illusionärer Verkennung der Umgebung und gelegentlich auch halluzinatorische Trugwahrnehmungen gekennzeichnet. Dieses Stadium kann Stunden, Tage und selbst Wochen andauern. Es macht die Zuziehung eines Nervenarztes und, wenn möglich, die Verlegung auf eine geschlossene Abteilung oder Intensivstation erforderlich.

Klingt das akute traumatische Delir ab, schließt sich in der Regel das *traumatische Korsakow-Syndrom* an, bei dem der Patient bewußtseinsklar, aber wechselnd desorientiert ist und eine Störung der Merkfähigkeit hat. Im Gegensatz zum alkoholischen Korsakow ist die Suggestibilität der Kranken in der Regel nicht auffällig gesteigert, auch ist die Stimmungslage häufiger indifferent-apathisch oder moros-dysphorisch. Je nach der Schwere des Traumas und dem Lebensalter des Verletzten mündet die Contusionspsychose nach Wochen bis Monaten in einem *psychopathologischen Defektzustand,* wie er unten beschrieben ist. Den Begriff des Durchgangssyndroms verwenden wir nicht. Er wird gewöhnlich ohne spezifizierende Festlegung verwendet, wie sie bei der Beschreibung der „akuten exogenen Reaktionstypen" oder „exogenen Psychosen" von Bonhöffer verlangt werden. Eine Bezeichnung wie „mittelschweres Durchgangssyndrom" ist nur eine Leerformel. Man soll statt dessen eine anschauliche Beschreibung über das Verhalten des Patienten geben. Ferner wird der Begriff des Durchgangssyndroms auch auf psychopathologische Zustände angewendet, die nicht reversibel sind, bei denen also nicht ein

Durchgangs-, sondern ein Endzustand vorliegt (s.u.).

Hirnstammkontusion

Eine schwere primäre traumatische Hirnstammschädigung wird meist nicht überlebt. Sie entsteht durch Scherkräfte am cranio-cervicalen Übergang, die sich wegen der Fixation des Hirnstamms im Tentoriumschlitz so auswirken, daß Nervenfasern und kleine Blutgefäße Scherungsverletzungen erleiden, mit der Folge von Infarkten und Blutungen in der Haube von Mittelhirn und Brücke. Stets liegen gleichzeitig ausgedehnte Großhirn- und Kleinhirnkontusionen vor.

Die Patienten sind sofort bewußtlos und erreichen meist das Wachbewußtsein nicht wieder. Sie sterben gewöhnlich innerhalb der ersten 12 bis 24 Stunden. Neurologisch finden sich alle jene Symptome, die beim Decerebrationssyndrom (s.S. 80) beschrieben sind. Ein prognostisch ungünstiges Zeichen ist das Fehlen der schnellen Komponente des calorischen Nystagmus zur Gegenseite nach Spülung mit Eiswasser oder der völlige Ausfall der Reaktion. Der Kopf muß bei der Spülung um 45 Grad gebeugt sein.

Eine sekundäre Hirnstammschädigung entwickelt sich in der Folge von Hemisphärenödem, intracerebralen oder extracerebralen Hämatomen (s. weiter unten).

Eine leichtere Hirnstammläsion läßt sich heute gut durch Registrierung des Blinkreflexes erfassen. Diese Untersuchung gibt auch im Frühstadium nach einem Trauma Anhaltspunkte für die Prognose einer Hirnstammläsion: wenn der Blinkreflex ausgefallen ist, ist die Prognose schlecht. Sind dagegen die Blinkreflexe mit normalen Potenzen und Amplituden in beiden Komponenten auslösbar, ist die Prognose gut.

Pathophysiologie

„Contusio cerebri" wird oft mit „Gehirnquetschung" übersetzt. Pathophysiologisch spielt aber die direkte mechanische Substanzschädigung des Gehirns durch den Aufprall der stumpfen Gewalt nur eine untergeordnete Rolle. Experimentell ist nachgewiesen worden, daß der traumatischen Substanzschädigung des Gehirns einer von drei im folgenden geschilderten Mechanismen zugrundeliegt.

1. *Beschleunigungs- oder Verzögerungstrauma* nach breitflächig auf den Schädel einwirkender Gewalt. Während die Knochenschale des Kop-

fes in der Stoßrichtung beschleunigt oder durch den Aufprall plötzlich gebremst wird, bleibt das Gehirn durch seine Massenträgheit zurück. Es drängt sich am Stoßpol zusammen: hier entsteht ein momentaner Überdruck. An der gegenüberliegenden Seite entfernt es sich kurz von der Schädelinnenwand: es entsteht ein kurzdauernder Unterdruck. Das durchblutete Gehirn läßt sich physikalisch als eine Flüssigkeit auffassen, in der sich Gas befindet. Beim Auftreten eines Soges reißt die Flüssigkeit an Stellen kleinster Gasblasen auf. Diese Gasbläschen drängen beim Erreichen einer kritischen Größe des Unterdrucks das Gewebe auseinander und sprengen die feinen Capillaren. Auf diese Weise entstehen Substanzschäden, die wir etwas unkorrekt mit dem eingebürgerten Namen Rindenprellungsherde bezeichnen.

Akuter Unterdruck ist auch die Ursache von *Hirnstammläsionen*. Bei sagittal angreifender Gewalt liegt die Stoßrichtung im großen Schädeldurchmesser. Dabei wird die Schädelhöhle deformiert, die bitemporale Achse vergrößert sich. Die Ventrikel werden dadurch in seitlicher Richtung ausgeweitet, ihr Rauminhalt wird vergrößert. Während der kurzen Stoßzeit kann jedoch nicht genügend Liquor in die Gehirnkammern nachfließen. Es resultiert ein Unterdruck im Ventrikelsystem, der sich auf die ventrikelnahen Venen wie ein tangentialer Zug auswirkt, so daß sie einreißen. Hauptsitz dieser primär traumatischen Blutungen sind ventrikelnahe Balkenanteile und die Umgebung der Seitenventrikel.

2. *Umschriebener Stoß gegen den Schädel.* Hierbei bleibt der Kopf in Ruhe, die Gewalt drückt an der Stoßstelle den Knochen ein. Der Knochen wölbt sich aber rasch wieder aus. Dabei bildet sich an dieser Stelle ein Unterdruck aus, der auf die oben geschilderte Weise zur umschriebenen Hirnrindenschädigung führt.

3. *Rotationstrauma.* Wird der Schädel in eine Drehbewegung versetzt, kann das Gehirn ebenfalls durch seine Massenträgheit dieser Bewegung nicht folgen. Durch Zug- und Scherkräfte reißen die verbindenden Blutgefäße zwischen Schädelwand und Gehirn ein, so daß subdurale Hämatome (durch Einriß von Brückenvenen), Subarachnoidealblutungen und auch Gefäßeinrisse in den äußeren Schichten der Hirnrinde entstehen.

Pathologisch-anatomisch findet man neben den so entstandenen primären, mechanisch bedingten Läsionen sekundäre, reaktive Gewebsschädigungen in Form von Diapedesisblutungen, Ödem, Parenchymnekrosen und anderen Gewebsalterationen. Anämische und hämorrhagische Nekrosen sind an vielen Stellen des Gehirns lokalisiert. Prädilektionsorte sind: Hirnrinde, Balken, Stammganglien, Hirnstamm und Kleinhirn. Das traumatische Ödem bildet sich vor allem im Marklager aus. Diese sekundären Gewebsschäden werden auf arterielle und venöse Zirkulationsstörungen zurückgeführt. Da die Läsionen ein unterschiedliches Entstehungsalter haben, darf man folgern, daß die Zirkulationsstörungen nach einem Hirntrauma protrahiert verlaufen. Hierzu trägt *intra*cerebral das Ödem bei (s. oben). Wichtige *extra*cerebrale Faktoren sind: Herzleistung, Systemblutdruck (Schock!) und Sauerstoffsättigung des Blutes (mechanisch oder zentral behinderte Atmung).

Die *Pathophysiologie* des Hirnödems ist noch nicht genau bekannt. Das Ödem komprimiert das Hirngewebe und führt so zur Hypoxie infolge Mangeldurchblutung. Dadurch aber wird die Ödemproduktion weiter angeregt, so daß sich ein Circulus vitiosus schließt.

Nach etwa 6 Wochen ist ein *morphologischer Defektzustand* eingetreten. Das generalisierte Hirnödem führt zu einem ausgedehnten Markschwund, der sog. *Ödemnekrose,* die sich im Computertomogramm als Hydrocephalus internus darstellt. Umgekehrt darf man aber aus einer Erweiterung der inneren oder äußeren Liquorräume ohne harte Kriterien einer Contusio cerebri nicht auf die Schwere eines vorangegangenen Hirntraumas schließen, weil solche CCT-Veränderungen unspezifisch sind.

In den experimentellen Untersuchungen spielt die *Summierung* der Wirkung von leichteren *Commotionen* eine große Rolle. Für die klinische Praxis haben diese Untersuchungen allerdings nur eine begrenzte Bedeutung, da eine solche Sumierung nur dann eintritt, wenn die einzelnen, an sich leichten Commotionen unmittelbar aufeinanderfolgen und der Kopf locker hin- und hergeschleudert werden kann. Dieser Fall tritt beim Menschen aber nur selten ein, etwa bei Boxern (Boxerencephalopathie) oder bei Anfallskranken mit gehäuften generalisierten Krampfanfällen.

Therapie und Prognose

Das Schicksal eines Hirnverletzten hängt in erster Linie von der zweckmäßigen Versorgung noch an der Unfallstelle ab: Jeder siebte Unfalltote, der am Unfallort oder auf dem Transport stirbt, geht an *Erstickung* zugrunde. In einer be-

trächtlichen Anzahl von Fällen ist die Aspiration von Blut oder Speiseresten eine wesentliche Mitursache des Todes. Mechanische Atemstörungen beeinträchtigen über die Hypoxämie auch die O_2-Versorgung des Gehirns und verschlechtern dadurch die primär traumatische cerebrale Schädigung. Deshalb ist *Seitenlagerung* und *Freihaltung der Atemwege* die wichtigste Maßnahme im *Initialstadium.* Ein bewußtloser Hirnverletzter wird am besten noch am Unfallort, sonst im Krankenhaus intubiert. Zur Verhinderung der lebensbedrohlichen Kreislaufinsuffizienz wird der *Kopf flach* gelagert und möglichst frühzeitig eine *Infusion von kolloidaler Lösung* angelegt. Je länger der Transport, um so größer die Schockgefahr.

Die weitere Behandlung richtet sich in erster Linie gegen die Folgen der sekundären, gefäßbedingten Gehirnveränderungen. Sobald die Untersuchungsmaßnahmen abgeschlossen sind, wird der Patient mit Hilfe eines Respirators assistiert beatmet. Wenn sich dabei durch Hyperventilation eine respiratorische Alkalose entwickelt, muß die Atmung durch Piritramid (Dipidolor, das in diesem Fall i.v. gegeben wird) gedämpft und kontrollierte Beatmung eingesetzt werden. Patienten mit Tonusverlust der Muskulatur und insuffizienter Atmung werden sofort kontrolliert beatmet. Halbwache, psychomotorisch unruhige Patienten werden durch Dihydrobenzperidol (DHB, 4×3 ml in 24 Std), eventuell ergänzend durch Prothipendyl (Dominal) sediert, um die cerebrale Sauerstoffversorgung nicht durch die unökonomische Muskelarbeit weiter zu verschlechtern. Anders als bei konventionellen Sedativa bleiben die Patienten bei dieser Therapie erweckbar. Cave: DHB verengt die Pupillen und verfälscht damit den ophthalmoneurologischen Befund. Die Ödembekämpfung und Kreislaufstützung verlangen das Anlegen eines *venösen Zugangs.* Man gibt alternierend hypertonische, entquellende Lösungen (s. vorne S. 161), Eiweißlösungen sowie, unter Kontrolle der Laborwerte, Elektrolytlösungen. Behandlung von Streckkrämpfen s.S. 314.

Hinweis auf *Vielfachverletzungen* s.S. 307.

Die Prognose wird durch Streckkrämpfe getrübt: dann beträgt die durchschnittliche Letalität 50%. Die Prognose ist ferner schlecht, wenn beiderseits reaktionslose weite Pupillen länger als 4 Stunden bestehen. Die Überlebensrate bei länger dauerndem Koma nimmt in Abhängigkeit vom Lebensalter rasch ab: Für 15jährige liegt die Grenze bei 20 Tagen Bewußtlosigkeit,

40jährige überleben gewöhnlich eine 12tägige Bewußtlosigkeit nicht, bei 50- bis 60jährigen ist die Überlebensprognose nach 7 Tagen und 60jährigen nach 5 Tagen schlecht.

Ein ungünstiges Zeichen ist auch das Fehlen periodischer Schlafmuster im EEG.

Wird eine Hirnstammkontusion überlebt, behalten die Patienten schwere Ausfallssymptome zurück, wie Dysarthrie, oculomotorische und Pupillenstörungen, Ataxie und Tremor.

Auch die Sozialprognose verschlechtert sich mit steigendem Lebensalter und zunehmender Dauer der Bewußtlosigkeit. Ein entscheidender Faktor ist die Dauer der Rehabilitationsbehandlung, die mit den üblichen 6 bis 8 Wochen viel zu kurz bemessen wird.

Dauerfolgen

Nach Contusio cerebri kann eine körperliche oder psychische Dauerschädigung zurückbleiben, die bei entschädigungspflichtigen Unfällen zu berücksichtigen ist. Keineswegs hat aber jede Contusio eine andauernde, faßbare Funktionsstörung mit entsprechenden Beschwerden zur Folge. Trotz pathologisch-anatomisch nachweisbarer Hirnläsion *kann* klinisch eine *Restitutio ad integrum* eintreten. Die weit verbreitete Meinung, Hirntraumafolgen seien beim *alten Menschen* generell schwerer und längerdauernd als in jüngeren Jahren, ist bisher durch exakte Untersuchungen nicht gestützt worden. Ausnahme: Hirnstammkontusion mit tagelangem Koma.

Das Syndrom der *psychischen Dauerschädigung* nach Substanzschädigung des Gehirns ist durch folgende Erscheinungen charakterisiert: 1. Erschwerte Umstellung und Schwierigkeiten bei komplexen Reaktionen, die zur generellen Leistungseinbuße und geringeren Belastbarkeit führen, 2. *Wesensänderung,* die sich im Extremfall als Stumpfheit, Antriebsarmut, affektive Nivellierung, Entdifferenzierung der Persönlichkeit mit Verlust individueller Züge und Feinheiten äußert. Dabei sind die Betroffenen oft reizbar und explosibel, ähnlich wie manche Epileptiker. Expansive, sog. maniforme Zustände sind seltener. Es ist allerdings sehr schwer, hier psychoreaktive Verhaltensweisen von organisch bedingten zu differenzieren. 3. läßt sich meist auch ein Nachlassen der intellektuellen und perceptiven Leistungen feststellen. Diese müssen mit standardisierten Methoden testpsychologisch festgestellt werden. Die Diagnose „psychoorganisches Syndrom" verschleiert die tatsächlichen Befunde und sollte zu Gunsten einer differenzierten Analyse von Leistungseinbußen und Leistungsmöglichkeiten verlassen werden.

Der Begriff der traumatischen Hirnleistungsschwäche soll aufgegeben werden, weil er Eindrucksurteile und Vorurteile widerspiegelt, nicht jedoch nachprüfbare Feststellungen.

Auch *neuropsychologische Störungen* (Aphasie, konstruktive Apraxie u.ä.) und *neurologische Herdsymptome* können zurückbleiben. Sie sind gewöhnlich geringer ausgeprägt als die psychoorganische Veränderung. Über traumatische Epilepsie als Dauerfolge s.S. 315ff.

Die Spätfolgen von traumatischen Substanzschäden des Gehirns lassen sich keineswegs immer im *CCT* erfassen. Ein normales Computertomogramm schließt eine überstandene schwere Hirncontusion nicht aus. Verwertbar für die Diagnose eines Zustandes nach Contusio ist vor allem der Nachweis eines lokalisierten Defektes in der Substanz der Hirnrinde und/oder einer lokalen Ausweitung des Ventrikelsystems. Symmetrische Erweiterungen des Ventrikelsystems bzw. generelle Hirnvolumenminderung können nicht als verläßliche Zeichen eines Zustandes nach Contusio cerebri interpretiert werden. Dies gilt besonders bei Untersuchungen während oder kurz nach einer Steroidtherapie. Die reversible Abschwellung und Volumenminderung des Hirns täuscht oft eine Hirnatrophie nur vor. Zudem erleiden sehr viele Alkoholiker ein Hirntrauma. Der chronische Alkoholismus ist aber die häufigste Ursache einer Hirnvolumenminderung im jüngeren und mittleren Lebensalter.

c) Compressio cerebri

Unter dieser Bezeichnung werden die Auswirkungen der traumatischen epiduralen, subduralen und intracerebralen Hämatome sowie des umschriebenen Hirnödems zusammengefaßt. Die Compressio cerebri tritt nach etwa 10% aller Schädeltraumen auf. Ihre Differentialdiagnose ist auch bei Anwendung moderner Untersuchungsmethoden in der Klinik oft schwierig. Zu allen Formen sind besonders Patienten disponiert, die unter *Antikoagulantienbehandlung* stehen.

Das **epidurale Hämatom** ist eine arterielle, extradurale Blutung im Frühstadium nach einem Kopftrauma. Seine Ursache ist eine Zerreißung der A. meningica media oder eines ihrer Äste. Diese entsteht oft, aber keineswegs immer,

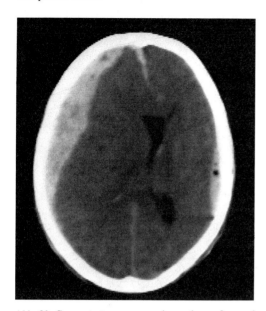

Abb. 89. Computertomogramm eines sehr großen und raumfordernden akuten subduralen Hämatomes links. Kleines, bikonvexes epidurales Hämatom rechts temporo-parietal, welches kleine Luftbläschen enthält. Die Nativaufnahme des Schädels zeigte eine rechtsseitig temporale Fraktur. Kleiner paraventriculärer Kontusionsherd rechts

durch eine Fraktur der temporo-parietalen Schädelkalotte. Das Hämatom tritt meist gleichseitig zur Fraktur auf. Das Fehlen eines Kalottenbruches schließt ein epidurales Hämatom nicht aus.

Das auslösende Trauma kann gering sein und braucht nicht einmal zur Commotio cerebri zu führen. Man darf aber auch bei einem Trauma mit initial schwerer Symptomatik die Möglichkeit des epiduralen Hämatoms nicht ganz außer acht lassen. Nicht wenige Patienten kommen ad exitum, weil bei ihrer schweren Bewußtseinsstörung neurologische Kontrolluntersuchungen versäumt werden, so daß das Hämatom unerkannt bleibt und nicht operativ entleert wird.

War das Trauma leicht, schließt sich an die initiale Symptomatik zunächst ein symptomarmes, sog. *freies Intervall* von einigen Minuten bis Stunden an. Danach verschlechtert sich der Zustand des Kranken wieder progredient: Das Bewußtsein trübt sich ein, und es bildet sich, durch *Kompression einer Hirnhälfte* (s. Abb. 89), eine kontralaterale Hemiparese aus. Auf der Seite des Hämatoms wird die Pupille durch Oculomotoriuslähmung mydriatisch. Dieses wichtige Symptom kann aber auch fehlen oder auf die falsche Seite hinweisen, weil durch den gerichteten Hirndruck gelegentlich der kontralaterale N. oculomotorius gezerrt wird. Basale Hämatome führen oft zur Abducenslähmung.

Unter den *klinischen Zeichen* haben die zunehmende Bewußtseinstrübung und das Auftreten von Halbseitensymptomen die größte diagnostische Bedeutung. Der sog. Druckpuls ist ganz unzuverlässig, eher zeigt ein Blutdruckanstieg die Kompression des Hirnstamms an. Ein wichtiges Symptom bei *Kindern* ist Blässe und Hgb-Abfall.

Das *EEG* zeigt oft eine Abflachung über der betroffenen Hemisphäre. Schnell und absolut sicher ist das epidurale Hämatom im Computertomogramm nachzuweisen. Meist stellt es sich als hyperdense raumfordernde Läsion unter der parietalen Schädelkalotte dar, die gegen das Hirn (Dura) sehr scharf abgegrenzt ist. Die Dichte ist oft inhomogen (frisches neben bereits geronnenem Blut unterschiedlicher Dichte). Lage, Größe und günstigster Trepanationsort sind mit der CCT schneller und sicherer darzustellen als mittels der Angiographie. Vor allem lassen sich auch eventuell vorliegende Kontusionsherde des Gehirns gleichzeitig nachweisen. Ein Chirurg soll aber imstande sein, die Indikation zur Trepanation auch aufgrund rein klinischer Kriterien zu stellen.

Wird die Diagnose nicht gestellt, dehnt sich das Hämatom weiter in die Breite und Tiefe aus, führt zu einer extremen Seitwärtsverlagerung des Gehirns und durch Druck nach caudal zur *Einklemmung des Hirnstamms* im Tentoriumschlitz. Es tritt eine Enthirnungsstarre ein, und der Patient stirbt am Versagen der medullären Kreislauf- und Atemregulation.

Die einzig sinnvolle *Therapie* ist die Schädeltrepanation mit Ablassen des Hämatoms, die zunächst temporal, eventuell auch frontal und occipital vorgenommen wird. Selbst rasche chirurgische Intervention kann aber manchmal die Entwicklung eines Decerebrationssyndroms (s.u.) nicht verhindern.

Die rein klinische *Differentialdiagnose* ist gelegentlich schwierig, weil ein umschriebenes Hirnödem die Symptomatik eines Hämatoms imitieren kann. Auch das subdurale Hämatom (s.u.) aus verletzten Brückenvenen kann akut verlaufen. Solche Hämatome kommen nur selten ohne begleitende Hirnkontusion vor. Im CCT findet man oft nur schmale, weit ausgedehnte Blutablagerungen zwischen Gehirn und

Schädelkalotte. Sie sind gegen das Gehirn oft weniger glatt begrenzt als das epidurale Hämatom, und oft ist die Grenze zwischen subduraler Blutung und benachbarten Rindenkontusionsherden schwer zu erkennen. Wegen der begleitenden Hirnschwellung ist oft auch bei kleinen Subduralhämatomen eine erhebliche Massenverlagerung vorhanden. Auch subdurale Hämatome müssen operativ entfernt werden.

Beim *chronischen subduralen Hämatom* setzen die Symptome erst Tage, oft auch Wochen und Monate nach einem Trauma ein. Der Kopfunfall liegt manchmal so lange zurück, daß der Patient oder seine Angehörigen nicht spontan davon berichten. Bei jedem Fall von langsam zunehmender Bewußtseins- oder Antriebsstörung mit oder ohne Halbseitenzeichen sollte man deshalb nach einem vorangegangenen Trauma fragen und an die Möglichkeit eines subduralen Hämatoms denken.

Die *Symptomatik* ist weniger dramatisch, aber qualitativ ähnlich der beim epiduralen Hämatom. Die *Diagnose* wird durch Computertomographie gestellt. Das Erscheinungsbild des chronisch-subduralen Hämatoms hängt wesentlich von seinem Alter ab. Die primär erhöhte Dichte geronnenen Blutes nimmt im Laufe von Wochen ab. Das Hämatom kann dann hirnisodens und schließlich hypodens werden. Oft findet man auch unterschiedliche Dichten, vor allem dann, wenn bei langsamem Wachstum kleine frische Blutungen vorliegen. Nur noch selten ist es bei Benutzung moderner Computertomographiegeräte nötig, bei annähernd hirnisodensen Hämatomen diese durch Carotisangiographie nachzuweisen. Man findet dann eine charakteristische Gefäßabdrängung von der Schädelkalotte. Im Zweifel, vor allem bei doppelseitigen Hämatomen mit symmetrischen Zeichen der Raumforderung können Hirnrindenstrukturen oder gefäßreiche Membranen durch Kontrastmittel sichtbar gemacht werden.

Über **Pachymeningeosis haemorrhagica interna,** die vorwiegend bei chronischen Alkoholikern auftritt, s.S. 340.

Das traumatische **intracerebrale Hämatom** ist etwa genauso häufig wie das epidurale. Es kommt meist gemeinsam mit Hirnkontusionen und sub- oder epiduralen Blutungen vor. Dies erschwert die Diagnose, weil sich dann die Symptome der verschiedenartigen Hirnschädigungen überlagern. Wie bei den extracerebralen Hämatomen, ist ein freies Intervall zwischen dem

Trauma und der progredienten Entwicklung eines raumfordernden intracraniellen Prozesses nicht selten, weil kleine Einblutungen in Hirnkontusionen sich zu großen, raumfordernden Hämatomen ausweiten können.

Entsprechend der vorwiegend temporalen oder auch frontalen Lokalisation der Blutungen tritt als *Herdsymptom* vor allem eine Hemiparese auf. Das Hämatom führt in rascher Entwicklung auch zu *Allgemeinsymptomen:* Kopfschmerzen, Erbrechen, Blutdruckanstieg, Atemstörungen, Bewußtseinstrübung bis zum Koma. Weite, lichtstarre Pupillen zeigen eine beginnende Einklemmung des Mittelhirns, d.h. die drohende Decerebration an (s.S. 80).

Hinweis auf *Vielfachverletzungen* s.S. 307.

Zur *Behandlung* muß das Hämatom operativ entfernt werden, wenn es der Zustand des Patienten irgend erlaubt. Die Letalität ist hoch, oft bleiben Restsymptome bestehen.

Besonders im Kindesalter werden auch ohne CT-morphologisch nachweisbare Kontusionsherde sehr rasch entstehende globale traumatische *Hirnschwellungen* beobachtet, die durch Einklemmung des Hirnstamms sehr schnell zum Tode führen können. Im *CCT* sieht man meist nur sehr kleine Seitenventrikel und verlegte Zisternen, selten eine Dichteminderung des Marklagers. Die *Diagnose* muß zunächst klinisch gestellt werden. Zur Behandlung gibt man hochdosiert Dexamethason (initial 80 mg i.v. und 1 Ampulle Tagamet i.v., dann 8 mg alle 2 Stunden plus je 1 Ampulle Tagamet), über eine variable Dauer langsam abfallend dosieren. Oft wird die Diagnose erst nachträglich, nach Normalisierung des Hirnvolumens im Computertomogramm bestätigt.

d) Traumatische Decerebration

Unter den Folgen von Hirntraumen nimmt die traumatische Decerebration klinisch und pathophysiologisch eine Sonderstellung ein. Wie bereits im Kapitel II besprochen, wird als Decerebration ein neurologisches Syndrom bezeichnet, bei dem durch Krankheitsprozesse verschiedener Art eine *funktionelle Trennung von Hirnmantel und Hirnstamm* eingetreten ist. Man spricht deshalb auch vom apallischen Syndrom (Pallium = Hirnmantel).

Ursachen

Die Enthirnungsstarre kann unmittelbar nach einem Kopftrauma eintreten. Diese Fälle wurden früher als Hirnstammkontusion bezeichnet. Nach den heute vorliegenden pathologisch-anatomischen Befunden (s. unten) ist es zutreffender, von *primärer Decerebration* zu sprechen. Die *sekundäre Enthirnungsstarre* entwickelt sich mit wechselnder Latenz als Folge einer Compressio cerebri (s.S. 310 ff.).

Symptomatik und Verlauf

In der ersten Phase der Enthirnungsstarre sind alle Patienten tief bewußtlos und bieten das Bild des Mittelhirnsyndroms, das auf S. 81 beschrieben ist. *Fakultativ* werden rhythmische orale Automatismen nach Art leerlaufender Saugbewegungen, Myoklonien und im Anfangsstadium Störungen der Blutdruck- und Atemregulation beobachtet. Die *vegetativen Funktionen* (Blutdruck, Herzfrequenz, Atmung) sind sehr labil und reagieren auf äußere und innere Reize oft überschießend. Die meisten Kranken magern trotz hochcalorischer Ernährung ab. Die Menstruation bleibt aus. Blase und Darm entleeren sich reflektorisch.

In der *Rückbildungsphase* lassen sich mehrere Stadien unterscheiden, die durch eine charakteristische Symptomatik voneinander abgehoben sind. Zunächst stellen sich die *motorischen Leistungen* wieder her: Es kommt zu automatischen Wischbewegungen, rhythmischem Rucken und Schlagen der Arme, Laufautomatismen, und etwa gleichzeitig werden reflektorisch Gegenhalten, Greifen, später auch Saugen auslösbar (s.S. 123/124). Die Starre lockert sich langsam, tritt aber zunächst auf sensorische Reize hin vorübergehend wieder auf. Die ersten Spontanbewegungen sind noch ungerichtet und undifferenziert. Später beginnen die Kranken auf Geräusche, plötzliche Belichtung der Augen oder Anruf zu reagieren. Das *Bewußtsein* hellt sich aus dem tiefen Koma über ein Zwischenstadium auf, das wir als *parasomnisch* bezeichnen: Die Augen der Patienten sind dabei geöffnet, der Blick geht ins Leere. Gegenstände werden nicht fixiert, auf sensorische Reize wird der Blick nicht zugewendet. Erst in späteren Stadien gewinnen die Kranken eine Beziehung zur Umwelt wieder. Nicht selten bleiben die Patienten lange Zeit stumm, selbst wenn sie das Bewußtsein wiedererlangt haben und auf andere Weise mit ihrer Umgebung Kontakt aufnehmen, etwa durch Mimik und Gestik, selbst durch Schreiben. Das Sprachverständnis, das man nur global prüfen kann, ist nicht faßbar beeinträchtigt. Der *traumatische Mutismus* wird als Funktionsstörung im zentralen Höhlengrau und in den supranucleären Bahnen zu den motorischen Kernen des caudalen Hirnstamms aufgefaßt. Es handelt sich um eine schwere Sprechstörung, die darauf beruht, daß die Patienten keine Willkürkontrolle über ihre Kehlkopffunktionen haben (auch kein Räuspern oder Husten). In der Rückbildung tauchen zuerst nichtsprachliche, affektive Lautäußerungen auf, später ganz kurze geflüsterte sprachliche Äußerungen.

Nicht selten zeigen die Kranken ein *Fluktuieren* zwischen den einzelnen Restitutionsphasen, und bei interkurrenten Infekten kann die Entwicklung wieder rückläufig sein, so daß erneut eine Decerebrationshaltung und tiefere Bewußtseinstrübung eintritt. Das oben (S. 68) beschriebene „ocular bobbing" zeigt eine schlechte Prognose an.

Ein Teil der Patienten stirbt in den ersten Stunden und Tagen nach der Enthirnung. Andere bleiben bis zu mehreren Monaten im apallischen Syndrom und kommen dann entweder rasch ad exitum oder in einen Zustand von chronischem geistigen und körperlichen Siechtum mit Pflegebedürftigkeit. Es werden aber auch Verläufe beobachtet, in denen sich das Decerebrationssyndrom relativ rasch, selbst schon nach einigen Tagen, wieder zurückbildet. Auch die parasomnische Phase kann in diesen Fällen nur kurz sein, und die Patienten behalten keinen nennenswerten geistig-seelischen Defekt oder neurologischen Restbefund zurück. Solche günstigen Verläufe werden besonders bei Jugendlichen beobachtet. Die Frage, ob nach Hirnstammkontusionen eine traumatische Epilepsie auftreten kann, ist unbeantwortbar, weil begleitende Großhirn-, besonders Stirnhirnkontusionen im cerebralen Computertomogramm nicht immer sicher nachweisbar sind.

Pathologische Anatomie und Pathophysiologie

Die früher herrschende Vorstellung, daß diesen Fällen ein direkt mechanisch verursachter Contusionsherd im Hirnstamm zugrunde liege, hat sich pathologisch-anatomisch nicht bestätigt. Ausgedehntere akute Zerstörungen in Brücke und Mittelhirn werden nur wenige Stunden überlebt. Tatsächlich liegen multiple *sekundäre Gewebsschäden* in den Stammganglien, im limbischen System, auf verschiedenen Ebenen des Hirnstamms und im Marklager der Hemisphären vor. Manchmal findet man lediglich kleine petechiale Blutungen oder multiple kleine Erweichungen in der Brücke und im Mittelhirn.

Diese Läsionen werden durch die summierte Wirkung von Hirnödem und traumatischen Zirkulationsstörungen erklärt. Eine besondere Rolle spielt dabei die oro-caudale Verschiebung des Hirnstamms mit Zerrung seiner versorgenden Gefäße und die Herniation mediobasaler Teile des Temporallappens in den Tentoriumschlitz mit Kompression des oberen Hirnstamms. Beides kommt durch supratentorielle Volumen- und damit Druckvermehrung zustande. Wie bei Hirntumoren, kann es auch zur Einklemmung der Kleinhirntonsillen in das Foramen occipitale magnum mit Druck auf die Medulla oblongata kommen (s.S. 159).

Therapie

Die Behandlung entspricht in großen Zügen der bei allen schweren Hirntraumen mit längerdauernder Bewußtlosigkeit. Einzelheiten s.S. 309. Die *Streckkrämpfe* werden nicht mit antiepileptischen Medikamenten, sondern durch Injektion von Diazepam (Valium) behandelt.

e) Dissoziierter Hirntod

Das Syndrom des dissoziierten Hirntodes wird hier besprochen, weil es in der Mehrzahl der Fälle nach Hirntraumen eintritt. Es wird aber auch nach vorübergehendem Herzstillstand oder bei anderen schweren cerebralen Krankheitsprozessen beobachtet. Der Name bezeichnet einen vollständigen, irreversiblen Funktionsausfall des Gehirns, d.h. den cerebralen Tod, im Unterschied zum weit häufigeren Fall des irreversiblen Herzstillstandes: Herz-Kreislauf-Tod.

Der menschliche Organismus ist tot, wenn der Gehirntod vorliegt. Voraussetzung für die Diagnose des cerebralen Todes sind folgende *Kriterien*:

1. Fehlende *Spontanatmung,* keine zentrale Kreislaufregulation trotz erhaltener Herzaktion.

2. Keine *Spontanmotorik.*

3. Weite, reaktionslose *Pupillen,* keine anderen cerebralen Reflexe auslösbar, d.h. Cornealreflex und Rachenreflex erloschen, keine motorische oder vegetative Reaktion auf Bulbusdruck oder Schmerzreize ins Nasenseptum.

4. *Muskeltonus* schlaff, Eigen- und Fremdreflexe meist erloschen (selten können einzelne spinale Eigen- oder Fremdreflexe und spinale Automatismen erhalten sein).

5. Versagen der *Temperaturregulation* mit langsamem Absinken der Körpertemperatur (nicht obligat).

6. Vollständiger Ausfall des calorischen Nystagmus nach Spülung des Trommelfells mit Eiswasser. Bei sehr schwerer Hirnstammschädigung fällt zunächst die von der Stimulation weggerichtete rasche Phase des Nystagmus aus, und die langsame Phase bleibt als träge, tonische konjugierte Bulbusbewegung zur Seite der Spülung erhalten. Später bleibt die Eiswasserspülung ohne jede Nystagmus-Reaktion. Damit der laterale Bogengang vertikal steht, muß der Kopf beim liegenden Patienten um 30° gehoben werden.

7. EEG ohne bioelektrische Hirntätigkeit in mehreren Ableitungen zu je 30 min bei dreifacher Verstärkung, abgeleitet über wenigstens 7 Kanäle. Auf einem Kanal soll das EKG abgeleitet werden, um eingestreute Artefakte als solche identifizieren zu können.

8. Pendelfluß bei der direktionalen Dopplersonographie der A. carotis interna.

9. Stillstand der *cerebralen Zirkulation,* nachgewiesen durch Panangiographie aller 4 großen zum Gehirn führenden Gefäße, am besten nach der Seldinger-Technik (s.S. 48). Obwohl der Körperkreislauf erhalten ist, kommt es zu einem Stop des Kontrastmittels beim Eintritt in den intracraniellen Raum, weil die cerebralen Gefäße durch ein hypoxisches Ödem komprimiert sind, dessen Druck stärker ist als der Systemblutdruck. Die Externagefäße dagegen füllen sich bei der Angiographie mit Kontrastmittel.

10. Im Computertomogramm finden sich die Zeichen der Hirnschwellung (kleine Ventrikel und Zisternen, und die Differenzierung von Hirnmantel und Marklager ist bei beginnender Autolyse nicht mehr möglich.

Das *EEG* allein beweist den cerebralen Tod nicht, da es z.B. bei schweren Vergiftungen oder Erfrierungen über längere Zeit isoelektrisch sein kann, ohne daß die Funktionsstörung des Gehirns irreversibel ist. Nach dem EEG wird jedoch die Indikation zu der cerebralen Panangiographie gestellt. Eine Kommission der Bundesärztekammer hat empfohlen, auf die Angiographie zu verzichten und dafür die klinischen Kriterien durch zwei Untersucher über eine Zeit von 12 Stunden bei primärer Hirnschädigung und 3 Tagen bei sekundärer Hirnschädigung dokumentieren zu lassen. Die EEG-Untersuchung soll nur noch einmal mit einer Latenz von 3 bis 4 Stunden nach Feststellung der klinischen Kriterien des Hirntodes gefordert werden.

f) Offene Hirnverletzungen

Dabei ist nicht nur die Schädeldecke, sondern als entscheidendes Kriterium auch die Dura eröffnet. Diese Verletzungen sind in Kriegszeiten häufig, nach Unfällen weit seltener. Bei eröffnetem Schädel können selbst ausgedehnte Substanzschädigungen eintreten, ohne daß es zu einer initialen Bewußtlosigkeit kommt. Dies hat wohl physikalische Ursachen: Der intracranielle Druck kann durch die Schädelöffnung ausweichen. Im Frühstadium besteht durch Infektion die Gefahr einer Hirnphlegmone, im weiteren Verlauf sind Spätabscesse und die Entwicklung einer traumatischen Epilepsie zu befürchten. Da jede offene Hirnwunde als infiziert angesehen werden muß, kann die *Behandlung* nur chirurgisch sein: Ausräumen der Wunde und Verschluß der Duralücke unter hohen Dosen von Antibiotica. Eine offene Hirnverletzung liegt auch bei Schädelbasisbrüchen mit Durazerreißung vor.

g) Spätkomplikationen

Für die Behandlung und Begutachtung spielt die Frage eine große Rolle, welche Dauerfolgen und Spätkomplikationen nach einer Schädel- und Hirnverletzung möglich sind. Die Dauerfolgen sind oben bereits besprochen worden.

Bei gedeckter Hirnverletzung besteht die Gefahr eines *traumatischen Spätabscesses,* wenn ein Schädelbasisbruch oder eine Verletzung der Nebenhöhlen bzw. des Innenohres vorgelegen haben (s.S. 303). Im Abstand von Monaten bis zu vielen Jahren kann sich eine *traumatische Epilepsie* entwickeln. Die Häufigkeit wird zwischen 5% und 10% angegeben. 94% aller traumatischen Epilepsien werden in den ersten 2 Jahren manifest, die meisten im 1. Jahr. Vom 2. bis 10. Jahr beträgt die Wahrscheinlichkeit jeweils 1%, nach 10 Jahren liegt sie bei 0,1 bis 0,3%. Allerdings sollte vor Annahme einer traumatischen Genese der Anfallskrankheit durch Computertomographie ausgeschlossen werden, daß es sich um eine Epilepsie anderer Ursache, z.B. Residualepilepsie oder Tumorepilepsie, handelt. Die Behandlung soll hier ausnahmsweise bereits nach dem ersten Anfall einsetzen, weil die Gefahr einer chronischen Epilepsie sonst sehr groß ist. „Prophylaktische Behandlung" ist bei geschlossener Hirnverletzung überflüssig: bis zu 80% dieser Patienten nehmen ihre Medikamente umsonst ein. Beobachtung des EEG-Verlaufes ist ausreichend, weil sich das EEG vor dem ersten Anfall einer traumatischen Epilepsie herdförmig verändert. *Offene Hirnverletzungen* sind zu 35% von traumatischer Epilepsie gefolgt, daher ist hier vorbeugende Verordnung von Antiepileptika gerechtfertigt.

Weiter ist, besonders nach Schädelbasisbrüchen, die Entwicklung einer traumatischen Carotis-Sinus cavernosus-Fistel möglich. Symptomatik und Behandlung s.S. 205.

Nach Traumen, die den Hals treffen oder bei denen der Kopf akut maximal nach dorsal flektiert wird, kann es zu *Einrissen in der Wand der A. carotis interna* und *A. vertebralis* kommen, die gewöhnlich dicht unter der Schädelbasis lokalisiert ist. Hier bilden sich kleine traumatische Aneurysmen, an denen sich Thromben bilden können. Von diesen Stellen können, mit Latenz von Tagen oder Wochen, *Emboli* in die A. cerebri media bzw. ihre Verzweigungen eingespült werden, die dann zu schwierig aufzuklärenden akuten Halbseitensymptomen führen. Diese Komplikation wurde früher als „*traumatische Spätapoplexie*" bezeichnet. Der Zusammenhang mit dem Trauma ist nur durch sehr sorgfältige angiographische Untersuchung mit speziellem Augenmerk auf den basisnahen Abschnitt der A. carotis interna möglich.

Die Ausbildung einer *Arteriosklerose* und ihrer Folgen: Psychoorganisches Syndrom, Schlaganfall, wird durch eine vorangegangene Hirnkontusion *nicht begünstigt.*

Von diesen Spätkomplikationen abgesehen, heilt ein Hirntrauma entweder folgenlos aus oder führt zu einem Defektzustand. Es setzt *nicht* einen fortschreitenden Krankheits*prozeß* in Gang.

3. Rückenmarks- und Wirbelsäulentraumen

Die Verletzungen der Wirbelsäule gehören im allgemeinen in das Fachgebiet der Chirurgie. Sie können aber neurologische Bedeutung bekommen, wenn die Gewalteinwirkung auf die Wirbelsäule auch zu einer Rückenmarkserschütterung (Commotio spinalis) führt, wenn Luxationen und Frakturen die Nervenwurzeln lädieren oder wenn das Rückenmark direkt mechanisch bzw. indirekt vasculär eine Substanzschädigung erleidet (sog. Contusio spinalis). *Unfallmechanisch* handelt es sich meist um Stürze, oft mit

Stauchung der Wirbelsäule, seltener um die Folgen von Schlag oder Stoß auf die Wirbelsäule und um Verschüttungen. Eine große Bedeutung haben in letzter Zeit die *Schleuderverletzungen* der Halswirbelsäule bei Verkehrsunfällen gewonnen. Dabei wird der frei bewegliche Kopf bei Zusammenstößen oder ähnlichen Gelegenheiten plötzlich und mit großer Gewalt nach rückwärts und dann nach vorn geschleudert. Für die folgenden Erörterungen ergeben sich Überschneidungen mit den Abschnitten über *spinale Zirkulationsstörungen* (s.S. 151 ff.).

a) Commotio spinalis

Das Syndrom der Rückenmarkserschütterung ist nicht eindeutig definiert und in seiner Pathophysiologie nicht genau bekannt. Dies beruht darauf, daß die Symptome nur leicht und flüchtig sind. Man spricht dann von Commotio spinalis, wenn bei einem Patienten nach Wirbelsäulentrauma *Gefühlsstörungen in den Extremitäten*, *Reflexdifferenzen* ohne *Lähmungen*, auch einmal *Blasenstörungen* auftreten, die sich nach Minuten bis Stunden wieder völlig zurückbilden. Eine andauernde Funktionsstörung tritt nicht ein. Die Diagnose kann also erst aus dem Verlauf gestellt werden.

Die *Pathogenese* der Rückenmarkserschütterung ist sicher nicht einheitlich: Die reversible Funktionsstörung in den Bahnen bzw. Kerngebieten des Rückenmarks kann durch kolloidchemische Veränderungen oder durch lokale Zirkulationsstörungen (Ischämie, Ödem) bedingt sein. Eine spezielle Therapie, die über Bettruhe von wenigen Tagen hinausginge, ist nicht erforderlich.

b) Contusio spinalis

Unter diesem Oberbegriff faßt man eine Gruppe von traumatischen Funktionsstörungen des Rückenmarks zusammen, die in Symptomatik, Pathogenese und pathologisch-anatomischen Befunden unterschiedlich sind. *Gemeinsam* ist allen diesen Fällen das Auftreten von spinalen neurologischen Symptomen in unmittelbarem zeitlichen Zusammenhang mit dem Trauma und deren verzögerte, oft nur unvollständige Rückbildung. Die Symptomatik wird davon bestimmt, auf welcher Höhe und in welcher Querschnittsausdehnung das Rückenmark geschädigt ist.

Symptomatik

Klinisch finden wir eines der folgenden Syndrome:

1. Komplette oder partielle *Querschnittslähmungen* mit völligem Ausfall oder erheblicher Beeinträchtigung aller Rückenmarksfunktionen unterhalb der Läsion.

2. Ausfälle vom Typ der *zentralen Rückenmarksschädigung*, d.h. anfangs schlaffe, später spastische Lähmung der Willkürmotorik, Beeinträchtigung der Schmerz- und Temperaturempfindung bei gut oder wenigstens besser erhaltener Berührungs- und Tiefensensibilität sowie Blasenstörungen. Häufig treten wellenförmig unerträgliche Paraesthesien, unter anderem in Händen und Armen auf. Sie beruhen auf Hinterhornläsion. Dieses Symptom wird besonders nach Schleuderverletzungen der Halswirbelsäule beobachtet.

3. *Conus- oder Caudasyndrom* mit schlaffer Lähmung der Beine, Reithosenanaesthesie und Inkontinenz von Blase und Darm.

Im Anfangsstadium besteht oft ein *spinaler Schock* mit Erlöschen aller Rückenmarksfunktionen. Aus diesem Stadium bildet sich erst nach einigen Tagen eines der oben genannten Syndrome heraus.

Verlauf

Der *Verlauf* hängt von Lokalisation und Schwere der Schädigung ab: Sensible Störungen bilden sich im allgemeinen besser zurück als motorische, Symptome der langen Bahnen haben eine bessere Prognose als nucleäre Lähmungen. Nervenwurzeln, auch die Caudafasern, sind dank ihrer Schwannschen Scheide widerstandsfähiger als die Rückenmarkssubstanz.

Die *Rückbildung* der Symptome ist am Stamm meist in cranio-caudaler Richtung zu verfolgen, an den Extremitäten kann sie von proximal oder von distal aus erfolgen und über handschuh- oder strumpfförmige Verteilungsmuster verlaufen.

Bei *unvollständiger Restitution* bleiben leichte spastische und schlaffe Paresen, Gefühlsstörungen und Schwierigkeiten der Blasen- und Darmentleerung zurück. Bei leichterer Blasenretention gibt man die cholinergische Substanz Ubretid (1–2 Tbl. à 5 mg) mit einer Wirkungsdauer von 24–36 Std. Oft kommt es zu Potenzstörungen. Nach schwerer Schädigung mit vollständiger Querschnittsläsion bildet sich in wenigen Wochen die *Eigentätigkeit des Rückenmarks* aus: Es kommt zur Beuge- oder Streckspastik der Extremitäten mit spontanen oder reflektorischen unwillkürlichen Bewegungen, später oft auch zu Kontrakturen und zu automatischer Blasenentleerung.

Wie bei jeder Querschnittslähmung, besteht die Gefahr des Decubitus und der aufsteigenden Blaseninfektion. Eine schwerwiegende Komplikation sind *periartikuläre Weichteilverkalkungen* in querschnittsgelähmten Gliedmaßen. Davon werden besonders Knie- und Hüftgelenke, an den Armen die Ellenbogen- und Schultergelenke befallen. Der neugebildete Knochen kann zur Ankylose führen, welche es unmöglich macht, die Patienten zu mobilisieren. Derartige Verkalkungen treten auch aus anderer Ursache auf, z.B. beim apallischen Syndrom (s.S. 80). Die kausale Genese ist noch nicht bekannt, ebensowenig wie eine wirkungsvolle Verhütung oder Behandlung. Die *Behandlung* besteht in erster Linie in medikomechanischen und fürsorgerischen Maßnahmen.

Pathophysiologie

Das Rückenmark wird entweder direkt mechanisch oder indirekt vasculär geschädigt. Durch *direkte Quetschung der Marksubstanz* kommt es zu lokaler Zerstörung von Nervengewebe, auch zur Zerreißung von Gefäßen, Blutaustritten und Ödembildung. Das Ödem kann sich innerhalb der ersten 8–10 Std noch ausdehnen. Dies zeigt sich in einer Verstärkung der Symptome. Die geschädigten Rückenmarksbezirke können später vernarben oder sich verflüssigen (traumatische Höhlenbildung, Liquefaktionsnekrose).

Eine besondere Rolle spielen *Durchblutungsstörungen in der vorderen Spinalarterie,* die besonders bei Überstreckung der Wirbelsäule eintreten. Sie führen zur Ischämie oder Erweichung der Rückenmarkssubstanz, weit seltener zu Rhexisblutungen. Die traumatische *Hämatomyelie* ist in früheren Jahren weit überschätzt worden (s.S. 155). Dagegen ist es möglich, daß bei Halswirbelsäulentraumen Intimaeinrisse der A. vertebralis mit nachfolgender Thrombose der Arterie eintreten, welche direkt durch Beeinträchtigung der Blutversorgung (z.B. bei kontralateral hypoplastischer Vertebralis), vor allem aber über Embolien in die A. basilaris höchst gefährlich werden können. An diese Möglichkeit soll man denken, wenn ein Patient nach einem Halswirbelsäulentrauma Symptome von seiten des Halsmarks oder der Medulla oblongata bekommt, welche nicht eindeutig als Kontusions-

folgen einzuordnen sind. Untersuchung mit den somatosensibel evozierten Potentialen, dem Blinkreflex und dem BEAR sowie Dopplersonographie sind in diesen zwar seltenen, aber sehr wichtigen Fällen von großem Nutzen. Im Zweifel: Vertebralisangiographie.

c) Schleudertrauma, Hyperflexions- und Hyperextensionstrauma der Halswirbelsäule

Unter Schleudertrauma versteht man eine Scherverletzung der mittleren Halswirbelsäule (C3/4 und C4/5). Sie kommt dadurch zustande, daß bei plötzlicher Beschleunigung des fixierten Rumpfes der unfixierte Kopf, der Trägheit folgend, zunächst nach hinten und anschließend nach vorn geschleudert wird. Der typische Mechanismus ist gegeben, wenn ein langsam fahrender oder stehender Pkw von hinten angefahren wird (Auffahrunfall). Bei Zerreissung einer Bandscheibe, der seltenen und schwersten Verlaufsform, kann der Kopf wegen unerträglicher, sofort einsetzender Nackenschmerzen nicht mehr frei getragen werden. Bei leichteren Läsionen ist ein Nackenschmerz typisch, der mit Latenz von Minuten bis Stunden einsetzt. Er wird auf Distorsion der kleinen Wirbelgelenke und Blutungen in diese Gelenke zurückgeführt. Bei Zerrung des Bandapparates können auch Blutungen in die Ligamente auftreten.

Vom Schleudertrauma zu unterscheiden sind Hyperextensions- und Hyperflexionstraumen der Halswirbelsäule. Sie treten am häufigsten in Verbindung mit Kopfverletzungen auf, z.B. beim Sprung in zu flaches Wasser. Wegen der Bewußtlosigkeit durch das Schädeltrauma werden oft auch schwere Verletzungen von Wirbelbögen und Wirbelkörpern zunächst übersehen. Häufiger als Wirbelfrakturen sind aber auch bei diesem Mechanismus Distorsionen und Subluxationen in den kleinen Wirbelgelenken, die zu heftigen Gelenkschmerzen und reaktiver Muskelverspannung führen.

Seltenere Folgen sind Quetschungen der Vorder- und Hinterwurzeln sowie Verletzungen des Hinterhorns des Rückenmarks oder gefäßabhängige Läsionen im Versorgungsgebiet der A. spinalis anterior (s.S. 154).

Am *Gefäßsystem* wird nicht nur die A. spinalis anterior betroffen, sondern auch die A. vertebralis, die im Knochenkanal der HWS vom 6. HWK bis zum Atlas nach cranial verläuft und dann nach medial verläuft, um durch das Foramen occipitale magnum nach intracerebral einzutreten. Dadurch kommen selbst Fernsymptome des Hirnstamms und des basalen Temporallappens als Folge eines Schleudertraumas zustande. Die A. carotis kann (selten) über die Massa lateralis des Atlas gequetscht werden. Die plötzliche Traumatisierung der Gefäße löst auch Spasmen und davon abhängige Durchblutungsstörungen aus.

Lokalisation

Das Schleudertrauma bevorzugt die Segmente C3/4 und C4/5.

Beim *oberen, suboccipitalen Halswirbelsäulentrauma* kommt es häufig zu Zerrungen der Vertebralarterien und Quetschung der Wurzel C2, die den N. occipitalis bildet und zwischen dem hinteren Atlasbogen und dem Bogen des 2. Halswirbelkörpers austritt, außerdem zu Zerrung der A. carotis interna. Luxation in den Kopfgelenken oder oberen Wirbelgelenken führt häufig zur akuten Querschnittslähmung mit tödlichem Ausgang.

Das *untere HWS-Überstreckungssyndrom* kommt mechanisch durch einen sog. Kneifzangenmechanismus zustande: Durch Retroflexion des Kopfes werden die Bögen der Halswirbelkörper aufeinander gestaucht. Dadurch engt sich der sagittale Durchmesser der unteren HWS ein. Zusätzlich wölben sich die Ligamenta flava, die die Wirbelbögen miteinander verbinden und das Dach des Spinalkanals bilden, von dorsal gegen das Rückenmark vor. Dies wirkt sich besonders bei älteren Menschen schädlich aus, bei denen die Bandscheiben in ihrer Höhe gemindert und aus diesem Grunde die Längsbänder der Wirbelsäule bereits vor dem Unfall gelockert sind, so daß die Bandscheiben von ventral etwas in den Spinalkanal eingedrungen sind (Protrusion). Nach rückwärts austretende Exostosen und Wulstbildungen, die die Foramina intervertebralia einengen, können Quetschungen der Nervenwurzeln begünstigen.

Die einfache, isolierte Fraktur eines Wirbelkörpers ohne Bandscheibenverletzung bleibt gewöhnlich ohne neurologische Symptome und wird konservativ behandelt. Absprengungen der Deckplatte oder der Randleiste des Wirbelkörpers, Luxationsfrakturen, aber auch reine Wirbelluxationen führen zu einer Bandscheibenverletzung. Meist sind dabei die Nervenwurzeln und/oder das Rückenmark geschädigt.

Klinik

Nach Schleudertrauma entstehen sofort oder – häufiger – mit Latenz von Stunden bis einigen Tagen Kopfschmerzen, Nackenschmerzen, Schulter- und Armschmerzen, Zwangshaltung des Kopfes und Hartspann der Nackenmuskulatur. Die letztgenannten Symptome treten reflektorisch als Folge von Verletzungen der kleinen Wirbelgelenke auf. Alle genannten Beschwerden und Symptome können sich, weil sie Reaktionen auf lokale Schädigungen sind, in den ersten Tagen noch verstärken.

Bei Nervenwurzel- und Rückenmarksläsion haben viele Patienten brennende Schmerzen, besonders an der Ulnarseite der Arme und Hände, Überempfindlichkeit gegen leichte Berührungen und kaltes Wasser. Bei handschuhförmiger Verteilung der Gefühlsstörungen nimmt man eine Hinterhornläsion an.

Schwerer wiegen *Hirnstammsymptome:* Bewußtseinsstörungen (akut oder nach Intervall), Symptome der Medulla oblongata (Übelkeit, Nystagmus, Hörstörungen), Hemianopsie, Amaurose oder auch nur temporo-basale EEG-Veränderungen infolge Durchblutungsstörungen in der A. cerebri posterior. Durch Einriß von Brückenvenen sind selbst subdurale Hämatome möglich. In etwa 5% der Fälle reißt der Hypophysenstiel ein, oder es kommt zu einer Beeinträchtigung von Hypothalamus und Hypophyse mit dem Hauptsymptom des Diabetes insipidus.

Vegetative Symptome, die immer wieder beschrieben werden (Herz- und Kreislaufsensationen, synkopale Anfälle), sind sehr problematisch, besonders wenn sie mit großer Latenz entstehen. Je länger der Abstand zum Trauma, um so mehr liegt eine psychogene Entstehung nahe.

Über ,,Migraine cervicale" s.S. 236. Ich kann mich an keinen einschlägigen Fall erinnern.

Untersuchung

Bei jeder direkten Rückenverletzung – natürlich auch bei Stauchung der Wirbelsäule durch Sturz auf die Füße – sind 2 Maßnahmen dringend notwendig:

a) wiederholte neurologische Untersuchung mit der Frage nach Wurzel- oder Rückenmarksläsion und

b) Röntgenuntersuchung. Beim Schleudertrauma ist eine initiale Röntgenuntersuchung indiziert. Sie weist schwere Bandscheibenverletzungen sofort nach. Sie dient auch zum Vergleich mit einer Kontrolle nach ca. 6 bis 8 Wochen, die dann reaktive Veränderungen bei mittelschweren Verletzungen erkennen läßt.

Beim Hyperextensions- und Flexionstrauma ist oft besonders die Darstellung des cervicothorakalen Überganges beim Schwerverletzten schwierig. Hier hilft die axiale Wirbeldarstellung mittels Computertomographie zur Beurteilung von Wirbel- und Bogenfrakturen und der räumlichen Beziehung der Fragmente zum Rückenmark.

Verlauf

Die Beschwerden und Symptome dauern beim unkomplizierten Schleudertrauma in der Regel nur wenige Wochen bis Monate an. Wirbelfrakturen können erhebliche Funktionsstörungen und sekundäre degenerative Veränderungen an benachbarten Bewegungssegmenten der Wirbelsäule verursachen.

Therapie

1. Im akuten Stadium ohne neurologische Symptome Ruhigstellung in der Schanzkrawatte bis zu 2 Wochen, danach Massagen, Wärme, Sympatholytika, Diazepamderivate.

2. Bei kompletter Querschnittslähmung verhält man sich konservativ (Lagerung, bzw. bei Luxation der HWS Extension mit der Crutchfield-Zange).

3. Schwere radikuläre Symptome oder fortschreitende Symptomatik verlangen operatives Eingreifen. Dies besteht an der HWS in einer Ausräumung der Bandscheibe von ventral mit anschließender Wirbelfuison nach CLOWARD (s. S. 197), an der BWS und LWS wird von dorsal her die Entlastungslaminektomie vorgenommen.

4. Ein akuter medialer lumbaler Bandscheibenvorfall wird sofort operiert.

Die **offenen Rückenmarksverletzungen** werden hier nicht behandelt, da sie vorwiegend chirurgisches Interesse haben. Die seltenen traumatischen Wurzelschädigungen entsprechen in ihrer Symptomatik den radikulären Läsionen anderer Genese und sind im Abschnitt über die peripheren Nervenschädigungen mitbehandelt.

4. Elektrotrauma und Strahlenschäden des Nervensystems

Nach *Starkstromverletzungen* werden akute und chronisch progrediente neurologische Sympto-

me beobachtet, die eine Schädigung des Gehirns oder des Rückenmarks anzeigen. Die Ätiologie ist im akuten Stadium gewöhnlich an den Strommarken (umschriebene Verbrennung an der Ein- und Austrittsstelle des Stromes) zu erkennen. Chronische Schädigungen, die mit einer Latenz von vielen Monaten einsetzen und sehr protrahiert verlaufen, sind dagegen nur schwierig aufzuklären.

Akutes Elektrotrauma. Initial kommt es oft zu Bewußtseinstrübung oder Bewußtlosigkeit, manchmal auch zu Krämpfen, selbst wenn das Gehirn außerhalb der Strombahn lag. Diese cerebralen Symptome beruhen auf einem Hirnödem, das in wenigen Tagen zum Tode führen kann.

In leichteren Fällen haben die Patienten Kopfschmerzen, Ohrgeräusche, Hörverlust oder Gleichgewichtsstörungen. Auf vasculärer Grundlage (Intimaschädigung, auch mit arterieller Thrombose) kann es akut oder als Spätlähmung zu Halbseitensymptomen kommen.

Von seiten des Rückenmarks tritt eine vorübergehende, vorwiegend sensible Querschnittssymptomatik auf.

Labordiagnostik. Der akute Durchgang von Starkstrom führt zum Zerfall von Muskelgewebe und zur intravasalen Hämolyse. Darauf beruht ein Labornachweis zur Schnelldiagnose: wiederholt in Abständen von 30 min abgenommene Urinportionen nehmen durch *Chromoproteid-Abbauprodukte* rasch für 1–5 Tage eine bräunliche bis tiefschwarze Farbe an. Wird bei nachgewiesenem Starkstromdurchfluß der Urin nach 1–2 Std wieder hell oder farblos und nimmt seine Menge deutlich ab, muß ein *Crush-Syndrom* befürchtet werden.

Entsprechend dem Zerfall von Muskelgewebe kommt es zu einem starken Anstieg der Serum-Kreatinphosphokinase.

Spätschädigung des Rückenmarks nach Elektrotrauma. Bei Durchströmung von einer Hand zur anderen kann das Rückenmark so geschädigt werden, daß irreversible Muskelatrophien eintreten. Sie entwickeln sich mit wochenlanger Latenz und bleiben dann stationär. Fortschreitende Prozesse mit dem Symptomenbild der amyotrophischen Lateralsklerose (s.S. 390) sollen ebenfalls möglich sein, jedoch ist der Nachweis eines Zusammenhangs sehr problematisch.

Spätschäden des zentralen und peripheren Nervensystems durch ionisierende Strahlen: Sie kommen am Zentralnervensystem, im Gehirn, Hirnstamm und Rückenmark sowie auch an den peripheren Nerven (Hirnnerven und Caudasyndrom) vor. Cerebrale Spätschäden haben eine Latenz von Wochen bis Jahren (Nachweis von Strahlenschäden in den Hemisphären durch CCT), Hirnstammläsionen meist eine kürzere Latenz, Rückenmarksschädigungen treten durchschnittlich 6–16 Monate nach Bestrahlung des Spinalkanals, aber auch in längerem Abstand auf. Vor allem bei der Bestrahlung von Oesophagustumoren kann durch Pendelbestrahlung und Anwendung einer Elektronenstrahlung die Gefahr für das Rückenmark wesentlich vermindert werden. Der Hirnstamm verträgt maximal 45 Gy, die Hemisphären 60 Gy.

Markscheiden und Oligodendrogliazellen sind selektiv strahlenempfindlich, ebenso der Gefäßapparat, im Gegensatz zu den Nervenzellen. Es kommt deshalb zu Entmarkungen mit Kolliquationsnekrosen und anschließender Zystenbildung, ferner zu Extravasaten, größeren Ödemen, auch zu Haemorrhagien (raumfordernde Strahlennekrose) und obliterierenden Gefäßschäden mit ischämischen Nekrosen. Die Latenz der neurologischen Symptomatik wird dadurch erklärt, daß die Gliazellen zunächst nur potentiell geschädigt sind und erst nach einer Zeit absterben, die durch ihre Mauserungsrate bestimmt wird sowie dadurch, daß die Gefäßwandschädigung nur langsam zu einer verstärkten Durchlässigkeit oder zum thrombotischen Verschluß des Lumens führt.

Strahlenspätschäden der Großhirnhemisphäre können (s.o.) als raumfordernde Prozesse wirken und Anfälle, Halbseitenlähmung, andere Herdsymptome und die Zeichen des Hirndrucks hervorrufen. Dann liegt die Fehldiagnose eines Tumorrezidivs nahe, die auch durch Computertomographie nicht sicher zu vermeiden ist. Die Behandlung der raumfordernden Strahlennekrosen muß operativ sein. *Hirnstammschäden* sind einer unmittelbaren Behandlung nicht zugängig.

Die Toleranz des *Rückenmarks* ist geringer als die des Gehirns. Sie liegt etwa bei einer Rückenmarksherddosis von 4000 rad. Das Strahlenrisiko wächst mehr mit der Größe der Einzeldosen als mit der Gesamtstrahlenbelastung. Neurologisch findet man ein partielles cervikales oder thorakales Querschnittssyndrom, auch vom Typ Brown-Séquard (s. Abb. 49, S. 102). Sehr typisch sind brennende Par- und Dysästhesien, dissoziierte Empfindungsstörung und Blasenstörungen. Die Symptomatik kann sich schubweise entwickeln, *bleibt aber immer auf eine Region des Rückenmarks beschränkt.* Der Liquor ist meist normal. Kontrastuntersuchungen zeigen in der Regel keine spinale Passagebehinderung. Die Prognose ist schlecht, Corticoide helfen nur vorübergehend. Oft wird die Diagnose verkannt, man bezieht die neurologische Symptomatik der Strahlenmyelopathie auf die Grundkrankheit und bestrahlt erneut.

Conus-Cauda-Syndrome kommen nach Bestrahlung paraaortaler Lymphknoten vor. Schädigungen extraspinaler peripherer Nerven und des Plexus brachialis sowie lumbosacralis sind seltener. Hier stellt sich die Differentialdiagnose zur unmittelbaren carcinomatösen Infiltration der geschädigten Gegend. Schmerzlose obere Plexuslähmungen mit Lymphödem sprechen für die Strahlenschädigung, schmerzhafte untere Plexuslähmungen mit Horner-Syndrom sprechen für Tumorinfiltration.

XIV. Präsenile und senile Abbauprozesse des Gehirns

Die Zusammenfassung der drei hier besprochenen hirnatrophischen Prozesse in einem gemeinsamen Kapitel hat praktisch-klinische Gründe. Sie haben bestimmte Ähnlichkeiten in Symptomatik und Verlauf und müssen im Einzelfall stets differentialdiagnostisch voneinander abgegrenzt werden. Pathologisch-anatomisch werden diese Krankheiten jedoch anderen, größeren Krankheitsgruppen zugeordnet, z.B. die arteriosklerotische Hirnatrophie den Zirkulationsstörungen des Gehirns, die Picksche Atrophie den Systemkrankheiten. Morbus Pick und Alzheimer, die der Kliniker als präsenile Hirnatrophien nebeneinander stellt, werden in der pathologischen Symptomatik streng geschieden.

Seltene Formen fortschreitender Hirnatrophie werden nicht besprochen.

Die *praktische Bedeutung* der Alterskrankheiten des Gehirns ergibt sich daraus, daß der Prozentsatz alter Menschen in der Gesamtbevölkerung durch die Fortschritte der Medizin ständig zunimmt. Im Bundesgebiet ist der Anteil der Personen über 65 Jahre von etwa 5% im Jahre 1910 auf fast 11% im Jahre 1960 angestiegen, und man rechnet mit einem weiteren Anwachsen auf 15% bis zum Jahre 1982. Damit erhöht sich auch die Zahl der Menschen, die an einer präsenilen oder senilen Hirnatrophie erkranken.

Diese *Abbauprozesse* müssen von der *normalen senilen Hirninvolution* des höheren Lebensalters unterschieden werden. Oberhalb eines gewissen, individuell variablen Alters nimmt bei allen Menschen die körperliche und geistige Leistungsfähigkeit ab, Merkfähigkeit, Auffassung und intellektuelle Beweglichkeit lassen nach, die Gemütsregungen werden flacher, der Interessenkreis engt sich ein. *Pathologisch-anatomisch* findet man eine allgemeine Atrophie des nervösen Parenchyms mit Produkten des gestörten Zellstoffwechsels, die weiter unten bei der Alzheimerschen Krankheit besprochen werden. In diesen Fällen sprechen wir aber nicht von Demenz oder hirnatrophischem Prozeß, zumal die pathologisch-anatomischen Veränderungen auch bei voller intellektueller Leistungsfähigkeit vorliegen können. Unter hirnatrophischen Prozessen versteht man vielmehr klinisch und pathologisch-anatomisch definierte *Krankheiten* von charakteristischer *Symptomatik* und *Verlaufsform*.

Die Diagnose eines hirnatrophischen *Prozesses* setzt voraus, daß man tatsächlich eine fortschreitende *Entwicklung* der Krankheit nachweisen kann. Im Computertomogramm erkennt man aber immer nur eine Hirnvolumenminderung. Den Maßstab zur Beurteilung gewinnt man aus der Kenntnis der Volumenverhältnisse in jüngeren Lebensjahren, wo die Seitenventrikel klein sind und die Rindenfurchenzeichnung kaum sichtbar ist. Die physiologische Varianz der Ventrikelgröße ist aber auch im jungen Alter schon erheblich. Im mittleren und höheren Lebensalter kommt es mit großen individuellen Unterschieden zu einer Abnahme des Hirnvolumens. Es sind deshalb nur statistisch altersbezogene Urteile zulässig. Auch muß man berücksichtigen, daß es reversible Formen der Hirnvolumenminderung gibt (Alkoholismus, Anorexie, M. Cushing, Corticosteroidtherapie). Deshalb kann die einmalig im Computertomogramm festgestellte Hirnvolumenminderung allenfalls als Hinweis auf eine Hirnatrophie, unter Berücksichtigung der Klinik, verwertet werden. Größere Aussagekraft haben Verlaufsuntersuchungen beim selben Individuum. Eine abnorme Erweiterung der inneren oder äußeren Liquorräume berechtigt nicht zu unmittelbaren Schlüssen auf Persönlichkeit und Intelligenz. Die Nervenzellen sind in großer numerischer Überzahl vorhanden, so daß auch bei einem gewissen Grad von Hirnatrophie zunächst genügend Substanzreserve zur Sicherung der Leistungsfähigkeit vorhanden ist. Zudem haben neuere quantitative morphologische Untersuchungen gezeigt, daß die altersphysiologischen Verluste an corticalen Nervenzellen geringer sind als bisher geglaubt wurde. Eine positive Korrelation zwischen CT-Befund und Intelligenzleistungen besteht nicht.

Man muß sich bei einem Intelligenzmangel im mittleren und höheren Lebensalter fragen, ob eine *Debilität,* d.h. ein angeborener, oder eine *Demenz,* d.h. ein erworbener Intelligenzdefekt vorliegt.

Für die erste, grobe Unterscheidung orientiert man sich am *Wissensbestand* und an den *schriftlichen Äußerungen.* Der *Debile* hat seine Intelligenz nicht voll entwickeln können. Seine Persönlichkeit ist oft undifferenziert, sein Wissensbestand eng und sein Interessenkreis auf die konkreten Bedürfnisse seines täglichen Lebens begrenzt. Satzbau und Orthographie sind mangelhaft. In der *Demenz* sind noch lange Zeit Reste der früheren Persönlichkeit mit ihren Interessen, ihrem Wissen und einer entsprechenden äußeren Haltung zu erkennen. Die schriftlichen Äußerungen sind u.U. dysgraphisch entstellt, zeigen aber doch noch das frühere sprachliche Niveau.

1. Vasculäre Demenz

Eine häufige Ursache des allgemeinen Hirnabbaus mit psychopathologischen Veränderungen ist die Hirnarteriosklerose. Bei der Sektion, auch als Nebenbefund im Carotisangiogramm, findet man sklerotische Wandveränderungen der Hirngefäße gar nicht selten bereits im jüngeren und mittleren Lebensalter. Die klinischen Erscheinungen werden aber bei der *reinen* Hirnarteriosklerose erst jenseits des 50. Lebensjahres, meist nach dem 60. Jahr manifest. Die Symptome der *hypertonischen Arteriolosklerose* treten dagegen etwa eine Dekade früher auf. Die Ursache der vasculären Demenz ist nicht, wie man früher annahm, eine globale cerebrale Mangeldurchblutung. Diese Hypothese konnte mit der Positron-Emissionsszintigraphie (s.S. 45) entkräftet werden. Sowohl bei degenerativen als auch bei vasculären Demenzen nimmt die cerebrale Durchblutung und Sauerstoffutilisation ab. Dies ist aber Folge und nicht Ursache des cerebralen Krankheitsprozesses.

Pathologisch-anatomische Befunde

Der Befund ist von Gefäßveränderungen und gefäßabhängigen Gewebsnekrosen beherrscht. Von der einfachen Hirnarteriosklerose werden zunächst die Carotiden und die basalen Hirnarterien mit ihren Verzweigungen befallen. Bei Hypertonie liegt vorwiegend eine Arteriolosklerose vor.

Der Untergang des Nervengewebes ist stets gefäßabhängig *herdförmig* (Multiinfarktde-

menz). Es gibt keine diffuse Hypoxie des Gehirns auf vasculärer Grundlage. Betroffen sind Großhirnrinde, Stammganglien, Brücke und Medulla oblongata. Das Kleinhirn ist nur gering beteiligt, das Rückenmark bleibt frei. *Makroskopisch* findet man nicht immer eine schwere Hirnatrophie mit verschmächtigten Rindenfurchen (=Hydrocephalus externus) und erweitertem Ventrikelsystem durch Schwund von Stammganglien und Marklagern (=Hydrocephalus internus e vacuo). In der Hirnrinde können sich multiple Infarkte in jeder Größe bzw. Kleinheit bis zur Granularatrophie finden. In den Stammganglien, besonders bei Hypertonikern, findet man den Status lacunaris. Lacunen sind bis maximal 15 mm messende kugelförmige ischämische Infarkte im Versorgungsgebiet der langen Radiärarterien, die die Stammganglien, den Hirnstamm und das Marklager der Hemisphären versorgen. Der zum Infarkt führende Verschluß einzelner Arterien ist nahezu ausschließlich durch lokale stenosierende Gefäßveränderungen, kaum je durch arterio-arterielle Embolien verursacht. Besonders schwere Veränderungen finden sich bei der *subcorticalen arteriosklerotischen Encephalopathie (Binswanger),* bei welcher zusätzlich eine diffuse Demyelinisierung des Marklagers gefunden wird. Mikroskopisch findet man einen Untergang der Ganglienzellen, die gegen Hypoxie sehr empfindlich sind („elektive Parenchymnekrose").

Symptomatik und Verlauf

Es besteht keine strenge Parallelität zwischen dem Ausmaß der morphologischen Veränderungen und der Schwere der klinischen Erscheinungen.

Leitsymptom der vasculären Demenz ist das rezidivierende, sehr oft nur flüchtige und deshalb anamnestisch schwierig zu erfahrende Auftreten neurologischer Symptome. Die Krankheit setzt aus kaum merklichen Anfängen schleichend ein und schreitet langsam, chronisch fort. In anderen Fällen werden die ersten auffälligen Erscheinungen im Anschluß an ein *äußeres Ereignis* manifest, das den gewohnten Lebensgang unterbricht oder verändert; so kommt es nach einer körperlichen Krankheit, nach der Pensionierung, nach dem Tod des Ehepartners plötzlich oder innerhalb weniger Wochen zu einer *„Dekompensation",* in der die psychopathologischen Veränderungen in rascher Entwicklung hervortreten.

Die vasculäre Demenz ist durch *drei Symptomgruppen* charakterisiert:
schubförmige Entwicklung,
Leistungsminderung und Persönlichkeitsveränderung,
neurologische Herdsymptome.

HACHINSKY hat einen „Ischämiescore" zur Differenzierung von vasculärer und degenerativer Demenz vorgeschlagen, der aber lediglich formalisiert, was ein guter Arzt bei seinen Patienten ohnehin feststellt: für eine vasculäre Demenz sprechen plötzlicher Beginn, stufenweise Verschlechterung, fluktuierender Verlauf, nächtliche Verwirrtheiten, körperliche Beschwerden, gute „Fassade", Affektinkontinenz und depressive Verstimmung, Anamnese oder Befund von Blutdruckhypertonie, Insulte in der Vorgeschichte, Zeichen der Mangeldurchblutung in anderen Gefäßterritorien und objektive neurologische Ausfälle.

Beschwerden

Viele Kranke klagen über *dumpfe, drückende Kopfschmerzen,* die bereits in der Ruhe vorhanden sind und sich bei Belastungen verstärken. Sehr charakteristisch ist *Schwindel* beim Hochblicken. Die Patienten sind auch beim Besteigen von Leitern, Gerüsten usw. nicht mehr schwindelfrei. Dies beruht teilweise auf ischämischen Funktionsstörungen im vestibulären System, teilweise muß man darin auch einen Ausdruck seelischer Unsicherheit sehen.

Der *Nachtschlaf* wird flacher, häufig unterbrochen, und die Patienten wachen morgens früher als gewohnt auf. Man erklärt die Schlafstörung durch passagere Hypoxie des Gehirns während der nächtlichen Blutdrucksenkung und Bradykardie.

Leistungsminderung und Persönlichkeitsveränderung

Bald läßt auch die intellektuelle Leistungsfähigkeit nach, und es entwickelt sich eine Veränderung, die heute noch meist als *psychoorganisches Syndrom* bezeichnet wird. Dieses unspezifische Syndrom, das auch bei vielen anderen diffusen Hirnkrankheiten beobachtet wird, soll durch folgende Symptome gekennzeichnet sein: *Störung der Merkfähigkeit* bei besser erhaltenem Altgedächtnis, *Nachlassen von Aufmerksamkeit und Konzentrationsvermögen.* Die Patienten haben Schwierigkeiten, sich Namen, Zahlen, einzelne verwechselbare Fakten und Vorhaben zu merken. Zur Unterscheidung von generellen

Merkstörungen und amnestischer Aphasie hilft folgende Faustregel: Bei amnestischer Aphasie fallen im spontanen Sprechen Wortfindungsstörungen auf, die im Benennungstest noch deutlicher werden. Bei genereller Merkstörung fehlt in der Spontansprache häufig das richtige Wort, bei Benennungstests sind die Leistungen jedoch gut. Sie werden sich immer mehr der *Vergangenheit* zu, deren Ereignisse ihnen jetzt oft weit besser erinnerlich sind als in jüngeren Jahren. Der *Interessenkreis* engt sich ein, schöpferisches Denken, Urteilskraft und Überschau versiegen.

Sie haben Schwierigkeiten, sich auf *neue Situationen* einzustellen und neue geistige Inhalte aufzunehmen und zu verarbeiten. Gewohnte Verrichtungen gelingen den Kranken dagegen noch flüssig, und sie verfolgen Routinearbeiten mit besonderer Ausdauer und Beharrlichkeit.

Das Konzept des psychoorganischen Syndroms erscheint aber heute zu eng gefaßt, weil es mit seiner Zentrierung auf Mnestik und Affektivität wichtige Leistungsbereiche außer acht läßt, die bei diffusen oder multifokalen hirnorganischen Läsionen ebenfalls gestört sind, z.B. Wahrnehmungsfunktionen und Psychomotorik. Es ist auch unplausibel, daß jede „diffuse" Hirnkrankheit ein gleichartiges Syndrom von psychischer Leistungsminderung hervorrufen solle. Man muß heute ein multidimensionales Konzept von Hirnschädigung aufstellen und organisch hirngeschädigte Patienten unter den verschiedensten Aspekten in ihrer Leistungsfähigkeit untersuchen.

Gleichzeitig tritt eine sehr bezeichnende *affektive Veränderung* ein: Eine traurige Nachricht, etwa eine Todesanzeige in der Zeitung, die Erinnerung an ein betrübliches Ereignis in der Vergangenheit oder eine gefühlsbetonte Szene im Radio, Film oder Fernsehen lösen plötzlich eine solche Gemütswallung in den Patienten aus, daß sie ihre Tränen nicht mehr zurückhalten können. In leichter Form kann man diese *Affektdurchlässigkeit* (oder affektive Labilität) in der Exploration fast beliebig oft durch entsprechende Bemerkungen auslösen und sieht dann, daß den Patienten immer wieder für Sekunden die Augen feucht werden. Mangelnde Steuerung für heitere affektive Regungen ist ungleich seltener. Diese Gemütsbewegungen setzen ganz abrupt ein, sind aber nur flach und durch Ablenkung rasch wieder zu unterbrechen. Im ganzen *verliert* das emotionelle Leben an *Tiefgang,* wodurch sich auch die mitmenschlichen Beziehungen lockern.

In etwas weiter fortgeschrittenen Stadien wird die *Grundstimmung* häufig mürrisch oder depressiv, ohne daß dies ganz als Reaktion auf das Erleben der eigenen psychischen Veränderungen zu verstehen wäre. In schweren Fällen entwickelt sich ein depressiver *Versagenszustand,* der hier im einzelnen nicht besprochen werden kann.

In der *Persönlichkeit* der Kranken spitzen sich bestimmte Charakterzüge zu, die früher nur angedeutet oder ausgewogen waren: Die Patienten werden starrsinnig, geizig, reizbar, herrschsüchtig u.ä. Personen aus der näheren Umgebung werden dann nicht selten *wahnhaft* niedriger Machenschaften, ausschweifender Lebensweise oder feindseliger Handlungen (Vergiftung) gegen den Patienten verdächtigt. Nicht wenige Kranke entwickeln eine *Hypochondrie,* in der gewisse leichtere Altersbeschwerden oder Funktionsstörungen, besonders Kopfschmerzen, Ohrensausen u.ä., mit unkorrigierbarer Gewißheit als Symptome von schweren körperlichen Krankheiten gedeutet werden. Im Extremfall kann sich die depressiv-hypochondrische Verstimmung bis zum *nihilistischen* Wahn steigern.

Nimmt die Einengung der Hirngefäße weiter zu und sinkt die O_2-Versorgung des Gehirns dadurch weiter ab, können durch die nächtliche Hypoxie *Verwirrtheitszustände* mit Unruhe, Desorientiertheit und Verkennung der Umwelt und *delirante Episoden* ausgelöst werden. Als *Delir* bezeichnet man ein Syndrom aus Bewußtseinstrübung, Desorientiertheit, psychomotorischer Unruhe, inkohärentem Denken, häufig ängstlicher Erregung und illusionärer Verkennung der Umwelt oder halluzinatorischer Trugwahrnehmungen. In diesem Zustand drängen die Kranken aus dem Bett und können zu Fall kommen und sich verletzen oder Wohnung und Haus verlassen und sich im Freien gefährden.

Im *Endstadium* verfallen die Patienten einer meist stumpfen Demenz mit andauernder Desorientiertheit und maximaler Reduktion der psychischen, besonders der sprachlichen Leistungen.

Neurologische Allgemeinsymptome

Sie bestehen fast immer in einem *arteriosklerotischen Parkinsonismus,* bei dem Rigor und Akinese überwiegen. Wenn Tremor vorliegt, ist er meist ein *gemischter Ruhe- und Intentionstremor.* Zusätzlich können, abhängig von der Lokalisation größerer, umschriebener Erweichungen, neurologische Herdsymptome auftreten, unter denen *Reflexdifferenzen* und *zentrale Hemiparesen* aus anatomischen Gründen an erster Stelle stehen.

Im *EEG* findet man häufig als frühes Zeichen einer arteriosklerotischen Durchblutungsstörung des Gehirns eine Verlangsamung des α-Rhythmus und Labilität der Grundfrequenz. Der *Liquor* kann, wie bei allen hirnatrophischen Prozessen, eine Eiweißvermehrung auf 0,50–0,70 g/l enthalten.

Die **Therapie** muß sich auf die Verbesserung der cerebralen Durchblutung richten. Da die cerebralen Gefäße durch Medikamente nicht erweitert werden können, ist der Erfolg der Behandlung an die Beeinflussung der *Blutzirkulation* im allgemeinen gebunden. Wir sind deshalb großzügig in der Indikation zur Glykosidbehandlung. Niedriger Blutdruck soll angehoben, über 180 mm Hg systolisch erhöhter Blutdruck soll leicht gesenkt werden. Die Patienten sollen nur wenig Bettruhe einhalten und besser maßvolle gymnastische Übungen ausführen. Über den Wert einer Behandlung mit Theophyllin- oder Nicotinsäurepräparaten s.S. 140. Bei nächtlicher Unruhe ist ein Sedativum indiziert, das den Blutdruck möglichst wenig senkt, z.B. Clomethiazol (Distraneurin), 1–2 Dragées, auch wiederholt.

2. Picksche Atrophie

(progressive umschriebene Großhirnatrophie)

Im Gegensatz zur Alzheimerschen Krankheit und senilen Demenz gehört die Picksche Krankheit zu den *systembezogenen* atrophisierenden Prozessen. Die Degeneration betrifft stets ganz bevorzugt den *Stirn-* und *Schläfenlappen* und hier den phylogenetisch und ontogenetisch spät reifenden frontalen und basalen Neocortex. Einen Teil der betroffenen Gebiete rechnet man heute zum *limbischen System,* das vor allem für die Regulation des affektiven und Triebverhaltens eine große Bedeutung hat (s. auch S. 126). Der Schwerpunkt des Prozesses liegt im Einzelfall entweder mehr frontal oder mehr temporal.

Pathologisch-anatomische Befunde

Makroskopisch ist die Rinde des Stirn- und Schläfenlappens in wechselnder Verteilung so stark *geschrumpft,* daß sich das Bild eines *Nußreliefs* ergibt. Die Hirnoberfläche ist rauh, die Furchen klaffen. Fast immer sind beide Hemisphären betroffen, die linke gewöhnlich stärker als die rechte. Im Stirnhirn nimmt die Atrophie vom Pol zur Präzentralwindung an Intensität ab. Im Schläfenhirn ist die erste Temporalwindung am wenigsten, der Temporalpol und der basale Schläfenlappen besonders stark betroffen. *Rindenanteile, die sensible oder sensorische Projektionen erhalten, bleiben verschont.*

Obligat ist auch die *weiße* Substanz ergriffen: Der Prozeß geht vom frontalen und temporalen Marklager aus und führt erst sekundär zu retrograden Rindenveränderungen. *Fakultativ* werden auch die Stammganglien in den Prozeß miteinbezogen.

Mikroskopisch findet man einen primären Schwund des Nervenparenchyms, der von einzelnen Schrumpfungszentren ausgeht. In den Ganglienzellen lassen sich argentophile Einschlüsse nachweisen, dagegen gehören Drusen oder Alzheimersche Fibrillenveränderung (s.S. 326) nicht zum Befund der Pickschen Atrophie.

Symptomatik und Verlauf

Die Krankheit setzt im *Präsenium* ein, meist zwischen dem 50. und 60. Lebensjahr. Es gibt aber auch Frühfälle mit Erkrankung zwischen dem 20. und 40. Lebensjahr und Spätfälle, die erst im Senium manifest werden. Im *höheren Alter* ist der *Schläfenlappentyp* besonders häufig. Die *Krankheitsdauer* beträgt im Mittel 7 Jahre (Extremwerte 1 Jahr und 15 Jahre).

Das erste Symptom ist, wie bei anderen hirnorganischen Abbauprozessen, ein allgemeines Nachlassen der Leistungsfähigkeit. *Die Patienten werden dadurch auffällig, daß ihnen Routineleistungen nicht mehr gelingen.* Dies ist ein wichtiges differentialdiagnostisches Kriterium gegen die arteriosklerotische Hirnatrophie, bei der gewohnte Tätigkeiten noch bis weit in die Krankheit hinein korrekt ausgeführt werden können.

Bald entwickelt sich eine *Veränderung der Persönlichkeit:* Die Patienten verlieren das Gefühl für Takt und Schicklichkeit. Bei läppisch-euphorischer oder mürrisch-verdrossener Grundstimmung verflachen ihre emotionellen Regungen. Ihre Persönlichkeit erscheint vergröbert und im Niveau gesenkt. Sehr bezeichnend ist eine *triebhafte Enthemmung,* die sich in wahlloser Gefräßigkeit, plumpen sexuellen Annäherungsversuchen oder auch exhibitionistischen Handlungen *oder* zotigen Redensarten äußert. Die Patienten *vernachlässigen* sich und ihre Familie, sie verlieren die vorausschauende und

geordnete Initiative und leben nur noch ihren elementaren Bedürfnissen.

Liegt der Schwerpunkt der Läsion im *Orbitalhirn,* soll neben der triebhaften Enthemmung eine Neigung zu flachem Witzeln vorherrschen, ist mehr die *Konvexität* des Stirnhirns betroffen, steht das Erlöschen der Initiative ganz im Vordergrund. *Intelligenz und Orientierung* bleiben zunächst noch gut erhalten.

Um dieses psychopathologische *Kernsyndrom,* das fast allen Fällen gemeinsam ist, gruppieren sich weitere *neuropsychologische und neurologische Störungen,* die von der Lokalisation des Prozesses im Einzelfall bestimmt werden. Häufiger als bekannt sind *Sprachstörungen,* deren Entwicklung bestimmte Stufen im Abbau der sprachlichen Leistungen erkennen läßt: Zunächst verarmt der Wortschatz, und das Benennen ist nach Art einer amnestischen Aphasie erschwert. Die Aussagesprache wird zunehmend durch präformierte Redensarten ersetzt. Später leidet auch das Sprachverständnis, während Paraphasien noch selten sind. Schließlich zerfällt die Sprache zur Jargonaphasie (s.S. 112), und im Endstadium sind die expressiven und rezeptiven Sprachfähigkeiten völlig erloschen. Im Gegensatz zur Alzheimerschen Krankheit sind *apraktische* Störungen selten, optisch räumliche Störungen kommen nicht vor.

Bei größerer Ausdehnung des Prozesses werden pathologische *Handgreifreflexe* auslösbar. Auch Greifreflexe des Mundes (Ansperren, Schnappen, Saugen) fehlen fast nie. Von der Freßsucht als allgemeines Enthemmungssymptom muß das *zwanghafte Greifen und In-den-Mund-Stecken* von beliebigen, auch nicht eßbaren Gegenständen unterschieden werden, das ein Teil des Klüver-Bucy-Syndroms ist (s.S. 125). Diese orale Tendenz tritt auf, sobald beiderseits der mediobasale Schläfenlappen ergriffen ist. Pyramidenzeichen werden bei Befall des *Gyrus praecentralis* beobachtet. Selten kommen Anfälle vor. Im Endstadium entwickelt sich meist ein akinetisches Parkinson-Syndrom mit schwerer *Demenz.* Das *EEG* bleibt bei dem langsamen Fortschreiten des Abbauprozesses meist normal.

Im *Computertomogramm* findet man eine starke Erweiterung der Vorderhörner (Hydrocephalus internus) und eine grobe Subarachnoidealzeichnung über dem Stirn- und Schläfenhirn (Rindenatrophie mit Hydrocephalus externus).

Die *entscheidenden Symptome* sind: starke Persönlichkeitsveränderung bei vergleichsweise gut erhaltener formaler Intelligenz und Orientierung.

Die *Ätiologie* ist, wie bei allen Systemkrankheiten, noch nicht genau bekannt. In einem kleinen Teil der Fälle läßt sich dominante Erblichkeit nachweisen, meist tritt die Krankheit sporadisch auf.

Therapeutisch kommt nur die Verordnung von sedierenden Psychopharmaka in Frage.

Differentialdiagnose

1. Progressive Paralyse. Der Persönlichkeitsverfall mit flacher Euphorie und triebhafter Enthemmung kann, entsprechend der gleichen Lokalisation des Prozesses, bei beiden Krankheiten sehr ähnlich sein. Bei progressiver Paralyse entwickelt sich aber *frühzeitig eine Demenz,* weiter findet man immer *neurologische Begleitsymptome:* Pupillenstörungen, mimisches Beben, artikulatorische Sprechstörung, Reflexanomalien. Die serologischen und Liquorbefunde entscheiden im Zweifel die Diagnose.

2. Stirnhirntumor. Der Verlauf ist meist zeitlich mehr gerafft, die *akinetische Antriebsstörung* ist weit häufiger als die flach-euphorische Enthemmung. Frühzeitig sind Handgreifreflexe, Riechstörung, pathologische Reflexe nachweisbar. Oft ist das *Bewußtsein* leicht getrübt. Bei Schmetterlingsgliomen zeigt das *EEG* praktisch immer frontale Herdveränderungen. Konvexitäts- oder basale Meningeome können durch CCT abgegrenzt werden. Der *Liquor* enthält oft eine starke Eiweißvermehrung.

3. Alzheimersche Krankheit und senile Demenz sind durch das weit höhere Erkrankungsalter und das rasche Nachlassen der Intelligenz bei vergleichsweise gut erhaltener Persönlichkeit ohne Schwierigkeit abzugrenzen, dabei stehen Störungen der Merkfähigkeit und Orientierung und neuropsychologische Ausfälle ganz im Vordergrund.

4. Die **vasculäre Demenz** bereitet bei voll ausgeprägtem Krankheitsbild keine ernsthaften differentialdiagnostischen Schwierigkeiten, wenn man die Beschwerden (Kopfschmerzen, Schwindel, Schlafstörungen) und die Affektdurchlässigkeit berücksichtigt.

5. Die Hirnatrophie beim **chronischen Alkoholismus** führt psychopathologisch ebenfalls zu flacher Euphorie, Gleichgültigkeit, Kritiklosigkeit, Vernachlässigung der eigenen Belange und der

beruflichen und familiären Aufgaben. Die Euphorie hat aber, wenigstens im Anfangsstadium, mehr die Züge einer ansteckenden *Gemütlichkeit* und erscheint von der *Persönlichkeit getragen,* im Gegensatz zur tiefgreifenden Persönlichkeitsveränderung bei Pickscher Atrophie. Auch kann man schon im Frühstadium der alkoholischen Hirnatrophie Zeichen der Demenz feststellen. Die Diagnose ist nicht schwer, wenn man die *körperlichen Symptome* beachtet: fahle, schlaffe Gesichtszüge mit Venektasien, ikterische Verfärbung der Skleren, feinschlägiger Tremor der Hände, Lebervergrößerung, oft auch Arreflexie der Beine infolge alkoholischer Polyneuropathie.

3. Alzheimersche Krankheit und senile Demenz

Pathologisch-anatomische Befunde

Man findet eine diffuse Atrophie der Hirnrinde, die nicht ein so schweres Ausmaß hat wie bei der Pickschen Atrophie (also kein „Walnußrelief" der Hirnrinde). Auch die weiße Substanz ist diffus atrophisch, ebenfalls quantitativ geringer als beim Pick.

Mikroskopisch zeigt sich ein nicht gefäßabhängiger, einfacher Schwund des Nervenparenchyms, der im Occipitallappen am geringsten ausgeprägt ist. Auch das Kleinhirn ist nur wenig befallen. In der Hirnrinde und in den Stammganglien findet man in den Nervenzellen reichlich senile Plaques oder Drusen und die Alzheimersche Fibrillenveränderung. Die *Plaques* sind rundliche oder ovale Verdichtungen, die in der Silberimprägnation einen strahlenförmigen Aufbau haben. Sie finden sich besonders in den Windungstälern, kaum dagegen im Mark. Die *Fibrillenveränderung* besteht in strang-, haken- oder knäuelförmigen Verdichtungen in Ganglienzellen und Neuriten. Es handelt sich dabei um eine Zellkrankheit, die auf kolloidchemischen Veränderungen beruht. Auch die kleinen *Hirngefäße* zeigen drusige Entartungen. Diese Veränderungen sind unspezifisch. Sie treten auch bei der normalen senilen Involution des Gehirns sowie bei chronischer Nervenzellschädigung anderer Genese auf. Sie sind von arteriosklerotischen Gefäßveränderungen unabhängig. Eine strenge Beziehung zwischen dem Auftreten dieser protoplasmatischen Fällungsprodukte und dem psychischen Befund besteht nicht.

Symptomatik und Verlauf

Das *Erkrankungsalter* liegt bei der Alzheimerschen Form im 5. oder 6. Lebensjahrzehnt, bei der senilen Demenz zwischen dem 70. und 80. Lebensjahr. Die Krankheit nimmt meist einen raschen Verlauf und führt in 4–5 Jahren zur schweren Demenz. Es gibt aber – selten – auch sehr protrahierte Verläufe über 10–15 Jahre.

Die ersten Erscheinungen sind oft uncharakteristisch: Die Patienten klagen über Kopfschmerzen, Schwindel, Leistungsschwäche und sind leicht depressiv verstimmt. In diesem Stadium wird die Krankheit häufig noch als „Klimakterium virile", lebenskritische Depression oder beginnende arteriosklerotische Durchblutungsstörungen verkannt.

Bald setzen aber sehr charakteristische *neuropsychologische Ausfälle* ein: Die Patienten werden vergeßlich und verlieren den Überblick selbst über vertraute Situationen und Aufgaben. Sie bekommen Schwierigkeiten beim Rechnen, Lesen, Schreiben und fallen durch aphasische Sprachstörungen auf. Bald sind sie nicht mehr in der Lage, ihren Beruf auszuüben oder den Haushalt zu versorgen. Persönlichkeit, äußere Haltung und gemüthaftes Erleben bleiben, in eindrucksvollem Gegensatz dazu, lange erhalten. Auch Affektlabilität stellt sich nicht ein.

Bei der **Untersuchung** findet man die Patienten meist zeitlich, oft auch örtlich und persönlich, nicht voll orientiert. Sie haben eine hochgradige Störung der Merkfähigkeit. Auch die Auffassung und der Wechsel der Einstellung von einem Thema auf das andere sind erheblich vermindert. Die Kranken perseverieren stark, d.h. sie bleiben bei einem gedanklichen Inhalt, manchmal sogar bei einem Wort, hartnäckig haften.

Daneben stellt man vielerlei umschriebene Auffälligkeiten fest: Amnestische und sensorische *Aphasie,* bilaterale *Apraxie,* konstruktive Apraxie (s. Abb. 55, S. 119), *räumliche Orientierungsstörungen* im psychologischen Test oder im Verhalten. Die Leistungen können in Situationen von unterschiedlicher affektiver Tönung erheblich wechseln. Im Laufe einer längeren Untersuchung *ermüden* die Patienten rasch und geraten in eine ratlos-traurige Verstimmung oder sogar in eine Katastrophenreaktion, in der keine Aufgabe mehr gelöst wird.

Im Auftreten, in der Kleidung, im sozialen Kontakt wirken sie noch gepflegt, „die Fassade ist gut erhalten". Auch die emotionalen Reaktionen sind nicht grob gestört.

Neurologisch findet man leichte Reflexdifferenzen und Zeichen von Parkinsonismus. Regelmäßig kann man pathologische Hand-, auch Mundgreifreflexe auslösen. Das *EEG* zeigt oft eine abnorme Rhythmisierung langsamer Wellen, besonders über vorderen Hirnabschnitten. Im Liquor findet man eine leichte Eiweißvermehrung. Im CCT zeigt sich, je nach Stadium, eine Volumenminderung besonders der Hirnrinde.

Bei der senilen Demenz setzt die Krankheit häufig akut oder subakut im Anschluß an äußere Ereignisse ein, die den gleichförmigen Ablauf des Lebens und damit das äußere und innere Gleichgewicht der alten Menschen stören. Im Vordergrund des psychopathologischen Bildes steht ein *amnestisches Syndrom:* Schwere Störung der Merkfähigkeit mit Konfabulationen und wechselnd starker Desorientiertheit bei besser oder gut erhaltenem Altgedächtnis. Gleichzeitig engt sich der *Interessenbereich* der Kranken ein, ihr *Vorstellungsschatz* wird dürftiger, das gedankliche Leben verarmt, der Gedankenablauf wird *starr* und *unbeweglich,* so daß die Patienten nicht mehr in der Lage sind, neue Inhalte aufzunehmen und Erfahrungen zu verarbeiten. Diese erhebliche intellektuelle Einengung wird durch eine Verflachung des Gemütslebens noch gefördert. Die *Stimmung* ist meist indifferent, gelegentlich aber auch gereizt oder depressiv.

Meist bildet sich eine *Wesensänderung* aus, die sich in verschiedener Weise äußern kann. Manche Kranken vernachlässigen zwischenmenschliche Rücksichtnahme, Taktgefühl, gesellschaftliche Sitten und persönliche Sauberkeit. Andere werden in starrsinniger Weise eigenbrödlerisch, geizig, boshaft, mißtrauisch und entwickeln paranoische Fehldeutungen und Überzeugungen, die sich bei der Einengung ihres Lebenskreises auf Personen und Verhältnisse ihrer nächsten Umgebung richten. Andererseits können sie einzelnen Personen in kritikloser Leichtgläubigkeit unbegrenztes Vertrauen schenken und deren Ratschlägen ohne jedes Bedenken folgen. Dies hat *forensische Bedeutung* bei der Frage nach Geschäfts- und Testierfähigkeit, da dieses blinde Vertrauen, zumal unter Ausnutzung der Merkfähigkeitsstörung, nicht selten ausgenutzt wird, um die Erbschaft der Kranken zu erschleichen. Häufig sind auch *hypochondrische Befürchtungen,* die sich durch ihre bizarren, abstrusen Inhalte von der Hypochondrie im mittleren Lebensalter unterscheiden.

Im *Verhalten* sind die Kranken oft freundlich und lenkbar. Gelegentlich werden sie aber so sinnlos umtriebig, daß man sie nicht mehr ohne Aufsicht lassen kann.

Neurologisch findet man regelmäßig einige der folgenden Auffälligkeiten: enge, schlecht auf Licht reagierende Pupillen (Altersatrophie der Iris), Abnahme von Sehkraft und Hörvermögen. Die Eigenreflexe sind abgeschwächt, in der Hälfte der Fälle fehlen die ASR. Haltung und Gang sind parkinsonistisch verändert, die Feinmotorik ist vergröbert. Meist besteht ein Ruhetremor, der sich, anders als der Parkinson-Tremor, bei Intention verstärkt. Es ist wichtig, diese neurologischen Symptome zu kennen, damit man sich nicht auf die Diagnose einer luischen Krankheit des Nervensystems festlegt, obwohl die serologischen und Liquorverhältnisse normal sind.

Der **Verlauf** ist unaufhaltsam progredient. Die Sprache verarmt immer mehr, bis zu bestimmten Verfallsformen: Stereotype Wiederholung von Redensarten oder Worten, *Echolalie* = automatenhaftes oder reflektorisches Wiederholen von Worten oder Sätzen, die der Kranke gehört hat, *Neologismen* bis zum Kauderwelsch und schließlich *Logoklonien* = rhythmisches, sinnloses Wiederholen einzelner Silben. Nach längerer Krankheitsdauer geht den Kranken das Sprachverständnis ganz verloren. Auch das sinnlose, rhythmische Gemurmel, das ein letzter Rest des expressiven Sprachvermögens war, kann völlig versanden. Manchmal führen die Patienten nur noch stumme, rhythmische Bewegungen der Sprechmuskulatur aus.

Die stets gleichförmigen, automatenhaften *Iterationen* zeigen sich auch in der Motorik: Die Kranken führen stereotyp Wischbewegungen, Nesteln, Zupfen, Reiben, Pendelbewegungen des Kopfes, Kletterbewegungen aus, die man als freigesetzte angeborene motorische Schablonen auffaßt (s.S. 123).

Im *Endstadium* liegen die Patienten mit extrapyramidalen Kontrakturen ständig im Bett. Sie sind zu keiner menschlichen Kommunikation mehr fähig, lassen unter sich und stoßen gelegentlich spontan oder reflektorisch ein unartikuliertes Brüllen aus. Der Tod tritt durch hypostatische Pneumonie oder infolge Infektion von Decubitalgeschwüren ein.

Die entscheidenden Symptome im *Frühstadium* sind:

1. Störung der Merkfähigkeit und Orientierung,

2. „verwaschene" neuropsychologische Herdsymptome (Aphasie, Apraxie usw.),

3. lange Zeit gut erhaltene Persönlichkeit.

Die **Ätiologie** ist bisher nicht bekannt. Einer kleinen Zahl von erblichen Fällen stehen viele sporadische gegenüber. Exogene Faktoren haben keine nennenswerte Bedeutung. Eine slow-Virus-Ätiologie wird diskutiert.

Eine verläßlich wirksame **Therapie** gibt es nicht. Unter der Hypothese, daß Abspeicherung neuer Informationen, Aufmerksamkeit, Motivation und möglicherweise noch andere psychische Vorgänge von der Aktivität cholinerger Systeme abhängen, hat man eine Behandlung mit Lecithin versucht. Sie hat aber bei ausgedehnten Untersuchungen keinen Erfolg gebracht. Man soll versuchen, durch körperliche Übung die Bettlägerigkeit so lange wie möglich hinauszuschieben. Wenn die Beschäftigungsunruhe überhand nimmt, muß man die Kranken durch Prothiphendyl (Dominal, 20–80 mg), Clomethiazol (3–6 Dragées), Butyrophenon (Haldol) oder ein ähnliches Mittel dämpfen. Mit dem Fortschreiten der Krankheit kann man oft die Unterbringung auf einer geschlossenen Abteilung nicht umgehen.

Differentialdiagnose

1. *Picksche Atrophie*. Hier stehen anfangs die Persönlichkeitsveränderungen und beim „Schläfenlappen-Pick" die Sprachstörungen ganz im Vordergrund, während Demenz erst im späteren Verlauf eintritt.

2. *Arteriosklerotische Hirnatrophie* (s. oben).

XV. Stoffwechselbedingte dystrophische Prozesse des Zentralnervensystems

1. Funikuläre Spinalerkrankung

Bei *Mangel an Vitamin B*$_{12}$ (= extrinsic factor), gleich welcher Ursache, kann es zu einem degenerativen Entmarkungsprozeß des Rückenmarks kommen. Diese *funikuläre Spinalerkrankung* ist die häufigste Stoffwechselkrankheit des ZNS. Sie beruht in erster Linie auf dem Fehlen von „intrinsic factor" bei essentieller *perniziöser Anämie,* nach Gastrektomie bei alkoholbedingter Gastritis (s.S. 340) oder bei Magencarcinom. Andere, wesentlich seltenere *Ursachen* sind: mangelnde Resorption von Bitamin B$_{12}$ bei Dünndarm-Resorptionsstörungen, relative B$_{12}$-Avitaminose bei der sog. Schwangerschaftsperniciosa, Zerstörung des Vitamins durch bakterielle Fehlbesiedelung beim Syndrom der „blinden Schlinge", ferner durch Medikamente verursachter B$_{12}$-Mangel nach Hydantoinen, Primidon, Phenobarbital, Phenylbutazon, Nitrofurantoin, Zytostatika, PAS, Calcium bindende Substanzen. Wir besprechen die Krankheit hier im Zusammenhang mit der perniziösen Anämie, die sie in etwa 60% der Fälle kompliziert. Es handelt sich um eine Autoimunkrankheit. Die Symptomatik folgt dem Einsetzen des B$_{12}$-Mangels mit großer Verzögerung, weil die körpereigenen Depots etwa 2 Jahre lang ausreichen.

Eine identische Symptomatik kann bei dem seltenen Folsäuremangel auftreten.

Symptomatik und Verlauf

Die Krankheit setzt im mittleren oder höheren Lebensalter ein. Sie entwickelt sich subakut innerhalb weniger Wochen und Monate oder langsam progredient. *Schübe und Remissionen kommen nicht vor.* Die Symptome werden vom Befall der Hinterstränge, der Kleinhirnseitenstränge und der Pyramidenseitenstränge bestimmt.

Ein Teil der Patienten klagt zunächst über *brennende, unangenehme Mißempfindungen* in den Füßen und Händen, die sich später auch auf die Unterschenkel und Unterarme ausbrei-

ten. Andere bemerken als Initialsymptom eine *abnorme Ermüdbarkeit* beim Gehen. Mit dem Fortschreiten der Krankheit bildet sich dann eine *Paraparese der Beine mit sensibler Ataxie* aus. Diese ergreift in geringerem Maße auch die Arme, so daß Schreiben und andere feine Verrichtungen erschwert sind. Die *Blasenentleerung* ist gelegentlich nach Art der Retentio urinae gestört. Ganz ausnahmsweise kommen auch *atrophische Paresen* der kleinen Handmuskulatur und der Wadenmuskulatur vor. Man soll in diesen Fällen jedoch die Diagnose zunächst in Frage stellen. Unbehandelt führt die Krankheit in wenigen Jahren zur partiellen Querschnittslähmung.

Der **Untersuchungsbefund** kann, je nach der Verteilung des Prozesses auf die Längenausdehnung und den Querschnitt des Rückenmarks, sehr mannigfaltig sein. Meist besteht eine diffuse *Schwäche der Gliedmaßen* ohne Bevorzugung einzelner Muskelgruppen. Der *Muskeltonus* ist schlaff oder spastisch. Unabhängig davon sind die *Eigenreflexe* bald gesteigert, bald nicht auslösbar. Fast immer sind *pathologische Reflexe* zu erhalten, auch in solchen Fällen, bei denen die Eigenreflexe fehlen. Regelmäßig sind die *Lagewahrnehmung* gestört und die Vibrationsempfindung herabgesetzt oder aufgehoben. Oft sind auch die übrigen sensiblen Qualitäten beeinträchtigt.

Im Gegensatz zur Multiplen Sklerose sind die *Bauchhautreflexe* nur in 12–15% der Fälle erloschen. Nystagmus und skandierende Sprache treten nicht auf, Augenmuskellähmungen und Opticusatrophie gehören zu den Seltenheiten. In manchen Fällen ist bei Patienten mit fehlenden Eigenreflexen und peripher angeordneten Sensibilitätsstörungen die motorische und sensible *Nervenleitungsgeschwindigkeit* vermindert (s. unten pathologisch-anatomische Befunde). Der *Liquor* ist normal oder enthält nur eine geringe Eiweißvermehrung.

Nicht wenige Patienten sind affektiv oder im Antrieb gestört oder bekommen, auch ohne Perniziosa, eine exogene Psychose vom paranoiden, amentiellen oder deliranten Typ.

Internistische Befunde

Die Huntersche Glossitis ist nur sehr selten zu finden.

Die funikuläre Spinalerkrankung kann der megalocytären Anämie vorangehen, deshalb darf man die Diagnose nicht von den typischen Befunden der Blutkrankheit abhängig machen. Dagegen ist die *histaminrefraktäre Anacidität praktisch obligat:* Nur in 1% der Fälle findet man freie HCl. Verbreitet ist der Nachweis einer B_{12}-*Resorptionsstörung* durch den *Schilling-Test* mit oral zugeführtem radioaktiv markierten Kobalt-Vitamin B_{12} (0,5 µCi Cobalt-57 Cyancobalamin). 2 Std später werden $1000\,\gamma$ nicht radioaktives Vitamin B_{12} intramuskulär injiziert, um zu verhindern, daß sich die geringe injizierte Menge der radioaktiv markierten Substanz im Körper „verliert" und um sie mit zur Ausscheidung zu bringen („Flush-Injektion"). Die Resorptionsstörung ist nachgewiesen, wenn

1. beim ersten Versuch weniger als 5–8% des markierten Vitamins im Urin erscheinen und

2. beim zweiten Versuch mit gleichzeitiger Gabe von „intrinsic factor" die Ausscheidung normale Werte erreicht.

Kobalt-Cyankobalamin ist jedoch ein in der Nahrung nicht vorkommendes Artefakt. Seine Absorption ist nicht repräsentativ für die Resorbierbarkeit in der Nahrung vorkommenden B_{12}-Coenzyme. Der Schillingtest ist häufig falsch negativ. Auch die Bestimmung des Vitamin B_{12}-Spiegels im Blut kann fälschlich normale Befunde ergeben, wenn kommerzielle Radio-B_{12}-Isotopenverdünnungstests verwendet werden.

Fehlt die Bestätigung durch die Laboruntersuchungen, muß man auf Folsäuremangel untersuchen. Liegt auch dieser nicht vor, muß man die Diagnose revidieren oder ex juvantibus zu einer Diagnose kommen.

Pathologisch-anatomische Befunde

Die Veränderungen sind fast ganz auf das Rückenmark beschränkt. Man findet anfangs multiple, unscharf begrenzte *Entmarkungsherde* in den Hintersträngen, den Kleinhirnseitensträngen und Pyramidenseitensträngen. Diese fließen beim Fortschreiten des Prozesses zu schwammartigen *(„spongiösen") Lückenfeldern* zusammen, die die Grenzen der einzelnen Stränge überschreiten. Zunächst gehen nur die Markscheiden, später auch die Achsencylinder zu-

grunde. Das histologische Bild wird dann durch sekundäre Wallersche Degeneration kompliziert. Schließlich kommt es zur gliösen Vernarbung (Sklerose).

Hals- und Brustmark sind stärker als die unteren Abschnitte des Rückenmarks betroffen. Die Veränderungen erstrecken sich nach rostral nur bis zur Höhe der Hinterstrangkerne und der Pyramidenkreuzung. In geringem Maße finden sich spongiöse Herde auch im Marklager des Großhirns und im Fasciculus und Tractus opticus. Die graue Substanz ist nur gering betroffen. Auch an den peripheren Nerven findet man Markscheidenzerfall ohne Axondegeneration. Diese peripheren Veränderungen sind reversibel.

Die **Pathogenese** ist noch nicht aufgeklärt. Die Rolle des Vitamin B_{12} bei der Synthese der Ribonucleinsäuren kann nicht der wesentliche Faktor sein, da das Substrat der Krankheit nicht eine Degeneration der *Nervenzellen,* sondern der *Markscheiden* ist. Man kann also nur eine Störung im Kohlenhydrat- und Fettstoffwechsel vermuten.

Therapie

Frühzeitige Behandlung mit B_{12}-Präparaten kann den degenerativen Prozeß zum Stillstand und in vielen Fällen zur Rückbildung bringen. Sobald eine nennenswerte Degeneration von Achsencylindern vorliegt, darf *keine Heilung* mehr erwartet werden. Es wird empfohlen, 20 Wochen lang jeweils einmal pro Woche 500 µB_{12} zu geben. Als Erhaltungstherapie gibt man dann alle 1–2 Monate jeweils einmal 500 µg Aquokobalamin i.m. Höhere B_{12}-Dosen und häufigere Injektionen führen nur zu rascher Harnausscheidung aus dem mit B_{12} gesättigten Organismus, allerdings stellt die Industrie kaum noch niedrig dosierte B_{12}-Präparate her.

Differentialdiagnose

1. Die wichtigste Differentialdiagnose ist gegen die chronisch-progrediente spinale Verlaufsform der **Multiplen Sklerose** zu stellen. Zur Abgrenzung dienen folgende Kriterien: Die Paraesthesien sind bei M.S. weniger schmerzhaft als bei f.Sp. Die BHR sind bei M.S. in 75%, bei f.Sp. nur in 12–15% erloschen. Blasenstörungen sind bei M.S. häufig, bei f.Sp. selten. Inkontinenz kommt bei f.Sp. nicht vor. Die Eigenreflexe sind bei M.S. nicht erloschen. Cerebellare Ataxie und Augenmuskellähmungen gehören nicht zum Bild der f.Sp. Die Differentialdiagnose kann

schwierig sein, wenn eine retrobulbäre „Neuritis" durch B_{12}-Mangel vorliegt, die man früher irrtümlich als „Tabak-Alkohol-Amblyopie" bezeichnete und durch die heute unhaltbare sog. Cyanid-Hypothese erklären wollte. Alkoholiker haben häufig eine B_{12}-Resorptionsstörung. Über die Laborbefunde siehe die entsprechenden Abschnitte.

2. Bei chronischer **Polyneuritis** sind die Lähmungen auf distale oder proximale Muskelgruppen beschränkt und nicht so diffus verteilt wie bei f. Sp. Atrophien sind bei Polyneuritis meist zu finden, bei f. Sp. sind sie extrem selten. Pyramidenzeichen kommen bei Polyneuritis selbstverständlich nicht vor. Die Mißempfindungen und sensiblen Ausfälle gestatten keine verläßliche Differenzierung. Im Zweifel entscheiden Elektromyographie und -neurographie und die Laborbefunde.

3. Tabes dorsalis. Die Paraesthesien sind bei Tabes nicht so schmerzhaft, dagegen gibt es bei f. Sp. keine lanzinierenden Schmerzen und keine Kältehyperpathie am Rumpf. Die Tabes bleibt stets ohne Pyramidenzeichen, die f. Sp. ohne Pupillenstörungen, sofern sie nicht durch eine Wernicke-Encephalopathie (s.S. 341) kompliziert ist. Blut- und Liquorbefunde entscheiden die Diagnose.

4. Die Kombination von Hypotonie der Beine mit positivem Babinski und Störung der Tiefensensibilität ist auch für die **Friedreichsche Heredoataxie** (s.S. 395) typisch. Diese Krankheit tritt aber im Kindesalter auf, entwickelt sich wesentlich langsamer als die f. Sp. und führt später auch zu *cerebellarer* Ataxie und Wirbelsäulenveränderungen.

5. Die **paraneoplastische** kombinierte Strangdegeneration tritt ohne B_{12}-Resorptionsstörung auf.

2. Hepatolenticuläre Degeneration (M. Wilson)

Die seltene Krankheit beruht auf einer autosomal-rezessiv *erblichen Störung des Kupferstoffwechsels* mit pathologischer Ablagerung von Kupfer in der Leber, in bestimmten Regionen des Gehirns und in der Cornea. Männer erkranken häufiger als Frauen. In den betroffenen Familien läßt sich die Stoffwechselstörung auch bei Personen nachweisen, die keine hepatischen oder neurologischen Symptome zeigen.

Symptomatik und Verlauf

Die Krankheit setzt bevorzugt zwischen dem 15. und 20. Lebensjahr ein (Extremwerte um 4 Jahre und 40 Jahre). Häufig geht den ersten psychiatrisch-neurologischen Beschwerden ein febriler Ikterus voraus.

Psychisch werden die Patienten zunächst affektlabil, reizbar, aggressiv und unstet. Im späteren Verlauf verfallen sie einer stumpfen oder euphorischen Demenz.

Die *extrapyramidale Bewegungsstörung* hat meist den Charakter eines akinetisch-rigiden Parkinson-Syndroms. Es treten aber auch choreatische, athetotische und dystonische Hyperkinesen auf. Sehr charakteristisch ist eine extrapyramidale Pseudobulbärparalyse (s.S. 87) mit dysarthrischer Sprechstörung, Schluckstörung und Ausbrüchen von pathologischem Lachen und Weinen oder Schreianfällen.

Im Laufe der Jahre läßt die rigide Erhöhung des Muskeltonus wieder nach, und es entwickelt sich eine *cerebellare Bewegungsstörung* mit Nystagmus, skandierender Sprache und einem charakteristischen, unregelmäßigen *Wackeltremor* (flapping tremor, Flügelschlagen). Er stellt sich bei jeder Haltungsinnervation ein und nimmt bei Intentionsbewegungen zu. Läßt man die Patienten die gestreckten Arme vorhalten, geraten diese in ein grobes, ausfahrendes Wackeln, dessen Exkursionen in irregulären Intervallen immer stärker werden, je länger die Haltungsinnervation beibehalten wird. Das Wackeln ist arrhythmisch. Abhängig von der Schwere der Krankheit, beginnt es an den Fingern, ergreift auch die Handgelenke und mehr proximal auch die Ellenbogen- und Schultergelenke. Es tritt auch an den Füßen und Beinen auf.

In wenigstens 60% der Fälle findet man den pathognomonischen *Kayser-Fleischerschen Hornhautring*. Dies ist ein 1–2 mm breiter bräunlich-grüner Streifen an der Peripherie der Hornhaut in der Descemetschen Membran, der bei durchfallendem Licht gold-gelb aufleuchtet. Er ist manchmal erst unter der Spaltlampe zu erkennen. Die Pigmentierung beruht auf Kupfereinlagerung.

Der *Liquor* ist nicht pathologisch verändert, das EEG bleibt uncharakteristisch. *Internistisch* findet sich in der Mehrzahl der Fälle eine grobknotige Lebercirrhose mit Stauungsmilz. Der

Wert der sog. Leberfunktionsproben ist, mit Ausnahme der Transaminasen, gering. Wichtig ist dagegen eine Erhöhung des Leberkupfers im Blindpunktat auf $\sim 500\gamma/1$ g Trockensubstanz.

Der *Verlauf* ist in schweren Fällen tödlich. Die Krankheitsdauer beträgt in der Regel nur wenige Jahre (Grenzwerte 5–6 Monate und 3–4 Jahrzehnte). Der Tod erfolgt in akuten Fällen an gelber Leberatrophie, bei chronischem Verlauf an Dekompensation der Lebercirrhose.

Biochemische Befunde

Im *Serum* ist der Cu-Spiegel abnorm erniedrigt (11,02 μmol/l). Pathologisch vermindert ist auch das Coeruloplasmin, ein Globulin aus der α-Fraktion. Man findet Werte unter 0,20 g/l bei der immunologischen Bestimmung (unter 30 U/l enzymatisch).

Im *Urin* wird Kupfer in einer Menge um 200–800 γ/24 Std und mehr ausgeschieden (Normalwerte bis 0,80 μmol/die). Daneben besteht eine pathologische Ausscheidung von Aminosäuren, auch von solchen, die normalerweise nicht im Urin erscheinen. Sie beruht auf mangelhafter Rückresorption in den durch Kupferablagerung geschädigten Nierentubuli.

Pathologisch-anatomische Befunde

Am Gehirn ist bereits makroskopisch eine bräunliche bis ziegelrote Verfärbung und *Schrumpfung des Corpus striatum* mit Zerfallsherden zu erkennen. Mikroskopisch findet man einen *Status spongiosus* mit Lückenfeldern und pathologischer Gefäßwucherung vor allem im Putamen, geringer auch in den übrigen Stammganglien und im Nucleus dentatus des Kleinhirns. Sekundär ist das Brachium conjunctivum degeneriert. Im Putamen und in der cirrhotisch veränderten Leber ist Kupfer in größeren Mengen gespeichert.

Pathogenese

Die Krankheit beruht auf einem genetisch bedingten Enzymdefekt, infolgedessen *kein funktionstüchtiges Coeruloplasmin* gebildet wird. Physiologischerweise wird das aus dem Darm resorbierte Kupfer im Serum zu über 90% an Coeruloplasmin gebunden. Steht dieser Eiweißkörper nicht zur Verfügung, kann das Kupfer nur eine lockere Ersatzbindung an Albumin eingehen. Aus dieser wird es zum Teil von Proteinen in den Stammganglien und der Leber aufgenommen, zum Teil durch den Urin ausgeschieden. Die pathologische *Cu-Ablagerung im Ge-* *hirn* und in der *Leber* führt zur Degeneration vor allem des Linsenkerns und zur Lebercirrhose. Diese hat eine Verminderung der Albuminproduktion zur Folge, wodurch sekundär auch die Ersatzbindung des Kupfers beeinträchtigt wird.

Therapie

Die Therapie hat eine Normalisierung der Kupferbilanz zum Ziel. Man gibt kupferarme Diät und fördert die Kupferausscheidung durch *D-Penicillaminhydrochlorid,* einen Metaboliten des Penicillins (bis zu 4 g Trolovol initial, Erhaltungsdosis 1 g/die). Die Metallbindung erfolgt über lösliche Chelatkomplexe. Wenn diese Behandlung erfolgreich ist, kann man außer der klinischen Besserung auch einen Rückgang des Hornhautringes erkennen. Nach der Natur des Leidens muß die Therapie lebenslang erfolgen. Nebenwirkungen sind: toxische Ageusie, Hautausschlag, Fieber, Leukopenie und Thrombocytopenie. Sie treten in den ersten 3–6 Wochen der Behandlung auf. In diesen Fällen soll man das Mittel absetzen, vorübergehend Corticoide geben und die Therapie langsam wieder aufbauen. Dabei soll Vitamin B_6 nützlich sein. Auch Familienmitglieder, die lediglich eine positive Kupferbilanz haben, sollen mit Diät und Penicillamin behandelt werden.

Die Steigerung der Kupferausscheidung durch D-Penicillamin wird in zweifelhaften Fällen auch als *Provokationstest* zur Sicherung der Diagnose verwendet.

Differentialdiagnose

1. *Multiple Sklerose.* Bei hepatolentikulärer Degeneration ist der Nystagmus meist nur gering, der Tremor hat die oben beschriebenen Charakteristika. Pyramidenbahnzeichen und Blasenstörungen sind selten, die BHR bleiben erhalten. Extrapyramidale Symptome kommen bei M.S. nicht vor.

2. *Chorea Huntington* und systematische *Kleinhirnatrophien* lassen sich durch das Lebensalter und die Begleitsymptome leicht abgrenzen.

3. Die psychischen Auffälligkeiten und die uncharakteristische Bewegungsstörung können im Anfangsstadium der Krankheit leicht dazu verleiten, eine *psychogene Symptombildung* anzunehmen. Da die Lebercirrhose im Anfangsstadium noch nicht nachweisbar sein muß, kann diese Fehldiagnose nur durch die biochemischen Untersuchungen vermieden werden.

3. Hepato-portale Encephalopathie

Unter diesem Oberbegriff werden neurologische und psychiatrische Störungen bei chronischen Leberkrankheiten zusammengefaßt, die auf einer mangelnden Entgiftungsfunktion der Leber bei portocavalem Shunt beruhen (s.u.).

Symptomatik und Verlauf

Das klinische Syndrom ist durch die *Trias:* psychische Veränderung, flapping-tremor der Arme, abnormes Hirnstrombild gekennzeichnet.

Psychopathologische Veränderungen. Langsam zunehmend, stellen sich Müdigkeit, emotionelle Labilität, depressive Verstimmung, Störung im Schlafrhythmus und Nachlassen von Antrieb und Auffassung ein. Das Vollbild ist durch Bewußtseinstrübung bis zum Stupor oder ein delirantes Syndrom gekennzeichnet (s.S. 307). Im Endstadium bildet sich ein Koma aus.

Neurologisch ist besonders der sog. flappingtremor der Arme und Beine charakteristisch, der als „Flügelschlagen" auf S. 331 beschrieben ist. Weiter findet man Rigor der Muskulatur, gelegentlich extrapyramidale Hyperkinesen, besonders im Gesicht, artikulatorische Sprechstörung, Reflexsteigerung und Enthemmung von Greifreflexen der Hand und des Mundes (s.S. 123 ff). Ein sehr feiner Indikator für die Beeinträchtigung der Bewegungskoordination ist die *Handschrift.* Polyneuritische Symptome sind selten.

Das *EEG* zeigt keine spezifischen Veränderungen, ist aber für die Beurteilung von Schweregrad, Entwicklungstempo und Prognose von größtem Nutzen. Bei *akuter* hepato-portaler Encephalopathie findet man das Kurvenbild stets entsprechend dem klinischen Schweregrad leicht, mäßig oder schwer pathologisch verändert. Das EEG ist allgemeinverändert und enthält eine symmetrische abnorme Rhythmisierung im Frequenzbereich der α-, Zwischen- oder δ-Wellen. Vergleichsuntersuchungen lassen Besserung oder Verschlechterung des Zustandes gut erkennen. Im chronischen, irreversiblen Stadium der lebertoxischen Hirnschädigung hat sich das EEG wieder normalisiert. Man muß also bei einem schweren psychopathologischen und neurologischen Syndrom mit normalem EEG die Prognose absolut infaust stellen. Diese Bezeichnung gilt übrigens für alle Arten von umschriebener oder diffuser Hirnschädigung.

Biochemische Befunde. Im Serum findet man vor allem eine Erhöhung von Bilirubin auf das drei- bis achtfache des Normalen, γ-Globulin (30–50 rel.-%) und, je nach Schwere der Lebercirrhose, eine Verminderung der Cholinesteraseaktivität unter 1 500 mU/ml, pathologische Gerinnungswerte und Erhöhung des Ammoniak über 200 γ-%.

Pathophysiologie

Voraussetzung für die Encephalopathie ist die Ausbildung eines *Kollateralkreislaufes* mit intra- und extrahepatischen porto-cavalen Anastomosen. Über diese Kollateralen, die bei Lebercirrhose sich entweder spontan bilden oder operativ zur Vermeidung von Varicenblutungen angelegt werden, erreichen toxische Substanzen aus dem Darm den großen Kreislauf und damit das Gehirn, ohne in der Leber entgiftet zu sein. In erster Linie handelt es sich um Ammoniak, der unter der Einwirkung von Darmbakterien aus stickstoffhaltigen Nahrungsbestandteilen gebildet wird. Der Ammoniak wirkt nicht nur direkt toxisch, sondern er führt durch gesteigerte Glutaminbildung zum Mangel an α-Ketoglutarsäure im Citronensäurecyclus und damit zu einer Beeinträchtigung der aeroben Glykolyse. Neben dem Ammoniak spielen aber auch toxische Spaltprodukte des Aminosäurestoffwechsels eine Rolle, die zur Hemmung der Decarboxylierung wichtiger Aminosäuren führen.

Therapie

Entsprechend wird zur Behandlung die Eiweißzufuhr anfangs unterbunden und später stark reduziert, außerdem zerstört man die Darmflora durch *oral* gegebene Antibiotica wie Neomycinsulfat (Humatin 4 g/die). Bei hohem Ammoniakspiegel ist Hämodialyse oder Austauschtransfusion angezeigt. Zur Förderung kohlenhydratabbauender Bakterien wird die Zugabe von Lactulose empfohlen.

4. Neurologische Symptome bei akuter und chronischer Niereninsuffizienz

Beim akuten und chronischen Nierenversagen, aber auch als Komplikation der Dialysebehandlung können Symptome von seiten des zentralen und peripheren Nervensystems auftreten.

a) Akutes Nierenversagen

Psychopathologisch kommt es zur Bewußtseinstrübung bis zum Koma und zu exogenen Psychosen, vor allem vom deliranten Typ (s.S. 307). Neurologisch können epileptische Anfälle auftreten, wie sie auch von der Eklampsie bekannt sind. Flüchtige Halbseitensymptome (Lähmungen, Hemianopsie) werden auf vorübergehende Durchblutungsstörungen zurückgeführt. Akute Amaurose soll auf Ischämie im Versorgungsgebiet der Aa. cerebri posteriores infolge Hirnödem mit Einklemmung der Arterien im Tentoriumschlitz (s.S. 159) beruhen.

Die Eigenreflexe sind entweder gesteigert, besonders bei Hyperkaliämie, oder abgeschwächt bis erloschen, dies bei Hypernatriämie. Dabei liegt nicht notwendig eine Polyneuropathie vor, sondern es handelt sich um eine Membranstoffwechselstörung. Fasciculäre Zuckungen dagegen zeigen eine Funktionsstörung des peripheren motorischen Neurons an.

Ähnlich wie bei der hepato-portalen Encephalopathie kann ein „flapping-tremor" auftreten.

Das EEG zeigt, wie bei jeder Stoffwechselstörung, Allgemeinveränderung und abnorme Rhythmisierung der Hirnstromtätigkeit, etwa in Abhängigkeit von der Schwere des Syndroms.

b) Chronisches Nierenversagen

Die Symptome sind hier weniger dramatisch: Kopfschmerzen, Stimmungsschwankung, vor allem zur Seite des Depressiven, reizbare Leistungsschwäche, Merkstörungen und schlechter Schlaf. Neurologisch sind epileptische Anfälle weit häufiger als beim akuten Nierenversagen. Sie werden auf vasculäre Hirnschädigung bei der oft extremen arteriellen Hypertonie zurückgeführt. Interessanterweise treten die Anfälle stets im Zustand der metabolischen Acidose auf, die sonst (s.S. 210) der Manifestation epileptischer Anfälle entgegenwirkt. Die Acidose ist jedoch metabolisch partiell kompensiert, dagegen liegen andere anfallsbegünstigende Faktoren vor: hypertonische Krisen, Überwässerung des ZNS, Hypocalcämie (s.S. 210).

Nicht selten entwickelt sich beim chronischen Nierenversagen eine sensomotorische Polyneuropathie, die distal symmetrisch an den Beinen beginnt.

Pathophysiologie

Die zentralnervösen Symptome hängen nicht so sehr von einzelnen harnpflichtigen Substanzen und auch nicht absolut von der Schwere, sondern vor allem von der Akuität der Niereninsuffizienz ab. Bei gleichen Serumwerten etwa von Kreatinin oder Harnstoff sind die neurologischen Symptome schwer, wenn die renale Funktionsstörung plötzlich eingesetzt hat und unbedeutend, wenn die Nierenfunktion nur langsam dekompensiert ist. Auch kann bei gleichbleibender Retention harnpflichtiger Substanzen das neurologische Syndrom erheblich variieren.

Man kann also aus den Serumkonzentrationen keine unmittelbaren Schlüsse auf zentralnervöse Störungen ziehen, zumal die Blut-Hirnschranke bzw. Blut-Liquorschranke das ZNS gegenüber verschiedenen, auch toxisch wirkenden Stoffwechselprodukten in unterschiedlicher Weise abschirmen.

Dysequilibriumsyndrom bei Dialysebehandlung

Bei Hämodialyse werden osmotisch wirksame Substanzen, in erster Linie Harnstoff, rasch aus dem Blutkreislauf entfernt. Die Elimination des Harnstoffs aus dem Liquor und dem nervösen Gewebe kann damit nicht Schritt halten. Dies führt nicht selten dazu, daß osmoregulativ Wasser in das ZNS und in die peripheren Nerven einströmt. Bei der protrahiert verlaufenden Peritonealdialyse ist diese Komplikation seltener.

Klinisch kommt es zu Kopfschmerzen, psychotischen Episoden, Reflexdifferenzen, zentralen Lähmungen und epileptischen Anfällen. Im *EEG* finden sich viele triphasische Wellen.

Dialyse-Encephalopathie

Selten tritt bei Patienten, die über lange Zeit hämodialysiert werden, eine progrediente und letal endende Encephalopathie auf. Die Symptomatik wird durch Sprech- und Sprachstörungen bis zum Mutismus, Perceptionsstörungen, Erregungszustände und Verwirrtheit und auch paranoid-halluzinatorische Psychosen beherrscht. Neurologisch treten Myoklonien und flapping-Tremor auf, gelegentlich auch focale oder generalisierte epileptische Anfälle. Das EEG zeigt bilateral synchrone Ausbrüche hochgespannter langsamer Wellen, auch bi- oder triphasische Wellen.

Die Hypothese einer Aluminiumschädigung durch die Dialyseflüssigkeit wird nicht von allen Autoren akzeptiert. Eine kausale Therapie ist nicht möglich.

Nephrogene Polyneuropathie

Die Krankheit beginnt oft mit dem Syndrom der „restless legs", d.h. einer Unfähigkeit, die Beine im Liegen ruhig zu halten bei unangenehmen Mißempfindungen in den distalen Abschnitten der Beine. Im Initialstadium sind auch Muskelkrämpfe der Beine häufig. Es folgen Paraesthesien, distal betonte Schwäche, Verminderung des ASR, später des PSR, womit die zentralnervös bedingte Reflexsteigerung an den Armen eindrucksvoll kontrastieren kann. Hirnnervenlähmungen sind sehr selten, proximale Paresen kommen praktisch nicht vor.

Im *EMG* findet man als Zeichen des chronischen Verlaufes Symptome der Denervierung und der Reinnervation nebeneinander. In den meisten Fällen ist die Nervenleitgeschwindigkeit besonders stark verlangsamt, so daß man hier eine Stoffwechselstörung der Schwannschen Zellen annehmen muß. Diese Interpretation wird durch die geringe Ausprägung von Schwäche und Muskelatrophien in solchen Fällen gestützt.

Die nephrogene Polyneuropathie tritt vor allem bei chronischer Niereninsuffizienz, aber auch beim akuten Nierenversagen und innerhalb eines Dysequilibriumsyndromes auf. Sie ist gewöhnlich früher zu beobachten als die zentralnervösen Komplikationen der Nierenfunktionsstörung. Ursache der Polyneuropathie soll nicht nur die Wirkung von Uraemie-Toxinen, sondern auch die Blockierung bestimmter Enzyme, z.B. der Pyruvat-Carboxylase sein.

Im ganzen ist die Pathogenese der nephrogenen Polyneuropathie noch nicht ganz aufgeklärt. Sie tritt gewöhnlich bei einem Serum-Kreatininspiegel über 6–8 mg-% auf, besonders wenn gleichzeitig eine Oligurie oder Anurie besteht.

5. Gruppe der Leukodystrophien

Leukodystrophien sind selten. Sie treten meist familiär, bei mehreren Geschwistern oder anderen Familienmitgliedern auf. Dennoch läßt sich Erblichkeit oft nicht nachweisen.

Das **pathologisch-anatomische Substrat** ist eine fortschreitende, diffuse, symmetrische Markscheidendestruktion mit reaktiver Gliawucherung, vor allem im Marklager des Großhirns und in den Kleinhirnhemisphären. Besonders schwer sind die *corticospinalen Bahnen* befallen. Regelmäßig sind auch *Fasciculus und Tractus opticus* ergriffen. Entzündliche Veränderungen finden sich nicht.

Nach histologischen und histochemischen Kriterien werden mehrere Formen unterschieden. Unter diesen hat die *metachromatische Leukodystrophie,* eine Sulfatidlipidose, besonderes klinisches Interesse, weil ihre Diagnose intra vitam auch ohne Hirnbiopsie gesichert werden kann.

Die Krankheit beruht auf einem genetisch bedingten Mangel an Aktivität der *Arylsulfatase A.* Dieser Enzymmangel führt zur Speicherung von Cerebrosidsulfat in den Markscheiden des zentralen und peripheren Nervensystems, sowie in den Nierentubuli. Im Urin sind histochemisch mit Kresylviolett oder Trypaflavin metachromatische Substanzen nachweisbar. Dünnschichtchromatographisch findet man die Sulfatidausscheidung im Urin vermehrt, bei halbquantitativer Bestimmung nach AUSTIN ist die Aktivität des Enzyms Arylsulfatase A im Urin vermindert. Die Arylsulphatase A wird auch in den Leukocyten bestimmt, gemeinsam mit zusätzlichen lysosomalen Enzymen zur Referenzbestimmung. Nach *Biopsie des N. suralis* stellt sich histologisch oder elektronenoptisch ein ausgeprägter Markscheidenzerfall dar, histochemisch findet man Sulfatidablagerung in den Schwannschen Zellen und den Makrophagen des Bindegewebes. Pathognomonisch soll auch eine fehlende Kontrastdarstellung der Gallenblase bei der positiven Cholecystographie sein, die darauf beruht, daß Sulfatide auch in den submukösen vegetativen Nervengeflechten abgelagert werden.

Symptomatik und Verlauf

Die neurologischen Symptome setzen gewöhnlich im *Säuglings-* oder im *frühen Kindesalter* ein, d.h. in einer Periode, in der die Markreifung stattfindet. Die Kinder fallen zunächst dadurch auf, daß ihre geistige und motorische Entwicklung stehen bleibt. Dann bildet sich, chronisch fortschreitend, die *typische Trias* aus: doppelseitige, spastische Lähmungen, doppelseitige Opticusatrophie mit Blindheit und Demenz. Je nach der Lokalisation treten weitere Symptome einer Leitungsunterbrechung hinzu: Nystagmus, Taubheit und Ataxie, extrapyramidale Hyperkinesen, epileptische Anfälle und – bei etwas älteren Kindern – neuropsychologische Störungen, wie Aphasie oder Apraxie.

Der Befall der *peripheren Nerven* bei *metachromatischer Leukodystrophie* bringt zwei Besonderheiten mit sich: Trotz spastischer Lähmung fehlen oft die Eigenreflexe, und die Kinder leiden periodisch unter heftigsten Schmerzen. Wie bei allen Markscheidenprozessen, findet man die maximale motorische Leitungsgeschwindigkeit vermindert.

Das *EEG* ist uncharakteristisch allgemein verändert, was zur Abgrenzung von der subakuten sklerosierenden Panencephalitis wichtig ist. Der *Liquor* enthält in der Regel eine Vermehrung des Gesamteiweißes auf Werte um 1,00–2,00 g/l. Im *CCT* findet man eine symmetrische Dichteminderung der weißen Substanz im Marklager der Hemisphären. Bei weit fortgeschrittenen Verläufen zeigt das *CCT* auch eine Erweiterung der inneren und äußeren Liquorräume.

Die Prognose ist absolut infaust. Eine wirksame Therapie ist nicht bekannt. Die Krankheitsdauer beträgt wenige Monate bis einige Jahre. Sie ist im allgemeinen um so länger, je älter das Kind ist. *Im Endstadium* besteht eine *Enthirnungsstarre*, in der mit den Kranken kein Kontakt mehr möglich ist. Ähnlich wie bei anderen Formen der Decerebration (s.S. 80) können in diesem Stadium spontan oder nach sensiblen und sensorischen Reizen Streckkrämpfe auftreten. Oft kommt es auch rezidivierend zu plötzlichem Fieberanstieg.

Sehr selten erkranken auch *Erwachsene*. Sie werden zunächst durch Persönlichkeitsverfall und intellektuelle Leistungsminderung auffällig. Danach bekommen sie extrapyramidale Bewegungsstörungen, epileptische Anfälle und schwere Demenz. Die Krankheit kann über mehrere Jahrzehnte chronisch verlaufen.

Differentialdiagnose

Bei den *orthochromatischen Formen* legt die doppelseitige zentrale Lähmung die Verdachtsdiagnose einer *cerebralen Kinderlähmung* nahe. Die *metachromatische* Leukodystrophie kann wegen der anfangs schlaffen Parese der Beine und der fehlenden Eigenreflexe mit *infantiler spinaler Muskelatrophie, Muskeldystrophie* oder auch, unter Berücksichtigung der Eiweißvermehrung im Liquor, mit *Polyradiculitis* verwechselt werden. Der Verlauf erlaubt bald die Abgrenzung. Die wichtigste Differentialdiagnose ist gegen subakute sklerosierende Panencephalitis zu stellen. Sie ist auf S. 272 besprochen.

Die Poliodystrophien, d.h. die Speicherkrankheiten, die im Gegensatz zu den Leukodystrophien Störungen des Katabolismus und nicht des Anabolismus sind: amaurotische Idiotie, Niemann-Picksche-Krankheit, Gargoylismus und Morbus Gaucher werden nicht behandelt, da sie mehr in das Gebiet der Pädiatrie gehören und in der praktischen Neurologie kaum eine Rolle spielen.

XVI. Alkoholschäden und -krankheiten des Nervensystems

Vorbemerkung

Gewohnheitstrinken, Alkoholabhängigkeit und dementsprechend die Funktionsstörungen und die Krankheiten in der Folge von Alkoholmißbrauch haben in den letzten Jahren ganz erheblich zugenommen. Akute, weit mehr aber chronische Zufuhr von alkoholischen Getränken kann ein ganzes Spektrum von Syndromen und Krankheiten des Nervensystems hervorrufen, deren Kenntnis, ätiologische und pathogenetische Zuordnung heute zum Wissensstand eines jeden Arztes gehören muß. Deshalb werden Alkoholschäden und -krankheiten hier in einem eigenen Kapitel zusammengefaßt und in anderen Kapiteln, z.B. bei den Polyneuropathien, nur in einem kurzen Hinweis erwähnt.

1. Alkoholrausch

a) Einfacher Rausch

Symptomatik. Im akuten Alkoholrausch kommt es zu *psychischen Veränderungen,* die allgemein bekannt sind und die sehr stark von Art und Menge der alkoholischen Getränke, von der Situation und von der Persönlichkeit des Trinkenden abhängen. Psychopathologisch tritt in der Regel ein Exzitationsstadium auf, das bei weiterer Zufuhr alkoholischer Getränke in ein Stadium von Bewußtseinstrübung, in schwersten Fällen in Somnolenz und Koma, übergeht. Erinnerungslücken können aus jedem dieser Stadien verbleiben.

Neurologisch treten die Symptome der cerebellaren Ataxie auf, wie bei vielen anderen Intoxikationen auch: Intentionstremor, schlecht artikuliertes, seltener skandierendes Sprechen, Gang- und Standataxie, in schweren Fällen Rumpfataxie und – gewöhnlich erst bei gezielter Prüfung erkennbar – Nystagmus. Eine besondere Therapie ist nicht notwendig. Hier ist nur der Hinweis anzubringen, daß viele Medikamente, vor allem Psychopharmaka, Antiepileptika, insgesamt aber alle Pharmaka, die zentralnervöse Effekte haben, die Wirkung alkoholischer Getränke verstärken sowie durch Alkohol in ihrer eigenen Wirkung verstärkt werden.

b) Pathologischer Rausch

Schon der einfacher Rausch ist, streng genommen, eine reversible exogene Psychose. Forensische Bedeutung hat aber weit mehr der sog. pathologische Rausch.

Symptomatik. Diese Psychose setzt abrupt ein und ist gewöhnlich nur von kurzer Dauer (unter 1 Std). Sie ist durch psychomotorische Erregung von ängstlicher oder agressiver Färbung gekennzeichnet, in welcher Wutausbrüche und andere, gewöhnlich persönlichkeitsfremde Handlungen auftreten. Sie mündet in ein depressives Erschöpfungsstadium oder in Schlaf. Nach dem Erwachen besteht Amnesie. Die cerebellare Ataxie, die den einfachen Rausch charakterisiert, bleibt in der Symptomatik im Hintergrund.

Ätiologie. Diese Psychose kommt nicht durch übermäßige Zufuhr von Alkoholika, sondern durch verminderte Toleranz zustande. Man findet oft eine organische Ursache für die Alkoholintoleranz, vor allem Hirnkrankheiten aller Art, aber auch Allgemeinkrankheiten. Der pathologische Rausch soll auch im Zustand schwerer körperlicher und/oder psychischer Erschöpfung zustande kommen, ferner bei zeitlich mit dem Trinken zusammenhängender Einnahme anderer zentralnervös wirksamer Mittel. Manchmal bleiben die Entstehungsbedingungen ungeklärt.

Eine *Therapie* wird wegen der kurzen Dauer oft nicht möglich sein. Im Notfall sind Benzodiazepine (Valium) oder Butyrophenon (Haldol), beides i.v. gegeben, am Platze. Opiate sind, wie beim Alkoholdelir (s. dort), streng kontraindiziert.

2. Entziehungspsychose: Alkoholdelir

Das Delirium tremens ist die häufigste Alkoholpsychose. Es kommt so gut wie immer unter den Bedingungen der akuten Entziehung nach monate- oder jahrelanger regelmäßiger starker Alkoholzufuhr zustande. „Kontinuitätsdelirien" auf dem Höhepunkt von Trinkexzessen sind extrem selten, wenn sie überhaupt vorkommen.

Entziehungssituationen treten gewöhnlich nach Unfällen oder bei interkurrenten Krankheiten ein, infolge derer das gewohnheitsmäßige Trinken unterbrochen wird. Plötzliche und freiwillige Abstinenz ist eine seltene Ursache. Man darf als Arzt einem Trinker nicht das abrupte Absetzen alkoholischer Getränke verordnen.

Entziehungsdelirien gibt es nicht nur beim Alkoholismus, sondern auch bei chronischer Einnahme von sedierend wirkenden Medikamenten. In diesen Fällen sind die vegetativen Symptome (s.u.) gewöhnlich weniger stark ausgeprägt.

Psychopathologisch besteht das *delirante Syndrom* aus der Symptomenkombination: Vigilanzstörung, d.h. Beeinträchtigung in der Ausdifferenzierung des Verhaltens, Desorientiertheit, psychomotorische Unruhe mit meist ängstlicher Erregung, illusionäre Verkennung von Gegenständen (Lüftungsabzug → Fernsehkamera oder Infusionsständer → bedrohlicher Gegner) sowie Halluzinationen, meist visueller Natur, in denen kleine, bewegte Objekte oder Tiere, z.B. auf dem Fußboden oder auf der Bettdecke gesehen werden. Das delirante Syndrom ist ätiologisch unspezifisch. Es kommt bei vielen anderen Gehirnkrankheiten vor, z.B. nach Kopftraumen mit Substanzschädigung des Gehirns (Contusionspsychose, s.S. 307), bei Encephalitis (s.S. 262) oder bei chronischen Abbauprozessen des Gehirns (s.S. 321). Hinweise auf das Entziehungssyndrom geben Tremor und vegetative Begleitsymptome, die unten beschrieben sind.

Prodromalsymptome. Sehr häufig erfährt man von Patienten mit Alkoholdelir, daß sie bereits seit Wochen oder Monaten morgens ein Zittern der Hände hatten, das im Laufe des Tages (d.h. nach Alkoholzufuhr) wieder nachließ, ferner häufiges Schwitzen, nervöse Reizbarkeit, unruhigen Nachtschlaf, gelegentlich mit szenischen halluzinatorischen Episoden. Diese Symptomatik wird als *prädelirant* bezeichnet und kommt durch Entziehung des sedierenden Suchtmittels

während der Nachtzeit zustande. Morgendliche *Gelegenheitskrämpfe* (s.S. 209) finden sich ebenfalls häufig in der Vorgeschichte von Patienten mit chronischem Alkoholismus. Sie können auch als Serien von Grand mal-Anfällen auftreten. Diese Entziehungskrämpfe spielen in der Ätiologie der sog. Spätepilepsie quantitativ eine bedeutende Rolle (s.S. 210). Diese Feststellung darf nicht zur diagnostischen Nachlässigkeit verleiten: Auch Alkoholiker können selbstverständlich andere Hirnkrankheiten haben, die zu Anfällen führen.

Zwei bis drei Tage nach einer drastischen Verminderung oder nach Unterbrechung der Alkoholzufuhr bricht bei vielen Gewohnheitstrinkern das volle *Alkoholdelir* aus.

Symptomatik

Das oben beschriebene delirante Syndrom ist von Schreckhaftigkeit, Beschäftigungsunruhe (Zupfen auf der Bettdecke usw.), vor allem aber von einem starken, groben Zittern der Extremitäten und des ganzen Körpers begleitet, das sich bei Intentionsbewegungen, aber auch bei dem Versuch verstärkt, den Kranken mit physischer Kraft ruhig zu halten, etwa für eine Injektion.

Die Kranken sprechen fast unaufhörlich in schlecht artikulierter, fast oder ganz unverständlicher Rede vor sich hin. Sie können sich aber, wenn das Delir nicht extrem schwer ist, auf Ansprechen zuwenden und einige Sätze lang geordnet antworten. Gewöhnlich driften sie aber dann wieder in ihr fortgesetztes, unverständliches Reden ab, das keine erkennbare kommunikative Funktion hat. Eine spezielle Variante, die nicht nur beim Alkoholdelir vorkommt, ist das *Beschäftigungsdelir*. Dabei führen die Patienten fortgesetzt pantomimisch, mit nicht vorhandenen Gegenständen, Tätigkeiten aus, die meist aus ihrem beruflichen Leben stammen (Hämmern, Einpacken, Schreiben usw.).

Vegetative Begleitsymptome sind Mydriasis, Schwitzen, Rötung des Gesichtes und Kongestion der Konjunktiven, Tachykardie mit Werten um 120/min und darüber, Tachypnoe und starke Schwankungen des Blutdrucks. Die Körpertemperatur kann erhöht sein.

Im Alkoholdelir sind die Patienten, anders als in der Contusionspsychose, stark suggestibel: Sie lesen von einem nicht beschriebenen Blatt suggerierte Inhalte ab, z.B. eine Speisekarte, sie telefonieren durch das Stethoskop des Arztes oder manipulieren mit einem imaginären Faden, den ihnen der Untersucher „in die Hand gibt".

Zusatzuntersuchungen und Laborwerte tragen nur wenig zur Diagnose bei. Das EEG ist anfangs durch Bewegungsartefakte, später durch Medikamenteneffekte entstellt. Bei Patienten mit epileptischen Anfällen hat man vorübergehend steile Abläufe im Kurvenbild gefunden, ohne daß daraus prognostische Schlüsse auf die Entwicklung einer chronischen Epilepsie oder eine gesteigerte Bereitschaft zu Gelegenheitskrämpfen zu ziehen waren.

Therapie. Uns hat sich folgendes Vorgehen bewährt:

1. Im Praedelir i.v.-Infusionen von Pirazetam sowie zusätzlich Butyrophenon (Haldol) i.v., bis zu 6 Ampullen/24 Std.

2. Beruhigt sich der Patient psychomotorisch und/oder vegetativ nicht und geht das Praedelir in ein volles Delir über: Clomethiazol (Distraneurin) per Infusionem. Die Dosierung richtet sich nach der Wirkung. Clomethiazol kann zur Atemlähmung führen, daher darf die Behandlung nur unter Intensivüberwachung mit Atemfühler ausgeführt werden. Ein Frühsymptom der Überdosierung ist die Verengerung der vorher weiten Pupillen.

3. Zusätzlich ausreichende Flüssigkeitszufuhr (3000–4000 ml/24 Std, prophylaktische Digitalisierung, Vitamin B_1 (100 mg/Tag) und bei anhaltender Tachykardie Betarezeptorenblocker.

4. Nach epileptischen Anfällen 1 bis 2 Ampullen Phenytoin (Phenhydan) i.v./die für einige Tage, gleichzeitig Aufbau einer oralen Phenytointherapie, die aber bei Patienten mit Gelegenheitskrämpfen nach etwa 2–3 Wochen „ausschleichend" wieder abgesetzt werden kann.

Opiate sind wegen ihrer atemdepressorischen Wirkung kontraindiziert, und ihre Anwendung ist ein Kunstfehler. Distraneurintabletten, die häufig in Dosen von 3 bis 6 × 2/24 Std gegeben werden, sollte man vermeiden: Das Mittel ist selbst stark suchtmachend, und nicht wenige Alkoholkranke „steigen auf Distra um".

Nach Abklingen des Delirs wird der Patient einer Entziehungskur oder einer Gruppen-Psychotherapie zugeführt, und man stellt einen Kontakt zu den Anonymen Alkoholikern (AA) her, weil die Rückfallgefahr sehr groß ist.

Die *pathologisch-anatomischen* Befunde sind so uneinheitlich, daß sie hier nicht referiert werden. Selbst die von vielen Autoren postulierte Hirnschwellung ist von namhaften anderen Untersuchern nicht bestätigt worden.

3. Intoxikationspsychose: Alkoholhalluzinose

Diese Komplikation ist selten. Sie tritt nach jahrelangem schweren Alkoholabusus akut auf und ist durch psychopathologische Symptome gekennzeichnet, während die vegetativen Symptome des Delirs und das Zittern nicht zur Symptomatik gehören. Das Wachbewußtsein ist gewöhnlich klar, die Orientierung ist erhalten. Entsprechend besteht nach Abklingen der Psychose keine Amnesie. Die Patienten sind *ängstlich erregt* und haben *akustische Halluzinationen*, deren Inhalt es ist, daß in der dritten Person Schlechtes über sie („alle Schande gesagt") oder Bedrohliches gegen sie gesprochen wird. Sie schließen sich ein, verbarrikadieren ihr Zimmer („Belagerungserlebnis"). Die durch die Halluzinationen angetriebene Ängstlichkeit kann sie zu schweren Aggressions- oder auch zu Flucht- und Suizidhandlungen führen.

Verlauf. Anfangs tritt die Symptomatik nur nachts und intermittierend auf, bei fortgesetztem Trinken bricht dann akut die volle Psychose aus, die Tage, selten Wochen anhält. In 80% der Fälle klingt die akute Alkoholhalluzinose unter neuroleptischer Behandlung ab. Rückfälle sind häufig, da der Alkoholabusus fortgesetzt wird. Die Halluzinose kann in eine chronische Korsakow-Psychose (s.u.) übergehen, ganz selten löst sie eine paranoide Schizophrenie aus.

Therapie. Neuroleptika, z.B. Butyrophenon (Haldol) 1 bis 2 Ampullen i.v. oder i.m. und Einweisung in eine psychiatrische Klinik.

4. Ernährungsstörungen

a) Alkoholbedingte Polyneuropathie

Vorkommen und Ätiologie. Die Schädigung des peripheren Nervensystems setzt einen *jahrelangen Alkoholabusus* voraus. Die Art der alkoholischen Getränke (Wein, Bier, Schnaps) spielt dabei keine Rolle. Nur eine geringe Zahl der Alkoholiker bekommt eine voll ausgebildete Polyneuropathie, und auch abortive Formen sind nicht regelmäßig zu finden. Dies zeigt die Bedeutung einer *individuellen Disposition* an, die man jedoch noch nicht definieren kann.

Die Krankheit ist keine nosologische Einheit und hat keine einheitliche Ätiologie. Histologisch und vor allem elektronenoptisch findet man in einem Teil der Fälle primäre axonale Degeneration, bei anderen eine segmentale Entmarkung von ähnlicher Schwere wie bei der Polyneuritis Guillain-Barré. Entsprechend ist die Nervenleitungsgeschwindigkeit bei manchen Patienten normal, bei anderen schon im Frühstadium pathologisch verlangsamt. Akute Alkoholzufuhr führt bei einem Spiegel über $1^0/_{00}$ zu einer nachweisbaren Verlangsamung der Nervenleitgeschwindigkeit. Man nimmt an, daß ätiologisch im ersten Falle die unmittelbar toxische Wirkung des Alkohols oder seiner Metaboliten der entscheidende Faktor ist, im zweiten Fall aber Fehlernährung im weitesten Sinne die ausschlaggebende Rolle spielt. Es bestehen, auch pathologisch-anatomisch, enge Beziehungen zum Beri-Beri (z.B. alkoholische Cardiomyopathie), und in verschiedenen Untersuchungen ist ein Mangel an Vitamin B_1 nachgewiesen worden. Eine Leberfunktionsstörung, erkennbar an pathologischen Transaminasewerten, liegt meist vor. Die Syntheseleistungen der Leber müssen nicht notwendig beeinträchtigt sein. Bei Leberkrankheiten anderer Genese ist Polyneuropathie übrigens sehr selten. Andere laborchemische Zeichen des chronischen Alkoholabusus sind: Makrocytose, Thrombocytopenie und erniedrigtes Magnesium.

Symptomatik und Verlauf. Ähnlich wie bei der diabetischen Polyneuropathie, findet man ein breites Spektrum von Schweregraden. In *leichten Fällen* fehlen nur die ASR, und die Vibrationsempfindung ist an den Beinen abgeschwächt. Die elektromyographische und elektroneurographische Untersuchung hat auch bei diesen klinisch ganz leichten Fällen den typischen Befund einer Polyneuropathie ergeben. Andere Kranke klagen über Paraesthesien und Schmerzen in Füßen und Unterschenkeln und über Wadenkrämpfe. Neurologisch findet man dann häufig neben den genannten Symptomen auch distal betonte sensible Ausfälle. In *schweren Fällen* entwickelt sich innerhalb weniger Wochen, meist unter heftigen Schmerzen, das Vollbild einer Polyneuropathie, wie es später beschrieben ist. In der Regel sind *die Beine stärker als die Arme betroffen*, besonders typisch ist eine *Peronaeuslähmung*. *Sensibel* ist besonders die Lagewahrnehmung gestört, sehr selten beobachtet man *Augensymptome* (Pupillenstörungen, Amblyopie, Augenmuskellähmungen). Auch das vegetative Nervensystem ist betroffen: Heiserkeit bis Aphonie, Dysphagie, Schwitzen und

arterielle Hypotonie. Insgesamt ergeben sich große Ähnlichkeiten mit Krankheitsbild und Verlauf der *diabetischen Polyneuropathie*. Grobe Anhaltspunkte zur Differenzierung sind: beim Diabetes findet man häufiger eine erhebliche, meist asymmetrische, proximale Muskelschwäche, nächtliche Schmerzen und Paraesthesien, sowie viscerale Symptome. Störungen der Tiefensensibilität und entsprechende Gangunsicherheit sind bei der alkoholischen Polyneuropathie etwas häufiger.

Der *Liquor* bleibt normal oder zeigt eine leichte Eiweißvermehrung. Oft sind der d-Xylosetest und der Schillingtest als Zeichen der Malabsorption pathologisch (s.S. 330), oder es läßt sich ein B_1-Mangel mit dem Transcetolasetest nachweisen.

Therapie und Prognose. Die Polyneuropathie bildet sich unter Alkoholabstinenz, ausreichender Ernährung, B_1-Therapie und physikalischer Behandlung in Wochen und Monaten wieder zurück. Erfahrungsgemäß wird der Alkoholabusus danach aber fortgesetzt.

Nicht selten tritt die Polyneuropathie gemeinsam mit einer **Alkoholkrankheit des Gehirns** auf: mit Delirium tremens, Korsakow-Syndrom oder Polioencephalopathia haemorrhagica superior Wernicke (s. diese). Die Kombination von Alkohol-Polyneuropathie und amnestisch-konfabulatorischem Syndrom wurde als *Korsakowsche Krankheit* bezeichnet.

Eine wichtige **Differentialdiagnose** ergibt sich gegen die paraneoplastische cerebelläre Degeneration und Polyneuropathie (s. Kapitel XX).

b) Pachymeningeosis haemorrhagica interna

Nach leichten Kopftraumen, aber auch spontan, kann sich bei Alkoholikern in wochenlanger Entwicklung eine lamellenartig angeordnete subdurale Blutung ausbilden, die klinisch zu den Symptomen führt, die auf S. 312 für das traumatische subdurale Hämatom beschrieben sind. Wie das traumatische Hämatom, kann auch die Pachymeningeosis doppelseitig sein. Dann wird die klinische Symptomatik von Antriebsmangel und affektiver Nivellierung beherrscht, bis als erstes Symptom eine ein- oder doppelseitige Abducensparese auftritt. Als wichtiger *ätiologischer Faktor* wird Mangel an Vitamin B_1 angesehen. Bei bekanntem Alkoholabusus ist die wichtigste *Differentialdiagnose* gegen die Wernicke-Encephalopathie zu stellen.

c) Wernicke-Encephalopathie

Die Polioencephalopathia haemorrhagica (superior) ist keine nosologische Einheit, sondern ein *Syndrom,* das bei verschiedenen Krankheiten auftreten kann. Unter diesen steht der *chronische Alkoholismus* an erster Stelle. Andere Ursachen sind: Magencarcinom und chronisches Magenulcus, Hyperemesis gravidarum, Dysenterie, Mangelernährung in Gefangenenlagern, Leberzirrhose, perniziöse Anämie und schwere Infektionskrankheiten. WERNICKE hatte das Syndrom bei einem Fall von Pylorusstriktur nach Schwefelsäurevergiftung beschrieben. Bei Alkoholikern ist die Mangelernährung gewöhnlich exzessiv, wenn es zur Ausbildung einer Wernicke-Encephalopathie kommt: Manche Patienten haben für Monate oder ein ganzes Jahr keine normal zusammengesetzte Mahlzeit mehr zu sich genommen.

Symptomatik und Verlauf. Die *Kardinalsymptome* sind: Augenmuskel- und Blickparesen sowie Nystagmus, Ataxie und psychische Störungen.

Die Krankheit setzt akut ein. Unter den okulomotorischen Symptomen stehen an erster Stelle horizontaler, seltener vertikaler Blickrichtungsnystagmus, der in eine horizontale, seltener vertikale Blickparese nach oben übergehen kann. Ferner besteht in den meisten Fällen eine doppelseitige, nicht notwendig symmetrische Parese der Mm. rectus laterales, verbunden mit Strabismus convergens und häufig auch internukleärer Ophthalmoplegie. Vollständige externe Ophthalmoplegie, Ptose oder ein anderes Zeichen der partiellen Okulomotoriusparese sind die Ausnahme. Bei Fortschreiten des Krankheitsprozesses können die Pupillen eng werden (Brückenläsionen) und nur noch träge auf Licht reagieren.

Die Ataxie ist vom Typ der Rumpf-, Gang- und Standataxie, entsprechend ist das Gehen breitbeinig, wenn es überhaupt möglich ist. Die Knie-Hacken-Versuche sind stärker hypermetrisch und ataktisch als die Finger-Nasen-Versuche. Dysarthrische, skandierende Sprache tritt nur selten auf. Diese cerebellare Symptomatik entspricht der weiter unten erörterten Spätatrophie des Kleinhirns und kommt wahrscheinlich durch Läsionen im Vorderwurm zustande.

Psychische Störungen kommen in einem großen Spektrum vor: Halluzinationen, Erregungszustände, aber auch Apathie und Antriebsstörung. Manchmal besteht ein Korsakow-Syndrom (s.u.). Die meisten Patienten sind desorientiert. Somnolenz oder Koma sind nach unseren Beobachtungen selten.

Die Wernicke-Encephalopathie tritt auch als lebensbedrohliche Komplikation eines Delirium tremens auf.

Das EEG ist nicht charakteristisch verändert.

Der *Liquor* ist normal oder enthält nur eine leichte Eiweißvermehrung.

Unbehandelt, führt die Krankheit meist in wenigen Tagen zum Tode, bei adäquater Behandlung (s.u.) liegt die Letalität bei 10–20%.

Ätiologie und pathologisch-anatomische Befunde. Das Wernicke-Syndrom beruht auf Thiamin (= Vitamin B_1-)Mangel. Auf welche Weise dieser die pathologisch-anatomischen Veränderungen herbeiführt, ist noch ungeklärt. Histologisch findet man einen spongiösen Zerfall des Gewebes mit Proliferation und Dilatation der Capillaren und häufig, jedoch nicht immer, petechiale Blutungen. Die Läsionen sind hauptsächlich im Höhlengrau des III. und IV. Ventrikels und um den Aquädukt lokalisiert. Regelmäßig sind die Corpora mamillaria betroffen. Weitere Lokalisationen sind die Gegend des Vestibularis- und des dorsalen Vaguskerns. Die Läsionen sind bemerkenswert symmetrisch in ihrer Anordnung und Schwere. Ihre Lokalisation erklärt die neurologischen und vegetativen Symptome und die Somnolenz.

Therapie. Rechtzeitige Behandlung mit Vitamin B_1 in hohen Dosen (täglich 100 mg i.v.) führt in vielen Fällen zu einer Besserung der bedrohlichen Symptome, jedoch geht die Wernicke-Encephalopathie oft in eine Korsakow-Psychose über (s.u.), mit der sie von manchen Autoren zu einem gemeinsamen Wernicke-Korsakow-Syndrom zusammengefaßt wird.

Differentialdiagnose

1. *Akute intermittierende Basilarisinsuffizienz* (s.S. 145). Beidseitige komplette Ophthalmoplegia externa mit Ptose, ferner ein- oder doppelseitige Beteiligung der Pupilleninnervation mit weiten, reaktionslosen Pupillen sind verdächtig auf multiple vaskuläre Herde im oberen Hirnstamm, wie sie für die akute intermittierende Basilarisinsuffizienz charakteristisch sind. Auch vertikale Blicklähmung und Syndrom von Parinaud gehören nicht zum Bild der Wernicke-Encephalopathie.

2. *Doppelseitige Pachymeningeosis haemorrha-gica interna* mit Apathie und Abducenslähmung (s.S. 340).

d) Alkoholbedingte Korsakow-Psychose

Symptomatik und Verlauf. Die Korsakow-Psychose der Alkoholiker hat drei charakteristische Symptome: 1. Falsche Orientiertheit vor allem über die eigene Person und demzufolge auch über den Ort, 2. Störung der Merkfähigkeit oder allgemeiner: der Fähigkeit zum Lernen und 3. Konfabulationen.

Die Patienten wähnen sich zu Hause, in der Gastwirtschaft, in der Schule, und verkennen ihre Umgebung entsprechend der Rolle, die sie darin einzunehmen glauben. Der physiognomische Charakter der Situation bleibt dabei gewahrt: das Arztzimmer wird z.B. als Büro eines Rechtsanwaltes – und der Arzt als Anwalt –, aber nicht als Bahnhof mit Zugpersonal verkannt.

Bemerkenswert ist, daß die Patienten diese falsche Orientiertheit nur verbal äußern: Sie erklären, daß sie diese oder jene Person seien und sich an diesem oder jenem Ort aufhalten, während sie gleichzeitig und im Gegensatz zu ihren verbalen Äußerungen sich wie folgsame Patienten im Krankenhaus verhalten.

Die Merkstörung ist auf jünger zurückliegende und in der Gegenwart neu erfolgende Ereignisse und Lerninhalte beschränkt, während weiter zurückliegende Ereignisse besser oder gut reproduziert werden können. Konfabulationen können bei alkoholischer Korsakow-Psychose durch suggestive Fragen leicht in die verschiedensten Richtungen gelenkt werden: Bettlägerige Patienten berichten über Einkäufe in der Stadt, auf denen sie den Untersucher getroffen haben usw.

Die Korsakow-Psychose kann entweder in langsamer Entwicklung bei einem chronischen Alkoholabusus entstehen oder sie tritt gemeinsam mit einer Wernicke-Encephalopathie auf und überdauert diese dann in der Regel. Sie kann auch im Abklingen eines Alkoholdelirs hervortreten. Die Prognose ist weniger günstig als bei der Wernickeschen Krankheit und dem Delirium tremens, deshalb muß man annehmen, daß die Korsakow-Psychose nicht nur auf funktionellen, sondern auf strukturellen Veränderungen im Gehirn beruht. Sie wird jedoch auch den Ernährungsstörungen zugerechnet und mit Vitamin B_1 behandelt.

Pathologisch-anatomisch sind die Läsionen gleich lokalisiert wie bei Wernicke-Encephalopathie, nur sind sie nicht akut, sondern chronisch entstanden.

Differentialdiagnose. Gegen traumatische Psychosen s.S. 307.

5. Pathogenetisch ungeklärte Alkoholschäden am Nervensystem

a) Lokalisierte sporadische Spätatrophie der Kleinhirnrinde
(Atrophie cérébelleuse tardive)

Pathologisch-anatomische Befunde

Makroskopisch sieht man eine umschriebene, symmetrische Atrophie des *Kleinhirnvorderlappens* (= Paläocerebellum) mit hochgradigem Klaffen der Furchen und derber Atrophie der Läppchen. Dieses Klaffen der Furchen ist für die Krankheit sehr typisch. Die Atrophie stellt sich im Pneumencephalogramm gut dar. *Mikroskopisch* findet man vor allem einen Untergang der *Purkinje-Zellen* mit „leeren Körben", während das Marklager relativ gut erhalten bleibt. Bei längerem Bestehen kommt es zur retrograd-transneuronalen Degeneration der unteren Oliven mit Verschmächtigung der Corpora restiformia.

Symptomatik und Verlauf

Die Krankheit setzt zwischen dem 50. und 60. Lebensjahr ein. Männer und Frauen sind gleich häufig befallen. In allmählichem Fortschreiten entwickelt sich eine *Ataxie* vorwiegend der *Beine* mit breitbeinigem, schleudernden, später torkelndem Gang. In fortgeschrittenen Krankheitsstadien ist auch das Stehen unsicher, und die Patienten schwanken schon beim Sitzen. An den Armen ist die Ataxie wesentlich geringer, lediglich die Schrift wird frühzeitig verzittert. Diese unterschiedliche Ausprägung der Ataxie an Armen und Beinen beruht auf der somatotopischen Gliederung des Kleinhirnvorderlappens. Das *Sprechen* wird erst im späteren Verlauf leicht skandierend. Nystagmus tritt kaum auf. Die Muskulatur wird nicht hypoton. Symptome der langen Bahnen stellen sich nicht ein. Demenz gehört nicht zum Krankheitsbild. Der Verlauf erstreckt sich über 1–2 Jahrzehnte.

Die *Ätiologie* ist nicht einheitlich, meist ist die Atrophie exogen ausgelöst. Die häufigste Ursache ist chronischer Alkoholabusus. Es gibt auch toxische Kleinhirnatrophie bei Medikamentenabusus, bei Kachexie und Carcinomen. Diese unterscheidet sich anatomisch etwas von der lokalisierten Spätatrophie, die Symptomatik ist aber ähnlich.

Eine *spezielle* Therapie ist hier, wie bei den übrigen Systemkrankheiten, nicht bekannt. Bei Alkoholabusus ist eine Behandlung mit Vitamin B_1 notwendig.

Differentialdiagnose

1. *Multiple Sklerose.* Gegen M.S. von initial cerebellarer Symptomatik spricht zunächst das späte Erkrankungsalter. Der Verlauf ist bei Kleinhirnatrophie nicht schubweise, und es treten keine Sensibilitätsstörungen, keine Symptome der Pyramidenbahnen oder Augenmuskellähmungen mit Doppelbildern auf. Die BHR bleiben erhalten.

2. *Kleinhirntumor.* Das Lebensalter ist meist jünger, die Patienten haben frühzeitig Kopfschmerzen und Stauungspapille.

3. *Nonne-Pierre Mariesche Heredoataxie.* Bei den Spätatrophien entwickelt sich keine „Löwenstimme", Hirnstammsymptome und Störungen der langen Bahnen bleiben aus, ebenso die schwere Demenz und Wesensänderung. Eine Verwechslung ist bei alkoholischer Ursache der Atrophie tardive im Anfangsstadium möglich, weil die kritiklose Unbekümmertheit des chronischen Alkoholikers der Euphorie bei Nonne-Mariescher Krankheit ähnlich sein kann.

4. *Paraneoplastische Kleinhirnatrophie.* Eine sporadische, chronische cerebellare Ataxie vor allem der Beine kann Zeichen einer paraneoplastischen Kleinhirndegeneration sein (s.S. 421).

b) Hirnrindenatrophie

Patienten mit chronischem Alkoholismus bekommen nicht nur eine psychisch bedingte Verwahrlosung, sondern auch eine Demenz. Gelegentlich stellt sich eine Epilepsie ein, und nur dann, nicht bei den Gelegenheitskrämpfen in der Entziehungssituation, sollte man den alten Terminus *Alkoholepilepsie* verwenden. Wahrscheinlich sind es auch diese Patienten, die, zumal wenn sie impotent werden, den *Eifersuchtswahn* der Trinker entwickeln.

Die häufigste Ursache einer gravierenden computertomographisch nachweisbaren Hirnvolumenminderung im jüngeren und mittleren Lebensalter ist der chronische Alkoholismus. Man findet, im Gegensatz zu den zur Demenz führenden degenerativen Krankheiten, eine gleichmäßigere Verteilung der Hirnvolumenminderung, die fast regelmäßig auch das Kleinhirn betrifft. Allerdings darf nicht das gesamte Ausmaß der Volumenminderung auf eine alkoholbedingte Hirn*atrophie* bezogen werden. Bei Abstinenz kann eine Zunahme des Hirnvolumens beobachtet werden. Bei gutachterlicher Stellungnahme zu einer eventuellen posttraumatischen Hirnatrophie ist ein möglicher Alkoholismus als Ursache einer Hirnvolumenminderung stets zu berücksichtigen. Sie gleicht morphologisch und wahrscheinlich auch in der Pathogenese der prinzipiell reversiblen Hirnvolumenminderung bei Anorexia nervosa und bei anderen Formen von Kachexie. Bei $^3/_4$ der Patienten besteht ein schwerer Ernährungsmangel, und die Symptomatik bessert sich bei ausreichender Ernährung und Vitaminzufuhr. Dennoch ist die Zuordnung zur Gruppe der alkoholbedingten *Ernährungsstörungen* am Nervensystem noch nicht ausreichend gesichert.

Anhang: Alkoholembryopathie

Bei chronischem und exzessivem Alkoholabusus der Mutter während der Schwangerschaft, besonders im ersten Trimenon werden 30–50% der Nachkommen geschädigt. Charakteristisch für diese Form der Embryopathie sind Minderwuchs, Mikrocephalie, Rückstand in der geistigen Entwicklung sowie craniofaciale Mißbildungen: Microcephalus, Epicanthus, Ptose, verkürzter Nasenrücken.

Das Geburtsgewicht der Kinder ist mehr als 1 200 g leichter als das von gesunden Kindern, auch postnatal bleiben die Kinder etwa bis zum 7. Jahr unterwüchsig und untergewichtig. Ein Substrat der statomotorischen und geistigen Entwicklungsverzögerung ist ein Hydrocephalus internus. Unter den weiteren Mißbildungen sind angeborene Herzfehler und andere kardiale Mißbildungen zu erwähnen.

Die Alkoholembryopathie ist heute eine der häufigsten erkennbaren intrauterinen Schädigungen im Kindesalter. Bei schwerem, chronischem Alkoholabusus der Mutter während der Gravidität ist eine Schwangerschaftsunterbrechung aus eugenischer Sicht anzuraten.

XVII. Krankheiten des peripheren Nervensystems

1. Schädigungen einzelner Nerven

Läsionen einzelner peripherer Nerven haben meist eine **mechanische Ursache,** vor allem Druck, Quetschung oder Zerrung des Nerven, die akut und einmalig oder chronisch bzw. wiederholt einwirken. Seltener sind Stich- oder Schnittverletzungen und Zerreißungen von Nerven oder Wurzeln. Bei *Luxationen* und *Frakturen* sind die peripheren Nerven in doppelter Hinsicht gefährdet: Sie können bei dem Trauma *primär* lädiert werden, oder aber es entwickelt sich im Abstand von Wochen, Monaten und selbst Jahren, wenn der Nerv durch Callusbildung, Narbenzug oder Beanspruchung in abnormer Lage sekundär geschädigt wird, eine *Spätlähmung.* Die wichtigsten *Gelegenheiten* sind Unfälle und chronische Zerrung oder Druckeinwirkung bei bestimmten Tätigkeiten (sog. Berufs- oder Beschäftigungslähmungen). Die mechanische Schädigung wird nicht selten durch einen allgemeinen Faktor begünstigt: so z.B. eine Drucklähmung im tiefen Koma durch zirkulatorischen Kollaps oder eine Beschäftigungslähmung durch Diabetes oder chronischen Alkoholabusus. Deutlich zugenommen haben in den letzten Jahren die *frühen sekundär traumatischen*

Läsionen einzelner peripherer Nerven, wie Abb. 90 (aus DELANK) zeigt. Mit welcher Häufigkeit die Nerven betroffen sind, ist aus Abb. 91 (DELANK) zu erkennen. Diese Zunahme steht in Zusammenhang mit der heute aktiveren Osteosynthesebehandlung, bei der die peripheren Nerven leicht lädiert werden. Die Prognose dieser iatrogenen Monoparesen ist gut. Weniger gut ist sie bei iatrogener Schädigung durch unsachgemäße Lagerung, Schienung oder schlecht sitzende Gipsverbände, zumal diese Lähmung oft zu spät erkannt werden.

In Kriegszeiten spielen *Schuß- und Splitterverletzungen* eine große Rolle. Heute wird zunehmend die Wichtigkeit *chronischer Engpaß-Syndrome* erkannt. Bei rechtzeitiger Diagnose können die Patienten erfolgreich chirurgisch behandelt werden. Die häufigsten Krankheitszustände: Sulcus ulnaris-Syndrom, Supinatorlogensyndrom (N. radialis), Carpaltunnelsyndrom (N. medianus), Syndrom der Loge von Guyon (N. ulnaris), Meralgia paraesthetica (N. cut. femoris lat.), Tarsaltunnelsyndrom (N. tibialis) werden bei den einzelnen Nerven besprochen. Über das Kompressionssyndrom des N. ilioinguinalis s.S. 193. Diese Kompressionssyndrome sind durch eine umschriebene Verlangsa-

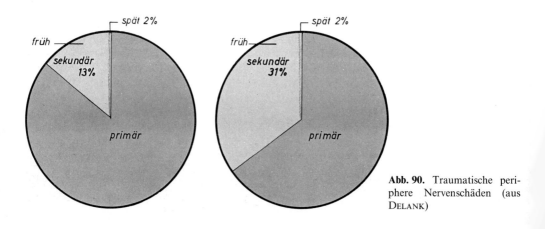

1959 – 65 *(304 Fälle)*

spät 2%

früh

sekundär 13%

primär

1965 – 71 *(358 Fälle)*

spät 2%

früh

sekundär 31%

primär

Abb. 90. Traumatische periphere Nervenschäden (aus DELANK)

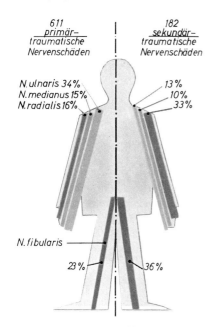

611
primär-
traumatische
Nervenschäden

182
sekundär-
traumatische
Nervenschäden

N. ulnaris 34%
N. medianus 15%
N. radialis 16%

13%
10%
33%

N. fibularis

23%   36%

Abb. 91. Häufigkeit verschiedener Nervenläsionen (aus DELANK)

I *Trauma ohne Kontinuitätsunterbrechung*
akut: Oedem, Hämatom
chronisch: Arthrogene Spätlähmung, Carpaltunnel-
syndrom, Halsrippe

Erregbarkeit
Abnahme von
Nervenleitgeschwindigkeit
}
temporärer
Block

keine Denervierungspotentiale

II *Trauma mit Kontinuitätsunterbrechung*

Denervierungspotentiale (nach 1-2 Wochen)

III *Regeneration (spontan postoperativ)*

Re-Innervationspotentiale

Abb. 92. *Drei Arten der Läsion peripherer Nerven mit zugehörigen EMG-Befunden.* (Nach A. STRUPPLER)

mung der sensiblen Nervenleitgeschwindigkeit am Ort der Schädigung verläßlich zu diagnostizieren (s.S. 33).

Man darf das Problem der Läsion einzelner Nerven aber nicht zu sehr vereinfachen. Die Feststellung eines Kompressionssyndroms entbindet nicht von der Notwendigkeit, andere, *zusätzliche Schädigungsursachen* zu suchen, da oft eine kombinierte toxische und Druckschädigung vorliegt. Ein scheinbar eindeutiges Carpaltunnelsyndrom kann bei diabetischer Stoffwechsellage auftreten, und elektroneurographisch findet man dann eine Verzögerung der NLG in den großen Nerven der Extremitäten. Diese Befunde können vorliegen, bevor der Diabetes bekannt ist. Eine Ulnarisdruckschädigung kann Vorbote einer alkoholischen Polyneuropathie sein. Neben der lokalen ist also immer auch eine allgemeine neurologische und internistische Untersuchung notwendig.

Eine Sondergruppe sind *iatrogene Läsionen* durch unsachgemäße Injektionen, Operationen, unachtsame Lagerung des Patienten und durch falsch angelegte Verbände, Gipsverbände und Schienen.

Infektionen bleiben als Ursache umschriebener Nervenschädigungen ganz im Hintergrund.

Auf die Beschreibung der *histopathologischen Veränderungen* wird in dieser Einführung verzichtet.

In der folgenden Darstellung wird der Schwerpunkt auf die *klinische Funktionsprüfung* der einzelnen Nerven gelegt. Mit gewissen anatomischen Grundkenntnissen kann man durch einige Übung bald die Fertigkeit erlangen, periphere Nervenläsionen präzise zu diagnostizieren.

Die *sichere* Beurteilung der Schwere einer peripheren Nervenschädigung ist jedoch nur mit Hilfe feinerer *elektrodiagnostischer Methoden* (EMG, Neurographie) möglich. Die elektrophysiologische Diagnostik erlaubt auch eine Aussage über den Ort der Läsion. Ihre Anwendung gehört in die Hand des Spezialisten, ihr Prinzip sollte aber auch dem praktizierenden Arzt bekannt sein (s. Abb. 92). Wir unterscheiden folgende Möglichkeiten:

1. *Primäre Markscheidenläsion* (partiell oder Komplett). Keine Kontinuitätsunterbrechung der Axone. Ursachen sind z.B. Prellung, Druck, Ödem, Hämatom. Dabei Herabsetzung der NLGs zum Leitungsblock (= Neurapraxie). Die periphere Erregbarkeit ist erhalten. Es finden sich keine Denervierungszeichen und keine neurogen umgebauten PmE.

2. *Segmentale Demyelinisierung.* Keine Kontinuitätsunterbrechung der Axone. Ursachen wie 1. Elektrophysiologische Befunde: Herabsetzung der NLG in einem umschriebenen Bezirk (Engpaß). Periphere Erregbarkeit erhalten, keine Denervierungszeichen, keine neurogen umgebauten PmE.

3. a) *Axonale Läsion (Axonotmesis).* Ursache Schnitt, Fraktur, Quetschung, keine Kontinuitätsunterbrechung.

b) *Komplette Kontinuitätsunterbrechung* (Neuronotmesis = Wallersche Degeneration: Abnahme der Erregbarkeit peripher von der Läsion bis hin zur Unerregbarkeit. Erregbarkeit in den ersten Stunden normal. Denervierungszeichen nach 1–2 Wochen. Mögliche Regeneration mit neurogen umgebauten, langsamen polyphasischen PmE. Segmentale, manchmal auch distale NLG-Verzögerung.

Neben diesen reinen Formen, die mit Ausnahme der Neurapraxie und der Wallerschen Degeneration mehr theoretisches Interesse haben, finden sich eine Reihe von Mischtypen, bei denen es neben einer ausgeprägten Markscheidenläsion nach Art der segmentalen Demyelinisierung auch zur partiellen axonalen Läsion kommt oder bei denen innerhalb eines Nervenbündels in einigen Anteilen mehr axonale, in anderen Anteilen mehr Markscheidenläsionen gefunden werden. Ein Beispiel dafür sind die Spritzenlähmungen. Wesentlich ist, daß bei einer axonalen Schädigung die periphere Erregbarkeit immer verändert ist. Die Nerven- und Muskelantwortpotentiale nehmen in ihrer Amplitude ab. Als Extrem ist keine periphere Erregbarkeit mehr nachweisbar. Dies spielt eine wesentliche Rolle bei der Differenzierung der Plexusläsionen von Wurzelausrissen: Bei den letzteren kann die Läsion proximal des Spinalganglions liegen. Die sensiblen peripheren Fasern bleiben dann erregbar, und sensible NAPs sind nachweisbar, während die Sensibilität ausgefallen ist und die SSEPs nicht nachweisbar sind.

Die *prognostische Bedeutung* dieser Befunde ist leicht ersichtlich. Frühes Auftreten und rasche Zunahme von Denervierungspotentialen sowie Zeichen der kompletten Kontinuitätsunterbrechung werden, namentlich bei *Plexusläsion,* aber auch bei Nervenschädigungen nach Frakturen, Anlaß zur operativen Revision geben. Bleiben die elektrischen Veränderungen auf die Abnahme der Leitungsgeschwindigkeit beschränkt, ist die Prognose gut. Reinnervationsvorgänge werden im EMG wesentlich früher als

durch die klinische Beobachtung erfaßt. Über die Geschwindigkeit der Regeneration s.S. 365.

Wir behandeln zunächst die beiden wichtigsten Hirnnervenlähmungen, die an anderer Stelle noch nicht besprochen worden sind, und danach die Symptome der häufigsten Läsionen von peripheren Nerven im engeren Sinne.

Periphere Facialisparese

Symptomatik

Alle vom VII. Hirnnerven versorgten Muskeln, also auch die Stirn, sind schlaff gelähmt. Das Lähmungsbild ist bereits auf S. 9 beschrieben. Neben der Gesichtslähmung bestehen bei Läsion des Nerven in seinem Felsenbeinkanal fakultativ Begleitsymptome, die man früher zur Höhenlokalisation der Schädigung benutzte. Zur Illustration wird auf Abb. 93 verwiesen. Die Begleitsymptome können aber ebenso auf unter-

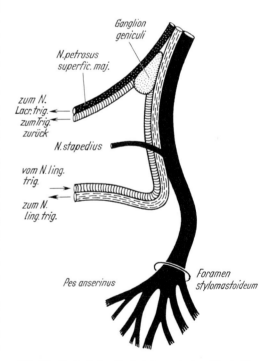

Abb. 93. *Verlauf des N. facialis.* a–d vier Abschnitte des Canalis Falloppii. (Nach BING)
▬ motorische Fasern
▥ Geschmacksfasern
▦ lacrimatorische Fasern
▤ salivatorische Fasern

schiedlicher Ausdehnung der Läsion im *Querschnitt* des Nerven beruhen.

Beeinträchtigung der *Tränensekretion* (N. petrosus superfic. major) zeigt eine Läsion proximal vom *Ganglion geniculi* an. Man prüft vergleichend auf beiden Seiten, indem man Fließpapier am Unterlid befestigt und die Befeuchtung nach 5 und 10 min beurteilt.

Hyperakusis auf der gelähmten Seite zeigt an, daß der Nerv proximal vom Abgang des N. stapedius lädiert ist, d.h. im intrakraniellen Verlauf oder im proximalen Abschnitt des Facialiskanals. Dann ist auch der *Stapediusreflex* nicht auslösbar: die reflektorische Kontraktion des M. stapedius als Antwort auf laute Töne und Geräusche, die sich über die Gehörknöchelkette auf das Trommelfell fortpflanzt und dort als Druckschwankung gemessen wird. *Geschmacksstörung* auf den vorderen zwei Dritteln der Zunge beruht auf Mitschädigung afferenter, sensorischer Fasern im Canalis Falloppii. Diese haben auf ihrem zentripetalen Verlauf den N. lingualis (V_3) verlassen, sind über die Chorda tympani an den Facialisstamm herangetreten und begleiten ihn bis zum Ganglion geniculi im Knie seines Knochenkanals. Hier trennen sie sich wieder vom Facialis und ziehen mit dem N. petrosus superficialis major aus dem Kanal heraus zur Vorderfläche der Felsenbeinpyramide. *Abnahme der Speichelsekretion* beruht auf einer Schädigung des N. intermedius zwischen seinem sensiblen Ganglion geniculi und dem Abgang der Chorda tympani. Im Pes anserinus und jenseits davon können auch bei peripherer Lähmung nur einzelne Äste des Nerven lädiert werden. Dies führt gelegentlich zur Verwechslung mit zentraler Parese, die sich aber durch die Begleitsymptome und die elektromyographischen Befunde leicht abgrenzen läßt.

Häufig kommt es im Prodromalstadium von Facialislähmungen zu *Sensibilitätsstörungen* in der Ohrmuschel, im Gehörgang oder unmittelbar hinter dem Ohr. Sie werden von manchen Autoren auf den N. intermedius, von anderen auf den Trigeminus oder den N. auricularis magnus (X.) bezogen. Prognostische Bedeutung haben sie nicht. Einzelheiten über den N. intermedius s.S. 9/10.

Ursachen

Die häufigste, akut innerhalb von 1–2 Tagen auftretende Form ist ätiologisch ungeklärt wenn auch manche Patienten angeben, daß sie kurz vor Auftreten der Parese der Zugluft ausge-

setzt waren. Deshalb spricht man unverbindlich von „idiopathischer" Gesichtslähmung.

Nicht selten wird der N. facialis bei *lymphocytärer Meningitis* befallen. Früher stand die abortive Polio an erster Stelle, heute handelt es sich meist um andere *neurotrope Viren*. In diesen Fällen findet sich eine Pleocytose im Liquor. Über Facialisparese bei Zoster oticus s.S. 275.

Weitere Ursachen sind: Schädelbasisbrüche mit Felsenbeinfrakturen, Mastoiditis, Otitis media, besonders mit Cholesteatom, Entzündungen und Neoplasmen der Schädelbasis, besonders im Kleinhirnbrückenwinkel, Glomustumor, Spongioblastom der Brücke oder andersartiger Hirnstammtumor. Über *doppelseitige* Facialislähmung bei Polyneuritis s.S. 369. Die häufigsten Begleitzustände bei einseitiger Facialislähmung sind Diabetes, Schwangerschaft und Wochenbett, jedoch kennt man die kausalen Zusammenhänge nicht genau. Im extrakraniellen Verlauf führen nur *bösartige,* nie gutartige Parotistumoren zu Facialislähmungen.

Alle diese Ursachen müssen ausgeschlossen werden, bevor man sich mit der Diagnose einer idiopathischen Facialisparese zufriedengibt.

Verlauf

75% der idiopathischen Lähmungen heilen spontan vollständig aus, in 25% tritt Defektheilung ein. Bei der *unvollständigen Restitution* entsteht in einem nicht geringen Teil der Fälle die sog. **Facialiskontraktur.** Das Bild entspricht einer leichten Dauerkontraktion der vorher schlaff gelähmten Muskeln. Die Lidspalte ist enger, die Nasolabialfalte tritt schärfer hervor, der Mundwinkel ist etwas emporgezogen. Gewöhnlich besteht gleichzeitig noch eine Restlähmung. Die Kontraktur ist immer mit pathologischen *Mitbewegungen* verbunden: Beim Augenschluß kontrahieren sich die Wangenmuskeln und selbst das Platysma, bei Mundbewegungen verengert sich die Lidspalte. Man führt die Mitbewegungen auf Fehlregenerationen zurück, bei denen sich an der Stelle der Läsion abnorme Anschlüsse zwischen proximalen und distalen Neuriten gebildet haben. Eine weitere Möglichkeit wären *funktionelle* Anschlüsse nach Art der *Ephapsen* (künstliche Synapsen s.S. 97). Ähnliche Mitbewegungen kommen auch bei inkomplett ausgeheilter Oculomotoriuslähmung vor.

Ein seltenes Phänomen bei der Defektheilung sind die sog. *Krokodilstränen* (so genannt, weil die Sage geht, daß das Krokodil beim Verzehren seiner Opfer weint): Beim Essen kommt es auf der Seite der Facialislähmung nicht nur zur Speichelsekretion, sondern auch zum Tränenfluß. Diese abnorme sekretorische Innervation wird auf Ephapsen zwischen N. intermedius und N. petrosus superficialis major zurückgeführt.

Die *Prognose* läßt sich heute nach folgenden Kriterien stellen: Inkomplette Lähmungen haben gute Heilungsaussichten. Das EMG kann partielle axonale Läsionen früh sichtbar machen und die Gefahr einer Defektheilung mit Mitbewegungen anzeigen. Im Blinkreflex kann bei inkompletten Lähmungen eine Leitungsverzögerung in allen über den betroffenen N. facialis laufenden Reflexkomponenten gefunden werden.

Bei inkomplettem Funktionsausfall ist der Blinkreflex in allen Anteilen früh auf der betroffenen Seite erloschen. Liegt nur ein Leitungsblock (Neurapraxie) vor, bleibt der periphere Nerv erregbar, während bei der Wallerschen Degeneration (Axonotmesis) Reizschwelle und Potentialamplitude schnell abnehmen.

Facialisparesen sollten sehr früh und häufig elektromyographisch untersucht werden. Im Zentrum der Untersuchungen stehen der Blinkreflex und die Neurographie des distalen N. facialis. Bei der Neurographie werden die Reizschwelle, bei der es zu einer ersten motorischen Antwort im M. orbicularis oris oder M. orbicularis oculi kommt, ferner die Latenzzeit bei überschwelliger Reizung (in msec) und die maximale Potentialamplitude bestimmt. Diese Bestimmungen werden im Vergleich zur gesunden Gegenseite ausgeführt, sie eignen sich auch zur Verlaufsuntersuchung.

Die Nadelmyographie bringt in der Frühphase keine wesentliche Bereicherung des Befundes. Denervierungspotentiale sind erst spät zu erwarten und können dann mit den ohnehin sehr kleinen PmE der vom N. facialis versorgten Muskeln verwechselt werden.

50% der Nervenfasern reichen für eine befriedigende mimische Innervation aus. Wenn aber die übrigen 50% der Wallerschen Degeneration unterliegen, können sich dennoch Mitbewegungen entwickeln.

Therapie

Da man bei der *idiopathischen Facialisparese* eine entzündliche Genese annimmt, gibt man Glucocorticoide, 5 Tage lang 80–100 mg/die, dann geringere Dosen für insgesamt maximal 4 Wochen. Frühzeitig beginnt man mit Gesichts-

massagen und aktiven Innervationsübungen. Elektrotherapie (S. 364) ist in der mimischen Muskulatur wahrscheinlich ohne therapeutische Wirkung. Einer Facialiskontraktur versucht man durch Innervationsübungen der einzelnen mimischen Muskeln vor dem Spiegel entgegenzuwirken („auseinanderüben").

Die „idiopathische" Facialislähmung wird gelegentlich durch *operative Dekompression* des Nerven im Facialiskanal behandelt. Die Überlegenheit der operativen über die konservative Behandlung ist aber nicht erwiesen, und dies wäre dadurch erklärbar, daß der Nerv auch proximal vom Eintritt in das Felsenbein entzündlich verändert gefunden wurde.

Bei Defektheilung wird mit Erfolg eine Anastomose zwischen einem N. hypoglossus und dem peripheren Facialisstumpf angelegt. Die Patienten lernen einige grobe mimische Bewegungen, was ein gutes Beispiel für die Plastizität des Nervensystems ist. Weniger aufwendig sind gesichtschirurgische Eingriffe, wie die Implantation von Magneten in das paretische Ober- und Unterlid, die bei Erschlaffung des M. levator palpebrae superioris (N. oculomotorius) zu einem willkürlich wieder überwindbaren Augenschluß führen. Fascia-lata-Zügel vom Os zygomaticum aus können die Muskulatur des Mittelgesichts raffen.

Extratemporale Lähmungen des Nerven können durch Nervennaht oder Nerventransplantation chirurgisch behandelt werden. Bei irreparabler Läsion des Nerven im Kleinhirnbrückenwinkel wurde die intrakranielle *Autoplastik* des verletzten Facialisnerven mit Material aus dem N. saphenus empfohlen. Nicht so verbreitet ist die „cross face-Plastik". Dabei werden einige Facialisäste der gesunden Seite mit freien Transplantaten aus dem N. suralis verbunden. Die Transplantate werden dann subkutan quer über das Gesicht geleitet und an Facialisäste der lädierten Seite angeschlossen. Ein Facialiskern kann dann beide Gesichtsseiten symmetrisch innervieren.

Traumatische Gesichtslähmungen kommen in 20% der Längsfrakturen und 50% der Querfrakturen des Felsenbeins vor. Auch die traumatischen Facialislähmungen haben eine gute Spontanprognose: in mehr als 75% der Fälle heilen sie spontan aus. Über Operation der Felsenbeinfraktur s.S. 304. Die Indikation zum raschen Eingreifen ist vor allem bei der traumatischen *Frühlähmung* mit Knochendislokation infolge *Querfraktur* des Felsenbeins gegeben.

Spasmus facialis

Der Spasmus facialis ist eine sehr charakteristische Bewegungsunruhe, die *stets einseitig* und *ausschließlich* in Muskeln auftritt, die vom VII. Hirnnerven versorgt werden. Das klinische Bild ist unverwechselbar: In einzelnen oder in allen mimischen Muskeln treten in regelloser Folge *tonische* und *klonische Zuckungen* auf, deren Ablauf in allen beteiligten Muskeln jeweils *synchron* ist. Auch im EMG sind die Spitzenpotentiale im gesamten Facialisgebiet nahezu synchronisiert. Willkürliche oder reflektorische Innervation und sensible Reize lösen die Muskelkrämpfe aus oder verstärken sie, weit mehr als seelische Erregung. Nach Anaesthesie des Trigeminus dauern sie an, im Schlaf setzen sie manchmal, aber nicht immer aus. Gewöhnlich ist zuerst der *M. orbicularis oculi* betroffen. Im Laufe von Monaten und Jahren breitet sich der Spasmus dann auf die ganze mimische Muskulatur aus. Dabei kann auch eine leichte *Parese* eintreten.

Im *Aspekt* gleicht das Bild den Zuckungen, die man durch intermittierende faradische Reizung des Nerven am Foramen stylomastoideum auslösen kann. Nach elektromyographischen Untersuchungen ist dieser Vergleich nicht nur äußerlich. Man nimmt als Ursache des Spasmus facialis eine abnorme Erregungsproduktion an einer „parabiotischen" Stelle im peripheren Verlauf des Nerven an. *Parabiose* ist nach WEDENSKI eine lokale, unphysiologische Zustandsänderung eines Nerven, die durch verschiedene Ursachen eintreten kann. Sie entsteht beim Spasmus facialis entweder im Canalis Falloppii oder im Kleinhirnbrückenwinkel, wahrscheinlich in Einzelfällen auch im Kern des Nerven (s.a. Ephapsen).

Zur *Untersuchung* sind also alle die Maßnahmen angezeigt, die beim Kleinhirnbrückenwinkeltumor beschrieben sind, einschließlich der Vertebralisangiographie. Zur *Behandlung* gibt man membranstabilisierende Substanzen, wie Phenytoin (bis 500 mg/die, cave Nebenwirkungen s.S. 223) oder Diazepam (etwa 3mal 5 mg oder mehr, nach Verträglichkeit). Eine operative Behandlung (vasculäre Dekompression des N. facialis im Kleinhirnbrückenwinkel) hat sich nocht nicht allgemein durchgesetzt.

Der Spasmus facialis muß vom *psychogenen Gesichtstic* unterschieden werden. Dies ist eine Ausdrucksbewegung, die in einzelnen Muskeln asynchron abläuft, häufig die mimische Muskulatur beider Seiten betrifft und sehr von der seelischen Verfassung der Patienten abhängig ist. Weiter wird er von der *hemifacialen Myokymie* differenziert, einem *irregulären* Fasciculieren in der mimischen Muskulatur einer Gesichtsseite. Das Phänomen wird bei Läsionen im Facialiskerngebiet beobachtet, nach unseren Erfahrungen hauptsächlich bei Patienten mit multipler Sklerose (s.S. 279).

Ferner ist die Unterscheidung vom halbseitigen Kopftetanus notwendig. Im EMG finden sich beim Spasmus facialis keine synchronisierten Entladungen, die bei Willkürinnervation zunehmen, sondern ungeregelte Dauerentladungen. Im Blinkreflex fehlt die elektrische Stille nach der ersten Reflexkomponente. Diese ist nur sehr schwer aus der kontinuierlichen Aktivität herauszufiltern.

Wenn ein Spasmus facialis oder Mitbewegungen bei Defektheilung elektrophysiologisch von einem Facialistic differenziert werden sollen, wird der Blinkreflex in einer etwas geänderten Technik eingesetzt: Normalerweise ist die Reflexantwort auf den M. orbicularis oculi beschränkt, beim Spasmus facialis findet man eine abnorme Ausweitung auch auf andere ipsilaterale Facialismuskeln. Die konventionelle Nadelmyographie bietet hier nur in Mehrkanaltechnik unter kontinuierlicher Aufzeichnung und mit Aufforderung zu verschiedenen Bewegungen (Augenschluß, Lidschlag) eine Befunderweiterung. Beide Variationen finden auch Anwendung in der Überprüfung von Operationserfolgen (cross face-Plastik usw. s. oben).

Melkersson-Rosenthal-Syndrom

Das volle Syndrom besteht aus der *Trias:*
Rezidivierende, einseitige Lippen- und Gesichtsschwellung,
rezidivierende periphere Facialislähmung,
Faltenzunge.

Das *Zentralsymptom* ist die Lippenschwellung *(Cheilitis granulomatosa)*, eine Verdickung und Ausstülpung der Lippe und angrenzenden Wangenpartie. Die Haut ist gespannt, blaß und rot bis livide. Ursache der *Gesichtslähmung* ist eine Schwellung des Nerven im Canalis Falloppii. Sie ist deshalb häufig von Geschmacksstörungen begleitet. Die *Faltenzunge* ist nicht obligat. Die neurologischen Symptome können vielfältig sein: in der Literatur findet man Berichte über Befall anderer Hirnnerven, besonders des sensiblen Trigeminus, über Stauungspapille, periphere Lähmungen und selbst Symptome von sei-ten des ZNS. Schwellungen können auch in anderen Körperregionen auftreten. Der Liquor-befund ist normal oder enthält nur eine uncha-rakteristische, leichte Zell- und Eiweißvermeh-rung. Die übrigen Labordaten, einschließlich der Rheumafaktoren, bringen keine Besonder-heiten.

Verlauf. Die ersten Symptome treten meist in der 2. Lebensdekade auf. Die Krankheit verläuft in *Schüben,* die jeweils wenige Tage bis höchstens eine Woche dauern und sich über Jahre und Jahrzehnte wiederholen. Im Laufe der Zeit bildet sich eine *persistierende Verdickung* der Hautpartien aus, die periodisch anschwellen. Die Lähmungen müssen nicht immer remittie-ren, sondern können dauernd bestehen bleiben.

Histologisch besteht eine granulomatöse Ent-zündung mit Gewebsödem. Diese hat eine ge-wisse Ähnlichkeit mit Tuberkulose, auch mit Morbus Boeck. Die Pathogenese ist nicht ge-klärt, ebensowenig die Ätiologie. Die Hypo-these, daß Beziehungen zum Morbus Boeck be-stünden, wird von vielen Dermatologen nicht akzeptiert.

Therapie. Prednison oder Prednisolon 20–40 mg/die. Wenn nach 8 Tagen kein Erfolg ein-tritt, kann man die Behandlung wieder abbre-chen.

N. accessorius (Hirnnerv XI)

Der rein motorische Nerv versorgt den M. sterno-cleidomastoideus und den M. trapezius, der außerdem in seinem oberen Anteil auch aus dem 3. und 4. Cervi-calsegment innerviert wird. Einseitige Lähmung beider Muskeln zeigt eine Läsion des Nerven an der Schädel-basis an. Ist nur der Trapezius gelähmt, muß die Lä-sion distal vom Abgang des Astes zum Sternocleido, d.h. vor allem im seitlichen Halsdreieck, gesucht wer-den.

Ausfall eines Sternocleido ist zwar bei der In-spektion und Untersuchung zu erkennen (s.S. 11), wird jedoch funktionell gut kompen-siert. Bei *Trapeziuslähmung* verläuft die Nacken-linie, wie vorn beschrieben, eckig und leicht ge-senkt. Die Scapula ist in der Ruhe von der Mit-tellinie abgerückt und nach außen unten rotiert. Nicht selten kann man unter dem atrophischen Trapezius die beiden Rhomboidei erkennen. Trapeziuslähmung durch cervikale Wurzelpa-rese kann an begleitenden Sensibilitätsstörungen

erkennbar sein. Hängen der Schulter und nach lateral abfallende Stellung der Clavicula führen zur Subluxation im Sternoclaviculargelenk, mit dem Bild eines klopf- und druckempfindlichen Pseudotumors. Die Patienten klagen Ruhe- und Bewegungsschmerzen in der ganzen Schulterre-gion.

Prüfung. Der Patient soll bei gebeugten Armen beide Ellenbogen möglichst weit hinter den Rücken führen. Dabei rückt das Schulterblatt auf der gelähmten Seite wenig oder gar nicht an die Wirbelsäule heran. Das Anheben der Schulter ist geschwächt, ebenso auch das seitliche Anheben des Armes, da die Scapula dabei nicht mehr durch den Trapezius fixiert wird. Die Hal-tefunktion des M. trapezius wird z.T. vom M. levator scapulae übernommen, der durch Hypertrophie strangförmig hervorspringt.

Die häufigste *Ursache* der distalen Lähmung ist ein chirurgischer Eingriff im lateralen Hals-dreieck, z.B. zur Entfernung eines Lymphkno-tens oder die radikale Neck-dissection. Bei pro-ximaler und doppelseitiger Lähmung kommen primäre und metastatische Tumoren an der Ba-sis der hinteren Schädelgrube in Betracht.

N. suprascapularis (C_4–C_6)

Motorische Innervation

Mm. supraspinam und infraspinam: Die Muskeln dre-hen den Arm im Schultergelenk nach außen, der M. supraspinam abduziert den Arm besonders in den er-sten 20°.

Inspektion

Bei Atrophie tritt die Spina scapulae hervor, die Su-prascapulargrube ist vertieft.

Prüfung

Abduktion des gerade herunterhängenden Armes ge-gen Widerstand bis 20° (dabei Palpation des M. supra-spinam), Auswärtsdrehung des im Ellenbogengelenk um 90° gebeugten, adduzierten Armes gegen Wider-stand (dabei Palpation des M. infraspinam).

Ursachen

Isolierte Lähmungen, z.B. nach Schultertrau-men, sind selten. Der Nerv wird mehr bei oberer Plexusparese mitbetroffen.

N. thoracicus longus (C_5–C_7)

Motorische Innervation

M. serratus lateralis: er zieht und dreht das Schulter-blatt nach außen, fixiert gleichzeitig seinen medialen

Rand am Thorax und wirkt bei der Hebung des Armes mit.

Inspektion

Der mediale Rand der Scapula ist auf der gelähmten Seite näher an die Wirbelsäule herangerückt und steht „flügelförmig" vom Thorax ab. Die Scapula ist mit dem unteren Winkel leicht zur Wirbelsäule gedreht.

Prüfung

Der Arm wird nach vorn gehoben oder, im Stehen, nach vorn gegen eine Wand gedrückt. Bei Serratuslähmung tritt hierbei die Scapula alata deutlicher hervor. Die Hebung des Armes im Schultergelenk ist erschwert.

Ursachen

Nach längerem Tragen schwerer Lasten kann es zur Drucklähmung, bei schweren manuellen Arbeiten zur Zerrung des Nerven kommen. Entsprechend ist die Lähmung auf der rechten Seite häufiger als auf der linken. Setzt eine Serratuslähmung akut, unter reißenden Schmerzen ein, kann auch eine monosymptomatische Form der *neuralgischen Schulteramyotrophie* (s.S. 357) vorliegen.

N. thoracodorsalis (C$_6$–C$_8$)

Motorische Innervation

M. latissimus dorsi: Die wichtigste Funktion ist das Senken und Rückwärtsführen des erhobenen Armes.

Inspektion

Im Seitenvergleich sieht man ein Fehlen des Reliefs der hinteren Axillarlinie.

Prüfung

Wenn der Patient die Hände in die Hüften stemmt und kräftig hustet, sieht man im Seitenvergleich auf der gelähmten Seite eine deutlich geringere Kontraktion. Der waagerecht erhobene Arm wird gegen Widerstand gesenkt und/oder nach hinten geführt.

Ursachen

Der Nerv wird hauptsächlich bei Plexuslähmungen mitgeschädigt.

Nn. thoracici anteriores (C$_5$–Th$_1$)

Motorische Innervation

M. pectoralis major und minor: hauptsächlich Adduktion der Arme.

Inspektion

Bei Atrophie dieser Muskeln treten die Clavicula und der knöcherne Thorax deutlicher hervor, die vordere Begrenzung der Axilla ist verschmächtigt.

Prüfung

Die claviculare Portion des Pectoralis springt an, wenn der Patient den erhobenen Arm gegen Widerstand adduziert, die sterno-costale, wenn er in „Betstellung" beide Hände gegeneinander preßt.

Ursache

Die Nerven sind praktisch nie isoliert, aber häufig bei oberer und kompletter Plexuslähmung mitlädiert.

N. axillaris (C$_5$–C$_7$)

Motorische Innervation

M. deltoideus und M. teres minor.

Sensible Versorgung

handflächengroßer Bezirk an der Außenseite des Oberarms über dem mittleren Anteil des Deltamuskels.

Inspektion

Die Schulterwölbung ist abgeschwächt, Acromion und Humeruskopf treten deutlich hervor.

Prüfung

Abduzieren des Armes oder, wenn dies noch möglich ist, Festhalten in Abduktion von etwa 45° gegen Druck auf den Arm. Deltaparese macht die Hebung des Armes bis zur Horizontalen unmöglich. Hebung über die Horizontale wird von einer ganzen Gruppe von Muskeln ausgeführt: Mm. supraspinam, infraspinam, langer Bicepskopf, serratus lateralis, trapezius. Lähmung des teres minor, der den Oberarm nach außen rotiert, kann durch den M. infraspinam ausgeglichen werden.

Ursachen

Am häufigsten Luxation oder auch nur Subluxation im Schultergelenk, auch stärkere Prellung der Schulter. Wenn das Gelenk danach vorübergehend ruhiggestellt wird, bleibt die Axillarislähmung zunächst oft unerkannt. Seltener ist Drucklähmung im Schlaf.

Verlauf

Nach kurzer Zeit stellt sich, namentlich bei älteren Patienten, eine *Kapselschrumpfung* im Schultergelenk ein, die passive Bewegungen sehr schmerzhaft macht, die Symptome verstärkt und den Heilverlauf verzögert. Deshalb soll man so früh, wie es die chirurgische Behandlung erlaubt, mit passiven Bewegungen im Schultergelenk beginnen. Andererseits muß der Arm bei schwerer Axillarisparese vorübergehend auf eine Abduktionsschiene gelagert werden, damit die Gelenkkapsel nicht überdehnt wird.

N. musculocutaneus (C_6–C_7)

Motorische Innervation

M. biceps und brachialis: Beugung des Armes im Ellenbogengelenk.

Sensible Versorgung

radialer Anteil der Volarseite des Unterarms (N. cut. antebr. rad.).

Prüfung

Beugung des Armes in Supinationsstellung, damit nicht der M. brachioradialis eingesetzt wird. Bei Lähmung des Nerven ist der BSR abgeschwächt oder erloschen. Der Radiusperiostreflex, der über den M. brachioradialis verläuft, ist dagegen bei intaktem N. radialis erhalten.

Ursachen

Motorische Lähmungen nach Schulterluxation, isolierte sensible Schädigung ist nach paravenöser Injektion möglich.

N. radialis (C_5–Th_1)

Motorische Innervation

M. triceps brachii: Streckung des Unterarms im Ellenbogengelenk. *Prüfung* in der Horizontalen mit unterstütztem Ellenbogen, um den Einfluß der Schwerkraft auszuschalten, die eine Streckfunktion vortäuschen kann.
  M. brachioradialis: Beugung des Unterarms in Mittelstellung zwischen Pronation und Supination. Bei der *Prüfung* in dieser Position tritt der Muskel beim Gesunden deutlich hervor.
  M. ext. carpi rad. und uln.: Streckung und Radial- bzw. Ulnarabduktion des Handgelenks.
  Mm. extensor dig. communis und dig. V proprius: Streckung der Grundphalangen II–IV. Bei der *Prüfung* legt der Untersucher seinen Zeigefinger dorsal quer über die Grundphalangen und leistet mäßigen Widerstand.
  M. supinator brevis: Supination des Unterarmes.
  M. abductor poll. long.: Abduktion des Metacarpus I in der Handebene. Bei der *Prüfung* springt die Sehne oberhalb des Handgelenks deutlich hervor.

Mm. extensor poll. brev. et long.: Streckung der Grundphalange bzw. der Endphalange des Daumens. Zur *Prüfung* leichter Gegendruck auf die entsprechende Phalange.

Sensible Innervation

nur auf der Dorsalseite: am Oberarm distal vom Versorgungsgebiet des Axillaris (N. cut. antebr. dors.), am Unterarm und Handrücken im radialen Abschnitt, auf der Hand über den radialen $2^1/_2$ Fingern mit Ausnahme des Endgliedes (N. medianus).

Der Nerv kann in unterschiedlicher Höhe lädiert sein. Man unterscheidet eine **untere, mittlere** und **obere Radialislähmung.**

1. Bei der *unteren* kann der Daumen nicht in der Handebene abduziert und können alle Finger nicht im Grundgelenk gestreckt werden. Die Streckung in den Interphalangealgelenken II–V ist eine Ulnarisfunktion (s. unten). Es besteht keine Fallhand.

2. Bei der *mittleren* Radialisparese treten zu den genannten Symptomen eine Fallhand mit Schwäche für die Dorsalreflexion im Handgelenk und eine Lähmung des M. brachioradialis hinzu. Der RPR ist abgeschwächt oder erloschen, der TSR ist erhalten. Eine wichtige Variante ist das *Supinatorlogensyndrom* durch Kompression des Nerven beim Durchtritt durch den M. supinator. Hier sind M. brachioradialis (mit RPR) und M. extensor carpi radialis intakt, die übrigen, distal gelegenen Radialismuskeln paretisch. Es besteht also keine Fallhand, und eine Sensibilitätsstörung fehlt. Nach Ausschluß von Knochenprozessen und einer Bursitis bicipitoradialis ist eine *chirurgische Exploration* der Supinatorloge und Neurolyse angezeigt.

3. Bei *oberer* Radialislähmung ist auch der M. triceps betroffen und der TSR abgeschwächt oder erloschen. Die lokalisatorische Bedeutung der sensiblen Störungen ist wegen der anatomischen Varianten gering.

Bei *Fallhand* ist die Kraftentfaltung des Faustschlusses herabgesetzt, weil die Beuger von Hand und Fingern durch den Ausfall der Strecker schon in der Ruhe verkürzt sind. Gleicht man die Fallhand passiv aus, zeigt sich, daß Medianus und Ulnaris intakt sind. Andererseits kippt die Hand bei leichter Fallhandstellung nach volar ab, weil der Zug der Beuger überwiegt.

Ursachen

Wegen der exponierten Lage des Nerven wird er besonders häufig geschädigt. *Obere* Radialislähmung entsteht durch Läsion des Nerven in der Achselhöhle, z.B. durch eine Krücke oder durch einen chirurgischen Eingriff. Häufiger ist die *mittlere* Lähmung durch Druck des Nerven gegen den Humerus, besonders im tiefen Schlaf, begünstigt durch Alkoholrausch, und in Narkose oder bei und nach Humerusfrakturen. Distale Radiusfrakturen und -luxationen führen zum unteren Lähmungstyp. Bleilähmung s.S. 375.

N. medianus (C$_6$–Th$_1$, vorwiegend C$_{6-8}$)

Motorische Innervation

M. flexor carpi radialis: Beugung und Radialflexion der Hand. *Prüfung* in Mittelstellung zwischen Pronation und Supination.

Mm. pronator teres und quadratus: Pronation des Unterarmes und der Hand. *Prüfung* bei rechtwinkliger Beugung im Ellenbogengelenk.

M. flexor digit. superfic.: Beugung der Finger im 1. Interphalangealgelenk. Beugung im Grundgelenk ist eine Ulnarisfunktion (s. diese). *Prüfung* durch Fingerhakeln, wobei der Untersucher einen Druck auf die Mittelphalangen ausübt.

M. flexor digit. prof. (radiale Hälfte): Beugung der Endphalangen II und III. *Prüfung:* Fingerhakeln gegen die Endphalangen bei fixierten Mittelphalangen.

Mm. flexor poll. long. et brev.: Beugung der Endphalange des Daumens bzw. des Metacarpus I. *Prüfung* gegen Widerstand an dem betreffenden Glied.

M. abductor poll. brev.: Abduktion des Daumens (Metacarpus I) *rechtwinklig zur Handfläche.* Die Abspreizung parallel zur Handfläche erfolgt durch Extensoren. Man prüft diese wichtige Funktion durch das „Flaschenzeichen": Ausfall der Abduktionsfunktion macht es dem Patienten unmöglich, eine Flasche oder ein Glas so zu ergreifen, daß sie der Hautfalte zwischen Daumen und Zeigefinger fest anliegt.

M. opponens poll.: Opposition des Metacarpus I. *Prüfung:* Der Patient soll mit der Spitze des Daumens, ohne diesen zu beugen, die Spitze des 5. Fingers berühren, während der Untersucher dieser Bewegung am Metacarpus Widerstand entgegensetzt.

Mm. lumbricales I und II: Beugung der entsprechenden Grundphalangen, Streckung der übrigen Phalangen.

Sensible Innervation

Volarseite der Finger I bis radiale Hälfte von IV und angrenzende Hautbezirke der Hand, Dorsalseite der Endglieder II–III.

Je nach Höhe der Läsion unterscheiden wir **drei Lähmungstypen:**

1. Bei Läsion des Nerven im Carpaltunnel, unter dem Ligamentum carpi volare, entsteht das *Carpaltunnelsyndrom:* die isolierte Abductor-Opponens-Atrophie und -Parese (s.u.).

2. Schädigung des Nerven im distalen Abschnitt des Unterarms führt zur Lähmung *aller* vom Medianus versorgten *Handmuskeln.* Der Daumenballen ist atrophisch (Affenhand), seine Greiffunktion ist aufgehoben.

3. Läsion oberhalb des Abgangs der Äste zu den langen Hand- und Fingerbeugern, d.h. am Oberarm oder Ellenbogen, führt zur *kompletten Medianuslähmung.* Zu den bereits beschriebenen Symptomen tritt eine Schwäche für die Pronation des Unterarmes und die Beugung der Hand hinzu. Beim Versuch, die Finger in den Zwischen- und Endgelenken zu beugen, entsteht die sog. *Schwurhand:* Nur die vom Ulnaris motorisch innervierten Finger IV und V und in geringem Maße der Finger III können gebeugt werden, Daumen und Zeigefinger bleiben gerade stehen. Bei oberer und mittlerer Medianuslähmung ist der *Pronatorreflex* abgeschwächt oder erloschen.

Die *Sensibilitätsstörung* hat in allen drei Fällen die gleiche Ausdehnung, da der Medianus nur Hautbezirke der Hand sensibel versorgt. In diesem Bereich treten meist sehr unangenehme Paraesthesien auf, bei älteren Lähmungen entwickeln sich *trophische Störungen* der Haut und der Nägel.

Ursachen

Traumatische Läsion des Nerven oberhalb des Ellenbogens, z.B. bei suprakondylärer Humerusfraktur, ist relativ selten. Durch *paravenöse Injektion* kann der Nerv in der Cubitalbeuge geschädigt werden. Die untere Medianuslähmung tritt bei Verletzung am Unterarm *(Suicidversuche)* und traumatischen oder anderen Schädigungen am Handgelenk auf.

Carpaltunnelsyndrom

Das sehr häufige *Carpaltunnelsyndrom* entsteht durch Kompression des Medianus-Endastes unter dem Ligamentum carpi volare. Man nimmt an, daß in diesen Fällen eine abnorme Enge des Carpaltunnels besteht, zumal Verletzungen der Handwurzelknochen oder eine Lokalisation rheumatischer Gelenk- oder Synovialveränderungen an dieser Stelle zu der gleichen neurologischen Symptomatik führen. Beschäftigung mit chronischer oder häufig wiederholter Extension der Hand (Bedienen von Hebeln an Maschinen, Bügeln, Tischlerarbeiten,

Gehen mit Armstützen bei Amputation) wird zwar häufig in der Vorgeschichte berichtet, ist aber keine unbedingte Voraussetzung für das Entstehen des Syndroms. Manche, aber keineswegs alle Fälle von *Schwangerschaftsparaesthesien* lassen sich als Carpaltunnelsyndrom deuten. Hier nimmt man an, daß die Ödemneigung in der 2. Hälfte der Schwangerschaft zu einer Enge im Carpaltunnel führt. Typisch ist das Carpaltunnelsyndrom auch bei Akromegalie (s.S. 177). Die Arbeitshand ist bevorzugt betroffen, beiderseitiger Befall ist aber häufig.

Klinik. Frauen, besonders in der 2. Lebenshälfte, sind häufiger betroffen als Männer. Die Krankheit beginnt mit nächtlichen, schmerzhaften, oft brennenden Paraesthesien am Mittelfinger und dann an der Beugeseite aller ersten 3 Finger und in den angrenzenden Hautarealen. Die Mißempfindungen und Schmerzen können die ganze Hand ergreifen und bis zur Ellenbogengegend nach proximal ausstrahlen. Dies hängt teilweise damit zusammen, daß der N. medianus besonders reichlich vegetative Fasern enthält (s. auch Kausalgie, S. 97). Man hat aber auch durch Mikropunktion nach Gabe radioaktiv markierter Substanzen festgestellt, daß proximal vom Lig. carpi volare ein Stau des Axoplasmastromes vorliegt. Dies würde erklären, daß die NLG häufig auch proximal vom Carpaltunnel verlangsamt ist. Früher wurde dieses Beschwerdebild als *Brachialgia paraesthetica nocturna* bezeichnet und auf Durchblutungsstörungen zurückgeführt.

Im weiteren Verlauf treten die sensiblen Reizsymptome auch am Tage auf, es kommt zur Hypaesthesie, welche die feinen Verrichtungen mit den ersten 3 Fingern beeinträchtigt, schließlich stellen sich Parese und Atrophie in den Mm. abductor pollicis brevis und opponens pollicis ein. Sensibel findet man dann eine Dysaesthesie, oft eine Hyperalgesie oder Hyperpathie an der Volarseite der Hand mit Schwerpunkt im Medianusgebiet. Druck auf den Medianuspunkt an der Radialseite des volaren Unterarms oder Hyperextension im Handgelenk lösen oft Mißempfindungen in den ersten 3 Fingern aus. Die Schweißsekretion (Ninhydrintest) ist im Medianusgebiet vermindert. In diesem Stadium sollte die Diagnose leicht sein, auch vorher geben die charakteristischen nächtlichen Paraesthesien wichtige Anhaltspunkte. Die distale Latenz bei Prüfung der motorischen und in der Regel mehr noch der *sensiblen Nervenleitung* ist schon im Frühstadium stark verlangsamt. Später findet man im *EMG* Denervierungszeichen in den betroffenen, vom Medianus versorgten Muskeln.

Für die *Diagnose* des Carpaltunnelsyndroms ist die Messung der antidromen sensiblen Nervenleitgeschwindigkeit ausreichend. Der Vorteil der Methode ist, daß sie schnell und nicht invasiv ausgeführt ist.

Konservative **Behandlung:** Ruhigstellung durch dorsale Schiene und/oder wiederholte Injektion von Lidocain und Prednisolon kann im Frühstadium Besserung bringen, auch für Wochen und Monate. Bei Rückfällen oder bei schwerem CTS ist operative Behandlung notwendig. Die Spaltung des Ligamentum carpi volare ist in den vielen Fällen nicht ausreichend, in denen eine rheumatische Tenosynovitis vorliegt. Hier muß eine sorgfältige Synoviektomie durch einen Handchirurgen erfolgen. Zunächst bessern sich die Sensibilitätsstörungen, später, und nicht immer vollständig, Atrophien und Paresen.

N. ulnaris (C$_8$–Th$_1$)

Motorische Innervation

M. flexor carpi ulnaris: Beugung und Ulnarflexion der Hand. *Prüfung:* a) Beugung der Ulnarseite des Handgelenks gegen Widerstand auf den Kleinfingerballen, b) Abduktion des V. Fingers bei supinierter Hand. Dabei muß der Muskel den Abd. digit. V fixieren, und seine Sehne springt am Handgelenk deutlich sichtbar und palpabel an.

M. flexor digit. prof., ulnarer Abschnitt: Beugung der Endphalangen IV und V. *Prüfung* in Supinationsstellung, zweckmäßig unter Fixation der Mittelphalanx.

M. abductor und opponens digit. V: Die Funktion ergibt sich aus dem Namen. *Prüfung* in Supinationsstellung: Abduktion gegen Widerstand an der Grund- oder Mittelphalanx. Opposition: Der Patient soll die Hand wie eine Schale halten und den V. Finger vor den IV. bewegen.

Mm. lumbricales III und IV: Beugung in den Grundphalangen, Streckung der übrigen Phalangen. *Prüfung:* Der Untersucher leistet der Beugung mit quer volar über die Grundphalangen gelegtem Zeigefinger Widerstand. Der Patient soll die Faust gegen leichten Widerstand auf die Mittel- und Endphalangen öffnen oder eine schneppende „Nasenstüberbewegung" mit den Fingern ausführen.

Mm. interossei: Die dorsalen spreizen, die volaren adduzieren die Finger. *Prüfung* ergibt sich aus der Funktion.

M. adductor poll.: Adduktion von Metacarpus I. *Prüfung:* Der Patient soll einen flachen Gegenstand

(Spatel, Notizbuch) zwischen Daumen und Zeigefinger festhalten. Bei Parese des Muskels wird die ausgefallene Adduktion durch Beugung des Daumen-Endgliedes ersetzt *(Fromentsches Zeichen)*.

Sensible Innervation

Volar Finger V und ulnare Hälfte von IV, dorsal die ulnaren 2 Finger und angrenzende Hautgebiete nur der Hand. Der *N. cut. antebrachii ulnaris* entspringt nicht aus dem N. ulnaris, sondern direkt aus dem Plexus.

Es gibt **zwei Lähmungstypen**:

1. *Vollständige Ulnarislähmung.* Die Parese der ulnaren Handbeugung hat funktionell nur geringe Bedeutung. Beim Versuch, die Finger zu beugen, bleibt das Endglied des V. und IV. Fingers gestreckt. Klinisch sind diese Symptome oft so gering, daß nur die elektromyographische Untersuchung die Beteiligung der vom Ulnaris versorgten *Unterarmmuskeln* aufdeckt.

Typisch und augenfällig ist die sog. *Krallenhand,* die auf dem Fortfall der Lumbricalesfunktionen beruht: Da die Grundphalangen nicht mehr gebeugt werden, sind sie überstreckt. Da die Mittel- und Endphalangen nicht mehr gestreckt werden, sind sie leicht gebeugt. Die Haltungsanomalie ist besonders an den Fingern IV und V deutlich, die ausschließlich vom Ulnaris und nicht auch vom Medianus innerviert werden. Dies dient zur *Differentialdiagnose* gegen C_7-Syndrom: Dabei fehlt die Hyperextension der letzten beiden Finger. Die Spatia interossea treten durch Muskelatrophie deutlich hervor. Bei reiner Ulnarislähmung fällt kein Eigenreflex aus. Gefühlsstörung s.o.

2. *Sulcus ulnaris-Syndrom.* Ausgeprägte Atrophie des Spatium interosseum I und des Hypothenar, Hakenstellung des 4. und 5. Fingers, Sensibilitätsstörungen an der ulnaren Handkante, auf dem 5. und halben 4. Finger. Dies wird auf die topographische Anordnung der Nervenfasern in der Höhe des Sulcus ulnaris zurückgeführt, weil die Fasern für die kleinen Handmuskeln und die Sensibilität oberflächlicher laufen und so mechanischer Läsion eher zugänglich sind. Elektroneurographisch bestimmt man die motorische und sensible Sulcus-NLG sowie die Überleitungszeit zum M. flexor carpi ulnaris.

3. *Syndrom der distalen Ulnarisloge (Loge von Guyon).* Diese wird lateral vom Os hamatum, medial vom Os pisiforme begrenzt, palmar vom Retinaculum flexorum und vom M. palmaris brevis. Der N. ulnaris verläuft in diesem Tunnel

(„Engpaß") zusammen mit der Al. ulnaris und begleitenden Venen. Er teilt sich in dem Tunnel in einen oberflächlichen und tiefen Ast. Lokale Läsion kann durch akutes Trauma, durch chronische traumatische Einwirkungen (Radfahrerlähmung), durch lokale Kompression (Ganglion) und andere Ursachen entstehen. Je nach dem Ort der Schädigung sind alle motorischen Funktionen des N. ulnaris an der Hand betroffen (Ramus profundus), selten kommt es zu einer Sensibilitätsstörung am Kleinfingerballen ohne motorische Störungen (Ramus superficialis). Häufig sind beide Äste lädiert. Wenn der Ramus profundus distal vom Os hamatum betroffen ist, bleibt der Hypothenar frei, und die Parese betrifft nur die vom Ulnaris versorgten Thenarmuskeln und die Mm. interossei dorsales. Diagnose ist durch Registrierung der motorischen und sensiblen antidromen und orthodromen NLG möglich.

Ursachen

Die Ulnarisparese ist in Friedenszeiten die häufigste periphere Nervenlähmung. Sie entsteht meist *traumatisch*. Der Ort der Schädigung ist in erster Linie das Ellenbogengelenk (Sulcus ulnaris-Syndrom). Bei Anomalien des Sulcus ulnaris und bei Cubitus valgus kann der Nerv subluxiert sein. Bei Arthrose im Ellenbogengelenk mit und ohne vorangehende lokale Traumen am Epikondylus radialis wird er mechanisch geschädigt. Die neurologischen Symptome können mit Latenz von Monaten bis vielen Jahren einsetzen. Bei bettlägerigen Patienten kommen Drucklähmungen am Ellenbogengelenk vor.

Gelegentlich kann auch bei *normalen anatomischen Verhältnissen* die Beanspruchung durch fortgesetzte Beuge- und Streckbewegungen oder eine Druckschädigung durch Arbeiten mit aufgestütztem Ellenbogen zur Ulnarisparese führen *(Beschäftigungslähmung)*. Bei Ulnaris-Spätlähmung nach Traumen am Ellenbogen können ausnahmsweise sensible Symptome fehlen. Der Ort der Läsion wird, vor allem als Vorbereitung für die chirurgische Therapie (s.u.), durch Elektroneurographie genau festgelegt. Die *distalen Ulnarisparesen* entstehen durch chronische Druckschädigung mit gleichzeitiger Hyperextension des Handgelenks bei Radfahrern, Motorradfahrern, Polieren usw. oder Druck von Werkzeugen.

Spezielle Therapie

Bei chronischen Schädigungen im Sulcus ulnaris und mit absoluter Indikation bei der Spätparese nach Traumen am Ellenbogen wird der Nerv operativ auf die Volarseite in die Ellenbeuge verlagert. Die Vorderarmbeuger werden in der Nähe ihres Ursprungs durchtrennt und abgehoben. Dann wird der Ulnarnerv vor den Epikondylus medialis unter die Muskelmasse gelegt, so daß er in einer Entfernung von ungefähr 8 cm parallel zum N. medianus verläuft. Die Vorderarmbeuger werden wieder fixiert. Der Arm wird dann in rechtwinkliger Stellung für 2–3 Wochen im Ellenbogengips ruhiggestellt. Möglichst früh soll eine elektrische Behandlung einsetzen.

Bei der Operation findet man am Nerven oft starke Veränderungen: Adhäsionen, Neurome oder Strikturen, selbst wenn man präoperativ palpatorisch keine groben Auffälligkeiten feststellen konnte. Der Eingriff ist auch dann noch von Nutzen, wenn die Symptome bereits 1–2 Jahre lang bestanden haben. In 70–80% der Fälle tritt eine deutliche Besserung von Schmerzen und Paraesthesien ein, in 50% Beschwerdefreiheit. Auch die motorischen Ausfälle können sich zurückbilden.

Lähmungen des Plexus brachialis

Man unterscheidet eine obere, untere und eine komplette Plexuslähmung.

1. Am häufigsten ist die **obere Plexuslähmung** (Erbsche Lähmung), bei der die *Fasern aus den Wurzeln* C_{5-6} lädiert sind. Ausgefallen sind in wechselnder Kombination die Mm. deltoides, supra- und infraspinatus (Außenrotatoren), pectoralis, biceps, supinator und – selten – triceps und die Extensoren der Hand. Der Arm hängt deshalb schlaff, nach innen rotiert herunter. Er kann nicht im Schultergelenk gehoben und nach außen rotiert, nicht im Ellenbogen gebeugt, supiniert und oft nicht gestreckt werden. *Sensibel* finden sich meist nur geringe Ausfälle an der Außenseite des Oberarms und der dorsal-radialen Seite des Unterarms. BSR und RPR sind ausgefallen, TSR oft erhalten. Wenn die Mm. rhomboidei und serratus gelähmt sind, liegt die Plexusläsion ganz proximal, da die Nn. dorsales scapulae und thoracicus longus den Plexus frühzeitig verlassen.

2. Bei der **unteren Plexuslähmung** (Klumpkesche Lähmung) sind die Fasern aus C_8–Th_1 lädiert. Dadurch entsteht eine Parese der kleinen Handmuskeln und der langen Fingerbeuger, während die Strecker von Hand und Fingern meist verschont sind. Häufig besteht ein Horner-Syn-

drom. Die *Sensibilität* ist besonders ulnar an Hand und Unterarm gestört. Der Pronatorreflex ist ausgefallen, fakultativ auch der TSR.

3. Die seltene **komplette Plexuslähmung** ist eine Kombination aus 1. und 2. Unmittelbar nach einem Trauma sind viele Plexuspapesen komplett, jedoch bildet sich oft bald das Bild einer oberen oder unteren Plexusschädigung aus.

Ursachen

Plexuslähmungen entstehen am häufigsten *traumatisch* vor allem bei Motorradunfällen. Als Arbeitsunfall kommen sie bei Stürzen auf die Schulter oder dadurch zustande, daß die Hand von einer rotierenden Maschine mitgerissen wird. Der Plexus wird also meist durch Prellung oder Zug geschädigt. Im zweiten Fall besteht die Gefahr, daß *die Wurzeln aus dem Rückenmark herausgerissen* sind. Der *Wurzelausriß* ist schon im frühen Stadium durch blutigen Liquor (Einreißen von Wurzelgefäßen), selten durch begleitende Rückenmarkssymptome zu erkennen. Später wird er vor allem nach elektroneurographischen Kriterien diagnostiziert. Im Vordergrund steht der Nachweis der erhaltenen distalen Erregbarkeit der sensiblen Fasern bei fehlender Sensibilität und fehlenden SSEPs.

Die typischen elektrophysiologischen Befunde bei kompletter Plexuslähmung sind: die Willküraktivität der abhängigen Muskeln ist erloschen. Elektrisch ausgelöste Muskelaktionspotentiale nehmen vom 7. Tag an an Amplitude ab, nach 14 Tagen zeigt sich Spontanaktivität. Die Plexusüberleitungszeit bei Reizung am Erbschen Punkt und Ableitung der PmE im M. deltoides, biceps und triceps ist verlängert, die SSEPs sind blockiert. Zeichen des Wurzelausrisses ist, daß bei fehlender Erregbarkeit der motorischen Fasern und subjektiver Sensibilitätsstörung die sensiblen Nervenfasern elektrisch erregbar sind, weil die Kontinuität der sensiblen Fasern zum Spinalganglion nicht unterbrochen ist.

Theoretisch könnte man Läsionen des Plexus brachialis von Wurzelausrissen durch den Schweißversuch differenzieren. Die sympathischen Fasern für die Schweißdrüseninnervation des Armes stammen, wie oben ausgeführt, aus den thorakalen Segmenten ab Th_3. Sie treten erst in einiger Entfernung von der Wirbelsäule zum Plexus brachialis hinzu. Daraus folgt, daß Störungen der Schweißsekretion nur bei Plexusläsionen vorkommen und daß beim Ausriß cervicaler Wurzeln die Schweißsekretion erhalten ist. In der Praxis ist es aber so, daß Traumen, die zu Wurzelausrissen führen, gleichzeitig erhebliche Zerrungsschäden des Plexus brachialis hervorrufen, so daß dennoch Schweißstörungen vorliegen.

Prognose. Sie ist beim Wurzelabriß absolut ungünstig. Für die übrigen Formen der traumatischen Plexuslähmungen ist die *Prognose* um so schlechter, je mehr auch die proximalen Muskeln des Schultergürtels betroffen sind und je schwerer und weiter ausgedehnt die Sensibilitätsstörung ist. Zur genaueren Beurteilung muß man das EMG und die Bestimmung der motorischen und sensiblen Leitungsgeschwindigkeit heranziehen.

Die **Behandlung** ist zunächst konservativ: Lagerung des Armes auf Abduktionsschiene, passive Bewegungen in den Finger-, Hand- und Ellenbogengelenken, elektrische Therapie der gelähmten Muskeln und Massage. Sind nach 2 Monaten noch keine Zeichen der Rückbildung zu erkennen, obwohl nach dem Befund ein Wurzelausriß unwahrscheinlich ist, sollte man bei oberer Plexuslähmung die Indikation zur *operativen Revision* stellen. Bei manchen traumatischen Plexusläsionen mit erheblichen Hämatomen und Frakturen der Clavicula und des Acromion kann eine frühzeitige *Dekompression* indiziert sein.

Seltenere Formen

In Einzelfällen entsteht eine Plexuslähmung durch den *Druck schwerer Lasten,* die auf der Schulter getragen werden. Hierzu sind besonders magere Personen disponiert. Die Prognose ist gut. *Geburtstraumatische Lähmungen* betreffen meist den oberen, seltener den unteren Plexus brachialis. Die Prognose der Geburtslähmungen ist nicht günstig, die Behandlung langwierig.

Eine *wichtige* **Differentialdiagnose** zur unteren Plexuslähmung ist die *ischämische Muskelkontraktur.* Sie ist meist eine Komplikation suprakondylärer Humerusfrakturen. Dabei kann die A. cubitalis gequetscht oder zerrissen werden, und es kommt zu irreversiblen ischämischen Schädigungen von Muskeln und Nerven. Die sekundären neurologischen Ausfälle sind am häufigsten im Gebiet des Medianus, weniger häufig im Ulnaris und selten im Radialis lokalisiert. Sämtliche Beugesehnen verkürzen sich durch die Muskelkontraktur, das Handgelenk

ist volarflektiert, die Fingergrundgelenke sind stark extendiert, die Interphalangealgelenke gebeugt. Die ischämische Muskelkontraktur muß früh diagnostiziert werden, da die wirksame Therapie chirurgisch ist.

Neuralgische Schulteramyotrophie

Diese nicht seltene Krankheit ist eine akute, wahrscheinlich entzündliche obere Lähmung des Plexus brachialis, die bevorzugt den Arbeitsarm betrifft. Die Ätiologie ist sicher nicht einheitlich. Unter heftigen Schmerzen in der Schulter und im Oberarm, die etwa für eine Woche, selten länger andauern und nur ganz selten fehlen, entwickelt sich rasch eine Lähmung vor allem des M. deltoides und fakultativ der benachbarten Muskeln des Schultergürtels: Mm. supraspinatus, infraspinatus, serratus posterior und trapezius. Auch das Zwerchfell kann, selbst isoliert, betroffen sein.

Befund. Man findet die erwähnten Lähmungen, sehr bald eine schmerzhafte Schultersteife. Wie bei allen oberen Plexuslähmungen, ist die Sensibilitätsstörung nur gering, vor allem an der Außenseite des Oberarms, manchmal auch bis zum Daumen festzustellen. Oft fehlen umschriebene Sensibilitätsausfälle. Das EMG ist fast immer pathologisch, der Liquor meist normal.

Die *Prognose* ist auf lange Sicht gut, allerdings kann sich die Rückbildung der Lähmungen und die erfolgreiche Behandlung der sekundären Schultergelenkversteifung bis zu einem Jahr hinziehen. Rezidive sind möglich.

Therapie. Corticoide, Schmerzmittel, Rotlicht und ähnliche Bestrahlungsbehandlung, *frühzeitig Lagerung in Abduktion.* Sobald es die Schmerzen gestatten, passive und aktive Bewegungsübungen.

Über die engverwandte serogenetische Polyneuritis s.S. 379.

Es gibt auch eine neuralgische Beckengürtelamyotrophie, die ganz ähnlich verläuft: akute Schmerzen, die in einen Oberschenkel ausstrahlen und nach 1–3 Wochen nachlassen, rasche Ausbildung einer proximalen Beinparese, die besonders den M. quadriceps betrifft. Prognose und Behandlung wie bei der Schulteramyotrophie.

Scalenussyndrom

Das Scalenussyndrom ist eine lageabhängige untere Plexusschädigung, die von Behinderung des Blutstroms in den Armgefäßen begleitet ist. *Ursache* ist eine abnorme Enge der sog. Scalenuslücke, die von den Mm. scaleni und der 1. Rippe begrenzt wird. Die Bedeutung von Halsrippen wird weit überschätzt: Das Syndrom kann auch ohne Halsrippe auftreten, diese ist andererseits in mehr als der Hälfte symptomlos. Pathogenetisch hat ein abnorm breiter Ansatz des M. scalenus med. an der 1. Rippe eine größere Bedeutung.

Die *Symptome* setzen im 3.–4. Lebensjahrzehnt ein. Die Patienten bekommen Schmerzen und Paraesthesien auf der ulnaren Seite des Unterarms und der Hand, die bei herabhängendem Arm und nachts, beim Liegen auf der kranken Seite, besonders stark sind. Im Laufe der Zeit treten auch sensible Ausfälle und distale Paresen hinzu. Die Zirkulationsstörungen in der V. und A. subclavia zeigen sich als Ödem, Cyanose, Ischämie der Hand, Differenzen des Radialispulses. Ist die Arterie partiell thrombosiert, können ihre distalen Äste durch kleine, rezidivierende Embolien verschlossen werden.

Diagnose

Häufig ist ein Stenosegeräusch in der Supraclaviculargrube zu hören. Wichtig ist der *Adsonsche Versuch:* Der Patient soll den Kopf nach hinten neigen und zur kranken Seite drehen und tief einatmen. Dabei werden die Scaleni angespannt und die A. subclavia komprimiert, so daß der Radialispuls kleiner wird. *Röntgenologischer Nachweis* durch Arcusangiographie mit Darstellung der A. subclavia, während der Arm in verschiedenen Graden der Abduktionsstellung gehalten wird. Hierbei kann man häufig eine umschriebene Verengerung der A. subclavia nachweisen.

Die *Therapie* soll zunächst konservativ sein: Vorübergehende Schonung bei vorsichtigen gymnastischen Übungen. Liegen bereits motorische Ausfälle vor, *für die sich keine andere Ursache findet,* behandelt man operativ durch Scalenotomie (Durchtrennung des Scalenus anterior am Ansatz), gegebenenfalls mit Resektion der Halsrippe.

N. cutaneus femoris lateralis (L$_2$ und L$_3$)

Sensibles Versorgungsgebiet

Laterale Vorderseite des Oberschenkels und angrenzender Bezirk der Außenseite.

In diesem Nerven entsteht nicht selten ein Reizzustand, die *Meralgia paraesthetica*. Die Patienten empfinden spontan Paraesthesien (Taubheitsgefühl, Ameisenlaufen) in dem beschriebenen Versorgungsgebiet. Meist ist die Haut für leichte Berührung, z.B. durch die Wäsche, überempfindlich. Die Beschwerden sind bereits in Ruhe vorhanden, sie nehmen beim Gehen gewöhnlich zu. Bei der *Untersuchung* findet sich häufig, jedoch nicht regelmäßig, eine Hypaesthesie.

Ursachen

Der Nerv kann mechanisch durch Tumoren im Becken oder durch eine abnorme Enge an seiner Durchtrittsstelle unter dem Leistenband, nahe der Spina iliaca anterior inferior, lädiert werden. Hier kann er auch durch Bruchbänder eine Druckschädigung erleiden. Die Meralgie tritt auch als Schwangerschaftsparaesthesie auf und wird in gleicher Weise erklärt wie das Carpaltunnelsyndrom. Man könnte analog von einem *Inguinaltunnelsyndrom* sprechen. Die Meralgie gehört also zur Gruppe der vorn erwähnten *Kompressionssyndrome* peripherer Nerven. Ob die früher viel diskutierten Ursachen: Infektionskrankheiten, Diabetes, wirklich eine Rolle spielen, ist zweifelhaft.

Therapie

Man soll die Patienten vor allem auf die Harmlosigkeit der Störung hinweisen und mit lokalen Maßnahmen, wie Infiltrationen von Scandicain 1% o.ä. unter das Leistenband in der Region der Spina iliaca ventralis, behandeln. In schweren Fällen kann man eine Neurolyse vornehmen. Der Eingriff beseitigt aber die Beschwerden nicht mit Sicherheit.

N. femoralis (L$_{2-4}$)

Motorische Innervation

M. iliopsoas: Vor allem Beugung des Oberschenkels im Hüftgelenk. *Prüfung:* Am liegenden Patienten wird das Bein passiv im Hüft- und Kniegelenk rechtwinklig gebeugt und am Unterschenkel vom Untersucher getragen. Gegen Widerstand oberhalb des Knies soll der Patient das Bein weiter im Hüftgelenk beugen.

M. quadriceps femoris. Streckung des Unterschenkels im Kniegelenk. *Prüfung* ebenfalls im Liegen: Strecken des leicht gebeugten Kniegelenkes oder bei etwas angehobenem Bein Festhalten der Streckung gegen Druck auf den Unterschenkel.

Sensibles Versorgungsgebiet: Vorderseite des Oberschenkels (N. cut. fem. ant.) und Innenseite des Unterschenkels (N. saphenus).

Symptome*

Meist ist der Nerv *distal* vom Abgang der Äste zum Iliopsoas geschädigt, so daß nur der *M. quadriceps* gelähmt ist. Die Patella steht tiefer und ist abnorm beweglich. Das *Aufstehen aus dem Sitzen* ist erschwert. Im Stehen biegt sich bei stärkerer Atrophie des Muskels das Knie nach hinten durch (Genu recurvatum). Beim Gehen auf der Ebene wird das Bein aus der Hüfte, im Kniegelenk gestreckt, nach vorn geschwungen. Zum *Steigen* kann das Bein nicht gehoben werden, beim Hinabsteigen knickt der Kranke im Knie ein. Der *PSR* ist abgeschwächt oder erloschen. Die Sensibilität ist in dem angegebenen Gebiet gestört.

Ist der Nerv in seinem *proximalen* Verlauf im Becken geschädigt, kann zusätzlich der Oberschenkel nicht in der Hüfte gebeugt werden. Das *Aufsetzen aus dem Liegen* ist erschwert, bei doppelseitiger Lähmung ist es, wie auch das Aufrichten des gebeugten Rumpfes im Stehen, unmöglich. Das Heben des Beines beim Steigen ist behindert.

Kompressionssyndrom des N. femoralis bei retroperitonealer raumfordernder Läsion

Führendes Symptom ist ein Schmerz im Femoralisbereich. Häufige Ursache: Anticoagulantientherapie (dann Hb-Abfall und „akutes Abdomen").

Man unterscheidet ein Psoassyndrom mit röntgenologischer Verbreiterung des Psoasschattens und mit Einbeziehung des Plexus lumbo-sacralis von einem Iliacussyndrom mit reiner Femoralislähmung. Der N. femoralis verläuft nach Austritt des Plexus lumbalis im Psoasmuskel distalwärts in der Psoasrinne unter der straffen Fascia iliaca. Hier können offenbar bereits Hämatome geringer Ausdehnung zu einer Kompression führen. Bei Hämatomen empfiehlt man die sofortige operative Entlastung, möglichst bevor aus der Neurapraxie eine Axonotmesis wird.

Ursachen

Druckschädigungen durch Tumoren im Becken, Bruchbänder oder unsachgemäß angelegte Ha-

* Hier und bei den weiteren Nerven sind nur die motorischen Symptome beschrieben, die sensiblen ergeben sich aus den anatomischen Angaben

ken bei gynäkologischen Operationen. Bei Appendektomie oder Herniotomie können Schnittverletzungen vorkommen. Es gibt auch eine begleitende Neuritis des N. femoralis bei *Appendicitis.*

Über neuralgische Beckengürtelamyotrophie mit Quadricesparese s.S. 357.

N. glutaeus superior (L₄–S₁)

Motorische Innervation

Vor allem *Mm. glut. medius* und *minimus:* Abduktion und Innenrotation im Hüftgelenk. Beim Gehen hält der Glutaeus medius das Becken auf der Seite des Stützbeins fest. *Prüfung* auf Trendelenburgsches Zeichen: Im Falle einer Glutaeus medius-Parese kann das Becken beim Stehen auf einem Bein nicht mehr fixiert werden, sondern steigt auf der gelähmten Seite an. Bei doppelseitiger Lähmung entsteht der sog. Watschelgang.

Inspektion

Die Gesäßwölbung ist auf der gelähmten Seite zentral tellerförmig eingefallen. Eine leider nicht seltene *Ursache* ist die Schädigung des Nerven durch unsachgemäße intramuskuläre Injektion. Schmerzen oder Gefühlsstörungen kommen dabei nicht vor, da der Nerv rein motorisch ist.

N. glutaeus inferior (L₅–S₂)

Motorische Innervation

M. glut. maximus: Streckung des Oberschenkels im Hüftgelenk. *Prüfung* in Bauchlage: 1. Der Patient soll das Gesäß anspannen. Bei Lähmung des Muskels ist eine Seitendifferenz deutlich. 2. Hebung des Beines gegen Widerstand. In *Rückenlage* soll das gestreckte Bein nach unten gedrückt werden.

Symptome

Das Gesäß ist im ganzen atrophisch, die untere Gesäßfalte steht tiefer als auf der gesunden Seite. Treppensteigen und Aufrichten aus dem Sitzen sind erschwert und bei doppelseitiger Parese unmöglich.

Ursachen

Isolierte Parese ist äußerst selten, der Nerv kann bei Tumoren im Becken und bei Caudalähmung mitgeschädigt werden.

Die *Differentialdiagnose* ist in erster Linie gegen angeborene Hüftluxation und gegen progressive Muskeldystrophie zu stellen.

N. ischiadicus (L_4–S_3)

Der Nerv teilt sich in wechselnder Höhe, oft schon am Oberschenkel, in den N. fibularis (peronaeus) und den N. tibialis.

1. N. peronaeus (L_4–S_2)

Der Nerv hat zwei Äste:

a) N. peronaeus superficialis

Motorische Innervation

Mm. peronaei an der Außenseite des Unterschenkels: Pronation = Hebung des äußeren Fußrandes. *Prüfung:* Anheben des äußeren Fußrandes gegen Widerstand oder Plantarflexion gegen leichten Widerstand. Bei Peronaeuslähmung kippt der äußere Fußrand während der Plantarbewegung nach unten innen ab. Die Supinationsstellung des Fußes ist schon im Liegen zu erkennen.

Sensibles Versorgungsgebiet

Außenseite des Unterschenkels und proximaler Abschnitt des Fußrückens.

b) N. peronaeus profundus

Motorische Innervation

M. tibialis anterior: Dorsalflexion und Supination des Fußes. Bei der *Prüfung* tritt der Muskel am proximalen Abschnitt der Tibia deutlich hervor.

M. extensor digit. longus und brevis: Dorsalflexion der Zehen II–V im Grundgelenk. Bei der *Prüfung* springen die Strecksehnen auf dem Fußrücken deutlich hervor.

M. extensor hall. longus: Dorsalflexion der Großzehe im Grundgelenk. Sie wird gesondert *geprüft*, auch hier achtet man auf die Anspannung der Sehne.

Sensibles Versorgungsgebiet

Ein dreieckiger Hautbezirk vor den Zehen I und II.

Symptome. Die Atrophie der prätibialen Muskeln ist deutlich erkennbar, die der Mm. peronaei ist oft besser zu tasten. Sobald der N. peronaeus profundus gelähmt ist, besteht ein Spitzfuß. Der Patient kann den Fuß nicht anheben und nicht auf den Fersen gehen. Beim Gehen zeigt sich der sog. *Steppergang* oder Hahnentritt: Der Fuß hängt herab, und der Kranke muß das Schwungbein verstärkt im Knie beugen, um den Ausfall der Fußheber auszugleichen. Zur *Unterscheidung von psychogener Lähmung* faßt man den Patienten im Stehen bei den Händen und wiegt seinen Körper nach vorn und rückwärts. Bei psychogener Lähmung springen die Sehnen auf dem Fußrücken durch unwillkürliche Gegeninnervation an.

Bei reiner Peronaeuslähmung ist der ASR nicht ausgefallen, da er über den N. tibialis verläuft.

Ursachen. *Druckschädigung* des Nerven am Wadenbeinköpfchen entsteht vor allem bei unsachgemäßer Lagerung des Kranken in bewußtlosem Zustand und durch zu hoch angelegte Gipsverbände. Der Nerv kann bei Fibulakopffrakturen und Luxationen des Kniegelenks überdehnt oder eingerissen werden. Nicht selten wird er bei längerem Sitzen mit überkreuzten Unterschenkeln („crossed legs palsy") oder bei andauernder Hockstellung durch Druck geschädigt. Bei sportlichen Übungen, besonders beim Hoch- und Weitsprung, kann er akut überdehnt werden. Bei der alkoholischen Polyneuropathie ist der N. peronaeus oft besonders stark betroffen.

Mit einer Peronaeusparese wird leicht das Syndrom der **Arteria tibialis anterior** verwechselt. Prätibial liegen die Mm. tibiales ant., extensor hall. long. und extensor dig. long., dicht von Knochen und straffen Faszien umgeben, in der sog. Tibialisloge. Hier kann es zu einer Volumenzunahme mit der Folge einer Ischämie der Muskeln und einer gefäßbedingten Schädigung des Ramus profundus des N. peronaeus kommen. Als Ursache der Volumenzunahme kommen in Frage: Hämatom, Abszeß, Thrombose oder Embolie, Trauma (bei Fußballspielern), ungewöhnliche musculäre Beanspruchung. Alle diese Faktoren führen in der engen Loge zu einer Drosselung der Blutzufuhr und zu einer Nekrose der Muskeln und Schädigung des Ramus profundus N. peronaei.

Befund: Prätibiale Rötung und harte Schwellung, myoplegische Lähmung der prätibialen Muskeln. Durch Kontraktur der Muskeln hängt der Fuß nicht nach plantar, und es besteht kein Steppergang. Elektrisch sind die Muskeln unerregbar, im EMG findet man elektrische Stille. Wenn auch der N. peronaeus superficialis ischämisch geschädigt wird, kann das sonst eindeutige Syndrom durch Sensibilitätsstörungen an der Außenseite des Unterschenkels und Parese der Mm. fibulares kompliziert werden.

Therapie: Spaltung der Fascia cruris ant. innerhalb von 48 Std, sonst ist eine irreversible Muskelschädigung zu befürchten.

2. N. tibialis (L_4–S_3)

Motorische Innervation

M. triceps surae (gastrocnemius und soleus): Plantarflexion des Fußes. Bei der *Prüfung* springt der Muskelbauch deutlich hervor.

M. tibialis posterior: Adduktion und Supination des Fußes.

Mm. flexor digit. et hall. long.: Beugung der Endphalangen der Zehen. Bei der *Prüfung* ist das Anspringen der Muskeln im distalen Abschnitt der Wade zu tasten.

Mm. flexor digit. et hall. brev.: Beugung der Mittelphalangen I–V.

Kleine Fußmuskeln: Spreizung und Adduktion der Zehen, Beugung der Grundphalangen. *Prüfung:* Der Patient soll aus der Fußsohle „eine Schale machen".

Sensibles Versorgungsgebiet,

Wade, Fußsohle und Beugeseite der Zehen. Außenseite des Fußes. Bei Sensibilitätsstörungen entstehen in diesem Bereich häufig erhebliche trophische Störungen.

Symptome. Wade und Fußgewölbe sind atrophisch. Die Zehen bekommen durch Überwiegen der Extensoren eine Klauenstellung. Der Fuß ist im ganzen proniert. Die Achillessehne ist erschlafft, ASR und Tibialis posterior-Reflex (s.S. 193) sind ausgefallen. Der Patient kann nicht auf den Zehen gehen und stehen. Beim Gang wird der Fuß nicht abgerollt („Bügeleisengang"). Die veränderte Statik des Fußgewölbes führt zu erheblichen Schmerzen beim Gehen.

Analog zur Krallenhandbildung bei der Ulnarislähmung gibt es eine Krallenfußbildung bei distaler Tibialislähmung. Dabei bestehen Sensibilitätsstörungen an der Fußsohle sowie Anhidrose. Der ASR kann erhalten sein.

Ursachen. Verletzungen am Kniegelenk, distale Tibiafrakturen (nur Endäste des Nerven), Beschäftigungslähmung bei längerem Arbeiten an der Nähmaschine und ähnlichen Geräten.

Auf einer Kompressionsschädigung des N. tibialis in seinem Endabschnitt beruht das sog. *Tarsaltunnelsyndrom.* Der Nerv verläuft in seinem distalen Abschnitt hinter dem Malleolus internus, bedeckt vom Ligamentum lanciniatum. Nach Fußdistorsionen, Malleolarfrakturen oder spontan kommt es zu brennenden Schmerzen im sensiblen Versorgungsgebiet des Nerven auf der Fußsohle, besonders beim Gehen. Später treten sensible Ausfälle und Paresen der kleinen Fußmuskeln hinzu. Oft kann man im Ninhydrintest eine Schweißsekretionsstörung an der Fußsohle feststellen.

Zur Behandlung wird, ähnlich wie beim Carpaltunnelsyndrom, das Ligamentum lanciniatum gespalten.

3. N. ischiadicus

Ist der Nerv im ganzen gelähmt, besteht eine *kombinierte Peronaeus-* und *Tibialislähmung.*

Unterschenkel und Fuß sind im ganzen atrophisch, Beugung und Streckung sind paretisch, so daß der Fuß nicht mehr fixiert werden kann. Das Bein kann beim Gehen nicht mehr als Stützbein eingesetzt werden. Rasch entwickeln sich erhebliche *trophische Störungen* im Tibialisbereich. Zusätzlich sind folgende Muskeln ausgefallen:

Mm. obturator externus, gemelli und quadratus femoris: Außenrotation des Oberschenkels im Hüftgelenk. *Prüfung:* in Rückenlage bei gestrecktem Knie.

Mm. biceps femoris, semitendinosus, semimembranosus: Beugung des Unterschenkels im Kniegelenk. *Prüfung* in Rücken- oder Bauchlage. Bei der Beugeinnervation springt die Sehne des M. biceps lateral, die des semitendinosus medial an. Sensibles Versorgungsgebiet: Rückseite des Oberschenkels.

Symptome. Zusätzlich zu den bereits genannten Störungen ist die Funktion des Standbeins beim Gehen erheblich beeinträchtigt.

Man muß beachten, daß auch eine hochsitzende Ischiadicusschädigung klinisch das Bild der reinen Peronaeusparese bieten kann.

Ursachen. Luxation im Hüftgelenk, aber auch Einrenkung einer solchen Luxation, Frakturen im Hüftgelenk und am Oberschenkel. *Unsachgemäße intramuskuläre Injektion,* die nicht in Bauchlage in den oberen, äußeren Quadranten des Gesäßes und mit Stichrichtung leicht nach lateral und cranial ausgeführt wird. Dabei sind Sofortschmerz und Sofortlähmung beweisend für die Fehlinjektion, diese Symptome sind aber nicht obligat. Die Schmerzen können mit stundenlanger Latenz einsetzen oder ausbleiben, und auch die Lähmung entwickelt sich oft erst in den ersten 24 Stunden.

Therapie. Sofort Einspritzen von 50–100 ml physiologischer Kochsalzlösung in die Einstichstelle, um die toxisch wirksame Substanz zu verdünnen und wegzuschwemmen. Über Neurolyse als Spätbehandlung s.S. 364. Ischiadicusschädigung, namentlich doppelseitige, kann einen Tumor der Wirbelsäule oder im kleinen Becken anzeigen. Besonders häufig ist das Ischiassyndrom durch Bandscheibenprotrusion oder -prolaps. Der *periphere* Ort der Schädigung, im Gegensatz zum radikulären, der das Lähmungsbild imitieren kann, läßt sich mit dem Ninhydrintest von Fußsohle oder Fußrücken nachweisen. Der Ischiadicus ist bei den meisten Polyneuritiden beteiligt (s.S. 365ff.).

Tabelle 23. Die radikuläre und periphere Innervation der Muskeln. (Nach SCHEID, 1966)

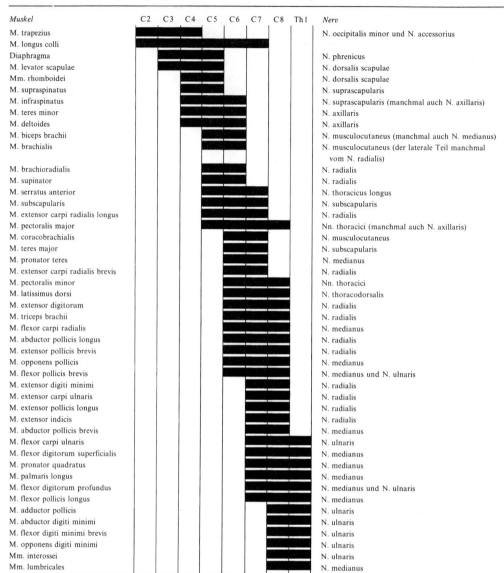

Muskel	C2	C3	C4	C5	C6	C7	C8	Th1	Nerv
M. trapezius	■	■	■						N. occipitalis minor und N. accessorius
M. longus colli	■	■	■	■	■				
Diaphragma		■	■	■					N. phrenicus
M. levator scapulae		■	■	■					N. dorsalis scapulae
Mm. rhomboidei			■	■					N. dorsalis scapulae
M. supraspinatus			■	■	■				N. suprascapularis
M. infraspinatus			■	■	■				N. suprascapularis (manchmal auch N. axillaris)
M. teres minor			■	■					N. axillaris
M. deltoides				■	■				N. axillaris
M. biceps brachii				■	■				N. musculocutaneus (manchmal auch N. medianus)
M. brachialis				■	■				N. musculocutaneus (der laterale Teil manchmal vom N. radialis)
M. brachioradialis				■	■				N. radialis
M. supinator				■	■	■			N. radialis
M. serratus anterior				■	■	■			N. thoracicus longus
M. subscapularis				■	■	■			N. subscapularis
M. extensor carpi radialis longus				■	■	■			N. radialis
M. pectoralis major				■	■	■	■	■	Nn. thoracici (manchmal auch N. axillaris)
M. coracobrachialis					■	■			N. musculocutaneus
M. teres major				■	■	■			N. subscapularis
M. pronator teres					■	■			N. medianus
M. extensor carpi radialis brevis					■	■			N. radialis
M. pectoralis minor					■	■	■	■	Nn. thoracici
M. latissimus dorsi					■	■	■		N. thoracodorsalis
M. extensor digitorum					■	■	■		N. radialis
M. triceps brachii					■	■	■		N. radialis
M. flexor carpi radialis					■	■	■		N. medianus
M. abductor pollicis longus					■	■	■		N. radialis
M. extensor pollicis brevis					■	■	■		N. radialis
M. opponens pollicis					■	■			N. medianus
M. flexor pollicis brevis					■	■	■	■	N. medianus und N. ulnaris
M. extensor digiti minimi						■	■		N. radialis
M. extensor carpi ulnaris						■	■		N. radialis
M. extensor pollicis longus						■	■		N. radialis
M. extensor indicis						■	■		N. radialis
M. abductor pollicis brevis						■	■	■	N. medianus
M. flexor carpi ulnaris						■	■	■	N. ulnaris
M. flexor digitorum superficialis						■	■	■	N. medianus
M. pronator quadratus						■	■	■	N. medianus
M. palmaris longus						■	■	■	N. medianus
M. flexor digitorum profundus						■	■	■	N. medianus und N. ulnaris
M. flexor pollicis longus						■	■	■	N. medianus
M. adductor pollicis							■	■	N. ulnaris
M. abductor digiti minimi							■	■	N. ulnaris
M. flexor digiti minimi brevis							■	■	N. ulnaris
M. opponens digiti minimi							■	■	N. ulnaris
Mm. interossei							■	■	N. ulnaris
Mm. lumbricales							■	■	N. medianus

Tabelle 23a

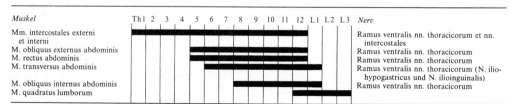

Muskel	Th1	2	3	4	5	6	7	8	9	10	11	12	L1	L2	L3	Nerv
Mm. intercostales externi et interni	■	■	■	■	■	■	■	■	■	■	■	■				Ramus ventralis nn. thoracicorum et nn. intercostales
M. obliquus externus abdominis					■	■	■	■	■	■	■	■				Ramus ventralis nn. thoracicorum
M. rectus abdominis					■	■	■	■	■	■	■	■				Ramus ventralis nn. thoracicorum
M. transversus abdominis							■	■	■	■	■	■	■			Ramus ventralis nn. thoracicorum (N. iliohypogastricus und N. ilioinguinalis)
M. obliquus internus abdominis								■	■	■	■	■	■			Ramus ventralis nn. thoracicorum
M. quadratus lumborum												■	■	■	■	

Tabelle 23b

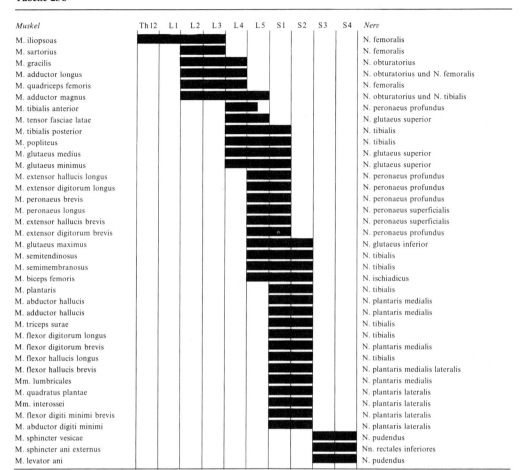

Muskel	Th12	L1	L2	L3	L4	L5	S1	S2	S3	S4	Nerv
M. iliopsoas											N. femoralis
M. sartorius											N. femoralis
M. gracilis											N. obturatorius
M. adductor longus											N. obturatorius und N. femoralis
M. quadriceps femoris											N. femoralis
M. adductor magnus											N. obturatorius und N. tibialis
M. tibialis anterior											N. peronaeus profundus
M. tensor fasciae latae											N. glutaeus superior
M. tibialis posterior											N. tibialis
M. popliteus											N. tibialis
M. glutaeus medius											N. glutaeus superior
M. glutaeus minimus											N. glutaeus superior
M. extensor hallucis longus											N. peronaeus profundus
M. extensor digitorum longus											N. peronaeus profundus
M. peronaeus brevis											N. peronaeus profundus
M. peronaeus longus											N. peronaeus superficialis
M. extensor hallucis brevis											N. peronaeus superficialis
M. extensor digitorum brevis											N. peronaeus profundus
M. glutaeus maximus											N. glutaeus inferior
M. semitendinosus											N. tibialis
M. semimembranosus											N. tibialis
M. biceps femoris											N. ischiadicus
M. plantaris											N. tibialis
M. abductor hallucis											N. plantaris medialis
M. adductor hallucis											N. plantaris medialis
M. triceps surae											N. tibialis
M. flexor digitorum longus											N. tibialis
M. flexor digitorum brevis											N. plantaris medialis
M. flexor hallucis longus											N. tibialis
M. flexor hallucis brevis											N. plantaris medialis lateralis
Mm. lumbricales											N. plantaris medialis
M. quadratus plantae											N. plantaris lateralis
Mm. interossei											N. plantaris lateralis
M. flexor digiti minimi brevis											N. plantaris lateralis
M. abductor digiti minimi											N. plantaris lateralis
M. sphincter vesicae											N. pudendus
M. sphincter ani externus											Nn. rectales inferiores
M. levator ani											N. pudendus

Die radikuläre und periphere Innervation der Muskeln ist zusammenfassend in Tabelle 23 dargestellt.

Therapie der peripheren Nervenschädigungen

Die Behandlung ist vor allem *physikalisch*. In dem Maße, in dem es chirurgisch vertretbar ist, werden so früh wie möglich die betroffenen Gelenke täglich mehrmals *passiv bewegt*, um sekundären Versteifungen vorzubeugen, die die Heilung um Monate verzögern können. *Muskelmassagen* und, soweit möglich, *aktive Innervationsübungen* werden ebenfalls mehrmals täglich durchgeführt. Dabei ist es günstig, eine Extremität durch Kontraktion der (gesunden) kontralateralen Muskeln zu trainieren („cross education"). Bei Lähmungen der Beine ist diese Massage- und Bewegungsbehandlung auch zur *Thromboseprophylaxe* unerläßlich. Bei Paraplegie gibt man Heparin.

Wichtig ist eine *zweckmäßige Lagerung* der gelähmten Gliedmaßen mit Abduktionsschienen, Armschlingen, Sandsäcken zur Vermeidung der Außenrotation des Beines, Knierolle und Fußkasten, um Gelenkversteifungen in Fehlstellungen zu vermeiden. Bei Radialislähmung: Schienung im Handgelenk, bei Peronaeuslähmung orthopädischer Schuh mit Peronaeusfeder gegen die Gefahr der Überdehnung von Muskeln und Sehnen durch Fallhand und Fallfuß.

Obwohl es nicht durch Vergleichsuntersuchungen streng wissenschaftlich bewiesen ist, daß die **Elektrotherapie** die Heilung verbessert, wird man sie doch anwenden. Dabei ist folgendes zu beachten: Man benutzt *galvanischen Strom* oder besser Exponentialstrom. Der *faradische Strom ist nicht geeignet*, da die Dauer der einzelnen Stromstöße zu kurz ist, um denervierte Muskeln erregen zu können. Die Anwendung der *faradischen Rolle*, mit der über größere Gliedmaßenabschnitte gestrichen wird, ist sinnlos, da hierdurch nur gesunde Muskeln erregt werden. Man reizt vielmehr *punktförmig* und berücksichtigt bei der Wahl des Reizortes, daß an denervierten Muskeln die Reizpunkte, die in den Büchern angegeben sind, sich nach distal verschoben haben. Die Elektrotherapie soll *sofort* nach der Läsion beginnen. Jeder Muskel wird täglich 10–15mal zur Kontraktion gebracht. Sobald klinisch und elektromyographisch Zeichen einer Reinnervation zu erkennen sind, oder wenn nach dem EMG eine Reinnervation nicht mehr erwartet werden darf, kann die Elektrotherapie beendet werden. Bei Facialislähmung ist Elektrotherapie nicht sinnvoll, man muß dabei sogar die Entwicklung einer Kontraktur befürchten.

Medikamentös gibt man bei Bedarf Schmerzmittel. Die Verordnung von *Vitamin* ist bei allen Nervenläsionen, die nicht auf Vitaminmangel beruhen, d.h. in der großen Mehrzahl der Fälle, sinnlos. Die Bezeichnung des Vitamins B_1 als „Aneurin" oder antineuritisches Vitamin darf nicht zu *Fehlschlüssen* verleiten. Thiamin ist in phosphorylierter Form als Co-Carboxylase für die Funktion des Nerven unentbehrlich. Thiaminmangel führt zu Inaktivierung des Na-Transportsystems, zur Lähmung und im EMG zur Erniedrigung des Aktionspotentials. Diese Symptome werden durch Thiamin beseitigt. *Daraus darf aber nicht der Schluß gezogen werden, daß Zufuhr von Vitamin B_1 oder gar von Vitamin B-Komplex eine Nervenschädigung anderer Genese in irgendeiner Weise beeinflußt.*

Die Behauptung, daß B_1, B_6 und B_{12} einen analgetischen oder sonst einen über die Substitution bei echtem Vitaminmangel hinausgehenden pharmakologischen Effekt hätten, ist unzutreffend. Zudem stehen reichlich andere, wesentlich billigere und erwiesenermaßen wirksame Analgetica zur Verfügung. Die häufig üblichen Gaben von extrem hohen Dosen wie 100 mg B_1 intravenös (therapeutische Dosis bei Beriberi täglich mehrmals 5 mg per os) oder 1000–5000 γ B_{12} (Tagesbedarf etwa 1 γ) sind eine übermäßig teure *Placebotherapie*.

Vitamin B_1 und der Vitamin B-Komplex sind also nur bei *Vitaminmangelzuständen* indiziert, wie sie in Europa praktisch nur selten beim Malabsorptionssyndrom vorkommen. Die Malabsorption sollte aber durch entsprechende biochemische Malabsorption nachgewiesen sein (z.B. d-Xylose-Test als „screening"-Verfahren, Transcetolasetest zum indirekten Nachweis von B_1). Über B_6-Mangel bei Isoniazidbehandlung s.S. 261 und S. 210.

Chirurgische und Stimulationsverfahren zur Behandlung chronischer Schmerzen soll man mit Reserve betrachten (s.S. 248). Die transcutane Nervenstimulation (TNS) hat Erfolge zwischen 30 und 50%, was innerhalb der Placeborate bzw. leicht darüber liegt. Vermutlich wirkt sie über verhaltenstherapeutische Mechanismen.

Nervennähte werden heute bei offenen Verletzungen entweder sofort, als primäre oder als *frühe Sekundärnaht* 3–4 Wochen nach einer Verletzung ausgeführt, da dann eine primäre Heilung erwartet werden kann. Nach geschlossenen Verletzungen (Druckläsionen, Spritzenlähmungen usw.) führt man nach 2–3 Monaten die operative Freilegung des Nerven und *mikrochirurgische interfasciculäre Neurolyse*, d.h. Freipräparierung der Nervenfascicel von Bindegewebswucherungen, aus, sofern die Lähmung dann noch komplett ist und keine Zeichen einer Reinnervation zu erkennen sind. 80% der Nervenverletzungen nach Frakturen heilen aber spontan aus.

Der **Verlauf** der Regeneration einer traumatischen Nervenschädigung läßt sich mit dem *Hoffmannschen Klopfzeichen* verfolgen: Die auswachsenden Achsencylinder sind auf Druck und Beklopfen überempfindlich. Dabei entstehen Kribbelparaesthesien im sensiblen Versorgungsbereich des gereizten Nerven. Man kann deshalb die Nervenregeneration dadurch verfolgen, daß man regelmäßig den Verlauf des Nerven mit dem Finger oder mit einem Perkussionshammer *von distal nach proximal* leicht beklopft. Im Verlaufe der Regeneration des Nerven stellt man dabei fest, daß die Stelle der Klopfempfindlichkeit sich allmählich nach distal verschiebt. Geschieht dies bald nach der Läsion und kontinuierlich, sind die Aussichten auf eine Rückbildung gut. Bleibt das Klopfzeichen distal von der Verletzung auch nach Wochen noch aus, ist die Prognose ungünstig.

Man rechnet mit einer *Regenerationsgeschwindigkeit* von 1 mm/Tag, das würde bei totaler idiopathischer Facialisparese etwa 4 Monate und bei einer Ulnarisläsion am Ellenbogengelenk fast ein Jahr bedeuten.

2. Polyneuritis und Polyneuropathie

Allgemeines

Polyneuritis ist mehr als Entzündung vieler einzelner Nerven: Sie ist eine Krankheit, die das periphere Nervensystem im ganzen, gleichsam als Organ befällt. Fast immer ist sie Teilerscheinung einer Allgemeinkrankheit.

Die *Kardinalsymptome* sind: schlaffe Lähmungen, sensible Reiz- und Ausfallserscheinungen und vegetative Störungen.

Die *Lähmungen* sind nicht auf das Versorgungsgebiet einzelner Nerven oder Nervenwurzeln beschränkt, andererseits sind sehr häufig nicht alle Muskeln gelähmt, die von den erkrankten Nerven versorgt werden.

Die *sensiblen Reizerscheinungen* bestehen in Paraesthesien, umschriebenen und ziehenden Schmerzen, oft auch in Dehnungs- und Druckschmerz der Nerven. Sehr charakteristisch ist Druckschmerzhaftigkeit der Muskeln.

Die *sensiblen Ausfallssymptome* betreffen vorwiegend die sog. Oberflächenqualitäten: Berührungsempfindung, Schmerz- und Temperaturempfindung. Hypaesthesie ist oft mit Dysaesthesie kombiniert. Bei manchen Formen steht die Beeinträchtigung der Lagewahrnehmung und der Vibrationsempfindung ganz im Vordergrund. Man spricht dann von einer ataktischen Polyneuritis. Der unterschiedliche Befall verschiedener sensibler Qualitäten zeigt eine selektive Schädigung bestimmter Nervenfasergruppen an.

Störungen der *vegetativen Innervation* führen zu Gefäßlähmung mit Cyanose besonders in distalen Gliedabschnitten, umschriebener Hyperhidrose, trophischen Störungen der Haut und der Nägel und abnormer Pigmentierung. *Blasen- und Mastdarmlähmung* gehören nur bei einigen Formen zum Bild der Polyneuritis.

Motorische, sensible und vegetative Störungen sind meist etwa gleich stark ausgeprägt. Es gibt aber auch Formen, die *klinisch* das Bild einer vorwiegend oder rein motorischen oder sensiblen Polyneuritis bieten.

Ganz unspezifisch ist das Symptom der „restless legs" oder „anxietas tibiarum". Die Patienten haben sehr unangenehme Empfindungen in den Unterschenkeln, die sich manchmal zu den Oberschenkeln und selten zu den Armen ausbreiten. Sie treten nur in der Ruhe auf, sobald die Patienten sich hinlegen oder setzen, und sie können die ganze Nacht andauern. Bewegung oder Herumgehen bessern die Beschwerden. Das Syndrom kommt bei peripherer Neuropathie, z.B. durch Diabetes und Alkohol, bei Viruskrankheiten mit Befall der Vorderhornzellen, aber auch bei Carcinom, Behandlung mit Psychopharmaka und manchmal ohne greifbare Ursache vor. Histologisch hat man keine charakteristischen Nervenveränderungen gefunden.

Verteilung der Symptome

Der häufigste Lokalisationstyp ist der symmetrische, *distal* betonte Befall der Extremitäten, weil vor allem die längsten Nervenfasern erkranken. Die sensiblen Störungen sind dabei strumpf- oder handschuhförmig angeordnet. In der Regel sind die Beine stärker betroffen als die Arme.

Bei manchen Formen sind die Lähmungen – seltener die Gefühlsstörungen – *proximal*, im Becken- und Schultergürtel lokalisiert.

Erstrecken sich die Lähmungen auch auf die Rumpfmuskulatur: Rückenstrecker, Bauchmuskeln, Intercostales, und hat die Sensibilitätsstörung eine querschnittsförmige Anordnung, stellt man klinisch die Diagnose einer *Polyneuroradiculitis*.

Es gibt auch eine *Hirnnervenpolyneuritis*, bei der motorische und sensible Hirnnerven in wechselnder Verteilung, meist doppelseitig, gelähmt sind.

Entwicklung der Symptome

In der Mehrzahl der Fälle setzen die neurologischen Symptome nach einem Vorstadium, das von Mattigkeit und Krankheitsgefühl oder den speziellen Erscheinungen der Grundkrankheit geprägt ist, *subakut* mit Mißempfindungen und Schmerzen ein. Die motorischen und sensiblen Ausfälle breiten sich dann in wechselndem Ausmaß von distal nach proximal aus, seltener von proximal nach distal. Unabhängig davon, ob die Lähmungen aufsteigend den Rumpf ergreifen, können schon im Frühstadium Hirnnervensym-

ptome auftreten, unter denen die doppelseitige
Facialisparese und Gefühlsstörungen im zweiten
Trigeminusast an erster Stelle stehen.

Die neurologischen Ausfälle erreichen innerhalb von 1–2 Wochen ihren *Höhepunkt*. Sie bleiben dann für einige weitere Wochen stationär
und klingen nur langsam, oft über Monate, wieder ab. Dabei bilden sich zuerst die sensiblen
Reizerscheinungen und trophischen Störungen,
dann die sensiblen Ausfälle und zuletzt die Lähmungen zurück. Arreflexie kann als Restsymptom dauernd bestehenbleiben.

Eine rasch aufsteigende Verlaufsform, bei der
in wenigen Stunden oder Tagen alle Extremitäten und die gesamte Rumpfmuskulatur gelähmt
werden, bezeichnen wir als *Landrysche Paralyse*.
Sie ist wegen der Gefahr einer Atemlähmung
sehr gefährlich. Die Landrysche Paralyse ist
keine nosologische Einheit: Die Verlaufsform
der rasch aufsteigenden Lähmung wird auch bei
akuter Virus-Myelitis beobachtet.

Das andere Extrem ist die *chronische Polyneuritis*, die sich ohne stärkere Schmerzen über viele
Monate langsam fortschreitend entwickelt. Sie
erreicht im allgemeinen nicht das Ausmaß der
subakuten Formen, hat aber auch nur eine geringe Besserungstendenz. Gelegentlich findet
man dabei fasciculäre Muskelzuckungen.

Liquorbefund

Er gestattet nur in sehr begrenztem Maße diagnostische und prognostische Schlüsse. Häufig
ist der Liquor normal, vor allem wenn der
Krankheitsprozeß an den distalen Abschnitten
des peripheren Nervensystems lokalisiert ist. *Eiweißvermehrung zeigt einen Befall der Wurzeln
an*. Gelegentlich besteht eine leichte Pleocytose
bis zu 10 oder 30/3 Zellen. Erhöhung des Gesamteiweißes auf Werte über 0,7–1 g/l bei normaler Zellzahl bezeichnet man als das Liquor-
Syndrom von GUILLAIN-BARREÉ. Es ist nicht für
eine bestimmte Form der Polyneuritis spezifisch.
Sein diagnostischer Wert wird dadurch noch
weiter eingeschränkt, daß ein gleichartiger Befund auch bei raumfordernden Prozessen im
Rückenmarkskanal und bei Carcinose der
Meningen erhoben wird. Die Differenzierung
zwischen Guillain-Barré-Liquorsyndrom und
Sperrliquor hat vor allem theoretisches Interesse, da klinisch die Möglichkeiten gering sind,
Polyneuropathie und Rückenmarkstumor zu
verwechseln.

Ätiologie

Es gibt vorläufig noch keine Klassifikation der
mannigfachen Arten der Polyneuritis, die unter
ätiologischen, pathogenetischen, histologischen
elektrophysiologischen und klinischen Gesichtspunkten gleichermaßen befriedigend wäre. Jeder
Versuch einer Ordnung in größeren Gruppen
bleibt anfechtbar, zumal Ätiologie und Pathogenese bei vielen Arten noch unbekannt sind. Früher wurden alle Krankheiten des peripheren
Nervensystems, die zu faßbaren Funktionsstörungen führten, als *Polyneuritis* diagnostiziert.
Da aber klinisch und histopathologisch in vielen
Fällen die Annahme einer Entzündung nicht berechtigt ist, wird heute in zunehmendem Maße
die allgemeinere Bezeichnung *Polyneuropathie*
gebraucht. Wir werden die beiden Namen so
verwenden wie es klinisch und histopathologisch
vertretbar erscheint.

Tabelle 24 gibt einen Versuch, die wichtigsten
Formen von Polyneuritis und Polyneuropathie
nach ihrer Ätiologie zu ordnen. Einige Formen
sind, da ihre Zuordnung noch kontrovers ist,
in mehreren Kategorien aufgeführt. Medika-
mentös-toxische Polyneuropathien werden im
Kapitel XXI besprochen. Etwa $^1/_3$ der Fälle
bleibt ätiologisch unaufgeklärt.

Die Pathogenese der *dystrophischen Polyneuropathien* ist komplexer als man häufig annimmt. Die Hypothese einer *Avitaminose* verein-
facht das Problem allzu sehr. Tatsache ist, daß
bei der großen Mehrzahl dieser Krankheiten der
Heilungsprozeß durch Vitamintherapie nicht beeinflußt wird. Die Polyneuropathien bei *Infektionskrankheiten* werden von vielen Autoren auf
toxische Faktoren zurückgeführt. Die Häufigkeit einer Beteiligung des peripheren Nervensystems bei Infektionskrankheiten ist recht gering,
und man kann im Einzelfall nicht sagen, warum
diese Komplikation auftritt. Polyneuritis durch
direkten bakteriellen Befall der peripheren Nerven ist sehr selten.

Unter den *allergischen Polyneuritiden* ist in erster Linie die serogenetische Form zu nennen.
Als *Gefäßkrankheiten*, die das periphere Nervensystem schädigen können, kommen in erster Linie die Immunkomplex-Angiitiden (rheuma-
toide Arthritis und visceraler Erythematodes,
möglicherweise auch Panarteriitis nodosa) in
Betracht.

Schlafmittel vom Typ der Barbiturate machen
keine Polyneuritis. Eine Schädigung des peripheren Nervensystems kommt lediglich bei

Tabelle 24. Die wichtigsten Ursachen von Polyneuritis und Polyneuropathie

Entzündliche Polyneuritis	Intoxikationen	Ernährungsstörungen ("dystrophische Polyneuropathie")	Infektionen	Allergische Reaktionen	Gefäßkrankheiten	Ischämische Schädigung mehrerer Nerven
	exogen Blei Thallium Arsen Triorthokresyl- phosphat Medikamente (s. Kapitel XX) *endogen* Diabetes mellitus(?) Urämie Porphyrie „Schwanger- schafts- toxikose"(?)	Alkoholismus Malabsorption Kachexie paraneoplastisch (Malignome, Retikulosen), dysproteinämisch (Plasmocytom, Makroglobulinämie) B-Avitaminosen Schwangerschaft(?) Diabetes mellitus(?)	*toxisch* Diphtherie Sepsis Typhus und Para- typhus Fleckfieber, sehr selten, andere Infektions- krankheiten *parainfektiös* Mumps Masern Röteln Windpocken Grippe Pfeiffersches Drüsenfieber *direkter Befall der peripheren Nerven* Lepra Lues (Tuberkulose)	serogenetische Polyneuritis Nahrungs- und Arzneimittel- allergie	Panarteriitis nodosa visceraler Erythematodes rheumatoide Arthritis	akute CO-Vergiftung akute Barbiturat- vergiftung akute Blutverluste

schwerer Intoxikation durch die kombinierte Einwirkung von verminderter Durchblutung, Kälte und Druckschädigung zustande.

Histopathologie

Für die Zwecke dieser Einführung ist eine grobe Einteilung in zwei Typen von Faserschädigungen ausreichend: die primär segmentale Markscheidenveränderung und die primär neuronale (axonale) Faserdegeneration (s. Abb. 94). Beide Typen lassen sich histopathologisch und mit Hilfe von Elektromyogramm und Elektroneurogramm unterscheiden. Beim Ausfall von Nervenfasern im Axon verändert sich die Erregungsleitung in den noch erhaltenen Fasern nicht nennenswert, bei diffuser oder segmentaler Markscheidenerkrankung kommt es frühzeitig zur Verlangsamung der Nervenleitgeschwindigkeit. In fortgeschrittenen Krankheitsstadien sind beide Strukturen betroffen, wobei allerdings während der Wallerschen Degeneration die Schwannschen Zellen erhalten bleiben und ihre regenerative Potenz behalten. Im *Frühstadium* ergeben sich aus dieser Zweiteilung wichtige differentialdiagnostische Anhaltspunkte (s. auch S. 34):

Zu den primär *axonalen* Polyneuropathien (P.) gehören:
    die meisten toxischen P.,
    die paraneoplastische P.,
    die alkoholische P. (teilweise),
    die vasculären P. bei Immunkomplex-Angiitis,
    die P. bei Porphyrie.

Zu den P. mit primärem Markscheidenbefall rechnet man:
    die Polyneuritis vom Typ Guillain-Barré,
    viele Fälle von diabetischer P.,
    manche Fälle von alkoholischer P.,
    die nephrogene P.,
    die seltene diphtherische P.,
    P. bei metachromatischer Leukodystrophie
    Blei-P.,
    P. bei familiärer Paramyloidose.

Elektromyographie und Elektroneurographie:
Entsprechend der Einteilung in primär axonale Polyneuropathien und solche mit primärem Markscheidenbefall können die elektrophysiologischen Befunde unterschiedlich sein. Bei fortgeschrittenen Polyneuropathien findet man aber beide Typen des Befalls nebeneinander.

Bei Neuropathien mit primärem Markscheidenbefall sind zunächst die elektroneurographischen Parameter verändert: Man findet Verzögerungen der motorischen NLGs und der distalen Überleitungszeiten und verlangsamte sensible NLGs. Oft sind die sensibel orthodromen Nervenpotentiale pathologisch aufgesplittert. In der Frühphase finden sich Leitungsverzögerungen vor allem im Bereich besonderer mechanischer Belastung (Engpaßsyndrome, s.S. 344), so daß multiple Engpaßsyndrome den Verdacht auf eine Polyneuropathie vom Markscheidentyp lenken müssen. Bei manchen, überwiegend hereditären Neuropathien kann man einen bevorzugten Befall von motorischen oder sensiblen Fasern finden, der sich in manchmal extrem verzögerten NLGs (unter 10 m/sec) und auch dadurch nachweisen läßt, daß mit sensibel-orthodromer Technik keine sensiblen NAPs nachweisbar sind (z.B. neurale Muskelatrophie, M. Refsum, hereditär sensible Neuropathien).

In der Frühphase der Polyneuropathien vom Markscheidentyp gehören neurogen veränderte PmE und Denervierungszeichen nicht zum elektrophysiologischen Bild. Die Refraktärperioden nehmen deutlich zu.

Dagegen sind bei der axonalen Polyneuropathie frühe neurogene Potentialveränderungen und Fibrillationen zu finden. Die motorischen und sensiblen NLGs bleiben lange normal oder werden nur ganz geringfügig verzögert. Dagegen können die Muskelaktionspotentiale und die sensiblen Nervenaktionspotentiale niedriger und verbreitert, bzw. desynchronisiert werden.

Die elektrophysiologische Untersuchung bei Verdacht auf Polyneuropathie sollte folgende Aspekte berücksichtigen:
– Bestimmung der motorischen NLGs an Armen und Beinen (z.B. N. medianus, N. ulnaris mit Sulcus-NLG, N. tibialis und peronaeus)
– Sensible NLG am Arm (z.B. Medianus sensibel antidrom mit Refraktärzeit, auch Untersuchung auf Carpaltunnelsyndrom)
– Sensibel-orthodrome NLG mit Refraktärzeit, am N. suralis
– Zwei oder drei Muskeln der unteren Extremität, Suche nach neurogenen Veränderungen.

Schema der Zusatzuntersuchungen

Zur Aufklärung der Ätiologie verwenden wir, in Anlehnung an KAESER, das Untersuchungsschema (Tabelle 25) auf S. 370/371.

Die wichtigsten speziellen Formen

Entzündliche Polyneuritis und Polyneuroradiculitis

In etwa der Hälfte der Fälle von Polyneuritis gelingt es auch bei sorgfältiger Anamnese und Untersuchung nicht, eine infektiöse, toxische, metabolische oder vasculäre Ursache nachzuweisen. Diese Gruppe wird als *entzündliche* oder *Guillain-Barrésche Polyneuritis* zusammengefaßt. Die Ätiologie ist sicher nicht einheitlich. Für die größte Gruppe von entzündlicher Polyneuritis nimmt man heute an, daß sie eine Autoaggressionskrankheit ist. Das klinisch gleiche Syndrom kommt aber als paraninfektiöse Krankheit des peripheren Nervensystems, z.B. bei der infektiösen Mononucleose, bei Hepatitis epidemica und bei chronischer Intoxikation durch Schnüffeln von Lösungsmitteln vor.

Die Krankheit ist nicht nur negativ durch das Fehlen einer bekannten Ätiologie definiert, sondern besitzt bestimmte Kriterien der Symptomatik und des Verlaufes, nach denen die Diagnose positiv gestellt werden kann. Sie kann in *jedem Lebensalter,* auch bei Kindern, auftreten.

Pathologisch-anatomisch findet man, über das periphere Nervensystem verstreut, entzündliche Läsionen, in denen die Markscheiden in Gegenwart von Lymphocyten und Makrophagen zugrunde gehen. Die Markscheidenschädigung wird vor allem durch Makrophagen herbeigeführt, welche die Basalmembran um die Nervenfasern durchdringen und das normale Myelin vom Körper der Schwannschen Zellen und von den Axonen entfernen. Diese Aktivität wird vermutlich durch Immunmechanismen vermittelt, jedoch ist der spezielle Mechanismus noch nicht bekannt.

Symptomatik. Die Lähmungen sind in der Regel symmetrisch und an den Beinen schwerer als an den Armen. Sie können auf die distalen Extremitätenabschnitte beschränkt sein, breiten sich aber auch nach proximal aus und ergreifen nicht selten auch die Muskeln des Rumpfes. *Hirnnervenlähmungen* sind häufig. In erster Linie sind die Nn. facialis, trigeminus, vagus (mot.), accessorius und hypoglossus betroffen.

Sensibel finden sich alle oben beschriebenen *Reizerscheinungen.* Die sensiblen *Ausfälle* haben meist nur einen leichten Grad. Sie können, wie die Lähmungen, auf den Rumpf übergreifen (Polyneuroradiculitis). Gelegentlich wird auch das Rückenmark befallen, und es treten Symptome der langen Bahnen auf. Man spricht dann von *Polyneuro-Radiculo-Myelitis.* Die Differentialdiagnose gegen Rückenmarkstumor kann schwierig sein. Manche Patienten bekommen

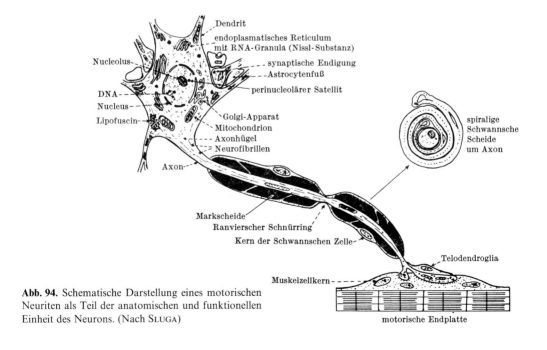

Abb. 94. Schematische Darstellung eines motorischen Neuriten als Teil der anatomischen und funktionellen Einheit des Neurons. (Nach SLUGA)

Tabelle 25. Untersuchungsmethoden und Ergebnisse zur Differentialdiagnose der Polyneuropathien

	Elektro-neurographie	Liquor	Blutbild	BKS-Beschleuni-gung
Entzündliche P. Guillan-Barré	NLG in $^1/_5$ der Fälle normal, sonst herabgesetzt	oft Eiweiß 0,7–2 g/l Zellzahl ≤ 15		
Alkoholismus	NLG meist normal	evtl. leichte Eiweißvermehrung	nicht selten Anämie bei B-Vitamin- und Folsäuremangel (Blutungsanämie bei Varicenblutung)	evtl. +
Diabetes mellitus	NLG meist herabgesetzt	evtl. leichte Eiweißvermehrung	Nicht selten durch Infekte bedingt pathologische Befunde	
Nephrogen	NLG meist herabgesetzt	oft normal	hypochrome Anämie	+ +
Exogene Intoxikationen, bakterielle Infektionen (s. Tabelle 19)	NLG meist normal, bei Bleipolyneuropathie aber herabgesetzt	Diagnose erfolgt vorwiegend durch Anamnese, klinische Symptomatik, Nachweis von Schwermetallen, Medikamenten bzw. serologische oder bakteriologische Untersuchung		
Parainfektiös	NLG meist herabgesetzt	oft Eiweiß 0,7–2 g/l Zellzahl ≤ 15	Leukopenie, oft Lymphocytose bzw. Monocytose	
Paraneoplastisch	NLG meist normal	evtl. leichte Eiweißvermehrung	Anämie	meist + + +
Vasculäre P., rheumatoide Arthritis Erythematodes, Panarteriitis	NLG meist normal	evtl. leichte Eiweißvermehrung	hypochrome Anämie, Leukopenie, Lymphocytose, Eosinophilie, evtl. LE-Zellnachweis	+ + +
Porphyrie	NLG meist normal	leichte Eiweißvermehrung	Anämie bei Hypersiderämie	+
Avitaminosen B$_1$	NLG meist normal	evtl. leichte Eiweißvermehrung	hypochrome mikrocytäre Anämie	+
B$_6$	NLG meist normal	o.B.		
B$_{12}$	mot. NLG meist normal, typisch: Abfall d. NLG d. distalen sensiblen Fasern	evtl. leichte Eiweißvermehrung	hyperchrome megaloblastäre Anämie, Leukopenie, Rechtsverschiebung	

Serum-Elektrophorese	Immunologische, serologische Befunde	Funktionsproben	Harnuntersuchung	Sonstiges
				bei Fibrillations-potentialen im EMG ($^1/_5$ der Fälle) schlechte Prognose
Bei Cirrhose breitbasige γ-Zacke, Gesamteiweiß vermindert		Bromthalein-Probe pathologisch	Urobilinogen im Morgenurin +	bei normalen oder gering erhöhten Transaminasen meist stark erhöhte Aktivität der γ-GT
Nicht selten durch Infekte bedingt pathologische Befunde		1 Std post-prandial bestimm-ter Blutzucker erhöht, orale Glucosebelastung pathologisch	nicht immer Urin-zuckerausschei-dung, oft Harn-wegsinfekt	oft deutliche γ-GT-Aktivitäts-erhöhung bei dia-betischer Fettleber. Serum-Lipide oft erhöht
evtl. Konstella-tion bei nephro-tischem Syndrom		Kreatinin/Inulin-Clearance	Eiweiß, Erythro-cyten, Leukocyten je nach Ätiologie vermehrt	Erhöhung der harn-pflichtigen Substan-zen, Hyperkaliämie, Hyperphosphatämie, Hypercalcämie
Diagnose erfolgt vorwiegend durch Anamnese, klinische Symptomatik, Nachweis von Schwermetallen, Medikamenten bzw. serologische oder bakteriologische Untersuchung				
Konstellation der akuten Entzündung	Titerverlaufs-kontrollen gegen neurotrope Viren, Paul-Bunnel-Test			Transaminasen-aktivität meist erhöht
Tumor-konstellation				Röntgen-, Biopsie-, Endoskopie-Verf.
Konstellation chronische Entzündung	Singer-Plotz-, Waaler-Roose-Test, Latex-Tropfentest, Kryoglobulinnach-weis, LE-Faktor, Antihumanglobulin-Konsumptionstest	Kreatinin/Inulin-Clearance, Konzentrations-probe	oft Eiweiß-ausscheidung	Suralisbiopsie, Muskelbiopsie, Erhöhung der harn-pflichtigen Substanzen
abhängig vom Grad der Leberschädigung		Schwartz-Watson-Test, Glycin-belastungsprobe, anamnestisch: Barbiturat-exposition	Schwartz-Watson-Test: rote Urin-farbe nach UV-Bestrahlung, δ-Aminolävulin-säure, Uro-porphyrin, Porphobilinogen +	bei Ileusverdacht Abdomenübersichts-aufnahme im Stehen, Serumbilirubin oft erhöht, Aktivität der Transaminasen angestiegen
Gesamteiweiß-verminderung		B_1-Resorptions-test, indirekte Nachweisverfahren, Stuhlausnutzung, d-Xylose-Test, orale Glucose-belastung Magenazidität-prüfung, Schilling-Test, Sternal-Punktion		EKG, Myokardio-pathie, Fettstuhl MDP-Gastroskopie bei Carcinom-verdacht, Gravidität

eine *Stauungspapille,* deren Pathogenese nicht
geklärt ist.

Es gibt auch eine vorwiegend oder *rein motorische Form,* dagegen kommt eine rein sensible
entzündliche Polyneuritis nicht vor.

Auch das autonome Nervensystem kann in
seinen beiden Komponenten ergriffen werden.
Man beobachtet Störungen der Schweißsekretion, der Herzfrequenz, der Blutdruckregulation, der Sphinkterkontrolle und der Pupillenweite. Namentlich die Störung in der Regulation
von Blutdruck und Herzschlag kann fatale Folgen haben. Die Patienten sollen sich bei einem
schweren Krankheitszustand deshalb nicht abrupt aufrichten. Sofern eine Starre der Herzfrequenz bei Expiration vorliegt, lassen wir eine
passagere Stimulationssonde als externen Demand-Schrittmacher legen (s.u.).

Eine Sonderform, die heute nach MILLER-
FISHER benannt wird, ist durch komplette
äußere, manchmal inkomplette innere Augenmuskellähmung, Schluckstörungen, cerebellare
Ataxie und Parästhesien an Händen und Füßen
gekennzeichnet. Hier liegt auch ein Befall des
Hirnstamms vor.

Im *Liquor* findet man in der Regel bei normaler Zellzahl eine mittlere bis starke Eiweißvermehrung 0,70–2,00 g/l, die sich oft erst in der
2. bis 4. Krankheitswoche entwickelt. Das Eiweiß tritt infolge entzündlich-ödematöser
Schwellung der Wurzeln transsudativ aus den
Wurzelgefäßen aus. Strenggenommen, liegt also
immer auch eine Polyradiculitis vor. Eine leichte
Zellvermehrung ist noch mit der Diagnose ver-
einbar. Elektroneurographisch findet man eine
Verlangsamung der Nervenleitungsgeschwindigkeit in 90% der Patienten. Da die Demyelinisierung aber diskontinuierlich auftritt, muß man
viele Nerven untersuchen. Die Untersuchung
der F-Wellen und der somatosensorischen
Reaktionspotentiale hilft bei der Diagnose von
Demyelinisierung in Nervenwurzeln und proximalen Segmenten der peripheren Nerven. Prognostische Bedeutung haben diese elektrophysiologischen Untersuchungen nicht. Wenn allerdings die Nadelmyographie reichlich Denervierungspotentiale aufdeckt, so daß man auf axonale Degeneration schließen muß, ist die Prognose für den Zeitverlauf und für das Ausmaß
der Besserung schlecht.

Verlauf. Grundsätzlich sind alle vorn beschriebenen Verlaufsformen möglich. Subakute Entwicklung innerhalb von 2 Wochen wird am

häufigsten beobachtet. Diese Form hat eine gute
Prognose, die auch durch Hirnnervenlähmungen und Rückenmarkssymptome nicht getrübt
wird. Rezidive sind sehr selten. Bei chronischem
Verlauf ist die Prognose wesentlich schlechter.
Todesfälle beruhen auf Atemlähmung, akutem
Herzstillstand oder auf Lungenembolie aus
Beinvenenthrombosen bei kompletter Paraplegie. Ferner treten spontan oder beim Intubieren
und Extubieren Todesfälle durch Asystolie auf.
deshalb lassen wir bei schweren Verlaufsformen
einen externen Demand-Schrittmacher (intravenöse Stimulationssonde) legen.

Diagnose. Verlangt wird eine fortschreitende
Schwäche in mehr als einer Extremität mit Arreflexie. Die Diagnose wird durch fortschreitenden Verlauf gestützt. 50% der Patienten erreichen den Höhepunkt in 2 Wochen, 80% in 3
Wochen und mehr als 90% in 4 Wochen. Die
Symptomatik ist verhältnismäßig symmetrisch,
die sensiblen Symptome treten zurück. In 50%
der Fälle besteht eine Facialisparese, meist bilateral. Die kaudalen Hirnnerven können mitbetroffen sein. Äußere Augenmuskeln sind bei 5%
der Fälle befallen. Die Rückbildung beginnt 2
bis 4 Wochen nach dem Stillstand der Ausbreitung. Sie kann sich über Monate hinziehen. Die
meisten Patienten erholen sich gut.

Autonome Symptome, wie Tachykardie, orthostatische Regulationsstörung und Herzstarre
bei langsamer ausgiebiger Atmung von 6 pro
min sind häufig. Fieber ist selten.

Ungewöhnlich ist eine Pleocytose über 10 Zellen.

80% der Patienten haben NLG-Verzögerung,
20% haben normale Nervenleitgeschwindigkeit.
Die NLG kann erst Wochen nach der Erkrankung pathologisch werden.

Gegen die Diagnose sprechen: Asymmetrie
der Lähmungen, anhaltende Blasen- und Mastdarmstörungen, Blasen- und Mastdarmstörungen bei Beginn der Lähmungen, Pleocytose über
50, scharf abgegrenzte, querschnittsförmige Sensibilitätsstörung. Auch eine reine sensible Polyneuropathie kann hier nicht eingeordnet werden.

Therapie. Über die allgemeinen Maßnahmen
hinaus, die vorn besprochen sind, wurden früher
ACTH oder Corticoide empfohlen. Corticoide
sind in ihrer Wirkung aber zweifelhaft und verstärken die Thromboseneigung. Es sind selbst
Fälle von akuter entzündlicher Polyneuritis vom
Typ Guillain-Barré unter Corticoidbehandlung

beschrieben worden. Bei sehr schwerem Krankheitsverlauf mit Tetraparese und Hirnnervenbefall, insbesondere wenn die Patienten bereits assistiert beatmet werden müssen, wird mit Erfolg eine wiederholte Plasmapherese ausgeführt. Bereits nach der ersten Plasmapherese setzt eine deutliche Besserung ein, und man kann hoffen, daß man die kontrollierte Beatmung vermeiden kann. Bei Paraplegie ist Dihydergot-Heparin (2 × 5000 E, s.c.) zur Thromboseprophylaxe vital indiziert.

Diabetische Polyneuropathie

Das periphere Nervensystem ist beim Diabetes mellitus häufig erkrankt. Fast 30% aller Polyneuropathien müssen auf Diabetes zurückgeführt werden. Die Neuropathie kann schon beim juvenilen Diabetes auftreten, meist wird sie jenseits des 50. Lebensjahres beobachtet. Personen über 45 Jahre sind zehnmal häufiger von Diabetes betroffen als jüngere Menschen. Bei etwa 30% der Kranken liegen bereits neurologische Beschwerden und Ausfälle vor, wenn die Stoffwechselstörung festgestellt wird. Untersucht man eine unausgelesene Population von Diabetikern, findet man in 70–80% Zeichen einer leichten Polyneuropathie (z.B. Reflexabschwächung).

Symptomatik. Die Beine sind stets stärker betroffen als die Arme. Ein Frühsymptom, das man bei sehr vielen Zuckerkranken findet, ist Abschwächung und Erlöschen der Eigenreflexe. Danach setzen *sensible Reizerscheinungen* ein: Paraesthesien besonders vom Typ der „burning feet", d.h. brennende Mißempfindungen auf der Fußsohle, schmerzende Muskelkrämpfe im M. quadriceps und triceps surae und dumpfe oder lanzinierende Schmerzen in der Lendengegend, der Ilioinguinalregion und an der Vorderseite der Oberschenkel. Sehr charakteristisch ist eine Verstärkung der Schmerzen beim Liegen und besonders in der Nacht.

Unter den *sensiblen Ausfällen* steht eine Aufhebung der Vibrationsempfindung an den Beinen, Füßen oder auch Zehen an erster Stelle. Ist die Lagewahrnehmung stärker gestört, entsteht das Bild einer *sensiblen Ataxie*. Strumpf-, handschuh- oder fleckförmig können auch Berührungs-, Schmerz- und Temperaturempfindung gestört sein. Anaesthesie tritt nicht auf.

Die *Lähmungen* haben zwei Verteilungstypen, die sich auch im Verlauf unterscheiden:

1. Distale, sensomotorische, symmetrische Paresen, besonders der Fußsohlen und der kleinen Handmuskeln.

2. proximale, oft asymmetrische, vorwiegend motorische Paresen, die den Quadriceps, den Oberschenkel, die Adductoren und die Glutäen bevorzugen. Wenn dabei heftige, besonders nächtliche Schmerzen auftreten, liegt eine diabetische *Neuromyopathie* vor, die besonders bei älteren Diabetikern auftritt. Auch am Schultergürtel können proximale Lähmungen auftreten.

Es gibt auch bevorzugt Lähmungen des N. radialis, ulnaris, femoralis oder peronaeus. Eine besondere Lokalisation ist die *diabetische Radiculopathie* der unteren Thorakalsegmente mit Bauchwandparesen und Gefühlsstörungen am Rumpf.

Man findet alle Schweregrade von abnormer Ermüdbarkeit der Muskeln bis zur Paralyse mit Atrophie und Kontrakturen. Entsprechend stellt man bei der *elektrischen und elektromyographischen Untersuchung* entweder nur eine Verzögerung der Nervenleitungsgeschwindigkeit, auch in scheinbar gesunden Muskeln, oder aber die Zeichen der Denervierung fest. In der Frühphase kann das multiple Auftreten von Engpaßsyndromen ein Hinweis auf beginnende diabetische Polyneuropathie sein.

Hirnnervensymptome sind nicht selten: In der Reihenfolge der Häufigkeit werden die Nn. oculomotorius, abducens, facialis und die caudalen Hirnnerven betroffen. Bei isolierter einseitiger *Oculomotoriuslähmung* heißt die Differentialdiagnose stets: Aneurysma oder Diabetes (s.S. 198 und 58). Die akuten diabetischen Augenmuskellähmungen bilden sich durchweg zurück. Bleiben Augenmuskellähmungen bestehen, muß man auch bei Diabetikern nach einer anderen Ursache suchen. Gelegentlich beobachtet man auch Störung der Pupillenreaktionen oder Opticusatrophie: 15% der Erblindeten haben Diabetes, von 1000 Diabetikern werden 17 blind.

Häufig ist auch das *periphere vegetative Nervensystem* ergriffen: es kommt zu Pupillenstörungen und abnormer miotischer Reaktion auf 0,5% Carbachol, zu Urinretention, Diarrhoe, Impotenz, zu Störungen der Schweißsekretion, selbst zum Geschmacksschwitzen (s.S. 108), zu orthostatischen Regulationsstörungen und zur Herzstarre, d.h. zum Ausbleiben der Verlangsamung des Herzschlags in der tiefen Expiration infolge Vagusläsion. Seltener sind schwere Störungen der Hauttrophik (Ulzerationen und selbst Knochenläsionen an belasteten Stellen besonders den Fußsohlen). Die kardiale autonome Denervierung mit Herzstarre läßt sich durch Bestimmung der maximalen Differenz der Herzfrequenz bei vertiefter Atmung (6 Atemzüge pro Minute) erfassen.

Im *Liquor* findet man oft eine leichte bis mäßige Eiweißvermehrung bei normaler Zellzahl.

Für die **Diagnose** leichter Fälle orientiert man sich an der *Trias:* nächtliche Paraesthesien, Reflexabschwächung und Verminderung oder Aufhebung der Vibrationsempfindung. Der Diabetes muß nicht immer manifest sein. Oft liegt nur ein subklinischer Diabetes vor, mit normalem Nüchternblutzucker, aber pathologischem Ausfall des Glucosebelastungstests. Die Bestimmung des Nüchternwertes sollte ohnehin durch den postprandialen Wert 1 Std nach dem Frühstück ersetzt werden.

Verlauf. Die Krankheit kann in jedem Stadium des Diabetes, auch als Frühsymptom, auftreten. *Feste Beziehungen zur Dauer und Schwere der Stoffwechselstörung bestehen nach neueren Untersuchungen nicht.* Sie entwickelt sich beim *distalen* Typ in der Regel schleichend, erreicht in Monaten ihren Höhepunkt und bildet sich nur langsam und meist unvollständig wieder zurück. Der *proximale* Typ setzt subakut ein, verläuft nicht selten schubweise und hat eine Tendenz zur Remission im Verlaufe von einigen Monaten. Rezidive kommen nicht vor.

Patienten mit schwerer autonomer Neuropathie, speziell mit Tachykardie und Herzstarre bei langsamer Expiration sind durch Komplikationen, beispielsweise plötzlichen Herztod gefährdet.

Pathogenese. Die Neuropathie beruht *nicht* auf einer diabetischen Mikroangiopathie der Vasa nervorum. Analogien zum Kimmelstiel-Wilson-Syndrom sind deshalb nicht angebracht. Die Störungen im Kohlenhydrat- und im Fettstoffwechsel führen an den somatischen Nerven vielmehr zu einer *Schädigung der Schwannschen Zellen* mit primärem Zerfall der Markscheiden. Sekundär erst kommt es zur Wallerschen Degeneration.

Man stellt fest, daß die Polyneuropathie beim *unbehandelten oder schlecht eingestellten Diabetes* auftritt. Man muß deshalb annehmen, daß die Neuropathie durch die Stoffwechselstörung selbst entsteht. Es ist noch nicht bekannt, ob der pathogenetisch bedeutsame Faktor die toxi-

sche Wirkung von Metaboliten oder ein Mangel an notwendigen Nährstoffen oder Enzymen ist.

Therapie. An erster Stelle muß die Normalisierung der Stoffwechsellage stehen. Unbehandelte Diabetiker oder Patienten mit latentem Diabetes werden diätetisch, bei Bedarf auch auf orale Antidiabetica eingestellt. Ist der Fettstoffwechsel gestört, verordnet man Nicotinsäurepräparate. Große Bedeutung hat auch die Reduktion des oft erhöhten Körpergewichts. Die Verordnung von Vitaminen ist wertlos, Corticoide sind selbstverständlich kontraindiziert. Die physikalischen Maßnahmen folgen den allgemeinen Richtlinien. Bei starken Schmerzen werden hochdosierte Injektionen von Thioctsäure (Thioctazid, bis 3×25 mg i.v.) oder der Membranstabilisator Carbamazepin (Tegretal) empfohlen. Die Erfolge sind aber sehr ungewiß.

Differentialdiagnose. Die Kombination schlaffer Lähmungen mit Arreflexie und Störung der Tiefensensibilität kann zur Verwechslung mit der *funikulären Spinalkrankheit* Anlaß geben. Bei dieser findet man aber in aller Regel keine Muskelatrophien und keine Liquorveränderungen, dagegen häufig Pyramidenzeichen. Internistische Befunde s.S. 330. Bei Pupillenstörungen und Opticusatrophie muß eine *Tabes dorsalis* ausgeschlossen werden. Dies ist im Zweifelsfall durch Liquoruntersuchung und FTA-Test eindeutig möglich. Die *paraneoplastische Polyneuropathie* tritt ebenfalls meist in der zweiten Lebenshälfte auf und nimmt einen chronischen Verlauf. Die Entstehung ist noch unklar. Andere paraneoplastische Syndrome s.S. 420, Kap. XX.

Diphtherische Polyneuropathie

Vorkommen und Ätiologie. Die Krankheit war früher häufig. Seit vielen Jahren kommt sie nur noch sporadisch vor. Dies beruht nicht nur auf epidemiologischen Schwankungen, sondern auch auf der Dezimierung der Erreger durch Antibiotica. Die Polyneuritis tritt häufiger bei progredienter und toxischer als bei unkomplizierter, lokaler Diphtherie auf. Im allgemeinen steht auch die Ausbreitung der Lähmungen in Beziehung zur Schwere der Grundkrankheit. Die peripheren Nerven werden auf dem *Blutwege* durch das Ektotoxin des *Corynebacterium diphtheriae* geschädigt.

Symptomatik und Verlauf. In sehr charakteristischem zeitlichen Ablauf ergreifen die Lähmungen zunächst die Hirnnerven und erst danach die spinalen Nerven. Mit dem Abklingen der diphtherischen Angina tritt eine motorische und sensible Parese von *Gaumensegel* und *Pharynx* auf: Die Patienten bekommen eine näselnde Stimme, sie haben Schwierigkeiten, feste Speisen hinunterzuschlucken, Getränke werden durch die Nase regurgitiert. Auch die *mimische Muskulatur* kann doppelseitig gelähmt werden, gelegentlich ist die Sensibilität des Gesichtes gestört. Gleichzeitig oder kurz danach kommt es zu der sehr charakteristischen *Akkommodationslähmung,* die das scharfe Sehen in der Nähe aufhebt. Im Gegensatz zum Botulismus bleibt die Pupilleninnervation – und übrigens auch die Konvergenzreaktion der Pupillen – intakt. Die äußeren Augenmuskeln bleiben in der Regel frei. In diesem Stadium, auch bereits bei der Gaumensegellähmung, kann die Polyneuritis wider abklingen, ohne die peripheren Nerven zu ergreifen.

Bei schweren Fällen schließt sich aber an die Rückbildung der Hirnnervenlähmungen eine sensomotorische Parese der *Extremitäten-* und oft auch der Intercostalmuskulatur an. Dabei gibt es kein typisches Verteilungsmuster der Lähmungen: Sie können distal oder proximal betont, symmetrisch oder asymmetrisch sein. Auch Landrysche Paralyse ist beschrieben worden. Von der Sensibilitätsstörung ist die Lagewahrnehmung besonders schwer betroffen (sensible Ataxie).

Der *Liquor* enthält auf dem Höhepunkt der Extremitätenlähmungen eine mäßige Eiweißvermehrung um 70,0–120,0 mg-% oder 0,70–1,20 g/l. Pleocytose ist selten. Da vorwiegend die Markscheiden betroffen sind, ist elektroneurographisch die Nervenleitgeschwindigkeit verlangsamt.

Prognose. Die neurologischen Symptome bilden sich etwa in der gleichen Zeit zurück, in der sie entstanden sind. Die Krankheit dauert in schweren Fällen also etwa *5 Monate.* Im zweiten Monat besteht die Gefahr der Atemlähmung. Die Heilungsaussichten sind sonst gut, selbst die Eigenreflexe können wiederkehren.

Therapie. Die wichtigste Behandlungsmaßnahme ist die frühzeitige Gabe von Antitoxin. Antibiotische Behandlung kann die Bacillenträgerzeit verkürzen.

Blei-Polyneuropathie

Vorkommen. Zur chronischen Bleivergiftung sind vor allem Arbeiter in Akkumulatorenfabriken und Personen disponiert, die beruflich oder in ihrer Freizeit mit Mennige oder bleihaltigen Farben umgehen. Das Blei gelangt meist durch *Einatmen* von bleihaltigem Staub oder Dampf, sehr viel seltener durch den Magen-Darmkanal in den Blutkreislauf. Die *Ausscheidung* geschieht hauptsächlich durch den Darm. Kann diese mit der Aufnahme nicht Schritt halten, wird das Blei vor allem in den *Knochen* abgelagert. Man muß berücksichtigen, daß es auch nach Aussetzen der Exposition noch nach Jahren aus den Knochendepots wieder abgegeben werden kann. Die Polyneuropathie entsteht bei *chronischer* Bleivergiftung.

Allgemeinsymptome. Die Patienten klagen über *Kopfschmerzen,* Appetitlosigkeit, Müdigkeit, *Obstipation und Darmkoliken,* die auf Spasmen der glatten Muskulatur beruhen. Ihre Haut ist blaß bis grau-gelblich *(Bleikolorit).* Dies beruht z.T. auf Anämie und Subikterus, z.T. auf Spasmen der Hautgefäße. Der Zahnfleischrand ist mitunter durch Einlagerung von Bleisulfid dunkel gefärbt *(Bleisaum).* Charakteristisch sind ferner: hämolytische *Anämie,* vermehrtes Auftreten von Reticulocyten und basophil punktierten Erythrocyten (nicht obligat und nicht pathognomonisch), stark positive Urobilinogen-Reaktion und signifikante Erhöhung der Ausscheidung von Koproporphyrin III und δ-Aminolävulinsäure *im Harn.*

Polyneuropathie. Im Vordergrund steht eine *symmetrische Streckerlähmung* an den Armen, die aber nicht das ganze Versorgungsgebiet des N. radialis betrifft. Charakteristischerweise sind die Hand- und Fingerextensoren gelähmt, während die übrigen Muskeln frei bleiben. Die Lähmung kann aber auch im distalen Versorgungsgebiet der Nn. ulnaris, medianus und tibialis lokalisiert sein und führt dann zur Atrophie und Parese des Daumen- und Kleinfingerballens, der kleinen Hand- und Fußmuskulatur. Auch an den Unterschenkeln ist eine Extensorenschwäche charakteristisch. Selten wird Beteiligung der Hirnnerven III, VI und VIII beobachtet. Die *Sensibilität* ist meist weniger als die Motorik gestört, Schmerzen treten nicht auf. An den Hirnnerven sind der N. opticus und der N. acusticus (Ohrensausen, Innenohr-Schwerhörigkeit) betroffen. Der *Liquor* ist meist normal. *Elektro-*

neurographisch findet man eine Verminderung der Nervenleitgeschwindigkeit, weil das pathologisch-anatomische Substrat eine segmentale Entmarkung ist, wie man auch durch Nervenbiopsie nachweisen kann. Die sensiblen Nervenpotentiale können in befallenen Nerven pathologisch aufgesplittert sein. Wichtiger ist jedoch der Nachweis einer neurogenen Schädigung in den betroffenen Muskeln.

Chemischer Nachweis. Erhöhung des Bleispiegels im Serum über 15–40 γ-%, Bleiausscheidung im Harn über 20–40 γ/l.

Therapie: Als Chelatbildner Metalcaptase (Trolovol 3×300 mg tgl. per os). Diese Behandlung verhindert auch, daß sich später, z.B. bei akuten Infekten, neue Vergiftungsschübe durch Freisetzen des Bleies aus den Depots entstehen können. Bei Koliken Sedativa, Spasmolytika und Calcium i.v.

Die **Prognose** der Nervenschädigungen ist gut, die Lähmungen bilden sich bis auf funktionell unbedeutende Symptome wieder zurück.

Bei akuter und subakuter Vergiftung kann auf der Grundlage von Gefäßspasmen und Exsudaten in den perivaskulären Raum die sog. *Encephalopathia saturnina* auftreten. Sie ist klinisch durch Schlaflosigkeit bei starker Müdigkeit, Kopfschmerzen, Schwindel und psychoorganisches Syndrom gekennzeichnet. In schweren Fällen treten Hyperkinesen, epileptische Anfälle und akute exogene Psychosen vom deliranten Typ auf. Die Krankheit kann zum Koma und zum Tode führen.

Thallium-Polyneuropathie

Vorkommen. Thalliumvergiftungen sind nicht selten. Sie kommen hauptsächlich nach oraler Aufnahme von Ratten- und Mäusegiftmitteln, wie Celiokörner oder Celiopaste zustande, die Thalliumsulfat enthalten. Die Präparate werden meist versehentlich oder in suicidaler Absicht eingenommen. Gewerbliche Vergiftungen sind sehr selten. Thallium wird schnell resorbiert und gleichmäßig im Körper verteilt. Es wird jedoch nur sehr langsam durch den Magen-Darmtrakt und die Nieren ausgeschieden. Die Ausscheidung zieht sich über Wochen hin, selbst dann, wenn die Plasmawerte niedrig sind. Das zeigt, daß die Hauptmenge des aufgenommenen Thalliums in intracellulären Kompartments gespeichert wird.

Allgemeinsymptome. Innerhalb weniger Stunden treten *Übelkeit,* Erbrechen, ein sehr typischer *retrosternaler Schmerz* und Bauchschmerzen mit hartnäckiger *spastischer Obstipation* auf. Die abdominellen Symptome beruhen vermutlich auf Freisetzung von *Koproporphyrin* und *δ-Aminolävulinsäure.* Durch den Schwartz-Watson-Test (s.S. 380) läßt sich im Urin *Porphobilinogen* nachweisen. In den ersten Tagen sind die Patienten schlaflos, auch später haben sie oft eine Umkehr des Schlaf-Wach-Rhythmus. Charakteristisch ist ein brennender *Durst.*

In der 2. Woche treten *Tachykardie* und *Blutdrucksteigerung* sowie Speichelfluß und auch Fieber auf, die mehrere Wochen andauern können. Gelegentlich kommt es zur Nierenschädigung mit pathologischem Urinbefund und Einschränkung der Nierenleistung.

Pathognomonisch ist eine Schädigung der *Anhangsgebilde der Haut.* In der 2.–3. Woche lockern sich die Kopf-, Achsel- und Schamhaare, und die lateralen Augenbrauen und fallen schließlich ganz aus. Die Haut wird trocken und schuppig. Von der 3.–4. Woche an treten an Finger- und Zehennägel weiße Querstreifen, die Meesschen Nagelbänder auf, die sich mit dem Wachstum der Nägel langsam nach distal verschieben.

Die **Polyneuropathie** setzt zwischen dem 1. Tag und der 2. Woche ein. Zeitpunkt und Schwere hängen von der Menge des resorbierten Thallium ab. Mißempfindungen in Füßen und Händen steigern sich bald zu heftigen Schmerzen. Sehr bezeichnend ist eine *Hyperpathie der Fußsohlen,* bei der schon leiseste Berührung unerträgliche Schmerzen auslöst. Das Gehen ist allein schon wegen dieser Hyperpathie unmöglich. Sensible Ausfälle nach Art einer Hypaesthesie breiten sich von den Füßen bis zum Rumpf aus. Der Lagesinn ist kaum betroffen. Die *Lähmungen* sind an den Beinen stärker als an den Armen und sollen von proximal (Beckengürtel) nach distal absteigen. Während die Rumpfmuskeln verschont bleiben, können die Nn. opticus, oculomotorius, facialis, sensibler Trigeminus und motorischer Vagus ergriffen werden. Als Symptome des **Zentralnervensystems** beobachtet man Myoklonien, Krampfanfälle sowie psychopathologische Auffälligkeiten. In leichten Fällen sind die Kranken bereits im Initialstadium affektlabil, reizbar und starrsinnig, was oft zur irrtümlichen Annahme einer psychopathischen Persönlichkeit führt. Bei schwerer Vergiftung kann eine *exogene Psychose,* meist vom deliranten Typ, auftreten, die in ein Korsakow-Syndrom einmündet.

Der *chemische Nachweis* des Giftes gelingt in den ersten 2–3 Wochen aus Serum, Stuhl und Harn, nach 8 Wochen aus den Haaren.

Therapie. Im akuten Stadium Magenspülung mit 1% Natrium-Jodidlösung und dreistündige Gaben von je 3 g von Antidotum Thallii (Eisenhexazyanoferrat) durch den Magenschlauch. Das aufgenommene Thallium unterliegt einem enteralen Cyclus: Es wird in den Darm abgegeben und durch die Darmschleimhaut rückresorbiert, so daß es zu einer erneuten Vergiftung kommt. Das Antidot bindet bei akuter Vergiftung das im Darm befindliche, bei subakuter und chronischer Vergiftung das über den enteralen Cyclus in den Darm ausgeschiedene Thallium und verhindert dessen Resorption bzw. Rückresorption. Das Gift kann deshalb mit dem Stuhl ausgeschieden werden. Wegen der langen Halbwertzeit von Thallium im Organismus (14 Tage) muß diese Behandlung über mehrere Wochen fortgesetzt werden. Ergänzend ist die forcierte Diurese angezeigt. In sehr schweren Fällen führt man eine extrakorporale Dialyse aus. Gegen die Schmerzen soll man wegen der Suchtgefahr keine Opiate geben, sondern Phenothiazine und verwandte Psychopharmaka.

Prognose. Setzt die Therapie zu spät ein, kann die Vergiftung tödlich verlaufen. Nach 4–5 Wochen besteht keine Lebensgefahr mehr. Die Rückbildung der Polyneuropathie zieht sich über Monate bis Jahre hin und bleibt oft unvollständig.

Pathologisch-anatomisch findet man eine axonale Degeneration in den peripheren Nerven, ferner eine Faserdegeneration in den Hintersträngen des Rückenmarks, Zellschädigung im Nucleus dentatus des Kleinhirns und in der Olive (daher Myoklonien, s.S. 91) und im Hypothalamus (daher Tachykardie).

Differentialdiagnose. Verschiedene Charakteristika. Psychopathologische Veränderungen, abdominelle Symptome, Tachykardie, Polyneuropathie sind dem Krankheitsbild der akuten intermittierenden Porphyrie sehr ähnlich. Sie bereiten, genau wie dort, im Initialstadium große diagnostische Schwierigkeiten, und anfangs können die Patienten als hysterisch verkannt werden. Sobald der Haarausfall einsetzt, ist die Diagnose aber klinisch sicher zu stellen.

Arsen-Polyneuropathie

Die Vergiftung ist weit seltener als die mit Thallium. Sie kommt vor allem als gewerbliche Vergiftung beim Umgang mit arsenhaltigen *Farben* und *Insektenmitteln* vor. Arsen wird aber, weil es geruchs- und geschmacksfrei ist, auch heute noch gelegentlich zum Giftmord benutzt. Die chronische Vergiftung wird dadurch begünstigt, daß das Arsen nur sehr langsam ausgeschieden wird und deshalb im Körper kumuliert.

Symptomatik. Die *akute Vergiftung* hat gewisse Ähnlichkeit mit der Thalliumintoxikation. Sie unterscheidet sich durch profuse, wäßrige Durchfälle und Capillarlähmung. Drei Wochen danach kann die Polyneuropathie auftreten.

Charakteristische Allgemeinerscheinungen, die den Verdacht auf *chronische Arsenintoxikation* lenken, sind: symmetrische Hyperkeratosen an Handflächen und Fußsohlen, Pigmentation der Schleimhäute und die sog. Arsenmelanose, eine fleckförmige, bronzeartige Verfärbung der Haut, vor allem an belichteten Stellen. Sehr bezeichnend sind auch Conjunctivitis, Pharyngitis und Tracheitis. Die Meesschen Nagelstreifen sind nicht für die Arsenintoxikation pathognomonisch (s. Thallium).

Die **Polyneuropathie** ist, ähnlich wie bei Thalliumvergiftung, durch sehr unangenehme *Mißempfindungen* und heftige *Schmerzen* in Händen und Füßen gekennzeichnet. *Lähmungen* und sensible Ausfälle sind aber an Armen und Beinen etwa gleich stark und *symmetrisch distal* lokalisiert. An den Armen ist der N. radialis, an den Beinen der N. peronaeus besonders betroffen. Selten kommt es zur Neuritis nervi optici und Facialislähmung. Der *Liquor* ist meist normal.

Chemischer Nachweis im Urin, in den Haaren und Nägeln. Die Haare müssen hautnahe untersucht werden, in den Nägeln findet sich Arsen hoch konzentriert in den Meesschen Streifen.

Therapie. Bei akuter Vergiftung Magenspülung, Dimercaptol (BAL) alle 4, später alle 6 Std i.m., Antidotum metallorum Sauter durch Magenschlauch, Substitution von Flüssigkeiten und Mineralien durch Infusionen, Kreislaufmittel. Bei chronischer Vergiftung BAL-Kur über 2 Wochen, Vitamin C in hohen Dosen.

Prognose. Die Rückbildung erstreckt sich über viele Monate und bleibt oft unvollständig.

Botulismus

Die neurologischen Symptome beim Botulismus beruhen nicht auf einer Nervenschädigung, sondern darauf, daß das Toxin von *Clostridium botulinum* die Freisetzung von Acetylcholin aus den präsynaptischen Bläschen an den motorischen Endplatten blockiert. Sie werden trotzdem hier behandelt, weil das klinische Bild einer Polyneuritis ähnlich ist.

Vorkommen. Die Bacillen sind Anaërobier. Dadurch erklärt sich, daß die oralen Vergiftungen fast ausschließlich durch den Genuß von *Konserven,* insbesondere eiweißhaltigen, erfolgen. Aus dem Vergiftungsmodus ergibt sich, daß häufig mehrere Personen, die diese Speisen gemeinsam gegessen haben, zugleich erkranken. Dies kann einen wichtigen diagnostischen Hinweis geben.

Symptomatik. Die Vergiftungserscheinungen beginnen mit einer Latenz von 12–48 Std. Sie sind um so schwerer, je früher sie einsetzen. Zunächst treten Schwindel, Abgeschlagenheit und hartnäckige Schlaflosigkeit auf. Gleichzeitig oder kurz danach entwickeln sich *Lähmungen der äußeren und inneren Augenmuskeln* mit Akkommodationsparese (Erschwerung des Nahesehens), paralytischer Mydriasis (Blendungsempfindlichkeit) und Strabismus mit Doppelbildern und Ptose. Die Mydriasis ist allerdings nicht obligat.

Während die Kau- und mimische Muskulatur nur gelegentlich ergriffen werden, sind Lähmungen der von *bulbären Hirnnerven* versorgten Muskeln typisch. Als Reizsymptom des N. glossopharyngicus kommt es meist zu starken Speichelfluß, später als Lähmungssymptom zum Versiegen der Speichelsekretion mit Stomatitis. Weitere bulbäre Symptome sind Schlucklähmung, Aphonie (X) und Zungenlähmung (XII). Schwäche der Atemmuskulatur zeigt sich in rascher, oberflächlicher Atmung. Auch die Muskeln des Schultergürtels können paretisch werden. Die *Vaguslähmung* führt auch zu Oesophaguslähmung, Magenatonie, Obstipation mit Meteorismus sowie zur Tachykardie. Anders als bei Myasthenie, sind die Lähmungen nicht belastungsabhängig. Wie beim Lambert-Eaton-Syndrom (s.S. 422), das ebenfalls eine präsynaptische Ursache hat, sind die Amplituden der Muskelaktionspotentiale anfangs niedrig und nehmen bei repetitiver Nervenreizung zu. Vermutlich normalisiert die wiederholte Reizung die Freisetzung des Acetylcholin vorübergehend.

Die *Sensibilität* bleibt intakt, der *Liquor* normal. Fieber tritt nicht auf.

Verlauf. Die Prognose ist ungünstig, wenn schwere bulbäre Lähmungen vorliegen, bevor die Therapie einsetzt. Die Letalität beträgt 15–30%. Der Tod erfolgt in der ersten Woche an Atemlähmung oder Aspirations- bzw. hypostatischer Pneumonie. In den übrigen Fällen bilden sich die myogenen Paresen innerhalb einiger Wochen wieder zurück.

Therapie. *Botulismusantitoxin* (400–500 ml i.v.). Die Injektion soll nach 3–4 Tagen wiederholt werden. In schweren Fällen werden wiederholte *intralumbale Injektionen* von 20 ml Antitoxin nach Ablassen der entsprechenden Menge Liquor empfohlen. Überwachung von Kreislauf und Atmung (Frequenz, spirometrisches Volumen). Bei Gefahr der *Atemlähmung* Intubation und assistierte oder auch kontrollierte Beatmung. Im akuten Stadium *Darmentleerung* mit Ricinus-Einläufen und Prostigmin, wiederholter *Aderlaß,* um das Gift aus dem Darm und Blutkreislauf zu entfernen. Dabei ist gleichzeitig ausreichende *Flüssigkeitszufuhr* durch Dauertropfinfusion von täglich 2 500 ml als Plasmaexpander und Elektrolytlösungen notwendig. Parenterale Ernährung, Corticoide und Antibiotica. Wie beim Lambert-Eaton-Syndrom (s.S. 422), kann Guanidin-Hydrochlorid nützlich sein.

Die Personen, die ebenfalls von den verdorbenen Speisen gegessen haben, sollen *prophylaktisch* Serum erhalten.

Die wichtigste **Differentialdiagnose** ist gegen Atropinvergiftung zu stellen (s.S. 440). Auch bei dieser kommt es zu Mydriasis, Akkommodationslähmung, trockenem Mund und Heiserkeit. Unterscheidungsmerkmale sind: Rötung des Gesichtes, Tachykardie über 120/min und *psychomotorische Erregung bis zum Delir.* Bei Diphtherie beginnen die Lähmungen nicht an den Augen, und es treten keine Doppelbilder auf.

Schwangerschaftspolyneuropathie

Vorkommen und Ätiologie. Voll ausgebildete Polyneuritis ist eine seltene Komplikation der Schwangerschaft. Sie schließt sich gewöhnlich an eine Hyperemesis an. Ursache soll nicht die Wirkung toxischer Stoffwechselprodukte, sondern eine Ernährungsstörung des peripheren Nervensystems sein. Deshalb haben wir die

Krankheit den *dystrophischen* Polyneuropathien zugeordnet (Tabelle 23).

Symptomatik und Verlauf. Die Verteilung der Lähmungen entspricht dem allgemeinen Bild der Polyneuritis, selbst Landry-Verläufe sind beschrieben worden. Die *Prognose* ist ernst: Die Mortalität wird mit 20% angegeben, und die Rückbildung der Lähmungen ist nicht immer vollständig.

Von dieser ernsten Komplikation müssen die *Schwangerschaftsparaesthesien* unterschieden werden, die vor allem in der zweiten Hälfte der Gravidität auftreten. Sie sind nicht selten (20–25%). In der Hälfte der Fälle können *Sensibilitätsstörungen objektiviert* werden. Schwangerschaftsparaesthesien treten nicht nur bei Erstgebärenden, sondern auch bei Mehrgebärenden auf. In *leichten Fällen* kommt es nur vorübergehend, vor allem in der Ruhe und besonders nachts, zu Mißempfindungen. Bei etwas *schwereren Formen* lassen sich darüber hinaus Ausfälle der Berührungs- und Schmerzempfindung nachweisen. Diese subjektiven und objektiven Gefühlsstörungen sind bei einem Teil der Frauen ganz umschrieben im Versorgungsgebiet eines peripheren Nerven: Medianusendast, Ulnarisendast, N. cut. fem. lat. lokalisiert. Bei anderen haben sie ein polyneuritisches oder segmentales Verteilungsmuster.

Als **Ursache** der umschriebenen Sensibilitätsstörungen darf man eine mechanische Beeinträchtigung des Medianusendastes im Carpaltunnel und des N. cut. fem. lat. unter dem Leistenband annehmen, die vermutlich durch die *ödematöse Durchsaftung* des Gewebes begünstigt wird. Wahrscheinlich spielen auch beim Befall des N. ulnaris *mechanische Faktoren* eine Rolle. Die polyneuritische Verteilung kann nur als *generalisierte sensible Neuropathie* gedeutet werden. Untersuchungen der motorischen und sensiblen Nervenleitungsgeschwindigkeit werden diese Frage bald entscheiden.

Eine spezielle *Therapie* ist bei Schwangerschaftsparaesthesien nicht erforderlich, jedoch sollten Urinbefund und Blutdruck kontrolliert werden.

Serogenetische Polyneuritis

Ätiologie. Es handelt sich um eine allergische Polyneuritis, die vor allem nach Injektion von Tetanus- und Diphtherie-Antitoxin, aber auch nach Schutzimpfungen gegen Typhus, Paratyphus, Rotlauf und andere Infektionskrankheiten auftreten kann. Die Krankheit ist sehr selten.

Symptomatik und Verlauf. Nach einer Latenz von 7–14 Tagen tritt eine Serumkrankheit mit Fieber, Gelenkschwellungen, juckendem Exanthem und manchmal auch nephritischen Harnsymptomen auf. Wenige Tage nach Einsetzen der Serumkrankheit entwickelt sich akut oder subakut unter heftigsten, reißenden Schmerzen in der Schulter-Armregion eine *obere Plexuslähmung*. Sie ist in der Regel asymmetrisch oder sogar einseitig. Besonders betroffen sind die Mm. deltoides, supra- und infraspinatus. Die Lähmung ist vorwiegend motorisch. Sensible Ausfälle finden sich nur gering an der Außenseite des Oberarmes. Bemerkenswerterweise ist der *Liquor* nicht verändert, nur gelegentlich hat man leichte bis mäßige Eiweißvermehrung gefunden. Die *Prognose* ist im allgemeinen gut, allerdings zieht sich die Rückbildung der Lähmungen über viele Monate hin.

Für viele Autoren ist die Krankheit identisch mit der neuralgischen Schulteramyotrophie (s.S. 357). Die Ähnlichkeit der Symptomatik zeigt aber nur die bekannte stereotype Reaktionsweise des Nervensystems auf verschiedenartige Noxen an, wie man sie am klinischen Bild der Encephalitiden und der Polyneuropathien erkennen kann. Es soll auch eine serogenetische Polyneuritis unter dem Bild generalisierter Lähmungen geben.

Polyneuropathie bei Porphyrie

Ätiologie. Neurologische Komplikationen treten in etwa 50% der Fälle von *akuter intermittierender Porphyrie* auf, der häufigsten Porphyrinkrankheit. Sie ist autosomal dominant vererbt. Frauen erkranken wesentlich häufiger als Männer. Die ersten Symptome treten oft in der Schwangerschaft auf. Das mittlere Lebensalter ist bevorzugt.

Der zugrundeliegende Enzymdefekt betrifft die Uroporphyrinogensynthase. Die Stoffwechselstörung tritt krisenhaft („akut intermittierend"). auf. Der Nachweis der Porphyrinvorläufer δ-Aminolaevulinsäure und Porphobilinogen ist vor allem im „porphyrischen Anfall" möglich.

Pathogenese. Es kommt zu ausgedehntem Markscheidenzerfall im zentralen und peripheren sympathischen Nervensystem, in den peripheren somatischen Nerven und im Großhirn, sowie zur Nervenzellschädigung in den motorischen Vorderhörnern des Rückenmarks und in der Hirnrinde. Ob die pathologischen Stoffwechselprodukte direkt toxisch oder indirekt vasculär das Nervensystem schädigen, ist noch nicht sicher geklärt. Die erste Möglichkeit ist wahrscheinlicher.

Symptomatik und Verlauf. Neurologische Symptome treten akut und schubweise nach unmittelbar vorangehenden diffusen Muskelschmerzen, in drei Erscheinungsformen auf:

vegetative Reizsymptome,

peripher-nervöse Reiz- und Ausfallssymptome,

cerebrale Symptome.

Der vollen Symptomatik der akuten porphyrischen Krise gehen häufig jahrelang *psychische Auffälligkeiten* voraus, die von abnormen, „hysterischen" Verhaltensweisen und depressiven Verstimmungen bis zu akuten deliranten Psychosen reichen können. Fast immer erfährt man zur *Vorgeschichte* von *akuten kolikartigen abdominellen Krisen,* besonders im Frühjahr und Herbst, die nicht selten Anlaß zu Bauchoperationen waren.

Das typische akute neurologische Syndrom äußert sich entsprechend der oben gegebenen Einteilung in folgender Weise:

ad 1 (vegetative Symptome). Es kommt zu Singultus, Obstipation, kolikartigen intestinalen Dyskinesien, Übelkeit und Erbrechen, zu Tachykardie, Schweißausbruch, Oligurie, flüchtiger Amaurose und arterieller Hypertension als Symptom von Angiospasmen. Häufig ist die Temperatur leicht erhöht, die Leukocytenzahl vermehrt. Die BSG ist beschleunigt. Man findet einen „nephritischen" Harnbefund.

ad 2 (peripher-neurologische Symptome). Häufig tritt bei oder nach dieser vegetativen Symptomatik ein Syndrom des peripheren Nervensystems auf, das sehr variabel sein kann: Mononeuritis multiplex (d.h. Befall mehrerer einzelner peripherer Nerven), Polyneuritis oder Polyneuroradiculitis. Bei der Polyneuritis ist typisch, daß sensible Reizsymptome (Schmerzen, Hyperpathie) und Lähmungen mit frühzeitiger Muskelatrophie stärker ausgeprägt sind als sensible Ausfallssymptome.

Ein charakteristisches Verteilungsmuster ist der distal betonte Befall der Arme (beginnend mit Streckerparese der Hände) und proximal beginnender Befall der Beine, oft mit Verschonung der Fußmuskeln und erhaltenen ASR. Man findet also doppelseitige Fallhand und Watschelgang als hervorstechende Symptome. Der Liquorbefund ist dabei uncharakteristisch, die Nervenleitgeschwindigkeit soll normal sein.

ad 3 (cerebrale Symptome). Sie bestehen in fokalen oder generalisierten Anfällen, Halbseitenlähmungen, neuropsychologischen Störungen und exogenen Psychosen, häufig vom deliranten Typ.

Diagnose. In der porphyrischen Krise ist der Urin stets dunkel verfärbt. Urobilinogen im Urin ist stets in der Kälte positiv. Die Diagnose kann in wenigen Minuten durch den positiven Ausfall des einfachen *Schwartz-Watson-Tests* zum Nachweis von Porphobilinogen gesichert werden. Es handelt sich um eine modifizierte Ehrlichsche Probe, die davon Gebrauch macht, daß das rote Kondensationsprodukt des Porphobilinogen in Chloroform unlöslich ist:

5 Tropfen Ehrlichsches Aldehydreagens (2% p-Aminobenzaldehyd in 20% HCl) + 5 ml Urin. Rotfärbung zeigt Anwesenheit von Sterco- und Urobilinogen und/oder Porphyrinen im Urin an. Zufügen von 5 ml Chloroform, schütteln. Bei positivem Ausfall des Schwartz-Watson-Tests setzt sich das schwerere, wasserklare Chloroform im Reagensglas unten ab, die obere, wäßrige Phase ist durch Porphobilinogenkondensat rot gefärbt.

Negativer Ausfall des Tests schließt eine Porphyrie als Ursache einer akuten neurologischen Symptomatik fast sicher aus. Bei positivem Ausfall müssen Porphobilinogen und δ-Aminolaevulinsäure sowie Uro- und Koproporphyrine quantitativ chromatographisch bestimmt werden, die in der porphyrischen Krise so gut wie immer stark erhöht sind.

Die Aktivität der Uroporphyrinogen-I-Synthase in den Erythrocyten ist stark vermindert. Diese Enzymbestimmung eignet sich übrigens auch zur Erfassung von potentiell krankheitsgefährdeten Genträgern.

Im Intervall werden asymptomatische Fälle durch die *Glycin-Belastung* erfaßt: Man bestimmt am ersten Tag Porphobilinogen und die 24 Std-Ausscheidung von δ-Aminolävulinsäure im Urin. Am zweiten Tag gibt man um 8^{00} und 12^{00} je 25 g Glycin in saurem Obstsaft, danach *Schwartz-Watson-Test* sowie bei Bedarf erneute quantitative Urinuntersuchung s.o. Leberkrankheiten beeinflussen den Test nicht, Hunger führt aber zu pathologischen Ausscheidungswerten.

Therapie. Zufuhr aller Substanzen, die eine Überproduktion der δ-Aminolävulinsäuresynthetase in der Leber und damit die akute prophyrische Krise auslösen können, ist absolut kontraindiziert. Verboten sind folgende Medikamente: Barbiturate, Sulfonamide, Sulfanylharnstoffe, bestimmte Antibiotica (Chloramphenicol, Griseofulvin, sowie Dimethylchlorcyclin = Ledermycin), Pyrazolonderivate (Novalgin, Pyramidon), Phenylbutazon (Butazolidin), Pethidin (Dolantin), Meprobamate (Miltaun), Chlordiazepam (Librium), Anticoagulantien, Hydantoine, Steroide (Oestrogene, Progesteron), Secalealkaloide, Procain, Chloroform, Quecksilber-, Blei-, Zink-, Phosphor-, Arsen-Verbindungen. Grundsätzlich keine Mischpräparate! Auch Alkoholzufuhr ist untersagt.

Erlaubt sind bei Schmerzen Acetylsalicylsäure (Aspirin), Morphin und Morphinderivate (z.B. Dilaudid), Methadon (Polamidon) und zur Sedierung Promethazin (Atosil), Reserpin, Paraldehyd und Nitrazepam (Mogadan).

Im *akuten Schub* soll der Patient auf der Intensivstation überwacht werden. Er erhält 2 Liter einer 20%igen Glukoselösung als Infusion, ferner forcierte Diurese und Elektrolytausgleich. Bei Schmerzen: Acetylsalizylsäure und Morphinderivate, gegen Tachykardie und Blutdruckanstieg Propranolol, bei Brechreiz Chlorpromazin, bei Ileus Neostigmin. Besteht die Gefahr der Atemlähmung: frühzeitige Intubation und assistierte oder kontrollierte Beatmung.

Differentialdiagnose gegen *Panarteriitis nodosa* s. nächster Abschnitt. Bei Kombination von psychischen Auffälligkeiten und Polyneuropathie muß die *Korsakowsche Krankheit* (s.S. 342) abgegrenzt werden. Hier ist meist eine jahre- oder jahrzehntelange Alkoholanamnese zu erheben, dagegen erfährt man nicht von abdominellen Krisen. Urinbefund und andere Laborbefunde entscheiden die Differentialdiagnose.

Polyneuropathie bei Panarteriitis nodosa

Die Krankheit bevorzugt das fortgeschrittene Lebensalter, kann aber auch schon in jüngeren Jahren auftreten. Männer erkranken häufiger als Frauen. In etwa der Hälfte der Fälle von Panarteriitis nodosa kommt cs zu Symptomen von seiten des peripheren Nervensystems. Nach der Natur der Krankheit handelt es sich um eine *vasculär* bedingte Polyneuropathie. Diese tritt in **zwei Formen** auf:

1. *Mononeuritis multiplex,* d.h. Lähmung mehrerer einzelner Nerven an den Extremitäten, die auch mit Hirnnervenlähmungen kombiniert sein kann,

2. *symmetrische Polyneuritis.*

Der Befall des peripheren Nervensystems äußert sich zunächst in *sensiblen Reizerscheinungen:* heftigen Nerven- und Muskelschmerzen. Die Lähmungen führen gewöhnlich rasch zu erheblichen Muskelatrophien. Sensible Ausfälle sind, wie bei Porphyrie, nur gering ausgeprägt. Der *Liquorbefund* ist uncharakteristisch. Die Nervenleitgeschwindigkeit ist in der Regel normal. Die Muskelaktionspotentiale und Nervenaktionspotentiale sind jedoch oft niedrig und desynchronisiert, und die Refraktärzeit ist verlängert.

Der **Verlauf** ist häufiger schubweise mit Remissionen als chronisch mit intermittierenden Besserungen. Da auch die Gehirngefäße befallen werden, kann es zu cerebralen Insulten kommen.

Die **Diagnose** ist nicht einfach. Sie wird erleichtert, wenn man aus der Vorgeschichte von vorübergehenden peripheren Lähmungen, apoplektischen Insulten und vor allem abdominellen Krisen erfährt. Die Diagnose kann durch Leber- oder Nierenbiopsie gesichert werden, während die diagnostische Ausbeute der Muskelbiopsie mit 25% nur gering ist.

Im *internistischen Befund* sind folgende Zeichen charakteristisch: Hinfälligkeit bis zum Marasmus, Temperaturerhöhung bis zum septischen Fieber, Milztumor, renaler Hochdruck mit pathologischem Urinbefund und Einschränkung der Nierenleistung, Anämie, Leukocytose mit Eosinophilie, maximale Beschleunigung der BSG und Verschiebung der Serumeiweißkörper. Der häufige Coronarbefall zeigt sich in verschiedenartigen EKG-Veränderungen. Tritt eine Polyneuritis mit diesen Begleiterscheinungen, vor allem mit Fieber auf, muß man stets an Panarteriitis nodosa denken.

Therapie. Da man eine Autoaggressionskrankheit annimmt: Immunsuppressiva, z.B. Glucocorticoide und Azathioprin (Imurek), ferner Cyklophosphamid (Endoxan). Im akuten Schub ist Calciparin indiziert.

Polyneuropathie
bei rheumatoider Arthritis

Vorkommen und Ätiologie. Ähnlich wie bei Panarteriitis (s.o.) und auch beim visceralen Erythematodes kann sich im Verlauf einer rheumatoiden Arthritis, meist erst nach längerem Bestehen der Krankheit, eine Polyneuropathie entwickeln. Sie entsteht als ischämische Nervenschädigung durch Immunkomplexangiitis der Vasa nervorum. In der Regel haben die Patienten als Ausdruck der Angiitis bereits längere Zeit vor der Polyneuropathie Rheumaknötchen und multiple, oft auch ausgedehnte Ekchymosen an den Extremitäten. Die Blutaustritte werden bei normalen Gerinnungsfaktoren und Thrombocytenzahlen auf verminderte Capillarresistenz zurückgeführt.

Symptomatik und Verlauf. Die Krankheit kann in mehreren Formen auftreten.

1. *Mononeuritis multiplex* besonders der Nn. ulnaris, medianus, radialis, ischiadicus u. saphenus, ähnlich wie bei Panarteriitis.

2. Rein *sensible Neuropathie,* die an den Fingern beginnt, aber den Daumen freiläßt und erst später die Beine ergreift.

3. Akute *Polyneuropathie* besonders der Beine, in deren Entwicklung sensible Reizsymptome (Parästhesien, Schmerzen) den sensomotorischen Ausfällen um mehrere Tage vorangehen können.

4. Nach wochenlangem Vorstadium von Parästhesien treten *schubweise* zunehmende sensomotorische Ausfälle auf, die die Extremitäten nacheinander befallen.

Bei allen Formen kommt es, wie auch bei anderen generalisierten Gefäßkrankheiten, sehr rasch zu schweren trophischen Störungen der Haut bis zu distalen Nekrosen. Die Pulse der großen Arterien sind gewöhnlich gut tastbar.

Das *EMG* zeigt eine Polyneuropathie vom Markscheidentyp.

Die *Diagnose* liegt bei dem eindrucksvollen allgemeinen Krankheitszustand und den fast stets deutlich positiven serologischen Reaktionen nahe. Sie wird durch Nervenbiopsie des N. suralis gesichert.

Therapie. Da die Patienten meist schon Steroide erhalten und diese unter Umständen sogar eine auslösende Wirkung auf die Angiitis haben, ist statt dessen immunsuppressive Behandlung mit Azathioprin und/oder Penicillamin (bis zu 4 g Trolovol) angezeigt.

Die *Prognose* ist bei rein sensibler Symptomatik nicht schlecht, bei sensomotorischen Ausfällen ungünstig.

Die *Differentialdiagnose* stellt sich gegen:
Panarteriitis nodosa (s. diese),
visceralen Erythematodes (ähnliche Symptomatik, aber LE-Zellen),
Amyloidose (Rectumbiopsie),
paraneoplastische Polyneuropathie (s.S. 422),
diabetische Polyneuropathie (s. diese).

Familiäre Neuropathie mit Neigung zu Druckparesen. Dies ist eine erbliche generalisierte Neuropathie, bei welcher die peripheren Nerven extrem empfindlich gegen mechanische Traumen einschließlich Druck bei bestimmten Positionen oder gegen Zug während allgemeiner Anästhesie sind. Betroffen sind vor allem die Nn. peronaeus, medianus, ulnaris und radialis. Elektrophysiologisch findet man eine Verzögerung der Nervenleitgeschwindigkeit auch in Nerven, die klinisch gesund erscheinen. Pathologisch-anatomisch findet man nach Suralisbiopsie wurstartige Verdickungen der Markscheiden. Offensichtlich führt ein erblicher Defekt der Schwannschen Zellen zu einer morphologischen Abnormität der Markscheidenbildung.

3. Neurofibromatose
v. Recklinghausen

Die Krankheit ist relativ selten. Man schätzt, daß sie mit einer Häufigkeit von etwa 1:3000 vorkommt. Sie ist dominant erblich, die Penetranz ist aber nur gering. In 30% der Fälle sind mehrere Familienmitglieder erkrankt. Männer sind doppelt so häufig betroffen wie Frauen.

Symptomatik. Die Krankheit ist durch Hautveränderungen, Neurinome der peripheren Nerven, Nervenwurzeln und Hirnnerven und zentrale Tumoren gekennzeichnet. Neurinome können – unter der Symptomatik eines Mediastinaltumors – auch vom Grenzstrang ausgehen. Auch an den inneren Organen finden sich gutartige Mischgeschwülste.

Hautveränderungen sind schon bei der Geburt vorhanden oder entstehen in der frühen Kindheit. Sie nehmen mit dem Lebensalter zu und verstärken sich besonders in der Pubertät und während der Schwangerschaft. Sie bestehen in dunklen oder auch hellbraunen Pigmentnaevi *(Café au lait-Flecken)* der verschiedensten

Größe und breitflächig aufsitzenden oder ge-stielten Fibromen. Bei manchen Kranken ist vor allem der Rumpf von diesen Hautmanifestatio-nen übersät, bei anderen finden sie sich nur ganz vereinzelt, so daß man sie leicht übersieht oder ihre diagnostische Bedeutung nicht erkennt. Im höheren Lebensalter werden die Alterswarzen der Haut, die ebenfalls in großer Zahl auftreten können, leicht irrtümlich als Zeichen der Neuro-fibromatose angesehen. Gelegentlich entsteht ein *lokaler Riesenwuchs* im Gesicht, am Kopf oder an den Extremitäten.

Die *Neurinome* (Schwannome) können sich an jedem peripheren Haut- oder gemischten Ner-ven entwickeln. Besonders bevorzugt sind die Nn. medianus, ulnaris, ischiadicus und femora-lis. Sie sind oft subcutan als derbe oder weichere Knoten tastbar. Neurinome bilden sich auch an den spinalen Nervenwurzeln. Sie sind nach der Natur der Krankheit oft multipel. Ihre bevor-zugten Lokalisationen sind die cervicalen und die unteren thorakalen Segmente sowie die Cauda equina. Von den *Hirnnerven* ist vor al-lem, auch doppelseitig, der Statoacusticus be-troffen.

Die peripheren und selbst die Wurzelneuri-nome können asymptomatisch bleiben, da sie in der Nervenscheide wachsen. In anderen Fäl-len führen sie durch Kompression der Nerven und Wurzeln zu hartnäckigen spontanen und *Bewegungsschmerzen* und später zu motorischen und sensiblen *peripheren Lähmungen,* zum *Cau-dasyndrom* oder den Symptomen des *extrame-dullären Rückenmarkstumors.* Cervicale Neuri-nome wachsen nicht selten nach Art der Sand-uhrgeschwülste (s.S. 188) aus dem Spinalkanal heraus. Die klinischen Symptome sind in den Abschnitten über extramedulläre Rückenmarks-tumoren und Acusticusneurinom beschrieben.

Die *zentralen Tumoren* sind hauptsächlich multiple verkalkende Meningeome, Astrocy-tome der Großhirnhemisphären und Spongio-blastome des Hirnstamms. Auch das Spongio-blastom des Fasciculus opticus (sog. Opticus-gliom) gehört manchmal zur Recklinghausen-schen Krankheit (s. die entsprechenden Ab-schnitte).

Verlauf. Die neurologischen Symptome können in jedem Lebensalter auftreten. Meist werden sie *vor dem 40. Jahr* manifest. Der Verlauf ist langsam progredient. Die Symptomatik wird von der Lokalisation der peripheren oder zen-tralen Tumoren bestimmt. Viele Patienten sind unterbegabt, manche haben Epilepsie. Ursache ist nicht immer ein Gliom, sondern auch eine Anlagestörung des Gehirns. Bei Wurzelneurino-men findet sich im *Liquor* eine Eiweißvermeh-rung besonders der Albumine.

Pathologisch-anatomisch sind die Charakteri-stika der Krankheit Hyperplasie und Neoplasie neuroektodermaler Elemente mit Hyperplasie mesodermaler Elemente. Die *Neurinome* gehen von der Schwannschen Scheide aus. Sie sind von einer Kapsel umgeben. Histologisch sind sie in erster Linie aus Schwannschen Zellen aufge-baut, deren Kerne die typische palisadenartige Anordnung haben. Wenn am Aufbau der Tu-moren mesenchymale Zellen des Peri- und Epi-neuriums stärker beteiligt sind, spricht man von Neurofibromen.

Therapie und Prognose. Die einzig kausale Be-handlung ist die *operative Entfernung der Ner-vengeschwülste.* Sie ist jedoch nur in begrenztem Umfang möglich: Ein Teil der Geschwülste ist durch seine Lage inoperabel, bei anderen wäre eine Entfernung von bleibenden Lähmungen ge-folgt. Multiple Wurzelneurinome können oft nicht operiert werden, da die Entfernung vieler Bogenwurzeln die Statik der Wirbelsäule zu sehr beeinträchtigen würde. Deshalb muß sich die chirurgische Therapie auf oligosymptomatische Fälle mit Acusticusneurinom oder wenigen, um-schriebenen peripheren Neurinomen beschrän-ken. Die Prognose ist auf längere Sicht nicht gut.

Differentialdiagnostisch ist hier kurz die **tu-beröse Sklerose** zu besprechen. Sie wird mit der Recklinghausenschen Krankheit und der Sturge-Weberschen Krankheit (s.S. 205) zu den *neurocutanen Syndromen* gerechnet, deren cha-rakteristische Veränderungen an der Haut und am Nervensystem lokalisiert sind. Die tuberöse Sklerose ist ebenfalls dominant erblich. Ihre *kli-nischen Symptome* sind: Hautveränderungen, epileptische Anfälle von der frühen Kindheit an, geistig-seelischer Entwicklungsrückstand (Oli-gophrenie). Periphere Lähmungen kommen nicht vor.

Die *Hautveränderungen* bestehen vor allem in multiplen Fibroadenomen von typischer schmetterlingsförmiger Anordnung im Mittel-gesicht (Adenoma sebaceum, Naevus Pringle) und Fibromen am Zahnfleisch, Nagelfalz und Na-gelbett. Daneben kommen Café au lait-Flecken und Fibrome und Lipome am Rumpf, nicht dagegen Neurinome vor. An den inneren Organen findet man fakultativ Rhabdomyome des Herzens und Mischgeschwülste der Nieren.

Ursache der Anfälle und Oligophrenie sind zwei Arten von *Gehirnveränderungen:*

1. Multiple verkalkte *Ventrikeltumoren,* die unter dem Ependym entstehen und sich in die inneren Liquorräume vorwölben,

2. eine *Mißbildung der Windungen* an der Konvexität des Groß- und Kleinhirns, die der Krankheit den Namen gegeben hat. Die verplumpten Gyri treten „tuberös" aus dem Niveau der übrigen Rinde hervor. Histologisch sind sie entdifferenziert und durch Gliawucherung sklerosiert.

3. Fakultativ findet man auch multiple *Gliome in der Netzhaut.*

Oft können schon im Kleinkindesalter paraventriculäre Herde der tuberösen Sklerose im CCT identifiziert werden, die Hilfen bei der genetischen Beratung geben.

Die **Therapie** der Krankheit kann nur symptomatisch sein. Man verordnet Antiepileptica nach den vorn angegebenen Regeln. Wenn durch Verlegung des Foramen Monroi oder des Aquädukts Hirndruck entsteht, muß zur Entlastung eine Drainage angelegt werden, die das Hindernis umgeht. Die bekanntesten Methoden sind die Torkildsen-Drainage, bei der ein Katheter den Seitenventrikel mit der Cisterna cerebello-medullaris verbindet und der Spitz-Holter-Katheter, durch den der Liquor intermittierend aus dem Seitenventrikel in den Herzvorhof geleitet wird (s.S. 428).

XVIII. Systemkrankheiten des Zentralnervensystems

In dieser Gruppe werden eine Reihe von Krankheiten zusammengefaßt, die pathologisch-anatomisch und klinisch folgende Eigenschaften gemeinsam haben.

1. Sie beruhen auf *degenerativen* Veränderungen im Nervengewebe, d.h. der Untergang von Ganglienzellen, Achsencylindern und Markscheiden läßt sich histologisch nicht auf entzündliche oder gefäßabhängige Prozesse zurückführen.

2. Innerhalb des ZNS – und in geringerem Maße auch im peripheren Nervensystem – sind jeweils bestimmte, anatomisch einheitliche und funktionell zusammengehörige *Kern- und Bahnsysteme* ganz bevorzugt von der Degeneration betroffen, etwa die Pyramidenbahnen, die Hinterstränge und Kleinhirnseitenstränge oder die Vorderhornzellen. Benachbarte Strukturen bleiben ebenso regelmäßig verschont oder sind nur gering beteiligt.

3. Die klinischen Symptome setzen in einem bestimmten, jeweils charakteristischen *Lebensalter* ein, und die Krankheiten schreiten dann in *chronischem Verlauf* fort, von äußeren Faktoren kaum oder gar nicht beeinflußt.

4. In vielen, aber nicht in allen Fällen läßt sich *Erblichkeit* nachweisen.

Die *Ursache* der degenerativen Prozesse ist heute noch nicht bekannt.

Die *Systematik* der spinalen Systemkrankheiten wird nach klinischen und morphologischen Kriterien beschrieben. Man muß dabei jedoch berücksichtigen, daß es Übergangsformen zwischen den einzelnen Krankheiten gibt und daß selbst in einer Familie verschiedenartige Typen von Systematrophie auftreten können.

Eine wirksame *Therapie* ist nicht bekannt. Die Behandlung muß sich in allen Fällen auf vorsichtige gymnastische und später pflegerische Maßnahmen beschränken.

1. Nucleäre Atrophien
(Progressive spinale Muskelatrophie und progressive Bulbärparalyse)

Der Prozeß betrifft nur das *zweite (untere) motorische Neuron,* d.h. die motorischen Vorderhornzellen des Rückenmarks und die Kerne der motorischen Hirnnerven mit ihren Neuriten.

Pathologisch-anatomisch findet man auf dem befallenen Niveau, besonders in der Medulla oblongata, in der Halsmark- und Lendenmarkanschwellung, einen *symmetrischen Schwund* der motorischen Ganglienzellen mit reaktiver Gliawucherung. Die vorderen *Wurzeln* sind bereits makroskopisch dünner als normal und grau entfärbt. Mikroskopisch zeigt sich das Bild einer *Degeneration* von Markscheiden und Achsencylindern. Es ist noch nicht geklärt, ob die Degeneration der peripheren Wurzeln und Nerven eine absteigende Wallersche Degeneration oder ein Prozeß ist, der unabhängig vom Untergang der Vorderhornzellen verläuft.

Die entsprechenden *Muskeln* sind neurogen atrophiert, d.h. sie zeigen eine uniforme Atrophie der motorischen Einheiten mit randständig vermehrten Muskelkernen (s. auch Abb. 8, S. 31). Es gibt aber auch morphologische Veränderungen, die dem Bild einer Myopathie ähnlich sehen.

Das **klinische Charakteristikum** dieser Krankheitsgruppe ist eine langsam fortschreitende, *rein motorische, periphere Lähmung* mit Muskelatrophien von segmentaler Verteilung und fasciculären Zuckungen. Die Eigenreflexe erlöschen. Im EMG finden sich nur selten Fibrillationen und positive scharfe Wellen, auch nur wenige Fasciculationen. Oft ist das Aktivitätsmuster bei mäßiger Atrophie und noch recht guter Kraft bis auf Einzeloscillationen gelichtet. Eine stärkere Verlangsamung der Nervenleitgeschwindigkeit findet sich nicht. Sog. Riesenpotentiale kommen vermutlich dadurch zustande, daß die verbleibenden Nervenfasern denervierte Muskelfasern durch kollaterale Aussprossung reinnervieren („Adoption"). In etwa 20% der Fälle kann man jedoch im EMG auch „myopathische" Veränderungen finden, die erst durch spezielle Ableitungstechniken als neurogen zu erkennen sind. Sensibilität, Trophik und Entleerung von Blase und Darm bleiben ungestört.

Die *biochemischen Befunde,* Erhöhung der Fermentaktivitäten im Serum, können diagnostisch in die Irre leiten: Bei mehr als der Hälfte der Patienten ist die Serum-CPK erhöht, beim Typ Kugelberg-Welander sogar bis auf Werte von über 2000 Einheiten.

Nach Erkrankungsalter, Lokalisation und Verlauf unterscheiden wir heute **6 Typen,** die eine nosologische Einheit bilden, denn sie können in *einer* Familie vorkommen.

a) *Infantile spinale Muskelatrophie (Werdnig-Hoffmann):* Erkrankungsalter im ersten Lebensjahr, Manifestation zuerst im Beckengürtel.

b) *Proximale erbliche neurogene Amyotrophie (Kugelberg-Welander):* Erkrankungsalter um 9 Jahre, Manifestation zuerst im Beckengürtel.

c) *Progressive spinale Muskelatrophie* vom Typ *Duchenne-Aran:* Erkrankung um das 20. Lebensjahr, Manifestation zuerst als symmetrische Atrophie der kleinen Handmuskeln.

d) *Progressive spinale Muskelatrophie* vom Typ *Vulpian-Bernhard:* Erkrankungsalter wie c). Manifestation zuerst im Schultergürtel.

e) *Peronealtyp mit Prädilektion an der Unterschenkelmuskulatur:* Beginn in der Kindheit oder im Erwachsenenalter, sehr langsame Progredienz.

Ob die Muskelatrophien proximal oder distal beginnen, hängt davon ab, ob der degenerative Prozeß zuerst die äußeren oder die inneren Zellen der motorischen Vorderhörner ergreift, die eine somatotopische Anordnung haben.

f) *Progressive Bulbärparalyse* = Degeneration der caudalen motorischen Hirnnervenkerne: Erkrankungsalter im 3.–4. Lebensjahrzehnt.

Die Zugehörigkeit der chronischen *Ophthalmoplegia externa (Graefe)* zu den nucleären Atrophien ist heute umstritten. Die Mehrzahl der Fälle von chronischer Lähmung äußerer Augenmuskeln beruht auf einer *okulären Myopathie* (s.S. 417). Daneben kommt das Syndrom aber auch zusammen mit den verschiedensten ophthalmologischen und zentralnervösen Funktionsstörungen vor, von denen mehr als ein Dutzend Kombinationen beschrieben worden sind.

Symptomatische Formen sind für alle genannten Typen so selten, daß sie hier nicht erörtert werden müssen. In den Fällen, in denen ein an-

dersartiger spinaler Prozeß zuerst die Vorderhörner oder Vorderwurzeln isoliert schädigt, klärt der weitere Verlauf die Diagnose bald auf.

a) Infantile spinale Muskelatrophie (Typ Werdnig-Hoffmann)

Die Krankheit ist autosomal recessiv erblich: die Eltern sind stets gesund, häufig sind Geschwister der Patienten ebenfalls erkrankt.

Symptomatik und Verlauf

Innerhalb des *1. Lebensjahres* zeigen die Kinder eine Trinkschwäche und einen Stillstand in der motorischen Entwicklung; sie liegen auffällig ruhig im Bett und bewegen nur in geringem Maße Finger und Zehen. Ihr Gesicht ist durch doppelseitige Facialisparese ausdruckslos, die Augen bleiben voll beweglich. Nimmt man sie auf, können sie den Kopf nicht halten. Trägt man sie am Rücken, sinken Ober- und Unterkörper schlaff herab. Die Atmung ist abdominal. Sehr bezeichnend ist die sog. *Schaukelatmung:* Bei der Inspiration wölbt sich der Bauch vor, während der Thorax einsinkt, exspiratorisch wird der Bauch eingezogen und der Thorax wieder etwas geweitet.

Die *Muskulatur der Extremitäten* ist maximal hypoton. Fasciculäre Zuckungen sind an den Extremitäten unter dem Fettpolster meist nicht zu erkennen, man muß auf der Zunge danach suchen. Auch das Ausmaß der Muskelatrophien ist durch Inspektion schwer zu beurteilen, es zeigt sich besser auf Weichteil-Röntgenaufnahmen. Die Eigenreflexe fehlen. Sind sie erhalten, ist die Diagnose – und damit die schlechte Prognose – nicht gerechtfertigt. Im Elektromyogramm findet man die Zeichen einer neurogenen Muskelschädigung. Die Muskelatrophien führen zu Fehlstellungen der Gelenke mit sekundärer Versteifung.

Die Lähmungen *beginnen* im *Beckengürtel,* sie breiten sich dann auf die gesamte Extremitäten- und Stammmuskulatur, später auch auf die Gesichts- und Schluckmuskulatur aus. Durch Parese der *Intercostalmuskulatur* bilden sich Atelektasen, die das Auftreten von Pneumonie begünstigen. Über 60% der Kinder erliegen der Pneumonie im 1. oder 2. Lebensjahr, nur ganz selten überleben sie das 6. Jahr.

Von dieser infantilen spinalen Muskelatrophie hat man früher nur die gutartige *Myatonia congenita* (Oppenheim) abgetrennt, die auf einer Entwicklungshemmung der Muskulatur oder

der Vorderhornzellen beruhen sollte. Heute weiß man, daß dem Symptomenbild des „schlaffen Baby mit Trinkschwäche" („floppy infant", s.S. 425) kein einheitlicher Krankheitszustand entspricht, sondern daß man dabei eine Reihe von ätiologisch und prognostisch ganz unterschiedlichen Krankheiten in die **Differentialdiagnose** einbeziehen muß:

1. Die Oppenheimsche Myatonie wird heute vielfach als *„gutartige angeborene Muskelhypotonie"* bezeichnet. Die Kinder haben, bei schlaffem Muskeltonus, eine proximale Schwäche in den Extremitäten und haben Schwierigkeiten beim Trinken. Die Atemmuskulatur ist nicht betroffen. Die Eigenreflexe erlöschen nicht, Fasciculieren tritt nicht auf. Bioptisch findet man die Muskelfasern normal oder allgemein verschmächtigt, jedoch ohne strukturelle Veränderung. Die Prognose ist gut, allerdings bleibt die körperliche Leistungsfähigkeit stets hinter dem Durchschnitt zurück.

2. *Werdnig-Hoffmannsche Krankheit* (s. oben).

3. *Frühkindliche Muskeldystrophie.* Sie kann bereits im 1. Lebensjahr auftreten. In langsamer Progredienz, ohne Fasciculieren, entwickelt sich eine proximale Schwäche der Extremitäten. Pharynx- und Larynxmuskeln werden nicht ergriffen. Die Prognose ist schlecht, im Endstadium kommt es zur Atemlähmung, da etwa gleichzeitig eine Schwäche des Zwerchfells, der Intercostalmuskeln und der Schultermuskeln eintritt.

4. *Cerebrale* Bewegungsstörungen vom hypoton-astatischen Typ (s.S. 425). Die Eigenreflexe bleiben erhalten. Bei Bewegungen des Kopfes und Rumpfes löst man Stellreflexe an den Extremitäten aus, die leicht als spontane Bewegungen verkannt werden. Stets besteht ein geistig-seelischer Entwicklungsrückstand, oft treten Anfälle auf.

5. *Connatale Myasthenie* (s.S. 405).

6. Auch die *Polymyositis* (s.S. 403) kommt bereits bei Kleinkindern vor.

Im Gegensatz zu den Verhältnissen beim Erwachsenen bringt das EMG in diesen Fällen wenig Aufklärung: entscheidend ist die Muskelbiopsie.

b) Hereditäre proximale neurogene Amyotrophie (Kugelberg-Welander)

1952 haben KUGELBERG und Frau WELANDER zum erstenmal eine weitere Form infantiler neurogener Muskelatrophie beschrieben. Diese Fälle waren früher irrtümlich als Muskeldystrophie mit fasciculären Zuckungen bezeichnet worden.

Die Krankheit ist unregelmäßig dominant erblich. Das *Erkrankungsalter* streut zwischen 2 und 17 Jahren, im Mittel beträgt es 9 Jahre. Nach normaler motorischer Entwicklung setzt bei den Kindern zunächst eine *proximale Schwäche in den Beinen* ein. Sie haben Schwierigkeiten beim Treppensteigen, später stürzen sie häufig hin und haben Mühe, sich wieder aufzurichten. Nach mehreren Jahren bildet sich auch eine Schwäche in den *Mm. deltoides, sternocleidomastoideus* und später auch an *Armen* und *Händen* aus. *Zunge und Kaumuskulatur bleiben stets frei.* Typisch ist ein Befall des M. infraspinam am Schultergürtel und die Bevorzugung der Beuger an den Unterarmen. Die Kinder können deshalb, im Gegensatz zu Patienten mit progressiver Muskeldystrophie, den Jendrassikschen Handgriff nicht ausführen. Andererseits erreicht die Schwäche der Rumpfmuskulatur wesentlich später als bei Muskeldystrophie einen solchen Grad, daß die Kinder an sich selbst emporklettern müssen.

Bei der *Untersuchung* sieht man häufig bereits spontan ein Muskelfasciculieren. In anderen Fällen kann man es durch rasche intravenöse Injektion von 1 mg Edrophonium (Tensilon) oder 0,5 mg Neostigmin (Prostigmin) provozieren. Die Eigenreflexe erlöschen parallel zur Entwicklung der Atrophien, d.h. zuerst fallen die PSR, danach die ASR aus. *Elektromyographisch* zeigt sich das Bild einer neurogenen Störung.

Der *Verlauf* ist wechselnd rasch, es werden auch Perioden von jahrelangem Stillstand beobachtet.

c) Progressive spinale Muskelatrophie (Typ Duchenne-Aran)

Eindeutige Erblichkeit ist nicht nachgewiesen. Möglicherweise manifestiert sich die Krankheit erst dann, wenn mehrere Gene zusammentreffen, die isoliert nicht pathogen sind. Diese Form ist die häufigste unter den nucleären Atrophien. Das Erkrankungsalter streut zwischen 20 und 45 Jahren, es liegt im Mittel um 30 Jahre.

Symptomatik und Verlauf

Die Krankheit beginnt mit symmetrischen *Atrophien der kleinen Handmuskeln,* die sich nicht an das Versorgungsgebiet der peripheren Nerven halten, sondern segmental angeordnet sind und zuerst Daumen-, Kleinfingerballen und Interossei ergreifen. Im Laufe vieler Jahre bildet sich eine sog. *Affenhand* (Thenaratrophie) oder *Krallenhand* (Atrophie der Interossei und Lumbricales) aus. Die Atrophien dehnen sich dann auf die Muskeln der Unterarme aus, verschonen in der Regel die Oberarme und ergreifen den Schultergürtel. Der chronische Verlauf macht es den Kranken möglich, Umwegleistungen zu erlernen, durch die sie oft noch eine erstaunliche Kraft in den Armen entwickeln. Meist sind spontane fasciculäre Zuckungen zu sehen, auch in Muskeln, die (noch) nicht atrophisch sind. Die Eigenreflexe erlöschen frühzeitig. Das *EMG* zeigt stets das Bild der neurogenen Funktionsstörung.

Der *Verlauf* erstreckt sich über mehrere Jahrzehnte. Manche Patienten sind nach 15–20 Jahren noch beruflich tätig. Lebensbedrohlich wird die Krankheit nur dann, wenn das bulbäre Kerngebiet oder die Kerne der Intercostalnerven im Brustmark ergriffen werden.

Differentialdiagnose

1. Solange die Muskelatrophien noch auf die Hand beschränkt sind, muß man eine mechanisch verursachte *chronische periphere Nervenschädigung* abgrenzen, z.B. das Carpaltunnelsyndrom, die chronische Ulnarislähmung und die verschiedenen Formen der unteren Plexuslähmung. Bei diesen treten aber fast immer auch Sensibilitätsstörungen auf, und der Verlauf ist rascher. Über die Begleitsymptome s. die entsprechenden Abschnitte.

2. Die *Syringomyelie* kann im Anfangsstadium die Symptome einer systematischen Vorderhorndegeneration imitieren. Bald stellen sich aber Schmerzen, Gefühlsstörungen und trophische Veränderungen ein, die die Diagnose sichern.

3. Bei etwas höherem Lebensalter kommt auch die sog. *Myopathia distalis tarda hereditaria* differentialdiagnostisch in Frage. Sie ist wegen ihrer Seltenheit im Kapitel XIX nicht gesondert besprochen. Die wesentlichen Charakteristika der Krankheit sind durch ihren Namen bereits genannt.

Im Alter von 40–60 Jahren („tarda") setzt eine langsam fortschreitende *Atrophie der kleinen Handmuskeln, der Unterarmmuskeln und der Mm. peronaei* („distalis") ein. Die Eigenreflexe erlöschen entsprechend dem muskeldystrophischen Prozeß. Das *EMG* und die Muskelbiopsie lassen erkennen, daß es sich um eine pri-

märe Muskelkrankheit und nicht um eine neurogene Atrophie handelt.

Das Leiden ist, im Gegensatz zur Duchenne-Aranschen Krankheit, *mit hoher Penetranz* dominant erblich (Myopathie hereditaria). Die *Prognose* ist gut.

d) Typ Vulpian-Bernhard

Dieser Typ soll nach neuerer Auffassung keine genetisch bedingte, sondern stets eine exogen ausgelöste Krankheit sein. Wegen seiner Seltenheit ist ein sicheres Urteil schwierig. Die Atrophien *beginnen im Schultergürtel,* in den Mm. deltoideus, supra- und infraspinatus und serratus posterior. Von hier breiten sie sich an den Armen nach distal zur Hand aus und ergreifen absteigend die Muskeln des Stammes. Die Beine werden kaum oder gar nicht betroffen.

Weitere Befunde und Verlauf siehe c).

e) Peronealtyp

Die Krankheit ist auf die Unterschenkelmuskulatur zentriert, nur selten sind auch Hände und Unterarme oder Oberschenkel von Stammmuskeln betroffen. Außer den Mm. peronaei werden auch die Mm. triceps surae und die kleinen Fußmuskeln betroffen. Die Lebenserwartung ist kaum verkürzt. Von der neuralen Muskelatrophie ist die Krankheit durch fehlende Sensibilitätsstörungen und fehlende Verzögerung der sensiblen NLG abzugrenzen.

f) Progressive Bulbärparalyse

Bei dieser Krankheit kommt es zu einer meist *symmetrischen Degeneration der Kerne des XII., X. (mot.), VII. und V. (mot.) Hirnnerven.* Die eng benachbarten sensiblen und vegetativen Kerne bleiben frei, was den Systemcharakter des Prozesses besonders deutlich zeigt. Die weiter rostral liegenden Augenmuskelkerne werden nicht befallen. Dies hängt damit zusammen, daß sie keine individuellen corticofugalen Projektionsfasern empfangen (s.S. 60).

Symptomatik und Verlauf

Die Krankheit setzt im 3.–5. *Lebensjahrzehnt* mit einer *Sprechstörung* ein. Die Patienten klagen über eine „schwere Zunge", ihre Sprechweise wird schleppend und mühsam, die Artikulation besonders für Labiale (bpw) und Linguale (rl) erschwert. Die Stimme wird leiser und bekommt durch Gaumensegelparese einen näselnden, bei Stimmbandlähmung einen heiseren Klang. Diese „bulbäre Sprache" geht bei fortschreitender Lähmung in *Anarthrie* über, d.h. vollständige Unfähigkeit zur Artikulation. Die Patienten können sich dann nur noch schriftlich verständlich machen. Aphonie (Stimmlosigkeit) gehört nicht zum Krankheitsbild. Die doppelseitige Lähmung der vom Facialis innervierten mimischen Muskulatur macht das Gesicht *schlaff* und *ausdruckslos* und nimmt den Patienten eine weitere Möglichkeit der Kommunikation.

Gleichzeitig werden *Kauen* und *Schlucken* immer mehr erschwert: Die Kranken können nur noch breiige und später nur noch flüssige Nahrung zu sich nehmen. Sie verschlucken sich auf zweierlei Weise: Wegen der mangelnden Abdichtung des Nasenraumes (Gaumensegelparese) werden die Speisen durch die Nase regurgitiert oder sie geraten „in die falsche Kehle", in die Trachea, weil der Kehlkopf nur noch mangelhaft verschlossen wird. Da die Parese des M. orbicularis oris keinen festen Mundschluß mehr gestattet, laufen Speichel und Speisen aus dem Munde heraus. Die Zungenlähmung führt dazu, daß die Speisen nicht mehr aus dem Mund in den Schlund geschoben werden können. Das *Husten* wird kraftlos, was beim Verschlucken in die Trachea Aspirationspneumonien begünstigt. Infolge der *Masseterparese* können die Kranken schließlich den Mund nicht mehr geschlossen halten und müssen den Unterkiefer mit der Hand oder durch einen Verband anheben. Häufig kommt es zu mimischen Enthemmungsphänomenen nach Art des *pathologischen Lachens und Weinens* (s.S. 125). *Demenz* tritt nicht ein: Die Patienten erleben ihren qualvollen Zustand bei wachem Verstande und in voller Einsicht.

Der *Verlauf* der progressiven Bulbärparalyse ist, wie bei den anderen Formen der nucleären Atrophien, *unaufhaltsam progredient.* Die Nahrungsaufnahme bleibt, auch wenn man den Kranken durch die Nasensonde ernährt, unzureichend, so daß sich eine Kachexie einstellt. Schließlich führt eine interkurrente Aspirationspneumonie den Tod herbei.

Die **nosologische Stellung** der progressiven Bulbärparalyse ist nicht eindeutig. Manche Autoren betonen, daß symptomatische Formen häufig seien. Dabei bleibt es aber meist unbewiesen, ob es sich nicht nur um ein zufälliges Zusammentreffen von zwei Krankheiten handelt.

Auffällig ist, daß die Krankheit in der Mehrzahl der Fälle wesentlich rascher fortschreitet als die übrigen nucleären Atrophien. Diese *Verlaufsdynamik* und das *höhere Erkrankungsalter* sprechen dafür, die progressive Bulbärparalyse als eine Sonderform der amyotrophischen Lateralsklerose (s.S. 390) aufzufassen, bei der es nicht mehr zur Ausbildung von pyramidalen Symptomen kommt. In jedem Falle muß man besonders sorgfältig darauf achten, ob sich auch Zeichen einer *zentralen* Bewegungsstörung finden: Ist der Masseterreflex erhalten oder gesteigert und treten beim Versuch von Bewegungen der Zunge und des Unterkiefers spastische Mitbewegungen und Masseninnervationen im Gesicht auf, zeigt dies eine Schädigung auch der zentralen motorischen Bahnen an. Damit ist – beim Fehlen von Sensibilitätsstörungen – die Diagnose einer amyotrophischen Lateralsklerose von bulbärer Lokalisation gesichert.

Differentialdiagnose

1. Die *arteriosklerotische Pseudobulbärparalyse* nimmt gewöhnlich einen schubweisen Verlauf. Die Lähmungen sind stets zentral: Der Masseterreflex ist gesteigert. Atrophien treten nicht auf. Der Blutdruck ist meist erhöht.

2. *Tumoren der Schädelbasis* können ebenfalls zu einer langsam fortschreitenden peripheren Lähmung caudaler Hirnnerven führen. Deshalb sind in jedem Falle von Bulbärparalyse eingehende Röntgenuntersuchung, Liquor- und internistische Untersuchung angezeigt.

3. Die *Syringobulbie* kann kaum mit der progressiven Bulbärparalyse verwechselt werden, da hierbei der charakteristische rotierende Nystagmus fast nie fehlt und eine Störung der Schmerz- und Temperaturempfindung im Gesicht, mit Ausfall des Cornealreflexes, nachweisbar ist.

2. Spastische Spinalparalyse

Pathologisch-anatomische Befunde

Im Gegensatz zu den nucleären Atrophien kommt es bei dieser Krankheit zur Degeneration *zentraler* motorischer Bahnen. *Makroskopisch* besteht eine Verschmälerung des Gyrus praecentralis besonders im medialen Drittel (Beinregion) und des Lobulus paracentralis, der der vorderen Zentralwindung an der Innenfläche des Interhemisphärenspaltes benachbart ist. *Mikroskopisch* findet man vor allem einen

Untergang der Betzschen Zellen in der 5. Schicht des Gyrus praecentralis und eine kontinuierliche oder diskontinuierliche *Degeneration der Pyramidenbahnen*. Da im klinischen Bild die Spastik vor der Parese entschieden vorherrscht, muß sich der Prozeß aber auch auf andere Bahnen als den Tractus cortico-spinalis erstrecken. Im Rückenmarksquerschnitt sieht man, daß unter anderem auch der *Tractus reticulo-spinalis* degeneriert ist. Dies ordnet sich den heute geltenden Vorstellungen über die Pathophysiologie der spastischen Parese gut zu. Die Vorderhörner bleiben verschont.

Symptomatik und Verlauf

Die Krankheit ist sehr selten. In etwa 75% der Fälle läßt sich Erblichkeit nachweisen, meist dominant, aber auch rezessiv, 25% sind sporadische Fälle. Das männliche Geschlecht ist doppelt so häufig betroffen wie das weibliche.

Die *Symptome* setzen im Kindes- und Jugendalter mit *Steifigkeit in den Beinen* ein. Anfangs ist das Gehen nur jeweils bei den ersten Schritten besonders mühsam und hölzern, dann lockert es sich bei weiteren Bewegungen. Später entwikkelt sich eine ausgeprägte fixierte *Paraspastik der Beine* mit doppelseitiger Circumduktion. Charakteristisch ist ein *Adductorenspasmus,* so daß der Kranke beim Gehen die Knie kaum aneinander vorbeischieben kann. Die Arme werden erst nach vielen Jahren ergriffen.

Bei der *Untersuchung* ist die spastische Tonuserhöhung stets weit deutlicher als die Lähmung. Die Eigenreflexe sind gesteigert, pathologische Reflexe können bereits als Spontan-Babinski vorliegen. Die *Bauchhautreflexe bleiben lange erhalten.* Sensibilität, vegetative Funktionen und Liquor sind normal.

Der *Verlauf* ist sehr langsam, über 2–3 Jahrzehnte progredient. Im Endstadium werden die Kranken mit spastischen Kontrakturen bettlägerig.

Differentialdiagnose

Die *Diagnose* einer spastischen Spinalparalyse soll stets nur mit Vorbehalt gestellt werden. In vielen Fällen, namentlich jenseits des 25. Lebensjahres, ist das Syndrom der spastischen Paraparese nur das Vorstadium einer anderen Nervenkrankheit.

1. An erster Stelle ist die *amyotrophische Lateralsklerose* zu nennen, die 1–2 Jahre lang unter den Symptomen einer rein zentralen Lähmung verlaufen kann, bis die Schädigung auch des peripheren Neurons manifest wird. Die entscheidenden Kriterien sind der rasche Verlauf und der EMG-Befund (s.S. 391).

2. Auch die *funikuläre Spinalerkrankung* (s.S. 329) kann mit spastischen Symptomen an den Beinen einsetzen. Deshalb ist in jedem Falle von spastischer Spinalparalyse eine Untersuchung des Magensaftes und der Schilling-Test angezeigt.

3. Die *multiple Sklerose* beginnt nicht selten mit einer spastischen Paraparese. Sensible und Blasenstörungen können anfangs fehlen. Bei M.S. erlöschen aber die BHR frühzeitig, und im Liquor findet man oft pathologische Veränderungen. Die *Lues spinalis* bleibt an klinischer Bedeutung im Hintergrund.

4. Im mittleren und höheren Lebensalter sollte man die Verdachtsdiagnose „spastische Spinalparalyse" immer wieder daraufhin überprüfen, ob nicht ein *Rückenmarkstumor* oder eine chronische *Rückenmarksschädigung* bei Bandscheibendegeneration der Halswirbelsäule vorliegt. Auch ein *parasagittales Meningeom* kann die Symptomatik imitieren. Nicht alle Fälle haben Jackson-Anfälle oder Kopfschmerzen, die die Diagnose erleichtern.

5. Von der paraspastischen Littleschen Form der *cerebralen Kinderlähmung* läßt sich die Krankheit vor allem durch den Verlauf (Einsetzen bereits in den ersten Lebensjahren, keine wesentliche Progredienz) abgrenzen.

Therapie

Nach der Natur des Leidens kommt nur eine gymnastische oder orthopädische Behandlung in Betracht. Sehr gut sind Übungen mit der Bobath-Methode geeignet (s.S. 426).

3. Amyotrophische Lateralsklerose

Pathologisch-anatomische Befunde

Die ALS ist die häufigste Systemkrankheit. Sie ist keine genetische Einheit: ein Teil der Fälle ist unregelmäßig erblich, insgesamt überwiegen die sporadischen Fälle.

Die Erkrankungshäufigkeit wird für die gesamte Bevökerung der Erde auf 4–6:100000 geschätzt. In einzelnen geographischen Regionen gibt es aber erhebliche Unterschiede. Das *Erkrankungsalter* liegt im Durchschnitt zwischen 40 und 50 Jahren, manche Patienten erkranken aber auch im 3. oder erst im 7. Lebensjahrzehnt. Männer sind häufiger als Frauen betroffen.

Man findet eine Kombination von nucleärer Atrophie und Degeneration der Pyramidenbahnen. *Makroskopisch* ist der Gyrus praecentralis, besonders im medialen Drittel neben der Mantelkante atrophiert, Medulla oblongata und Rückenmark sind verschmälert, die Vorderwurzeln sind abnorm dünn. *Mikroskopisch* sind im Gyrus praecentralis die Betz-Zellen der 5. Rindenschicht geschwunden, aber auch die präfrontale motorische Rinde zeigt degenerative Zellveränderungen. Die *Pyramidenbahnen* sind, besonders im cervicalen Abschnitt, degeneriert. In den *Vorderhörnern* und den motorischen Hirnnervenkernen sind die α-Zellen atrophiert, die γ-Zellen werden erst spät und stets geringer befallen. Die verbleibenden α-Zellen bilden durch „sprouting" in andere Muskelfasern größere motorische Einheiten, deren Aktionspotentiale verbreitert und von hoher Amplitude sind. Wegen der größeren Territorien resultiert eine Desynchronisation der Entladungen, die zur Polyphasie führen kann. Dies ist die Grundlage der „Riesenpotentiale" im EMG. Dem Zellzerfall in der Hirnrinde und im Rückenmark folgt eine Gliareaktion.

Die Degeneration der Pyramidenbahnen ist nicht Folge der Rindenatrophie, und die Vorderhornzellen gehen nicht durch transneurale Degeneration zugrunde, sondern der Prozeß kann auf jeder Ebene des motorischen Systems einsetzen und in den einzelnen Abschnitten unterschiedlich schwer verlaufen. Die Pyramidenbahn ist oft nur streckenweise degeneriert.

Gelegentlich werden in geringem Ausmaß auch andere Strangsysteme des Rückenmarks befallen, was die seltenen leichten sensiblen Störungen (s.u.) verständlich macht. Selten findet man auch Degeneration in den Stammganglien und im Cerebellum.

In der *Muskelbiopsie* findet man neben neurogener Degeneration eine kompensatorische Hypertrophie von Muskelfasern. Sie hält die Kraftleistung solange aufrecht, bis die Atrophie etwa 50% der Muskelfasern ergriffen hat. Das erklärt, warum bei ALS, anders als z.B. bei primären Muskelkrankheiten, die Kraft erst in einem fortgeschrittenem Stadium nachläßt. Wie vorne erwähnt (s.S. 54), ergibt sich bei der enzymhistochemischen Untersuchung ein sehr charakteristischer Befund, der fast immer die Diagnose gestattet: Degeneration der II A-Fasern. Nützlich ist, gleichzeitig eine Nervenbiopsie des N.

suralis vorzunehmen, um sicher zu sein, daß keine sensiblen Fasern betroffen sind, was die Verdachtdiagnose ALS entkräften würde.

Symptomatik und Verlauf

Das voll ausgebildete Krankheitsbild ist durch die *Kombination von atrophischen und spastischen Lähmungen* charakterisiert. Auffälligerweise bleiben pathologische Reflexe oft aus. Fasciculieren wird häufig auch in nicht gelähmten Muskeln beobachtet. Sensibilitätsstörungen, die über gelegentliche, leichte Paraesthesien hinausgehen, oder Blasenstörungen gehören nicht zur ALS. Eine psychische Veränderung tritt nicht ein.

Für die *Verteilung der initialen Symptome* und die weitere Ausbreitung lassen sich keine festen Regeln aufstellen. Bei etwa 25% der Patienten setzt die Krankheit mit Atrophien an den kleinen Handmuskeln ein, dann entwickelt sich eine Paraspastik der Beine, und schließlich wird das Gebiet der motorischen Hirnnerven ergriffen. Ebenso häufig beginnt die Krankheit mit atrophischen oder spastischen Paresen an den Unterschenkeln und Füßen und steigt dann zu den Armen und der bulbären Muskulatur auf. In 20% der Fälle sind bulbäre Lähmungen das Initialsymptom. Daneben gibt es vielerlei andere Verlaufsformen. Wenn zentrale und periphere bulbäre Symptome vorliegen, treten oft pathologisches Lachen und Weinen auf.

Das EMG kann, schon lange bevor sie klinisch manifest wird, fast stets eine generalisierte Schädigung des peripheren Neurons mit „Riesenpotentialen" (s.o.) aufdecken. Sehr nützlich ist die EMG-Untersuchung in den Mm. masseter und, nach Anaesthesie durch Xylocain-Spray, in der Zunge. Erhöhung der Fermentaktivitäten findet man nur in rasch fortschreitenden Krankheitsstadien.

In der Nadelmyographie kann man schon frühzeitig, d.h. auch in Muskelgruppen, die klinisch noch nicht befallen sind, neurogen umgebaute Potentiale motorischer Einheiten (PmE) finden. In Abhängigkeit vom Ausmaß der Atrophien finden sich Fibrillationspotentiale und positive scharfe Wellen. Sehr typisch ist das Auftreten von Fasciculationen, desynchronisierten, spontan entladenen PmE. Die neurogen veränderten Einzelpotentiale mit ihrer auffällig hohen Amplitude (>10 mV) werden als „Riesenpotentiale" bezeichnet. Der Terminus soll aber nur beschreibend gebraucht werden, weil die Riesenpotentiale nicht pathognomonisch sind. Auch bei anderen peripheren Nervenkrankheiten, nicht nur bei solchen der motorischen Vorderhornzellen, können derartige Potentiale gefunden werden. Das EMG trägt zur Diagnose der ALS durch folgende Kriterien bei: neurogen umgebaute PmE, gelichtetes, hohes Aktivitätsmuster, pathologische Spontanaktivität und Fasciculationen. Pseudomyotone Entladungen können selten nachgewiesen werden. In der Elektroneurographie findet man allenfalls eine gering verzögerte maximale motorische NLG bei normalen sensiblen Potentialen und Leitgeschwindigkeiten.

Als ergänzende Untersuchung kann das EMG der massetären und der Zungenmuskulatur zum Nachweis von Fasciculationen nützlich sein.

Der *Verlauf* ist wesentlich rascher als bei den nucleären Atrophien. Die mittlere Krankheitsdauer beträgt 3–4 Jahre (Extremwerte 7 Monate und 12 Jahre). Verlaufstyp und Erkrankungsalter gestatten keine prognostischen Schlüsse. Interessant ist, daß selbst die primär bulbäre Form keine schlechtere Lebenserwartung hat als das Gros der übrigen Kranken, obwohl man erwartet hätte, daß in diesen Fällen die Behinderung der Nahrungsaufnahme und der Atmung vorzeitig zum Exitus führten. Bei aufsteigendem Verlauf leiten bulbäre Symptome dagegen das Finalstadium ein. Gegen Ende nimmt die Krankheit einen besonders raschen Verlauf, weil pathologisch vergrößerte motorische Einheiten (s.o.) zugrundegehen, deren Ausfall sich funktionell besonders stark auswirkt.

Diagnose. Der Verdacht auf eine ALS ist immer dann gegeben, wenn sich bei einem Kranken im mittleren Lebensalter relativ rasch eine spastische oder atrophische Lähmung entwickelt, ohne daß nennenswerte Sensibilitätsstörungen, Kopf-, Rücken- oder Gliederschmerzen oder Blasenstörungen vorliegen. Immer soll man nach Symptomen einer Schädigung des 1. *und* des 2. motorischen Neurons suchen. Die entscheidenden diagnostischen Zeichen sind: gute Auslösbarkeit der Eigenreflexe an Extremitäten mit Muskelatrophien, fasciculäre Zuckungen bei Paraspastik der Beine oder spastischer Hemiplegie, Fibrillieren der Zunge und gesteigerter Masseterreflex. Das Fasciculieren läßt sich manchmal durch parenteral gegebenes Prostigmin oder Tensilon provozieren.

Symptomatische ALS ist selten, jedoch soll man bei dieser schwerwiegenden Diagnose immer nach einer Grundkrankheit suchen. Es gibt eine paraneoplastische ALS, ferner wird sie bei Lues spinalis gefunden. In Einzelfällen kann ein Zusammenhang mit einem Elektrotrauma des Rückenmarks bestehen. Die Contusio spinalis wird von vielen Autoren als Ursache einer symptomatischen ALS aus guten Gründen abgelehnt.

Eine interessante Variante der Krankheit tritt endemisch bei den *Chamorros,* den Eingeborenen der Marianen-Insel Guam auf. Hier ist die ALS wenigstens fünfzigmal so häufig wie in anderen Ländern, und sie ist oft mit einem fast ausschließlich akinetischen Parkinsonismus und präseniler Demenz kombiniert. Pathologisch-anatomisch findet man regelmäßig die für ALS und für das Parkinson-Demenz-Syndrom charakteristischen Läsionen gemeinsam, auch wenn die Parkinson-Symptome klinisch nicht hervorgetreten waren. Die Krankheit befällt ganz überwiegend Männer im mittleren Lebensalter und führt in 4–7 Jahren zum Tode. Sie wird hypothetisch als „slow-virus“-Infektion aufgefaßt (s.S. 272). Inzwischen sind auch in Ländern der westlichen Zivilisation ALS-Fälle mit Demenz und Parkinson beschrieben worden, ferner kann die Jakob-Creutzfeldtsche-Krankheit (s. Differentialdiagnose Nr. 9) lange Zeit eine ALS-Verlaufsform nehmen. Die klassische ALS kommt also in verschiedenen Varianten vor. Sie ist aber nicht auf Tiere übertragen worden, und eine Slow virus-Ätiologie kann nicht gestützt werden.

Differentialdiagnose

Die *Differentialdiagnose* ergibt sich gegen

1. *Syringomyelie* (Nystagmus, dissoziierte Sensibilitätsstörung),

2. *Multiple Sklerose* von chronischer spinaler Verlaufsform (Sensibilitätsstörungen, Blasenstörungen, Liquorveränderungen),

3. *chronische cervicale Myelopathie* (s.S. 195): keine bulbären Symptome, Schmerzen, Paraesthesien, positives Nackenbeugezeichen, röntgenologische Veränderungen der Halswirbelsäule, Liquor,

4. *extramedullärer Rückenmarkstumor* (rascherer Verlauf, Schmerzen, die beim Husten, Pressen und Niesen zunehmen, Blasen-, Sensibilitätsstörungen, Liquorveränderungen),

5. *Myopathia distalis tarda hereditaria* (s. oben),

6. *arteriosklerotische Pseudobulbärparalyse* (hoher Blutdruck, schubweiser Verlauf, keine

atrophische Lähmung der Zunge, keine fibrillären Zuckungen),

7. *chronische motorische Polyneuritis, z.B.* bei Diabetes (sog. diabetische Amyotrophie). Die Differentialdiagnose kann oft nur durch den Verlauf entschieden werden.

8. *Basilarisinsuffizienz* (s.S. 145): schubweise intermittierender Verlauf, neben bulbären Symptomen auch Sehstörungen, Schwindel, Ataxie, Blickparesen, Sensibilitätsstörungen perioral und in beiden Händen.

9. *Jacob-Creutzfeldtsche Krankheit.* Dies ist eine präsenile Demenz mit Funktionsstörungen in sämtlichen Anteilen des motorischen Systems. Die Krankheit beginnt im mittleren Lebensalter, Männer sind genauso häufig betroffen wie Frauen. In chronischem Verlauf entwickeln sich ein uncharakteristisches Prodromalstadium, ein Vollbild mit fortschreitender Demenz, spastischer Paresen, Rigor, choreatischen Hyperkinesen, Myoklonien, Ataxie und auch nucleären Atrophien. Im *EEG* treten synchrone, periodische triphasische sharp wave-Komplexe auf. Die Krankheit führt nach Monaten bis 2 Jahren zum Tode im Koma mit den Zeichen der Dezerebration. *Histologisch* findet man einen Status spongiosus der grauen Substanz in der Hirnrinde, im subcorticalen Grau sowie in den Vorderhornzellen des Rückenmarks, die in etwa 50% der Fälle betroffen sind. Im EMG werden neurogene Veränderungen gefunden.

Die Jacob-Creutzfeldt-Krankheit beruht auf einer „slow-virus"-Infektion, deren Manifestation genetisch bestimmt wird (s.S. 272).

Eine kausale **Therapie** der ALS ist nicht möglich. Im Anfangsstadium behandelt man krankengymnastisch und mit Anabolica. Myotonolytische Medikamente, wie Diazepam (Valium) oder Baclofen (Lioresal) können die Spastik lockern, viele Patienten spüren aber bei wirksamen Dosen eine stärkere Schwäche, so daß sie die Beine zwar freier bewegen, aber nicht mehr darauf gehen können. Bei bulbären Symptomen gibt man Atropinpräparate gegen den Speichelfluß.

4. Neurale Muskelatrophie

Die bisher besprochenen Krankheiten waren dadurch gekennzeichnet, daß sich der degenerative Prozeß ausschließlich am motorischen System abspielte. Mit der neuralen Muskelatrophie kommen wir zu den *kombinierten Systemkrankheiten.* Die Krankheit hat enge Beziehungen zur Neurofibromatose Recklinghausen (Wucherung der Schwannschen Zellen) (s.S. 382) und zur Friedreichschen spinalen Heredoataxie (s.S. 395). Die infantilen Unterformen „hypertrophische Neuritis" von Déjérine-Sottas sowie „hereditäre, arreflektorische Dystasie" von Roussy-Lévy sind so selten, daß sie nicht im einzelnen besprochen werden.

Pathologisch-anatomische Befunde

1. Untergang von Nervenzellen in den *Spinalganglien* und Degeneration der *Hinterstränge,* die im Cervicalmark am stärksten ist und hier den Gollschen Strang (Fasern aus den Beinen) mehr als den Burdachschen betrifft.

2. Untergang von Nervenzellen im motorischen *Vorderhorn* und symmetrische Degeneration der *peripheren Nerven.* Diese ist an den Beinen früher und stets stärker ausgeprägt als an den Armen. Sie betrifft die distalen Nervenabschnitte mehr als die proximalen (sog. „dying back") und ergreift histologisch mehr die Markscheiden als die Achsencylinder. Es kommt auch zur Wucherung der Schwannschen Zellen und des interstitiellen Bindegewebes.

3. In geringerem Maße findet man auch einen Untergang von Nervenzellen in der *Clarkeschen Säule* und Degeneration der *Kleinhirnseitenstränge.*

Nach elektronenoptischen Untersuchungen soll die primäre Störung in den Schwannschen Zellen liegen, die keine vollwertigen Markscheiden mehr bilden können. Die Nervenzellen degenerieren retrograd.

Symptomatik und Verlauf

Die Krankheit ist nicht selten. Sie ist mit fast kompletter Penetranz erblich, jedoch ist der Erbgang nicht einheitlich (dominant, recessivautosomal und recessiv X-chromosomal). Die Ausprägung variiert bei den einzelnen Mitgliedern einer Familie sehr: Bei einer Familienuntersuchung findet man stets viele abortive Fälle. Männer sollen schwerer erkranken als Frauen.

Die ersten Erscheinungen setzen zwischen dem *6. und 13. Lebensjahr* ein, bei einem kleinen Teil der Patienten auch erst im 4. Lebensjahrzehnt. In chronischem Verlauf, der sich über Jahrzehnte erstreckt, entwickeln sich etwa gleichzeitig folgende Symptome:

1. *Sensible Reizerscheinungen.* Nächtliche, schmerzhafte Muskelkrämpfe, Schmerzen (und

verstärkte Schwäche) bei Kälteeinwirkung, distale Paraesthesien.

Sensible Ausfallssymptome. Strumpfförmig oder handschuhförmig begrenzte Herabsetzung der Empfindung für alle Qualitäten. Im frühen Krankheitsstadium sind besonders die Vibrations- und die Lageempfindung vermindert, ohne daß es zu einer sensiblen Ataxie kommt.

2. *Symmetrische periphere Lähmungen* mit fasciculären Zuckungen, die sich von den Mm. peronaei und den kleinen Fußmuskeln auf den ganzen Unterschenkel ausbreiten und nach vielen Jahren etwa gleichzeitig auch die kleinen Handmuskeln und die Oberschenkel ergreifen. Infolge der Muskelatrophie entwickeln sich *Fußdeformitäten:* Hohlfüße oder Equinovarus-Füße mit Krallenzehen, später auch Krallenhände. Sind die Unterschenkel sehr stark atrophisch, entsteht das Bild der sog. *Vogelbeine,* die auffällig zu der noch gut erhaltenen proximalen und Gürtelmuskulatur kontrastieren. Manchmal haben Frauen aber auch eine Elephantiasis an den Beinen, die die Diagnose sehr erschwert.

Der *Gang* wird zunächst ungeschickt, und die Kranken ermüden vorzeitig. Später bildet sich ein doppelseitiger „Steppergang" (Peronaeusparese) oder die Kombination von „Stepper-" und „Bügeleisengang" (Peronaeus- und Tibialislähmung) aus. Die ASR erlöschen früh, die PSR und die Eigenreflexe der Arme erst später. Wichtig ist die elektrische Untersuchung der *Nervenleitungsgeschwindigkeit,* die ganz extrem verlangsamt sein kann, auch in Nerven, die klinisch (noch?) nicht befallen sind, und bei Familienmitgliedern, die nicht (oder noch nicht?) manifest krank sind. Die elektromyographischen Befunde zeigen neurogene Veränderungen, die manchmal an das Bild einer spinalen Muskelatrophie erinnern.

3. *Trophische Störungen.* Cyanose der Haut an den distalen Extremitätenabschnitten, umschriebene Ödeme, Störungen des Nagelwachstums und trophische Ulcera sind häufig. Man findet auch Knochenveränderungen: Cystische Auftreibungen, Schwund der Spongiosa, ähnlich wie bei der Sudeckschen Dystrophie. Die trophischen Störungen haben keine Beziehung zur Schwere der Sensibilitätsstörungen. Man erklärt sie teilweise durch die Muskelatrophien (verminderte Durchblutung), teilweise durch Degeneration vegetativer Nervenzellen in den Seitenhörnern des Rückenmarks.

4. In manchen Fällen treten *Augensymptome* auf: Opticusatrophie, Pupillenstörungen, Augenmuskellähmungen oder zentraler Nystagmus.

Der *Liquor* ist nicht verändert.

Der *Verlauf* ist gutartig: Die Patienten bleiben bis ins höhere Alter leistungsfähig. Eine *rationelle Therapie* ist nicht bekannt. Man muß sich auf Übungsbehandlung und Verordnung von Anabolica beschränken.

Differentialdiagnose

1. Die *progressive spinale Muskelatrophie* läßt sich leicht abgrenzen, da sie nicht an den Füßen beginnt und keine Sensibilitäts- und trophischen Störungen macht.

2. Die *myotonische Dystrophie* kann nach Lebensalter, Lokalisation der Lähmungen und chronischem Verlauf zu Verwechslungen führen. Hier finden wir aber ebenfalls keine Sensibilitätsstörungen, dafür die typischen Begleitsymptome: Stirnglatze, Hodenatrophie, Regelstörungen, Katarakt und endokrines Psychosyndrom. Bei der elektromyographischen Untersuchung läßt sich eine myotone Reaktion nachweisen.

3. Bei *chronischer Polyneuritis* ist der Verlauf nicht derartig langsam wie bei der neuralen Muskelatrophie, auch entwickeln sich keine Fußdeformitäten. Muskeldruckschmerz, Nervendehnungs- und -druckschmerz, die für Polyneuritis typisch sind, fehlen bei der neuralen Muskelatrophie.

5. Spino-ponto-cerebellare Atrophien

Eine weitere Gruppe von degenerativen Prozessen betrifft vor allem das Kleinhirn und seine afferenten Bahnen. Es handelt sich wiederum um kombinierte Systemkrankheiten.

Eine systematische Einteilung, die die anatomischen, klinischen und humangenetischen Befunde befriedigend zur Deckung brächte, ist heute noch nicht möglich. Heute werden mehr als 50 verschiedene atrophisierende Prozesse mit Unterschieden in der klinischen Erscheinung, den pathologisch-anatomischen Befunden, dem Erbgang, Manifestationsalter, Krankheitsverlauf und Lokalisation beschrieben. Die häufigste Form ist die Friedreichsche Ataxie. Eine heterogene Gruppe vorwiegend cerebellärer Ataxien mit Spastik wird nach Nonne und Pierre Marie benannt. Als olivo-ponto-cerebelläre

Atrophie werden eine sporadische Form und eine autosomal dominant vererbte Form zusammengefaßt. Nach vorwiegend klinischen Gesichtspunkten besprechen wir hier die vier wichtigsten Formen:

a) Friedreichsche spinale Heredoataxie,

b) Nonne-Pierre Mariesche erbliche Atrophie der Kleinhirnrinde,

c) olivo-ponto-cerebellare Atrophie,

d) lokalisierte sporadische Spätatrophie der Kleinhirnrinde (Atrophie cérébelleuse tardive à prédominance corticale).

Die unter a) und b) genannten Formen gehören nosologisch eng zusammen: Obwohl sie in der Regel einen unterschiedlichen Erbgang haben und sich im Anfangsstadium nach Lebensalter und Symptomatik unterscheiden, gehen sie im späteren Verlauf in sehr ähnliche Endzustände über. Auch die anatomischen Befunde legen es nahe, keine scharfe Trennung zwischen der Friedreichschen und der Nonne-Marieschen Krankheit zu ziehen. Auch für das Kleinhirn gilt, was bereits für das Großhirn gesagt wurde: es läßt sich keine zuverlässige Korrelation zwischen morphologischem Befund und klinischer Funktionsstörung herstellen.

a) Friedreichsche Ataxie

Pathologisch-anatomische Befunde

Makroskopisch sind, wie auch bei der Nonne-Marieschen Form, Kleinhirn und Rückenmark im ganzen kleiner bzw. schmächtiger als normal. Dies wird als Ausdruck einer Hypoplasie aufgefaßt, die als anlagemäßige Minderentwicklung dem degenerativen Prozeß entgegenkommt.

Mikroskopisch findet man:

1. Degeneration der *Hinterwurzeln* und der *Hinterstränge* des Rückenmarks. Der Gollsche Strang, der die Fasern aus den Beinen führt, ist mehr als der Burdachsche betroffen. Die Degeneration ist im Cervicalmark, d.h. im distalen Abschnitt der Neuriten, am stärksten ausgeprägt. Die Spinalganglienzellen bleiben meist verschont.

2. Untergang der Nervenzellen in der *Clarkeschen Säule* am Fuße des Hinterhorns und

3. Degeneration ihrer Neuriten im *Tractus spino-cerebellaris*. Der dorsale Kleinhirnseitenstrang ist mehr als der ventrale betroffen. Die Degeneration erstreckt sich nach rostral bis zum Kleinhirn.

4. Das *Kleinhirn* ist atrophisch, vor allem sind in der Rinde die Purkinje-Zellen ausgefallen.

5. Häufig, aber nicht obligat, sind auch die *Pyramidenseiten-* und *-vorderstränge* degeneriert, wiederum am stärksten in ihren distalen Abschnitten, d.h. im Lumbalmark.

6. In geringerem Maße kommt es zur Degeneration von *Vorderhornzellen* und Fasern des peripheren motorischen Neurons, vor allem im Lumbalmark.

Beteiligung der Hirnnervenkerne und der Hirnnerven ist selten.

Bei der Strangdegeneration zerfallen Markscheiden und Achsencylinder gleichzeitig. Die untergegangenen Bahnen werden durch Glianarben ersetzt.

Symptomatik und Verlauf

Die Krankheit ist recessiv erblich. In der Verwandtschaft findet man überdurchschnittlich häufig andere degenerative und nicht degenerative Nervenkrankheiten.

Die ersten Symptome setzen vor der Pubertät, etwa zwischen dem 8. und 14. Jahr, ein und entwickeln sich über 30–40 Jahre hinweg langsam progredient. Sie lassen sich aus den oben beschriebenen anatomischen Befunden ableiten:

1. Die Kranken bekommen *Paraesthesien* in den Füßen und Unterschenkeln und eine Unsicherheit beim Gehen, die anfangs noch durch Augenkontrolle gebessert wird, also den Charakter der *sensiblen Ataxie* hat. Bei der Untersuchung findet man die Muskulatur besonders an den Beinen hypoton, die Eigenreflexe erloschen, und es bestehen strumpfförmig abgegrenzte Sensibilitätsstörungen an den distalen Extremitätenabschnitten. Das Vibrationsempfinden ist an den Beinen vermindert. In der Elektroneurographie sind meist keine oder nur sehr niedrige und verzögerte sensible Nervenpotentiale nachzuweisen. Die motorischen NLGs bleiben lange normal.

2.–4. Im weiteren Verlauf wird die Ataxie immer mehr *cerebellar:* Es entwickeln sich Dysdiadochokinese, grober Intentionstremor, Nystagmus und eine mangelhaft artikulierte, skandierende Sprache. Ein Frühsymptom der Ataxie ist die ausfahrende, verwackelte Handschrift.

5. Die Pyramidenbahnläsion zeigt sich darin, daß die vorher abgeschwächten Eigenreflexe wieder lebhafter werden, oder man kann, wie bei der funikulären Spinalerkrankung, trotz Arreflexie pathologische Reflexe auslösen. Paresen sind nur gering ausgeprägt. Eine schwere spasti-

sche Tonuserhöhung ist selten. Der Gang ist *spastisch-ataktisch* mit Überwiegen der ataktischen Komponente.

6. Im späten Krankheitsstadium treten oft distale *Muskelatrophien* an den Händen oder Unterschenkeln auf.

7. Die Schädigung des sensiblen und motorischen peripheren Neurons zeigt sich auch in einer Verlangsamung der sensiblen, weniger der motorischen *Nervenleitgeschwindigkeit.*

Als Folge der Hypotonie und der unphysiologischen Tonisierung der Muskulatur entwickeln sich *Skeletdeformitäten:*

a) „Friedreich-Fuß": Hohlfuß mit Überstrekkung im Grundgelenk und Beugung in den Interphalangealgelenken der Zehen,

b) seltener „Friedreich-Hand": Krallenstellung der Finger bei überstreckten Grundgelenken,

c) häufig Kyphoskoliose, die darauf zurückgeführt wird, daß die Wirbelsäule nicht mehr ausreichend durch die Rumpfmuskeln abgestützt wird,

d) in wechselnder Ausprägung findet man auch andere dysraphische Störungen (s. Kapitel XX).

Bei voll ausgeprägtem Krankheitsbild ist der *Intentionstremor* so leicht auslösbar, daß Kopf und Rumpf schon zu wackeln beginnen, wenn der Kranke nur den Blick zuwendet. In diesem Stadium hat die Ataxie ein solches Ausmaß, daß die Patienten nicht mehr gehen, stehen, oft auch nicht mehr sitzen können, sondern für die Dauer bettlägerig sind. Im weiteren Verlauf verfallen sie einer *Demenz.*

Zusammenfassend sind die *Kardinalsymptome* der Friedreichschen Krankheit: Hinterstrang- und Hinterwurzelsyndrom, cerebellare Ataxie, Pyramidenzeichen und Skeletdeformitäten.

Fakultativ findet man im EKG die Zeichen einer Cardiomyopathie.

Das EEG bleibt bis zum finalen Stadium normal.

b) Cerebellare Heredoataxie (Nonne-Pierre Marie)

Pathologisch-anatomische Befunde

Makroskopisch ist das Bild dem bei Friedreichscher Krankheit sehr ähnlich. *Mikroskopisch* finden sich folgende Veränderungen:

1. Rindenatrophie des *Kleinhirns* mit Ausfall der Purkinje-Zellen. Die Ausläufer der Korbzellen bleiben als „leere Körbe" zurück. Retrograd

transneuronal kommt es auch zur Atrophie der Oliven, die dem Kleinhirn vorgeschaltet sind.

2. Frontale und parietale Atrophie der *Großhirnrinde* mit Untergang vor allem der Pyramidenzellen und konsekutivem Markschwund.

3. Leichtere Degeneration in den *Hintersträngen,* der Clarkeschen Säule und den *Kleinhirnseitensträngen* des Rückenmarks, in geringem Maße auch der Pyramidenseitenstränge.

4. Untergang von Kernen und Bahnen im *Hirnstamm.*

Symptomatik und Verlauf

Die Krankheit ist seltener als die spinale Heredoataxie (etwa 1 Fall auf 10000 Personen). Sie ist dominant erblich.

Die ersten Funktionsstörungen treten um das *35. Lebensjahr* auf. Der Verlauf zieht sich über viele Jahre und Jahrzehnte hin. Das *führende Symptom* ist vom Anfangsstadium an die *cerebellare Ataxie.* Wenn wir die Symptome wieder zu den anatomischen Befunden in Beziehung setzen, ergibt sich folgendes klinische Bild:

1. *Ataxie vom rein cerebellaren Typ,* bei der das Gehen mehr als das Stehen erschwert ist, während die Zielbewegungen am wenigsten gestört sind. Die Stimme wird tiefer, rauher und lauter *(„Löwenstimme").* Die Sprachartikulation wird verwaschen, und die Kranken sprechen langsam, stoßweise, explosiv, mit überschießender Innervation *(„Sprechen mit Luftverschwendung").* Nystagmus ist selten und nur gering ausgeprägt, da die Krankheit vorwiegend das Neocerebellum (Lobus posterior) betrifft. Trotz der schweren cerebellaren Symptomatik ist die Muskulatur *nicht hypoton.*

2. Vielmehr entwickelt sich eine *spastische Paraparese* der Beine, die sich später auch auf die Arme ausdehnt. In der Hälfte der Fälle ist der Muskeltonus deutlich spastisch erhöht, die Eigenreflexe sind *immer erhalten,* oft sogar gesteigert, die BHR erlöschen, und man kann pathologische Reflexe auslösen.

3. Hinterstrangsymptome, Muskelatrophien und Skeletdeformitäten bleiben in der Symptomatik im Hintergrund.

4. Sehr typisch sind dagegen *Hirnnervenstörungen:* Opticusatrophie, Oculomotorius-, Trigeminuslähmungen, Hörstörungen und bulbäre Schluckstörungen (Läsion der caudalen Hirnnervenkerne). Wenn der Krankheitsprozeß die Brücke ergreift, treten horizontale Blickparesen auf.

Tabelle 26. Differentialdiagnose der wichtigsten Heredoataxien

Symptome	Friedreich	Nonne-Pierre-Marie
Erblichkeit	meist recessiv	meist dominant
Erkrankungsalter	um 13 Jahre	um 35 Jahre
erste Symptome	spinal	cerebellar
Spastik	selten	häufig
Eigenreflexe	meist erloschen	immer erhalten, oft gesteigert
Nystagmus	häufig	selten
Augenmuskellähmungen und andere Hirnnervenstörungen	selten	häufig
Sprechen	kloßig und verwaschen	„Löwenstimme", Luftverschwendung
Skeletdeformitäten	regelmäßig	selten
psychisch	→ Demenz	Euphorie → Demenz

Psychisch sind die Patienten euphorisch und kritiklos. Im Verlaufe der Krankheit entwickelt sich eine erhebliche Demenz.

Der *Liquor* ist kaum verändert, er zeigt höchstens eine leichte Eiweißvermehrung auf Werte um 50 mg-% (0,50 g/l). Im Computertomogramm stellt sich die Atrophie des Kleinhirns deutlich unter dem Tentorium dar, bei der man, wie in einem Ausguß, das Negativ der Läppchenzeichnung erkennen kann. Das *EEG* bleibt in der Regel normal.

Die *Kardinalsymptome* der Nonne-Marieschen Krankheit sind: cerebellare Ataxie und typisches Sprechen, Spastik, Hirnnervenstörungen und Demenz.

Zur besseren Übersicht wird die Symptomatik der beiden Formen noch einmal in Tabelle 26 gegenübergestellt.

Differentialdiagnose

1. *Heredopathia atactica polyneuritiformis (Refsum)*. Dies ist eine autosomal rezessiv erbliche Lipoidspeicherkrankheit, bei der Phytansäure in der Leber und Niere sowie im Bindegewebe der peripheren Nerven abgelagert wird. Im 1. oder 2. Lebensjahrzehnt entwickeln sich: eine distal betonte, symmetrische Polyneuropathie mit starker Eiweißvermehrung im Liquor, cerebellare Ataxie mit Nystagmus, Nachtblindheit, Opticusatrophie und Pigmentdegeneration der Retina mit fortschreitendem Visusverfall, Cardiomyopathie sowie weitere, nicht so charakteristische Funktionsstörungen.

Therapie: Phytansäurefreie Diät.

2. *Multiple Sklerose*. Wenn diese mit cerebellaren Symptomen beginnt, nimmt sie keinen langsamen, chronischen, sondern einen akuten und foudroyanten, später schubweisen Verlauf. Remissionen bleiben bei den erblichen Ataxien aus. Arreflexie ist bei M.S. nie zu beobachten. Liquorbefunde s.S. 280.

3. *Funikuläre Spinalerkrankung*. Bei dieser finden sich ebenfalls Hinterstrangsymptome und gelegentlich Arreflexie mit Pyramidenzeichen kombiniert. Die Paraesthesien sind aber viel quälender, und die Schwäche in den Beinen ist weit stärker ausgeprägt. Der Nachweis oder Ausschluß einer histaminrefraktären Anacidität des Magensaftes und der B_{12}-Resorptionsstörung im Schilling-Test entscheiden die Diagnose.

4. Die meisten *Kleinhirntumoren* lassen sich durch Kopfschmerzen und Stauungspapille leicht abgrenzen.

5. Bei *Tabes dorsalis* bleibt die Ataxie stets rein sensibel. Man findet keine Pyramidenzeichen. Die für Tabes typischen Pupillenstörungen, Krisen, die Kältehyperpathie am Rumpf und verzögerte Schmerzempfindung treten bei den Heredoataxien nicht auf.

6. Die *Basilarisinsuffizienz* (s.S. 145) setzt später ein als die Systematrophie des Kleinhirns. Sie verläuft entweder akut und dramatisch (Brückenerweichung) oder mit Remissionen („Gefäßstottern"). Lähmungen der vorderen Hirnnerven kommen dabei nicht vor.

7. Die cerebellare Symptomatik bei *chronischer Barbiturat-* oder *Hydantoinintoxikation* ist meist mit leichter Bewußtseinstrübung verbunden. Spastische Symptome und Hirnnervenlähmungen treten nicht auf. Das EEG ist allgemein verändert und zeigt frontale β-Wellen. Im Urin lassen sich Barbiturate nachweisen.

c) Olivo-ponto-cerebellare Atrophie

(Systematische Atrophie des Brückenfußes
und der unteren Oliven)

Die Krankheit ist neben den erblichen Atrophien die häufigste Systematrophie des Kleinhirns. Wie der Name sagt, ergreift der Prozeß in erster Linie *cerebello-petale* Strukturen, die dem Kleinhirn vorgeschaltet sind.

Pathologisch-anatomische Befunde

Makroskopisch sind Brücke und Medulla oblongata kleiner als normal, besonders die Olivenwülste sind verschmälert. Das Kleinhirn*mark* ist atrophisch. Diese Veränderungen beruhen, wie man *mikroskopisch* erkennt, auf

1. Atrophie der *Kerne des Brückenfußes.* In der Brücke sind die Mehrzahl der *Querfasern* und das Crus ponto-cerebellare (Brückenarm des Kleinhirns) degeneriert. Die Pyramidenbahnen bleiben dagegen erhalten und treten im Markscheidenbild isoliert deutlich hervor.

2. Untergang der Nervenzellen in der unteren *Olive* mit Degeneration der olivo-cerebellaren Fasern und der Corpora restiformia (Crus medullo-cerebellare).

3. Entmarkung und Gliose im *neocerebellaren Marklager*, die auf einem Ausfall der afferenten Fasern beruht. Transneuronal kommt es auch zur Zelldegeneration in der Kleinhirnrinde. Das

efferente Dentatum-Bindearmsystem bleibt verschont.

4. Primäre Atrophie der melaninhaltigen Zellen in der *Substantia nigra*. Daneben findet man *fakultativ* degenerative Läsionen im Putamen, im Centrum medianum des Thalamus, in den Hirnstammkernen und in der Großhirnrinde sowie spinale Strang- und Kerndegenerationen.

Damit ist die olivo-ponto-cerebellare Atrophie ein Prototyp *kombinierter Systematrophien* des ZNS.

Symptomatik und Verlauf

Die Krankheit setzt um das 50. Lebensjahr ein und betrifft beide Geschlechter gleichmäßig. Die Patienten bekommen zunächst eine *cerebellare Gangstörung,* da die Ataxie sich vorwiegend an den Beinen äußert. Später treten die Symptome des *Parkinsonismus* hinzu: vor allem Rigor, aber auch Akinese und Ruhetremor. Häufig entwickelt sich eine Incontinentia urinae et alvi. Die Eigenreflexe bleiben erhalten. Pyramidenzeichen sind nicht die Regel, Hirnnervensymptome und Blickparesen können auftreten, Nystagmus gehört nicht zum Syndrom. Psychisch verfallen die Kranken einer *Demenz*. Nach einem *Verlauf* von 1 bis 4 Jahren führt die Krankheit zum Tode. Die *Ätiologie* ist nicht genau bekannt: Erblichkeit ist selten, exogene Faktoren sind bisher noch nicht identifiziert worden.

Therapie: L-Dopa-Präparate (s.S. 295).

XIX. Myopathien

Die hier zusammengefaßten Krankheiten sind in genetischer, pathophysiologischer, klinischer, therapeutischer und prognostischer Hinsicht ganz heterogen. Sie werden nur deshalb in einem gemeinsamen Kapitel zusammengefaßt, weil bei ihnen der Ort der anatomischen oder biochemischen Läsion jenseits von Rückenmark, Nervenwurzel und peripherem Nerv in der *motorischen Endplatte,* in den *Muskelfasern* oder im *Bindegewebe des Muskels* liegt.

1. Progressive Muskeldystrophie

Es handelt sich um eine Gruppe erblicher, chronisch verlaufender degenerativer Krankheiten der quergestreiften Muskulatur. Klinisch kommt es zu einer *Atrophie* der Willkürmuskulatur, deren Verteilung nicht dem Versorgungsgebiet der peripheren Nerven, Plexusabschnitte oder motorischen Wurzeln entspricht. Im *Unterschied* zu den chronischen neurogenen Muskelatrophien stellt sich kein Fasciculieren der betroffenen Muskeln ein. Die *Eigenreflexe* bleiben so lange erhalten wie genügend Muskelmasse für eine Reflexzuckung vorhanden ist. Auch wenn für das Auge keine reflektorische Zuckung mehr erkennbar ist, kann elektromyographisch noch ein Eigenreflex nachweisbar sein. Im *Elektromyogramm* zeigt sich ein typisches Bild: Verkürzung der Dauer und Herabsetzung der Amplitude der Einzelpotentiale sowie ein relativ dichtes Aktivitätsmuster schon bei schwacher Anspannung des Muskels (s. Abb. 8, S. 31). Manchmal registriert man jedoch bei einigen Sondierungsstellen auch ein „neurogenes" Muster.

Die Krankheiten sind *nicht selten.* In Südbaden kommen sie in einer Häufigkeit von 1:10000 vor, die Gesamtzahl der Patienten in der Bundesrepublik wird auf 10000–12000 geschätzt. Das männliche Geschlecht ist insgesamt häufiger betroffen als das weibliche.

Die progressive Muskeldystrophie ist *keine nosologische Einheit:* Wir kennen heute sieben genetisch unterschiedliche Typen, die durch bestimmte Eigenheiten: Erkrankungsalter, Befall der Geschlechter, Lokalisation, gutartiger oder bösartiger Verlauf und in gewissen Grenzen auch biochemische Befunde charakterisiert sind. Eine solche Differenzierung hat große praktische Bedeutung für die individuelle und familiäre Prognose. Sie wird möglicherweise in der Zukunft auch die Therapie bestimmen, da mit guten Gründen vermutet wird, daß bei unterschiedlichem Erbgang auch jeweils ein anderer Enzymdefekt vorliegt.

Es können hier nicht alle 7 Typen im Detail beschrieben werden, sondern nur die wichtigsten. Es wird auf Tabelle 27 und auf Speziallehrbücher verwiesen.

Aufsteigende, gutartige Beckengürtelform (Becker-Kiener) (recessiv X-chromosomal erblich)

Von dieser Verlaufsform werden fast nur Knaben betroffen. Die Krankheit setzt zwischen dem 6. und 20. Lebensjahr, meist noch im Volksschulalter ein und zeigt eine relativ gutartige, langsame Entwicklung.

Die Dystrophie ergreift zunächst den *Beckengürtel* und die benachbarten Muskeln: Parese der Rückenstrecker führt zu hyperlordotischer Haltung des Rumpfes. Durch Schwäche des M. glutaeus medius kommt es zu dem sehr charakteristischen Watschelgang, bei dem das Becken auf der jeweils belasteten Seite ansteigt und sich entsprechend auf der Gegenseite senkt (doppelseitiges *Trendelenburgsches Phänomen).* Die Schwäche der Oberschenkelmuskeln erschwert das Treppensteigen und Radfahren. Die paretischen Bauchdecken lassen den Unterbauch stark hervortreten, so daß sich das Bild der *„Wespentaille"* ergibt. Sehr kennzeichnend ist eine Erschwernis oder Unmöglichkeit, sich *aus dem Liegen aufzurichten,* die auf Schwäche im Ileopsoas und in den Bauchmuskeln beruht: Die Kranken rollen sich zunächst auf den Bauch, knien sich dann in Vierfüßlerstellung hin, strecken anschließend die Beine nacheinander durch und richten den Rumpf dann dadurch auf, daß sie sich mit den Händen schrittweise von den Unterschenkeln über die Oberschenkel emporstützen *(„sie klettern an sich selbst empor")*. An den *Waden* bildet sich durch Einlagerung von Fett und Bindegewebe eine Pseudohypertrophie aus („Gnomenwaden"). Die *oberen Rumpf- und Schultermuskeln* werden erst spät ergriffen, eine Facies myopathica (s. unten) bildet sich oft nicht aus.

Der *Verlauf* ist so protrahiert, daß die Kranken erst im 5. Lebensjahrzehnt gehunfähig werden. Als hormonelle Störung besteht oft eine Neigung zur Fettsucht.

Aufsteigende, bösartige Beckengürtelform (Duchenne) (recessiv X-chromosomal)

Diese bösartige Variante, an der ebenfalls *nur Knaben* erkranken, setzt bereits in den ersten drei Lebensjahren ein. Die *Ausbreitung* ist ähnlich wie bei der vorstehend beschriebenen Form, jedoch ist der Verlauf zeitlich so gerafft, daß die Kinder schon zwischen dem 12. und 15. Lebensjahr nicht mehr fähig sind zu gehen. Oft entwickeln sich Kontrakturen. Nur selten erreichen die Patienten das 25. Jahr. Die Todesursache ist ein interkurrenter Infekt der Atmungsorgane, Herzversagen oder Marasmus.

Die Krankheit ist häufig von *hormonellen Störungen* begleitet (Adipositas, Hypogenitalismus, Nebennierenrindeninsuffizienz). Über die Feststellung von Konduktorinnen s.S. 402.

Gliedmaßengürtelform (recessiv autosomal)

Dieser Typ befällt beide Geschlechter gleichmäßig. Das Erkrankungsalter streut weit von der frühen Kindheit bis zur Lebensmitte. Die Dystrophie beginnt im Becken- oder Schultergürtel. Pseudohypertrophien stellen sich kaum ein. Facies myopathica (s.u.) ist ganz selten. Die *Entwicklung* ist meist *langsam,* jedoch sind die Kranken in den letzten Lebensjahren schwer motorisch behindert, und die Lebenserwartung ist verkürzt.

Facio-scapulo-humerale Muskeldystrophie (dominant autosomal)

Sie betrifft beide Geschlechter etwa gleich häufig und setzt zwischen dem 7. und 25. Lebensjahr ein. Die Dystrophie der *proximalen Arm- und*

Schultermuskulatur äußert sich oft zunächst in einer Schwäche für das Anheben der Arme bis zur Horizontalen (M. deltoides), so daß die Patienten schwere Gegenstände nicht mehr in die Höhe heben können.

Im Frühstadium wird auch die *mimische Muskulatur* betroffen. Der Kranke zeigt dann die typischen schlaffen Gesichtszüge der *„Facies myopathica"* mit leichter Ptose, fehlender Faltenbildung auf der Stirn und in der Nasolabialregion und Neigung, den Mund etwas geöffnet zu halten.

Bei der *Untersuchung* sind Augen- und Mundschluß schwach, die Patienten können nicht pfeifen oder die Backen aufblasen. Das Schultergelenk hängt herab, der Oberarmkopf sitzt nicht mehr fest in der Pfanne (M. trapezius, mittlerer Anteil). Der obere Trapeziusrand ist eingefallen, der M. pectoralis major ist namentlich in seinem oberen Anteil atrophisch, so daß die Clavicula und die ersten Rippen „skeletiert" hervortreten. Im dorsalen Aspekt zeigt sich eine doppelseitige *Scapula alata* (M. serratus lateralis), unter der die Atrophie der Mm. rhomboidei erkennbar ist. Durch die Muskelatrophien ist der Schultergürtel so gelockert, daß man die Schultern passiv bis an die Ohren anheben kann (Symptom der *„losen Schultern")*.

Der *Verlauf* ist gutartig. Die Dystrophie breitet sich, am Rumpf absteigend, über Thorax- und Bauchmuskulatur zum Becken, an den Armen langsam von proximal nach distal aus. Dabei wird der M. biceps stets früher und stärker ergriffen als der M. triceps. Die Handmuskeln bleiben oft frei. Die Beine werden erst spät, jenseits des 30. Lebensjahres, paretisch. Es kommt dann auch zu Kontrakturen. *Pseudohypertrophien* bilden sich bei dieser Form nur sehr *selten* aus. „Schubweise" Verschlechterungen können mit jahrelangen Perioden abwechseln, in denen die Krankheit nicht erkennbar fortschreitet. Die Lebenserwartung ist nicht immer verkürzt. Bei abortiven Formen sind die Kranken so wenig behindert, daß sie spontan nicht den Arzt aufsuchen.

Oculäre und oculopharyngeale Muskeldystrophie

Siehe S. 417, wo die Muskelkrankheiten zusammengefaßt sind, die die Augenregion ausschließlich oder bevorzugt betreffen.

Die *Myopathia distalis tarda hereditaria* ist auf S. 388 differentialdiagnostisch besprochen.

Tabelle 27. Klassifikation der progressiven Muskeldystrophien (aus JERUSALEM)

Typ	Ge-schlecht	Lebensalter im Beginn (in Jahren)	Lebenserwartung	vorwiegende Lokalisation
1. Rezessiv-X-chromosomale Muskeldystrophie				
a) Bösartiger Typ (Duchenne)	♂	0–3	etwa 20 Jahre	Beckengürtel aufsteigend zum Schultergürtel
b) Gutartiger Typ (Becker-Kiener)	♂	6–19	leicht verkürzt	Beckengürtel aufsteigend zum Schultergürtel
2. Autosomal-recessive kongenitale Muskeldystrophie	♂ ♀	kongenital	verkürzt	generalisierte Schwäche und Hypotonie
3. Autosomal-recessiver Gliedergürteltyp	♂ ♀	2–50	verkürzt	Beckengürtel aufsteigend zum Schultergürtel
4. Autosomal-dominante facio-scapulo-humerale Muskeldystrophie	♂ ♀	10–20 (1–55)	meistens normal	Schultergürtel, Gesicht, Oberarme
5. Autosomal-dominante oculäre Muskeldystrophie				
a) Oculäre Form	♂ ♀	Kindheit bis Senium	meistens normal	Augenlider und äußere Augenmuskeln
b) Oculopharyngeale Form	♂ ♀	40–60	meistens normal	Augen- und Pharynx-muskulatur
6. Autosomal-dominante Myopathia tarda hereditaria	♂ ♀	40–60	normal	distale Extremitäten-abschnitte
7. Autosomal-dominante Myopathia distalis juvenilis hereditaria	♂ ♀	5–15	normal	distale Extremitäten-abschnitte

Die wichtigsten Charakteristika der verschiedenen Formen sind in Tabelle 27 zusammengestellt.

Seltenere andere Verlaufsformen der Muskeldystrophien sind durch die Namensgebung gut charakterisiert:
- Facio-scapulo-humerale Muskeldystrophie (autosomal recessiv, gute Prognose)
- oculäre und oculo-pharyngeale Muskeldystrophie (dominant erblich, gute Prognose)
- Myopathia distalis tarda hereditaria (s.S. 388).

Besonderheiten. Bei allen sieben Typen schreitet die Entwicklung nicht so gleichmäßig vorwärts wie es oben geschildert wurde. Die ersten Symptome machen sich häufig nach *exogenen Belastungen,* wie Traumen, Allgemeinkrankheiten oder schweren körperlichen Anstrengungen akut bemerkbar. Auch später können interkurrente Krankheiten und selbst seelische Konflikte zu einer „schubartigen" Verschlechterung des Leidens führen. Es wäre aber verfehlt, in diesen auslösenden Faktoren die „Ursache" der Krankheit zu sehen.

In *psychischer Hinsicht* sind manche Kinder durch Ängstlichkeit und affektive Hemmung der Intelligenzentwicklung auffällig, was durch eine überbesorgte Einstellung der Eltern begünstigt wird. Im fortgeschrittenen Stadium entwickelt sich nicht selten eine reaktiv-depressive Verstimmung oder passiv resignierte Einstellung, die bei der Behandlung mitberücksichtigt werden muß. In Einzelfällen liegt ein angeborener Schwachsinn vor.

Sporadische Erkrankungen sind weit seltener als es bei der Anamnese oft den Anschein hat. Eine Untersuchung der Familienangehörigen deckt in diesen Fällen oft eine abortive Muskeldystrophie auch unter den Verwandten der Patienten auf.

Pathologisch-anatomische Befunde. Die betroffenen Muskeln sind makroskopisch blaß-gelb gefärbt, verschmächtigt und derb. Histologisch findet sich anfangs das Bild einer großen Unre-

gelmäßigkeit im Durchmesser der Muskelfasern: Atrophische liegen dicht neben kompensatorisch hypertrophierten Fasern, deren Sarko-
lemmkerne vermehrt sind und zentral liegen.
Das interstitielle Bindegewebe hat zugenommen.
Später zeigen sich verschiedene Formen der
scholligen Faserdegeneration. Im Endstadium
kommt es zu einer erheblichen unregelmäßigen
Vermehrung von Fettgewebe. In schwer betroffenen Muskeln weisen nur noch die Sarkolemm-
kerne und vereinzelte Muskelspindeln darauf
hin, daß es sich einmal um Muskelgewebe gehandelt hat. Entzündungszellen gehören nicht
zum typsichen histologischen Bild.

Heute spielt in der Diagnose aller Myopathien
die enzymhistochemische Untersuchung eine
größere Rolle als die Elektronenmikroskopie.
Sie hat oft selbst größere Aussagekraft als das
EMG.

Ätiologie, Pathogenese, biochemische Befunde

Die progressive Muskeldystrophie wird auf eine
genbedingte Störung des Fermentstoffwechsels
(„inborn error of metabolism") zurückgeführt.
An welcher Stelle des Muskelstoffwechsels der
primäre Defekt vorliegt, ist noch nicht bekannt,
da sich sekundäre Störungen nicht sicher davon
abgrenzen lassen.

Biochemisch finden sich folgende Abweichungen:

1. Die Aktivität der *Creatinphosphokinase*
(CPK) im Muskel ist vermindert und im Serum
vermehrt. Die CPK muß morgens nüchtern und
nach körperlicher Ruhe bestimmt werden, da
nach Muskelarbeit die Werte häufig fälschlich
erhöht sind.

2. Vermehrt sind auch die Serumaktivitäten
der *Aldolase,* die Fructose-1,6-Disphosphat in
Triosephosphate spaltet, der Milchsäuredehy-
drogenase (LDH) und der Transaminasen.

3. Zahl und relative Quantität der Ausschei-
dung von *Aminosäuren,* besonders von Arginin,
Histidin, Lysin, Prolin und Methionin sind im
Urin erhöht.

Alle diese biochemischen Befunde sind in Abhängigkeit vom Krankheitstyp, Verlaufsstadium
und auch individuell sehr variabel. Bei häufigeren Kontrollen kann man danach aber doch ein
Bild vom Aktivitätszustand der Krankheit gewinnen. Am stärksten pathologisch sind die
Werte beim *Duchenne-Typ.* Selbstverständlich
müssen andere Ursachen für die Erhöhung der
Fermentaktivitäten ausgeschlossen werden.

Die *Differentialdiagnose* darf nur mit Vorsicht
vom Ausfall dieser Untersuchungen abhängig
gemacht werden: Es gibt noch keinen biochemischen Befund, der verläßlich zwischen neurogener und myogener Atrophie unterscheidet,
wenn auch bei sehr hohen CPK-Werten eine
neurogene Atrophie nur geringe Wahrscheinlichkeit hat. Dagegen ist eine Enzymuntersu-
chung bei *Konduktorinnen* der recessiv ge-
schlechtsgebundenen Form nützlich: Wenn die
CPK-Aktivität bei ihnen pathologisch erhöht
ist, sollte man von Nachkommen abraten. Besonders bei der Duchenne-Form lassen sich
Konduktorinnen durch CPK-Bestimmung und
EMG-Untersuchung mit Potentialanalyse mit
einer Sicherheit von mehr als 90% ermitteln.

Therapie. Da die Ursache der Muskeldystrophie
noch nicht bekannt ist, gibt es zur Zeit keine
kausale Therapie. Im Laufe der Jahre sind immer wieder neue Behandlungsverfahren vorgeschlagen worden, bisher hat sich aber keine davon durchsetzen können. Die Verordnung an-
aboler Steroide, von der man sich theoretisch
eine günstige Wirkung auf den Muskelstoff-
wechsel erhofft hatte, ist nicht nur nutzlos geblieben, sondern hat sich als schädlich erwiesen:
nach Absetzen der Steroidpräparate haben viele
Untersucher Verschlechterungen der Muskeldystrophie beobachtet.

Sinnvoll erscheinen allein dosierte krankengymnastische Übungen, um die noch funktions-
tüchtigen Muskeln zu kräftigen und Kontrakturen vorzubeugen. Zur Ergänzung gibt man eine
eiweißreiche Nahrung. Von größter Wichtigkeit
ist die psychologische Führung der Erkrankten
und ihrer Familienangehörigen.

Differentialdiagnose

1. Die **progressive spinale Muskelatrophie** vom
Typ Duchenne-Aran ist schon durch den distalen Beginn an den Händen und das spätere Erkrankungsalter verhältnismäßig leicht abzugrenzen. Zur Unterscheidung von der Werdnig-
Hoffmannschen und Kugelberg-Welanderschen
Form (s.S. 386 und 387) dienen folgende Kriterien: Bei den neurogenen Atrophien sind fasciculäre Zuckungen häufig, die Reflexe erlöschen
frühzeitig, das EMG ist charakteristisch verändert. Näheres s.S. 32/33.

2. Proximale Polyneuritis. Der Verlauf ist zeitlich mehr gerafft als bei Muskeldystrophie, Sensibilitätsstörungen und Schmerzen sind häufig.
Die Verteilung der Paresen ist nicht so diffus,

aufsteigende oder absteigende Ausbreitung fehlt. Die Reflexe erlöschen früh. Das EMG kann oft zur Unterscheidung beitragen. Bei diabetischer Polyneuropathie, die proximal lokalisiert und rein motorisch sein kann, führt auch der internistische Befund zur Diagnose.

3. Manche Fälle von **Restlähmung nach Vorderhornmyelitis** können einer Muskeldystrophie ähnlich sein. Hier fehlt aber die biochemische Aktivität, auch ist aus der Vorgeschichte meist ein akuter Krankheitszustand zu erfahren, und die Krankheit schreitet nicht weiter fort.

4. Die Differentialdiagnose zu den verschiedenen Formen der **Polymyositis** ist in Tabelle 28 dargestellt. Die Unterscheidung zwischen den beiden Krankheitsgruppen hat große praktische Bedeutung, weil die Polymyositis weit besser therapeutisch zu beeinflussen ist als die Muskeldystrophie.

2. Polymyositis

Unter diesem Oberbegriff wird eine große Gruppe von Krankheiten zusammengefaßt, die sich klinisch durch *Muskelschwäche* bis zur „myoplegischen" Lähmung, allgemeine Hinfälligkeit und *oft* auch *Schmerzen* in den befallenen Muskeln äußern. Die Myositiden können akut, subakut oder chronisch verlaufen, sie ergreifen, je nach Typ und Schweregrad, einige oder fast alle Muskeln.

Wir unterscheiden zwei große Gruppen:

a) Interstitielle Herdmyositis mit bekannter Ätiologie
(Bakterien, Pilze, Parasiten)

Diese Formen werden hier nicht besprochen, da sie als Begleiterscheinungen von Krankheiten aus dem Gebiet der inneren Medizin meist im Hintergrund der akuten, allgemein-entzündlichen Symptomatik stehen.

b) Myositis unbekannter Ätiologie = Polymyositis

Die Krankheit befällt Frauen im Verhältnis 2:1 häufiger als Männer. Sie kann in jedem Lebensalter, auch schon in der frühen Kindheit auftreten, wird jedoch in 50% der Fälle zwischen dem 40. und 60. Lebensjahr beobachtet.

Symptomatik

Das Kardinalsymptom ist eine proximal im Becken oder Schultergürtel einsetzende *Muskelschwäche*. Diese breitet sich im weiteren Verlauf nach cranial aus, so daß auch Nackenmuskeln (Kopf sinkt nach vorn), bulbäre Muskeln (Schluckstörung, nasale Sprache) und Augenmuskeln, einschließlich der Lidheber, geschwächt bis gelähmt werden. Später bleiben

Tabelle 28. Differentialdiagnose zwischen progressiver Muskeldystrophie und Polymyositis

	Progressive Muskeldystrophie	Polymyositis
Erkrankungsalter	meist Kindheit und Jugend	meist mittleres Alter
Verhältnis ♀:♂	Jungen > Mädchen	Frauen > Männer
Familiäre Belastung	Erbkrankheit	∅
Progredienz	meist sehr langsam	häufig rascher
Verlauf	meist chronisch fortschreitend, nie Remissionen	oft Schübe und Remissionen
Lokalisation	selektiv einzelne Muskelgruppen, stets mehr proximal	global, proximal und später auch distal
Nackenheber, Dysphagie, Lidheberschwäche	∅ betroffen	sehr typisch +
Atrophien und Schwäche	Schwäche parallel zu Dystrophie	große Schwäche, geringe Atrophie
Pseudohypertrophie	+	∅
Reflexe	abgeschwächt bis ∅	erhalten bis + +
Schmerzen	∅	häufig
Hauterscheinungen	∅	bei Dermatomyositis +
„Entzündliche" Laborbefunde	∅	+
Besserung durch Corticoide	∅	+ bis + +

auch distale Muskeln nicht verschont. Die Augenmuskeln bleiben frei, die oculäre Myositis ist eine gesonderte Krankheit.

Die befallenen Muskeln sind oft, aber keineswegs immer, spontan und auf Druck *schmerzhaft*. Atrophie stellt sich nur in geringem Maße ein. Die Eigenreflexe sind meist gut, sogar sehr lebhaft auslösbar.

Wenn bei diesen Symptomen charakteristische *Hautveränderungen* vorkommen, sprechen wir von **Dermatomyositis.** Diese tritt vor allem im Kindesalter auf. Die Hautsymptome bestehen in leichtem Ödem und bläulich-violetter Verfärbung („Lilakrankheit") vor allem um die Augen, seitlich der Nase, an Hals und Schultern. In diesen Gebieten kommt es auch zu Pigmentverschiebungen und Teleangiektasien. Das Zahnfleisch ist häufig geschwollen. An den Akren kann ein Raynaud-Syndrom auftreten.

Laboruntersuchungen. Die BSG ist oft beschleunigt, im Blutbild findet sich Eosinophilie bei normaler Leukocytenzahl, in der Elektrophorese sind die γ-Globuline vermehrt. SGOT, CPK und Aldolase sind, wie bei jeder rasch verlaufenden Muskelkrankheit, im Serum erhöht. Durch Breischluck kann man die Dysphagie objektivieren.

Die *Diagnose* der Dermatomyositis ist nicht schwer zu stellen, und auch die akute Polymyositis, die mit Schmerzen, Fieber und anderen Entzündungszeichen auftritt, bietet keine ernsten diagnostischen Probleme. Dagegen kann bei der *chronischen Form,* die oft schmerzlos ist, die Abgrenzung gegen Muskeldystrophie sehr schwierig sein. Ein wichtiges Charakteristikum der Polymyositis ist der *fluktuierende Verlauf* mit Verschlechterung und Remissionen, bei denen die Muskulatur in wechselnder Verteilung ergriffen wird. *Bei jeder rasch fortschreitenden Myopathie jenseits des 30. Lebensjahres muß man an Polymyositis denken.* Die Diagnose wird durch Biopsie und EMG gesichert. Im EMG finden sich neben kleinen, polyphasischen (myopathischen) PmE auch immer wieder Fibrillationspotentiale und positive scharfe Wellen. Fasciculationen gehören nicht zum Bild der Myositis.

Histologisch zeigen sich Degeneration der Muskelfasern, vorwiegend perivenöse Infiltrate von Plasmazellen, regenerative Reaktion verschiedenen Grades, später Faserverlust und Bindegewebsvermehrung. Die Veränderungen sind bei den verschieden raschen Verlaufsformen

graduell unterschiedlich ausgeprägt. Im *Elektromyogramm* findet man die Zeichen einer Myopathie und zusätzlich repetitive Spontanaktivität (Fibrillieren). Diese zeigt eine Übererregbarkeit denervierter Muskelfasern an, die vermutlich auf Degeneration der Endaufzweigungen der motorischen Nervenfasern beruht. Bei der elektromyographischen Diagnostik von Myopathien gibt es aber falsch positive und falsch negative Befunde.

Verlauf

Die *akute Polymyositis* führt, namentlich bei Kindern, in der Hälfte der Fälle innerhalb eines Jahres zum Tode. Todesursachen sind Atemlähmung oder Nierenversagen nach Art des *Crush-Syndroms.*

Die *chronischen Formen* haben eine Krankheitsdauer von durchschnittlich 5–10 Jahren. Im Spätstadium kann sich auch eine myasthenische Ermüdbarkeit der Muskeln entwickeln.

Ätiologie

Polymyositis und Dermatomyositis werden als Autoaggressionskrankheiten aufgefaßt und nach der Lokalisation der Entzündung im Bindegewebe, den begleitenden humoralen Veränderungen und der Beeinflußbarkeit durch Corticoide zu den *Kollagenkrankheiten* gerechnet. Sie treten gelegentlich mit anderen Krankheiten dieser Gruppe zusammen auf: rheumatisches Fieber, Erythematodes, Sklerodermie, Panarteriitis nodosa.

Behandlung

Entsprechend sind *Glucocorticoide* die Therapie der Wahl: z.B. 60 mg Prednisolon/die im akuten Stadium, danach für 2 Jahre 18 mg/die als Erhaltungsdosis, die jeweils morgens als Gesamtdosis gegeben werden, um in die körpereigene Spitze der Corticoidausschüttung einzugehen. Gleichzeitig geben wir Azathioprin (Imurek, 100–150 mg/die). Hierdurch kann das akute Stadium meist aufgehalten und das Fortschreiten der chronischen Entwicklung verlangsamt werden. Allerdings kommt es nicht mehr zur Regeneration in allen zugrunde gegangenen Muskelfasern, sondern nur zu einer „Defektheilung". Bei begleitender Myasthenie zusätzlich Pyridostigmin (Mestinon) s.S. 409.

Differentialdiagnose

Eine akut auftretende, intermittierend verlaufende, schmerzhafte Krankheit der Muskeln des Schulter- und Beckengürtels ist die *Polymyalgia rheumatica*. Die Krankheit betrifft Frauen mehr als Männer. Sie tritt im Mittel jenseits des 60. Lebensjahres auf. Die Patienten klagen über Morgensteife und Schmerzen in den Muskeln des Schulter- und Beckengürtels. Die Schmerzen werden bei manchen Patienten durch Bewegung stärker, bei manchen besser. Die Gelenkbeweglichkeit ist eingeschränkt. Wieweit die Kraftminderung auf Schmerzhemmung beruht, ist schwer zu beurteilen. Die Reflexe sind erhalten. Sensibilitätsstörungen treten nicht auf.

Die meisten Patienten haben ein allgemeines Krankheitsgefühl.

Unter den Laborbefunden ist eine starke Beschleunigung der BSG, eine Anämie und eine Entzündungskonstellation in der Elektrophorese zu erwähnen. Bei der Elektromyographie findet man häufig ein myopathisches Muster. In der Muskelbiopsie erkennt man neben myopathischen Veränderungen Rundzellinfiltrate.

Die Krankheit ist ätiologisch nicht aufgeklärt. Sie ist häufig mit Arteriitis cranialis verbunden (s.S. 249). Sie nimmt meist einen rezidivierenden Verlauf. Behandlung mit Glucocorticosteroiden bessert die Schmerzen nach wenigen Tagen, Dauerbehandlung über mehrere Jahre ist notwendig, wie bei Polymyositis.

Symptomatische Myopathien

Der Polymyositis verwandt sind die wichtigen Fälle von *symptomatischer Myopathie* bei malignen Tumoren (s.S. 422), bei endokrinen Störungen verschiedener Art, vor allem bei Hyperthyreose und Diabetes, bei Erythematodes und Sklerodermie. Unter den Tumoren sind vor allem das kleinzellige Bronchialcarcinom, weiter Mamma-, Magen- und Gallenblasencarcinom zu nennen. Auch nach langer *Steroidbehandlung* kann eine ähnliche Myopathie auftreten, die auf die katabole Wirkung der Steroide zurückgeführt wird. Sie ist reversibel: Im EMG finden sich 3–6 Monate nach Absetzen der Steroide keine Zeichen der Myopathie mehr, subjektiv läßt die Schwäche innerhalb eines Jahres nach. Eine Myopathie ist ferner beim *Tetanus* beobachtet worden und beruht dort nicht auf der Muskelrelaxation. Schließlich wird sie auch bei Psoriasis beobachtet.

Klinisch findet man eine proximale Muskelschwäche und -atrophie vor allem im Beckengürtel, histologisch entspricht das Bild einer Polymyositis. Das Elektromyogramm zeigt ein Myopathiemuster.

Die *Behandlung* muß sich, soweit möglich, gegen das Grundleiden richten und wird durch Gymnastik und Bewegungsübungen ergänzt. Manche symptomatischen Myopathien sprechen gut auf Glucocorticoide an.

Diese Krankheitsgruppe ist von großer klinischer Wichtigkeit und ist weit häufiger als die erbliche progressive Muskeldystrophie. Die Aufstellung zeigt, daß jede ungeklärte Myopathie eingehende internistische Diagnostik verlangt. Elektrophysiologische und pharmakologische Befunde zeigen eine Störung der elektromechanischen Koppelung (synaptischen Übertragung) an der motorischen Endplatte als Ursache der myasthenischen Syndrome und der Myasthenia gravis an.

3. Myasthenie

Als myasthenisches Syndrom bezeichnen wir eine *abnorme Ermüdbarkeit der Willkürmuskulatur*, die sich unter Belastung einstellt und sich – zumindest im Anfangsstadium der Krankheit – beim Ruhen der betroffenen Muskeln wieder zurückbildet. Die Belastung kann in wiederholter phasischer oder länger dauernder tonischer Muskelanspannung bestehen. Die myasthenische Ermüdbarkeit ist zunächst und bei leichteren Lähmungen auf einzelne Muskeln oder Muskelgruppen beschränkt, später und bei schwerer Lähmung ist sie generalisiert. Myasthenie führt zu einer typischen Veränderung der elektrischen Erregbarkeit, der Muskeln (s.u.). Wir *unterscheiden* eine essentielle Myasthenie (Myasthenia gravis pseudoparalytica) von verschiedenen symptomatischen Formen.

a) Myasthenia gravis pseudoparalytica

Vorkommen

Frauen sind doppelt so häufig betroffen wie Männer. Man rechnet mit 2 000 Patienten in der Bundesrepublik. Das *Erkrankungsalter* streut sehr breit, von der Geburt bis ins 8. Lebensjahrzehnt. In den meisten Fällen treten die ersten Symptome zwischen 20 und 40 Jahren auf.

Neugeborene Kinder myasthenischer Mütter haben in 10–20% der Fälle ein myasthenisches Syndrom das auf diaplacentarem Übertritt von Antikörpern gegen Acetylcholinreceptoren beruht (s. Pathophysiologie). Die Kinder fallen durch Trinkschwäche, kraftlose Atmung, mattes

Schreien und nur geringe Spontanmotorik auf. Diese *Neugeborenenmyasthenie* klingt innerhalb weniger Wochen unter geeigneter Therapie wieder ab und kehrt im späteren Leben nicht mehr wieder.

Symptomatik und Verlauf

In der Mehrzahl der Fälle macht sich die Krankheit zuerst an den *kurzen Muskeln* bemerkbar, die von den motorischen Hirnnerven versorgt werden, und ergreift erst später die Muskulatur des Rumpfes und der Extremitäten. Die Begründung für diese Bevorzugung ist auf S. 70 gegeben.

Im *Initialstadium* stellt sich oft zunächst eine einseitige oder doppelseitige *Ptose* ein, die im Laufe des Tages so schwer werden kann, daß der Patient den Kopf weit zurückneigen muß, um durch die enge Lidspalte zu blicken. Später sinkt das Oberlid vollständig herunter und muß mit einem Finger emporgehoben werden. Weiter treten, besonders beim Lesen, *Doppelbilder* auf, die in der Ruhe anfangs ganz, später nur teilweise wieder verschwinden. Vor allem sind die Bulbusheber betroffen. Bei längerem Bestehen der Krankheit werden immer mehr Augenmuskeln befallen, bis der Bulbus ein- oder doppelseitig nur noch minimal beweglich ist. Augensymptome finden sich in mehr als 90% der Fälle von Myasthenie, in 70% als Initialsymptom. Bei 20% bleibt die Krankheit auf die äußeren Augenmuskeln und Lidheber beschränkt. Diese Patienten haben eine gute Prognose.

Jede isolierte Ptose, die nicht von Geburt an besteht, und jede Lähmung äußerer Augenmuskeln ist dringend auf Myasthenie verdächtig und sollte im Tensilon-Test oder einem anderen pharmakologischen Test möglichst frühzeitig diagnostisch geklärt werden. Differentialdiagnose s.S. 417.

Wenn die Krankheit *weitere craniale* Muskeln ergreift, erschlaffen die Gesichtszüge zur *Facies myopathica:* Der Mundschluß wirkt kraftlos, die Patienten können nicht mehr pfeifen oder die Backen aufblasen. Kauen und Schlucken verschlechtern sich im Laufe jeder größeren Mahlzeit, so daß die Speisen im Munde liegenbleiben und Flüssigkeiten durch die Nase regurgitiert werden. In schweren Fällen kann der Kranke die Masseteren nicht mehr tonisch anspannen, um den Mund geschlossen zu halten und muß den Unterkiefer mit der Hand stützen. Die *Stimme* wird durch mangelhafte Abdichtung des Nasen-Rachenraumes näselnd, die Sprache durch Erschwerung der Artikulation kloßig und unbeholfen. Nicht selten tritt die Sprechstörung erst im Laufe eines Gesprächs auf. Manchmal kann der Kranke infolge Schwäche der Sternocleido- und Nackenmuskeln den Kopf nicht gerade halten. Diese Entwicklung von der oculären zur facio-pharyngealen Form verschlechtert die Prognose.

Die Krankheit breitet sich dann weiter auf den *Rumpf* und die *Extremitäten* aus, wo die Schwäche zuerst in proximalen, dann in distalen Muskeln auftritt. Schon nach wenigen Schritten wird der Gang in der Ebene watschelnd, ist das Treppensteigen unmöglich, und die Patienten können selbst beim Gehen zusammensinken. Tätigkeiten, die längeres Heben der Arme erfordern, wie Kämmen, Rasieren oder bestimmte Haushaltsarbeiten, können nur noch mit Unterbrechungen ausgeführt werden. Später leiden auch feine Verrichtungen der Hände, namentlich Schreiben oder Handarbeiten, weil der Kranke die tonische Innervation zum Halten des Stiftes oder der Nadel nicht mehr ausreichend lange geben kann. Sobald die Intercostalmuskulatur betroffen wird, besteht die Gefahr einer Atemlähmung (regelmäßige spirometrische Untersuchung!).

Sehr bemerkenswert ist die *unsystematische Verteilung* der myasthenischen Schwäche: Unabhängig von der Nervenversorgung kann von zwei benachbarten Muskeln der eine schwer, der andere kaum oder gar nicht betroffen sein.

Im *Endstadium* hat sich eine andauernde, nicht mehr rückbildungsfähige Schwäche auf alle Bezirke der Willkürmuskulatur ausgedehnt, so daß der Patient sich nicht mehr aus dem Liegen aufrichten und seine Arme nur noch ganz kraftlos und in geringen Exkursionen bewegen kann. Die Atmung wird selbst für diese vita minima insuffizient: Der Tod tritt ganz plötzlich, oft in der Nacht, durch Atemlähmung ein.

Die mangelhafte Rückbildung der Lähmungen und die andauernde, besonders proximale Muskelschwäche im fortgeschrittenen Krankheitsstadium, d.h. nach 2–3 Jahren, beruhen auf einer sekundären Myopathie, die histologisch dem Bild einer chronischen Myositis (s.S. 404) ähnlich ist. Sie ist aus dem Elektromyogramm und laborchemisch aus einer Erhöhung der Fermentaktivitäten im Serum zu diagnostizieren. Über Polymyositis und Myasthenie s.S. 404.

Die progrediente Ausbreitung auf immer weitere Muskelgruppen ist das eine Charakteristikum des *Verlaufes,* das andere ist ein Wechsel von Verschlechterungen und partiellen Remissionen. Interkurrente Krankheiten, Menstruation, intensive Sonnenbestrahlung verschlimmern die Krankheit häufig. Bei seelischer Erregung oder Verstimmung werden die Symptome ebenfalls vorübergehend schwerer. Schwangerschaft kann die Myasthenie vorübergehend bessern, dagegen ist kurz vor der Geburt und im Wochenbett meist eine Erhöhung der Medikamentendosis erforderlich.

Die *Krankheitsdauer* ist sehr unterschiedlich: Es gibt foudroyante Verläufe, die in wenigen Monaten zum Tode führen. Etwa 15% der Kranken sterben in den ersten 2 Jahren. Rund 20% bleiben unbeeinflußt oder verschlechtern sich trotz der Behandlung. Für die Mehrzahl ist aber heute, unter zweckmäßiger Behandlung, die Lebenserwartung nicht verkürzt. Die Prognose verschlechtert sich mit dem Erkrankungsalter: 30% der Patienten mit Erkrankung an Myasthenie nach dem 50. Lebensjahr sterben trotz medikamentöser Behandlung nach durchschnittlich 3–4 Jahren.

Internistische und immunpathologische Befunde

Etwa 80% der Patienten mit Myasthenie haben Antikörper gegen Acetylcholinreceptoren. Bei etwa 10% der Myastheniepatienten liegt ein Neoplasma der Thymusdrüse vor, das im Ganzkörper-CT nachweisbar ist. Diese Patienten haben durchweg Antikörper gegen eigene Skeletmuskeln. Thymome sind in $^1/_3$ der Fälle maligne und müssen unverzüglich operativ entfernt werden.

Bei etwa 80–90% der Myastheniekranken findet man, ohne daß die Thymusdrüse nennenswert vergrößert sein muß, Lymphfollikel und Keimzentren im Thymusmark. Häufig ist auch im mittleren Lebensalter Thymuspersistenz zu finden. Eine exakte obere Altersgrenze läßt sich dafür nicht angeben, Nachweis durch Ganzkörper-CT.

5% der Patienten haben eine Hyperthyreose, auch ist der Lupus erythematodes überzufällig häufig.

Myasthenie und Schwangerschaft

Bei 50% der Patienten verschlechtern sich die Symptome, meist im ersten Trimenon. Die Geburten sind meist komplikationslos. Im Wochenbett kehrt sich die Tendenz während der Schwangerschaft oft um, meist tritt eine Verschlechterung ein.

Über Notwendigkeit und Nutzen einer *Schwangerschaftsunterbrechung* sind die Meinungen geteilt, zumal es danach oft schwerere Exazerbationen der Krankheit gibt als beim Austragen und bei der Spontangeburt. Die Neugeborenenmyasthenie klingt in wenigen Wochen ab (s. o.).

Diagnose

In der Mehrzahl der Fälle läßt sich die Diagnose mit einfachen Mitteln bei der körperlichen Untersuchung stellen. Man fordert den Patienten auf, eine bestimmte Bewegung viele Male zu wiederholen und stellt dabei das charakteristische Nachlassen der Muskelkraft bis zur völligen Lähmung fest.

1. 50mal Augen Öffnen und Schließen läßt eine Ptose erscheinen,
2. beim Trinken und Kauen fester Speisen kommt es rasch zur Regurgitation, Kauen und Schlucken werden zunehmend mühsam,
3. beim lauten Lesen wird die Stimme innerhalb weniger Minuten nasal, und die Artikulation läßt nach,
4. 30–40mal Anheben des Kopfes im Liegen führt zu deutlich erkennbarer Erschöpfung der Sternocleidomuskeln,
5. wiederholtes Drücken des Dynamometers oder des Ballons am Blutdruckapparat gestattet sogar, was für die Beurteilung der Therapie wichtig ist, eine quantitative Erfassung der myasthenischen Ermüdung.

Stimulations-EMG: Reizt man einen motorischen Nerven überschwellig mit Frequenzen zwischen 2 und 10 Hz, so kommt es im abhängigen Muskel zu Muskelaktionspotentialen (MaP), die in ihrer Amplitude kaum abnehmen, ferner in der mechanischen Antwort zu einer gleichbleibenden Kontraktion. Bei Frequenzen über 10 Hz kann im gesunden Muskel eine geringe Abnahme der Amplitude für beide Elemente gefunden werden.

Bei der Myasthenie findet man eine signifikante Abnahme der Amplitude, wenn man den ersten Reizerfolg mit dem 4. oder 5. vergleicht (Dekrement). Nach dem 5. Reizerfolg pendelt sich die Amplitude des MaP auf dem reduzierten Niveau ein. Erst nach einer Ruhepause kann wieder das Dekrement gefunden werden. Das bedeutet, daß die Untersuchung nur am ausgeruhten Muskel ausgeführt werden darf und nicht sofort nach Bestimmung der Reizschwelle.

Auch bei höheren Reizfrequenzen ist das Dekrement deutlich von der normalen Amplitudenabnahme zu unterscheiden. Dagegen kommt es beim paraneoplastischen myasthenischen Syndrom (s.S. 422) zunächst zu einer besonders bei hohen Reizfrequenzen erkennbaren Amplitudenzunahme (Inkrement), der erst später ein Dekrement folgt.

Für die Stimulation bieten sich distale Muskelgruppen an, die zwar von der Krankheit seltener betroffen, aber methodisch leichter zugängig sind. Wir untersuchen den M. inteross. dors. V und stimulieren den N. ulnaris. Selbstverständlich kann die Untersuchung auch an proximalen Muskeln (M. deltoideus) ausgeführt werden. Ischämietests bringen keine wesentliche Erweiterung der Befunde.

Augenmuskeln können nicht auf diese Weise stimuliert werden, jedoch läßt sich über die Elektronystagmographie (optokinetisch provozierter Nystagmus) eine gute Aussagemöglichkeit gewinnen. Über die wiederholte Auslösung des Stapediusreflexes läßt sich eine Feststellung über eine myasthene Reaktion in den vom N. facialis innervierten Gesichtsmuskeln machen. Alle Verfahren können und sollen kombiniert mit dem Tensilontest ausgeführt werden. Über die Einzelfaserelektromyographie kann in manchen Fällen, in denen alle anderen elektrophysiologischen Untersuchungen unsichere Ergebnisse erbrachten, ein ergänzender Befund gewonnen werden. Nadelmyographisch kann man ein myopathisches Muster finden, das maximale Aktivitätsmuster kann sich bei Dauerbelastung lichten.

Das EMG ist nicht nur als diagnostisches Hilfsmittel, sondern auch für die Kontrolle der Therapie nützlich.

Weiter läßt sich eine nur gering ausgeprägte Myasthenie durch **pharmakologische Tests** nachweisen:

1. *Prostigmintest*. Man injiziert im Zustand der muskulären Erschöpfung 1,5 mg Neostigmin (Prostigmin) subcutan oder 0,5 mg i.v. und stellt eine rasche und deutliche Besserung der Kontraktion aller befallenen Muskeln fest.

2. *Tensilontest*. Nach i.v. Injektion von 10 mg Tensilon (Edrophoniumhydrochlorid) kommt es innerhalb von Sekunden für 1–2 min zu einer Besserung der Kraftleistung. Der Tensilontest wird zweckmäßig auch unter elektromyographischer Kontrolle ausgeführt. Nach Injektion der Substanz nehmen die vorher unter der Stimulation verminderten Amplituden der Muskelaktionspotentiale wieder zu. An den Augen läßt sich nach Tensilon tonographisch eine Erhöhung des intraoculären Druckes feststellen, die auf stärkerer Kontraktion der Augenmuskeln beruht. Klinisch sichtbar reagiert die Schwäche der Augenmuskeln, anders als in den übrigen Muskeln, auf Tensilon oft nicht. In der *Muskelbiopsie* fallen Lymphorrhagien innerhalb eines Bildes auf, das Ähnlichkeit mit dem einer neurogenen Schädigung hat.

Zusammengefaßt ergibt sich folgender *Untersuchungsgang* beim Verdacht auf Myasthenie:

1. Belastungstests, wie oben beschrieben. Bei belastungsabhängiger Schwäche Tensilontest (oder Prostigmin plus Atropin).

2. Stimulationselektromyographie im Hypothenar, im M. deltoideus oder bei oculärer Myasthenie im M. rectus lateralis (Augenarzt!), wiederum mit Tensilon oder Prostigmin plus Atropin.

3. Stapediusreflex (Impedanzmessung am Trommelfell unter Geräuschbelastung). Elektromystagmographie.

4. Röntgenaufnahme und ggf. Computertomographie des Thorax (Frage: Thymom, fehlende Thymusinvolution).

5. Antikörper gegen Acetylcholinreceptoren, Antikörper gegen Skeletmuskulatur.

Pathophysiologie

Die motorische Endplatte besteht aus einer *präsynaptischen* und einer *postsynaptischen Membran*. Beide Membranen sind durch einen Spalt von 30–50 mμ voneinander getrennt. Präsynaptisch liegen davor kleine Bläschen, die minimale Quantitäten von Acetylcholin (Ach.) enthalten. Schon in der Ruhe werden fortgesetzt kleinste Mengen von Ach. frei, die sich elektrophysiologisch als „*Miniatur-Endplattenpotentiale*" nachweisen lassen, aber nicht zu einer fortgeleiteten Erregung und Kontraktion führen. Trifft ein efferenter Impuls am Ende der Nervenfaser ein, treten größere Mengen von Ach. aus, reagieren chemisch mit der postsynaptischen Membran und verändern deren Permeabilität für K^+, Na^+ und Ca^{++}, so daß eine Depolarisation möglich wird, die sich als Erregungswelle über den Muskeln ausbreitet.

Ach. wird durch das Ferment Cholinacetylase synthetisiert, das im Soma des Motoneurons gebildet wird und mit dem Axoplasmastrom in die Nervenendigungen wandert. An der motorischen Endplatte wird Ach. durch das Ferment Cholinesterase fortgesetzt wieder abgebaut.

Die abnorme Ermüdbarkeit der myasthenischen Muskeln beruht auf einer pathologischen Veränderung der neuromuskulären Überleitung, die zur Folge hat, daß Ach. an der motorischen Endplatte nicht mehr in ausreichendem Maße eine Depolarisation auslösen kann.

Ursache ist sehr wahrscheinlich eine Blockierung der postsynaptischen Membran der motorischen Endplatte durch Anti-Körper, die man bei 80–90% der Patienten nachweisen kann.

Man faßt die Myasthenie heute als **Autoimmunkrankheit** auf. Dafür sprechen folgende Beobachtungen: häufige Thymushyperplasien mit Keimzentren und perivasculären Plasmazellen, begleitende Myastheniesyndrome bei anderen Autoimmunkrankheiten, gemeinsames Auftreten mit Hyperthyreose, Lupus erythematodes und rheumatischer Arthritis, Lymphorrhagien im Muskelgewebe bei Myastheniekranken, die oben erwähnte vorübergehende Erkrankung von Neugeborenen myasthenischer Mütter, der wechselhafte Spontanverlauf, der von exogenen Faktoren beeinflußt wird, das häufige Erkranken von Frauen, der Befund von muskulären sowie gegen Acetylcholinreceptoren, Thymus- und Schilddrüsengewebe gerichteten Autoantikörpern im Serum von Myastheniekranken, sowie die Erfolge der immunsuppressiven Therapie.

In welcher Weise der Acetylcholinumsatz bei der Myasthenie gestört ist, muß noch geklärt werden. Auf der Autoimmunhypothese beruht die Indikation zur Thymektomie (s.u.) möglichst in einem frühen Krankheitsstadium, bevor immunkomponente Zellen auch außerhalb des Thymus gebildet werden.

Therapie

Eine kausale Behandlung der Myasthenie ist nur begrenzt möglich. (s.u.: Thymektomie und immunsuppressive Therapie). Symptomatisch gibt man Cholinesterasehemmstoffe, deren Wirkung darauf beruht, daß sie an Stelle des körpereigenen Ach. mit dem abbauenden Ferment reagieren (kompetitive Hemmung).

1. *Pyridostigmin* (Mestinon) steht als Tabletten zu 10 mg und 60 mg sowie in Ampullen zu 1 ml (=1 mg, i.v., i.m. und s.c. zu injizieren) zur Verfügung. Fast stets kommt man mit der oralen Therapie in Einzeldosen zu 60 mg aus, die entsprechend dem Bedarf des Patienten nach

einem genauen Zeitplan über den Tag verteilt werden. Eine besonders lange Wirkungsdauer (6–8 Std) hat Mestinon ret. (zu 180 mg). Die Tabletten eignen sich besonders als Abenddosis, werden aber auch über Tag gegeben. Das Mittel ist nicht im Handel, sondern muß vom Hersteller bezogen werden. Die Resorption der Retardtabletten ist etwas geringer als die der Tabletten à 60 mg, daher sind sie pharmakologisch nicht 3 Tabletten äquivalent. Orale und parenterale Äquivalenzdosen sind 60 mg und 2 mg.

2. Dem Pyridostigmin gegenüber ist das *Neostigmin* (Prostigmin) ganz in den Hintergrund getreten und wird nur noch wenig verwendet, weil seine Wirkung zwar rasch einsetzt, aber nur 1–3 Std anhält. Die Substanz ist als Prostigmin forte im Handel. 1 Tablette zu 15 mg ist 1 Amp. à 0,5 mg i.v. und 1,0–1,5 mg i.m. äquivalent, beides entspricht 60 mg Mestinon per os. Ferner wird Ambenoniumchlorid empfohlen (Mytelase, Tabletten zu 10 mg, äquivalent zu 60 mg Mestinon).

Die *Standardbehandlung* wird bei uns wie folgt ausgeführt:

a) Cholinesterasehemmer, in erster Linie Pyridostigmin (Mestinon). Durchschnittliche Dosen 180–480 mg/24 Std. Eine Dosierung von 600 mg/24 Std soll auf längere Sicht nicht überschritten werden, weil bei Langzeitbehandlung mit Cholinesterasehemmstoffen Endplattenschädigungen bewiesen sind. Die oculäre Myasthenie spricht leider oft schlecht auf Cholinesterasehemmstoffe an. Dann ist statt dessen Behandlung mit Glucocorticosteroiden am Platze (s.u.).

b) Zur Ergänzung verordnet man bei allen Formen der Myasthenie, gleich ob eine Thymushypoplasie bzw. ein Thymom nachgewiesen wurde oder nicht, eine immunsuppressive Behandlung mit Azathioprin (Imurek), etwa 2 mg/kg Körpergewicht, nicht unter 100 mg/die. Die Behandlung verlangt regelmäßige Blutbildkontrollen, mit besonderer Berücksichtigung der Thrombocytenwerte. Frauen im gebärfähigen Alter müssen eine strikte Kontrazeption ausführen. Eine erhöhte Infektanfälligkeit hat sich nicht nachweisen lassen.

Gewöhnlich kann man 3–6 Monate nach Einsetzen dieser Standardbehandlung eine klinische Besserung feststellen, so daß man die Cholinesterasehemmstoffe reduzieren und oft ganz absetzen kann. Etwa 1 Jahr später kann auch Azathioprin abgesetzt werden. Tritt ein Rückfall ein, ist die Standardbehandlung erneut wirksam.

Durch die Kombination der beschriebenen Behandlung ist die Letalität der Myasthenie erheblich zu senken.

c) Ist die Krankheitsdauer kürzer als 3–4 Jahre und sind die Symptome noch nicht schwer generalisiert, stellt man heute die Indikation zur Thymektomie. Der Eingriff ist selbstverständlich bei Nachweis einer Thymushyperplasie oder eines Thymoms absolut indiziert. Thymome sind zwar strahlensensibel, rezidivieren aber leicht. Die Thymektomie hat eine Letalität von 1–3%. Man führt im Anschluß an die Thymektomie eine Langzeitbehandlung aus wie sie oben als Standardtherapie beschrieben ist.

Die Behandlung mit *Glucocorticosteroiden* ist Sache von Spezialkliniken, weil sich dabei initial die myasthenischen Symptome verschlechtern können. Wenn ein Patient auf Thymektomie, Cholinesterasehemmer und Corticosteroide nicht oder nicht befriedigend reagiert, ist die Plasmapherese indiziert, deren Wirkung aber mit maximal 5 Wochen nur vorübergehend ist. Die immunsuppressive Therapie muß dabei weitergeführt werden. Für alle Myastheniekranken gilt, daß sie bei *Infekten* auf eine Intensivstation aufgenommen werden müssen, weil sie dann u.U. rasch in einen Zustand von Unterdosierung geraten können. Ein mögliches Behandlungsschema ist: 10 Tage lang 60–80 mg Methylprednisolon, dann alternierend jeden 2. Tag 80–100 mg.

Myasthenische und cholinergische Krise und ihre Behandlung

Bei jeder Behandlung einer Myasthenie muß man mit zwei Gefahren rechnen:

a) *Myasthenische Krise.* Dabei nimmt der Acetylcholinmangel an der motorischen Endplatte plötzlich zu. Die myasthenische Krise, die auch bei unbehandelten Patienten auftreten kann (s.S. 407), bedeutet bei behandelten einen akut einsetzenden Zustand von Unterdosierung.

b) *Cholinergische Krise.* Infolge Überdosierung von Cholinesterasehemmern sammelt sich Ach., das aus den präsynaptischen Bläschen fortgesetzt freigegeben wird, im Überschuß an autonomen Synapsen, an der motorischen Endplatte und an den Synapsen im ZNS an.

Die Autoimmunpathogenese der Myasthenia gravis legt den Gedanken nahe, schwierig zu behandelnde Patienten einer Plasmapheresebehandlung zu unterziehen. Die Kombination der medikamentösen Immunsuppression mit wiederholter Plasmapherese kann zu einer deutlichen Besserung führen. Offensichtlich werden durch den Plasmaaustausch myastheniespezifische Antikörper gegen Acetylcholinreceptoren eliminiert. Die Indikation ist jedoch nur bei solchen Patienten gegeben, die auf konventionelle Behandlung, einschließlich Glucocorticoide, nicht befriedigend angesprochen haben.

Beide Krisen äußern sich in der *Motorik* als rasche Zunahme der Muskelschwäche mit der Gefahr des Exitus an Atemlähmung. Das Schicksal des Kranken hängt davon ab, daß rechtzeitig erkannt wird, welche Art von Krise vorliegt und unverzüglich die entsprechende Behandlung einsetzt.

a) Die **myasthenische Krise** ist lediglich durch eine rasche Zunahme der myoplegischen Lähmung charakterisiert.

b) Liegt eine **cholinergische,** d.h. **Überdosierungskrise** vor, so übt das Ach. an den genannten Synapsen seine Transmitterfunktion ungehemmt aus. Diese Transmitterfunktion spielt sich an drei Stellen ab:

Erregende Wirkung auf autonom innervierte Organe (muscarinartiger Effekt), erregende und später lähmende Wirkung auf autonome Ganglien und die neuromusculäre Endplatte (nicotinartiger Effekt).

Erregende und später lähmende Wirkung auf cholinergische Synapsen im Zentralnervensystem.

Autonome Wirkungen. Am Auge kommt es zur Miosis, bei Lichteinfall kontrahiert sich die enge Pupille noch weiter. Da die Miosis die Resorption des Kammerwassers erleichtert, sinkt der intraoculäre Druck. Starke Dauerkontraktion des Ciliarmuskels führt zur fixierten Akkommodation der Linse mit Unmöglichkeit, den optischen Apparat auf Fernsehen einzustellen. Dabei kann auch Makropsie eintreten. Oft kommt es zur Kongestion der Conjunctivalgefäße und zu Tränenfluß. Manche Patienten klagen über Schmerzen hinter den Augen. Die Nasensekretion ist verstärkt, weiter treten Speichelfluß und Schwitzen auf. Die Atmung wird durch Bronchokonstriktion und verstärkte Bronchialsekretion mühsam und schmerzhaft. Abdominelle Reizsymptome sind Bauchkrämpfe, Diarrhoe, gelegentlich Erbrechen.

Wirkungen an der neuromusculären Überleitung. Die nicotinartigen Wirkungen beginnen mit einem Muskelfasciculieren, das auf verstärkte Freisetzung von Ach. zurückzuführen ist. Bei längerer Dauer der Intoxikation kommt es durch die fortgesetzte Wirkung einer überschüssigen Menge von Ach. zu einer exzessiven und andauernden Depolarisation an der Muskelendplatte. Diese äußert sich klinisch als Ermüdung, stärkere Schwäche und schließlich komplette Lähmung. Der Grund dafür ist, daß der Wechsel von Depolarisation und Repolarisation, von Abbau und Aufbau des Membranpotentials, der der Grundlage der Muskelkontraktion ist, durch die Ach.-Vergiftung aufgehoben wird.

Zentrale Wirkungen. Die zentralen Effekte äußern sich in Verwirrtheit, gelegentlichen Krämpfen, häufig in Ataxie und dysarthrischer Sprache. In schweren Fällen kommt es aufgrund der zentralen Effekte zu Cheyne-Stokes-Atmung, Reflexverlust, Coma und zentraler Atemlähmung.

Bei akuter Vergiftung ist die *Aktivität der Blutcholinesterase* unter 20% der Norm erniedrigt.

Das Bild der cholinergischen Krise gleicht der E 605-Vergiftung (s.S. 437), welche ebenfalls zu einer Ach.-Intoxikation führt.

Alle diese Symptome fehlen bei der *myasthenischen Krise,* die also nur durch die rasche Zunahme der Lähmung charakterisiert ist.

In jedem Falle muß sofort *künstliche Beatmung* bereitgestellt und das Atemvolumen spirometrisch fortlaufend kontrolliert werden. Hat man kein Spirometer zur Hand, kann man die latente Ateminsuffizienz durch die Schwäche des Hustenstoßes erkennen. Selbstverständlich läßt man den Patienten durch eine Dauerwache beobachten. Unter diesen Kautelen ist die einfachste *Unterscheidung* durch Absetzen der spezifischen Therapie möglich. Bessert sich die Muskelkraft, liegt eine Überdosierung vor, nimmt die Lähmung zu, handelt es sich um Unterdosierung.

Als Testverfahren eignet sich die intravenöse Injektion von 2 mg Edrophonium (Tensilon). Es führt bei Überdosierung zur Verschlechterung, bei Unterdosierung zu rascher Besserung innerhalb von 30 sec bis 2 min.

Steht die Diagnose fest, wird folgende Behandlung gegeben:

Therapie der Überdosierung. Cholinesterasehemmer absetzen, intubieren und kontrolliert beatmen. 1–2 mg Atropin i.v. oder i.m. gegen die muscarinartigen Effekte auf die postganglionären parasympathischen Receptoren in den Drüsen und in der glatten Muskulatur. Die nicotinartige Acetylcholinwirkung (cholinerge Übertragung an der motorischen Endplatte) wird

durch Atropin allerdings nicht beeinflußt. Sobald die Krise beseitigt ist, wird wieder Prostigmin gegeben. Obidoxim (Toxogonin) ist als Testsubstanz und zur Therapie ungeeignet, da es nur die durch Alkylphosphat (E 605) vergiftete Cholinesterase reaktiviert.

Therapie der Unterdosierung. An erster Stelle Prostigmin, auch wiederholt 10 mg Tensilon i.v. oder 50 mg in 500 ml einer isotonischen Lösung als Dauertropfinfusion.

b) Symptomatische Myasthenie (und Differentialdiagnose)

Myasthenische Ermüdbarkeit wird klinisch und im EMG bei folgenden Krankheiten beobachtet.

1. *Polymyositis.* Wenn die myasthenische Komponente im Vordergrund steht, ist die Differentialdiagnose sehr schwierig. Sie kann oft auch nicht sofort durch Muskelbiopsie entschieden werden und ergibt sich dann erst aus dem Verlauf. Das trifft besonders für die *chronische oculäre Myositis* zu. Im Zweifel wird man Azathioprin (Imurek) und Pyridostigmin (Mestinon, in kleinen Dosen) oder Glucocorticoide einsetzen, wobei allerdings diese Kombination bei beiden Krankheiten indiziert ist.

2. *Vorderhornmyelitis und amyotrophische Lateralsklerose.* Gerade die Schluckstörungen bessern sich oft, wenn auch nur leicht, durch kleine Dosen (3 × 10 bis 4 × 20 mg) von Mestinon.

3. *Hyperthyreose und Erythematodes* sind gelegentlich von myasthenischer Ermüdbarkeit begleitet. Dies ist aber *keine* symptomatische Myasthenie, sondern es liegen zwei pathophysiologisch unterschiedliche Autoimmunkrankheiten vor. *Therapie:* Mestinon.

4. *Lambert-Eaton-Syndrom* beim kleinzelligen Bronchialcarcinom (= paraneoplastische myasthenische Reaktion), s.S. 422. Dort auch Therapie.

4. Myotonie

Die myotone Funktionsstörung, die nur die Willkürmuskulatur betrifft, besteht klinisch in einem *abnormen Andauern der Muskelkontraktion* für mehrere Sekunden über das Aussetzen eines Reizes hinaus. Diese verzögerte Erschlaffung ist durch mechanische (Beklopfen des Muskels) oder direkte und indirekte elektrische Reizung des Muskels in gleicher Weise auszulösen

wie sie bei spontanen Bewegungen eintritt. In
der Kälte verstärkt sich die Myotonie, dagegen
läßt sie bei *wiederholten Kontraktionen* der Muskeln *nach,* so daß die Kranken sich nach einigen
Übungen frei bewegen können. In erster Linie
sind die Extremitätenmuskeln betroffen, an den
cranialen Muskeln kommt die Myotonie im M.
orbicularis oculi (Schwierigkeiten beim Öffnen
der geschlossenen Lidspalten) und an den äußeren Augenmuskeln vor.

Bei der **Untersuchung** ist die Myotonie dadurch
nachzuweisen, daß man den Patienten auffor-
dert, 5 sec lang fest die Hand des Untersuchers
zu drücken und sie dann rasch loszulassen. Anders als beim Gesunden, ist die Öffnung der
Hand beim Patienten zunächst nur langsam und
zögernd möglich. Bei wiederholten Versuchen,
die sehr mühsam sind, lockert sich die myotone
Steifigkeit aber zusehends. Auch alle anderen
Bewegungen sind im Anfang durch die Dekontraktionshemmung erschwert. Der neurologische Befund ist sonst unauffällig. Die Enzymak-
tivitäten sind im Serum nicht vermehrt.

Sehr charakteristisch ist auch das Zeichen der
sog. *Perkussionsmyotonie:* Ein kurzer scharfer
Schlag mit einem Perkussionshammer oder dem
schmalen Kopf des Reflexhammers auf den
Daumenballen löst eine rasche Oppositionsbe-
wegung des Daumens aus, die sich nur verzögert
wieder löst. Ähnlich kann man auch am Delta-
muskel oder auf der Zunge nach mechanischem
Reiz eine träge, aber doch phasisch ablaufende
Muskelkontraktion demonstrieren. Die Perkussionsmyotonie wird oft mit dem *idiomusculären*
Wulst verwechselt, der bei den verschiedensten
inneren Krankheiten, oft auch bei Kachexie,
auslösbar ist. Er besteht in einem *länger dauern-*
den umschriebenen Hervortreten des beklopften
Muskelabschnittes ohne Bewegungseffekt und
ist vor allem an den *rumpfnahen* Muskeln auszulösen.

Auch durch *elektromyographische Untersu-*
chung läßt sich die myotone Reaktion der Muskulatur feststellen: typisch sind Zu- und Abnahme von Frequenz und Amplitude der Potentiale, was sich bei akustischer Mitregistrierung
im Lautsprecher als „Sturzkampfbomberge-
räusch" darstellt. Diese myotonen Schauer treten spontan, nach mechanischer Reizung, z.B.
nach Einstich oder Bewegen der Nadel und nach
Beendigung der Willküraktivität auf. Charakteristisch sind auch asynchrone Nachentladungen
kurzer Potentiale, die eine aktive Innervation

überdauern. Bei wiederholter Innervation nehmen diese Nachentladungen ab (s. Klinik).

Pathophysiologie

Nach Aussetzen des Reizes (Innervation, mechanisch, elektrisch) verstummt auch beim
Myotoniker die motorische Einheit (= Neuron
und angeschlossene Muskelfasern), aber anders
als beim Gesunden kommt es in einer verzögerten Erschlaffungsphase für mehrere Sekunden
zu *„repetitiver",* unabhängiger *Aktivität einzelner*
Muskelfasern. Sie zeigt sich im EMG als Vielzahl von kleinen scharfen Potentialen, die nicht
motorischen Einheiten entsprechen. Die abnorme repetitive Aktivität ist auch nach Spinal-
anaesthesie, Novocainblockade des Nerven,
Durchschneidung und Degeneration des Nerven
und Blockierung der Endplatte durch Curare
noch auszulösen, kann dagegen durch Infiltration des Muskels mit Lokalanaesthetica unterdrückt werden. Sie muß also in der *Muskelfaser*
oder im *musculären Anteil der motorischen End-*
platte entstehen.

Die wiederholten Nachentladungen könnten
auf einem verstärkten Austreten von *Kaliumio-*
nen aus der Muskelfaser während der Kontraktion beruhen. Dieser Hypothese würde sich die
Beobachtung gut zuordnen, daß nach Mahlzeiten, nach Gaben von Insulin und Adrenalin,
wenn also Kalium vermehrt in die Muskelzelle
eingelagert wird, die Myotonie vorübergehend
nachläßt.

Klinische Formen

Wir unterscheiden verschiedene Formen, die alle
autosomal dominant, mit nur geringer Penetranz, erblich sind.

a) **Myotonia congenita,** deren erste Beschreibung
von THOMSEN stammte, der selbst an familiärer
Myotonie litt. Die Krankheit ist durch zwei
Symptome charakterisiert: *generalisierte Myo-*
tonie und *generalisierte Hypertrophie* der Willkürmuskulatur. Die Hypertrophie, die histologisch an den Muskelfasern als einziger pathologischer Befund (keine Degeneration!) festzustellen ist, gibt den Kranken ein athletisches Ausse-
hen, das eindrucksvoll zur Behinderung ihrer
Motorik kontrastiert. Die Thomsensche Myotonie betrifft beide Geschlechter gleich häufig. Sie
macht sich schon in der frühen Kindheit bemerkbar. Die Krankheit ist gutartig, sie verkürzt

das Leben nicht. Die myotone Störung läßt im Laufe des Lebens etwas nach.

b) Eine Sonderform ist die **paradoxe Myotonie**, bei welcher durch Übung die Dekontraktionshemmung nicht gebessert, sondern verschlechtert wird.

c) Die **Paramyotonia congenita** ist eine Variante der Myotonie, die mit paroxysmaler Lähmung (s.S. 414) kombiniert ist. Sie setzt in der Kindheit ein. Die myotone Verkrampfung tritt nur bei Kälteeinwirkung auf, sie betrifft auch die mimische Muskulatur, selbst mit schlitzartiger Verkrampfung des M. orbicularis oculi und ist von schwerer allgemeiner Muskelschwäche gefolgt.

d) **Symptomatische, nicht erbliche Myotonie** kann sich bei Polyneuropathie, Polymyositis oder progressiver Muskeldystrophie entwickeln. Sie ist klinisch gutartig und oft nur auf einige Muskelgruppen beschränkt. Im Elektromyogramm unterscheidet sie sich von der Thomsenschen Myotonie. Bei Hypothyreose (nach Thyreoidektomie und bei Myxödem) besteht nicht nur eine Verlangsamung der *Muskelerschlaffung,* sondern auch der *Kontraktion.* Eine Perkussionsmyotonie ist in diesen Fällen nicht auszulösen, und auch im EMG findet man hier nicht das Bild der typischen Myotonie. Es handelt sich um eine symptomatische Myopathie, die nur oberflächliche Ähnlichkeit zur Myotonie hat.

Therapie

Manche Kranken brauchen keine Therapie, da sie bei den Verrichtungen des täglichen Lebens nur gering behindert sind und sich gut daran gewöhnen, vor größeren motorischen Leistungen erst einige Trainingsbewegungen auszuführen. Membranstabilisierende Substanzen, wie Procainamid (2–4 g/die), Phenytoin (Phenhydan, 300–600 mg/die) oder Diazepam (Valium 10–20 mg/die) vermindern an der Muskelmembran die Häufigkeit der Depolarisationen und bessern damit die klinischen Symptome. *Ionenaustauscher,* die den Kaliumspiegel des Serums senken (Resonium A im Einlauf), ACTH und *Glucocorticoide* (z.B. Prednison, 20 mg/die) sind in schweren Fällen mit Erfolg gegeben worden. Es ist noch nicht geklärt, auf welche Weise bei der Hormonbehandlung die myotonische Störung beeinflußt wird.

5. Dystrophische Myotonie (Curschmann-Steinert)

Symptomatik

Das Vollbild der Krankheit ist durch die Kombination von *muskeldystrophischen* und *myotonen* Symptomen und einen typischen *Habitus* gekennzeichnet, den man früher auf eine pluriglanduläre endokrine Insuffizienz zurückführte. *Psychisch* findet sich oft die Schwäche des vitalen Antriebs und affektive Indifferenz, die BLEULER als endokrines Psychosyndrom beschrieben hat, in 50% der Fälle auch eine Oligophrenie.

Die *Myotonie* ist auf die kleinen Handmuskeln, die Vorderarme und die Zunge beschränkt. Hier ist eine myotone Reaktion mechanisch und elektrisch durch Willkürinnervation auszulösen. Die *Muskeldystrophie* betrifft ganz bevorzugt den Sternocleidomastoideus, Brachioradialis und die vom N. peronaeus versorgte Muskulatur, sie ergreift aber auch die distalen Muskeln der Arme, das Gesicht, die Augenmuskeln und häufig den Herzmuskel. Die Verteilung ist bei den einzelnen Kranken etwas unterschiedlich: Bald sind die distalen, bald die proximalen Muskeln der Extremitäten, in anderen Fällen Gesichts- und Augenmuskeln stärker betroffen. Manchmal besteht auch eine Schluckstörung.

Weitere charakteristische *Symptome* sind: Innenohrschwerhörigkeit, Stirnglatze (nur bei Männern), Katarakt, Hodenatrophie und Ovarialinsuffizienz. Eingehende Untersuchungen haben die Hypothese nicht bestätigt, daß bei den Kranken eine *pluriglanduläre* endokrine Störung vorliege. Einzelbeobachtungen lassen sich auch durch eine Störung im Eiweißstoffwechsel der Zellen erklären.

Bei *voll ausgebildetem Syndrom,* nach längerer Krankheitsdauer, bieten die Kranken ein Bild, das CURSCHMANN anschaulich, wenn auch kraß, als „*Jammergestalt*" bezeichnet hat: spärlicher Haarwuchs, Facies myopathica mit hängenden Gesichtszügen, doppelseitiger Ptose und halb geöffnetem Mund, schlaffe Haltung, schwache, dystrophische Muskulatur. Die Stimme ist schwach, die Sprache näselnd-bulbär, die Bewegungen sind langsam, und die Patienten haben einen doppelseitigen Steppergang. Die *Eigenreflexe* sind, entsprechend dem Grad der Muskeldystrophie, schwach bis erloschen. Die Fermentwerte sind bei der langsamen Progredienz des Leidens oft uncharakteristisch.

Im *EMG* können neben den typischen frequenten Entladungsserien, die bei jeder Änderung der Nadellage erneut auftreten, auch Fibrillationspotentiale und kurze, polyphasische PmE abgeleitet werden. Durch Beklopfen der Muskulatur in der Umgebung der Nadel lassen sich Entladungsserien provozieren.

Internistisch zeigt sich die Degeneration des Herzmuskels gelegentlich als Tachykardie, im EKG findet man oft eine Überleitungsstörung. Der Magensaft ist meist anacid. Die *Katarakt* ist gelegentlich erst bei seitlicher Beleuchtung im Dunkelzimmer oder mit der Spaltlampe festzustellen.

In der *Verwandtschaft* der Kranken finden sich sehr häufig einzelne Symptome, wie Katarakt oder Gonadeninsuffizienz. Gelegentlich leidet ein Familienmitglied auch an Thomsenscher Myotonie. Dennoch sollte man die beiden Krankheiten nosologisch voneinander trennen.

Vorkommen und Verlauf

Die Krankheit ist *nicht selten*. Sie ist autosomal dominant erblich. Männer sind häufiger betroffen als Frauen. Gewöhnlich zeigt sich zur Zeit der Pubertät zunächst die myotone Funktionsstörung, im 3. Lebensjahrzehnt entwickeln sich dann die dystrophischen und endokrinen Symptome.

Der *Verlauf* ist langsam fortschreitend. Vor dem 40. Lebensjahr sind viele Patienten durch Muskeldystrophie und allgemeine Schwäche arbeitsunfähig. Die meisten versterben an interkurrenten Infekten in der Mitte des Lebens.

Pathologisch-anatomisch ist das Bild der Muskulatur dem bei progressiver Muskeldystrophie ähnlich.

Ätiologie und Pathogenese

Ätiologie und Pathogenese sind nicht bekannt. Man nimmt an, daß die verschiedenen Symptome der Krankheit Ausdruck einer bisher noch nicht bekannten, genbedingten Störung im Eiweißstoffwechsel sind.

Bei dieser Unsicherheit kann die **Therapie** nur symptomatisch sein. Steht die myotone Komponente im Vordergrund, behandelt man mit Membranstabilisatoren (s.o.). Meist sind es aber die Erscheinungen der allgemeinen Schwäche und der Muskeldystrophie, die den Patienten zum Arzt führen. Durch Sexualhormone als Depot-Präparate läßt sich der Allgemeinzustand, wenigstens vorübergehend, bessern. Besonders wichtig ist krankengymnastische Übungsbehandlung.

Differentialdiagnose

Die Differentialdiagnose gegen *Thomsensche Myotonie* ist nicht schwierig, wenn man den athletischen Habitus dieser Kranken berücksichtigt. Gegen *progressive Muskeldystrophie* ist die Krankheit nicht nur durch Lebensalter, Verlauf und begleitende Symptome abzugrenzen, sondern auch durch den Befall vor allem der Sternocleido- und Peronaealmuskulatur. Verwechslung mit *motorischer Polyneuritis* ist kaum möglich, da bei der myotonen Dystrophie keine „neurogene" EMG-Veränderung eintritt. In den wenigen Fällen, die rein klinisch nicht zu entscheiden sind, gibt das EMG durch den Nachweis einer myotonen Reaktion den Ausschlag, die auch dann zu erkennen ist, wenn klinisch keine Dekontraktionshemmung besteht.

6. Paroxysmale oder periodische Lähmungen

Diese Gruppe von Krankheiten ist durch subakute, innerhalb von Minuten oder wenigen Stunden einsetzende *schlaffe Lähmungen* vorwiegend der Extremitäten gekennzeichnet, die Stunden bis Tage anhalten und sich dann wieder zurückbilden. Im Intervall bleiben die Kranken zunächst ohne Beschwerden, bei längerer Krankheitsdauer entwickelt sich aber eine *Myopathie* mit andauernder Schwäche in den proximalen Extremitätenmuskeln.

Nach biochemischen und klinischen Charakteristika unterscheidet man heute drei Formen mit jeweils verschiedenen Lähmungsmechanismen:

a) Der häufigste Typ ist die familiäre *hypokaliämische* Lähmung,

b) weit seltener ist eine *normokaliämische* Variante,

c) man muß aber auch mit der dritten Form, der *hyperkaliämischen* paroxysmalen Lähmung rechnen, die auch Adynamia episodica hereditaria Gamstorp genannt wird.

Der *Erbgang* ist autosomal dominant mit hoher Penetranz. In jeder Gruppe werden aber etwa 5% sporadische Fälle beobachtet. Männer erkranken häufiger als Frauen.

Als *symptomatische Form* sind die hypokaliämischen periodischen Lähmungen beim Conn-

Syndrom (Hyperaldosteronismus mit Natrium-
retention und vermehrter Kaliumausscheidung)
zu nennen.

a) Hypokaliämische Lähmung

Die Lähmungen setzen etwa um das 20. Lebensjahr ein. Anfangs ereignen sie sich in Abständen
von vielen Monaten. Bis zur Mitte des Lebens
werden sie häufiger und schwerer (Abstände von
Wochen, auch nur von Tagen), danach tritt in
der Regel eine spontane Besserung ein, bei der
die Lähmungen immer seltener und milder auftreten. Die Kenntnis dieses Spontanverlaufes
darf aber nicht dazu verleiten, die Krankheit
leicht zu nehmen: 10% der Patienten sterben
im akuten Anfall an Atemlähmung oder Herzversagen.

Symptomatik des Lähmungsanfalls

Die Lähmungen treten meist in der *Nacht* oder
in den frühen Morgenstunden aus dem Schlaf
auf. Sie werden in charakteristischer Weise
durch starke körperliche Anstrengung mit nachfolgender Ruhe oder durch Mahlzeiten, die
reichlich Kohlenhydrate enthalten, *provoziert*.
Unter diesen Umständen kommen sie auch über
Tag vor: Die Kranken können etwa ohne Mühe
eine längere Wanderung machen, sind aber
kurze Zeit nach der Rast nicht mehr fähig aufzu-
stehen. Auch seelische Erregung und Kälte wirken provozierend.

Den Lähmungen gehen oft *Prodromalerscheinungen* wie Schwere und Mißempfindungen in
den Gliedmaßen, Völlegefühl, Schweißausbrü-
che und allgemeine Schwäche voran. Die Paresen beginnen im Becken- und Schultergürtel und
breiten sich innerhalb von Stunden auf den
Rumpf und die distalen Extremitätenabschnitte
aus. Die Hirnnerven bleiben im allgemeinen frei.

Bei der *Untersuchung* ist dann die Skeletmuskulatur in wechselndem Ausmaß paretisch bis
paralytisch. Der Muskeltonus ist schlaff, die Eigenreflexe sind erloschen. Manchmal besteht
eine Blasen- und Darmatonie. Die Sensibilität
ist nicht gestört, die Patienten klagen nicht über
Schmerzen, die peripheren Nerven sind nicht auf
Druck oder Dehnung empfindlich.

Elektromyographisch findet man viele
„stumme" Bezirke in den untersuchten Muskeln: Bei inkompletter Lähmung sind die Einzelpotentiale niedrig und kurz, das Aktivitätsmuster ist hochgradig, bis auf niedrige Einzeloscillationen, gelichtet. Bei schwerer Lähmung

sind die Muskeln durch keinerlei elektrische
Reize mehr erregbar, und es läßt sich kein Aktionspotential mehr ableiten.

In diesen Fällen ist stets auch der *Herzmuskel*
betroffen: Klinisch besteht Bradykardie, gelegentlich Dilatation des Herzens, und im EKG
sind PQ- und QT-Zeit verlängert, QRS-Kom-
plex verbreitert, ST gesenkt, T abgeflacht. Diese
EKG-Veränderungen sichern beim Vorliegen
einer akuten, schlaffen Lähmung die Diagnose.

Biochemische Befunde

Der entscheidende Befund ist ein Abfall des Kaliumspiegels im Serum von physiologischen
Werten um 3,6–5,5 mmol/l auf die Hälfte und
weniger während des Lähmungsanfalls. Diese
Erniedrigung des Kaliumspiegels beruht nicht
auf einer vermehrten Ausscheidung im Urin,
sondern auf einer Einlagerung in die Muskelzellen: Es kommt also zu einer Verschiebung von
K^+ aus dem extracellulären Raum in den Intra-
cellularraum der Muskeln. Weiter findet sich im
Anfall eine Verminderung der Serumkreatinins
und der Phosphate bei Anstieg von Na^+ und
Milchsäure. *Im Intervall sind die Elektrolytver-
hältnisse im Serum und Muskel normal.*

Die Anfälle können durch Beeinflussung des
Glykogenhaushaltes in beiden Richtungen *provoziert* werden, so durch Kohlenhydratzufuhr,
Insulin und Fluorohydrocortison oder 25 E
ACTH, d.h. durch Anregung der Glykogensyn-
these, aber auch durch Adrenalin, das die Glykogenolyse fördert. Man nimmt an, daß der auslösende Faktor nicht die Veränderung des Blut-
zuckerspiegels, sondern die Wirkung auf den
Kaliumhaushalt ist: Glykogenaufbau ist mit
Kaliumbindung, Glykogenabbau mit Freiwerden von Kalium verknüpft.

Symptomatische Myopathie

Bei allen drei Formen der periodischen Lähmung entwickelt sich im Laufe der Jahre eine
langsam progrediente *Myopathie*. Diese ist am
stärksten in der proximalen Extremitätenmuskulatur und im *Hüft- und Schultergürtel* ausgeprägt. Im fortgeschrittenen Stadium kann der
Patient durch die Muskelschwäche gehunfähig
werden. Gewöhnlich setzt die Myopathie erst
nach einer Krankheitsdauer von mehreren Jahren ein. Es besteht aber keine strenge Korrelation zur Häufigkeit oder Schwere der paroxysmalen Lähmungen. Eine gleichartige Myopathie
tritt auch beim *Conn-Syndrom* auf, sie hat offen-

bar mit der Störung des Kaliumstoffwechsels zu tun.

Das *histologische* Bild und z.T. auch die *Pathogenese* dieser symptomatischen metabolischen Myopathie sind in den letzten Jahren eingehend untersucht worden. In den frühen Stadien der periodischen Lähmung kommt es während des Lähmungsanfalls zu einer Dehnung des sarkoplasmatischen Reticulum, die sich im Intervall wieder zurückbildet. Die Rückbildung ist aber nicht vollständig, so daß sich die Muskelfasern, unter Bildung kleiner Vacuolen, progredient und andauernd erweitern. Später enthalten bis zu 40% der Muskelfasern eine oder mehrere kleine oder größere, *längliche* oder *multilokuläre Vacuolen,* die oft breiter sind als die Dimension der Faser und die so die Muskelfibrillen komprimieren. Die Vacuolen enthalten *Glykogen* oder andere Kohlenhydrate. Dieses histologische Bild unterscheidet sich charakteristisch von fast allen anderen beim Menschen bekannten Myopathien.

Pathogenese

Man hat bisher angenommen, daß die abnorme Fixierung von K^+ in der Zelle zur Hyperpolarisation führt und damit die Ansprechbarkeit der Membran auf die depolarisierende Wirkung von Acetylcholin erschwert oder unmöglich macht. Durch intracelluläre Messungen konnte aber an einzelnen Fällen in jüngerer Zeit keine Hyperpolarisation nachgewiesen werden. Die Rolle des K^+ in der Pathogenese aller drei Formen der periodischen Lähmung ist noch nicht aufgeklärt. Es könnte sein, daß die Elektrolytverschiebungen Folge eines abnormen Kohlenhydratstoffwechsels in der Muskelfaser sind. Für diese Hypothese würde der erwähnte histologische Befund sprechen, daß die Vacuolen in der Muskulatur Kohlenhydrate enthalten. Es ist aber auch die Auffassung vertreten worden, daß die primäre Störung im Kaliumhaushalt zu suchen ist, möglicherweise in Beziehung zu einer Überfunktion der Nebennierenrinde (siehe symptomatische periodische Lähmungen beim primären und sekundären Hyperaldosteronismus). Eine symptomatische hypokaliämische Lähmung kann auch unter der K^+-Verarmung bei längerer Einnahme von Carbenoxolon (Biogastrone) ohne Kalium-Substitution eintreten.

Therapie

Die einzig wirksame Therapie im Anfall ist die Zufuhr einer *hohen Dosis* von Kalium, z.B. als 10 g Kalium chloratum per os in wäßriger Lösung oder 3 Brausetabletten Kalinor. Gibt man Kalium i.v., darf wegen der Gefahr des Herzstillstandes eine Menge von 20–30 mval/Std nicht überschritten werden (Höchstdosis 240 mval/die).

In der Regel bilden sich die Lähmungen innerhalb einer Stunde zurück, es gibt aber auch schwer zu behandelnde Patienten, bei denen die Kaliumgaben über viele Stunden wiederholt werden müssen, selbstverständlich unter Kontrolle des Serum-Kaliumspiegels und des EKG. Offenbar normalisiert sich durch die Anreicherung von K^+ im extracellulären Raum das gestörte Verhältnis von K^+ extracellulär/K^+ intracellulär, so daß die Membran wieder depolarisiert und K^+ aus dem Muskel herausgeschafft werden kann. Durch Versuche mit radioaktiv markiertem K^+, das vor einem künstlich provozierten Anfall gegeben worden war, ist gezeigt worden, daß nach oraler Kaliumgabe das markierte K^+, das im Anfall in den intracellulären Raum (Muskeln und Erythrocyten) verschoben worden war, wieder ins Serum zurückkehrte.

Verordnung von Kalium im *Intervall* kann das Auftreten der Lähmungen nicht verhindern. Eine orale Dauerbehandlung mit Kalium ist wegen der raschen Ausscheidung durch die Niere nicht schädlich, nützt aber auch nichts. Einige Autoren empfehlen als Intervallbehandlung Acetazolamid (Diamox) oder Spironolactone. Hierüber siehe Speziallehrbücher.

b) Normokaliämische periodische Lähmung

Die Krankheit setzt bereits in der ersten Lebensdekade, nicht selten schon vor dem 5. Lebensjahr ein. Die *auslösenden Situationen* gleichen denen bei der hypokaliämischen Form. Auch hier treten die Lähmungen besonders während des Nachtschlafs und in den frühen Morgenstunden, in der Ruhe nach körperlicher Anstrengung, nach Alkoholgenuß, in der Kälte und bei seelischer Erregung auf. Die Anfälle dauern bis zu 3 Wochen, und die Lähmung ergreift bei diesem Typ auch die cranialen Muskeln. KCl-Gaben provozieren die Lähmungen.

Die *Therapie* im Anfall besteht in parenteraler Zufuhr großer Mengen von NaCl sowie kleiner Dosen von Insulin. Zur Prophylaxe wird eine reichlich salzhaltige Diät und die Einnahme von 9-α-Fluorohydrocortison, z.B. Astonin H, Fludrocortison oder Scherofluron empfohlen.

c) Gampstorpsche hyperkaliämische periodische Lähmung

Diese beginnt ebenfalls früher als die hypokaliämische Form: meist vor dem 20. Lebensjahr. Die Anfälle setzen nach ähnlichen Prodromen ein wie bei der hypokaliämischen Lähmung, sie sind häufiger, aber *weniger schwer* als bei den anderen Typen. Die Lähmungen halten *weniger lange* an, etwa nur 1 Std, ergreifen allerdings oft auch die cranialen Muskeln. Die Gefahr der Atemlähmung ist hier geringer. Der *Verlauf* läßt ebenfalls eine Besserung in der 5. Lebensdekade erkennen.

Die *Anfälle* ereignen sich meist am Tage. Eine zeitliche Bindung stellt sich nicht ein. Kälte und Ruhe nach körperlicher Anstrengung wirken provozierend, dagegen nicht starke Mahlzeiten, sondern ein Hungerzustand mit Hypoglykämie. Die Anfälle können durch Kalium chloratum (1–5 g per os) ausgelöst werden. Leichte körperliche Bewegung verhindert oder verzögert das Auftreten der Lähmungen, ebenso Nahrungsaufnahme vor der Lähmung oder in deren Beginn. Die Patienten können eine durch Kälte ausgelöste *myotone Reaktion* haben, die sich als undeutliche Sprache nach Genuß von Eis oder als Steifigkeit der Hände nach Baden in Wasser von 15–16° C äußert. Auch diese Myotonie wird durch Kalium chloratum provoziert.

Im *Lähmungsanfall* steigt das Serum-K^+ an, im Muskel tritt ein Verlust an K^+ bei kompensatorischer Na^+-Aufnahme ein. Anders als bei der hypokaliämischen Lähmung, kommt es durch die pathologischen Elektrolytverschiebungen zu einer Depolarisation der Muskelmembran. Im EMG kann es im Anfall zu einer verlängerten Einstichaktivität, selten auch zu Denervierungspotentialen kommen. Die Einzelpotentiale sind im Anfall kurz und niedrig. Im Intervall ist das EMG normal. Im EMG ist Spontanaktivität in Form von Fibrillationspotentialen beschrieben worden. Das EKG ist kaum oder nicht verändert.

Zur *Behandlung* der akuten Lähmung gibt man 1–2 g Calciumgluconat i.v. oder, ähnlich wie bei Hyperkaliämie aus anderer Ursache, Glucose zusammen mit Insulin, da eine vermehrte Bildung von Glykogen eine verstärkte intracelluläre Speicherung von K^+ bewirkt. Zur Prophylaxe werden Carboanhydrasehemmstoffe, wie Acetazolamid (Diamox), 2 Tabletten pro Woche, oder Chlorothiacid (Esidrix, Hygroton) empfohlen.

Differentialdiagnose der paroxysmalen Lähmungen

1. *Virusmyelitis.* Bei periodischen Lähmungen fehlen meningeale Zeichen, der Liquor ist normal. Zudem wird man bei einem akuten, schweren Krankheitsfall routinemäßig die Elektrolyte bestimmen und dadurch die Diagnose sichern können.

2. Gelegentlich denkt man, wenn die Schwäche in der Ruhe nach Anstrengung auftritt, an eine *psychogene Lähmung.* Das Fehlen der Eigenreflexe und der elektromyographische Befund schützen aber vor einer solchen Verwechslung.

3. Die *Myasthenie* beginnt nicht an den Extremitäten, sondern an den cranialen Muskeln.

4. *Wachanfälle bei Narkolepsie* (s.S. 243) lassen sich durch starke exogene Reize unterbrechen. Der affektive Tonusverlust setzt plötzlicher ein, ergreift nie die Atemmuskeln und bildet sich rasch wieder zurück.

5. *Symptomatische periodische Lähmungen* bei Conn-Syndrom, Thyreotoxikose, Nebennierenrindeninsuffizienz, Carbenoxolon (Bigastrone)-Therapie, diabetischer Acidose und nach starkem Kaliumverlust bei schwerer Diarrhoe lassen sich nach den begleitenden internistischen Symptomen und der Anamnese abgrenzen.

7. Anhang: Oculäre Myopathien

In den vorangegangenen Kapiteln wurde mehrfach erwähnt, daß die eine oder andere Myopathie auch zu Augenmuskellähmungen führt. Wegen der großen praktischen Bedeutung wird in diesem Abschnitt die Differentialdiagnose der oculären Myopathien zusammenfassend dargestellt.

a) Oculäre und oculopharyngeale Muskeldystrophie

Bei dieser autosomal-dominant erblichen Variante der progressiven Muskeldystrophie kommt es langsam fortschreitend, auch einmal schubartig, zu einer Lähmung der äußeren Augenmuskeln, vor allem des M. rectus internus, weiter auch des Lev. palp. sup. und des Orbicularis oculi. Klinisch finden sich zunächst Ptose und Strabismus divergens *ohne Doppelbilder,* da bei der langsamen Entwicklung der Lähmungen

Doppelbilder unterdrückt werden. *Die inneren Augenmuskeln bleiben stets frei.* Später entwikkeln sich eine Facies myopathica und auch eine leichte Schwäche der vorderen Hals- und Schultermuskeln. Die Dystrophie breitet sich nicht auf die Rumpf- und Beinmuskeln aus. Das EMG der äußeren Augenmuskeln zeigt trotz hochgradiger Parese dichte elektrische Aktivität mit Interferenz bei Reduktion der Amplituden. Die biochemischen Befunde sind oft unergiebig.

Bei der *oculo-pharyngealen Variante* werden die im Namen bezeichneten Muskeln von der Dystrophie ergriffen.

Es gibt Kombinationen oculärer Muskelschwäche mit den verschiedensten neurologischen Symptomen, vor allem Spastik, Ataxie und Demenz. Sie werden unter dem Oberbegriff „Ophthalmoplegia plus" zusammengefaßt.

b) Oculäre Myositis

Akute exophthalmische Form

Die *Symptome* sind: Protrusio bulbi, multiple Augenmuskelparesen mit Doppelbildern, Schmerzen hinter dem Bulbus, Chemosis und ein conjunctivaler Reizzustand, gelegentlich auch Uveitis und retrobulbäre Neuritis. Im Blutbild besteht meist Leukocytose, die BSG ist erhöht. *Differentialdiagnostisch* muß ein Neoplasma der Orbita durch Computertomographie ausgeschlossen werden. *Therapie:* Glucocorticoide in hoher Dosierung.

Chronische oligosymptomatische Form

Hierbei entwickeln sich langsam Ptosis und multiple Augenmuskellähmungen, oft ohne Doppelbilder. Ein conjunctivaler Reizzustand ist nicht obligat. BSG und Leukocytenzahl können normal sein. Liegen gleichzeitig rheumatische Begleitkrankheiten vor, ist die Diagnose relativ leicht, sonst kann sie sehr schwierig sein, zumal das Elektromyogramm oft im Stich läßt. In manchen Fällen muß man die Therapie ex juvantibus stellen und verordnet *Glucocorticoide* in hoher Dosierung.

c) Oculäre Myasthenie

Auch hier entwickeln sich Ptose und multiple Augenmuskelparesen wechselnden Grades, jedoch zunächst *immer mit Doppelbildern.* Die sonst so typische klinisch erkennbare Besserung nach Tensilon und Prostigmin i.v. kann ausbleiben. In solchen Fällen müssen die Medikamente bei gleichzeitiger EMG-Ableitung gegeben werden: Zunächst sieht man beim maximalen Innervationsversuch nur für Bruchteile von Sekunden ein Interferenzbild, das sich sofort durch Ausfall motorischer Einheiten und Abnahme der Amplituden lichtet. Nach Tensilon setzt aber meist eine massive Steigerung der elektrischen Aktivität ein, auch dann, wenn ein sichtbarer Bewegungseffekt am Bulbus ausbleibt. Auf elegante Weise wird die Diagnose mit der Elektronystagmographie gestellt. Bleibt eine Myasthenie längere Jahre auf die Augenmuskeln beschränkt, ist die Gefahr der Generalisierung nur gering und dementsprechend die Thymektomie (s.o.) nicht dringend indiziert.

d) Endokrine Ophthalmopathie bei Hyperthyreose

Dabei kann es zu multiplen Augenmuskellähmungen vor allem der Heber kommen. Charakteristisch ist ein Exophthalmus (ein Exophthalmus von 2 mm ist bereits gut im CCT zu erkennen) und eine blickrichtungsabhängige Drucksteigerung des Bulbus mit spontaner Rückkehr zu normalem Druck nach wenigen Sekunden. *Histologisch* findet sich das Bild einer Myositis mit dichter lymphocytärer Infiltration der Muskeln. Im Computertomogramm findet man eine charakteristische Verdickung der Augenmuskeln. Zur Darstellung der Augenheber und -senker sind coronare Schichten erforderlich.

e) Arteriitis cranialis

Die Krankheit ist auf S. 249 besprochen.

f) Myotonische Dystrophie

Die Ptose wird nur dann differentialdiagnostische Probleme bieten, wenn es sich um eine abortive Form der Krankheit handelt, wie sie in der Verwandtschaft von Patienten mit dem Vollbild der Curschmann-Steinertschen Krankheit vorkommt.

Akut einsetzende Augenmuskellähmungen sind stets auf basale Aneurysmen oder Diabetes, subakut auftretende auf Keilbeinmeningeome, Opticusgliome und Orbitatumoren verdächtig. Nur nach Ausschluß aller dieser differentialdiagnostischen Möglichkeiten soll man sich mit der Diagnose einer idiopathischen Hirnnervenneuritis zufriedengeben.

Nicht zu den oculären Myopathien zu rechnen sind Fehlstellungen und Bewegungseinschränkungen der Bulbi bei *angeborener Kernaplasie*. Schon im frühen Kindesalter besteht eine Ptose oder eine einseitige, auch doppelseitige Abducenslähmung, gelegentlich sind auch andere Hirnnerven paretisch. Die inneren Augenmuskeln bleiben immer frei. Doppelbilder werden verständlicherweise nicht gesehen. Das gelähmte Auge ist amblyop.

XX. Paraneoplastische Syndrome

In dieser Gruppe werden Funktionsstörungen des zentralen und peripheren Nervensystems, der neuromuskulären Überleitung und der Muskulatur selbst zusammengefaßt, die nicht metastatisch oder durch direkte Tumorinvasion zustande kommen. Ihre Ätiologie ist noch wenig aufgeklärt und vermutlich uneinheitlich. Die Auslösung durch toxische Substanzen aus dem Tumor ist wenig wahrscheinlich, weil die paraneoplastischen Komplikationen nur bei rund 6–8% der Neoplasmen auftreten, keine Beziehungen zur Größe oder zum Verlaufsstadium des Tumors haben, sondern meist sogar seiner klinischen Manifestation vorangehen und sich schließlich nach Entfernung des Tumors nicht regelmäßig zurückbilden. Theoretisch wäre es auch denkbar, daß dieselbe unbekannte Noxe, die das Neoplasma hervorbringt, auch zu den paraneoplastischen Syndromen führt. Die Leukencephalopathie beruht auf einer Infektion mit Papovaviren. Für andere Syndrome nimmt man immunologische Mechanismen an (Autoaggressionskrankheit).

Trotz dieser theoretischen Unsicherheit hat die Kenntnis der paraneoplastischen Syndrome große praktische Bedeutung, weil diese Komplikation den Patienten oft bereits krank macht, bevor der Primärtumor zu groben Funktionsstörungen führt, und oft auch bevor er metastasiert. Bemüht man sich, die Ätiologie dieser unspezifischen und durch verschiedenartige Ursachen auslösbaren Syndrome systematisch aufzuklären, wird man also immer wieder einen bisher noch nicht erkannten Tumor im Frühstadium finden, der noch einer operativen oder cytostatischen Behandlung zugängig ist.

Die einzelnen Syndrome sind bei der Differentialdiagnose verwandter Krankheitszustände an verschiedenen Stellen dieses Buches erwähnt und sind dort über das Sachverzeichnis zu finden. Eine zusammenfassende Darstellung kann zusätzlich wichtige Einzelheiten der Symptomatik und des Verlaufs berücksichtigen. Aus didaktischen Gründen werden 6 Syndrome unterschieden. Pathologisch-anatomisch und auch klinisch kommen aber auch Übergangs- oder kombinierte Formen vor.

Endokrin aktive Tumoren werden nicht berücksichtigt.

1. Progressive multifokale Leukencephalopathie

Symptomatik und Verlauf. Die Krankheit setzt akut oder subakut im mittleren oder höheren Lebensalter ein (Durchschnittsalter Mitte 50 Jahre). Abwehrgeschwächte Kranke, vor allem Patienten nach Chemotherapie von Tumoren und Kranke mit Tumoren des lymphoreticulären Systems, sind am häufigsten betroffen. Die Krankheit äußert sich durch eine Kombination verschiedener cerebraler Herdsymptome: zentrale Halbseitenlähmung, auch Tetraparese, cerebellare oder extrapyramidale Störungen der Bewegungskoordination, Dysarthrie, Aphasie, Visusverlust, aber auch Krampfanfälle. Psychisch besteht eine organische Veränderung mit Desorientiertheit, Verwirrtheit, Demenz. Das EEG ist allgemein verändert mit fakultativen Herdbefunden. Der Liquor ist gewöhnlich normal oder nur geringfügig verändert. Im CCT findet man hypodense Demyelinisierungsherde, meist bilateral, aber oft asymmetrisch im Marklager gelegen. In der Randzone dieser hypodensen Läsionen sind Kontrastmittelanreicherungen möglich. Der Verlauf ist unaufhaltsam progredient, therapeutisch versucht man Adenin-Arabinosid (Vidarabin), welches antivirale Effekte hat, ohne nennenswert immunsuppressiv zu sein. Gleichzeitig sollten immunsuppressive Maßnahmen vermindert oder ausgesetzt werden. Eine transplantierte Niere soll entfernt werden, und der Patient muß wieder Hämodialyse erhalten. Der Tod tritt nach 3–20 Monaten ein.

Ätiologie: Defekte Immunabwehr durch chronische lymphoreticuläre Krankheiten, intensive Behandlung mit Cytostatica oder massive immunsuppressive Behandlung nach Nierentransplantation begünstigt die Infektion des ZNS mit einem Papovavirus als „opportunistische Infektion".

Pathologisch-anatomisch liegt ein herdförmig disseminierter Entmarkungsprozeß vor, der im Marklager der Großhirnhemisphären, im Hirnstamm, im Cerebellum und Rückenmark lokalisiert ist. Auffällig sind Gliawucherungen mit Einschlußkörperchen und perivasculären Rundzellinfiltraten.

Differentialdiagnose. Die SSPE (s.S. 272), deren Lokalisation ähnlich ist, betrifft vor allem Kinder und hat typische EEG-, Liquor- und serologische Befunde. Auch die Encephalitis (z.B. Toxoplasmose, s.S. 267) läßt sich meist nach serologischen und Liquorbefunden abgrenzen. Die präsenilen Abbauprozesse des Gehirns (Kapitel XIV) verlaufen weit langsamer, ebenso die sehr seltene Leukodystrophie im Erwachsenenalter (s.S. 335). Hirngefäßkrankheiten machen keine so bunte Symptomatik und sind nicht so stürmisch progredient.

2. Cerebellare Degeneration

Symptomatik und Verlauf. Die Patienten bekommen im mittleren Lebensalter das Syndrom, das auf S. 342 für die alkoholische sporadische Spätatrophie der Kleinhirnrinde beschrieben ist: Extremitätenataxie, an den Beinen mehr als an den Armen ausgeprägt, Rumpfataxie, Dysarthrie, dagegen kaum Nystagmus. Im *Liquor* kann das Eiweiß vermehrt sein. Der Verlauf ist rasch, über wenige Monate progredient.

Das auslösende Neoplasma ist meist ein Bronchial- oder Ovarialcarcinom.

Pathologisch-anatomisch findet man: Verlust der Purkinjezellen, Atrophie des N. dentatus und Gliaproliferation. Oft überschreitet der Prozeß das Kleinhirn zum Hirnstamm, zur Brücke und zum Rückenmark. Der Prozeß hat gewisse Ähnlichkeit mit Kleinhirnaffektionen des Menschen (Kuru) und der Tiere (Scrapie) durch langsame Viren (s.S. 272).

Differentialdiagnose. Demenz und Polyneuropathie können die Unterscheidung von einer Alkoholschädigung schwierig machen, Hirnstammsymptome lenken den Verdacht auf die Pierre-Mariesche-Heredoataxie. Eine Verwechslung mit Kleinhirntumor ist kaum möglich (Kopfschmerzen, vestibular tilt, meist Stauungspapille).

3. Polioencephalopathie und Myelopathie

Eine andere Form der Beteiligung des ZNS äußert sich als Encephalomyelopathie mit Schwerpunkt in umschriebenen Regionen des Gehirns und Rückenmarks.

a) Limbisches System: Starkes Nachlassen der Merkfähigkeit, progrediente Demenz, Verhaltensstörungen: Angst, Aggressivität, sexuelle Enthemmung, auch depressive Verstimmung und/oder paranoid-halluzinatorische Psychose (s. auch S. 126). Vereinzelt werden auch Krampfanfälle beobachtet. *Liquor:* Leichte Pleocytose. *EEG:* Allgemeinveränderung, fakultativ temporaler Herdbefund.

b) Bulbäre Encephalitis: Lähmungen der caudalen Hirnnerven, bei Befall der Brücke auch Blickparesen und Störungen der Bewegungskoordination. *Differentialdiagnose:* Amyotrophische Lateralsklerose von bulbärer Lokalisation, Clivustumor, Glomustumor, Ponsgliom, Hirnstammencephalitis.

c) Myelitis: Subakute Vorderhorndegeneration, besonders im Cervicalmark, mit vorwiegend distalen Muskelatrophien und Reflexverlust. Das Krankheitsbild (nicht Erkrankungsalter und Verlauf!) ist der progressiven spinalen Muskelatrophie vom Typ Duchenne-Aran ähnlich (s.S. 387).

Es gibt auch eine paraneoplastische *akute Querschnittsmyelitis,* die unter dem Bild einer rasch aufsteigenden sensiblen und motorischen Lähmung mit Blasenstörungen in Tagen bis Wochen zum Tode führt.

d) Syndrom der amyotrophischen Lateralsklerose: Eine symptomatische ALS mit Beteiligung der bulbären Hirnnervenkerne und ihrer supranucleären Bahnen soll bei Neoplasmen der verschiedensten Art vorkommen. Diese Form soll einen milderen Verlauf haben als die essentielle Form der Krankheit.

e) Kombinierte Strangdegeneration: Schließlich kommt eine kombinierte Strangdegeneration vor, die dem Bild der funikulären Spinalerkrankung entspricht. Hierbei muß keine B_{12}-Resorptionsstörung vorliegen.

Pathologisch-anatomische Befunde. Nervenzelluntergang, entzündliche Gliareaktionen, perivasale lymphocytäre Infiltrate.

Differentialdiagnose. Vor allem Rabies und Herpesencephalitis, die eine ähnliche Lokalisation haben.

4. Polyneuropathie

Eine vorwiegend sensible Polyneuropathie ist eine häufige paraneoplastische Komplikation. Sie befällt die Beine mehr als die Arme und äußert sich vor allem in Parästhesien, Gangunsicherheit infolge sensibler Ataxie und Reflexabschwächung. Lähmungen sind möglich, treten aber im Krankheitsbild zurück. Der *Liquor* enthält eine Eiweißvermehrung in der Größenordnung von 0,50–1,00 g/l. Die *Nervenleitgeschwindigkeit* ist verlangsamt (Polyneuropathie vom Markscheidentyp). Die Krankheit erreicht in wenigen Monaten ihre stärkste Ausprägung und bleibt dann meist unverändert bestehen.

Pathologisch-anatomisch findet man in den peripheren Nerven die Axone und Markscheiden degeneriert, jedoch sind regelmäßig auch Spinalganglien, Hinterstränge und Tractus spinocerebellaris betroffen.

Differentialdiagnose s. Tabelle 25, S. 370/371.

5. Myasthenische Reaktion

Das *Lambert-Eaton-Syndrom* (s.S. 408, 411) tritt beim kleinzelligen Bronchialcarcinom, seltener bei anderen Carcinomen auf. Es beginnt im mittleren Lebensalter mit myasthenischer Ermüdbarkeit im Beckengürtel, während Ptose, Doppeltsehen und Schluckstörung erst spät auftreten. Hierdurch läßt sich bereits klinisch eine Abgrenzung gegen die Myasthenia gravis pseudoparalytica treffen. Auffällig sind bei nicht wenigen Patienten Parästhesien und Trockenheit im Mund. Die Eigenreflexe sind abgeschwächt bis erloschen, die Vibrationsempfindung kann ausgefallen sein. Bei wiederholter Innervation nimmt die Kraft vorübergehend zu. Bis zur vollen Kraftentfaltung vergehen oft 7 sec. Erst später zeigt sich die myasthenische Ermüdbarkeit. Im Stimulations-EMG nehmen entsprechend bei repetitiver supramaximaler Nervenreizung die anfangs abnorm kleinen Amplituden des Summenpotentials zunächst über etwa 7 sec zu und fallen dann in myasthenischer Weise ab.

Das typische Bild des Crescendo-Decrescendo zeigt sich bei höheren Reizfrequenzen (10 bis 20/sec) als bei der Myasthenie, wo diese Reaktion bei Frequenzen um 3/sec am deutlichsten ausgeprägt ist. Bei hohen Reizfrequenzen zeigen auch gesunde Muskeln einen Amplitudenabfall der Muskelaktionspotentiale. Im Nadelmyogramm können myopathische Veränderungen gefunden werden, histologisch werden auch „neurogene" Veränderungen beschrieben.

Es besteht eine hohe Empfindlichkeit gegen Curare, jedoch bessern Neostigmin und Edrophonium das Syndrom nicht. Zur Behandlung wird Guanidinhydrochlorid empfohlen (6–8mal 500 mg/24 Std als Pulver in Wasser gelöst per os, bei längerer Behandlung die Hälfte dieser Dosis). Man nimmt an, daß das Lambert-Eaton-Syndrom auf einer präsynaptischen funktionellen Endplattenblockade durch Tumortoxine beruht. Wie beim Botulismus (s.S. 378) soll die Freisetzung des Acetylcholin an der motorischen Endplatte gestört sein.

Guanidin erhöht die Freisetzung von Acetylcholinquanten nur dann, wenn sie pathologisch vermindert sind (nicht dagegen bei normalen Verhältnissen an der motorischen Endplatte). Es hat keine postsynaptische Wirkung. Alternativ, wegen der Nebenwirkungen von Guanidin 4-Aminopyridin, eine quaternäre Ammoniumbase.

6. Myopathie

Das Vollbild der Dermatomyositis und der remitierend verlaufenden Polymyositis ist bei Männern über 50 Jahren in 60% der Fälle durch ein Malignom ausgelöst. Symptomatik und Therapie sind auf S. 404 ausführlich beschrieben.

XXI. Frühkindliche Schädigungen und Entwicklungsstörungen des Zentralnervensystems und seiner Hüllen

1. Geistige Behinderung und cerebrale Bewegungsstörung

Unter diesen Bezeichnungen, die bewußt unscharf gehalten ist, fassen wir die *Endzustände* einer größeren Gruppe von Krankheiten zusammen, die das Zentralnervensystem während seiner Entwicklung und Reifung getroffen haben. Die Definition als Endzustände muß allerdings dahin erweitert werden, daß als Folge dieser cerebralen Defekte eine *Residualepilepsie* bestehen kann, die sekundär zu einer fortschreitenden Hirnschädigung und Verschlechterung des körperlichen und psychischen Zustands der Kranken führt.

Die Folgen von Chromosomenanomalien und neurometabolischen Krankheiten werden wegen ihrer Seltenheit und wegen der speziellen Kenntnisse, die zu ihrer Diagnose und zur genetischen Beratung der Eltern verlangt werden, nicht besprochen. Ebensowenig kann die pränatale Diagnostik hier erörtert werden.

Ursachen:

Wir unterscheiden
a) pränatale Schädigungen,
b) perinatale Schädigungen,
c) postnatale frühkindliche Hirnschädigungen.
Für die Differentialdiagnose zwischen a) und b) ist die cerebrale Computertomographie von größtem Nutzen.

a) Pränatale Schädigungen des ZNS

Die häufigste Ursache ist *Sauerstoffmangel* des embryonalen oder fetalen Nervensystems. Er kommt durch allgemeine Kreislaufstörungen der Mutter, Beeinträchtigung des Placentarkreislaufs oder auch Nabelschnurumschlingung zustande. Weiter können *Infektionskrankheiten* der Mutter zu *Embryopathien* führen, die im einzelnen in den Lehrbüchern der Kinderheilkunde beschrieben sind. In erster Linie kommen hier Virusinfektionen in den ersten drei Schwangerschaftsmonaten in Frage, selbst wenn sie klinisch inapparent verlaufen. Häufiger als allgemein bekannt, ist die angeborene, nekrotisierende *Toxoplasmose-Encephalitis* (s.S. 267).

Zu den intrauterinen Schädigungen werden auch die Folgen der fetalen *Erythroblastose* bei Rh-Inkompatibilität mit Icterus gravis neonatorum gerechnet. Dabei wird das Hirnparenchym durch Hyperbilirubinaemie geschädigt. *Makroskopisch* zeigt das ganze Gehirn eine leicht gelbliche Färbung. *Mikroskopisch* sind besonders die Stammganglien, der Nucleus dentatus des Kleinhirns und die Kerne am Boden der Rautengrube betroffen. Man spricht deshalb von *Kernikterus*.

b) Perinatale Schädigungen

Unter der Geburt ist das Gehirn in erster Linie durch venöse und arterielle *Zirkulationsstörungen* gefährdet. Dabei kommt es durch Stauung in den großen *Hirnvenen* und *Sinus* zu ödematöser Durchtränkung des Gewebes und Stauungsblutungen. Die Folge sind ausgedehnte oder herdförmige Nekrosen vor allem im *Marklager* beider Hemisphären und in den Stammganglien. Thrombosen kleiner *Arterien* in der Hirnrinde führen zur *elektiven Parenchymnekrose,* d.h. das Nervengewebe geht zugrunde, während die Glia erhalten bleibt. Nach geburtstraumatischen *Subarachnoidealblutungen* bilden sich leicht Verwachsungen der Meningen, die die Liquorzirkulation beeinträchtigen, so daß ein *Hydrocephalus occlusus* entsteht. Direkte *mechanische* Einwirkung auf das kindliche Gehirn spielt eine geringere Rolle. Eine besondere Gefahr besteht bei allen Formen von komplizierter Geburt, aber auch, trotz der geringeren Größe des Kindes, bei unreifen Neugeborenen.

Die Morbidität an perinatalen Schädigungen des Gehirns ist in jüngerer Zeit stark zurückgegangen. Die Verhütung von Sauerstoffmangelschäden des Gehirns kann auf verbesserte geburtshilfliche Überwachungsmethoden und die Einführung der neonatalen Intensivpflege zurückgeführt werden.

c) Postnatale frühkindliche Hirnschädigungen

Sie entstehen vor allem durch bakterielle Infektionskrankheiten des Säuglings und Kleinkindes. Dabei kommt es recht häufig zu arteriellen *Embolien* und arteriellen oder venösen *Thrombosen*. Diese führen zu cystischen Erweichungen im Versorgungsgebiet einer der größeren Hirnarterien oder zu Stauungsblutungen, Purpura cerebri, Hirnödem und sekundären Erweichungen im Abflußgebiet der größeren Hirnvenen und Sinus.

Akute *enterotoxische Krankheitszustände* können das Gehirn durch Kreislaufstörungen schädigen, chronische Ernährungsstörungen *(Dystrophie)* durch ein Hirnödem mit sekundärer Ödemnekrose. Bei angeborenen cerebralen *Gefäßmißbildungen* wird die betroffene Hirnregion hypoxydotisch geschädigt.

Die infektiöse oder parainfektiöse Encephalitis tritt als Ursache der frühkindlichen Hirnschädigung quantitativ ganz in den Hintergrund.

Pathologisch-anatomische Befunde

Sie werden nicht nur von der Art der Noxe, sondern auch vom Zeitpunkt der Schädigung bestimmt. Je früher das Gehirn betroffen wird, desto geringer ist die gewebliche Reaktion. Besonders stark werden die jüngeren, neocorticalen Anteile des Gehirns, d.h. die Großhirnkonvexität, ergriffen. *Hypoxydotische Schädigungen* betreffen besonders die graue Substanz, *Blutungen* finden sich bevorzugt im Abflußgebiet von Venen oder Versorgungsgebiet von Arterien, *Ödemschäden* sind meist im Marklager lokalisiert. Hinzu kommen sekundäre Epilepsieschäden.

Das morphologische Bild kann vielgestaltig sein: In der *Hirnrinde* finden sich die verschiedenen Formen einer Störung in der Ausbildung der Hirnwindungen, sowie schichtförmige Erweichungen, Narben und Cysten. Das *Marklager* ist bilateral oder einseitig geschrumpft (Hydrocephalus internus). Von den subcorticalen Kernen ist der *Thalamus* infolge seiner vielfältigen Verbindungen mit der Rinde am stärksten atrophiert. Die *Stammganglien* können von narbigen Herden durchsetzt sein (Status marmora-

tus). Bei einseitiger Großhirnschädigung kommt es durch transneuronale Degeneration zur gekreuzten Kleinhirnatrophie.

Größere gefäßabhängige Erweichungscysten bezeichnet man als *Porencephalie*. Es handelt sich um Höhlen in der Marksubstanz, die eine trichterförmige Öffnung im Hirnmantel, oft auch eine weitere Öffnung zum Seitenventrikel haben. Die häufigste Lokalisation ist um die Fissura Sylvii. Oft ist die Porencephalie symmetrisch.

Besonderes praktisches Interesse (s. unten Behandlung) haben die wichtigsten Formen der *einseitigen frühkindlichen Hirnschädigung*. Sie treten vor allem als Erweichungscysten und als einseitige Atrophie einer Großhirnhemisphäre auf, die ohne umschriebene Defekte ein verkleinertes Abbild der gesunden Hemisphäre ist.

Arachnoidealcysten sind Fehlbildungen der weichen Häute mit gekammerter Flüssigkeitsansammlung. Sie sind oft die Folge einer geburtstraumatischen Subarachnoidealblutung oder einer Meningitis in den ersten Lebensjahren. Die Cysten liegen meist seitlich der Konvexität des Temporallappens auf. Hier wölben sie die Schädelkalotte vor und können durch Druck und Zirkulationsstörung das darunterliegende Hirngewebe schädigen. Sie können aber auch infolge einer Agenesie oder Unterentwicklung des Temporallappens entstehen. Kleine Traumen können dabei zu Subarachnoidealblutungen führen, auch zu einer akuten Vergrößerung der Cyste, wahrscheinlich über eine Blutung aus der Wand der Cyste.

Klinik

Da die Funktionen des Zentralnervensystems in den ersten Lebensjahren noch wenig differenziert sind, ist das klinische Bild dieser verschiedenartigen Hirnschädigungen *einförmig*. Es ist durch folgende Trias gekennzeichnet:

a) pyramidale oder extrapyramidale Bewegungsstörungen.

b) Intelligenzdefekte und Verhaltensstörungen.

c) Anfälle.

a) Die **spastische Parese** tritt bei doppelseitigen, meist perinatalen Läsionen vor allem als *spastische Diplegie der Beine* auf *(Littlesche Krankheit)*. Dabei ist die spastische Tonuserhöhung stärker als die Lähmung ausgeprägt. Betroffen sind vor allem die Adductoren der *Beine*, die Strecker im Kniegelenk und die Plantarflektoren

des Fußes. Schon in der Ruhe sind die Oberschenkel einwärts rotiert und die Knie aneinan-
dergepreßt oder die Oberschenkel überkreuzt,
und es besteht ein doppelseitiger Spitzfuß. Die
Gangstörung der Kranken ist so charakteristisch, daß sie oft die Diagnose auf den ersten
Blick gestattet: Die Patienten gehen fast auf den
Zehenspitzen und müssen die Beine mühsam aneinander vorbeischieben. Die *Intelligenz* ist oft
normal. Anfälle gehören nicht zum klinischen
Bild. Mit der Altersinvolution des Gehirns verschlechtert sich die Paraspastik und damit die
Gangstörung. Ohne Kenntnis der Vorgeschichte
nimmt man dann leicht irrtümlich einen progredienten Prozeß, z.B. einen Rückenmarkstumor,
an.

Bei der meist pränatal entstandenen infantilen
Hemiplegie bleiben die gelähmten Gliedmaßen
im Längen- und Dickenwachstum zurück. Die
Finger sind in den Gelenken überstreckbar und
haben oft bereits in der Ruhe die sog. *Bajonett-
stellung* mit leichter Beugung im Grundgelenk
und Überstreckung in den Interphalangealgelenken. Die zentrale Bewegungsstörung ist so erheblich, daß die betroffene Hand nicht als Greif-
werkzeug dienen kann und das Gehen durch
Mitbewegungen schwer behindert ist. Bei der
häufigen *Kombination mit Athetose* sind die Kinder völlig hilflos, da jeder Versuch einer Bewegung die extrapyramidalen Hyperkinesen, dystonischen Muskelverspannungen und pathologischen Stellreflexe in Gang setzt. Häufig ist die
Hemiplegie von *Sprech*störungen (Stottern,
Dysarthrie), dagegen nicht von Aphasie begleitet. Die neuropsychologischen Ausfälle sind
meist erstaunlich gering, allenfalls findet man
eine *Schreib-Lese-Schwäche.* Die Kinder haben
einen *erheblichen geistig-seelischen Entwicklungsrückstand,* fast immer haben sie fokale oder
generalisierte *Anfälle.*

Extrapyramidale Bewegungsstörungen haben das
Bild der Choreoathetose oder Athétose double.
Diese findet sich nach diffuser hypoxischer
Schädigung der Stammganglien besonders bei
den Kindern, die den Kernikterus überleben.
Die Intelligenz ist oft weit weniger gestört als
es den Anschein hat.

b) Intelligenzdefekte und Verhaltensstörungen.
Debilität, psychomotorische Unruhe und Aggressivität können nicht allein auf die Substanzschädigung des Gehirns zurückgeführt werden.
Sie beruhen zum Teil darauf, daß die schwere

motorische Beeinträchtigung die Entfaltung der
Intelligenz dieser Kinder behindert. Ein weiterer
Faktor ist darin zu sehen, daß eine umschriebene Hirnschädigung, die Anfälle auslöst, in
einer noch nicht bekannten Weise als störender
Reiz wirksam ist. Dies wird dadurch deutlich,
daß nach Hemisphärektomie (s. unten) die Intelligenzentwicklung der einseitig hirngeschädigten
Kinder wieder in Gang kommt und die Verhaltensstörung sich bessert.

c) Anfälle können in jeder Form, fokal oder generalisiert auftreten. Sie sind gewöhnlich durch
antiepileptische Medikamente nicht befriedigend zu behandeln.

Die **Diagnose** ist in schweren Fällen nach den
angegebenen anamnestischen Kriterien und aus
der Trias: Bewegungsstörung, geistige Behinderung mit Verhaltensstörung und Anfälle leicht
zu stellen. Bei geringerer Ausprägung einer infantilen Hemiplegie achtet man auf Differenzen
in Länge und Umfang der Extremitäten, Über-
streckbarkeit der Finger und Asymmetrien des
Schädels.

Eine erfolgreiche Therapie verlangt eine *Frühdiagnose* in den ersten Lebenswochen. Verdacht
auf cerebrale Bewegungsstörungen liegt vor,
wenn ein Kind
asymmetrisch liegt, schlaff ist und schlecht
trinkt („floppy infant" s.S. 387),
die Hände zu Fäusten verkrampft hält,
keinen Saug- oder Greifreflex hat,
in Rückenlage opisthotonisch den Kopf in die
Kissen bohrt,
in Bauchlage den Kopf nicht zur Seite wendet,
um frei atmen zu können,
beim passiven Aufrichten den Kopf nicht wenigstens für kurze Zeit senkrecht hält,
keine reflektorischen Schreitbewegungen macht,
wenn es passiv so gehalten wird, daß die Füße
eine Unterlage berühren.

Einzelheiten der physiologischen und pathologischen Reflexe des Säuglingsalters, nach denen man die Diagnose etwa im 4. Monat sichern
kann, s. Lehrbücher der Kinderneurologie.

Die *Röntgenaufnahme des Schädels* kann bereits ohne Kontrastmitteluntersuchung eine einseitige frühkindliche Hirnschädigung anzeigen,
da eine Entwicklungsstörung des Gehirns auch
das Schädelwachstum beeinträchtigt. Der *geringere Wachstumsdruck* des Gehirns führt dazu,
daß die gleichseitige Hälfte der Schädelkalotte
im Wachstum zurückbleibt. Sie hat deshalb eine

geringere Wölbung als die gesunde Seite, Felsenbein und Keilbein stehen höher, und die Stirnhöhlen sind einseitig vergrößert. *Arachnoidealcysten* führen dagegen durch den Druck der gekammerten Flüssigkeit zu einer umschriebenen Verdünnung und Ausbuchtung der Schläfenbeinschuppe oder des Os parietale.

Im *CCT* findet man häufig auch bei klinisch auffälligen Kindern keine Substanzdefekte. Es gibt zwei Muster vasculär bedingter perinataler Hirnschäden: 1. Rindendefekte im Versorgungsgebiet von großen Hirnarterien. Da sich die Schädelkalotte der Hirnoberfläche anpaßt, entsteht der Eindruck der sogenannten Hemiatrophia cerebri. 2. Ferner findet man einseitige oder bilaterale porencephale trichterförmig vom Seitenventrikel ins Marklager ausgehende Defekte. Sie entstehen durch venöse Stauungsblutungen. Bei spastischer Diplegie und Athetose double infolge Kernikterus ist das Computertomogramm fast immer normal.

Durch EEG und Angiographie wird die Diagnose weiter gesichert.

Therapie

Die orthopädischen und heilpädagogischen Behandlungsmaßnahmen werden hier nicht erörtert. Die antiepileptische Behandlung entspricht den Regeln, die in Kapitel VII beschrieben sind. Eine sehr große Bedeutung hat die Krankengymnastik nach der *Bobath-Methode*. Sie muß bereits vor Vollendung des ersten Lebensjahres einsetzen. Da die Hirnschädigung ein nicht ausgereiftes Gehirn betroffen hat, muß die krankengymnastische Behandlung völlig anders sein als beim Erwachsenen. Es kommt beim cerebral geschädigten Kind nicht, wie beim hemiplegischen oder paraplegischen Erwachsenen, darauf an, individuelle Muskeln oder Muskelgruppen zu entspannen. Das Ziel ist vielmehr die *Entwicklung von normalen Haltungen und Bewegungsabläufen* bei Normalisierung des Muskeltonus im ganzen Körper. Da die Lähmungen und Hyperkinesen zum großen Teil auf primitiven pathologischen Reflexen beruhen, versucht man, die störenden assoziierten Bewegungen und Abnormitäten im Muskeltonus unter Ausnützung der verschiedenen Stell- und Stützreaktionen zu hemmen. Das Kind lernt gleichsam, die physiologische motorische Entwicklung nachzuholen. Jeder motorische Entwicklungsschritt wird erst dann erworben, wenn der vorangehende halbwegs beherrscht wird. Das Ziel ist, daß die Kinder die erlernten normalen Bewegungen und Haltungen auch außerhalb der Übungssituation beim Spielen und den Verrichtungen des täglichen Lebens anwenden.

Einseitige Hirnschädigungen mit infantiler Hemiplegie und therapieresistenten Anfällen können durch *Hemisphärektomie* erfolgreich behandelt werden. Nach Unterbindung der großen arteriellen Gefäße und der Brückenvenen wird dabei die betroffene Hemisphäre mit den zugehörigen Stammganglien im ganzen operativ entfernt. Die Operation ist aber nur sehr selten und auch nur dann indiziert, wenn die einseitige Schädigung der Großhirnhemisphäre *vor dem Abschluß der Gehirnreifung*, d.h. vor dem 6. Lebensjahr eingetreten ist. Der Eingriff wird bis zum 20. Lebensjahr ausgeführt. Die Letalität liegt zwischen 6 und 7%.

Der eindrucksvolle Erfolg der Operation ist eine Heilung oder wesentliche *Besserung der Residualepilepsie*. Dadurch wird das Kind vor den sekundären Krampfschäden bewahrt, die sonst eine progrediente Verschlechterung des pathologisch anatomischen und klinischen Befundes mit sich bringen. Meist bessern sich auch die erethischen *Verhaltensstörungen* und die Intelligenz- und Sprachentwicklung. Die Spastik der kontralateralen Extremitäten läßt nach, so daß die motorischen Leistungen einer Übungsbehandlung zugängig werden.

Die Erfolge der Hemisphärektomie zeigen die Anpassungsfähigkeit des Nervensystems in der Entwicklungsperiode, die bereits bei der Besprechung der Hemisphärendominanz auf S. 116 erwähnt wurde. Hat die Schädigung das Gehirn erst jenseits des 6. Lebensjahres getroffen, ist der Eingriff dagegen stets von schweren und bleibenden neurologischen und neuropsychologischen Ausfällen gefolgt.

Anhang: Minimale frühkindliche Hirnschädigung

Diese Kinder, die meist eine Risikogeburt hatten, fallen zunächst nur durch leichtes motorisches Ungeschick auf, bis sie in der Schule versagen, sobald dort die Anforderungen gesteigert werden. Dabei ist ihr Intelligenzquotient nicht merklich erniedrigt, jedoch sind die Kinder motorisch unruhig und haben Konzentrationsstörungen. Neurologisch fällt auf, daß sie in bestimmten motorischen Leistungen hinter ihrem Lebensalter zurückgeblieben sind: Einbeinstand, Einbeinhüpfen, Gleichgewichtsregulation beim Seiltänzergang, Klavierspielbewegung mit den Fingern. Die Handschrift ist unregelmäßig und verzittert. Das Sprechen ist oft mangelhaft artikuliert, überhastet oder verlangsamt. Die psychologische Testuntersuchung deckt oft auch perceptive Störungen auf. Manchmal liegt eine Legasthenie vor. Das *EEG* trägt nur wenig zur Diagnose bei. Das Computertomogramm ist normal. Wenn sich Familie und Schule auf die Behinderung und Reifungsverzögerung der Kinder einstellen, ist die langfristige Prognose nicht ungünstig.

2. Kindlicher Hydrocephalus

Hydrocephalus heißt: Vergrößerung der Liquorräume auf Kosten der Hirnsubstanz. Nach der *Form* unterscheidet man den Hydrocephalus externus, bei dem die äußeren Liquorräume erweitert sind, vom Hydrocephalus internus, bei dem die Ventrikel erweitert sind. Beide Formen sind häufig kombiniert. Nach der *Ursache* werden zwei große Gruppen unterschieden:

1. Hydrocephalus e vacuo. Dies ist eine kompensatorische Liquorvermehrung bei Schwund des Hirngewebes. Sie führt selbstverständlich nicht zum Hirndruck.

2. Hydrocephalus durch **Liquorzirkulationsstörungen.** Hier liegt ein Mißverhältnis zwischen Produktion und Resorption des Liquors vor.

Die zweite Form hat drei Untergruppen: Hydrocephalus hypersecretorius, occlusus und arresorptivus. Von diesen hat der *Verschluß-Hydrocephalus* die größte klinische Bedeutung. Dabei ist die Produktion des Liquors nicht gestört, aber sein *Abfluß* zu den Resorptionsstellen gehindert oder völlig blockiert.

Der Liquor wird hauptsächlich von den Plexus chorioidei sezerniert. Er fließt von den Seitenventrikeln durch den III. Ventrikel und den Aquädukt in den IV. Ventrikel, den er durch die beiden Foraminae Luschkae und das Foramen Magendii verläßt. Über die basalen Zisternen gelangt er in den Subarachnoidealraum des Gehirns und Rückenmarks. Er wird vor allem in den Capillaren der weichen Hirnhäute, in den Pacchionischen Granulationen über der Hirnkonvexität und in den Scheiden der Rückenmarksnerven resorbiert.

Die *Blockade der liquorführenden Wege* entsteht durch Ventrikelblutungen unter der Geburt, durch Entzündungen mit Ependymitis gra-

nularis, durch Verwachsungen der weichen Hirnhäute nach Meningitis, Tumoren der hinteren Schädelgrube und Mißbildungen am occipito-cervicalen Übergang, die im 4. Abschnitt dieses Kapitels besprochen sind. In der Hälfte der Fälle von Hydrocephalus occlusus liegt eine Stenose oder ein Verschluß des Aquäduktes vor.

Der Hydrocephalus kann auch selbst eine Entwicklungsstörung sein (Mißbildungshydrocephalus). *Hydrocephalus communicans* s.S. 201.

Klinik

Solange die Schädelnähte nocht nicht verschlossen sind, kann die Kalotte dem zunehmenden Druck des gestauten Liquors nachgeben und sich vergrößern. Der Umfang des Hirnschädels nimmt dann rasch zu. Die Fontanellen sind erweitert, gespannt oder vorgewölbt und pulsieren nicht. Die Nähte sind als breit klaffende Spalte zu tasten. Pupillen und Iris verschwinden unter dem Unterlid *(Zeichen der untergehenden Sonne)*. In dem Maße, in dem das Gehirn trotz dieser Schädelvergrößerung geschädigt wird, bekommen die Kinder pyramidale und extrapyramidale Symptome, sie erbrechen und werden schläfrig.

Sind nach dem 4. Lebensjahr die Nähte geschlossen, wirkt sich der Flüssigkeitsdruck vor allem auf das Gehirn aus, so daß bald ein *allgemeiner Hirndruck* entsteht. Die Kinder klagen über Kopfschmerzen, die Schädelvenen sind gestaut, neurologisch treten früh pathologische Reflexe auf. Bei der Schädelperkussion hört man in diesen Fällen tympanitischen Klopfschall. Hat der Hydrocephalus die Nähte wieder gesprengt, ist der Klopfschall scheppernd *(Geräusch des gesprungenen Topfes)*. Bei der Diagnostik und Therapie des kindlichen Hydrocephalus hat die *CCT* einen entscheidenden Fortschritt gebracht. Noch bevor man eine klinisch meßbare Zunahme des Schädelumfangs feststellt, kann eine Vergrößerung des Ventrikelsystems im Computertomogramm auf einen beginnenden Hydrocephalus hinweisen und eine frühzeitige Therapie (s. nächster Absatz) ermöglichen. Aber auch bei der Verlaufskontrolle ermöglicht die *CCT* die frühzeitige Erkennung postoperativer subduraler Ergüsse und Hämatome, wie sie nach dem Kollaps des Ventrikelsystems infolge einer liquorableitenden Operation (s. unten) nicht selten beobachtet werden.

Sofern der Hydrocephalus nicht infolge einer Druckatrophie der Plexus chorioidei spontan zum Stillstand kommt („arrested hydrocephalus"), wird er heute durch die *Ventrikulo-Auri-kulostomie* nach SPITZ-HOLTER oder PUDENZ-HEYER operativ *behandelt.* Bei diesem Eingriff wird durch einen Ventilkatheter eine künstliche Verbindung zwischen dem Seitenventrikel und dem Herzvorhof geschaffen, so daß der *Liquor,* sobald sein Druck eine bestimmte Höhe erreicht hat, unter Umgehung des Aquädukts *in den Blutkreislauf abgeleitet wird.* Risiken der Methode sind Infektion, Verstopfung des Ventils, Verschiebung des Katheters und Thrombosen. Durch einen Teleskopeinsatz wird in gewissen Grenzen ein „Mitwachsen" des Katheters ermöglicht. Die Funktionsfähigkeit des Ventrikelsystems ist durch Computertomographie auch nach längerer Zeit immer wieder ohne eingreifende Maßnahmen leicht zu kontrollieren.

3. Syringomyelie
Vorbemerkung: Status dysraphicus

Der Status dysraphicus ist eine Defektkonstitution, die selbst kein progredientes Leiden darstellt, aber in einem Teil der Fälle zu chronischen dystrophischen und degenerativen Krankheiten des Zentralnervensystems, wie Friedreichsche Ataxie, funikuläre Spinalkrankheit und vor allem Syringomyelie disponiert. Klinisch findet man bei den betroffenen Personen und auch unter ihren Blutsverwandten die folgenden Fehlbildungen in mehr oder weniger zahlreicher Kombination: Sternumanomalien in Form der Trichter- oder Rinnenbrust, auffallend dünne, lange Hände und Finger mit harter Haut (Arachnodaktylie), aber auch verdickte, kalte, feuchte, livide Hände. Weiter sind Kyphoskoliosen, Mammadifferenzen, Überlänge der Arme (Spannweite größer als Körperlänge), Fußdeformitäten und Spina bifida occulta (s.S. 435) relativ häufig. Weitere sog. dysraphische Stigmata sind Irisheterochromie, angeborenes Horner-Syndrom, hoher, „gotischer" Gaumen und Behaarungsanomalien.

Pathologisch-anatomische Befunde

Mit dem Namen Syringomyelie bezeichnen wir einen spinalen Krankheitsprozeß, der durch *klinische Kriterien:* Erkrankungsalter, Symptomatik und Verlauf wohl charakterisiert ist, jedoch keine einheitliche pathologisch-anatomische Grundlage hat. Der gemeinsame Nenner der anatomischen Befunde ist eine *dysraphische Fehlbildung* mit *blastomatösem Einschlag.* Durch diese Definition ist der Faktor einer *Entwicklungsstörung* des Rückenmarks und das *prozeßhafte Fortschreiten* von einem bestimmten Alter an charakterisiert. Die dysraphische Komponente besteht in einem fehlerhaften Schluß des Neuralrohres mit Störung in der Bildung der dorsalen Raphe, die blastomatöse in Gliawucherungen und regressiven Gewebsveränderungen.

Im einzelnen können dem Krankheitsbild der Syringomyelie folgende *Fehldifferenzierungen* zugrunde liegen:

1. Angelegte, längs ausgedehnte *Höhlenbildung im Rückenmarksgrau,* die von der Region der hinteren oder vorderen Commissur ausgeht und von einer dorsalen Gliose umgeben ist (Syrinx = Flöte).

2. Stiftförmige Gliose dorsal vom Zentralkanal *(Gliastift),* die sekundär in der Peripherie unter Höhlenbildung zerfallen kann. Dieser Zerfall wird auf die Labilität des pathologischen Gewebes, auf Zirkulationsstörungen und auf Kompression des verdickten Rückenmarks bei Bewegungen der Wirbelsäule zurückgeführt.

3. *Hydromyelie:* Pathologische Erweiterung des Zentralkanals.

4. Kombination einer der drei genannten Formen mit nicht gliomatösen *intramedullären Tumoren* (Angiome, Lipome, Teratome), die bei dem fehlerhaften Schluß des Neuralrohres mit dem dorsalen Mesenchym in das Rückenmark gelangen.

Die sekundäre Höhlenbildung nach Hämatomyelie oder Rückenmarkserweichung gehört nicht hierher, da sie nicht prozeßhaft fortschreitet (s.S. 155).

Die *Lokalisation* aller Formen der Syringemyelie ist bevorzugt im Hals- und Brustmark, sehr viel seltener auch (aber nie isoliert) im Lendenmark. Häufig erstreckt sich der Prozeß nach rostral in die Medulla oblongata und Brücke (Syringobulbie). Es kommen auch mehrere Höhlen in verschiedenen Abschnitten des Rückenmarks vor.

Makroskopisch findet man das Rückenmark meist an den betroffenen Stellen aufgetrieben. Darüber sind die weichen Häute verdickt, getrübt und mit der Dura verwachsen. *Mikroskopisch* ist der Prozeß auf das Grau des Rückenmarks und unteren Hirnstamms beschränkt. Die langen Bahnen sind nicht direkt ergriffen, werden aber sekundär durch Druck und Zirkulationsstörungen geschädigt.

Symptomatik und Verlauf

Männer erkranken etwa doppelt so häufig wie Frauen. Die Symptome setzen meist zwischen dem 20. und 40. Lebensjahr ein. Das klinische Bild entspricht einer chronischen Entwicklung der vorn (S. 102) besprochenen *zentralen Rückenmarksschädigung.*

Häufig entwickelt sich als erste Erscheinung eine *dissoziierte Sensibilitätsstörung.* Sie beruht auf Unterbrechung der spino-thalamischen Fasern in ihrem Verlauf vom Hinterhorn durch die vordere Commissur des Rückenmarks. Die Schmerz- und Temperaturempfindung fällt zunächst halbseitig oder jedenfalls asymmetrisch auf der segmentalen Höhe aus, in welcher der Prozeß beginnt, d.h. an den Händen und Armen. Später ergreift sie Schulter, Hals und Thorax. Wenn durch Ausdehnung der Höhle auch der *Tractus spino-thalamicus* lädiert wird, kommt es kontralateral zur dissoziierten Empfindungsstörung in tieferen Segmenten des Körpers.

In der Regel erleben die Patienten diese Gefühlsstörung zunächst nicht als krankhaft, sondern vermerken nur, daß sie „nicht besonders wehleidig" sind oder besonders gut heiße Gegenstände anfassen können. Als Beispiel hierfür wird gern an MUCIUS SCAEVOLA erinnert, der seine Hand ins Feuer hielt, um die Etrusker von seiner Furchtlosigkeit zu überzeugen. Im Laufe der Jahre führt die Analgesie und Termanaesthesie aber zu *Verbrennungen* an den Händen, Armen und Schultern und zu schlecht heilenden *Verletzungen* an den distalen Enden der Finger, oft mit erheblichen Verstümmelungen *(Maladie de Morvan).* Viele Kranke suchen erst dann den Arzt auf.

Die schlechte Heilungstendenz der Verletzungen und Verbrennungen ist nicht nur dadurch zu erklären, daß der Ausfall der nociceptiven Sensibilität die Patienten der Warnsignale beraubt, die den Gesunden veranlassen, eine verletzte Gliedmaße zu schonen. Sie beruht auch auf *trophischen Störungen* durch Läsion der sympathischen Ganglienzellen im *Seitenhorn* des Rückenmarks. Klinisch zeigen sich diese vor allem als tatzenartige *Schwellung der Hände* mit livider, kühler teigig-schilfriger Haut und glanzlosen, brüchigen Nägeln. Weiter kann man *Entkalkung der Knochen,* schmerzlose Arthropathie und selbst Spontanfrakturen finden. Im Gegensatz zur Tabes treten diese trophischen Skeletveränderungen nicht an den unteren, sondern an den oberen Extremitäten auf.

Die Unterbrechung der zentralen sympathischen Fasern führt oft zum *Hornerschen Syndrom* und zur Störung der *Schweißsekretion.* Segmental oder quadrantenförmig angeordnet, kommt es zur Anhidrosis, die man im Minorschen Schweißversuch nachweisen kann. Spontan klagen die Patienten häufiger über eine kompensatorische Steigerung der Schweißsekretion in den benachbarten Gebieten. Schließlich sind auf die Störung der sympathischen Innervation die bohrenden, ziehenden und brennenden *Dauerschmerzen* in den Armen, den Schultern und am Thorax zurückzuführen, die ein sehr charakteristisches *Frühsymptom* der Krankheit sind. Sie lassen sich durch Analgetica kaum beeinflussen.

Läsion der Vorderhörner führt zu *atrophischen Paresen,* die sich, ebenfalls meist symmetrisch, von den Handmuskeln zum Schultergürtel ausdehnen. Unterschenkel und Füße sind wesentlich seltener peripher gelähmt. In den betroffenen Muskeln finden sich als Zeichen der chronischen Schädigung des peripheren motorischen Neurons fasciculäre Zuckungen. Die Eigenreflexe sind an den Armen in wechselnder Verteilung abgeschwächt oder erloschen. Durch Druck auf die Pyramidenbahnen entwickelt sich eine *zentrale Paraparese der Beine.* Diese äußert sich meist nur als Reflexsteigerung und Auftreten von pathologischen Reflexen, seltener als spastische Tonuserhöhung und Lähmung. Im Gegensatz zu den Gefühlsstörungen und nucleären Paresen sind diese motorischen Strangsymptome in der Regel doppelseitig.

Bei **Syringobulbie** findet sich regelmäßig ein horizontaler *Nystagmus* mit rotatorischer Komponente. Subjektiv entspricht ihm kein Schwindelgefühl. Ein weiteres Frühsymptom ist die einseitige *Abschwächung des Cornealreflexes* durch Läsion des Nucleus oder Tractus spinalis trigemini. Dieser Befund läßt sich durch den Blinkreflex und die trigeminusevozierten Potentiale (Trig. SSEP) verifizieren. Bei genauer Untersuchung kann man oft eine dissoziierte *Empfindungsstörung im Gesicht* nachweisen, die nach der zentralen Repräsentation des Trigeminus zwiebelschalenförmig angeordnet ist (s. Abb. 3 auf S. 8). Schmerzen sind im Gesicht weit seltener als an den Armen. Durch die Läsion der *motorischen Hirnnervenkerne* kann es zu atrophischer Parese der Kaumuskulatur (V), des Gaumensegels (X) und der Zunge (XII), seltener des Sternocleidomastoideus (XI), mit Kau- und Schluckstörungen und Dysarthrie kommen.

Der *Liquor* ist meist normal, selten findet man eine leichte Eiweißvermehrung auf 30,0–60,0 mg-%. Die *Röntgenleeraufnahmen* oder Schichtaufnahmen lassen oft eine Erweiterung des Spinalkanals im sagittalen Durchmesser erkennen. *Myelographisch* kann sich eine Auftreibung des Rückenmarks zeigen. Der Befund kann aber auch normal sein, wenn sich bei flacher Lagerung des Patienten eine kommunizierende Höhle (s.u. Therapie) in die Ventrikel entleert. Die Computertomographie zeigt bei der Nativuntersuchung nur selten einen charakteristischen Befund. Besser zur Diagnose geeignet ist die Myelographie, mit Computertomographie kombiniert. Im CCT kann man bei kommunizierender Syrinx Kontrastmittel in der Höhle nachweisen.

Außer diesen neurologischen Symptomen findet man bei den Kranken gelegentlich, keineswegs jedoch regelmäßig, die vorn erwähnten *Zeichen des Status dysraphicus*. Die Spina bifida occulta ist nach unseren Beobachtungen weit seltener als früher angenommen wurde. Das Fehlen solcher dysraphischer Stigmata spricht nicht gegen die Diagnose, wenn Symptomatik und Verlauf charakteristisch sind.

Der *Verlauf* ist eminent chronisch. Die Symptome entwickeln sich in langsamem Fortschreiten über mehrere Jahrzehnte. Das Tempo des Prozesses kann sich dabei vorübergehend beschleunigen oder verlangsamen. Remissionen treten nicht ein. Im *Endstadium* haben die Kranken eine inkomplette Querschnittslähmung mit atrophischen Lähmungen an den Armen und spastischer Paraparese der Beine. Zu der dissoziierten Gefühlsstörung kann eine leichte Beeinträchtigung auch der Oberflächensensibilität hinzutreten. Etwa $^1/_3$ der Patienten haben eine Blasenlähmung (Retentio urinae).

Therapie

Sofern ein Hydrocephalus internus durch Abflußbehinderung vorliegt, wird eine Shuntoperation vorgenommen (s.S. 428). Die Syringostomie besteht darin, daß die Höhle von dorsal eröffnet wird, um einen Katheter zwischen Syrinx und Subarachnoidealraum einzulegen, der an der Pia mata angenäht wird. Manche Autoren empfehlen zusätzlich eine suboccipitale Dekompression. Konservativ kann man kranken-

gymnastisch behandeln, gegen die Spastik gibt man Baclofen (Lioresal, bis 75 mg/die) oder Dantrolen-Na (Dantamacrin) (s.S. 282), gegen Schmerzen eine Kombination von Analgetica und Psychopharmaka (s.S. 248).

Differentialdiagnose

1. Hinter manchen Fällen, die in der Praxis unter den Bezeichnungen *„Schulter-Arm-Syndrom"*, *„Cervicalsyndrom"* oder gar *„Quadrantensyndrom"* antineuralgisch behandelt werden, verbirgt sich eine Syringomyelie. Bei hartnäckigen, bewegungsunabhängigen Schulter-Armschmerzen soll man immer anamnestisch nach besonderer Unempfindlichkeit für Schmerz- und Temperaturreize fragen und auf leichte Zeichen einer Syringomyelie achten: trophische Störungen und Verstümmelungen an den Händen, Hornersches Syndrom, segmentale Verminderung der Schmerzempfindung, Reflexdifferenzen und – von großer differentialdiagnostischer Bedeutung – Störungen der Schweißsekretion im Minorschen Versuch oder Ninhydrintest.

2. *Intramedulläre Gliome* und andere Tumoren können durch die Symptomatik der zentralen Rückenmarksschädigung, einseitige extramedulläre durch ein Brown-Séquard-Syndrom (s.S. 102) das Krankheitsbild der Syringomyelie imitieren. Der Verlauf ist jedoch stets wesentlich rascher. Das *plötzliche* Auftreten eines *Spinalis anterior-Syndroms* gestattet ohne Schwierigkeiten die Abgrenzung von Syringomyelie.

3. Bei der Kombination von schlaffen und spastischen Paresen könnte man an eine *amyotrophische Lateralsklerose* (s.S. 390) denken. Diese Krankheit bleibt jedoch ohne Schmerzen und Sensibilitätsstörungen. Die *progressive Bulbärparalyse* entwickelt sich rascher, auch findet man dabei nicht den dissoziierten, rotatorischen Nystagmus, der für Syringobulbie sehr charakteristisch ist.

4. Bei *lumbosacraler Spina bifida* kann eine Myclodysplasie mit schlaffer Paraparese der Beine, sensiblem Caudasyndrom und Blasenstörungen vorliegen (s.S. 104). Schlaffe Lähmungen der Beine kommen bei Syringomyelie nicht vor, auch ist bei dieser das Lendenmark nie isoliert betroffen.

5. Auch die *neurale Muskelatrophie* (s.S. 393), bei der vorübergehend eine dissoziierte Empfindungsstörung bestehen kann, läßt sich dadurch leicht von Syringomyelie abgrenzen, daß die Symptome stets an den Beinen beginnen und die Lähmung schlaff bleibt.

Beeinträchtigung der Temperatur- und Schmerzempfindung mit trophischen Störungen bis zum Grad schwerer infizierter Ulcerationen bei Arreflexie findet man auch bei der *hereditären sensiblen radiculären Neuropathie* sowie bei der sehr chronisch verlaufenden Polyneuropathie durch primäre *Amyloidose* (Diagnose: Verlangsamung der Nervenleitgeschwindigkeit, Biopsie der Rectumschleimhaut). Auch die *Leprapolyneuropathie* beginnt mit einer dissoziierten Sensibilitätsstörung.

4. Mißbildungen der Wirbelsäule, des Nachhirns und Rückenmarks

Für das Verständnis der Mißbildungen in der occipito-cervicalen Übergangsregion, die im folgenden Abschnitt besprochen werden, ist eine kurze *Rekapitulation der anatomischen Verhältnisse* und ihrer funktionellen Bedeutung nützlich.

Das *Os occipitale* bildet die äußere Begrenzung der hinteren Schädelgrube, in der sich Medulla oblongata, Brücke und Kleinhirn befinden. Durch sein Foramen occipitale magnum tritt die Medulla oblongata, die in dem knöchernen Ring bei Bewegungen des Kopfes vor Schädigungen geschützt ist. Zwischen den Kondylen des Hinterhauptbeins und den Massae laterales des Atlas ist der Schädel mit der Halswirbelsäule im oberen Kopfgelenk verbunden, in dem um eine quere Achse Nickbewegungen möglich sind.

Der 1. Halswirbel, *Atlas,* hat als einziger Wirbel keinen Wirbelkörper, sondern nur einen kurzen ventralen Bogen mit einer dorsalen Gelenkfläche für die Verbindung mit dem Dens epistrophei. Sein Wirbelkanal ist durch ein Ligamentum transversum in zwei ungleich große Abschnitte geteilt: im vorderen befindet sich der Zahn des Epistropheus, durch den hinteren zieht, wie bei den übrigen Wirbeln, das Rückenmark. Die Bogenwurzel des Atlas enthält cranial eine Laufrinne (Sulcus) für die A. vertebralis. Am dorsalen Wirbelbogen hat der Atlas keinen ausgebildeten Dornfortsatz.

Die anatomische Besonderheit des *Epistropheus* ist der bereits erwähnte Dens, der ursprünglich der Körper des Atlas war. Er sitzt dem Wirbelkörper auf und ist mit der Hinterfläche des vorderen Atlasbogens gelenkig verbunden. Im Atlanto-Epistrophealgelenk erfolgen

Drehbewegungen, bei denen sich Kopf und Atlas um den Zahn des Epistropheus drehen. Der Epistropheus hat einen kräftigen Dornfortsatz. Zwischen Os occipitale und Atlas und zwischen Atlas und Epistropheus befindet sich beim Erwachsenen *keine Bandscheibe.*

Neben den *statischen Funktionen,* die sie mit den übrigen Wirbelsäulenabschnitten teilt, hat die Halswirbelsäule noch die Aufgabe, den *knöchernen Kanal* für den proximalen Verlauf der *A. vertebralis* zu bilden. Die Arterie tritt am 6. Halswirbel in die Wirbelsäule ein, während die V. vertebralis sie erst am 7. Halswirbel verläßt. Die Arterie verläuft, gerade emporsteigend, im *Seitenteil des 6.–2. Halswirbels* im Foramen transversarium. Innerhalb des Seitenteils des Epistropheus biegt sie um 45° nach außen ab. Schräg lateralwärts emporziehend, erreicht sie das Foramen transversarium des Atlas, das weiter seitlich liegt als die Foramina der übrigen Halswirbel. Nach ihrem Austritt aus dem Atlas zieht die Arterie nach innen und hinten, durchbohrt den hinteren Abschnitt der Gelenkkapsel des Atlanto-Epistrophealgelenkes und verläuft im Sulcus arteriae vertebralis des hinteren Atlasbogens. Sie perforiert die Membrana atlantooccipitalis, ändert wiederum ihre Richtung und zieht an die Vorderseite des Hirnstamms, wo sie sich, auf der Höhe des Clivus, mit der A. vertebralis der Gegenseite zur A. basilaris vereint (Abb. 95).

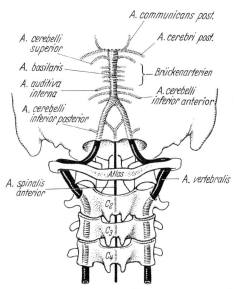

Abb. 95. *Occipito-cervicaler Übergang mit A. vertebralis und basilaris*

a) Basiläre Impression oder Invagination

Es handelt sich um eine *trichterförmige Einstülpung der Umgebung des Foramen occipitale magnum,* hauptsächlich der Kondylen des Hinterhauptbeins, *in die hintere Schädelgrube.* Diese wird dabei in senkrechter Richtung erniedrigt. Gleichzeitig wird das Foramen occipitale magnum durch den zu hoch stehenden Dens epistrophei eingeengt. Die basiläre Impression kann auch einseitig auftreten: dann ist der Schädel so verformt, daß seine Längsachse schräg verläuft.

Die Einbuchtung des occipito-cervicalen Übergangs beruht meist auf einer *Entwicklungsstörung.* Sie kann aber auch sekundär als Folge von Krankheiten entstehen, die den Knochen erweichen, vor allem Rachitis, Chondrodystrophie, Ostitis deformans Paget, Osteoporose.

Diagnose

Im Aspekt der Kranken fällt ihr *kurzer Hals* auf. Die *Beweglichkeit des Kopfes* ist für Seitwärtsneigung und Drehung eingeschränkt. Bei einseitiger basilärer Impression besteht meist ein *Schulterhochstand.* Die Diagnose wird durch die *Röntgenaufnahme des Schädels* gesichert. Im sagittalen Strahlengang erkennt man, daß die Pyramidenkanten nach medial ansteigen. Die Spitze des Dens überragt die *Bimastoidlinie,* d.h. die Verbindungslinie zwischen den unteren Polen der Mastoidfortsätze, um mehr als 2 mm. Im seitlichen Strahlengang steht sie mehr als 2 mm über der *Chamberlainschen Linie,* die vom hinteren Pol des harten Gaumens zum hinteren Pol des Foramen occipitale magnum gezogen wird. Das *Ausmaß der basilären Impression,* die nach diesen Maßen röntgenologisch bestimmt wird, gestattet *keine Schlüsse* darauf, ob und in welcher Schwere sie klinische Symptome hervorruft.

Die basiläre Impression ist häufig mit *Platybasie* der Schädelbasis kombiniert. Platybasie und basiläre Impression dürfen aber nicht miteinander gleichgesetzt werden. Platybasie ist eine *Abflachung der hinteren Schädelgrube,* die an einer abnormen Aufrichtung des Clivus zu erkennen ist. Einzelheiten der röntgenologischen Bestimmung würden hier zu weit führen. Die Platybasie hat, wenn sie allein vorliegt, keine klinische Bedeutung.

Symptomatik und Verlauf

In der Mehrzahl der Fälle bleibt die basiläre Impression ohne klinische Symptome. Bei einer kleineren Zahl von Kranken kommt es zu Funktionsstörungen in der Medulla oblongata, im Kleinhirn und im Halsmark. Diese werden auf verschiedene *Faktoren* zurückgeführt: Mechanische Kompression durch den emporgehobenen Dens epistrophei, Behinderung der Liquorpassage durch den zu hoch liegenden Clivus und durch Adhäsion der Meningen, Degenerationsprozesse am Bandapparat des occipito-cervicalen Übergangs und Durchblutungsstörungen in den Aa. vertebrales.

Aus der Zusammenstellung dieser Faktoren wird verständlich, daß die ersten Symptome meist erst im *3. oder 4. Lebensjahrzehnt* auftreten. Sie können sich langsam progredient entwickeln, aber auch akut einsetzen. Gelegentlich schließen sie sich an eine Allgemeinkrankheit oder ein Bagatelltrauma des Nackens und Hinterkopfes an. In solchen Fällen wird man gutachtlich eine einmalige Verschlimmerung eines angeborenen Leidens annehmen. Die plötzliche Manifestation der ersten Symptome macht die Bedeutung von Zirkulationsstörungen in der A. vertebralis deutlich.

Ein typisches *Frühsymptom* sind hartnäckige, anfallsweise *Kopfschmerzen,* die im Nacken und Hinterkopf, aber auch in der Stirn lokalisiert sind. Später können bei Anstrengungen oder Drehbewegungen des Kopfes *anfallsartige bulbäre Symptome* auftreten: Schwindel, Schweißausbruch, Erbrechen, Tachykardie und Dyspnoe, synkopale Anfälle (s.S. 228) oder Menière-Anfälle (s.S. 236). Bei chronischer Entwicklung stellen sich *Gefühlsstörungen* an den Händen und Armen und *Strangsymptome* des Rückenmarks ein: Doppelseitige Pyramidenzeichen, Sensibilitätsstörungen an den Beinen und sensible Ataxie. Wird mehr die *Medulla oblongata* geschädigt, bekommen die Patienten Nystagmus, cerebellare Ataxie und periphere Lähmungen der caudalen Hirnnerven mit Schwäche der Kaumuskulatur, Gaumensegelparese, Heiserkeit, Schluckstörungen, bulbärer Dysarthrie und atrophischer Zungenlähmung. Nicht selten besteht ein Hornersches Syndrom. Durch Behinderung der Liquorpassage bildet sich ein *Hydrocephalus internus* aus, der zu akuter Einklemmung des Hirnstamms im Hinterhauptsloch führen kann.

Man muß damit rechnen, daß die basiläre Impression mit anderen Fehlbildungen der occipito-cervicalen Übergangsregion, wie Klippel-Feilsche-Krankheit, Arnold-Chiari-Syndrom und mit Syringomyelie kombiniert ist. Dabei nimmt die Wahrscheinlichkeit klinischer Symptome erheblich zu. Andererseits ist auch eine gefäßabhängige, syringomyelieähnliche Höhlenbildung im Halsmark als Folge der basilären Impression beschrieben worden.

Therapie. Wenn die Symptome eine Behandlung erfordern, kann diese nur *chirurgisch* sein. Durch Resektion eines Teiles der Squama occipitalis wird das Foramen occipitale magnum erweitert. Damit wird die Kompression des Hirnstamms und Halsmarks beseitigt und gleichzeitig die Zirkulation in den Vertebralarterien erleichtert. Die bedrohlichen Symptome bilden sich rasch zurück. leichtere Ausfälle, die auf irreversiblen Gewebsschäden beruhen, können allerdings bestehenbleiben.

Differentialdiagnose

1. Bei akuter „Dekompensation" der basilären Impression mit Hirndruckkrisen liegt die Verdachtsdiagnose eines *Tumors der hinteren Schädelgrube* nahe, zumal wenn eine Stauungspapille vorliegt. Auch die langsame Entwicklung bulbärer und cerebellärer Symptome ist auf einen Hirntumor verdächtig. Die Diagnose wird dann erst durch Ventrikulographie oder Angiographie gestellt.

2. Stehen Lokalsymptome des Halsmarks im Vordergrund, muß ein hochsitzender *Rückenmarkstumor* ausgeschlossen werden. Dies kann schwierig sein, da der lumbale Liquor auch bei der basilären Impression infolge Behinderung der Liquorpassage oft eine Eiweißvermehrung enthält. Liegt ein Kompressionssyndrom vor, kann man eine Luftencephalographie von lumbal her durchführen, die den Ort der Passagebehinderung anzeigt.

3. Die Strangsymptome lenken den Verdacht oft zunächst auf eine *amyotrophische Lateralsklerose* oder *funikuläre Spinalerkrankung*. Die Abgrenzung erfolgt nach dem Liquorbefund, nach den Sensibilitätsstörungen und der Untersuchung des Magensaftes bzw. des Schilling-Tests.

4. Da Beschwerden und Symptome auch fluktuieren können, wird häufig zunächst die Diagnose einer *Multiplen Sklerose* gestellt. Lassen sich bei Verdacht auf M.S. alle Symptome auf

das obere Halsmark beziehen, ist eine Röntgenaufnahme des Schädels angezeigt.

Diese und andere Fehldiagnosen werden vermieden, wenn man bei der Inspektion des Kranken den kurzen Hals und bei der Untersuchung die Bewegungseinschränkung des Kopfes beachtet und eine Röntgenaufnahme des Schädels in zwei Ebenen (die a.p.-Aufnahme bei geöffnetem Mund zur Darstellung des Dens epistrophei) vornimmt.

b) Atlasassimilation

Ursprünglich sind oberhalb des Atlas noch drei weitere Halswirbelsegmente angelegt. Diese werden im Laufe der embryonalen Entwicklung in die Occipitalschuppe einbezogen. Bei der Atlasassimilation, die man anschaulicher Occipitalisation des Atlas nennt, wird der *Atlas* ebenfalls *mit dem Hinterhauptsbein verschmolzen*. Dieser Prozeß ist erst während der zweiten Lebensdekade abgeschlossen. Die Assimilation ist nicht selten asymmetrisch.

Bei dieser Fehlbildung ist der Epistropheus der oberste bewegliche Halswirbel. Das Foramen occipitale magnum ist fast immer verkleinert und deformiert. Die Mißbildung ist nicht selten mit basilärer Impression oder Klippel-Feil-Syndrom (s.u.) kombiniert.

Symptomatik und Verlauf

Die Atlasassimilation ist seltener, ruft aber schwerere Symptome hervor als die basiläre Impression. Diese beruhen auf mehreren *Faktoren:* Rückwärtsverlagerung des Dens mit mechanischer Läsion der Medulla oblongata, Behinderung der Blutzirkulation in der A. vertebralis mit ischämischer Gewebsschädigung in der Medulla oblongata, meningeale Adhäsionen, Behinderung der Liquorpassage aus den Ventrikeln in den Subarachnoidealraum (Hydrocephalus occlusus). Durch den angehobenen Clivus werden Medulla oblongata und Kleinhirn gegen das Tentorium cerebelli emporgepreßt, andererseits kann es durch den Hydrocephalus occlusus mit Hirndruck zur Einklemmung von Medulla und Kleinhirntonsillen im Hinterhauptsloch kommen.

Die *Symptome* treten erst jenseits des 10. Lebensjahres auf. Die Schädigung der Medulla oblongata zeigt sich regelmäßig in einem *rotierenden Spontan- oder Blickrichtungsnystagmus,* ähnlich wie bei Syringobulbie. Läsion der *cauda-*

len motorischen Hirnnervenkerne führt zu atrophischer Zungenlähmung, Gaumensegelparese, Dysarthrie und Schluckstörungen. Druckläsion oder Ischämie der *langen Bahnen* verursacht Paraesthesien, Sensibilitätsausfälle und Ataxie in den Händen und Armen und Pyramidenzeichen an den Beinen. Durch Behinderung der Liquorzirkulation kommt es zu *hydrocephalen Krisen* mit phasenhaften, bewegungsabhängigen Kopfschmerzen und Doppelbildern, die auf Zerrung des N. abducens zurückgeführt werden. Im Laufe der Zeit entwickelt sich Hirndruck mit Stauungspapille und den Gefahren der Hirnatrophie und Einklemmung.

Therapie. Entlastung des Foramen occipitale magnum durch Resektion des angrenzenden Teils der Squama occipitalis.

c) Klippel-Feil-Syndrom

Diese kombinierte Mißbildung vor allem der Halswirbelsäule ist durch folgende Symptome charakterisiert:
1. Verschmelzung mehrerer (2–3) Halswirbelkörper und Dornfortsätze zu einem *Blockwirbel*.
2. *Spina bifida cervicalis* (Hemmungsmißbildung mit Bogenspalte).
   Meist bestehen außerdem Atlasassimilation, Keilwirbel sowie primäre Entwicklungsstörung oder sekundäre Zug- und Druckschädigungen am Rückenmark, nicht selten auch basiläre Impression.
   Die Blockwirbelbildung wird auf Faseraplasie der Bandscheiben zurückgeführt. Die Anomalie kann familiär auftreten.

Symptomatik und Verlauf

Im Aspekt fallen die Kranken durch ihren *abnorm kurzen Hals* mit *tiefstehender Nacken-Haargrenze* und hochstehenden Schultern auf. Sie haben eine *Kyphoskoliose* der oberen Wirbelsäule, die Arme sind im Verhältnis zum Körper zu lang. Gelegentlich findet man eine Gaumenspalte. Die Beweglichkeit des Kopfes ist stets sehr eingeschränkt.
Ähnlich wie bei der basilären Impression, setzen die *Symptome* erst im mittleren Lebensalter ein. Die Kranken bekommen *radikuläre Paraesthesien* und Schmerzen, Sensibilitätsausfälle in den Händen und Armen, Schwindelanfälle und synkopale Anfälle. Meist lassen sich arterielle Durchblutungsstörungen in den Händen nachweisen, die bis zur Fingergangrän führen. Durch

Druck auf das obere Halsmark kann sich im späteren Verlauf eine hochsitzende inkomplette *Querschnittslähmung* mit Tetraspastik der Extremitäten, Sensibilitätsstörung und Blasenlähmung entwickeln. Gelegentlich kommt es auch zum Hydrocephalus internus cocclusus. Kombination mit basilärer Impression führt zu den Symptomen, die oben besprochen sind.

Therapie. Als palliative Maßnahme werden doppelseitig die obersten Rippen partiell reseziert. Dadurch kann sich die Beweglichkeit des Halses bessern.

d) Arnold-Chiarische Mißbildung

Bei dieser komplexen Hemmungsmißbildung findet sich gewöhnlich eine Vielzahl von Defekten. Die Kernsymptome sind:
1. Dysraphische *Spaltbildung* im rostralen Halsmark und
2. *Verlagerung* der Medulla oblongata, der zapfenförmig verlängerten Kleinhirntonsillen und auch des Kleinhirnwurms durch das Foramen occipitale magnum nach caudal über das Halmark, in extremen Fällen bis zum oberen Brustmark.
   Das *Kleinhirn* ist meist mißgebildet. Gleichzeitig besteht ein Mißbildungshydrocephalus. Häufig finden sich andere dysraphische Störungen (s. S. 428). Man nimmt an, daß die Verlagerung von Medulla oblongata und Kleinhirn durch einen Hydrocephalus in frühen Entwicklungsstadien zustande kommt und daß dadurch sekundär die Entwicklung des Kleinhirns gestört wird.

Symptomatik. Die seltene Krankheit führt bei stärkerer Ausprägung bereits im Kindesalter zum Tode. Die abnorme Ausführung des Wirbelkanals kann Zirkulationsstörungen in den Vertebralarterien oder ihren Ästen und *Einklemmungssymptome* hervorrufen. Klinisch findet man eine Bewegungseinschränkung des Kopfes, Lähmung caudaler Hirnnerven, Nystagmus und Strangsymptome, ähnlich wie bei der basilären Impression. In leichten Fällen kann die Mißbildung aber auch symptomlos bleiben.
Auf der *Röntgenaufnahme* der Schädelbasis ist das Foramen occipitale magnum erweitert. Bei der lumbalen Luftencephalographie tritt die Luft nicht in die hintere Schädelgrube ein. Durch Kontrastdarstellung des Ventrikelsystems mit Duroliopaque o.ä. nach Ventrikel-

punktion kann man die Verlagerung und Miß-bildung des IV. Ventrikels nachweisen.

e) Dandy-Walker-Syndrom

Auch hier liegt eine dysraphische Fehlbildung vor. Bei einer lokalen Mißbildung mit Aplasie des Kleinhirnunterwurms entsteht eine Cyste im Bereich des Velum medullare posterius. Sie führt zur Atresie des Foramen Magendii und zu einer Verlegung der Foramina Luschkae. Daraus folgt ein Hydrocephalus occlusus. Dieser ist die Ursache der Krankheitssymptome. Die Cyste ist computertomographisch als scharf begrenzte, mittelständige, liquorisodense Zone in der hinteren Schädelgrube nachweisbar. Der begleitende Hydrocephalus occluses ist im *CCT* ebenfalls leicht zu erfassen. Im Gegensatz dazu gibt eine Variante ohne Krankheitswert häufig zu Mißdeutungen Anlaß, die übergroße Cisterna magna. Sie liegt dorsal des Kleinhirns und dehnt sich manchmal zwischen den occipitalen Ansätzen des Tentoriums nach supratentoriell aus.

Symtomatik und Verlauf

Die Symptome treten meist im 2. Lebensjahrzehnt, manchmal aber auch wesentlich früher oder später auf. Sie entwickeln sich zunächst langsam, im letzten Stadium vor der Klinikeinweisung rasch progredient. Es kommt zu Kopfschmerzen, cerebellärer Ataxie und Stauungspapille, die unter Visusverfall in Atrophie übergeht. Später stellen sich zusätzlich eine Para- und Tetraspastik ein. Im Endzustand ist das klinische Bild durch die Zeichen des allgemeinen Hirndrucks beherrscht.

Der *Liquor* ist normal. Im *Pneumencephalogramm* erkennt man eine Hochdrängung des IV. Ventrikels. Die entscheidende Untersuchung ist die Vertebralisangiographie, bei welcher man die oberen Kleinhirnarterien und die A. cerebri post. stark nach oben verdrängt findet.

Die *Therapie* ist operativ. Die Prognose hängt davon ab, welche Schäden durch den Hirndruck vor der Operation eingetreten waren.

f) Spina bifida dorsalis

Die Spina bifida dorsalis ist eine Hemmungsmißbildung, bei der die beiden seitlichen Anteile des Wirbelbogens, die sich am Ende des ersten Lebensjahres knöchern zusammenschließen sollen, offen bleiben, so daß eine *dorsale Spaltbildung* vorliegt. Man spricht von *Spina bifida occulta*, wenn die Rückenmarkshäute über dem Spalt geschlossen und nicht hernienartig vorgewölbt sind.

Die Hemmungsmißbildung tritt bevorzugt am *Übergang zwischen zwei Wirbelsäulenabschnitten* auf: occipito-cervical, cervico-thorakal und lumbo-sacral. Am häufigsten ist die Spina bifida L_5/S_1, jedoch ist auch eine Spaltbildung im Atlas nicht selten, die isoliert oder bei einer der oben besprochenen Mißbildungen am occipito-cervicalen Übergang vorkommt.

Die Spina bifida occulta ist recht *häufig*: Sie kommt bei 17–18% der Bevölkerung vor. Ihre klinische Wertigkeit wird meist überschätzt. Als Ursache von Kreuzschmerzen kommt sie, im Gegensatz zu den weiter unten besprochenen Assimilationsstörungen, nicht in Betracht. Meist hat sie überhaupt keine klinische Bedeutung, sondern wird zufällig als Nebenbefund auf der Röntgenaufnahme festgestellt. Der Röntgenbefund einer Spaltbildung gestattet keinen Schluß auf eine darunterliegende Mißbildung auch des Rückenmarks oder seiner Hüllen.

In *seltenen Fällen* führt die Spina bifida dadurch zu neurologischen *Symptomen*, daß die Membrana reuniens, die den Spalt dorsal verschließt, mit dem Rückenmark oder dem Filum terminale verwachsen ist. Bei dem relativ stärkeren Längenwachstum der Wirbelsäule werden die Caudawurzeln oder das Rückenmark durch Zug geschädigt. Die Patienten klagen über ziehende Schmerzen in den Beinen, oft auch über *Sphincterschwäche*. Bei Bettnässern sollte man deshalb stets eine Röntgenaufnahme des lumbosacralen Übergangs anfertigen.

Bei der Inspektion findet man gelegentlich, aber keineswegs regelmäßig, eine *lokale Hypertrichose* über der Defektmißbildung oder umschriebene Einziehungen der äußeren Haut und des subcutanen Gewebes. *Neurologisch* kann ein unvollständiges Caudasyndrom mit distalen schlaffen Paresen der Beine, trophischen Störungen an den Füßen und radikulären oder reithosenförmig angeordneten Sensibilitätsstörungen vorliegen. Häufig besteht ein Pes equinovarus *(Klumpfuß)*, der auf einer fixierten Fehlstellung des Fußes infolge der distalen Parese beruht oder eine korrelierte Mißbildung ist.

Therapie. Nur bei neurologischen Ausfällen ist eine operative Behandlung indiziert. Nach Laminektomie wird die derbe Membrana reuniens inzidiert, so daß Wurzeln und Rückenmark entlastet werden.

Die *Kombination* der Spina bifida mit schwereren Entwicklungsstörungen des Rückenmarks und seiner Häute: Meningocele, Myelocele, Rachischisis wird hier nicht besprochen, da diese Fälle selten sind und in das Fachgebiet der Kinderheilkunde und der Orthopädie gehören.

g) Spondylolisthesis

Spondylolisthesis ist ein Abgleiten der Wirbelsäule nach vorn und unten vor den 1. Sacralwirbel. Dieses Wirbelgleiten hat zwei Voraussetzungen:

a) eine *angeborene Spaltbildung* im Gelenkfortsatz des 5. Lendenwirbelkörpers und

b) eine *erworbene* Degeneration der lumbosacralen Bandscheibe und des vorderen Längsbandes, die unter den täglichen Belastungen der Wirbelsäule deshalb entsteht, weil der mißbildete Gelenkfortsatz keinen genügenden Halt bietet. Diese degenerativen Vorgänge wirken sich wieder auf die Wirbelgelenke aus, so daß sich ein *Circulus vitiosus* schließt. Bei jeder stärkeren statischen Beanspruchung gleitet der 5. Lendenwirbelkörper und mit ihm die ganze darüberliegende Wirbelsäule etwas mehr nach ventral und unten. Die echte Spondylolisthesis entsteht nicht traumatisch, ein Trauma kann die anlagebedingte Deformität aber verschlimmern.

Nach Traumen gibt es – selten – auch eine Spondylolisthesis in höheren Abschnitten der Wirbelsäule.

Symptomatik

Nur in maximal $^2/_3$ der Fälle kommt es zu klinischen Symptomen. Die Patienten klagen über *Kreuzschmerzen* und Schmerzen im Segment L_5 und S_1, die sich bei Bewegungen und auch beim Husten, Pressen und Niesen verstärken. Bei der *Untersuchung* fällt eine Verkürzung der Taille mit einer queren Hautfalte unterhalb des Nabels auf. Die Lendenwirbelsäule zeigt starke Lordose. Die 12. Rippe ist bei schwerer Ausprägung dicht über dem Darmbeinkamm zu tasten. *Neurologisch* können die Achillessehnenreflexe fehlen, die Patellarsehnenreflexe (L_{2-4}) abgeschwächt sein. Die Ischiasdruckpunkte sind oft schmerzhaft. Manchmal lassen sich auch radikuläre Sensibilitätsausfälle nachweisen.

Therapie. Man versucht zunächst, die gestörte Statik der unteren Wirbelsäule durch ein Stützkorsett zu bessern. Versteifungsoperationen sind nicht notwendig, da sich die Wirbelsäulenverschiebung durch Spangenbildung selbst versteift. Kommt es zu Bandscheibenvorfällen,

Wurzelkompression oder gar Caudasyndrom, werden diese nach den vorne (s.S. 195) angegebenen Regeln operiert.

h) Lumbalisation und Sacralisation

Diese beiden Assimilationsvorgänge am lumbosacralen Übergang der Wirbelsäule werden als *lumbosacrale Übergangswirbel* zusammengefaßt.

Bei der *Lumbalisation,* der häufigeren Entwicklungsstörung, ist der 1. Sacralwirbel nicht in den Verband des Kreuzbeins einbezogen. Durch einseitige oder doppelseitig mangelhafte Ausbildung seiner Seitenteile ist er der Form der Lendenwirbel angeglichen. Auf der Röntgenaufnahme ist er als überzähliger Lendenwirbel zu erkennen.

Bei der *Sacralisation* ist der Querfortsatz des untersten Lendenwirbelkörpers ein- oder doppelseitig vergrößert und hat Schaufelform, wie der seitliche Flügel des Kreuzbeins. Man findet die verschiedensten Grade der Angleichung an das Sacrum von der Verbreiterung der Querfortsätze ohne Kontakt mit dem Kreuzbein bis zur vollständigen Verschmelzung.

Die lumbosacralen Übergangswirbel müssen nicht notwendig Beschwerden verursachen. Sie können aber durch folgende mechanische Faktoren klinische Bedeutung erlangen:

1. Die darüberliegende *Bandscheibe degeneriert* infolge abnormer statischer Belastung, drängt medial oder lateral in den Wirbelkanal vor und löst reaktive spondylotische Veränderungen an den benachbarten Wirbelkörpern aus.

2. In den neu gebildeten Gelenken entsteht besonders leicht *Arthrose.*

3. Bei einseitiger Assimilation bildet sich eine *Skoliose* der unteren Wirbelsäule aus.

Die häufigsten *Beschwerden* sind Kreuzschmerzen (Lumbago). Nervenwurzelkompression mit Ischiassyndrom ist dagegen eine seltene Folge. Bei der Untersuchung findet man die Lendenlordose aufgehoben, die paravertebralen Muskeln sind verspannt. Die untere Wirbelsäule ist klopfempfindlich und in der Dreh-, mehr aber noch in der Beugebewegung eingeschränkt. Das Zeichen nach LASÈGUE kann positiv sein. Reflexabschwächung, Paresen und radikuläre Gefühlsstörungen gehören nicht zur Symptomatik.

Die *Therapie* besteht in vorübergehender Schonung, Muskelmassagen, Anwendung der heißen Rolle und anschließend vorsichtigen gymnastischen Übungen.

XXII. Neurologische Störungen bei akuten und chronischen Arzneimittelvergiftungen

In diesem Kapitel werden nicht nur Vergiftungen im herkömmlichen Sinne behandelt, die in der Praxis selten sind, sondern vor allem die neurologischen Folgeerscheinungen einer Überdosierung von pharmakologisch aktiven Substanzen, die den Arzt heute sehr häufig vor differentialdiagnostische Probleme stellen. Die Darstellung wird an charakteristischen *Symptomen* oder *Symptomkombinationen* und nicht an einer Ordnung der Pharmaka orientiert, da man in der Praxis bei der Untersuchung des Patienten erst durch die Symptome auf den Verdacht einer Intoxikation hingelenkt wird.

1. Allgemeinsymptome

a) Koma

Der Patient befindet sich im einfachen Koma, ohne Nackensteifigkeit, ohne Herdsymptome oder Hirndruck, und man erfährt lediglich, daß der Zustand sich subakut entwickelt hat. Die Skala der Möglichkeiten reicht von der exogenen Intoxikation über das diabetische Koma bis zur akuten Encephalitis. Gemeinsam ist allen diesen Krankheitszuständen die tiefe, *unerweckbare Bewußtlosigkeit,* in der bei schweren Fällen die Eigen- und Fremdreflexe nicht mehr auslösbar sind. Vertieft sich das Koma, kann sich das Syndrom der Enthirnungsstarre entwickeln, das durch Augensymptome der verschiedensten Art, orale Automatismen, gebeugte oder überstreckte und pronierte Arme und Streckspastik der Beine charakterisiert ist. Das Eintreten einer Enthirnungsstarre berechtigt nicht zu irgendwelchen ätiologischen Schlüssen: es ist völlig unspezifisch und zeigt lediglich eine Funktionsstörung im oberen Hirnstamm, auf der Ebene der Brücke oder des mesodiencephalen Übergangs an.

Wenn die Allgemeinsymptome: einfaches Koma oder Decerebration unspezifisch sind, kann sich die Differentialdiagnose nur nach den Begleit*symptomen* richten. Unter diesen spielen

Veränderungen der Pupillen und der Augenmotilität eine besonders wichtige Rolle.

Maximale Miosis mit einem Pupillendurchmesser von etwa 1 mm ist bei komatösen Zuständen charakteristisch für 3 Fälle:

Blutung, Infarkt oder andersartige Funktionsstörung auf dem Niveau der Brückenhaube mit doppelseitiger Unterbrechung der zentralen Sympathicusbahnen,

Opiatvergiftung, oder Intoxikation mit Psychopharmaka, s.S.   .

E 605-Vergiftung.

Bei akuter *Brückenläsion* ist die Lichtreaktion der Pupillen erhalten, wie man bei starker Belichtung und Verwendung eines Vergrößerungsglases feststellen kann. Bei *Opiatvergiftung* fehlt die Lichtreaktion, die Pupillen erweitern sich aber nach Gabe von Morphinantagonisten, z.B. Levallorphan (Lorfan) und verengen sich auf Neostigmin (Prostigmin) noch stärker. Die *E 605-Vergiftung* ist durch das Vollbild der Acetylcholinintoxikation charakterisiert, weil das Mittel die Cholinesterase hemmt. Wir finden also das Bild einer Parasympathicusreizung mit Miosis, Speichelfluß, Bronchialsekretion, Schweißausbruch und Diarrhoe, mit Symptomen also, die man auch noch im Koma feststellen kann (s. auch cholinergische Krise bei Myasthenie).

Eine Miosis kann beim pilocarpinbehandelten Glaukom zu diagnostischen Fehlschlüssen verleiten (s.S. 236).

Hat der bewußtlose Patient eine *Mydriasis* mit schwacher oder fehlender Lichtreaktion, so muß vor allem die CO-Vergiftung von einer Funktionsstörung im Mittelhirn abgegrenzt werden. Charakteristisch für die *CO-Vergiftung* ist die hellrote Farbe des Gesichtes und des Blutes. *Mittelhirnläsionen* führen neben den Pupillenstörungen auch zur Einschränkung der Augenmotilität, vor allem in vertikaler Richtung.

Beim komatösen Patienten muß man sich auf die Prüfung der *reflektorischen Augenbewegungen* beschränken (oculocephaler Reflex, s.S. 26). Man senkt den Kopf, bis das Kinn die Brust berührt und hebt ihn danach, bis der Hals überstreckt ist. Dabei sollen die Augen konjugierte, reflektorische *vertikale* Gegenbewegungen ausführen: Emporwendung beim Senken des Kopfes und umgekehrt. Zur Beobachtung muß man die Augenlider geöffnet halten, u.U. mit zwei Heftpflasterstreifen an den Oberlidern. Ausfall dieser Reflexbewegung zeigt eine *Mittelhirnschädigung* an.

Eine ähnliche reflektorische Gegenbewegung der Augen läßt sich auch in *horizontaler* Richtung auslösen. Man dreht dazu den Kopf nach rechts und links. Beeinträchtigung der horizontalen Reflexbewegung der Bulbi kommt bei Brückenläsionen und – als einziger Fall einer Intoxikation – bei Vergiftungen mit *Barbituraten* und verwandten Hypnotica vor, von denen bekannt ist, daß sie besonders auf das polysynaptische retikuläre System des Hirnstammes wirken. Die Abgrenzung der beiden Krankheitszustände kann schwierig sein, weil auch bei Barbituratvergiftung gelegentlich der Babinski doppelseitig positiv ist. Dies kann die sehr häufige Schädigung der langen Bahnen bei größeren Brückenherden imitieren. Man orientiert sich dann an der fahlcyanotischen Gesichtsfarbe, dem erst langsamen, dann frequenten Puls und dem Barbituratnachweis im Blut und Urin. Im Stadium der mittelschweren Narkose findet man im EEG neben der Allgemeinveränderung mit Zwischenwellendysrhythmie die charakteristischen frontalen β-Wellen.

b) Entziehungskrämpfe und Entziehungsdelir

Nach längerer Einnahme von *Barbituraten* kommt es zu einer Gewöhnung im pharmakologischen Sinne. Plötzliches Absetzen der Barbiturate löst bei vielen Menschen *Entziehungskrämpfe* aus. Sie haben nicht eine pathologisch gesteigerte Krampfbereitschaft zur Voraussetzung, sondern können auch bei Personen auftreten, die sonst niemals spontane epileptische Anfälle bekommen. Entziehungskrämpfe müssen also, ebenso wie die Krämpfe nach intravenöser Applikation von zentral erregenden Substanzen, z.B. Aminophenazon (Pyramidon) oder Pentetrazol (Cardiazol), von der Krankheit Epilepsie abgegrenzt werden.

Das schließt natürlich nicht aus, daß auch Epilepsiekranke Entziehungskrämpfe bis zum Status epilepticus bekommen können, wenn ein Barbiturat, Hydantoin, Diazepam oder ein ähn-

liches Präparat, das die Krampfbereitschaft dämpft, plötzlich abgesetzt wird.

Von großem theoretischen und praktischen Interesse sind zwei ergänzende Gesichtspunkte: Entziehungssymptome äußern sich nicht nur in Krämpfen, sondern auch – und zwar alternativ oder gleichzeitig – in einer exogenen Psychose vom Typ des *Delirs* oder *Dämmerzustandes*. So kommen z.B. Entziehungsdelirien bei 60% der Menschen vor, die chronisch Barbituratverbindungen genommen hatten und bei denen der Spiegel des Medikamentes plötzlich absinkt. Diese Trias: Anfälle, Delir, Dämmerzustand, ist aber nicht auf Barbiturate beschränkt. Gleichartige Entziehungssymptome sind vielmehr bei *allen dämpfend wirkenden Medikamenten* bekannt, von denen hier nur als besonders wichtig Meprobamat (Aneural, Miltaun), Diazepam (Valium), Bromazepam (Lexotanil) und Gluthethimid (Doriden) genannt werden.

Die Entziehungstrias bei sedativen Substanzen: Krämpfe, Delir, Dämmerzustand soll durch eine Erniedrigung der Krampfschwelle, d.h. durch eine Verstärkung der Krampfbereitschaft charakterisiert sein. Das Gegenbild dazu sind die *Somnolenz* und selbst *narkoleptische Anfälle* während der Entziehung von zentralen Analeptika. Die Entziehung von Substanzen, die auf polar organisierte Systeme im Zentralnervensystem wirken (z.B. Wachen und Schlafen), ruft also das Gegenteil ihrer pharmakologischen Wirkung hervor, und zwar nach beiden Richtungen als phasische (Krämpfe, narkoleptische Anfälle) oder tonische Funktionsstörung (Delir, Somnolenz).

Differentialdiagnostische Probleme ergeben sich zur Entziehungssituation beim *chronischen Alkoholismus*. Der pharmakologische und pathophysiologische Mechanismus ist der gleiche wie bei anderen Sedativa. Auch hier hat die Manifestation der Entziehungssymptome einen länger dauernden, regelmäßig über den Tag verteilten Konsum des sedierenden Mittels zur Voraussetzung. Die Differentialdiagnose ist allerdings meist nicht allzu schwer, zudem ist die initiale Therapie: Infusionen von Chlormethiazol (Distraneurin), Kreislaufstützung, bei Entziehungssymptomen unterschiedlicher Genese gleich. Wenn ein Entziehungsdelir jedoch mit gehäuften Anfällen beginnt, besteht die Gefahr, daß man so lange mit aufwendigen Methoden nach der Ursache der Anfälle sucht, bis wertvolle Zeit für die Behandlung im Frühstadium des Delirs versäumt ist. Hier ist es wichtig, zwischen den Anfällen den charakteristischen Tremor nicht zu übersehen, das Schwitzen und andere vegetative Symptome sowie das psychopathologische Bild des deliranten Syndroms mit Bewußtseinsstörung, Desorientiertheit, ängstlicher Erregung und illusionären Verkennungen oder optischen Halluzinationen.

Das Entziehungssyndrom kann leicht mit der akuten *Virusencephalitis* verwechselt werden, deren Kardinalsymptome Anfälle, exogene Psychosen und EEG-Veränderungen sind (s.S. 262). Viele Patienten mit Encephalitis haben kein Fieber, der Liquor ist oft normal, und der serologische Nachweis der Virusätiologie ist zeitraubend und nach unseren Erfahrungen unsicher. Differentialdiagnose und Therapie hängen also davon ab, daß man an die Möglichkeit der Entziehungssituation denkt, eine gezielte Anamnese erhebt und eine biochemische Untersuchung auf Sedativa im Blut und Urin veranlaßt. Eine wichtige Hilfe kann das EEG sein.

c) Diffuse cerebrale Funktionsstörung

Nicht nur akute Arzneimittelvergiftungen oder die Entziehungssituation nach längerer Anwendung von Pharmaka führen zu neurologischen Allgemeinsymptomen. Bei *chronischer Einnahme bestimmter Medikamente* entwickeln sich häufig psychopathologische und neurologische Symptome, die einen diffusen oder multilokulären hirnorganischen Krankheitsprozeß imitieren. Der Krankheitsverlauf ist dabei keineswegs immer langsam progredient. Gar nicht selten betreiben die Patienten ihren Abusus intermittierend, so daß man zunächst einen schubweise verlaufenden Prozeß vermutet.

Die Patienten sind aspontan, und auch ihre Anregbarkeit ist vermindert. Sie wirken bald gleichgültig-stumpf, bald moros-reizbar, bald flach-euphorisch. Oft klagen sie über Kopfschmerzen, Schwindel, Merkschwäche und Nachlassen der Initiative. Neurologisch kann man die verschiedensten Befunde erheben. Die größte differentialdiagnostische Bedeutung haben Symptome, die auf Funktionsstörungen im Hirnstamm bezogen werden müssen, da fast alle diese Pharmaka die Überleitung in polysynaptischen Strukturen beeinträchtigen. Besonders häufig findet man Spontan- oder Blickrichtungsnystagmus. Er kann so grob sein, daß die Patienten beim Seitwärtsblicken Doppelbilder angeben. Charakteristisch sind auch verwaschene Sprache, Tremor der Hände, Unsicher-

heit und Plumpheit der Bewegungen. Manchmal findet man eine Abschwächung der Eigenreflexe, selbst ein Fehlen der Bauchhautreflexe, auch sind gelegentlich pathologische Reflexe auszulösen.

Typische *Anhiebsdiagnosen* sind: psychoorganisches Syndrom bei hirnarteriosklerotischem Abbau, hirnatrophischer Prozeß im mittleren Lebensalter, progressive Paralyse, aber auch multiple Sklerose oder Stirnhirntumor, gelegentlich selbst Depression.

Der Grund für den Medikamentenabusus ist in vielen Fällen eine chronische Konfliktsituation. Hier ergibt sich eine weitere Möglichkeit des diagnostischen Irrtums, daß man nämlich die neurologischen Symptome in Kenntnis dieses Konfliktes als hysterisch verkennt. Gerade die lallende Sprache, die Unsicherheit beim Gehen und unklare Anfälle werden leicht für psychogen gehalten.

Derartige *Fehldiagnosen* sind bei Beachtung einiger weniger Merkmale zu vermeiden: die Patienten haben meist ein auffällig graues, fahles Hautkolorit, schlaffe Gesichtszüge und fast stets einen Tremor der Hände. Nystagmus fehlt ebenfalls selten, dagegen sind die Pupillenreaktionen meist intakt. Wichtige Anhaltspunkte für die Differentialdiagnose gibt das EEG, das meist eine Allgemeinveränderung, oft auch eine paroxysmale Dysrhythmie zeigt. Eine derartige Dysrhythmie, die durch viele Medikamente hervorgerufen wird, darf bei psychogenen Anfällen nicht als Stützung für die Annahme einer Epilepsie verwertet werden, weil sie unspezifisch ist und eine Epilepsie keinesfalls beweist.

EEG bei Medikamenteneinnahme: Für Barbiturate sind frontale β-Wellen charakteristisch, für Diazepam generalisierte, synchrone β-Wellen. Hydantoine führen zu einer Beschleunigung des Grundrhythmus unter Auftreten von β-Wellen, auch tricyclische Antidepressiva machen eine Beschleunigung in Gruppen, auch steile Entladungen. Die meisten Neuroleptika verlangsamen das EEG. Nach Absetzen der Medikamente normalisiert sich das EEG erst nach 8 Tagen, bei Fluphenazin sogar erst nach 2–3 Wochen.

2. Hirnnervensymptome

a) Miosis

Starke Verengerung der Pupillen, die auch im Dunkeln bestehen bleibt, wurde bereits bei der

Besprechung der Komata als ein typisches Symptom für den Mißbrauch von *Opiaten* erwähnt. Ihr Mechanismus ist noch nicht genau aufgeklärt. Sie ist bei allen Patienten nachzuweisen, weil der Effekt auf die Pupillen auch bei Gewöhnung und Abnahme der Wirkung auf andere Organe nicht nachläßt. Eine Verwechslung mit der engen Robertson-Pupille bei Tabes dorsalis oder Taboparalyse ist schon klinisch, bevor man das Ergebnis der Seroreaktionen kennt, nicht möglich, wenn man die Konvergenzreaktion prüft, die bei der Robertson-Pupille gut erhalten ist. Zudem wird die Opiatmiosis durch die Morphinantagonisten Nalorphin und Levallorphan (Lethidrone, Lorfan) erweitert.

Sehr charakteristisch ist die Miosis für die Einnahme von *Reserpin.* Sie tritt schon nach einmaliger Gabe von 10 mg ein und kann danach viele Tage lang anhalten. Ähnlich wie die Opiatmiosis bleibt die Reserpin-Miosis im Dunkeln erhalten. Bei *Reserpinvergiftung* in suicidaler Absicht findet man Pupillenverengerung und eine Schwellung der Nasenschleimhaut (Rhinitis reserpina). Weitere Erscheinungen sind: Benommenheit, Blutdruckabfall, oberflächliche Atmung und Chemosis der Bindehäute.

Wieder in anderer Kombination findet man die Miosis bei der *Meprobamatvergiftung.* Hier ist sie neurologisch von Muskelerschlaffung und Arreflexie begleitet.

Miosis ist ferner eine regelmäßige Folge der Einnahme von *Cholinesterasehemmern, z.B.* bei der Behandlung des Glaukoms mit Eserin (Pilocarpintropfen). Wenn in solchen Fällen wegen einer Polyneuropathie bei Altersdiabetes oder Alkoholabusus die Eigenreflexe an den Beinen abgeschwächt oder erloschen sind, liegt die Fehldiagnose einer Tabes dorsalis nahe. Die Pilocarpinmiosis nimmt aber unter starkem Lichteinfall noch weiter zu, im Gegensatz zu der lichtstarren Robertson-Pupille.

Symptomatik und Therapie der voll ausgebildeten *cholinergischen Krise* infolge Überdosierung von Cholinesterasehemmern bei Myasthenia gravis sind auf S. 411 beschrieben.

b) Mydriasis

Im Gegensatz zur Parasympathicusreizung wirft das Leitsymptom der toxischen *Parasympathicuslähmung,* die doppelseitige Mydriasis, geringere diagnostische Probleme auf. Die Patienten klagen oft über Lichtscheu, weil die Blende ihres optischen Apparates sich nicht mehr verengt und so den Lichteinfall nicht mehr beschränken kann. In jedem Falle einer solchen fixierten, bilateralen Pupillenerweiterung muß man feststellen, ob gleichzeitig eine Akkommodationsparese vorliegt, d.h., ob die Linse noch auf die verstärkte Brechkraft für das Nahesehen eingestellt werden kann. Sieht der Patient nahe gelegene Objekte verschwommen und kann er dabei feine Schrift nicht mehr lesen, liegt eine Lähmung im parasympathischen Anteil des N. oculomotorius vor, der den M. sphincter pupillae und den M. ciliaris innerviert (s.S. 57–59).

Diese Augensymptome sind in aller Regel von *weiteren Symptomen* der Parasympathicuslähmung begleitet: trockener und brennender Mund, Schwierigkeiten beim Schlucken und Sprechen, starker Durst, heiße, trockene und gerötete Haut. Der Puls ist schwach und sehr schnell, es besteht eine Tachykardie mit Werten bis zu 120 und 150 Schlägen pro Minute, der Blutdruck steigt an, die Patienten haben Harndrang, gleichzeitig aber Schwierigkeiten beim Wasserlassen. Bei Kindern kommt es zu einem flüchtigen Erröten der Haut, dem sog. Atropin-Rush und zum Ansteigen der Körpertemperatur.

Als Ursache der Parasympathicuslähmung ist in erster Linie die Intoxikation mit Belladonnaalkaloiden zu nennen, die durch alkaloidhaltige Medikamente oder bei Kindern durch Verzehr von Tollkirschen entsteht. In leichten Fällen bleiben die Folgen der Vergiftung auf die eben besprochenen neurologischen Symptome beschränkt. In schweren Fällen entwickelt sich eine toxische Psychose mit gestörter Orientierung, getrübtem Bewußtsein, Erregungszuständen und deliranter Unruhe. Auch optische Halluzinationen sind nicht selten. Dieses delirante Syndrom kann in einen Erschöpfungszustand übergehen, der in ein Koma mündet.

Übersieht man bei dieser toxischen Psychose die somatischen Symptome der Parasympathicuslähmung, so wird leicht die falsche Diagnose eines *Alkoholdelirs* oder einer akuten Schizophrenie gestellt. Eine weitere Fehldiagnose ist die der akuten *Virusencephalitis,* zumal die Atropinvergiftung auch zu Temperaturanstieg und Leukocytose führen kann.

Im Zweifelsfalle injiziert man das Parasympathomimeticum Carbachol 0,5% s.c. Normalerweise ist diese Injektion von einem typischen Flush gefolgt, d.h. einer aufsteigenden Rötung der oberen Körperpartien mit Hitzegefühl. Dabei kommt es auch zu muscarinartigen Wirkungen: Speichelfluß, Schwitzen, Tränenfluß und Bauchkrämpfen. Bleiben diese Symptome aus, ist eine Belladonnaintoxikation sicher, weil die Alkaloide die muscarinähnlichen Wirkungen von Carbachol blockieren.

Die Kombination von Akkommodationslähmung mit Schwierigkeiten beim Lesen und Mydriasis ist sehr charakteristisch für die Nebenwirkung einiger *weiterer Pharmaka:* Phenothiazin-Derivate, vor allem Chlorperphenazin (z.B. Decentan, Trilafon), Chlorprothixen (Taraktan) sowie Imipramin (Tofranil) und Amitryptilin (Laroxyl, Saroten, Tryptizol). Diese Symptome charakterisieren auch die akute Vergiftung mit *Pethidinpräparaten* (Dolantin, Cliradon).

Alle diese Pharmaka, die den Parasympathicus lähmen, sind übrigens beim unbehandelten *Glaukom* strikt kontraindiziert, weil sie durch Verengerung des Kammerwinkels bei der Mydriasis akute Glaukomanfälle auslösen können.

Über die Abgrenzung dieser Symptomkombination von der *Pupillotonie mit Akkommodotonie* s.S. 65.

Akkommodationslähmung und Mydriasis, die allerdings nicht obligat ist, sind auch Frühsymptome des *Botulismus*. Die weiteren Symptome gestatten allerdings rasch die Abgrenzung: Beim Botulismus kommt es zu Augenmuskellähmungen mit Doppelbildern und zu Lähmungen der caudalen Hirnnerven. Im Anfangsstadium besteht keine Trockenheit des Mundes, sondern im Gegenteil starker Speichelfluß, und die Patienten sind nicht delirant, sondern bei klarem Bewußtsein. Sie leiden selbst unter einer quälenden Schlaflosigkeit. Ähnlichkeit mit der Atropinvergiftung besteht dagegen durch die Symptome der *Vaguslähmung:* Tachykardie und Obstipation.

Hier ergibt sich eine wichtige Differentialdiagnose zu der fast stets alkoholisch bedingten *Polioencephalopathia haemorrhagica superior* (Wernicke). Ihre Kardinalsymptome sind, wie oben (S. 341) beschrieben: Augenmuskellähmungen und Pupillenstörungen, Ataxie und Bewußtseinstrübung. Gemeinsam sind beiden Krankheiten die Hirnnervensymptome. Bei der Polioencephalopathie kommt es aber nicht zu Speichelfluß und Schlaflosigkeit. Auch die Anamnese trägt zur Unterscheidung bei: Genuß von Büchsenkonserven im einen, chronischer Alkoholismus im anderen Falle.

Mydriasis kann zwei Ursachen haben: Parasympathicuslähmung und Sympathicusreizung.

Das Bild des maximalen *Sympathicotonus* kennzeichnet die akute *Cocainvergiftung*. Cocainlösungen werden zu Lokalanaesthesie oder zu Einpinselungen verwendet. Die Patienten haben außer der Pupillenerweiterung einen Exophthalmus mit Glanzauge, Rötung des Gesichtes und Tachykardie. Sie schwitzen, haben einen feinschlägigen Tremor der Hände und eine Erhöhung des Blutdrucks. Psychisch sind sie unruhig, ängstlich, erregt.

Eine ähnliche Symptomkombination wird auch nach Einnahme von *Weckaminen* beobachtet.

Von der *Atropinvergiftung* läßt sich das Krankheitsbild leicht abgrenzen: Unter den Augensymptomen fehlt die Akkommodationslähmung, unter den Allgemeinsymptomen die Trockenheit der Schleimhäute. Dagegen liegt es sehr nahe, eine *akute Hyperthyreose* zu diagnostizieren. Hier verlangt die Differentialdiagnose den Einsatz internistischer Verfahren zur Schilddrüsendiagnostik.

c) Schädigung des N. statoacusticus

Es ist allgemein bekannt, daß *Streptomycin* den VIII. Hirnnerven bzw. seine Sinneszellen schädigen kann. In erster Linie wird das Gleichgewichtsorgan, seltener die Schnecke betroffen. Streptomycin wirkt mehr auf das Vestibulum, Dihydrostreptomycin mehr auf die Cochlea. Mischpräparate und Thenate (= panthothensaure Salze) sind weniger toxisch, aber auch nicht frei von Nebenwirkungen. Die Funktionsstörungen des N. statoacusticus sind in leichteren Fällen rückbildungsfähig, in schweren bleiben sie für die Dauer bestehen.

Vestibularissymptome. Die Vestibularisschädigung tritt bei nahezu 75% der Patienten auf, die 2 g Streptomycin für 60–120 Tage erhalten, d.h. Gesamtdosen zwischen 120–240 g. Sie ist aber auch schon nach 25 g Dihydrostreptomycin beobachtet worden.

Das Syndrom beginnt mit Kopfschmerzen, die 1–2 Tage andauern. Dann setzen akut Übelkeit und Dreh-, Schwank- oder Fallschwindel ein. Die Ataxie ist vom cerebellaren und nicht vom sensiblen Typ (s.S. 94). Das heißt: sie ist besonders beim aufrechten Sitzen, Stehen und Gehen vorhanden, und zwar unabhängig von der optischen Kontrolle. Es besteht ein grober Spontan- oder Blickrichtungsnystagmus, und die Koordination der Augenbewegungen leidet so sehr, daß das Lesen fast unmöglich wird.

Das Labyrinth ist dabei unerregbar oder untererregbar.

Nach 1–2 Wochen endet dieses akute Stadium so plötzlich wie es eingesetzt hatte. Die folgenden 1–2 Monate wird das klinische Bild durch Ataxie bei Lagewechsel beherrscht. In einem anschließenden Erholungsstadium gelingt langsam, über die Dauer von Monaten, die Kompensation des Labyrinthausfalls durch optische Kontrolle und propriozeptive Sensibilität, wie dies auch beim Labyrinthausfall aus anderer Ursache der Fall ist.

Ähnliche akute Vestibularissymptome werden auch nach *Gentamycinbehandlung* beobachtet, besonders im höheren Lebensalter und bei gleichzeitiger Niereninsuffizienz.

Erbrechen, Ohrensausen und Schwindel mit Kollaps sind auch für die *Chininvergiftung* charakteristisch, die z.B. nach Abtreibungsversuchen nicht selten ist. Für die Diagnose wichtig ist an neurologischen Symptomen der Befall des Sehnerven mit konzentrischer Gesichtsfeldeinschränkung oder ringförmigen Skotomen. Im EKG findet man oft Zeichen einer Myokardschädigung.

Die Differentialdiagnose dieser medikamentös ausgelösten Vestibularisschädigung gegen *Menièreanfälle* sollte bei sorgfältiger Anamnese keine Schwierigkeiten bereiten. Bei Menièreanfällen setzt der Dreh- oder Liftschwindel ebenfalls akut und mit vegetativen Begleitsymptomen wie Brechreiz, Schweißausbruch oder Durchfall ein. Er ist aber eindeutig seitenbetont und von Ohrensausen, häufig auch von Verschlechterung des Gehörs begleitet. Der Anfall dauert Minuten bis Stunden, nur selten mehrere Tage, nie Wochen.

Der Schwindel bei *Basilarisinsuffizienz* ist meist kein systematischer Drehschwindel, sondern ein unbestimmtes Schwanken. Dies erklärt sich dadurch, daß er nicht in den peripheren Receptoren, sondern in den zentralen Verrechnungsstellen der vestibularen Afferenz entsteht.

Schwierig kann die Differentialdiagnose gegen die *akute periphere Vestibularisstörung* sein (s.S. 240). Die Symptomatik und die otologischen Symptome sind denen bei Streptomycinschädigung sehr ähnlich, zumal in selteneren Fällen auch bei Neuronitis vestibularis akustische Reiz- und Ausfallssymptome vorkommen. Der Liquorbefund ist uncharakteristisch, so daß die Differentialdiagnose nur nach der Anamnese gestellt werden kann.

Der *Zoster oticus* ist durch weitere Hirnnervensymptome (Trigeminus, Facialis, Sensibilitätsstörungen in cervicalen Segmenten) und den entzündlichen Liquorbefund abzugrenzen, sofern die Bläschen in der Tiefe des Gehörgangs der Beobachtung entgehen.

Acusticussymptome. Sie werden nach *Streptomycinbehandlung* bei 4–15% der Patienten beobachtet. Nach Medikamenteneinnahme von etwa 1 Woche setzt plötzlich ein Ohrensausen von hoher Frequenz ein, das auch nach Absetzen der Therapie noch bis zu 2 Wochen anhalten kann. Gibt man das Medikament aber weiter, entwickelt sich subakut ein Hörverlust. Zunächst betrifft er nur Frequenzen oberhalb des Spektrums der menschlichen Sprache, er ist also anfangs nur audiometrisch festzustellen. Erst später werden auch tiefere Frequenzen betroffen, und das Sprachgehör ist erschwert. Die Schädigung betrifft die Sinneszellen und nicht die Nervenfasern.

Ähnlich entwickeln sich die Symptome bei chronischer Blei- und Quecksilberintoxikation.

Diese toxischen Acusticusschädigungen werfen neurologisch keine besonderen diagnostischen Probleme auf, da die Krankheitsprozesse, die zum Ausfall des N. cochlearis führen, z.B. der *Kleinhirnbrückenwinkeltumor,* stets auch Symptome von seiten anderer Hirnnerven oder benachbarter Strukturen (Brücke, Kleinhirn) hervorrufen.

d) Ageusie (Geschmacksverlust)

Durch verschiedene Medikamente kann eine, meist reversible, Ageusie eintreten. Am bekanntesten ist sie bei längerer Einnahme von Penicillamin (Metalcaptase, Trolovol). Geschmacksstörungen sind aber auch nach dem Coronartherapeuthicum Oxiphedrin (Ildamen) sowie nach dem Thyreostatikum Thiamazol (Favistan) bekannt. Bemerkenswerterweise tritt diese Nebenwirkung nur nach oraler Einnahme auf. Der pathophysiologische Mechanismus ist im einzelnen noch unklar, jedoch muß man annehmen, daß eine periphere Schädigung der geschmacksvermittelnden Nerven (s.S. 8 und 347) vorliegt.

3. Zentrale Motilitätsstörungen

a) Extrapyramidale Syndrome

Akute und chronische Krankheiten der Stammganglien verlangen heute in jedem Falle die differentialdiagnostische Abgrenzung von medikamentös bedingten extrapyramidalen Syndromen. Viele Medikamente, vor allem *Psychopharmaka* und *Antivertiginosa* (Schwindelmittel) führen oft zum akinetischen Parkinson-Syndrom, zu Tremor, zu oralen Hyperkinesen mit Schlundkrämpfen oder zum akuten Torticollis. Die Bezeichnung „Parkinsonoid" ist überflüssig, da der Begriff „Parkinson-Syndrom" formal eine ausreichende Beschreibung gibt und die ätiologischen Möglichkeiten offen läßt. Zur Zeit sind besonders aktuell: Thiäthylperazin (Torecan), Fluphenazin (z.B. Omca) und Butyrophenon (Haldol).

Nach chronischer Einnahme von Neuroleptika stellen sich bei einzelnen Patienten choreatische und dystone Hyperkinesen in der Mundregion, den Extremitäten und, selten, auch am Rumpf ein, die besonders bei Ablenkung und in entspannten Situationen deutlich sind. Diese „terminalen Hyperkinesen" treten unter gleichbleibender neuroleptischer Behandlung, aber auch nach abruptem Absetzen der Medikamente auf. Ältere Patienten sind stärker gefährdet als jüngere. Die Rückbildung zieht sich über Wochen und Monate hin, manchmal bleiben die Hyperkinesen bestehen. Die Pathophysiologie ist noch nicht befriedigend aufgeklärt. Zur *Behandlung* muß man Antiparkinsonmittel geben, z.B. Biperiden (Akineton, 3–4 × 1 Tablette).

Die praktisch wichtigste Differentialdiagnose ist die akute *Virusencephalitis* mit Beteiligung der Stammganglien. Sie kann, wie auf S. 264 beschrieben, unter dem Bilde eines akinetischen Parkinson-Syndroms, aber auch mit hyperkinetischen Symptomen wie Schauanfällen, Schlundkrämpfen, dystonen Bewegungsstörungen der Extremitäten- und Halsmuskulatur auftreten. Dagegen kommt ein bestimmter Typ der medikamentös ausgelösten Bewegungsstörungen, die *Akathisie,* bei Encephalitis nicht vor. Akathisie ist die Unfähigkeit des Patienten, ruhig stehen oder sitzen zu können. Dieses Symptom hat also diagnostisch eine besondere Wertigkeit.

Weitere Differentialdiagnosen sind: Kopftetanus und akuter, katatoner Erregungszustand.

Interessanterweise ist die Altersverteilung des spontanen und medikamentös ausgelösten Parkinsonismus etwa gleich. In den Familien der Kranken, die nach Phenothiazinbehandlung Parkinson-Syndrome bekommen, soll der „echte"Parkinsonismus häufiger sein als in der Durchschnittsbevölkerung. Dies spricht für eine individuelle Bereitschaft zur Manifestation von extrapyramidalen Symptomen.

Die Gruppe der Pharmaka mit starker Affinität zu den Stammganglien muß fortgesetzt durch neue Beobachtungen erweitert werden. So sind selbst nach parenteraler oder oraler Gabe von Diphenylhydantoin, Carbamazepin, Primidon und von Succinimiden ballistische, choreatische, athetotische und myorhythmische Hyperkinesen berichtet worden.

b) Cerebellare Ataxie

Barbiturate, verwandte Sedativa, Hydantoine und Diazepam führen bei chronischer Einnahme häufig zu einem Syndrom, das mit Blickrichtungsnystagmus beginnt und in schweren Fällen von Bewußtseinsstörung und anderen psychischen Veränderungen begleitet ist. Beides: der Nystagmus und die psychischen Veränderungen werden auf Funktionsstörungen in der Formatio reticularis des Hirnstammes (unspezifisches Aktivierungssystem und supranucleärer Regulationsapparat der Blickmotorik) zurückgeführt, deren polysynaptische Struktur gegen Medikamenteneinwirkung besonders empfindlich ist. Wenn der Nystagmus dissoziiert ist, zeigt er eine Funktionsstörung im medialen Längsbündel des Hirnstamms an (s.S. 67).

Der Blickrichtungsnystagmus kann in seiner Amplitude so grob sein, daß die Patienten beim Seitwärtsblick über Verschwommen- oder Doppeltsehen klagen. Tritt auch Spontannystagmus auf, geben viele Kranke unscharfes Sehen schon beim Blick geradeaus an.

Die Artikulation der Sprache ist verwaschen, gelegentlich ist selbst die Koordination des Essens und Trinkens erschwert. An den Extremitäten findet man Hypotonie mit Abschwächung der Eigenreflexe, Dysdiadochokinese, Hypermetrie und Intentionstremor, weiter bestehen Gang- und Standataxie. Manchmal kommen Myoklonien vor.

Psychopathologisch sind die Kranken euphorisch, gleichgültig oder affektlabil, auch reizbar, verstimmbar, meist verlangsamt oder sogar benommen.

In den meisten Fällen sind diese Störungen reversibel. In jüngerer Zeit sind aber auch Fälle von Kleinhirndauerschädigung durch Phenytoin beschrieben worden, bei denen nicht mehr mit einer völligen Rückbildung gerechnet werden darf.

Je nach der Dynamik ihres Auftretens und dem Lebensalter können diese Symptome zur Verwechslung mit einer ganzen Reihe von organischen Krankheitszuständen des cerebellaren Systems führen. Im jüngeren Alter denkt man an eine akute MS. Bei *Encephalitis pontis et cerebelli* bestehen aber außer der cerebellaren Ataxie auch Augenmuskel- und Blickparesen, vestibuläres Erbrechen und oft auch Symptome der langen Bahnen. Andere Formen von MS lassen sich entweder durch die Anamnese (frühere Schübe) oder durch spinale Begleitsymptome wie sensible Reizerscheinungen (Paraesthesien), Blasenstörungen oder Fehlen der Bauchhautreflexe abgrenzen.

Wenn ein Patient mit toxischer cerebellarer Ataxie Hohlfüße hat, die als Variante ohne Krankheitswert nicht selten sind, stellt sich die Differentialdiagnose zur abortiven *Friedreichschen Krankheit*. Die spino-ponto-cerebellaren Ataxien sind aber nach dem Lebensalter, den begleitenden Sensibilitätsstörungen (Friedreich, s.S. 395) oder den Hirnnervenlähmungen mit Löwenstimme und „Sprechen mit Luftverschwendung" (Pierre Marie, s.S. 396) von der toxischen Ataxie zu unterscheiden. Der weitere Verlauf mit Einsetzen von Spastik und Skeletdeformitäten bietet dann keine differentialdiagnostischen Probleme mehr.

Die lokalisierte sporadische *Spätatrophie der Kleinhirnrinde* kann dagegen leicht zur Verwechslung mit toxischen cerebellaren Syndromen Anlaß geben, zumal das Syndrom akut manifest werden kann und diese Patienten als Alkoholiker auch psychisch auffällig sind. Ein wichtiges differentialdiagnostisches Kriterium ist, daß bei der alkoholischen Spätatrophie, entsprechend der somatotopischen Lokalisation im Kleinhirnvorderlappen, die Ataxie zuerst und stets besonders stark die Beine betrifft, während z.B. Nystagmus kaum auftritt (s.S. 342).

4. Periphere Motilitäts- und Sensibilitätsstörungen

a) Polyneuropathie

Eine Schädigung des peripheren Nervensystems als Organ gehört zu den am besten bekannten toxisch bedingten Krankheitszuständen in der Neurologie. Größere Zusammenstellungen zeigen, daß rund 30% aller Fälle von Polyneuropathie toxisch entstanden sind. Man muß also in jedem Falle, selbst wenn es sich um ein klassisches Guillain-Barré-Syndrom handelt, die Möglichkeit einer toxischen Genese differentialdiagnostisch abklären.

Dieser Aufgabe steht die Schwierigkeit entgegen, verläßliche Rückschlüsse aus der klinischen Symptomatik zu ziehen. Die rein neurologischen Symptome entsprechen in der Mehrzahl der Fälle dem symmetrischen, distal betonten Verteilungsbild. Dabei halten sich gemischte und vorwiegend sensible Lähmungstypen quantitativ etwa die Waage. Die neurologische Symptomatik kann nur eine gewisse Wahrscheinlichkeit aufzeigen. So machen unter den rein *sensiblen Polyneuritiden* die toxisch bedingten etwa 60% aus. Im ganzen sind alle Möglichkeiten offen, und die neurologische Symptomatik gibt keine sicheren Anhaltspunkte für die Differentialdiagnose.

Auch der Krankheitsverlauf gibt nur ungefähre Anhaltspunkte: 20% der toxischen Polyneuritiden setzen akut ein, etwa 70% verlaufen chronisch. Etwa die gleichen Zahlen gelten für metabolische Polyneuritiden, und es ist bemerkenswert, daß auch die entzündliche Polyneuritis, von der man im allgemeinen die Vorstellung eines akuten Verlaufes hat, in 20% primär chronisch verläuft.

Wenn also der Verteilungstyp der Symptome und der Krankheitsverlauf für die Differentialdiagnose unergiebig sind, zeigt die klinische Beobachtung, daß *starke Schmerzen* auch in der Form des sog. burning-feet-Syndroms (s.S. 373) bei toxischen Polyneuritiden besonders häufig sind.

Die Differentialdiagnose muß sich in erster Linie auf Begleitsymptome stützen, die teils an den inneren Organen, teils psychiatrisch zu erheben sind.

Unter den heute gängigen Medikamenten können die nachstehend genannten besonders leicht zu einer toxischen Polyneuropathie führen.

Sulfonamide und das *Nitrofurantoin,* u.a. wenn gleichzeitig eine Einschränkung der Nierenleistung besteht,

Antibiotica, z.B. Kanamycin, Polymycin B und E (hier besonders periorale neben handschuh- und strumpfförmigen Paraesthesien), Gentamycin, Colistin sowie Amphotericin B, das gegen Pilzinfektionen gegeben wird.

Tuberkulostatica, besonders Isoniazid, durch kompetitive Hemmung der Pyridoxinphosphorylierung, also B_6-Mangel,

Cytostatica, besonders Vincristin: zunächst Paraesthesien und Reflexverlust, später auch Lähmungen (ab 4 mg regelmäßig, zwischen 2 und 4 mg fakultativ).

Antiepileptika: Sehr selten soll noch nach Diphenylhydantoin eine gemischte Polyneuropathie auftreten.

Chronische Intoxikation beim Schnüffeln von Lösungsmitteln.

Die wichtigste diagnostische Hilfe für die Erkennung der toxischen Schädigung des peripheren Nervensystems liegt darin, daß der Untersucher an die Möglichkeit einer toxischen Polyneuropathie denkt.

Alle Formen von toxischer Polyneuropathie haben als pathologisch-anatomische Grundlage eine distal beginnende *axonale Degeneration* im peripheren Nervensystem, während die Markscheiden längere Zeit erhalten bleiben. Entsprechend ist bei der elektromyographischen und elektroneurographischen Untersuchung, die heute in keinem Fall einer Polyneuritis oder Polyneuropathie ausbleiben sollte, eine verhältnismäßig charakteristische Symptomkombination festzustellen: Denervierungspotentiale als Ausdruck der peripheren Nervenschädigung bei normaler oder nur geringfügig verminderter Nervenleitungsgeschwindigkeit (s.S. 33, 368).

b) Störung der neuromusculären Überleitung

Verschiedene *Antibiotica* können die neuromusculäre Überleitung beeinträchtigen, so daß klinisch ein Krankheitsbild entsteht, das einer akuten Myasthenie ähnlich ist. Das erste und besonders charakteristische Symptom ist eine Atemlähmung. Damit ist ein wichtiges Differentialdiagnosticum gegen die Myasthenia gravis gegeben, die in aller Regel nicht an den Atemmuskeln, sondern an den cranialen Muskeln beginnt, die sehr kleine motorische Einheiten haben, z.B. an den Augenmuskeln oder Sprechmuskeln.

Derartige myoplegische Lähmungen sind nach Antibiotica (Colistin, Neomycin, Streptomycin, Tetracyklin, Sulfonamiden), nach Benzothiadiazinen, D-Penicillamin, Hydantoinen und Mg-haltigen Abführmitteln, Chlorpromazin und Benzodiazepinen beschrieben worden. Der pathophysiologische Mechanismus ist noch nicht genau bekannt. Neostigmin (Prostigmin) soll nicht in allen Fällen wirksam sein.

Arzneimittelvergiftungen können sich auf jedem Organisationsniveau des Nervensystems, von der neuromusculären Überleitung bis zur Hirnrinde, manifestieren. Die angeführten Beispiele ließen sich noch weiter nach peripher oder zentral erweitern. Es gibt eine *Steroidmyopathie,* andererseits können verschiedene Arzneimittel die *Anfallsbereitschaft* steigern oder sogar bei Intoxikation zur Stauungspapille führen.

Arzneimittelvergiftungen können aber nicht nur einzelne Symptome oder Syndrome, sondern auch *Krankheitsverläufe* anderer Ätiologie imitieren. So tritt gelegentlich nach Phenothiazinbehandlung ein Flush auf, der dem bei Carcinoid-Syndrom sehr ähnlich ist, bis zu der biochemischen Bestimmung der 5-Hydroxyindolessigsäure, die durch Phenothiazinbehandlung verfälscht werden kann. Schließlich können die Nebenwirkungen eines Arzneimittels auch die Symptome bekannter Krankheiten auslösen. Als Beispiel hierfür wären Blutdruckabfall-Krisen mit Insulten zu nennen, die bei Hirnarteriosklerose durch höher dosierte Phenothiazin- oder Reserpinbehandlung eintreten können. Ein anderer wichtiger Fall ist die Provokation der akuten intermittierenden Porphyrie durch Barbiturate.

Bei der Untersuchung eines Patienten mit zentralen oder peripheren neurologischen Symptomen gehört es heute zur Routine, daß man nach der Einnahme von Medikamenten fragt und die Möglichkeit einer akuten oder chronischen Intoxikation berücksichtigt.

Quellennachweis

für aus anderen Werken übernommene Abbildungen

Abb. 1.	WOERDEMAN, M.W.: Atlas of human anatomy. Amsterdam and New York: Excerpta Medica Foundation.
Abb. 2.	WALTON: Brain's Diseases of the Nervous System, 8. Aufl. Oxford University Press 1977.
Abb. 3, 32, 41, 46, 49 und 93.	BING, R.: Kompendium der topischen Gehirn- und Rückenmarksdiagnostik, 14. Aufl. Basel: Benno Schwabe & Co. 1953.
Abb. 4.	FOERSTER, O.: In: HAYMAKER, W., WOODHALL, E.: Peripheral nerve injuries. Philadelphia: W.B. Saunders Co. 1945.
Abb. 5.	SCHLIACK, H.: Segmental innervation and the clinical aspects of spinal nerve route syndromes. In: Handbook of Clinical Neurology, vol. 2, P.J. VINKEN and G.W. BRUYN (Eds.). Amsterdam: North Holland Publishing Company 1969.
Abb. 6.	SCHLIACK, H., SCHIFFTER, R.: Dtsch. med. Wschr. **23**, 977 (1971).
Abb. 9 und 52.	MUMENTHALER, M., SCHLIACK, H.: Läsionen peripherer Nerven. Stuttgart: Thieme 1965.
Abb. 12.	VOGEL, P.: Die Bedeutung evozierter Hirnpotentiale für die neurologische Diagnostik, Nervenarzt **52**, 565–573 (1981).
Abb. 13 und 44.	NIEUWENHUYS, R., VOOGD, J., VAN HUIZEN CHR.: The human central nervous system. Synopsis and atlas. 2nd revised edition. Berlin-Heidelberg-New York: Springer 1981.
Abb. 14.	JUNG, R.: Psychiatrie der Gegenwart, Bd. I/1a. Berlin-Heidelberg-New York: Springer 1967.
Abb. 15, 67, 83, 84.	JUNG, R.: Handbuch der inneren Medizin, Bd. V/1. Berlin-Göttingen-Heidelberg: Springer 1953.
Abb. 16.	JUNG, R.: In: Physiologie und Pathophysiologie des vegetativen Nervensystems, II. Band: Pathophysiologie (Hrsg. MONNIER, M.). Stuttgart: Hippokrates 1963.
Abb. 20.	TRACKOWIAK, R.S.J.: J. Comp. Ass. Tomogr. **4(6)**, 727–736 (1980).
Abb. 26 und 27.	PÁLVÖLGYI, R.: Arch. Psychiat. Nervenkr. **212**, 8 (1968).
Abb. 29.	RUCKER, C.W.: In: Clinical examinations in neurology. Philadelphia and London: W.B. Saunders Co. 1963.
Abb. 30.	ENGELKING, E.: Grundriß der Augenheilkunde. Berlin-Göttingen-Heidelberg: Springer 1959.
Abb. 31.	EDINGER: In: A. KESTENBAUM, Clinical methods for neuroophthalmologic examination. New York and London: Grune & Stratton 1961.
Abb. 34 und 72.	KORNHUBER, H.H.: Arch. klin. u. exp. Ohren-, Nasen- u. Kehlkopfheilk. **194/1,** 111 (1969).
Abb. 35.	PERNKOPF, E.: Topographische Anatomie, Bd. 4. 1. Hälfte, München-Berlin-Wien: Urban und Schwarzenberg 1957.
Abb. 37.	TERZUOLO, T.A., ADEY, W.R.: In: Handbook of physiology, Sect. 1, Neurophysiology, vol. II. Washington: Amer. Physiol. Soc. 1960.
Abb. 38.	LAWRENCE, D.G., KUYPERS, H.G.J.M.: Brain **91**, 26 (1968).
Abb. 39.	SCHMIDT, R.F., THEWS, G.: Physiologie des Menschen. Berlin-Heidelberg-New York: Springer 1980.
Abb. 42.	LORENZ, R.: Wirkungen intracranieller raumfordernder Prozesse auf den Verlauf von Blutdruck und Pulsfrequenz. Acta Neurochirurgica Suppl. 20 (1973).
Abb. 43.	LÜCKING, C.H.: Intensivbehandlung **1**, 29 (1976).
Abb. 47.	JANZ, D.: Die Epilepsien, Stuttgart: Thieme 1969, nach PENFIELD und RASMUSSEN.
Abb. 48.	SCHNEIDER, R.C., CHERRY, G., PANTEK, H.: J. Neurosurg. **11**, 566 (1954).
Abb. 51.	ALLERT, M.L., BÜSCHER, H.K.: Dtsch. Z. Nervenheilk. **186**, 397 (1964).
Abb. 53 und 54.	GESCHWIND, N.: The Apraxias. In: Phenomenology of will and action, ed. by STRAUSS, E.W., GRIFFITH, R.M. p. 91. Pittsburgh: Dusquesne University Press 1967.
Abb. 56.	GOTTSTEIN, U.: In: Therapie der Nervenkrankheiten (Hrsg. HARTMANN, K. v. MONAKOW). Basel-New York: Karger 1969.

Abb. 59.	ZÜLCH, K.J., KLEIHUES, P.: pers. Mitt.
Abb. 60.	CLARA, M.: Das Nervensystem des Menschen, 3. Aufl. Leipzig: Johann Ambrosius Barth 1959.
Abb. 61.	Computertomographie intrakranieller Tumoren aus klinischer Sicht. (Hrsg. KAZNER, E., WENDE, S., GRUMME, TH., LANKSCH, W., STOCHDORPH, O.). Berlin-Heidelberg-New York: Springer 1981.
Abb. 62.	FREUND, H.-H., SCHOOP, W.: Dtsch Z. Nervenheilk. **189**, 136 (1966).
Abb. 63.	FERNER, H., KAUTZKY, R.: Handbuch der Neurochirurgie, Bd. I/1. Berlin-Göttingen-Heidelberg: Springer 1959.
Abb. 64.	SCHNEIDER, R.C., CROSBY, E.C.: Neurology (Minneap.) **9**, 645 (1959).
Abb. 65 und 66.	KAUTZKY, R., ZÜLCH, K.J.: Neurologisch-neurochirurgische Röntgendiagnostik. Berlin-Göttingen-Heidelberg: Springer 1953.
Abb. 68, 69, 73, 74.	ZÜLCH, K.J., CHRISTENSEN, E.: Handbuch der Neurochirurgie, Bd. 3. Berlin-Göttingen-Heidelberg: Springer 1956.
Abb. 71 und 76.	NETTER, F.H.: Nervous system, vol. 1, Ciba Coll. of Medical Illustrations. Ciba Pharmaceutical Co. 1965.
Abb. 77.	BUES, E., MARKAKIS, E.: Dtsch Z. Nervenheilk. **195**, 6 (1969).
Abb. 78 und 79.	LOEW, F. *et al.:* In: Handbuch der Neurochirurgie, Bd. VII/1. Berlin-Heidelberg-New York: Springer 1969.
Abb. 82.	LANGE-COSACK, H.: In: Handbuch der Neurochirurgie, Bd. IV/2. Berlin-Heidelberg-New York: Springer 1966.
Abb. 85.	SANIDES, F.: Nervenarzt **34**, 159 (1963).
Abb. 86.	MEYER-MICKELEIT, R.: Nervenarzt **24**, 334 (1953).
Abb. 87.	KORNHUBER, H.H.: Arch. klin. u. exp. Ohren-, Nasen- u. Kehlkopfheilk. **173**/II, 340 (1958).
Abb. 88.	STENGER, H.H.: Therapiewoche **17**, 32, 1114 (1967).
Abb. 90 und 91.	DELANK, H.W.: Z. Neurol. **205**, 71–81 (1973).
Abb. 92	STRUPPLER, A.: Med. Klin. **60**, 387 (1965).
Abb. 94.	SLUGA, E.: Neuropathologische Aspekte von Polyneuritiden und Polyneuropathien. Wien. 2. Nervenheilkunde **27**, 225–242 (1969).

Weiterführende Literatur

Ahnefeld, F.W., Bergmann, H., Burri, C., Dick, W., Halmágyi, M., Hossli, G., Reulen, H.J., Rügheimer, E., Schuster, H.P. (Hrsg.): Der bewußtlose Patient. Berlin-Heidelberg-New York: Springer 1979.

Aita, J.A.: Neurological manifestations of general diseases. Springfield: Thomas 1975.

Albert, M.L., Godglass, H., Helm, N.A., Rubens, A.B., Alexander, M.P.: Clinical Aspects of Dysphasia. Wien-New York: Springer 1981

Aminoff, M.J.: Electrodiagnosis and clinical neurology. New York-Edingburgh-London: Churchill, Livingstone 1980.

Brain, The Lord, Norris, F.: The remote effects of cancer on the nervous system. New York-London: Grune and Stratton 1965.

Brodal, A.: Neurological anatomy in relation to clinical medicine. 2nd edition. London-New York-Toronto: Oxford University Press 1969.

Christian, W.: Klinische Elektroenzephalographie, 3. Auflage, Stuttgart: Thieme 1982.

Dalessio, D.J.: Wolff's headache and other head pain. New York-Oxford: University Press 1972.

Desmedt, J.E.: Visual evoked potentials in man: new developments. Oxford: Clarendon Press 1977.

Dimond, S.J., Beaumont, J.G. (Eds.): Hemisphere Function in the Human Brain. London: Paul Elek 1974.

Dold, U.W., Sack, H.: Praktische Tumortherapie. Stuttgart: Thieme 1976.

Dommasch, D., Mertens, H.G.: Zerebro-Spinalflüssigkeit. Stuttgart: Thieme 1980.

Donaldson, J.O.: Neurology of pregnancy. Philadelphia-London-Toronto: Saunders 1978.

Duus, P.: Neurologisch-topische Diagnostik. 2. Auflage. Stuttgart-New York: Thieme 1980.

Gänshirt, H.: Der Hirnkreislauf. Stuttgart: Thieme 1982.

Gardner, W.J.: The dysraphic states from syringomelia to panencephaly. Amsterdam: Excerpta Medica 1973.

Gastaut, H., Broughton, R.: Epileptic seizures. Clinical and electrographic features, diagnosis and treatment. Springfield, Illinois: Charles C. Thomas 1972.

Gazzaniga, M.S. (Ed.): Handbook of Behavioral Neurobiology. Vol. 2 Neuropsychology. New York: Plenum Press 1979.

Goldensohn, Eli F., Appel, S.H.: Scientific approaches to clinical neurology. 2 volumes. Philadelphia: Lea and Febiger 1977.

Goodman, L.S., Gilman, A.: The pharmacological basis of therapeutics, 5th edition. New York: MacMillan 1975.

Goodman, Sir L.: Spinal cord injuries. Oxford-London-Edinburgh-Melbourne: Blackwell 1976.

Greenfield's Neuropathology. Ed. by W. Blackwood and J.A.N. Corsellis. London: Edward Arnold 1976.

Handbook of Physiology, Section I, Neurophysiology. Section editor H.W. Magoun. Washington, D.C.: American Physiological Society 1959.

Haymaker, W.: Bing's local diagnosis in neurological diseases. 15th edition. St. Louis: Mosby 1969.

Heaton, J.M.: The eye. London: Tavistock 1968.

Hécaen, H., Albert, M.L.: Human Neuropsychology. New York: Wiley & Sons 1978.

Hegglin, L.: Differentialdiagnose innerer Krankheiten. Stuttgart: Thieme 1980.

Heilman, K.M., Valenstein, E. (Eds.): Clinical Neuropsychology. New York – Oxford 1979: Oxford University Press 1979

Hopf, H.C., Poeck, K., Schliack, H.: Neurologie in Praxis und Klinik (3 Bände). Stuttgart-New York: Thieme 1981/1982.

Hopf, H.C., Struppler, A.: Elektromyographie. Lehrbuch und Atlas. Stuttgart: Thieme 1974.

Humphrey, T., Crosby, E.C., Lauer, E.W.: Correlative Anatomy of the Nervous System. New York: Mcmillan 1962.

Janz, D.: Die Epilepsien. Spezielle Pathologie und Therapie. Stuttgart: Thieme 1969.

Jerusalem, F.: Muskelkrankheiten. Stuttgart: Thieme 1979.

Kazner, E., Wende, S., Grumme, Th., Lanksch, W., Stochdorph, O.: Computertomographie intrakranieller Tumoren. Berlin-Heidelberg-New York: Springer 1981.

Kertesz, A.: Aphasia and Associated Disorders. New York: Grune and Stratton 1979.

Kolb, B., Whishaw, I.Q.: Fundamentals of Human Neuropsychology. San Francisco: Freeman 1980.

Krayenbühl, H., Yasargil, M.G.: Zerebrale Angiographie für Klinik und Praxis, 3. Auflage von P. Huber. Stuttgart: Thieme 1979.

Lance, J.W.: A physiological approach to clinical neurology. London: Butterworth 1970.

Lecours, A.R., Lhermitte, F.: L'Aphasie. Paris-Montréal: Flammarion, Les Presses de L'Université de Montréal 1979.

Ludin, A.B.: Praktische Elektromyographie, 2. Auflage. Stuttgart: Enke 1981.

Matthes, A.: Epilepsie. 3. Auflage. Stuttgart: Thieme 1977.

McAlpine, D., Compstone, N.D., Limston, C.E.: Multiple sclerosis. Edinburgh-London: Livingstone 1955.

Medical Research Council Memorandum No. 45: Aids to the examination of the peripheral nervous system. London: Her Majesty's Stationary Office, Crown Copyright 1976.

Mumenthaler, M.: Neurologie. 6. Auflage. Stuttgart: Thieme 1979.

Mumenthaler, M., Schliack, H.: Läsionen peripherer Nerven. Diagnostik und Therapie, 3. Auflage. Stuttgart: Thieme 1977

Newton, T.H., Potts, D.G.: Radiology of the skull and brain. Volume 2, Book 1–4. St. Louis: Mosby 1974.

Niebeling, H.-G.: Einführung in die Elektroenzephalographie, 2. Auflage. Berlin-Heidelberg-New York: Springer 1980.

Nieuwenhuys, R., Voogd, J., Huizen, Chr.

van: Das Zentralnervensystem des Menschen. Übersetzt von W. Lange. Berlin-Heidelberg-New York: Springer 1980.

Omer, G.E., Spinner, M.: Management of peripheral nerve problems. Philadelphia-London-Toronto: Saunders 1980.

Peele, T.L.: The neuroanatomic basis for clinical neurology. New York-Toronto-London: McGraw Hill 1961.

Plum, F., Posner, J.B.: The diagnosis of stupor and coma. Philadelphia: Davis 1975.

Pratt, R.T.C.: Genetics of neurological disorders. London-New York-Toronto: Oxford University Press 1967.

Psenner, L.B.: Differentialdiagnose der Erkrankungen des Schädelskeletts. Stuttgart: Thieme 1973.

Purves, M.J.: The physiology of the cerebral circulation. Cambridge Univ. Press 1972.

Rosenberg, R.N.: The treatment of neurological diseases. New York-London: S.P. Medical and Scientific Books 1979.

Siegenthaler, W.: Klinische Pathophysiologie. Stuttgart: Thieme 1979.

Spillane, D.: Atlas der klinischen Neurologie. Übersetzt von Gänshirt H. und Reuther R. Stuttgart-New York: Thieme 1981.

Sunderland, S.: Nerves and nerve injuries, 2nd edition. Edinburgh-London-New York: Churchill-Livingstone 1978.

Schmidt, D.: Behandlung der Epilepsien. Stuttgart: Thieme, 1981.

Schmidt, R.F., Thews, G.: Physiologie des Menschen. 20. Auflage. Berlin-Heidelberg-New York: Springer 1980.

Schorre, W.: Die Infektionskrankheiten des Nervensystems. München-Wien-Baltimore: Urban und Schwarzenberg 1979.

Stöhr, M.: Iatrogene Nervenläsionen. Stuttgart-New York: Thieme 1980.

Taveras, J.M., Wood, E.H.: Diagnostic neuroradiology. Volume 1 und 2. 2nd edition. Baltimore: Williams and Wilkins 1976.

Victor, M., Adams, L.D., Collins, G.H.: The Wernicke-Korsakow syndrome. Philadelphia: Davis 1971.

Walsh, F.B., Hoyt, W.F.: Clinical neuroophthalmology. 3rd. edition. 3 volumes. Baltimore: The Williams and Wilkins 1969.

Walton, J.N.: Brain's diseases of nervous system. 8th edition. Oxford-New York-Toronto: Oxford University Press 1977.

Sachverzeichnis

Wichtige Stellen sind **halbfett** hervorgehoben, zusammengesetzte Bezeichnungen sind unter dem Anfangsbuchstaben des charakteristischen Wortes zu finden. Anatomische Namen sind aus Platzgründen nur für den Allgemeinen Teil angegeben. Reflexe und Syndrome sind zusammen aufgeführt.

Klaus Poeck
NEUROLOGIE
6. Auflage

Was können wir bei der nächsten Auflage besser machen?

Zur inhaltlichen und formalen Verbesserung unserer Bücher bitten wir um Ihre Mithilfe. Autoren und Verlag würden sich deshalb freuen, wenn Sie die nachstehenden Fragen beantworten könnten.

---

1. Finden Sie ein Kapitel besonders gut dargestellt? Wenn ja, welches und warum?

....

....

....

2. Welches Kapitel hat Ihnen am wenigsten gefallen. Warum? ....

....

....

3. Bringen Sie bitte dort ein X an, wo Sie es für angebracht halten.

	Vorteilhaft	Angemessen	Nicht angemessen
Preis des Buches			
Umfang			
Aufmachung			
Abbildungen			
Tabellen und Schemata			
Register			

	Sehr wenige	Wenige	Viele	Sehr viele
Druckfehler				
Sachfehler				

4. Spezielle Vorschläge zur Verbesserung dieses Textes (u. a. auch zur Vermeidung von Druck- und Sachfehlern) ....

....

....

....

....

....

....

5. Weitere Anregungen zu diesem Buch oder zu unserem Verlagsprogramm:

....

....

....

....

....

....

Bei Rücksendung werden Sie in unsere Adressenliste aufgenommen.

Name ....

Adresse ....

....

Beruf/Studium (Med.-Student, Ass.-Arzt, Facharzt usw.) ....

Semester ....

Wir danken Ihnen für die Beantwortung der Fragen und bitten um Einsendung des Blattes an:

Frau M. Kalow
Springer-Verlag
Tiergartenstraße 17
6900 Heidelberg 1

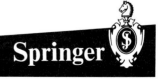

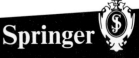